Anthony Bedford,
Kenneth M. Liechti 지음

정광영, 김형종, 마정범,
최정호, 홍석무 옮김

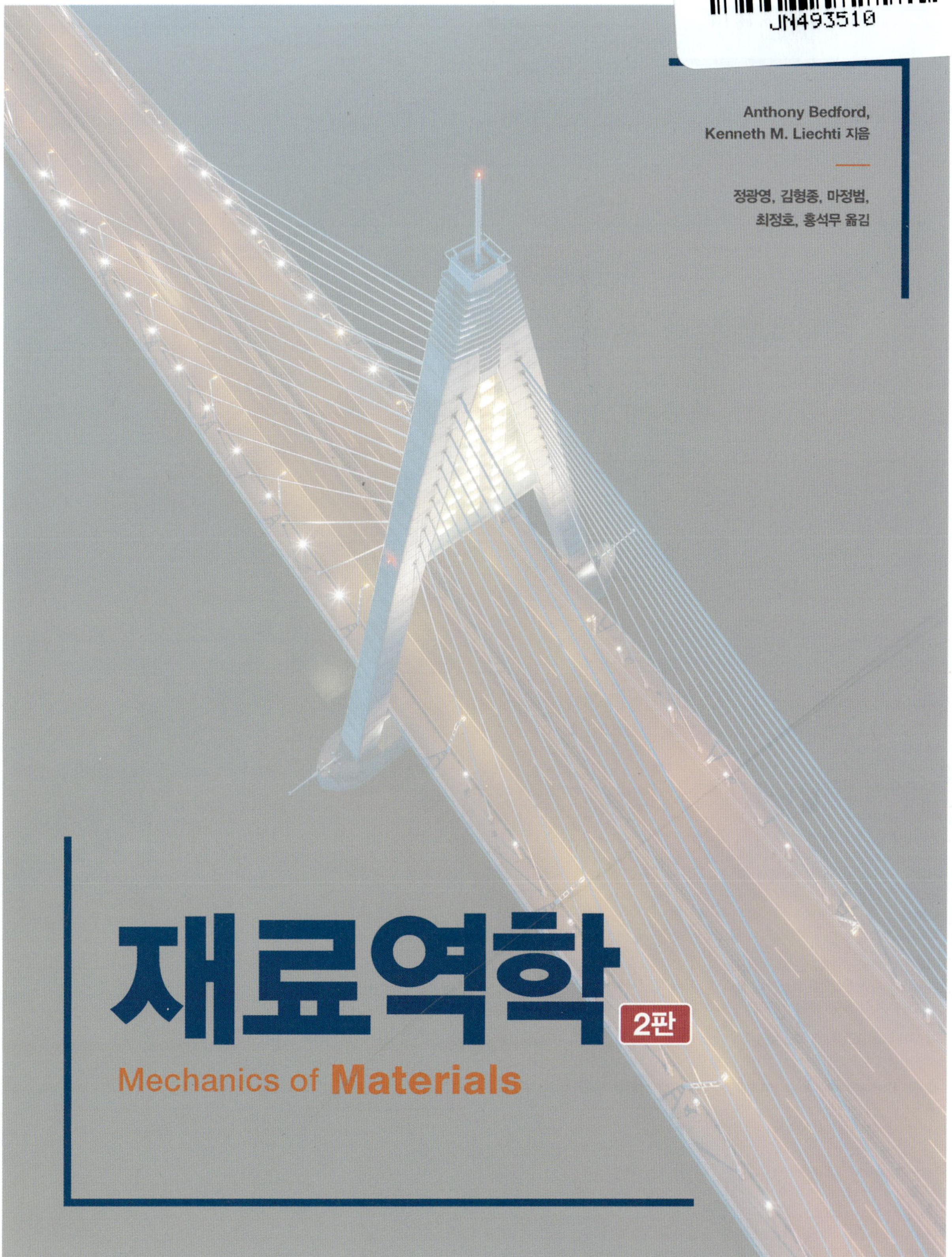

재료역학 2판

Mechanics of Materials

한빛아카데미
Hanbit Academy, Inc.

재료역학 2판 Mechanics of Materials

초판발행 2021년 1월 20일

지은이 Anthony Bedford, Kenneth M. Liechti / **옮긴이** 정광영, 김형종, 마정범, 최정호, 홍석무 / **펴낸이** 전태호
펴낸곳 한빛아카데미(주) / **주소** 서울시 서대문구 연희로2길 62 한빛아카데미(주) 2층
전화 02-336-7112 / **팩스** 02-336-7199
등록 2013년 1월 14일 제2017-000063호 / **ISBN** 979-11-5664-519-1 93550

책임편집 박현진 / **기획** 김은정 / **편집** 김은정
디자인 이아란 / **전산편집** 태을기획, 카리스북 / **제작** 박성우, 김정우
영업 이윤형, 길진철, 김태진, 김성삼, 이정훈, 임현기, 이성훈, 김주성 / **영업기획** 김호철, 주희

이 책에 대한 의견이나 오탈자 및 잘못된 내용에 대한 수정 정보는 아래 이메일로 알려주십시오.
잘못된 책은 구입하신 서점에서 교환해 드립니다. 책값은 뒤표지에 표시되어 있습니다.

홈페이지 www.hanbit.co.kr / **이메일** question@hanbit.co.kr

지은이 및 옮긴이 소개

지은이

Anthony Bedford

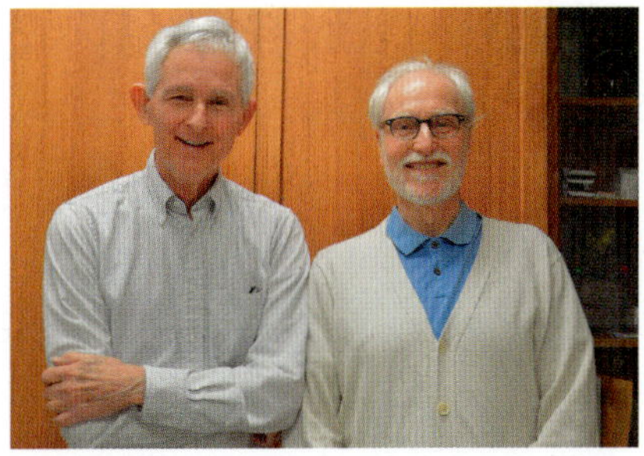

미국 오스틴에 있는 텍사스 대학교 항공우주공학과의 명예교수로 1968년부터 교수직을 수행하였다. 샌디아 국립연구소의 더글러스 미사일 및 우주 시스템 사업부(Douglas Missiles and Space Systems Division)와 TRW에서 산업체 경력이 있으며, 아폴로 프로그램에도 참여하였다. 그는 주로 공업역학 분야에서 교육과 연구를 진행 중이다. 대표작으로 『Engineering Mechanics : Statics and Dynamics』(Wallace T. Fowler와 공동집필), 『Introduction to Elastic Wave Propagation』(Douglas S. Drumheller와 공동집필)이 있다.

Kenneth M. Liechti

미국 오스틴에 있는 텍사스 대학교 항공우주공학과의 교수이다. 그는 글래스고우 대학교에서 항공공학 학사를 거쳐, 캘리포니아 공과대학교에서 항공공학 석사 및 박사 학위를 취득하였다. 1982년 텍사스 대학교 교수진에 합류하기 전에 제너럴 다이내믹스 포트워스 사업부(General Dynamics Fort Worth Division)에서 산업체 경험을 쌓았다. Liechti 박사의 주요 교육 및 연구 분야는 재료역학과 파괴역학이다. 그는 계면 파괴, 접촉역학, 더 작은 규모의 접착력 및 마찰력, 폴리머의 비선형 거동 등에 관한 논문을 집필하였으며, 여러 회사의 파괴역학 문제에 대해 상담을 진행하였다. Liechti 박사는 접착협회, 실험역학협회, 미국 기계공학학회 및 미국 역학학회의 회원이며 미국 항공우주학회의 준회원이다. 저서로는 『Journal of the Mechanics of Time-Dependent Materials』가 있다.

옮긴이

정광영 kyjeong@kongju.ac.kr

공주대학교 기계자동차공학부 교수이다. 서울대학교 기계공학과에서 학사, 한국과학기술원(KAIST)에서 석사, 미국 아이오와 대학교 기계공학과에서 박사 학위를 받았으며, 삼성중공업 수석연구원을 역임하였다. 역서로는 『정역학(8판)』(시그마프레스, 2017), 『동역학(8판)』(시그마프레스, 2017)이 있다.

김형종 khjong@kangwon.ac.kr

강원대학교 기계의용공학전공 교수이다. 서울대학교 기계설계학과에서 학사, 석사, 박사 학위를 받았다. 주요 연구 분야는 소성가공, 유한요소해석, 광학식 변형률 측정이다. 저서로는 『소성가공과 해석』(문운당, 2002), 역서로는 『정역학(8판)』(시그마프레스, 2017)이 있다.

마정범 jbmakr@dongyang.ac.kr

동양미래대학교 기계공학과 교수이다. 한양대학교 기계공학과 학사, 정밀기계공학과 석사, 미국 노스캐롤라이나 주립대학교 기계공학과 박사 학위를 받았으며, 기아자동차 중앙기술연구소 주임연구원, 삼성SDS 컨설팅본부 수석컨설턴트를 역임하였다. 저서로는 『Working Model을 이용한 전산 기구학』(학진북스, 2013), 『대학연습 기본재료역학』(도서출판 병진, 2013)이 있다.

최정호 choicaf@kyungnam.ac.kr

경남대학교 기계공학부 교수이다. 미국 아리조나대학교 항공우주기계공학과 학사, 미국 엠브리리들 항공대학교 항공우주공학과 석사, 호주 뉴사우스웨일즈 대학교 항공우주공학과 박사 학위를 받았다. 저서로는 『항공부품관리 기초체계정립』(교육과학사, 2018), 『Proceedings of the 11th International Conference on Porous Metals and Metallic Foams』(Springer, 2020) 등이 있다.

홍석무 smhong@kongju.ac.kr

공주대학교 미래자동차공학과 교수이다. 서강대학교 기계공학과에서 학사, 석사 학위를, 독일 뮌헨공과대학교 기계공학과에서 독일공학 박사 학위를 받았으며, 삼성전자 생산기술연구소, 글로벌기술센터의 수석연구원을 역임하였다. 저서로는 『전산이용설계(CAD)와 응용』(시그마프레스, 2018), 『소성가공 공정의 거시적 모델링 : FEM 활용』(진샘미디어, 2019) 등이 있다.

[번역 담당 부분] 전체 감수, 7~8장 : 정광영 / 1~3장 : 마정범 / 4장, 9~10장 : 홍석무 / 5~6장 : 최정호 / 11~12장, 부록 : 김형종

지은이 머리말

재료역학은 재료 내부의 내력과 이로 인한 변형을 연구하고 해석하는 과목이다. 이 책은 재료역학 교육의 변환기에 출간되었다. 공학 교육과정에서 오랫동안 중요한 역할을 해온 재료강도strength of materials에 대한 전통적인 학습 과정은 구조 설계에 응용되는 해석적이고 실증적인 풀이법으로서 학생들에게 높은 이해력이 요구되었다. 그러나 현재는 유한요소법이 응력 해석에 보편적으로 이용 가능해지면서 과거처럼 책자에 의존하여 결과를 해석하지 않아도 된다. 재료역학의 또 다른 중요한 발전은, 재료역학에 대한 현재의 연구가 연속체 역학과 재료과학을 하나로 통합하려는 꿈을 실현하기 시작했다는 것이다. 이러한 이유로, 재료역학 입문 과정에서 가장 강조하는 것은 응력과 변형률의 개념, 등방성 재료에서 응력-변형률 관계, 파손 및 파괴 기준에 대한 이론적 기초를 학생들이 이해할 수 있도록 방향을 잡아주는 것이다.

1장에서는 정역학에 대해 전반적으로 복습하고, 이에 대한 연습문제가 제공된다(강의 환경과 학생 역량에 따라 넘어가도 좋다). 1장에서 분포하중에 대해 복습하면 2장에서 수직응력과 전단응력의 개념을 쉽게 이해할 수 있다. 2장에서는 수직변형률과 전단변형률을 미소 재료요소의 변화라는 개념으로 소개한다. 3장과 4장에서는 축력과 비틀림 하중을 받는 봉에 대해 설명하며, 탄성계수와 전단계수를 소개한다. 5장과 6장에서는 보의 내력, 모멘트 및 응력 상태에 대해 설명한다. 2~6장의 예를 기반으로 하여 7장과 8장에서는 응력과 변형률의 일반적인 상태와 좌표변환을 다룰 것이다. 9장과 10장에서는 보의 변형과 기둥의 좌굴을 다루고, 11장에서는 에너지법을 소개한다. 12장에서는 일반 응력 상태에서의 파손 기준을 다루고 최신 파괴역학을 소개하는데, 이는 많은 학부 과정에서 생략되기도 하나 필자는 이 내용이 재료역학 입문 과정의 필수가 되어야 한다고 믿는다.

재료역학의 입문 과정을 통해 학생들은 구조해석, 구조 동역학, 변형체 고등역학 등의 후속 과목을 준비할 수 있다. 정역학이나 동역학과 비교하면 이 과목은 강의자나 학생에게 흥미로운 도전이다. 학생들은 고등학교에서 기초 개념을 배우고, 대학물리학 과목을 이수한 후에 정역학과 동역학을 배운다. 반면에 재료역학에 대한 근본 개념은 대부분의 학생들에게 새롭다. 따라서 재료역학 교재에서는 이러한 개념을 세심하게 설명하고 많은 예제를 통해 개념을 보충하는 것이 중요하다. 이것이 우리가 이 책을 집필한 목적이다. 우리의 접근 방법은 마치 강의실에서 설명하듯이 재료를 제시하고, 재료역학의 기본 원리를 이해시키고, 최근의 공학 문제나 설계에서 가져온 예제를 통해 설명하는 것이다.

이 책의 특징

- **예제** : 이 책에서는 예제를 통해 학생들의 기본 역학 수업에서 배운 문제를 푸는 능력을 계속 강화시킨다. 대부분의 예제와 문제를 풀기 전에 [전략]을 따로 분리하여 문제 접근법과 공학 문제를 푸는 방법을 설명한다.

- **자유물체도** : 자유물체도를 정확하고 일관성 있게 사용하는 것은 공학도가 반드시 가져야 할 매우 중요한 기술이다. 자유물체도를 그리는 여러 단계는 1장에서 복습하고, 자유물체도의 사용 방법과 중요성에 대해 이 책 전반에 걸쳐 강조한다. 자유물체도를 선택하여 그리는 방법을 알려주기 위해 아래와 같은 다양한 그림을 제시하였다.

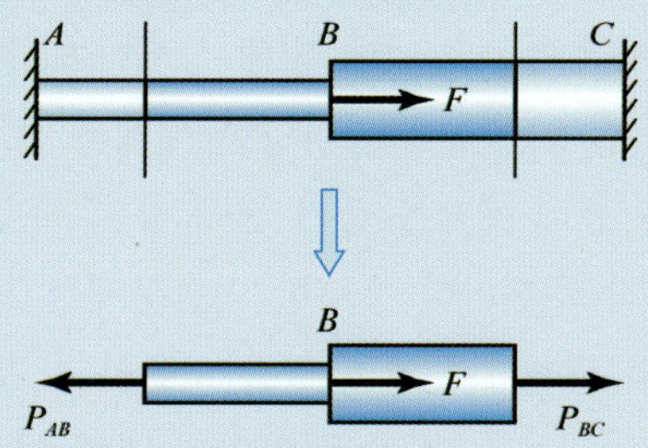

- **설계** : 공학기술 인증위원회(ABET)와 많은 실무 엔지니어들은 공학 교과과정에서 설계design에 대한 필요성을 강력히 요구하고 있다. 이 책에서는 공학실습의 맥락에 따라 재료역학 응용 설계에 대한 많은 예제와 문제를 제시하고 있다. 3장, 4장, 6장, 7장에서는 특정한 구조요소의 설계를 명확히 알려주고, 12장에서는 구조물 설계에 사용되는 파손과 파괴의 기준을 논의한다.

지은이 Anthony Bedford, Kenneth M. Liechti

옮긴이 머리말

이 책은 미국 텍사스 대학교University of Texas at Austin 항공우주공학과의 Anthony Bedford 명예교수와 Kenneth M. Liechti 교수가 공동 저술한 『Mechanics of Materials(2nd Ed.)』의 번역서로서 재료역학의 기본 개념을 세우고자 하는 학생과 초보자들을 위한 책이다.

재료역학은 기계 및 구조물에 외력이나 자중이 작용할 때 부재에 발생하는 응력 및 변형에 대한 해석과 강도 설계를 위한 기본 지식을 제공하는 학문으로, 기계, 자동차, 항공, 조선, 재료, 토목, 건축 등 여러 공학 분야에 개설된 필수 교과목 중 하나이다. 재료역학을 성공적으로 학습하기 위해서는 정역학에 대한 기본 개념이 확립되어 있어야 한다.

이 책에서는 자유물체도, 평형, 도심, 분포하중 등 재료역학 과목의 선행과목인 정역학에서 꼭 필요한 개념을 정리하고, 재료역학의 여러 주제를 알기 쉽게 설명하고 있다. 각 주제마다 일련의 그림을 보여주며, 자유물체도를 적절히 사용하는 방법에 대해 상세하게 설명하여 재료역학의 기본 개념을 공고히 하는 데 주력했다. 개념을 설명한 후에는 다양한 예제를 통해 문제를 푸는 방법을 알려준다. 특히 각 예제마다 제시된 [전략]을 통해 예제를 풀기 전에 각 주제를 요약하면서 문제에 대한 공학적인 접근 방법을 알려준다. 또한, 각 주제마다 풍부한 연습문제를 제공하여 독자들이 문제해결 능력을 기를 수 있게 하였다. 대부분의 문제에서 SI 단위를 사용하고 있으나, 일부 문제는 미국 관습 단위US customary system of unit를 사용하여 미국 및 유럽 단위에 대한 이해를 넓힐 수 있는 기회를 제공함으로써 향후 해외 자료나 기기를 다루는 데 어려움이 없도록 하였다.

전문용어의 우리말 표현은 대한기계학회의 기술용어사전을 참조하였으며, 감수와 역자 간 크로스체크를 통해 여러 역자들의 참여로 인해 발생할 수 있는 용어 사용의 혼란이 생기지 않도록 노력하였다. 번역 시 되도록 원문 표현을 살리려 했으나, 독자들의 이해를 돕기 위해 일부 원문은 의역하여 의미가 제대로 전달되도록 하였다. 오역이나 오타가 발생하지 않도록 노력했지만 뜻하지 않은 오류나 미숙한 표현도 있을 수 있으리라 생각한다. 이는 계속해서 보완에 힘쓸 예정이다.

끝으로 이 책이 출판되도록 애써주신 한빛아카데미(주) 관계자 여러분께 진심으로 감사를 드린다.

이 책의 구성

❶ 재료역학 기초(1~2장)

1장에서는 자유물체도, 평형, 도심, 분포하중 등 정역학의 중요 개념에 대해 복습한다. 2장에서는 재료역학의 기초 개념인 수직응력, 전단응력, 수직변형률, 전단변형률, 탄성계수, 포아송 비, 전단계수 및 응력-변형률 관계식을 설명한다.

❷ 축하중과 비틀림(3~4장)

3장에서는 축하중을 받는 봉의 단면에 생기는 응력을 다루며, 부정정 문제를 풀기 위한 적합성 조건을 설명한다. 4장에서는 전단응력만을 받는 직사각형 요소를 임의의 각도로 절단한 경사면에 생기는 수직응력과 전단응력으로 유도하고, 비틀림 하중을 받는 원형 봉에 생기는 전단응력과 비틀림각을 설명한다. 또한 소성변형이 시작되는 봉에 대해, 탄성-완전소성 모델을 기반으로 해석하는 방법을 추가하였다.

❸ 보에 작용하는 내력, 모멘트, 응력과 보의 처짐(5~6장, 9장)

5장에서는 보의 임의 단면에서의 전단력과 굽힘모멘트를 구하여, 보의 전체 길이에 대해 나타낸 전단력선도와 굽힘모멘트 선도를 도시하는 방법을 익힌다. 6장에서는 보의 곡률과 굽힘모멘트와의 관계식을 소개하고, 보의 단면에 생기는 수직응력이 굽힘모멘트와 중립축에서의 높이에 비례한다는 식을 유도한다. 9장에서는, 6장에서 배운 곡률-모멘트 방정식을 두 번 적분하여 보의 처짐을 구하는 법을 배운다.

❹ 응력과 변형률의 변환(7~8장)

7장에서는 평면응력 상태에 있는 한 요소를 회전하여, 회전한 좌표계에서의 응력으로 변환하는 방법을 설명한다. 이 방법으로 최대 수직응력과 최대 전단응력을 구할 수 있으며, 구형 또는 원통형 압력용기의 설계에 응용될 수 있음을 구체적으로 제시한다. 8장은 평면변형률에 대해 다룬다. 또 세 개의 스트레인 게이지에서 얻은 수직변형률로부터 최대 수직변형률과 최대 전단변형률을 찾는 방법을 설명한다.

❺ 좌굴, 에너지법, 파손 및 파괴 기준(10~12장)

10장에서는 압축하중을 받는 기둥이 항복응력에 도달하지 않아도 파손이 일어나는 좌굴에 대해 학습하고, 11장에서는 재료에 가한 일이 재료의 변형에 의한 에너지의 증가와 같다는 에너지법을 다룬다. 12장에서는 연성재료의 파손에 대한 트레스카 기준과 폰 미세스 조건을 다루며, 반복하중에 의한 피로파괴를 설명한다.

옮긴이 대표 **정광영**

미리보기

▶ 도입부

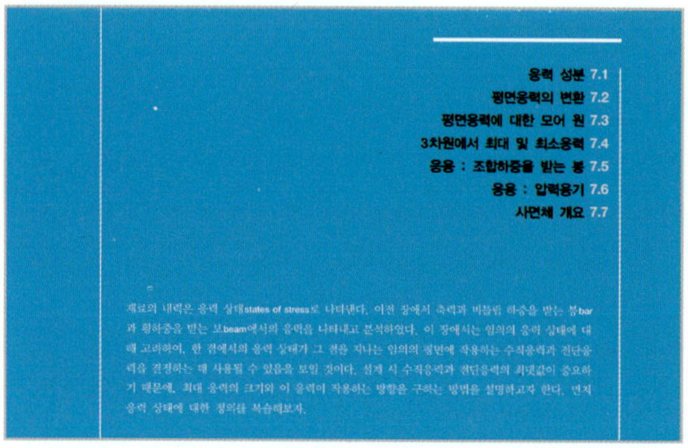

응력 성분 7.1
평면응력의 변환 7.2
평면응력에 대한 모어 원 7.3
3차원에서 최대 및 최소응력 7.4
응용 : 조합하중을 받는 봉 7.5
응용 : 압력용기 7.6
사면체 개요 7.7

재료의 내력은 응력 상태states of stress로 나타낸다. 이전 장에서 축력과 비틀림 하중을 받는 봉bar과 횡하중을 받는 보beam에서의 응력을 나타내고 분석하였다. 이 장에서는 임의의 응력 상태에 대해 고려하여, 한 점에서의 응력 상태가 그 점을 지나는 임의의 평면에 작용하는 수직응력과 전단응력을 결정하는 데 사용될 수 있음을 보일 것이다. 설계 시 수직응력과 전단응력의 최댓값이 중요하기 때문에, 최대 응력의 크기와 이 응력이 작용하는 방향을 구하는 방법을 설명하고자 한다. 먼저 응력 상태에 대한 정의를 복습해보자.

장별 목차와 도입글

각 장에서 학습할 내용을 한눈에 보여준다.
또한 해당 장에서 무엇을 배우고 왜 배우는지,
어떻게 응용되는지를 설명한다.

▶ 본문

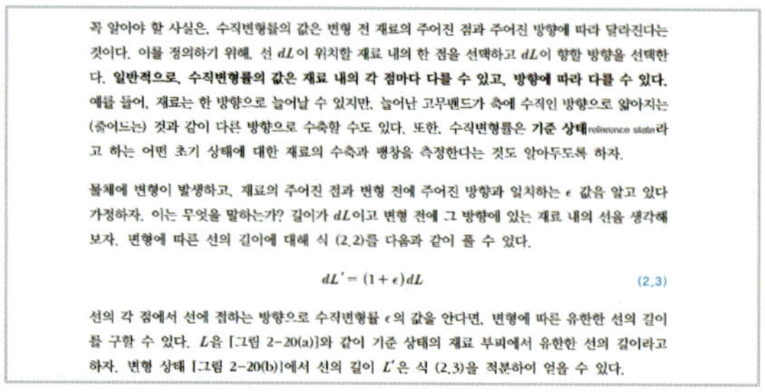

꼭 알아야 할 사실은, 수직변형률의 값은 변형 전 재료의 주어진 점과 주어진 방향에 따라 달라진다는 것이다. 이를 정의하기 위해, 선 dL이 위치할 재료 내의 한 점을 선택하고 dL이 향할 방향을 선택한다. **일반적으로, 수직변형률의 값은 재료 내의 각 점마다 다를 수 있고, 방향에 따라 다를 수 있다.** 예를 들어, 재료는 한 방향으로 늘어날 수 있지만, 늘어난 고무밴드가 축에 수직인 방향으로 얇아지는(줄어드는) 것과 같이 다른 방향으로 수축할 수도 있다. 또한, 수직변형률은 **기준 상태**reference state라고 하는 어떤 초기 상태에 대한 재료의 수축과 팽창을 측정한다는 것도 알아두도록 하자.

물체에 변형이 발생하고, 재료의 주어진 점과 변형 전에 주어진 방향과 일치하는 ϵ 값을 알고 있다 가정하자. 이는 무엇을 말하는가? 길이가 dL이고 변형 전에 그 방향에 있는 재료 내의 선을 생각해보자. 변형에 따른 선의 길이에 대해 식 (2.2)를 다음과 같이 풀 수 있다.

$$dL' = (1+\epsilon)dL \qquad (2.3)$$

선의 각 점에서 선에 접하는 방향으로 수직변형률 ϵ의 값을 안다면, 변형에 따른 유한한 선의 길이를 구할 수 있다. L을 [그림 2-20(a)]와 같이 기준 상태의 재료 부피에서 유한한 선의 길이라고 하자. 변형 상태 [그림 2-20(b)]에서 선의 길이 L'은 식 (2.3)을 적분하여 얻을 수 있다.

주요 용어와 개념

핵심이 되는 용어와 개념을 한눈에 파악할 수 있게 글씨 굵기를 달리하여 보여준다.

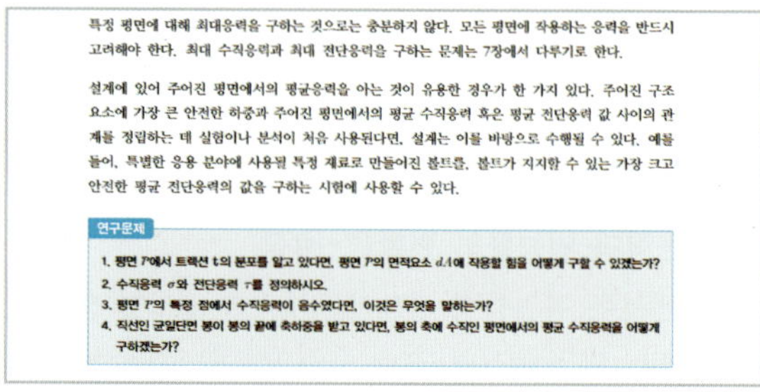

특정 평면에 대해 최대응력을 구하는 것으로는 충분하지 않다. 모든 평면에 작용하는 응력을 반드시 고려해야 한다. 최대 수직응력과 최대 전단응력을 구하는 문제는 7장에서 다루기로 한다.

설계에 있어 주어진 평면에서의 평균응력을 아는 것이 유용한 경우가 한 가지 있다. 주어진 구조요소에 가장 큰 안전한 하중과 주어진 평면에서의 평균 수직응력 혹은 평균 전단응력 값 사이의 관계를 정립하는 데 실험이나 분석이 처음 사용된다면, 설계는 이를 바탕으로 수행될 수 있다. 예를 들어, 특별한 응용 분야에 사용될 특정 재료로 만들어진 볼트를, 볼트가 지지할 수 있는 가장 크고 안전한 평균 전단응력의 값을 구하는 시험에 사용할 수 있다.

연구문제

1. 평면 P에서 트랙션 **t**의 분포를 알고 있다면, 평면 P의 면적요소 dA에 작용할 힘을 어떻게 구할 수 있겠는가?
2. 수직응력 σ와 전단응력 τ를 정의하시오.
3. 평면 P의 특정 점에서 수직응력이 음수였다면, 이것은 무엇을 말하는가?
4. 직선인 균일단면 봉이 봉의 끝에 축하중을 받고 있다면, 봉의 축에 수직인 평면에서의 평균 수직응력을 어떻게 구하겠는가?

연구문제

각 절의 학습을 마친 후 주요 개념과 정의를 짚어볼 수 있는 간단한 퀴즈를 제시한다.

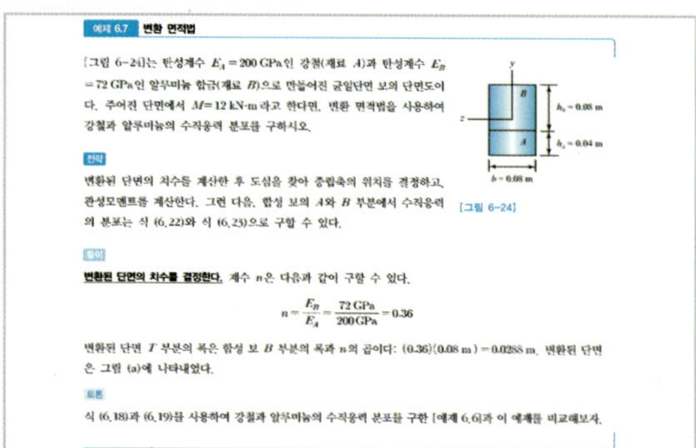

예제 6.7 변환 면적법

[그림 6-24]는 탄성계수 $E_A = 200$ GPa인 강철(재료 A)과 탄성계수 $E_B = 72$ GPa인 알루미늄 합금(재료 B)으로 만들어진 균일단면 보의 단면도이다. 주어진 단면에서 $M = 12$ kN·m라고 한다면, 변환 면적법을 사용하여 강철과 알루미늄의 수직응력 분포를 구하시오.

[그림 6-24]

전략

변환된 단면의 치수를 계산한 후 도심을 찾아 중립축의 위치를 결정하고, 관성모멘트를 계산한다. 그런 다음, 합성 보의 A와 B 부분에서 수직응력의 분포는 식 (6.22)와 식 (6.23)으로 구할 수 있다.

풀이

변환된 단면의 치수를 결정한다. 계수 n은 다음과 같이 구할 수 있다.

$$n = \frac{E_B}{E_A} = \frac{72\text{ GPa}}{200\text{ GPa}} = 0.36$$

변환된 단면 T 부분의 폭은 합성 보 B 부분의 폭과 n의 곱이다: $(0.36)(0.08\text{ m}) = 0.0288$ m. 변환된 단면은 그림 (a)에 나타내었다.

토론

식 (6.18)과 (6.19)를 사용하여 강철과 알루미늄의 수직응력 분포를 구한 [예제 6.6]과 이 예제를 비교해보자.

예제

본문에서 학습한 개념을 이해하고 응용력을 기를 수 있는 다양한 유형의 문제와 상세한 풀이를 보여준다.
[전략]-[풀이]-[토론]의 3-step을 통해 스스로 문제 해결력을 기르고, 기본 개념과 원리를 터득할 수 있게 돕는다.

▶ 마무리

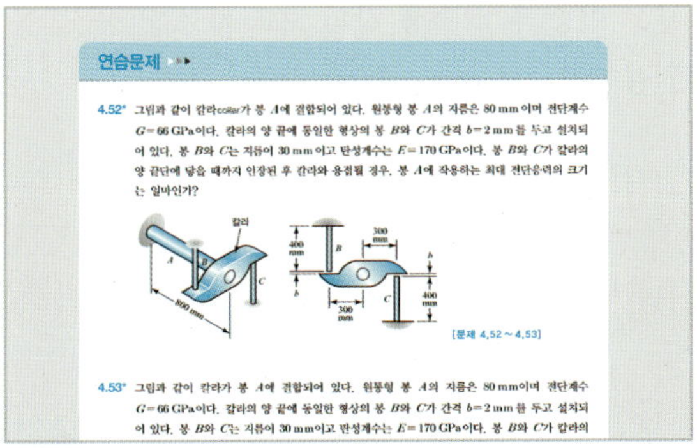

연습문제

각 절이 끝날 때마다 개념과 원리를 익히고 응용할 수 있는 다양한 유형의 문제를 제시한다.
응용 및 심화 문제에는 *을 표시하여 구분하였고, 일부 미국 관습 단위를 사용한 문제에는 'US unit'를 표기하여 단위에 대한 이해를 넓힐 수 있는 기회를 제공하였다.

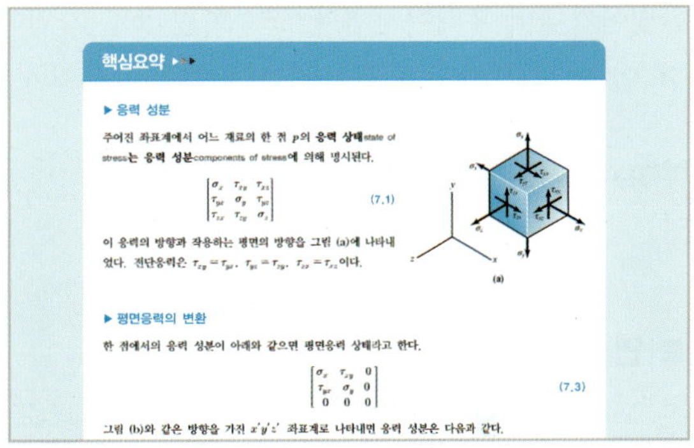

핵심요약

각 장의 학습을 마친 후 본문에서 다룬 주요 개념과 용어를 정리한다.
본문의 주요 수식과 그림을 다시 한 번 제시함으로써 큰 줄기의 학습 흐름을 유지할 수 있다.

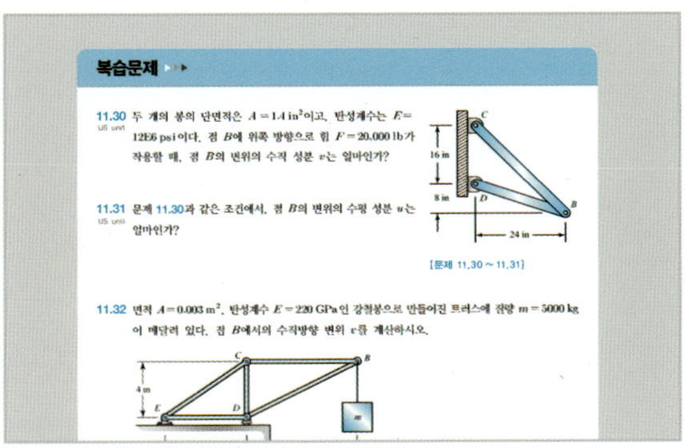

복습문제

각 장의 학습을 마친 후 종합적으로 마무리할 수 있는 다양한 유형의 문제를 제시한다.

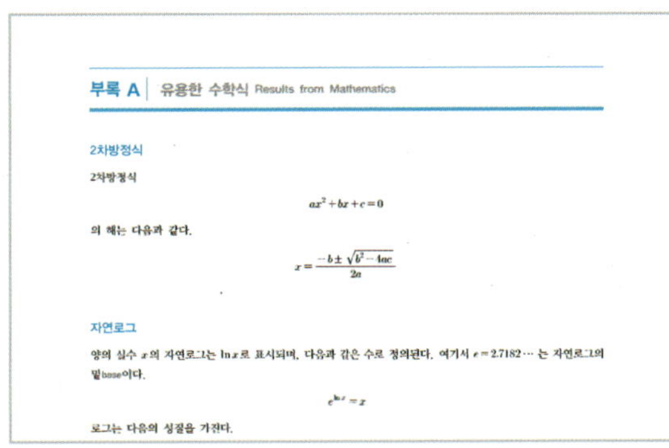

부록

본문 내용을 이해하는 데 필요한 유용한 수학식과 설계 재료들에 대한 다양한 자료를 제시한다.

■ 강의 보조 자료

한빛아카데미 홈페이지에서 '교수회원'으로 가입하신 분은 인증 후 교수용 강의 보조 자료를 제공받을 수 있습니다. 한빛아카데미 홈페이지 상단의 〈교수전용공간〉 메뉴를 클릭하세요.

http://www.hanbit.co.kr/academy

■ 연습문제 답안

본 도서는 대학 강의용 교재로 개발되었으므로 연습문제 풀이는 제공하지 않습니다.
단, [연습문제], [복습문제]의 답안은 아래의 경로에서 내려받을 수 있습니다.

한빛아카데미 홈페이지 접속 → [도서명] 검색 → 도서 상세 페이지의 [부록/예제소스]

목차

▶▶ Contents

목차

Chapter 03 축하중을 받는 봉

Chapter 04 비틀림

목차

Chapter 06 보의 응력

Chapter 07 응력 상태

Chapter 08 변형률 상태와 응력-변형률 관계

목차

Chapter 09 보의 처짐

Chapter 10 기둥의 좌굴

Chapter 11 에너지법

Chapter 12 파손 및 파괴 기준

단위 변환 Unit Conversion Factors

길이

1 m = 100 cm = 3.281 ft = 39.37 in

1 in = 0.08333 ft = 0.02540 m

1 ft = 12 in = 0.3048 m

각도

$1\ \text{rad} = \frac{180}{\pi}\ \text{deg} = 57.30\ \text{deg}$

$1\ \text{deg} = \frac{\pi}{180}\ \text{rad} = 0.01745\ \text{rad}$

1 revolution = 2π rad = 360 deg

1 rev/min (rpm) = 0.1047 rad/s

면적

1 mm^2 = 1.550E-3 in^2 = 1.076E-5 ft^2

1 m^2 = 10.76 ft^2

1 in^2 = 645.2 mm^2

1 ft^2 = 144 in^2 = 0.0929 m^2

부피

1 mm^3 = 6.102E-5 in^3 = 3.531E-8 ft^3

1 m^3 = 6.102E4 in^3 = 35.31 ft^3

1 in^3 = 1.639E4 mm^3 = 1.639E-5 m^3

1 ft^3 = 0.02832 m^3

질량

1 kg = 0.0685 slug

1 slug = 14.59 kg

1 t (metric tonne) = 1000 kg = 68.5 slug

힘

1 N = 0.2248 lb

1 lb = 4.448 N

1 kip = 1000 lb = 4448 N

1 ton = 2000 lb = 8896 N

일과 에너지

1 J = 1 N·m = 0.7376 ft·lb

1 ft·lb = 1.356 J

일률

1 W = 1 N·m/s = 0.7376 ft·lb/s = 1.340E-3 hp

1 ft·lb/s = 1.356 W

1 hp = 550 ft·lb/s = 746 W

압력, 응력

1 Pa = 1 N/m^2 = 0.0209 psf = 1.451E-4 psi

1 bar = 100,000 Pa

1 psi (lb/in^2) = 144 psf = 6891 Pa

1 ksi = 1 kip/in^2 = 1000 psi

1 psf (lb/ft^2) = 6.944E-3 lb/in^2 = 47.85 Pa

1 ksf = 1 kip/ft^2 = 1000 psf

응력확대계수

1 Pa·$m^{1/2}$ = 9.10E-4 psi·$in^{1/2}$ = 0.0379 psf·$ft^{1/2}$

1 psi·$in^{1/2}$ = 41.57 psf·$ft^{1/2}$ = 1100 Pa·$m^{1/2}$

1 psf·$ft^{1/2}$ = 0.02406 psi·$in^{1/2}$ = 26.4 Pa·$m^{1/2}$

CHAPTER 1

서론
Introduction

재료역학은, 가장 단순한 기계나 도구부터 복잡한 자동차와 구조물에 이르기까지 하중을 지지해야 하는 모든 장치를 설계하는 데 기본이 되는 과학의 한 분야이다. 이 장에서 우리는 재료역학에서 주로 언급되는 질문들에 대해 알아보고, 이러한 주제의 학습을 시작하는 데 필요한 몇 가지 배경에 대해 살펴본다.

SECTION 1.1

공학과 재료역학

Engineering and Mechanics of Materials

여러분은 정역학 학습을 통해 평형상태에 있는 물체에 작용하는 힘과 우력(짝힘)couple의 분석에 관해 관심을 가지고 살펴보았을 것이다. 정역학에서는 물체가 무너지지 않고 물체에 작용하는 힘과 우력을 지탱할 수 있다고 암묵적으로 가정하였다. 더욱이 변형량deformation 혹은 외부 하중external load에 의한 물체의 모양 변화는 무시하였다. 이는 물체가 충분히 단단하다고 가정했기 때문으로, 다시 말해 변형량이 무시할 만큼 충분히 작음을 의미한다. 재료역학mechanics of materials에서 하중을 지탱하는 물체의 능력을 검토하고 결과 변형량을 결정하는 데 필요한 분석의 개념과 도구를 개발한다. 우리는 다음과 같은 세 가지 근본적인 질문을 검토한다.

❶ 물체나 구조가 그 물체(또는 구조물)에 작용하는 하중을 지탱할 것인가?

이는 구조설계 엔지니어가 직면하고 있는 중요한 물음이다. 그러한 질문에는 다음과 같은 것들이 있다. 기계 부품이 파손되지 않고 기능을 수행할 것인가? 건물의 구조가 빌딩 자체의 무게, 건물 내용물의 무게와 거주민의 몸무게, 그리고 환경적인 하중을 붕괴 없이 지탱할 것인가? 비행기 날개가 비행기가 받게 될 중력과 공기역학적 힘을 지탱할 것인가? 이러한 질문에 어떻게 답할 것인가를 보여주기 위해 재료 내부의 힘을 표현하는 응력 상태state of stress를 소개한다. 물체 내부의 응력 상태가 특정 외부 하중을 지탱하는지 여부를 어떻게 결정하는지 알아볼 것이다. 이 책의 예제는 상대적으로 단순하지만, 기본 절차는 모든 구조설계에 적용된다. 응력 상태는 사용되는 재료의 허용용량을 초과하지 않도록 구조물 전체에 걸쳐 결정되어야 한다.

❷ 하중을 받는 물체의 모양 변화 혹은 변형량은 무엇인가?

고무밴드를 잡아당기면 늘어난다. 여객기의 날개가 난기류의 하중을 받으면 휘어짐을 관찰할 수 있다. 모든 물체는 하중을 받으면 모양이 변한다. 물체의 주어진 지점 부근의 변형 상태를 표현하는 변형률strain의 개념과 변형률이 단순한 물체의 변형량을 구하는 데 어떻게 사용되는지 소개한다. 선형탄성linear elasticity이라 일컫는 재료거동 모델에 대해, 한 지점에서의 응력 상태state of stress와 변형률 상태state of strain 사이의 관계를 설명한다. 설계 엔지니어는 물체에 작용하는 하중에 의해 물체의 모양이 어떻게 변하는지(예를 들어 링크시스템linkage의 부재member가 링크시스템의 기능에 영향을 줄 만큼 변형되어서는 안 됨) 반드시 고려해야 하지만, 엔지니어는 또 다른 중요한 이유로 변형량을 결정해야 한다. 그렇게 함으로써 부정정statically indeterminate 문제를 해결할 수 있다.

❸ 평형방정식을 사용하여 물체에 작용하는 외부 하중을 결정할 수 없다면 무엇을 해야 할까?

물체의 자유물체도에서 미지 반력unknown reaction 수가 독립적인 평형방정식의 수보다 많을 수 있는데, 이러한 물체를 '정적으로 결정할 수 없는 상태에 놓여 있다'고 한다. 이러한 문제는 공학문제에서 많이 접하며, 정역학적 방법만으로는 해결할 수 없다. 물체에 작용하는 하중과 그 변형량 사이의 관계를 나타내는 평형방정식의 보완을 통해 미지 반력을 결정할 수 있다.

우리는 2장에서 이 세 가지 질문에 대한 답을 알아보기 전에, 단위에 대해 논의하고 정역학에서의 기초 개념을 복습하도록 하자.

SECTION 1.2

단위계

Units

이 책의 예제와 연습문제에서는 SI 단위계SI unit라 불리는 국제단위계International System of Units와 US (미국) 관습 단위계US customary system of unit를 사용한다.

1.2.1 SI 단위계

길이는 미터(m), 질량은 킬로그램(kg), 시간은 초(s)로 측정한다. 이를 SI 단위계에서 **기본단위** base unit라 한다. 힘의 단위인 뉴턴(N)은 유도단위로, 1 kg 의 질량체가 1 $\mathrm{m/s^2}$의 가속도를 갖는데 필요한 힘이다. 물체의 질량 m kg 과 해수면에서의 중량 W N 간의 관계는 $W = mg$이며, 여기서 $g = 9.81\ \mathrm{m/s^2}$으로 해수면에서의 중력에 의한 가속도이다.

압력과 응력은 일반적으로 SI 단위계에서 제곱미터당 뉴턴($\mathrm{N/m^2}$)으로 표현되며, 이를 파스칼(Pa)이라고 부른다. 압력과 응력은 바bar로 표현하기도 한다($1\ \mathrm{bar} = 10^5\ \mathrm{Pa}$).

SI 단위계에서 양quantity을 편리한 크기의 수로 표현하기 위해 단위의 배수를 접두어로 표현한다. 가장 공통적인 접두어와 그 약자, 그리고 그것들이 나타내는 배수를 [표 1-1]에 나타내었다. 예를 들어, 1 GPa(기가파스칼)은 1×10^9 Pa, 혹은 1E 9 Pa이다.

[표 1-1] SI 단위계에서 사용되는 공통 접두어와 접두어가 나타내는 배수

접두어	약자	배수
펨토-(femto-)	f	10^{-15}
피코-(pico-)	p	10^{-12}
나노-(nano-)	n	10^{-9}
마이크로-(micro-)	μ	10^{-6}
밀리-(milli-)	m	10^{-3}
킬로-(kilo-)	k	10^{3}
메가-(mega-)	M	10^{6}
기가-(giga-)	G	10^{9}
테라-(tera-)	T	10^{12}
페타-(peta-)	P	10^{15}

1.2.2 US(미국) 관습 단위계

길이는 피트(ft), 힘은 파운드(lb), 시간은 초(s)로 측정한다. 이는 US 관습 단위계에서 기본단위이다. 이 단위계에서 질량의 단위인 slug는 유도단위로 1lb의 힘에 의해 1 ft/s^2으로 가속되는 재료의 질량이다. 물체의 질량 m slug와 해수면에서의 중량 W lb 간의 관계는 $W = mg$ 이며, 여기서 $g = 32.2$ ft/s^2이다. 또한 인치(12 in = 1 ft)와 킬로파운드(1 kip = 1000 lb)를 사용하기도 한다.

압력과 응력은 US 관습 단위계에서 제곱푸트당square foot 파운드(lb/ft^2) 혹은 psf, 또는 제곱인치당 파운드(lb/in^2) 혹은 psi로 표현된다. 또한 제곱푸트당 수천 파운드(kip/ft^2 혹은 ksf)와 제곱인치당 수천 파운드(kip/in^2 혹은 ksi)를 사용한다.

SECTION 1.3

정역학 복습

Review of Statics

이 책에서 다루는 재료material의 응력 상태states of stress와 변형률 상태states of strain를 포함한 재료역학의 기본 개념 대부분은 정역학 및 동역학적 상황에 모두 적용할 수 있다. 그러나 여기서는 입문자들이 이해하기 쉽게, 재료와 물체가 정적으로 평형상태에 놓인 경우만을 고려한다. 이 절에서는 다음 장들에서 배울 내용을 이해하는 데 필요한 정역학 개념을 복습한다.

1.3.1 자유물체도

자유물체도free-body diagram는 특정한 물체에 작용하는 외력external force과 우력couple을 간단히 표현하는 그림이다. **자유물체**free body라는 용어는 물체에서 주변 요소들을 분리하여 나타낸 그림으로, 다른 물체를 포함하지 않는다. 기억해야 할 유용한 원칙은, 자유물체도에 어떠한 것도 부착될 수 없으며, 그렇지 않다면 자유물체도는 자유롭다 할 수 없다. 자유물체도의 목적은 주어진 물체에 작용하는 모든 외력과 우력을 분명하게 규명하는 데 있다. 외력과 우력은 자유물체도에 포함되지 않은 모든 것에 의해 물체에 작용하는 힘과 우력을 의미한다. 예를 들어, [그림 1-1(a)]에서와 같이 서 있는 사람의 자유물체도를 그린다고 가정하자. 먼저 배경으로부터 사람만 분리하여 그리는데, 이는 [그림 1-1(b)]와 같이 사람을 제외한 나머지 모두를 제거하는 것으로 생각하면 된다.

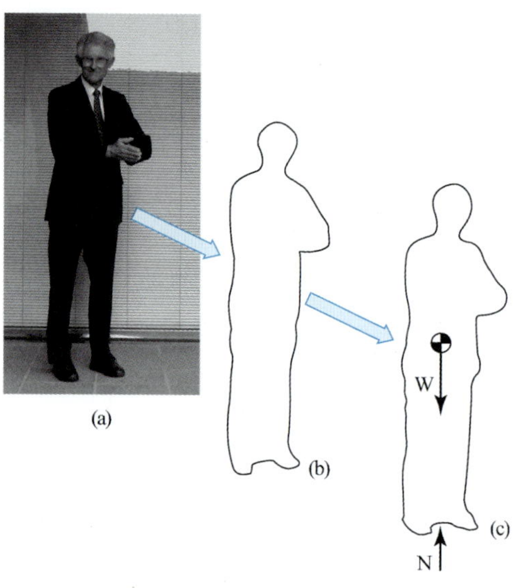

[그림 1-1] 서 있는 사람의 자유물체도 그리기. (a) 사람 (b) 분리한 사람의 스케치 (c) 완성된 자유물체도

그리고 나서, 제거된 모든 것에 의해 작용되는 힘과 우력을 그림에 추가한다. [그림 1-1(c)]와 같이 중력에 의해 지구로부터 받는 사람의 몸무게(W)는 외력이고, 바닥으로부터 사람의 발에 작용한 힘(N)은 외부요소이다. 사람을 분리하기 위해 무엇을 제거하였는지 생각해보면 외력을 구별하는 데 도움이 될 것이다. [그림 1-1(a)]에서 사람은 두 손을 누르고 있다. 사람의 손은 각각에 힘을 가하고 있지만, 사람의 자유물체도에서 그 힘들은 내부요소, 즉 외부요소가 아니므로 사람의 자유물체도에 나타내지 않는다.

자유물체 그림은 세 단계를 거치는데, [그림 1-2]에서 정역학의 일반적인 예를 통해 설명한다.

[1단계] 분리하고자 하는 물체를 식별한다.

구해야 할 미지의 힘과 우력에 따라 분리할 물체를 선택한다. [그림 1-2]에서 L형 봉은 2개의 하중(2 kN의 힘과 4 kN·m의 우력)을 받고 있고, 핀과 롤러 지지점support을 가지고 있다. 우리의 목적은 자유물체도를 그려서 두 개의 지지점에서 봉에 작용하는 반력을 결정하는 것이다.

[2단계] 물체를 주변으로부터 분리하여 스케치한다.

지지점에서 분리한 봉을 스케치한다.

[3단계] 분리된 물체에 작용하는 외력과 우력을 표시하고 이름을 붙인다.

적용된 하중을 추가하고, 핀과 롤러 지지점에 의해 작용하는 반력reaction을 표시하고 이름을 붙임으로써 봉의 자유물체도를 완성한다. 일반적인 지지점과 작용할 수 있는 반력은 [표 1-2]와 같다.

[그림 1-2]에서 L형 봉의 무게는 자유물체도에 포함되지 않았음에 주목하자. 그 이유는 봉에 작용하는 외부 하중에 비해 봉의 무게는 무시할 수 있을 정도라고 간주하였기 때문이다.

1.3.2 평형

물체가 관성기준좌표계inertial reference frame에 대해 정지해 있거나 이동이 일정한 경우 시간 간격 동안 **평형상태**in equilibrium에 있다고 한다. 물체가 평형상태일 때, 물체에 작용하는 외력의 합은 0이고 외력과 우력에 의해 생기는 임의의 점에 대한 모멘트moment의 합도 0이다.

$$\sum \mathrm{F} = 0 \tag{1.1}$$

$$\sum \mathrm{M}_{\text{임의 점}} = 0 \tag{1.2}$$

몇몇 경우에 평형방정식을 사용하여 물체에 작용하는 미지의 힘과 우력을 구할 수 있다.

힘과 모멘트 시스템system of forces and moments은 간단히 말하면 힘과 우력에 의한 모멘트의 특정한 집합이다. 두 시스템의 힘의 합과 두 시스템의 임의 점에 대한 모멘트의 합이 같다면 이러한 힘과 모멘트를 갖는 두 시스템은 **등가**equivalent라 정의한다. 평형방정식 (1.1)과 (1.2)가 주어진 힘과 모멘트 시스템에 대해 성립하면, 이 식은 모든 등가시스템에도 성립한다.

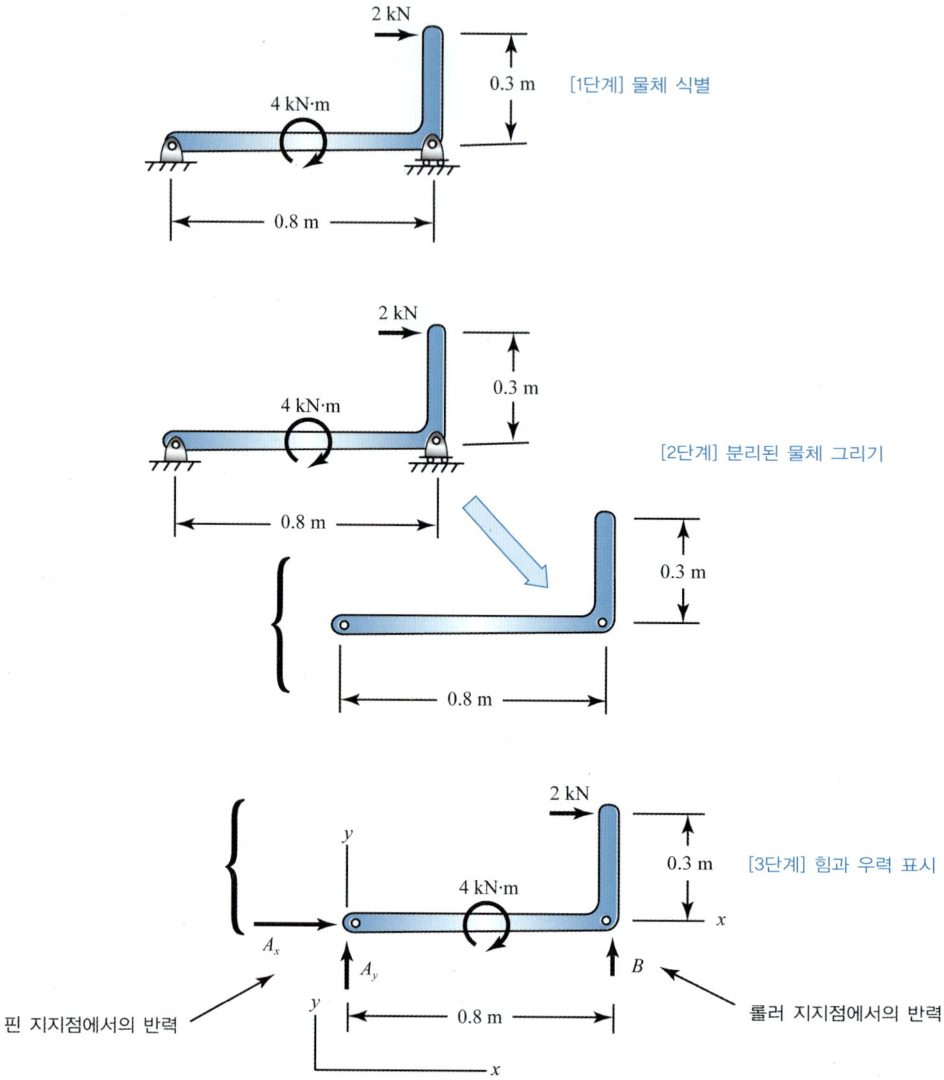

[그림 1-2] 자유물체도를 그리는 단계

2-힘 부재(이력부재)two-force member는, 두 개의 힘이 서로 다른 점에 작용하지만 우력은 발생하지 않는 물체로 정의된다. 2-힘 부재가 평형상태에 있다면 두 힘의 크기는 같고 방향은 반대이며, [그림 1-3]과 같이 동일 작용선을 가지고 있어야 한다.

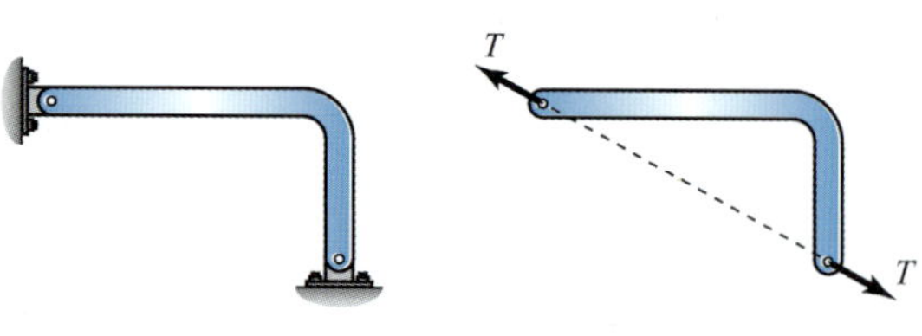

[그림 1-3] 2-힘 부재(이력부재)

[표 1-2]

지지점	반력
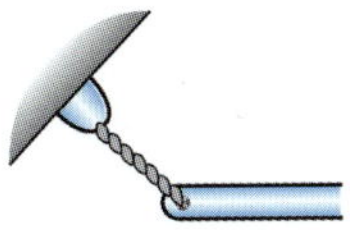 로프 또는 케이블 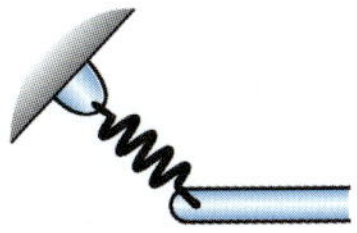 스프링	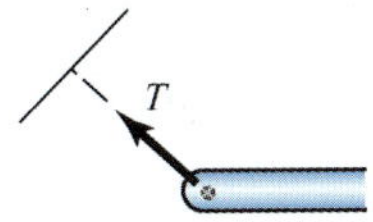 하나의 동일 선상 힘
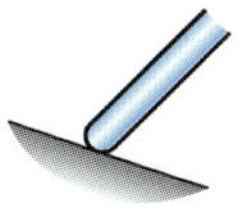 매끄러운 표면 접촉	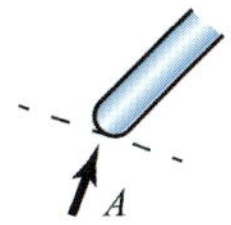 지지 표면에 대해 수직인 하나의 힘
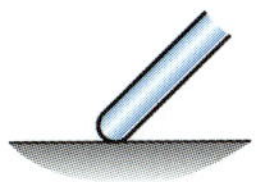 거친 표면 접촉	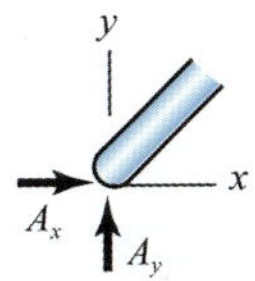 두 힘 성분
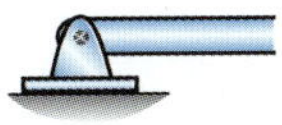 핀 지지점	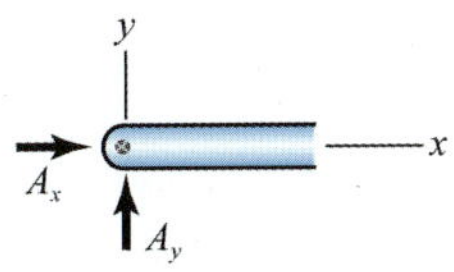 두 힘 성분
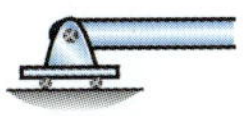 롤러 지지점 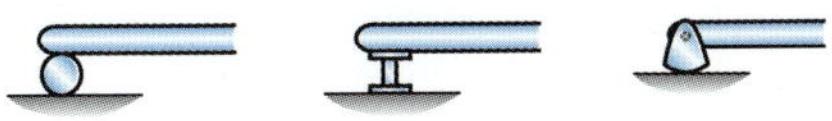 등가	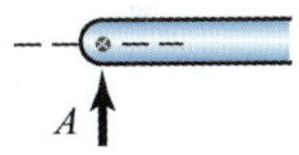 지지 표면에 대해 수직인 하나의 힘
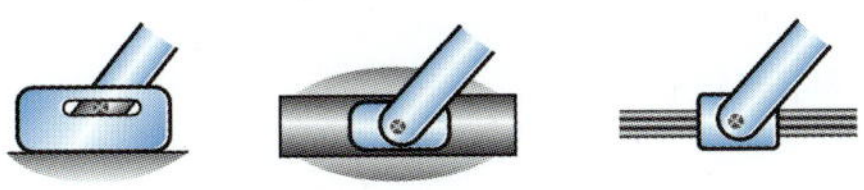 구속된 핀 또는 슬라이더	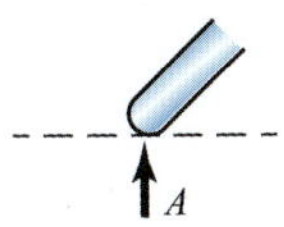 하나의 수직 힘
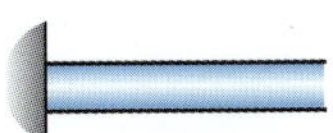 고정지지점	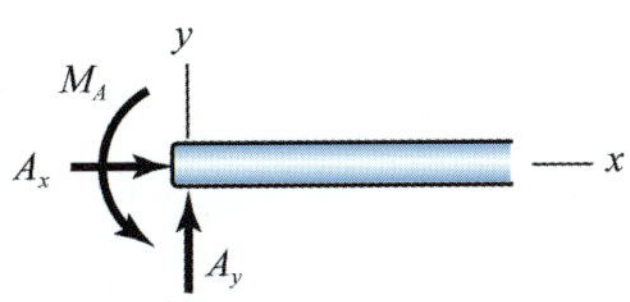 두 힘 성분과 하나의 우력

연구문제

1. SI 단위시스템에서 길이, 질량, 힘의 단위는 무엇인가?
2. 파스칼(Pa)은 무엇인가?
3. 물체의 자유물체도를 그릴 때 내력을 표시하지 않았다. 힘이 외부에서 작용하는지, 내부에서 작용하는지 어떻게 결정하겠는가?
4. 힘과 모멘트의 두 시스템이 등가라면, 그것으로 무엇을 알 수 있는가?

예제 1.1 지지점에서 반력 구하기

[그림 1-4]의 보는 100 kN의 힘과 600 kN·m의 우력을 지지하고 있다. 고정지지점 A에서의 반력을 구하시오.

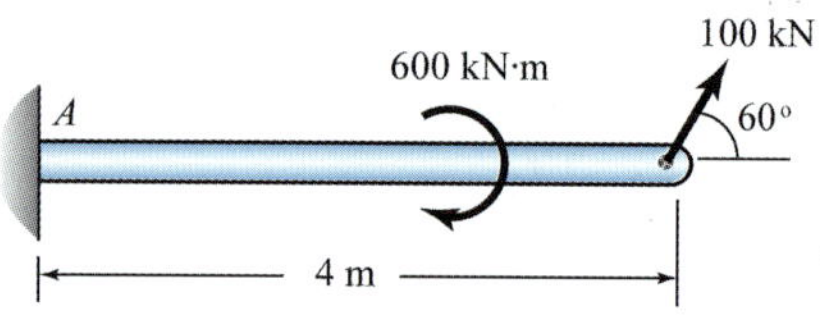

[그림 1-4]

전략

고정지지점으로부터 보를 분리시켜 자유물체도를 그린 다음, 평형방정식을 적용하여 반력을 구한다.

풀이

그림 (a)에 보의 자유물체도를 나타내었다. A_x와 A_y는 힘 성분이고, M_A는 지지점에 의해 보에 가해지는 우력이다.

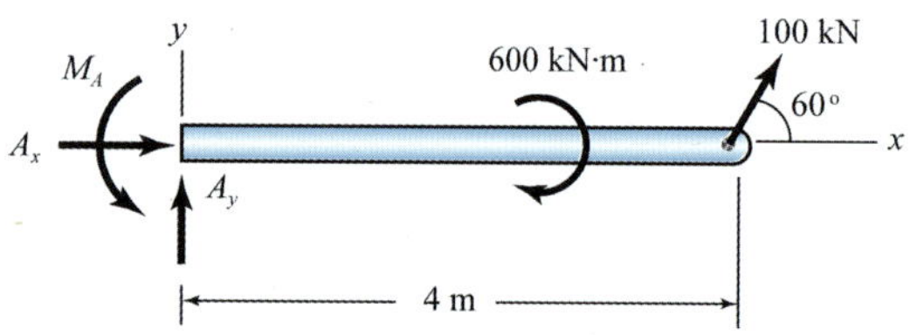

(a) 보의 자유물체도

다음 평형방정식들로부터

$$\Sigma F_x = A_x + (100\ \text{kN})\cos 60° = 0$$

$$\Sigma F_y = A_y + (100\ \text{kN})\sin 60° = 0$$

$$\Sigma M_{\text{점}\,A} = M_A - 600\ \text{kN}\cdot\text{m} + (4\ \text{m})[(100\ \text{kN})\sin 60°] = 0$$

(유효숫자 세 자리로) 반력 성분을 구하면, $A_x = -50$ kN, $A_y = -86.6$ kN, $M_A = 254$ kN·m이다.

토론

이 예제에서 보의 오른쪽 끝에 작용하는 외력 100 kN 대신 그림 (b)와 같이 롤러 지지점을 가지고 있다고 가정해보자. 이 경우 보는 정적으로 결정할 수 없는 상태(부정정statically indeterminate)가 된다. 그림 (c)와 같이 네 개의 미지 반력이 있지만, 다음과 같이 세 개의 독립된 평형방정식만 사용할 수 있다.

$$\sum F_x = A_x = 0$$

$$\sum F_y = A_y + B = 0$$

$$\sum M_{\text{점}\ A} = M_A - 600\ \text{kN}\cdot\text{m} + (4\ \text{m})B = 0$$

위 식에서 반력 성분 A_y, M_A, B는 구할 수 없다. 9장에서는 이러한 문제를 평형방정식과 보에 작용하는 하중을 횡변형량lateral deformation과 관련한 식을 사용하여 해결한다.

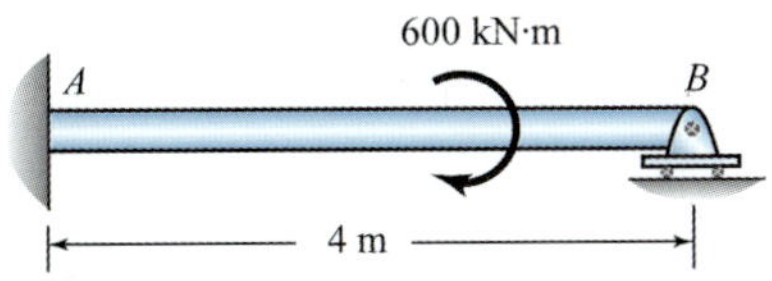

(b) 보의 오른쪽 끝에 롤러 지지점 배치

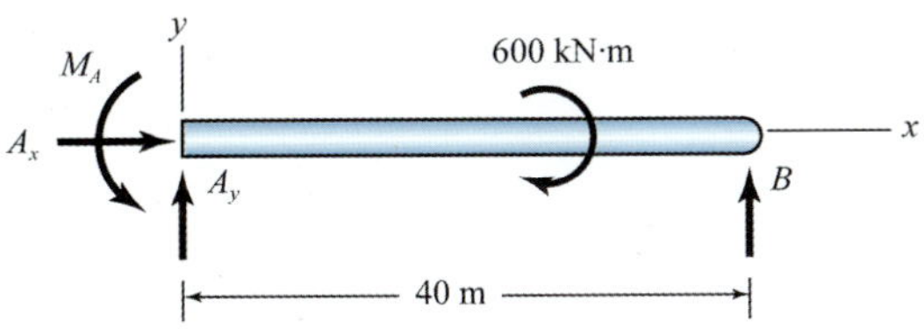

(c) 네 개의 미지 반력이 있다.

1.3.3 구조물

서로 연결된 부품이나 **부재**member로 구성된 구조물strucutre을 생각해보자. 구조물 전체가 2-힘 부재로 구성된 경우를 **트러스**truss라고 한다. 전형적인 트러스는 [그림 1-5]와 같이 양 끝이 핀으로 연결된 직선 형태의 봉으로 구성되어 있고, 부재가 연결되는 절점joint에서 힘에 의해 하중이 가해지며, 절점에서 지지된다. 트러스의 부재는 2-힘 부재이므로, 축하중axial force만 받는다. [예제 1.2]에서 정정 트러스statically determinate truss 부재의 축하중 구하는 방법을 살펴볼 것이다.

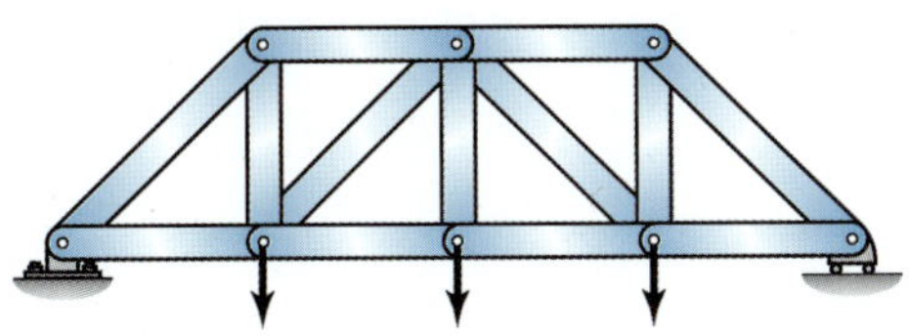

[그림 1-5] 하우(Howe) 교량 트러스. 교량은 절점에서 하중이 가해지고 지지되어 있음에 주목하자.

서로 연결된 부재의 구조물이 트러스의 정의를 충족시키지 못하는 경우 중, 고정 상태를 유지하면서 하중을 지지하도록 설계된 것을 **프레임**frame이라 하고, 이동이 가능하면서 하중을 가할 수 있도록 설계된 것을 **기계**machine라고 한다. 이러한 구조물은 각 부재의 자유물체도를 그려 구조물의 지지점과 부재 사이 절점에서의 반력을 구하여 분석할 수 있다. [예제 1.3]에서는 정정 프레임statically determinate frame에 대해 이러한 과정을 살펴볼 것이다.

예제 1.2 트러스 부재에서의 축하중

US unit

[그림 1-6]의 하우 트러스Howe truss의 부재 BH에서의 축하중을 구하고, 그 부재가 인장tension 상태인지 혹은 압축compression 상태인지 표시하시오.

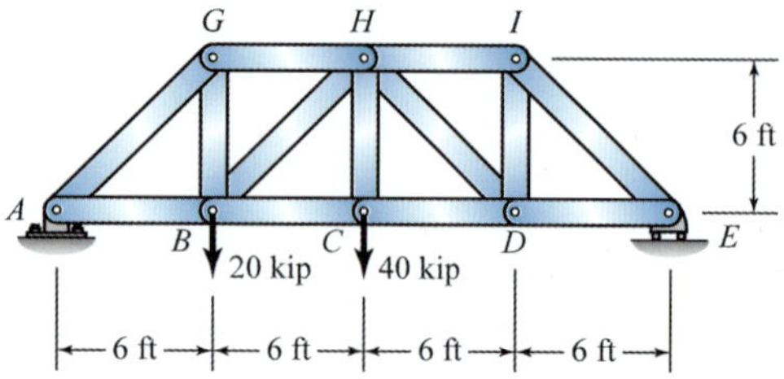

[그림 1-6]

전략

부재 BH의 축하중을 결정할 때까지 신중하게 선택한 절점을 분석하기 위해 평형방정식을 사용하는 절점법method of joints이라는 것을 적용한다.

풀이

우선 그림 (a)에 전체 트러스의 자유물체도를 그렸다. 이 자유물체도에 대한 평형방정식으로부터, 지지점에서의 반력을 $A_x = 0$, $A_y = 35$ kip, $E = 25$ kip로 구한다.

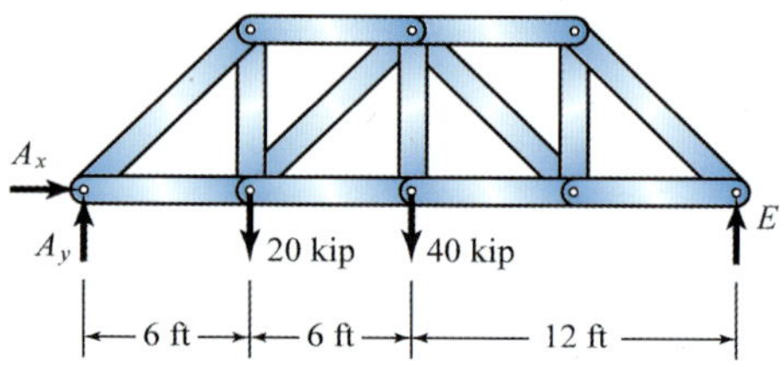

(a) 전체 트러스의 자유물체도

절점법을 적용하여, 알고 있는 힘인 A에서의 반력 35 kip와, 두 개의 미지 힘인 부재 AB, AG의 축하중이 절점 A에 작용하기 때문에 그림 (b)와 같이 먼저 절점 A의 자유물체도를 그렸다. 평형방정식으로부터

$$\Sigma F_x = P_{AB} + P_{AG} \cos 45° = 0$$

$$\Sigma F_y = 35 \text{ kip} + P_{AG} \sin 45° = 0$$

이고, $P_{AB} = 35$ kip, $P_{AG} = -49.5$ kip를 얻는다(이 답에서 부호는 부재 AB가 인장, 부재 AG가 압축임을 나타낸다). 이제 P_{AG}를 알았으므로, 절점 G의 자유물체도는 그림 (c)와 같이 두 개의 미지 힘만을 갖는다. 다음 평형방정식으로부터

$$\Sigma F_x = P_{GH} - P_{AG} \sin 45° = 0$$

$$\Sigma F_y = -P_{BG} - P_{AG} \cos 45° = 0$$

$P_{BG} = 35$ kip, $P_{GH} = -35$ kip를 얻는다. 이제 절점 B의 자유물체도를 이용해서 그림 (d)와 같이 부재 BH에서의 축하중을 구한다. 다음 평형방정식으로부터

$$\Sigma F_y = P_{BG} + P_{BH} \sin 45° - 20 \text{ kip} = 0$$

$P_{BH} = -21.2$ kip를 얻는다. 부재 BH는 21.2 kip의 **압축** 축하중compressive axial force을 받는다.

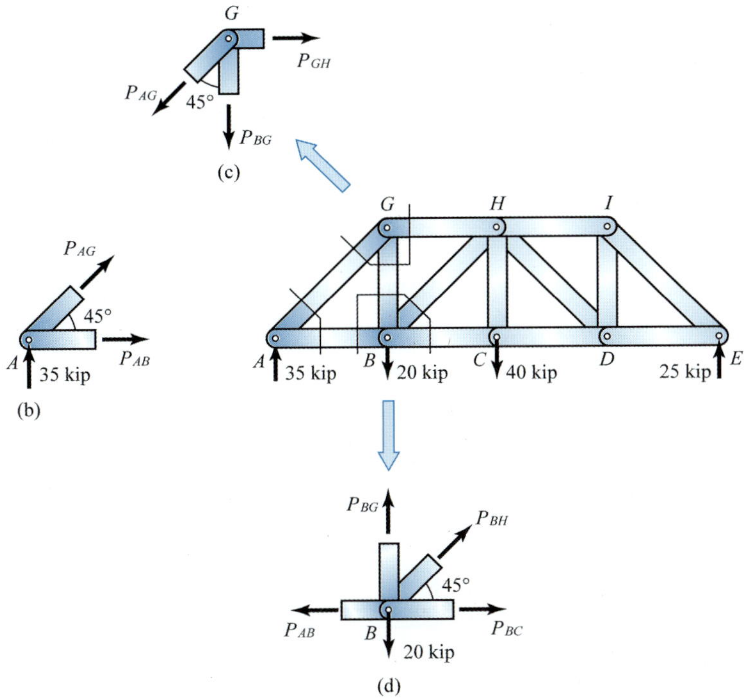

(b) 절점 A의 자유물체도 (c) 절점 G의 자유물체도 (d) 절점 B의 자유물체도

토론

부재 BH에서의 축하중을 구하는 데 단면법method of section을 적용할 수 있다. 그림 (e)에서 부재 BC, BH, GH를 잘라내 트러스의 단면을 분리하자. 평형방정식으로부터

$$\sum F_y = 35\text{ kip} - 20\text{ kip} + P_{BH}\sin 45° = 0$$

이고, $P_{BH} = -21.2\text{ kip}$를 얻는다. 단면법은 절점법에 비해 훨씬 쉽게 필요한 정보를 제공하기도 하지만, 답을 구할 수 있는 단면을 찾는 것이 항상 가능한 것은 아니다.

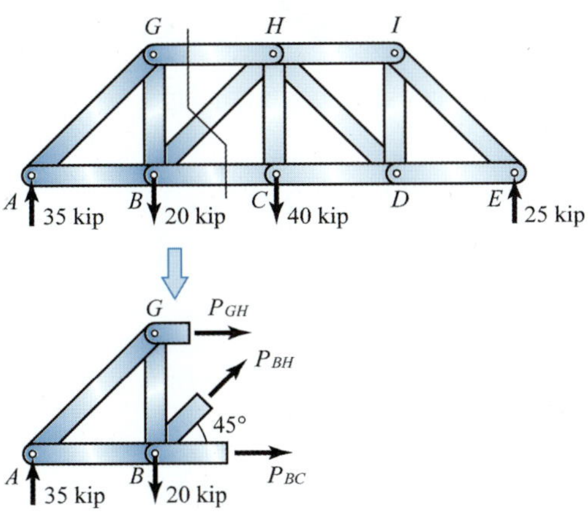

(e) 부재 BH에서 축하중을 구하는 데 적절한 단면

예제 1.3 프레임 분석

[그림 1-7]의 프레임은 매달려 있는 질량 $m = 20$ kg의 물체를 지지하고 있다. 각 부재에서의 반력을 구하시오.

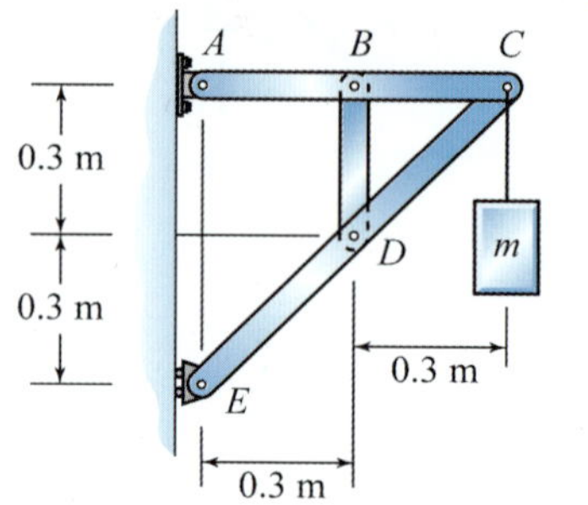

[그림 1-7]

전략

각 부재의 자유물체도를 그리고, 각 부재에 평형방정식을 적용하여 반력을 구한다. 부재 ABC와 CDE는 2-힘 부재가 아니지만, 부재 BD는 2-힘 부재임에 주목하자. 이러한 사실을 이용하여 부재 ABC와 CDE의 자유물체도를 단순화한다. 즉 부재 BD는 B와 D에서 부재 BD에 평행하고 크기는 같지만, 방향이 반대인 힘을 받는다. 그리고 부재 BD에 대한 평형방정식을 쓸 필요가 없다.

풀이

그림 (a)에 부재 ABC와 CDE의 자유물체도를 그렸다. 부재 BD에 의해 작용하는, 크기가 같고 방향이 반대인 힘을 P로 표시하였다. 또한, 무게 mg에 의해 가해지는 힘은 부재 ABC에 작용한다고 가정한다. 대신 무게가 부재 CDE에 작용한다고 가정할 수 있다.

각 자유물체도에 대해 세 개의 독립적인 평형방정식을 쓸 수 있고, 미지 반력 A_x, A_y, P, C_x, C_y, E로 된 6개의 식을 얻는다. 평형방정식은 다음과 같다.

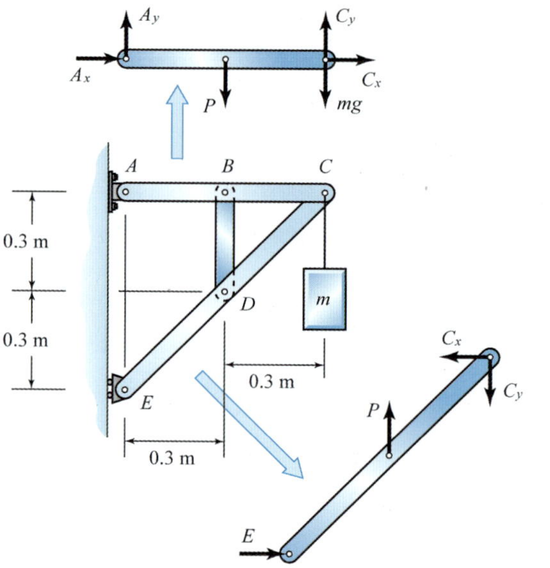

(a) 부재 ABC와 CDE의 자유물체도

부재 ABC:

$$\Sigma F_x = A_x + C_x = 0$$

$$\Sigma F_y = A_y + C_y - P - mg = 0$$

$$\Sigma M_{\text{점 } A} = -(0.3\text{ m})P + (0.6\text{ m})C_y - (0.6\text{ m})mg = 0$$

부재 CDE:

$$\Sigma F_x = E - C_x = 0$$

$$\Sigma F_y = P - C_y = 0$$

$$\Sigma M_{\text{점 } E} = (0.3\text{ m})P + (0.6\text{ m})C_x - (0.6\text{ m})C_y = 0$$

$m = 20$ kg, $g = 9.81$ m/s^{2}을 적용하여 풀면, 다음을 얻는다.

$$A_x = -196\text{ N},\ A_y = 196\text{ N},\ P = 392\text{ N},\ C_x = 196\text{ N},\ C_y = 392\text{ N},\ E = 196\text{ N}$$

토론

프레임의 부재에 작용하는 힘을 구하는 것이 왜 유용할까? 구조물에 작용하는 하중을 안전하게 지지하고 있는지를 결정하기 위해, 첫 단계는 이 예제에서 풀었듯이 부재에 작용하는 모든 힘과 우력을 구하는 것이다. 다음 단계에서는 각 부재가 그 힘과 우력을 지지하는지를 결정할 것이다. 이를 위해 필요한 개념과 방법은 이어지는 장에서 설명한다.

예제 1.4 기계 분석

[그림 1-8]에서 사람이 40 N의 힘을 플라이어plier에 가하고 있다. A에서 물체에 의해 부재에 가해지는 힘을 포함하여 각 부재에서의 반력을 구하시오.

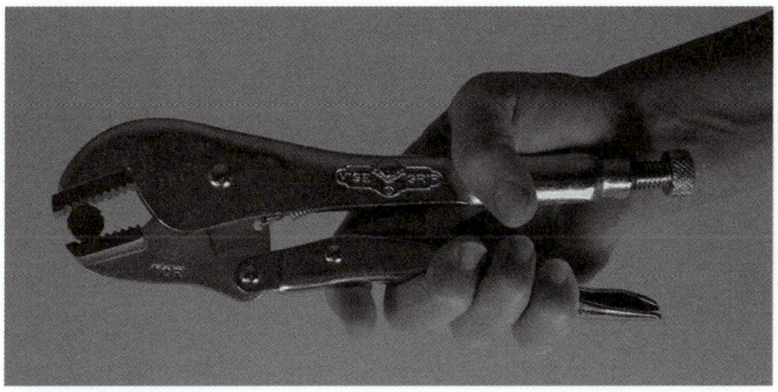

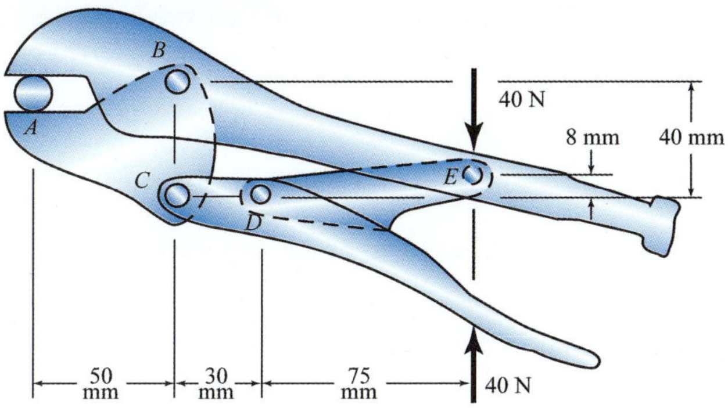

[그림 1-8]

전략

각 부재의 자유물체도를 그리고 평형방정식을 적용하면, 부재의 힘을 구할 수 있다.

풀이

그림 (a), (b), (c)에 플라이어 각 부재의 자유물체도를 그렸다. 자유물체도 (a)와 (c)에서 DE가 2-힘 부재라는 사실을 이용함에 주목하자. 각도 $\alpha = \arctan\left(\frac{8}{75}\right) = 6.09°$이다. 각 자유물체도에 대해 평형방정식을 써 보자.

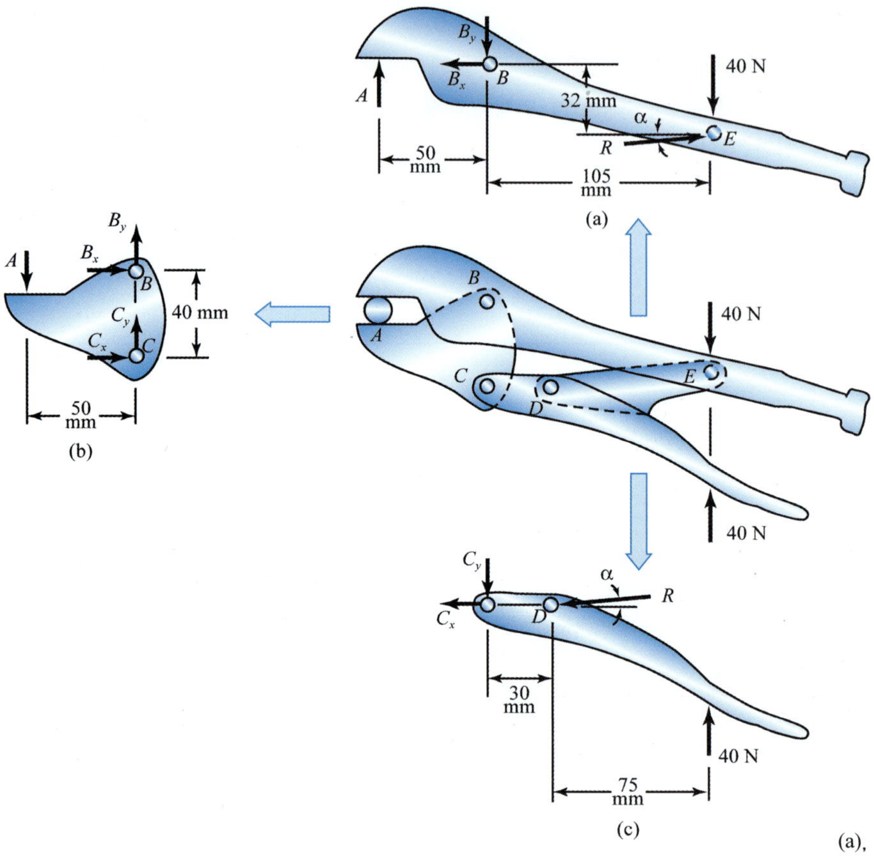

(a), (b), (c) 부재의 자유물체도

<u>자유물체도 (a)</u>:

$$\Sigma F_x = -B_x + R\cos\alpha = 0$$

$$\Sigma F_y = A - B_y + R\sin\alpha - 40\text{ N} = 0$$

$$\Sigma M_{점\ B} = -(0.05\text{ m})A + (0.105\text{ m})R\sin\alpha + (0.032\text{ m})R\cos\alpha - (0.105\text{ m})(40\text{ N}) = 0$$

<u>자유물체도 (b)</u>:

$$\Sigma F_x = B_x + C_x = 0$$

$$\Sigma F_y = -A + B_y + C_y = 0$$

$$\Sigma M_{점\ B} = (0.05\text{ m})A + (0.04\text{ m})C_x = 0$$

<u>자유물체도 (c)</u>:

$$\Sigma F_x = -C_x - R\cos\alpha = 0$$

$$\Sigma F_y = -C_y - R\sin\alpha + 40\text{ N} = 0$$

$$\Sigma M_{점\ C} = -(0.03\text{ m})R\sin\alpha + (0.105\text{ m})(40\text{ N}) = 0$$

이 식들을 풀면, 다음을 얻는다.

$$A = 1050\text{ N},\ B_x = 1310\text{ N},\ B_y = 1150\text{ N},\ C_x = -1310\text{ N},\ C_y = -100\text{ N},\ R = 1320\text{ N}$$

토론

이 예제에서의 접근법은 [예제 1.3]의 프레임 분석과 동일함에 주목하자. 각 부재의 자유물체도를 그렸고, 평형방정식을 적용해서 부재에 작용하는 힘을 구했다. 동기도 같다. 이러한 플라이어 쌍과 같은 기계를 설계하기 위해, 가해지는 하중을 **각 부재**가 지지하는지 확인할 필요가 있으며, 그렇게 하기 위한 첫 단계는 하중을 결정하는 것이다. 다음 장에서 부재가 그러한 하중을 지지하는지 결정하는 데 필요한 개념을 소개한다.

1.3.4 도심

[그림 1-9]에서 x-y 평면상의 면적 A의 도심centroid 좌표는 다음과 같다.

$$\bar{x} = \frac{\int_A x\,dA}{\int_A dA}, \quad \bar{y} = \frac{\int_A y\,dA}{\int_A dA}$$

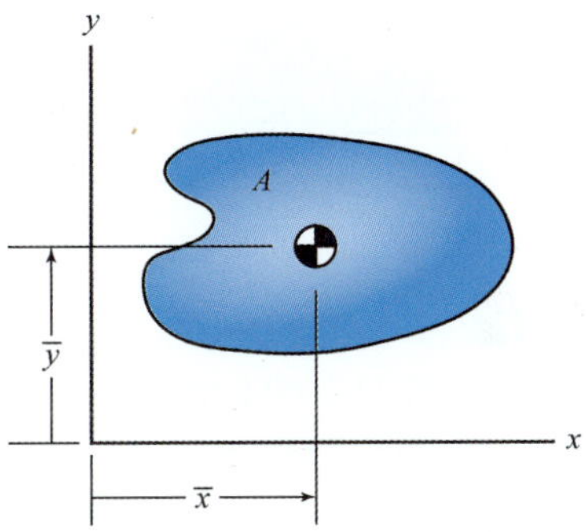

[그림 1-9] A의 도심 좌표

각 도심의 위치를 알고 있는 [그림 1-10]의 부분 1, 2, ⋯로 구성된 복합면적composite area의 도심은 다음의 관계식으로 구할 수 있다.

$$\bar{x} = \frac{\bar{x}_1 A_1 + \bar{x}_2 A_2 + \cdots}{A_1 + A_2 + \cdots}, \quad \bar{y} = \frac{\bar{y}_1 A_1 + \bar{y}_2 A_2 + \cdots}{A_1 + A_2 + \cdots}$$

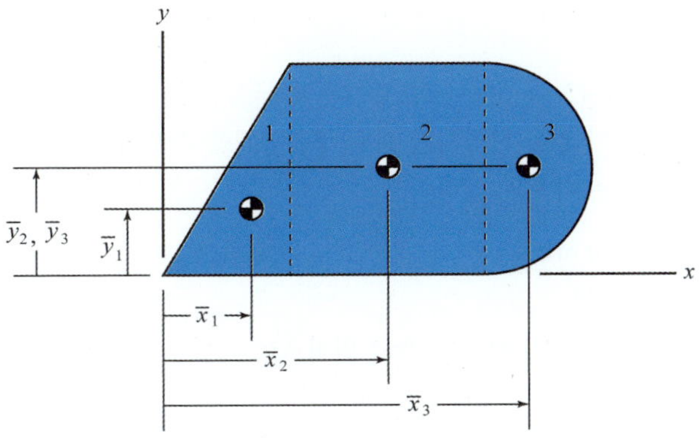

[그림 1-10] 부품의 도심 좌표를 나타내는 복합면적

'구멍'이나 잘린 부분은 [예제 1.5]와 같이 음(−)의 면적으로 다룰 수 있다.

예제 1.5 복합면적의 도심

[그림 1-11]에서 면적 도심의 x좌표를 구하시오.

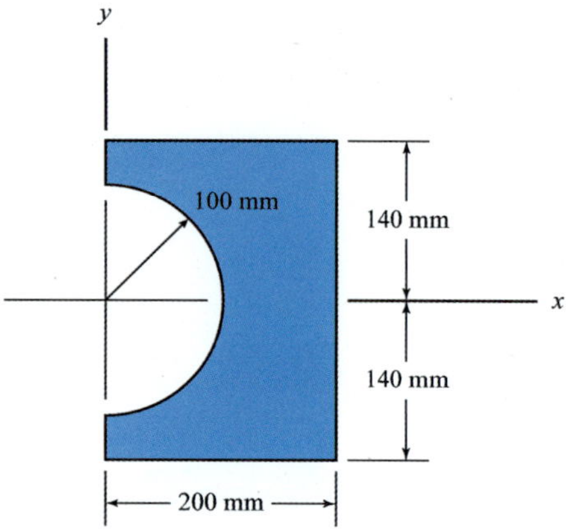

[그림 1-11]

전략

도심의 x좌표는, 해당 면적을 반원의 잘린 부분이 없는 사각형과 (음의) 잘린 부분면적으로 구성된 복합면적이라 생각하고 구할 수 있다.

[표 1-3]

	$\bar{x}_i$ (mm)	A_i (mm^2)	$\bar{x}_i A_i$ (mm^3)
부분 1 (사각형)	100	(200)(280)	(100)[(200)(280)]
부분 2 (잘린 부분)	$\dfrac{(4)(100)}{3\pi}$	$-\dfrac{1}{2}\pi(100)^2$	$-\dfrac{(4)(100)}{3\pi}\left[\dfrac{1}{2}\pi(100)^2\right]$

풀이

해당 면적을 그림 (a)와 같이 반원의 잘린 부분이 없는 사각형과 잘린 부분면적으로 구성된 복합면적으로 다루며, 각각을 부분 1과 2이라 하자. 즉 반원의 잘린 부분이 없는 사각형과 잘린 부분면적을 각각 부분 1과 2이라 한다. 〈부록 D〉를 보면, 잘린 부분의 도심 x좌표는 다음과 같다.

$$\bar{x}_2 = \frac{4R}{3\pi} = \frac{4(100\ \mathrm{mm})}{3\pi}$$

도심의 x 좌표를 구하기 위한 정보는 [표 1-3]에 정리하였다(잘린 부분은 음의 면적으로 다루었다). 도심의 x좌표는 다음과 같다.

$$\begin{aligned}\bar{x} &= \frac{\bar{x}_1 A_1 + \bar{x}_2 A_2}{A_1 + A_2} \\ &= \frac{(100\ \mathrm{mm})[(200\ \mathrm{mm})(280\ \mathrm{mm})] - [(4)(100\ \mathrm{mm})/3\pi]\left[\dfrac{1}{2}\pi(100\ \mathrm{mm})^2\right]}{(200\ \mathrm{mm})(280\ \mathrm{mm}) - \dfrac{1}{2}\pi(100\ \mathrm{mm})^2} \\ &= 122\ \mathrm{mm}\end{aligned}$$

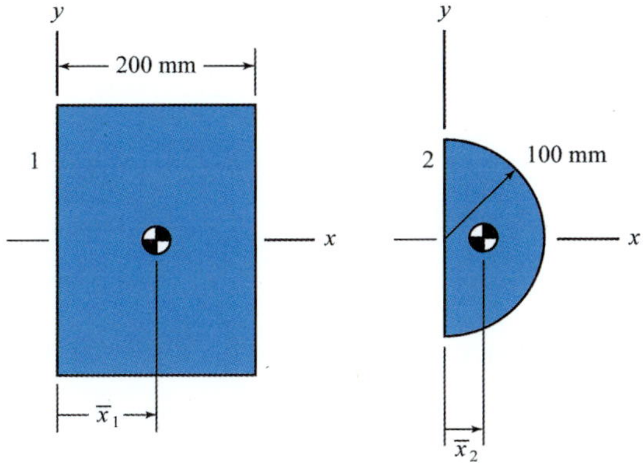

(a) 사각형과 잘린 반원 부분

토론

균일한 두께를 가진 균질 재료의 얇은 판이 이 예제와 같은 면적 형상을 가지고 있다면, 면적의 도심 위치는 판의 질량 중심과 일치한다. 이것이 면적의 도심 위치를 구하는 이유 중 하나이다. 재료역학에서 면적 도심을 구하는 다른 이유가 있다. 6장에서는 보에 작용하는 하중을 지지하는지 여부를 결정하기 위해 보의 단면 도심 위치를 반드시 알고 있어야 한다는 사실에 대해 살펴볼 것이다.

1.3.5 분포력

선을 따라 분포된 힘을 표현하기 위해 우리는 **하중곡선**loading curve이라 하는 함수 w를 정의한다. 이때 [그림 1-12]와 같이 선의 무한히 작은 요소 dx에 가해지는 **아랫방향 힘**downward force은 $w\,dx$이다. 예를 들어, 바닥을 지지하는 수평 보 중 하나에 건물 바닥이 가하는 힘은 보 길이를 따라 분포된다. 이러한 유형의 분포하중distributed load은 선을 따라 작용하는 많은 수의 분산하중discrete load, 예를 들면 다리 위 차량의 바퀴에 의해 가해지는 힘과 같은 모델에도 사용될 수 있다.

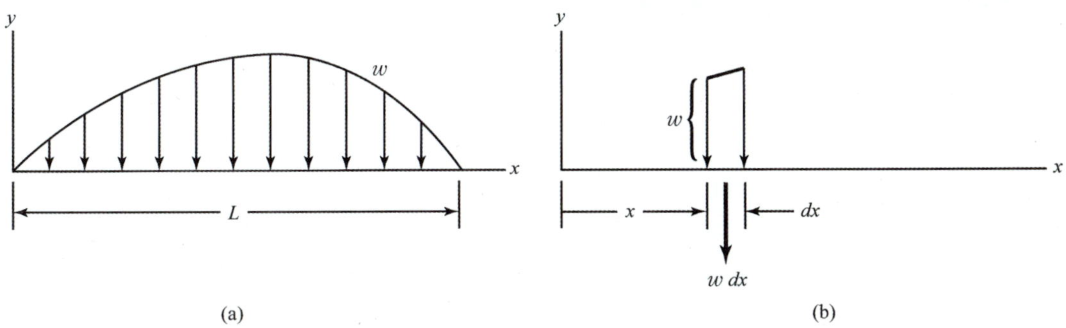

[그림 1-12] (a) x축을 따라 분포된 힘 (b) 각각의 요소 dx에서의 힘은 $w\,dx$이다.

x축의 L 부분에서 분포하중에 의해 가해지는 전체 아랫방향 힘은 다음과 같고,

$$F = \int_L w\,dx$$

원점에 대한 전체 시계방향 모멘트는 다음과 같다.

$$M = \int_L xw\,dx$$

[그림 1-12(a)]에서의 x축과 하중곡선 사이의 면적 A는 [그림 1-12(b)]에 나타낸 것과 같이 무한히 작은 요소 면적 $dA = w\,dx$를 다음과 같이 적분하여 계산할 수 있다.

$$A = \int_A dA = \int_L w\,dx = F$$

[그림 1-13]에서 보듯이, 힘 F는 면적 A와 같다. A 도심의 x 좌표는 다음과 같다.

$$\bar{x} = \frac{\int_A x\,dA}{\int_A dA} = \frac{\int_L xw\,dx}{\int_L w\,dx} = \frac{M}{F}$$

이 식은 [그림 1-13]과 같이 힘 F가 A의 도심에 위치하면, F의 원점에 대한 모멘트는 분포하중의 원점에 대한 전체 모멘트와 같다는 것을 나타낸다. 그러므로 힘 F는 분포하중과 등가화equivalent되었다고 한다. [예제 1.6]에서 이 등가화 사용에 대해 살펴볼 것이다.

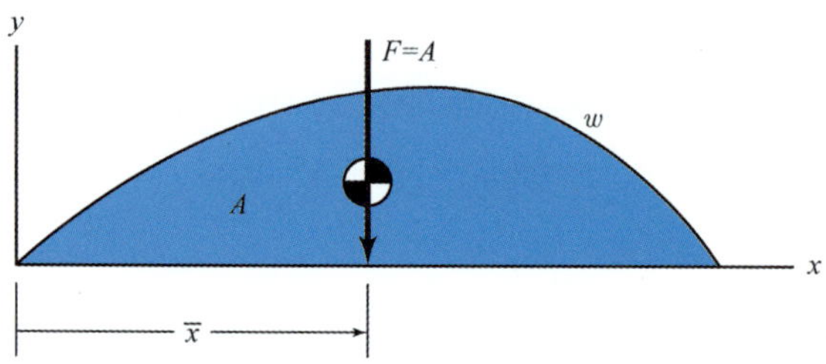

[그림 1-13] 분포하중의 등가 힘 표현

고정된 액체 속에 물체가 가라앉아 있다고 하자. 이 물체에 압력으로 인해 가해진 힘은 [그림 1-14(a)]와 같이 물체의 표면에 분포된다. [그림 1-14(b)]와 같이 압력 p가 물체 표면의 무한히 작은 요소 dA에 수직으로 작용할 때, 이 수직하중을 $p\,dA$로 정의한다.

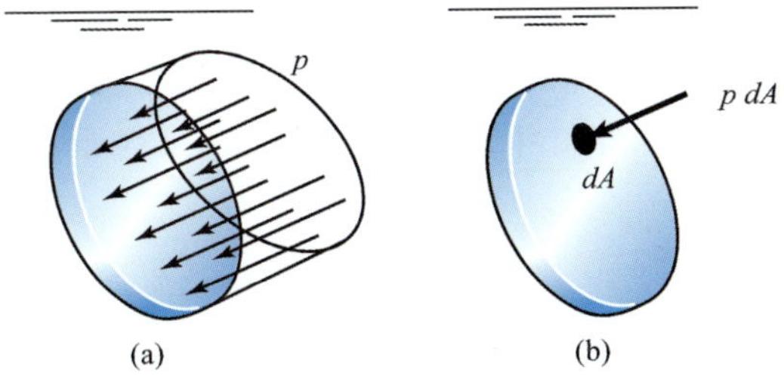

[그림 1-14] (a) 압력은 분포하중이다. (b) 요소 dA상의 수직하중은 $p dA$이다.

압력은 깊이에 따라 증가하고, 따라서 물체 표면의 유한한 부분에 작용하는 전체 힘을 결정하기 위해서는 적분할 필요가 있다. 면적 A의 평면 표면에서의 전체 수직하중은 다음과 같다.

$$F=\int_A p\,dA$$

물체의 무게weight는 분포력distributed force의 또 다른 예이다. 재료의 **밀도**density ρ는 체적 dV인 재료의 무한히 작은 요소의 질량이 $\rho\,dV$가 되도록 정의된다. 재료의 **비중량(무게밀도)**weight density γ는 체적 dV인 재료의 무한히 작은 요소의 무게가 γdV가 되도록 정의된다. 해수면에서의 비중량과 밀도는 $\gamma=\rho g$의 관계식을 갖는다. 예를 들면 텅스텐의 질량밀도는 $\rho=19{,}300\ \mathrm{kg/m^3}$이고, 따라서 비중량은 다음과 같다.

$$\gamma=(19{,}300\ \mathrm{kg/m^3})(9.81\ \mathrm{m/s^2})=189\ \mathrm{kN/m^3}$$

물체의 전체 무게 W는 다음과 같이 물체의 비중량을 체적에 대해 적분하여 구하고,

$$W=\int_V \gamma\,dV$$

물체가 균질($\gamma=$일정)하다면, 전체 무게 $W=\gamma V$이다.

지금까지 우리는 [표 1-4]와 같은 선, 면적, 체적에 작용하는 하중에 대해 살펴보았다 각 경우에 하중은, 정의된 영역의 무한히 작은 요소에 작용하는 힘을 결정하는 함수로 특정되었다. 2장에서는, 재료의 응력이 다음의 예제와 정확히 동일한 방법으로 정의되는 분포하중 형태로 표현되는 것을 알아본다.

[표 1-4] 분포하중

분포하중의 형태	영역	요소에서의 힘
보에서의 분포하중	선	$w\,dx$
압력	면적	$p\,dA$
무게	체적	$\gamma\,dV$

예제 1.6 분포하중을 받는 보

US unit

[그림 1-15]의 보가 삼각형 형태의 분포하중을 받아 보의 오른쪽에서의 값이 120lb/ft이다. A와 B에서의 반력을 구하시오.

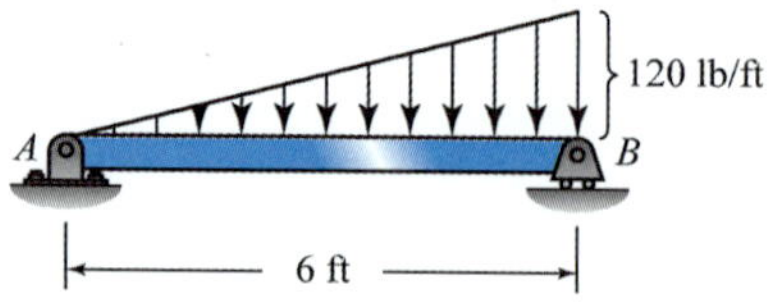

[그림 1-15]

전략

보를 지지점에서 분리하여 자유물체도를 그린다. 분포하중을 등가 힘으로 나타내고, 평형방정식을 적용하여 지지점 A와 B에서 반력을 결정할 수 있다.

풀이

그림 (a)에 보의 자유물체도를 그려 핀 지지점 A와 롤러 지지점 B에서의 반력을 나타내었다. 분포된 힘을 등가 힘으로 표현하기 위해 하중곡선 아래의 삼각형 면적을 계산하여 힘의 크기를 구한다.

$$F = \frac{1}{2}(120\ \mathrm{lb/ft})(6\ \mathrm{ft}) = 360\ \mathrm{lb}$$

힘을 그림 (b)와 같이 삼각형 면적의 도심, $\bar{x} = \frac{2}{3}(6\ \mathrm{ft}) = 4\ \mathrm{ft}$에 놓는다. 평형방정식으로부터 다음과 같이 정리할 수 있다.

$$\Sigma F_x = A_x = 0$$

$$\Sigma F_y = A_y + B - F = 0$$

$$\Sigma M_{점\ A} = (6\ \mathrm{ft})B - \bar{x}F = 0$$

위 식으로부터 $A_x = 0$, $A_y = 120\ \mathrm{lb}$, $B = 240\ \mathrm{lb}$를 얻는다.

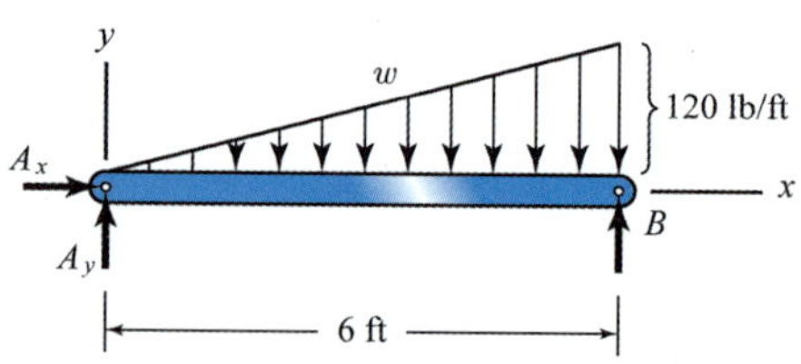

(a) 보의 자유물체도

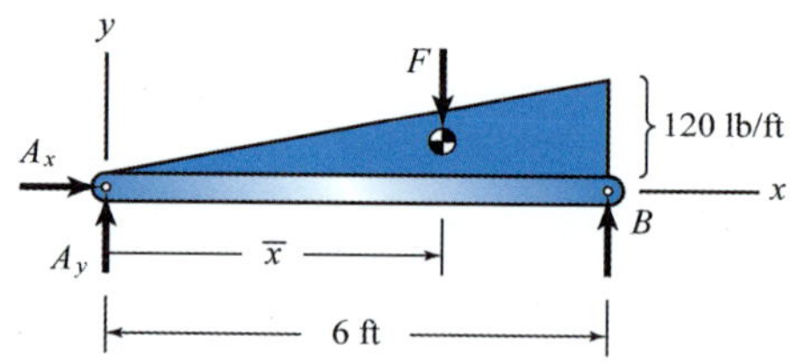

(b) 분포하중의 등가 힘 표현

토론

이 예제는 분포하중을 등가 힘으로 표현하는 것이, 분포하중으로 인한 힘과 모멘트를 결정하기 위해 적분을 사용하는 것보다 훨씬 간단할 수 있음을 보여준다. 그러나 이러한 경우는 본 예제에서와 같이 분포하중이 충분히 단순하여 하중곡선 아래 면적과 면적의 도심 위치를 쉽게 결정할 수 있을 때만 적용된다.

복습문제 ▸▸▸

※ **답안과 예제에서의 수는 일반적으로 3자리 유효숫자로 표현된다. 난이도가 더 높거나 긴 문항은 별표(*)로 표시하였다.**

1.1 보에 힘과 우력이 작용하고 있다.

(a) 보의 자유물체도를 그리시오.

(b) A, B 지지점에서의 반력을 구하시오.

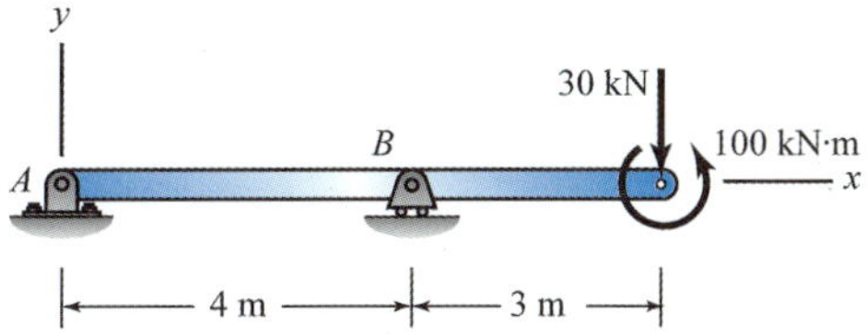

[그림 P1.1 ~ 1.2]

1.2 문제 **1.1**에서 100 kN · m 의 모멘트 작용점이 점 A로 이동할 경우 지지점 A, B에서의 반력을 구하시오. 이 결과를 문제 **1.1**의 결과와 비교하시오.

1.3 US unit (a) 봉의 자유물체도를 그리시오.

(b) 고정지지점 A에서의 반력을 구하시오,

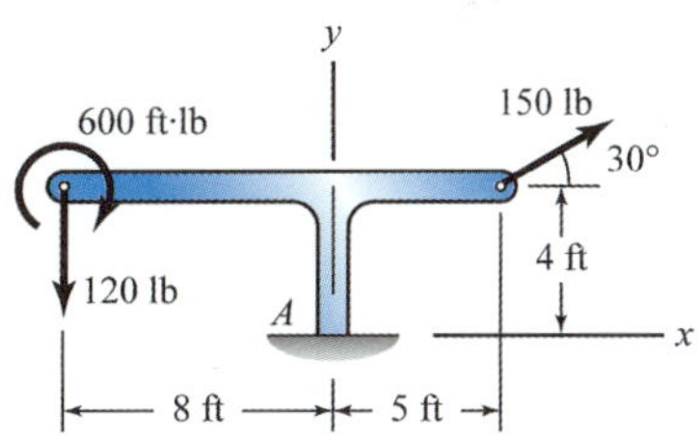

[그림 P1.3]

1.4 US unit 바닥면은 지지점 A, B에서 드릴 프레스drill press에 수직방향 힘을 가하고 있다. 그 힘들을 구하시오.

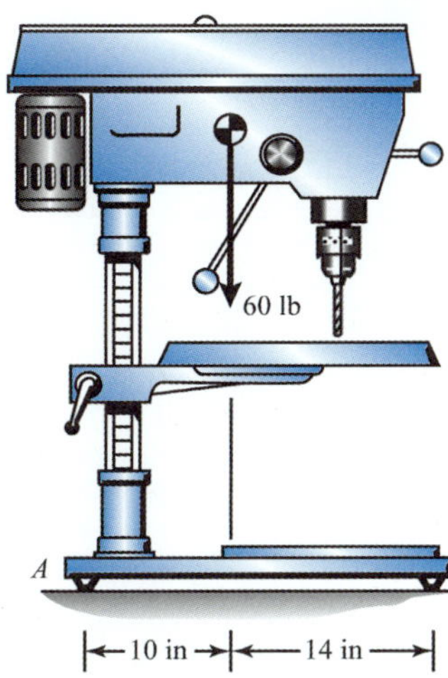

[그림 P1.4]

복습문제 ▶▶▶

1.5 지지점 A, B에 의해 L형 봉에 가해지는 반력을 구하시오.

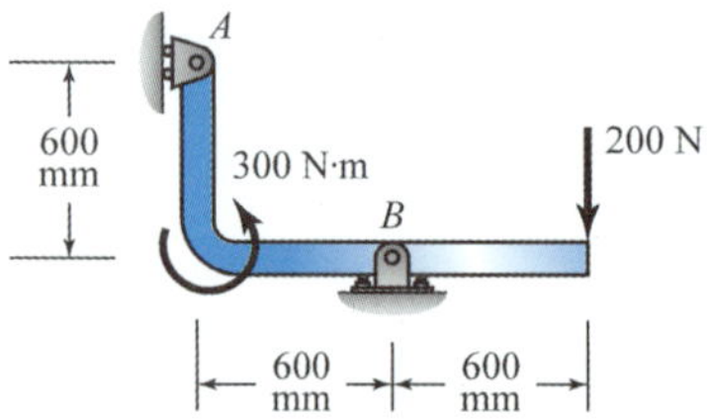

[그림 P1.5]

1.6 폴링워터 데크Fallingwater deck 중 하나의 일부분에 대한 자유물체도가 그림과 같다. 분리된 부분의 질량은 14,700 kg이다. 자유물체도에는 분리된 부분의 무게 mg, 힘 P와 V, 그리고 우력 M이 작용하고 있다. P, V, M의 값을 구하시오.

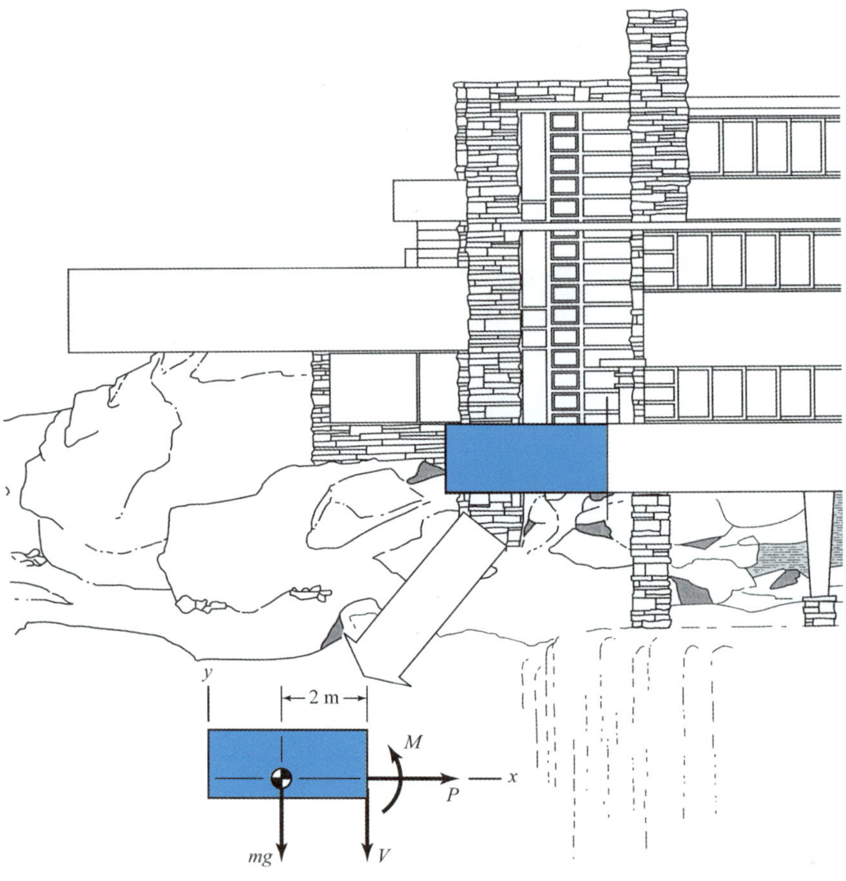

[그림 P1.6]

복습문제 ▶▶▶

1.7 그림 (a)와 (b)에 나타낸 두 개의 힘과 모멘트 시스템은 동일하다. 힘 F, 각도 α, 시계방향 우력 C의 크기는 얼마인가?

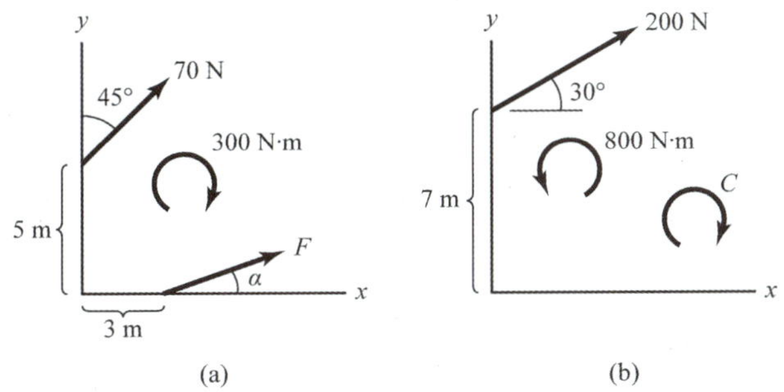

[그림 P1.7 ~ 1.8]

1.8 좌표계의 원점에 작용하는 하나의 힘 **R**과 모멘트 **M**으로 구성된 새로운 등가시스템으로 그림 (a), (b)와 동일한 힘과 모멘트 시스템을 나타내고자 할 때, 힘 **R**과 모멘트 **M**을 구하시오.

1.9 매달린 물체의 질량 $m = 20$ kg이다. 봉 AB의 축방향 힘을 구하고, 인장(T)인지 압축(C)인지 표시하시오.

전략 봉은 2-힘 부재(이력부재)이다. 연결점 B에서의 자유물체도를 그려본다.

1.10 봉 AB가 400 N보다 크지 않은 압축하중을 안전하게 지지한다고 할 때, 그림과 같이 매달릴 수 있는 가장 큰 질량 m을 구하시오.

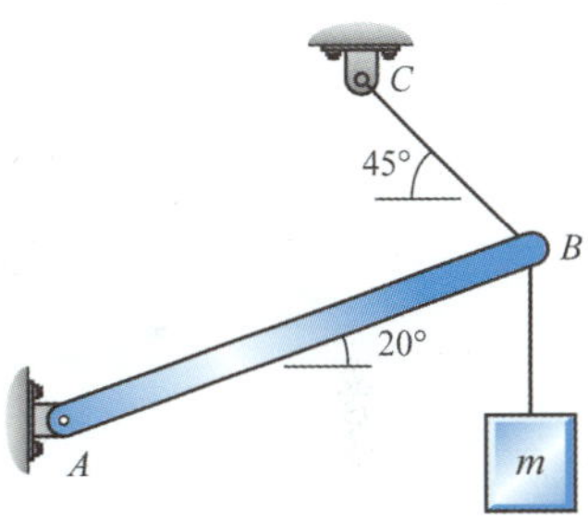

[그림 P1.9 ~ 1.10]

1.11 전체 트러스에 대한 평형방정식을 작성하고, 지지점 A와 D에서의 반력을 구하시오.

1.12 트러스의 부재 BD에서의 축하중 크기를 구하고, 인장(T)인지 압축(C)인지 표시하시오,

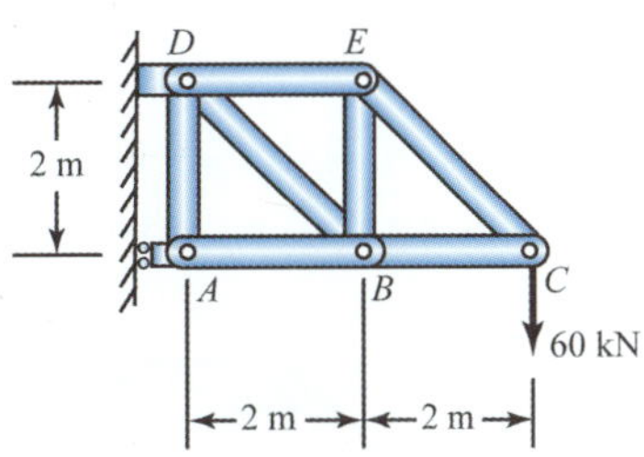

[그림 P1.11 ~ 1.12]

복습문제

1.13 US unit 힘은 $F=3$ kip이다. 트러스의 부재 AC와 CD에서의 축하중을 구하고, 인장(T)인지 압축(C)인지 표시하시오.

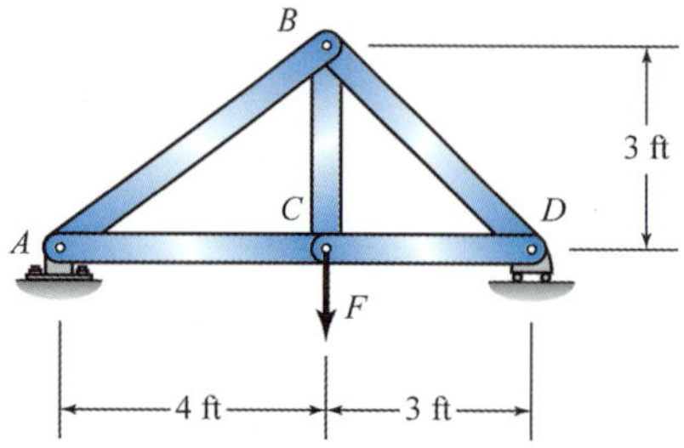

[그림 P1.13 ~ 1.14]

1.14 US unit 트러스의 부재들이 4 kip의 인장 축하중과 2 kip의 압축 축하중을 안전하게 지지하고 있다. 이 기준으로 안전한 가장 큰 F 값을 구하시오.

1.15 매달린 물체의 질량 m으로 인해 부재 CD에서의 압축 축하중은 4 kN이다. 부재 BC와 BD에서의 축하중을 구하고, 인장(T)인지 압축(C)인지 표시하시오.

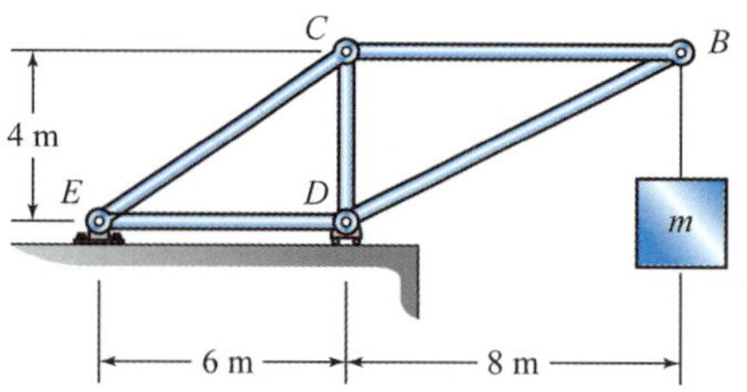

[그림 P1.15 ~ 1.16]

1.16 매달린 질량은 $m=200$ kg이다. 부재 CE와 DE에서의 축하중 크기를 구하고, 인장(T)인지 압축(C)인지 표시하시오.

1.17 하중이 각각 $F_B=40$ kN, $F_C=60$ kN, $F_D=20$ kN이다. 부재 BC, CG, GH에서의 축하중 크기를 구하고, 인장(T)인지 압축(C)인지 표시하시오.

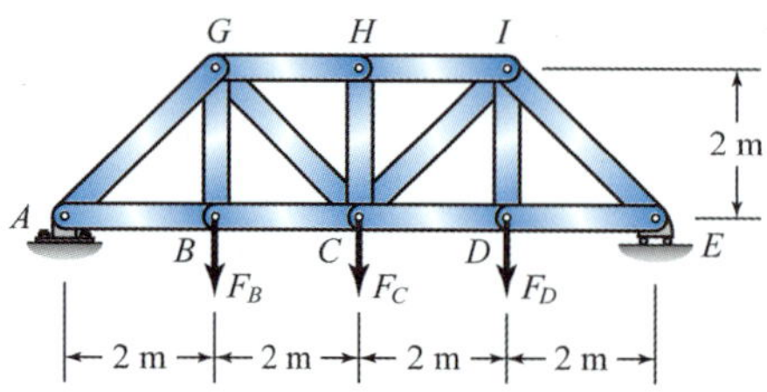

[그림 P1.17]

복습문제 ▶▶▶

1.18 보행로를 지지하는 워렌 트러스Warren truss는 지지점 B, D, F, H에서 수직하중 50 kN을 지지하도록 설계되었다. 트러스가 이러한 하중을 받고 있다면, 부재 AC, BC, BD에서의 축하중은 얼마인가? 축하중이 인장(T)인지 압축(C)인지 표시하시오.

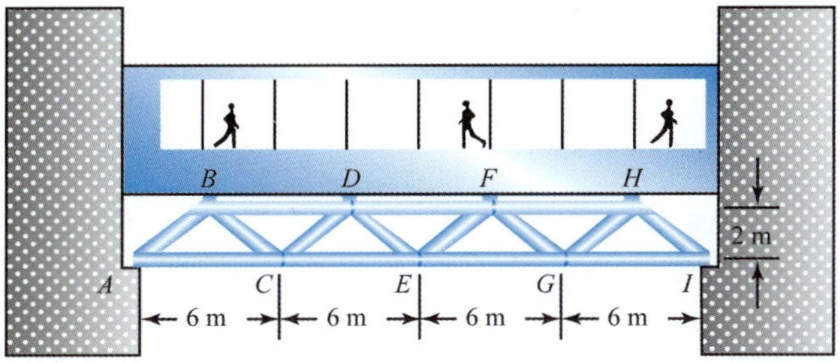

[그림 P1.18 ~ 1.19]

1.19 보행로를 지지하는 워렌 트러스는 지지점 B, D, F, H에서 수직하중 50 kN을 지지하도록 설계되었다. 트러스가 이러한 하중을 받고 있다면, 부재 CE, DE, DF에서의 축하중은 얼마인가? 축하중이 인장(T)인지 압축(C)인지 표시하시오.

1.20 프레임의 부재 CDE에서의 반력을 구하시오.

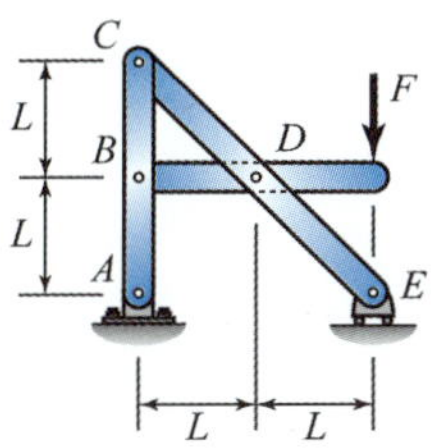

[그림 P1.20]

1.21 트랙터(프론트앤드로더front-end loader)의 버킷bucket이 C 지점에서 핀과 유압 액추에이터hydraulic actuator AB로 지지되어 있다. 버킷의 질량이 180 kg이고, 시스템이 고정되어 있을 때 유압 액추에이터에서의 축하중을 구하시오.

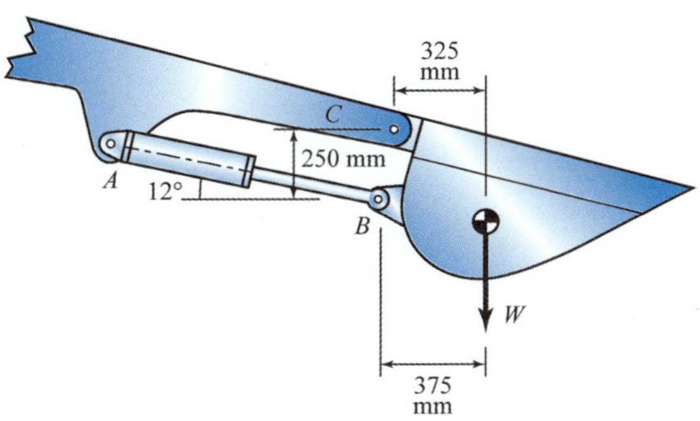

[그림 P1.21]

복습문제 ▶▶▶

1.22 매달린 상자의 무게는 2000 lb이고, 각도는 $\alpha = 40°$이다. 크레인crane의 팔 ACD의 무게를 무시한다고 할 때, 유압실린더 BC에서의 축하중을 구하시오.
US unit

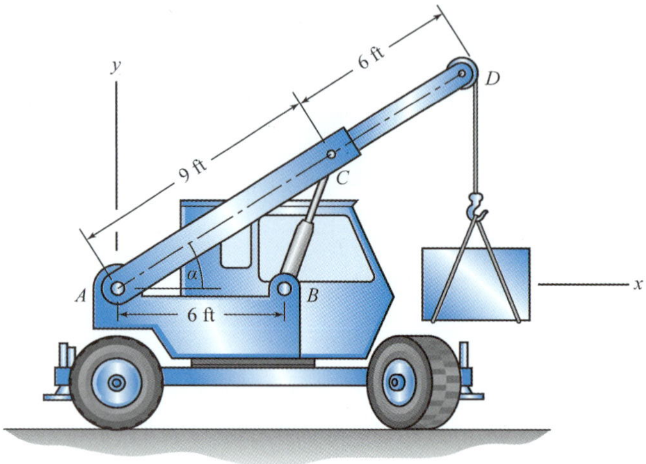

[그림 P1.22 ~ 1.23]

1.23 매달린 상자의 무게는 2000 lb이고, 각도는 $\alpha = 40°$이다. 크레인의 팔 ACD의 무게를 무시한다고 할 때, 핀 지지점 A에 의해 크레인 팔에 작용하는 반력의 x, y 성분을 구하시오.
US unit

1.24 프레임의 부재 BE에서의 축하중을 구하시오.
US unit

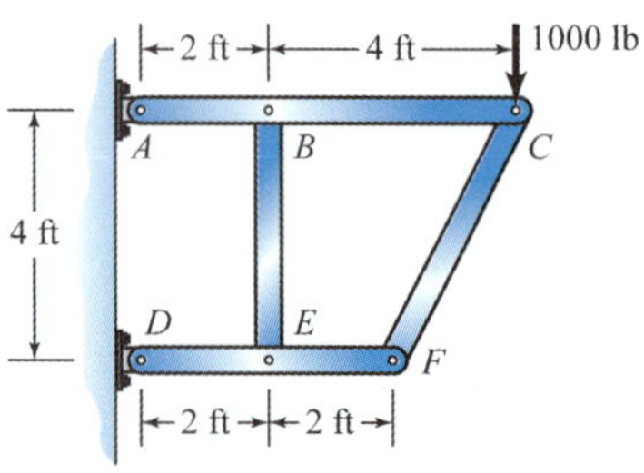

[그림 P1.24 ~ 1.25]

1.25 프레임의 지지점 A와 D에서의 반력을 구하시오.
US unit

복습문제 ▶▶▶

1.26 그림의 시스템은 680 kg 굴삭기 무게의 절반을 지지한다. 시스템이 고정되어 있다고 할 때, 부재 AB에서의 축하중을 구하시오.

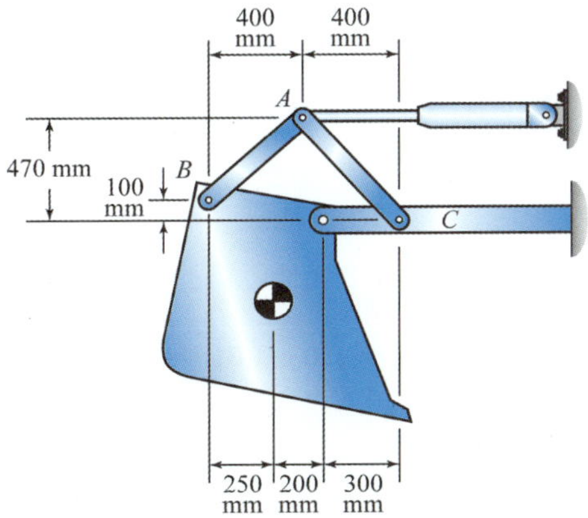

[그림 P1.26 ~ 1.27]

1.27 그림의 시스템은 680 kg 굴삭기 무게의 절반을 지지한다. 시스템이 고정되어 있다고 할 때, 부재 AC에서의 축하중을 구하시오.

1.28 사람이 그림의 플라이어 손잡이에 150 N의 힘을 가하고 있다. 링크link AB에서의 축하중을 구하시오.

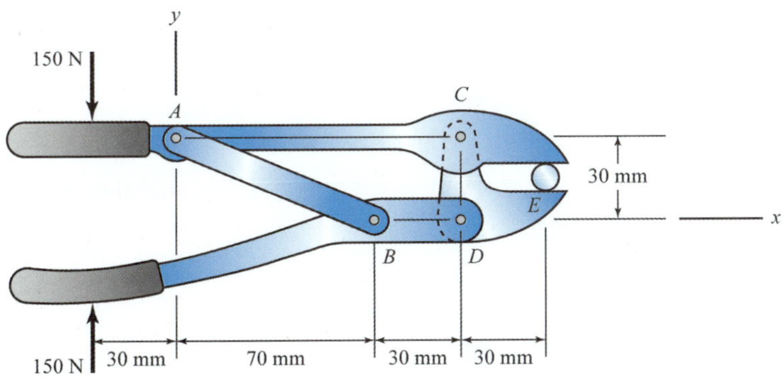

[그림 P1.28 ~ 1.29]

1.29 사람이 그림의 플라이어 손잡이에 150 N의 힘을 가하고 있다. 플라이어의 윗부분 손잡이 AC 중 C에 작용하는 반력의 x, y 성분을 구하시오.

복습문제 ▸▸▸

1.30 프레임의 부재 ABC는 C 지지점에 핀을 가지고 있고, 핀 C는 부재 DC의 매끄러운 수평 슬롯에 의해 지지되어 있다. A와 E에서 핀에 작용하는 반력을 구하시오.

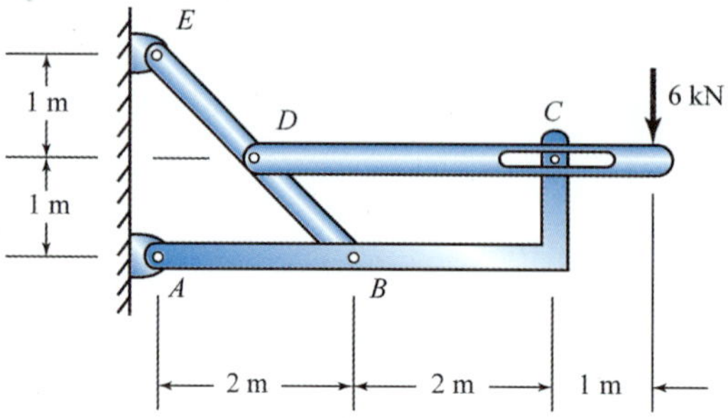

[그림 P1.30 ~ 1.31]

1.31 프레임의 부재 ABC는 C 지지점에 핀을 가지고 있고, 핀 C는 부재 DC의 매끄러운 수평 슬롯에 의해 지지되어 있다. B 지지점에서 핀에 의해 부재 BDE에 작용하는 힘의 크기는 얼마인가?

1.32 면적의 도심 좌푯값을 구하시오.

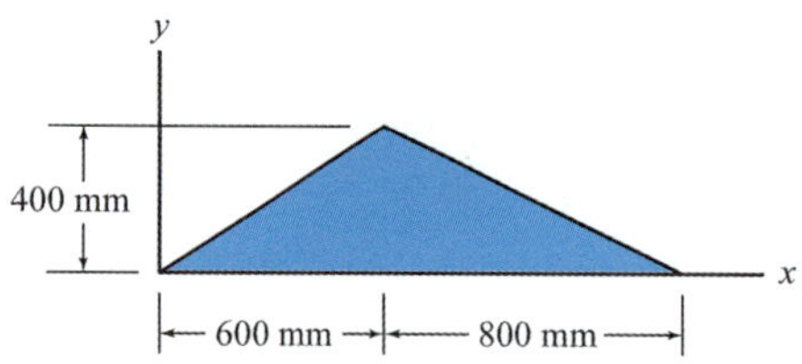

[그림 P1.32]

1.33 그림 (a)의 면적은 L203×152×25.4인 압연형강rolled steel shape의 단면이다(〈부록 E〉 참조). 그림 (b)와 같이 곡선의 코너 부위를 무시하여 근사화한 단면의 도심 좌푯값을 구하시오. 계산 결과를 〈부록 E〉의 값과 비교하시오.

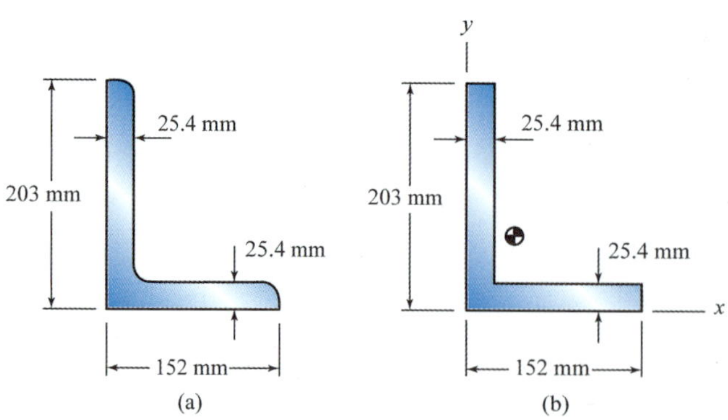

[그림 P1.33]

1.34 면적의 도심 x, y 좌푯값을 구하시오.

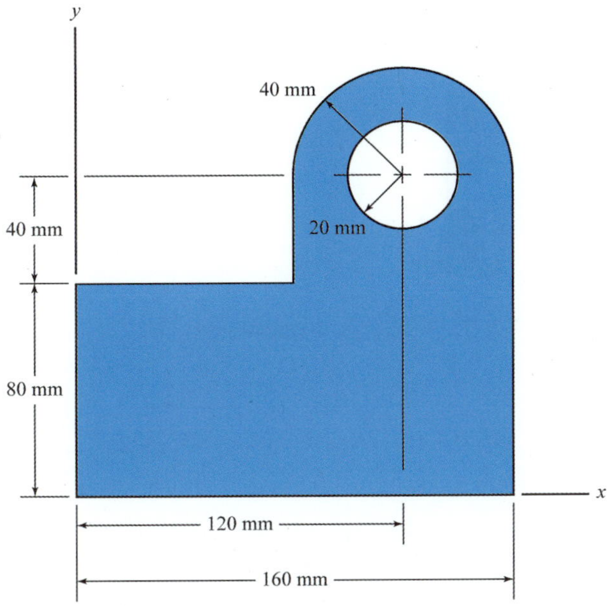

[그림 P1.34]

1.35 강판이 균질하고 두께가 일정하며, 무게는 10 lb이다.
US unit

(a) 판의 질량 중심의 x 좌푯값을 구하시오.

(b) A와 B 지점에서의 반력을 구하시오.

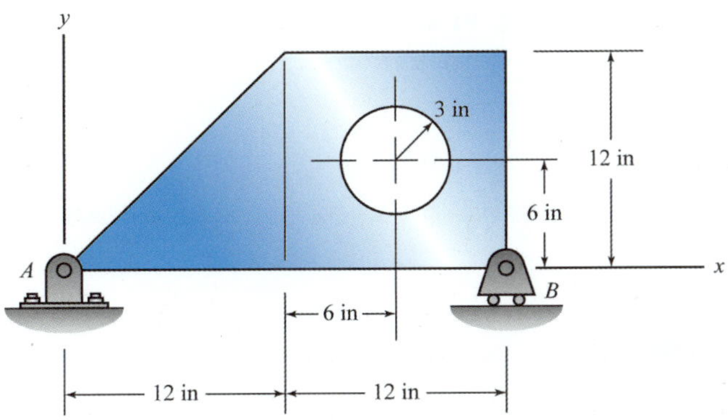

[그림 P1.35]

복습문제 ▶▶▶

1.36 US unit 균질한 판의 면적이 10 ft^2이다. A와 B에서의 수직방향 반력이 각각 80 lb와 86 lb이다. A와 B에서의 반력을 같게 하기 위해 드릴로 판에 지름 1 ft의 구멍을 낸다고 가정하자. 구멍의 중심은 A로부터 수평으로 얼마만큼 떨어져 위치해야 하는가?

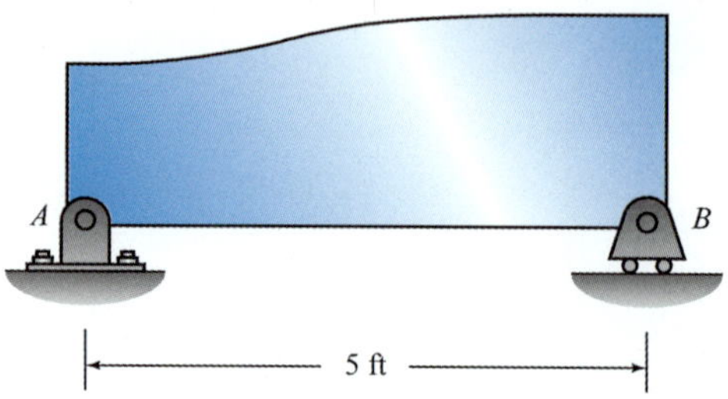

[그림 P1.36 ~ 1.37]

1.37* US unit 문제 **1.36**에서 판에 드릴로 구멍을 낸 후, A와 B에서의 반력을 구하시오.

1.38 보가 지름 100 mm 의 원형 단면을 가지고 있고 질량밀도 $\rho = 2900\ \text{kg/m}^3$의 알루미늄 합금으로 되어 있다.

(a) A와 B에서의 반력을 구하시오.

(b) 봉의 무게를 균일분포하중 w로 나타낼 때, w의 값을 구하시오.

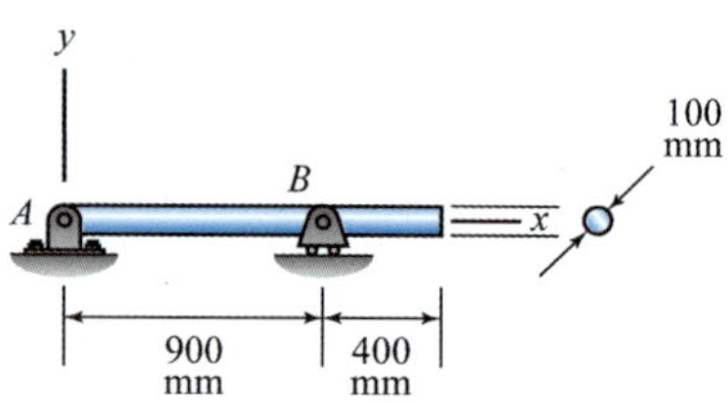

[그림 P1.38]

1.39 A와 B에서의 반력을 구하시오.

전략 분포하중을 두 개의 삼각형 분포하중으로 간주하고, 각 분포하중을 등가 힘으로 나타내보자.

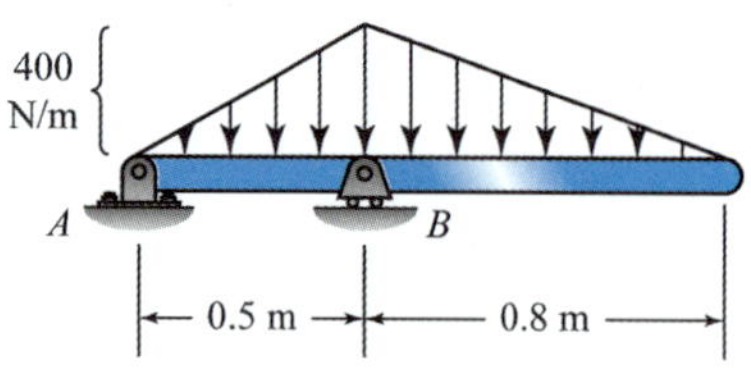

[그림 P1.39]

복습문제 ▸▸▸

1.40 보가 그림에 주어진 식의 분포하중을 받고 있다. A와 B에서의 반력을 구하시오.
US unit

전략 분포하중에 의해 가해지는 전체 힘과 모멘트를 구하기 위해 적분한다.

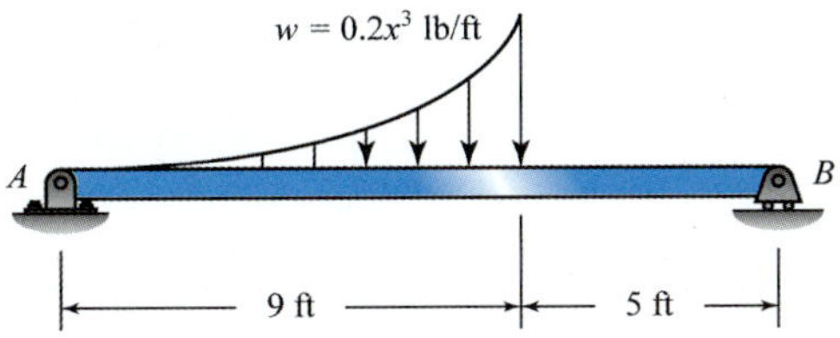

[그림 P1.40]

1.41 날개의 공기역학적 양력aerodynamic lift을 분포하중 $w = -300(1-0.04x^2)^{1/2}$ N/m로 표현하자. 날개의 양력에 의해 발생하는 R에서의 힘과 모멘트의 크기는 얼마인가?

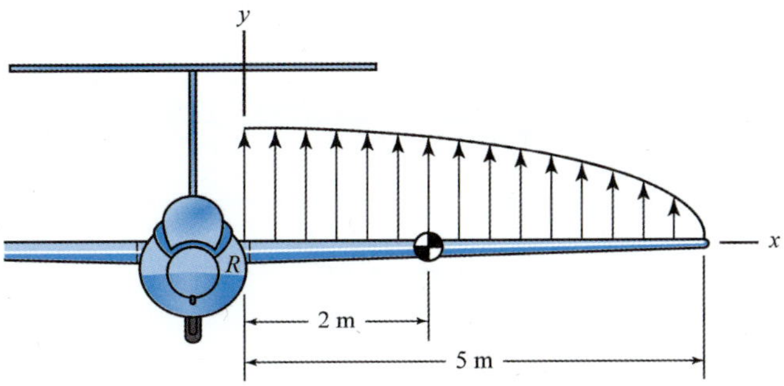

[그림 P1.41 ~ 1.42]

1.42 문제 **1.41**에서 날개의 질량은 27 kg이고, 질량 중심은 윙 루트wing root R로부터 오른쪽으로 2 m 되는 지점에 있다. 날개의 양력효과를 포함했을 때, 날개가 동체에 연결된 윙 루트 R에서의 반력을 구하시오.

1.43 A와 C에서의 반력을 구하시오.

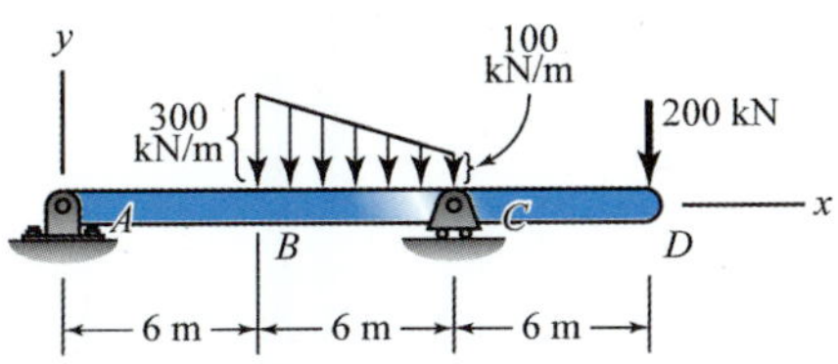

[그림 P1.43]

복습문제 ▸▸▸

1.44* x-y 평면에 놓인 면적 A의 평평한 표면이 균일한 압력 p_0를 받고 있다. 이 분포하중이 크기 p_0A인 등가 힘으로 표현될 수 있고, 그 작용선이 A의 도심을 지남을 증명하시오.

전략 균일한 압력으로 인한 전체 힘과 원점에 대한 전체 모멘트를 적분식으로 쓰고, 면적 도심의 정의를 사용한다.

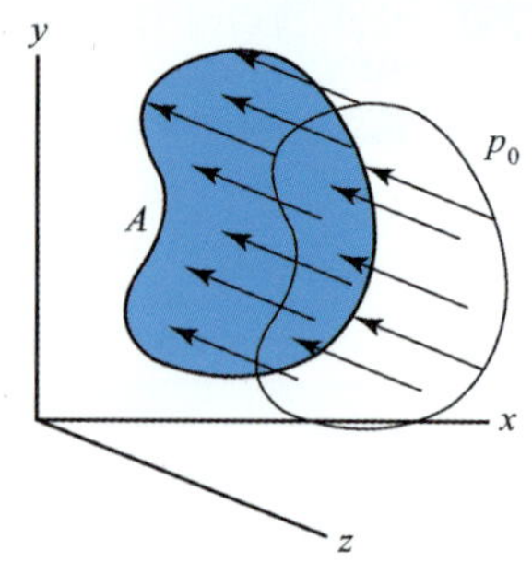

[그림 P1.44]

1.45 보가 분포 우력 c를 받고 있다. 분포 우력은 보의 무한히 작은 각각의 요소 dx에 반시계방향 우력 $c\,dx$가 작용하는 것으로 정의된다. $x=0$에서 $x=L$까지 $c=c_0=$(일정)하다고 가정할 때, A와 B에서의 반력을 구하시오.

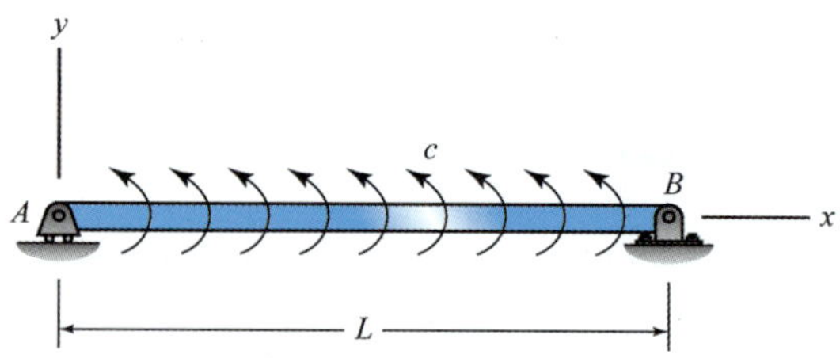

[그림 P1.45～1.46]

1.46 보에 작용하는 분포 우력은 식 $c=\dfrac{x}{L}c_0$로 주어지고, 여기서 c_0는 상수이다. A와 B에서의 반력을 구하시오.

1.47 수직하중 F에 의해 파일pile이 천천히 땅으로 밀려들어가고 있다. 땅과의 마찰로 분포된 축하중 q가 작용하고, 이는 파일의 각각 무한히 작은 요소 dx에 축하중 $q\,dx$가 작용하는 것으로 정의된다. $q=400(1-0.4x^2/L^2)$ lb/ft이고, $L=30$ ft일 때, 그림에 나타낸 순간에서의 힘 F를 구하시오(파일의 무게와 파일의 바닥부분이 땅과 닿으면서 땅으로 인해 작용하는 힘은 파일의 길이를 따라 작용하는 마찰력과 비교해 무시할 수 있다).

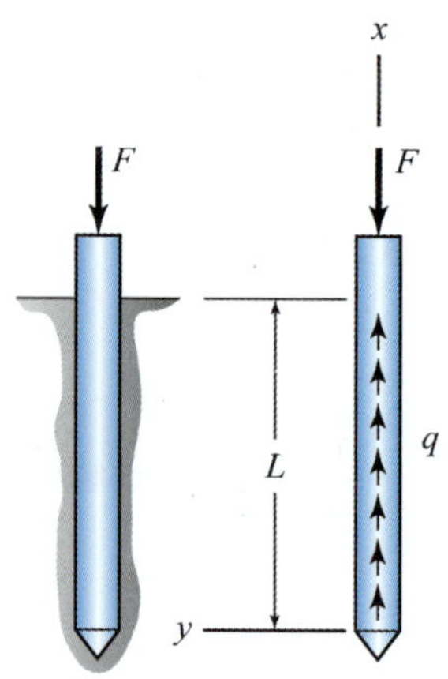

[그림 P1.47]

CHAPTER

2

응력과 변형률 측정

Measures of Stress and Strain

이제 재료에서의 내력과 변형량을 표현하는 데 사용되는 측정값인 응력stress과 변형률strain을 정의하자. 이 측정값은 하중을 지지하는 교량의 케이블과 아치와 같은 구조 요소의 지지 능력을 평가하거나, 하중으로 발생하는 변형량을 구하는 데 필요하다.

SECTION 2.1 응력

Stresses

철과 같은 임의의 고체 재료의 부피 V가 [그림 2-1]에 나타낸 힘계 system of forces의 영향을 받고 있다고 가정하자. 재료는 평형상태이고 그 무게는 나타낸 힘에 비해 무시할 수 있을 정도라고 가정하면 $\mathbf{F}_1+\mathbf{F}_2+\mathbf{F}_3=\mathbf{0}$이다. [그림 2-2]와 같이 부피를 임의 평면 $\mathcal{P}$로 잘라 V'과 V''으로 나누고, 부피 V'을 분리하자. [그림 2-2(b)]에서, 부피 V'이 힘 $\mathbf{F}_1$과 $\mathbf{F}_2$만 받고 있다면 평형인 상태에 있을 수 없음을 알 수 있다. 분명히, 부피 V''은 V'과 V''이 만나는 면적 A에서 부피 V'에 힘을 가하고 있다.

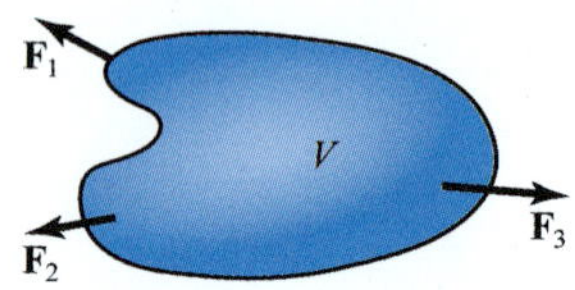

[그림 2-1] 힘을 받고 있는 재료의 부피

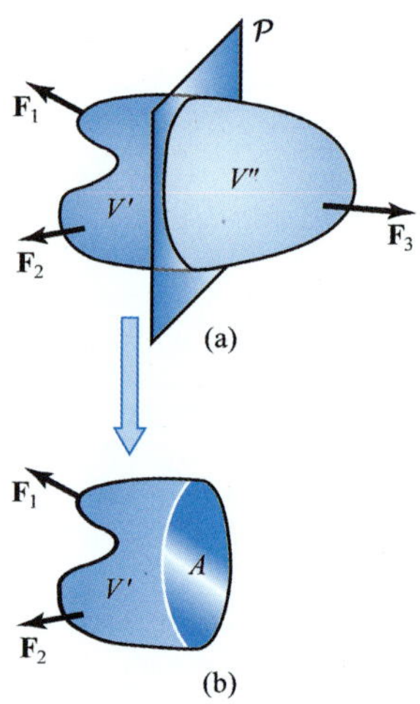

[그림 2-2] (a) 부피를 V'과 V'' 부분으로 나누는 평면 $\mathcal{P}$ (b) 분리된 V' 부분

그러한 힘은 과연 무엇일까? 이는 재료를 함께 잡아주는, 문자 그대로 '힘force'이다. 고체 상태의 철은 원자로 구성되어 있고, 이러한 원자는 화학적 결합, 즉 스프링spring으로 모델링될 수 있는 전자기력에 의해 주변의 원자와 연결된다. 부피 V에 작용하는 외력은 원자 간 거리를 바꿈으로써 결합으로 인해 발생하는 힘을 변화시킨다. 부피 V'을 평형인 상태로 유지하는 것은, 면적 A에서 부피 V''에 의해 부피 V'에 작용하는 결합력이다([그림 2-3]).

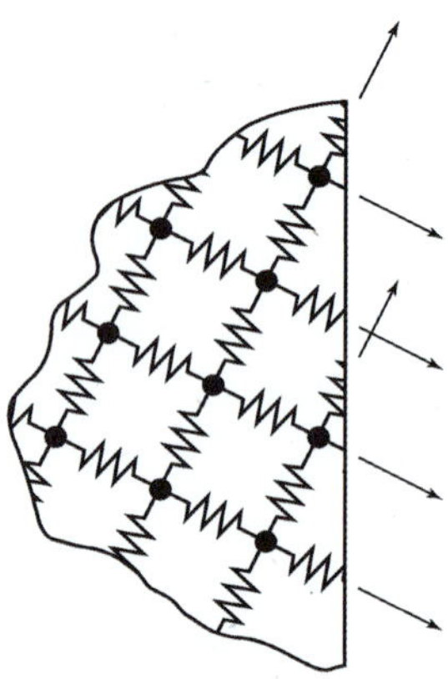

[그림 2-3] 면적 A에서 부피 V'에 작용하는 결합력

향후 다른 장에서 설명하겠지만, 이러한 재료 사이의 내력은 물체가 물체에 작용하는 외력을 지탱할 수 있는지를 결정하는 주요한 기초 요소이다. 문제는 내력을 어떻게 표현하고 분석하는가이다. 이를 위해, **내력을 면적 A에서의 분포하중으로 표현하고자 한다.**

2.1.1 트랙션, 수직응력, 전단응력

벡터값을 갖는 함수 $\mathbf{t}$인 트랙션traction은, [그림 2-4]와 같이 면적 A의 각 미소요소 dA에 작용하는 힘이 $\mathbf{t}dA$가 되도록 정의된다. 트랙션 $\mathbf{t}$의 정의는, [그림 1-14]에서 살펴보았던 액체에서의 압력 p의 정의와 매우 유사하다. 그러나 이 둘 사이에는 중요한 차이점이 하나 있다. 압력에 의해 면적의 한 요소에 작용하는 힘은 힘이 표면에 수직이기 때문에 스칼라 함수 p로 표현된다. 즉, 방향이 지정될 필요가 없다. 그러나 내력이 표면 어느 방향으로도 작용할 수 있으므로, 벡터값 함수 $\mathbf{t}$는 고체 재료 안에서 내력에 의해 면적요소에 작용하는 힘을 표현하는 데 필요하다.

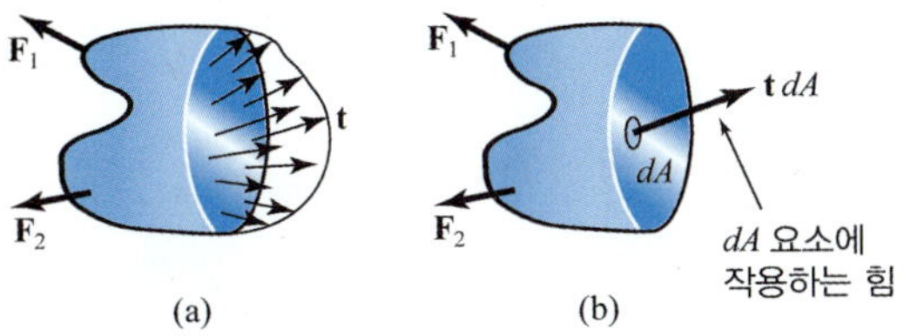

[그림 2-4] (a) 분포하중에 의한 면적 A에서의 힘 표현 (b) dA 요소의 힘은 $\mathbf{t}dA$

트랙션 $\mathbf{t}$는 벡터이므로, [그림 2-5]와 같이 A에 대해 평행한 성분과 수직인 성분으로 표현할 수 있다. 수직성분 σ는 **수직응력**normal stress, 접선성분 τ는 **전단응력**shear stress이라고 한다. 수직응력 σ는 트랙션이 재료 바깥 방향 또는 재료로부터 멀어지게 향할 경우 양의 값을 갖는데, 이 수직응력을 **인장**tensile이라고 한다. 트랙션이 안쪽을 향할 경우 수직응력 σ는 음의 값을 갖고, 이를 **압축**compression이라고 한다.

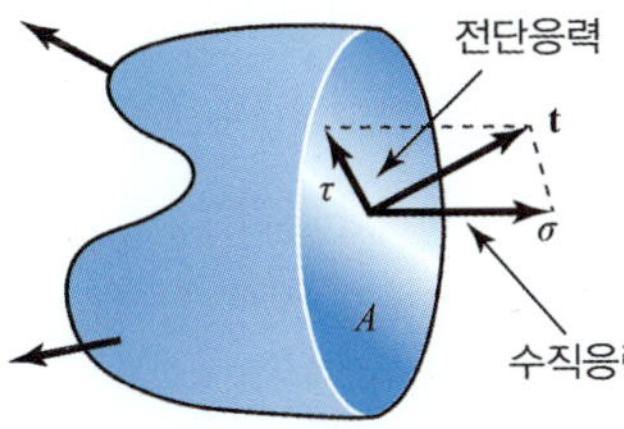

[그림 2-5] $\mathbf{t}$의 구성요소가 A에 수직이면 수직응력, 접선이면 전단응력이다.

면적요소 dA에 작용하는 힘은 수직방향으로 σdA, 접선방향으로 τdA이다. 곱으로 표현된 $\mathbf{t}dA$, σdA, τdA는 힘이므로, $\mathbf{t}$, σ, τ의 차원은 $\frac{(\text{힘})}{(\text{면적})}$으로 표현된다. SI 단위계에서, 트랙션과 수직응력, 전단응력은 제곱미터당 뉴턴을 나타내는 파스칼(Pa)로 표현되고, US 관습 단위계에서는 제곱피트당 파운드(psf) 혹은 제곱인치당 파운드(psi)로 표현된다.

수직응력과 전단응력의 정의에 대한 이해를 위해 철의 부피 예를 사용하였다. 이러한 정의는 다른 형태의 재료에서 내력을 표현하기 위해 재료역학, 유체역학에서 사용되고 있으며, 이 내력이 평형상태일 필요는 없다. 재료에 따라 내력은 결정립 철crystalline iron의 원자들 사이 결합력과는 본질적으로 매우 다르게 나타난다. 예를 들어, 기체에서의 내력은 열운동에 의한 기체 분자 사이의 충격으로 발생한다. 그런데도 표면에서의 힘은 수직응력과 전단응력의 분포로 표현된다.

2.1.2 평균응력

구조설계를 할 때 일반적으로 구조물의 부재 전체에 대한 응력을 결정할 필요가 있다. 이러한 결정을 **응력 해석**stress analysis이라고 한다. 이후 장들에서, 외력을 받는 단순한 구조물 부재에서의 응력 분포에 대해 논의할 것이다. 이 절에서의 목표는 그리 어렵지 않다. 평면에서의 **평균**응력이 물체가 평형상태일 때 어떻게 결정되는지 알아보고자 한다.

[그림 2-5]의 면적 A에서의 트랙션 $\mathbf{t}$의 평균값은 다음과 같이 정의된다.

$$\mathbf{t}_{\mathrm{av}} = \frac{1}{A}\int_A \mathbf{t}\, dA \tag{2.1}$$

여기서 적분기호의 아래첨자 A는 적분이 전체 면적 A에 대해 수행됨을 의미한다. [그림 2-6]과 같이, 평균 트랙션 $\mathbf{t}_{\mathrm{av}}$의 스칼라 성분이 A에 수직이면 평균 수직응력average normal stress σ_{av}, A에 접선이면 평균 전단응력average shear stress τ_{av}이다. 그러므로 면적 A에 작용하는 수직력과 접선력은 $\sigma_{\mathrm{av}}A$와 $\tau_{\mathrm{av}}A$이다. 평형상태의 물체에 작용하는 외력을 알고 있을 때, 평형조건을 사용하여 임의 평면 $\mathcal{P}$에 작용하는 평균 수직응력과 평균 전단응력을 결정할 수 있다. 응용 부분에 있어 이 두 가지 특별한 예는 중요하다.

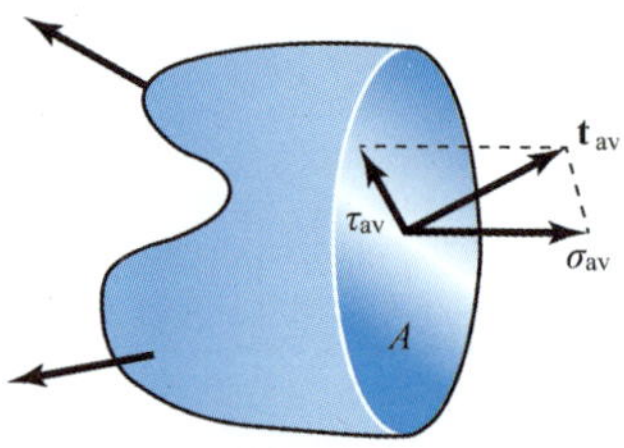

[그림 2-6] 평균 트랙션의 수직 및 접선 방향 스칼라 성분이 각각 평균 수직응력과 전단응력이다.

2.1.2.1 축하중을 받는 막대의 평균 수직응력

전체 길이 방향으로 단면이 일정한 직선 봉을 균일단면prismatic이라 한다(우리가 잘 알고 있는 삼각형 유리 프리즘이 균일단면 봉이다). [그림 2-7(a)]는 축에 평행한 축하중을 받는 균일단면 봉을 나타낸다. [그림 2-7(b)]에, 평면 $\mathcal{P}$를 봉 축에 수직하게 지나게 하고 평면의 왼쪽 부분 봉의 자유물체도를 그렸다. $\mathcal{P}$에서 평균 수직응력에 의해 작용하는 힘을 나타내었으며, 여기서 A는 봉의 단면적이다(**봉의 단면적은, 별도로 언급하지 않는 한 봉 축에 수직한 평면이 가로질러 얻어진 면적을 의미한다**). $\mathcal{P}$에서의 평균 전단응력은 0이다. 왜냐하면, 자유물체도에서 $\mathcal{P}$에 접선방향으로의 외력이 없기 때문이다. 자유물체도에서 힘의 합은 0이고, 다음과 같이 나타낼 수 있다.

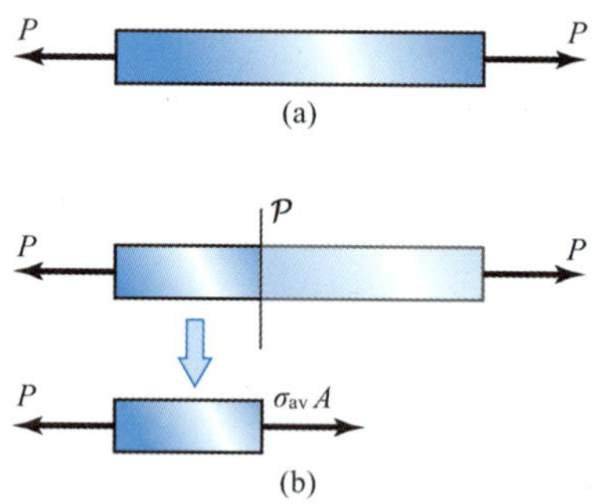

[그림 2-7] (a) 축하중을 받는 봉 (b) 봉의 축에 수직인 평면을 통과시켜 얻은 자유물체도

$$\sigma_{\mathrm{av}}A - P = 0$$

따라서 다음과 같이 평균 수직응력에 대해 풀 수 있다.

$$\sigma_{\text{av}} = \frac{P}{A}$$

평균 수직응력은 외부 축하중에 비례하고 봉의 단면적에 반비례함을 알았다. 평균 수직응력의 값은 봉의 축방향을 따르는 평면 P의 위치와는 무관함에 주목하자. 이와 동일한 접근방법을 봉의 축에 수직하지 않은 평면에서의 평균 수직응력과 평균 전단응력을 구하는 데 사용할 수 있다([예제 2.1] 참조).

2.1.2.2 핀에서의 평균 전단응력

[그림 2-8]의 핀 지지점은 축하중 F가 작용하는 봉을 고정하고 있다. 지지점은 브라켓bracket으로 구성되어 있고, 브라켓은 봉의 구멍을 관통하는 원통형 핀을 지지한다. [그림 2-9]에서 봉의 각 측면에 핀을 관통하는 수직 평면을 하나씩 세워 봉과 핀의 일부를 분리한다. 이렇게 분리하여 얻은 자유물체도가 평형상태를 이루려면, 평면이 핀을 관통하는 표면에 전단응력이 작용해야 함을 알 수 있다. 그림의 두 절단면에 핀의 평균 전단응력으로부터 얻은 힘을 나타냈다. 여기서 A는 핀의 단면적이다.

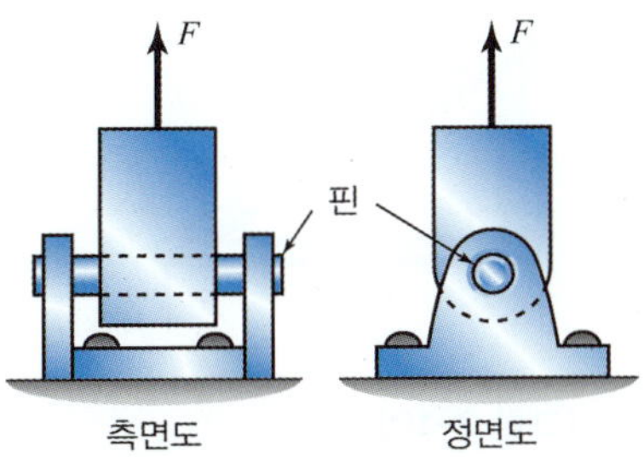

[그림 2-8] 핀 지지점의 두 가지 투영도

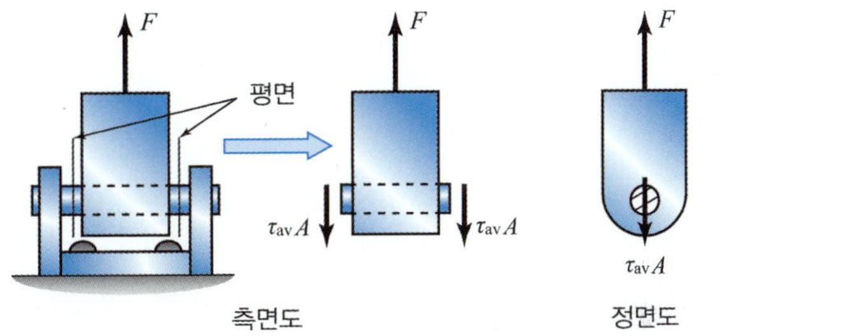

[그림 2-9] 평균 전단응력을 구하기 위해 핀을 지나는 두 개의 평면 통과

다음 평형방정식으로부터

$$F - 2\tau_{\text{av}}A = 0$$

다음과 같은 평균 전단응력을 얻는다.

$$\tau_{\text{av}} = \frac{F}{2A}$$

이 예들은 물체 사이의 주어진 평면에서 평균응력을 구하기 위해 자유물체도와 평형을 어떻게 이용할 수 있는지 보여준다. 그러나 평면에서의 평균응력을 안다고 해도 설계에 사용되기에는 한계가 있다. 그 이유는 재료 파손이 발생할지 결정하는 수직응력과 전단응력의 값은 평균값이 아니라 최댓값이기 때문이다. 응력의 실제적인 분포 특성에 따라, 최대응력은 평균값보다 상당히 더 클 수 있다. 더욱이, 특정 평면에 대해 최대응력을 구하는 것으로는 충분하지 않다. 모든 평면에 작용하는 응력을 반드시 고려해야 한다. 최대 수직응력과 최대 전단응력을 구하는 문제는 7장에서 다루기로 한다.

설계에 있어 주어진 평면에서의 평균응력을 아는 것이 유용한 경우가 한 가지 있다. 주어진 구조 요소에 가장 큰 안전한 하중과 주어진 평면에서의 평균 수직응력 혹은 평균 전단응력 값 사이의 관계를 정립하는 데 실험이나 분석이 처음 사용된다면, 설계는 이를 바탕으로 수행될 수 있다. 예를 들어, 특별한 응용 분야에 사용될 특정 재료로 만들어진 볼트를, 볼트가 지지할 수 있는 가장 크고 안전한 평균 전단응력의 값을 구하는 시험에 사용할 수 있다.

연구문제

1. 평면 $\mathcal{P}$에서 트랙션 t의 분포를 알고 있다면, 평면 $\mathcal{P}$의 면적요소 dA에 작용할 힘을 어떻게 구할 수 있겠는가?
2. 수직응력 σ와 전단응력 τ를 정의하시오.
3. 평면 $\mathcal{P}$의 특정 점에서 수직응력이 음수였다면, 이것은 무엇을 말하는가?
4. 직선인 균일단면 봉이 봉의 끝에 축하중을 받고 있다면, 봉의 축에 수직인 평면에서의 평균 수직응력을 어떻게 구하겠는가?

예제 2.1 평균응력 결정

[그림 2-10]의 트러스가 10 kN의 힘을 지지하고 있다. 트러스 부재는 반지름 40 mm의 단단한 원통형 봉이다. 평면 $\mathcal{P}$에서의 평균 수직응력과 평균 전단응력을 구하시오.

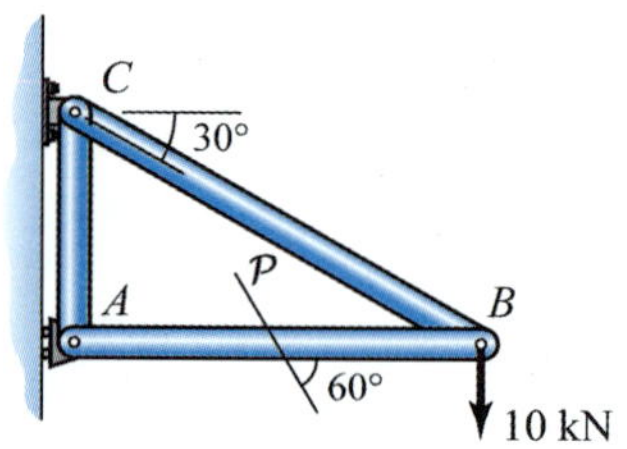

[그림 2-10]

전략

먼저 절점 B의 자유물체도를 그려 부재 AB에서의 축하중을 구해야 한다. 그 후에 평균 수직응력과 평균 전단응력을 구하기 위해, 평면 $\mathcal{P}$의 양쪽에 있는 부재 AB 부분의 자유물체도를 이용할 수 있다.

풀이

그림 (a)에 트러스의 절점 B의 자유물체도를 그렸다. 다음 평형방정식으로부터

$$\sum F_x = -P_{AB} - P_{BC}\cos 30° = 0$$

$$\sum F_y = P_{BC}\sin 30° - 10\text{ kN} = 0$$

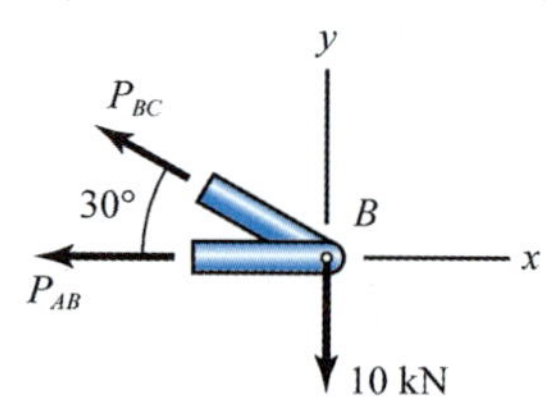

(a) 절점 B

$P_{AB} = -17.3\text{ kN}$, $P_{BC} = 20\text{ kN}$을 얻는다. 부재 AB는 17.3 kN의 압축 축하중을 받는다.

그림 (b)에 평면 $\mathcal{P}$의 왼쪽에 해당하는 부재 AB의 부분을 분리하고, 평균 수직응력과 평균 전단응력에 의해 가해지는 힘을 나타내는 자유물체도를 완성하였다. 면적 A'은 그림 (c)와 같이 봉과 평면 $\mathcal{P}$의 교차면으로 평균응력 σ_{av}와 τ_{av}가 작용하는 면적이다. A'과 원통형 봉의 면적 A의 관계는

$$A'\cos 30° = A = \pi(0.04\text{ m})^2$$

이므로, $A' = \pi(0.04\text{ m})^2/\cos 30° = 0.00580\text{ m}^2$이다.

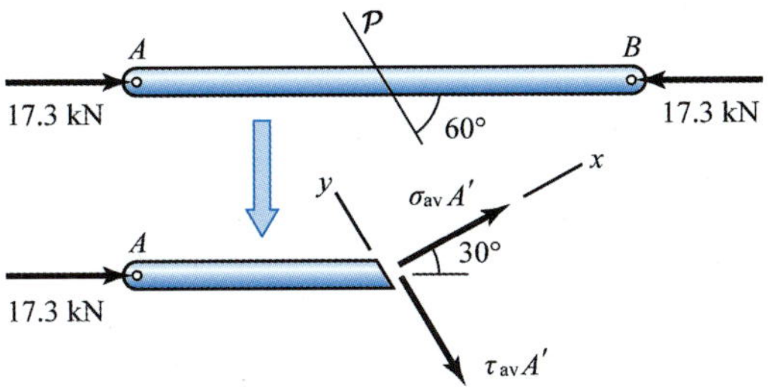

(b) 평면 $\mathcal{P}$의 한 측면에서 부재 AB 부분 분리

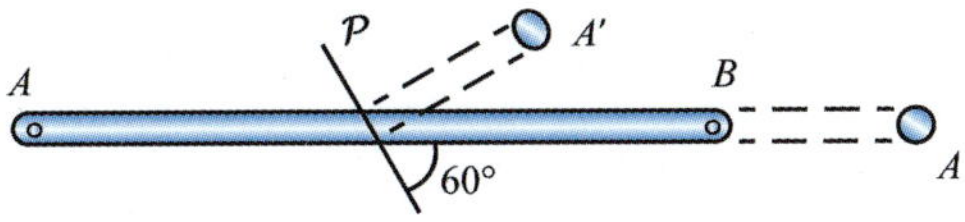

(c) 봉의 단면적 A, 평면 $\mathcal{P}$와 교차하는 면적 A'

그림 (b)에 나타낸 바와 같이 평면 $\mathcal{P}$에 수직 및 접선방향으로 좌표계를 정렬시키고, x, y 방향으로의 힘을 더하면, 응력에 의해 가해지는 힘에 대한 다음과 같은 평형방정식을 얻는다.

$$\Sigma F_x = \sigma_{av} A' + (17.3\text{ kN})\cos 30° = 0$$

$$\Sigma F_y = -\tau_{av} A' - (17.3\text{ kN})\sin 30° = 0$$

이 식들로부터 $\sigma_{av} A' = -15\text{ kN}$, $\tau_{av} A' = -8.66\text{ kN}$임을 알 수 있다. 평균 수직응력과 평균 전단응력에 대해 풀면 $\sigma_{av} = -2.58\text{ MPa}$, $\tau_{av} = -1.49\text{ MPa}$이다.

토론

σ_{av}의 음수 값은 평균 수직응력이 압축임을 말한다. 수직응력의 양의 방향에 대한 규칙은 정하였지만, 전단응력에 대해서는 아직 정하지 않았다. 그림 (b)의 자유물체도를 그릴 때, τ_{av}의 방향을 임의로 선택하였다. 이때 얻은 음수 값은, τ_{av}가 선택한 방향의 반대 방향으로 작용함을 나타낸다.

예제 2.2 핀에서의 평균 전단응력

[그림 2-11]에 트러스와 절점 B에서의 상세도를 나타내었다. 절점은 반지름 20 mm의 핀으로 연결되어 있다. 핀에서의 평균 전단응력을 구하시오.

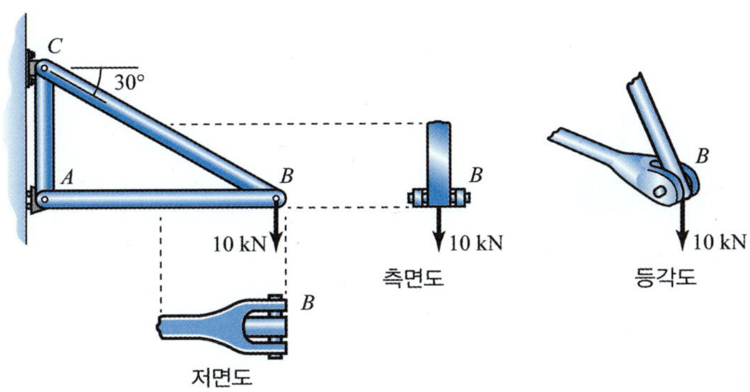

[그림 2-11]

전략

부재 BC의 양쪽에 있는 핀을 관통하는 평면을 지나게 하면, AB 혹은 BC 부재를 분리할 수 있고, 핀에서의 평균 전단응력을 구할 수 있는 자유물체도를 얻는다. 10 kN 의 외부 하중이 부재 BC에 작용하기 때문에, AB 부재를 분리하여 좀 더 단순한 자유물체도를 얻을 것이다.

풀이

[예제 2.1]에서 트러스의 AB 부재가 받는 압축 축하중이 17.3 kN 임을 알았다. 그림 (a)의 저면도에서 핀을 관통하는 두 평면을 지나게 하여 BC 부재로부터 AB 부재를 분리하였다. 자유물체도로부터 AB 부재에서의 17.3 kN 압축 축하중은 두 평면으로 잘린 핀 표면에 작용하는 전단응력에 의해 지지되어야 함을 알 수 있다(A는 핀의 단면적이다). 다음 평형방정식으로부터

$$17.3\ \text{kN} - 2\tau_{\text{av}}A = 0$$

$\tau_{\text{av}}A = 8.66\ \text{kN}$을 얻는다. 핀의 단면적은 $A = \pi(0.02\ \text{m})^2 = 0.00126\ \text{m}^2$이므로, 핀에서의 평균 전단응력은 $\tau_{\text{av}} = 6.89\ \text{MPa}$이다.

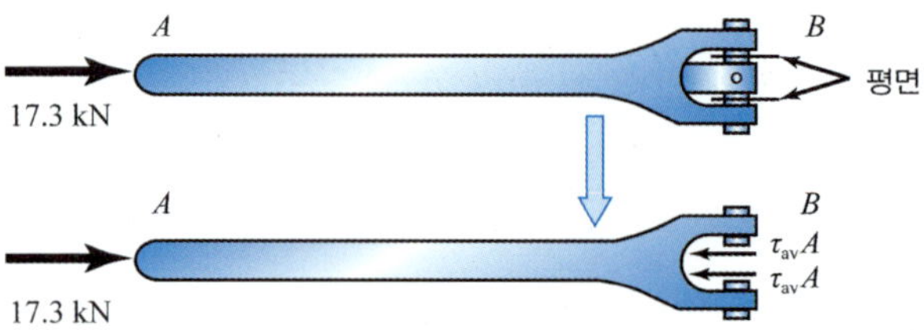

(a) 핀을 관통하는 두 평면을 지나게 하여 BC 부재로부터 AB 부재를 분리

토론

구조역학 용어에 따르면, 이 예제에서 AB 부재와 BC 부재를 연결하는 핀은 **이중 전단**double shear을 받고 있다고 한다. BC 부재로부터 AB 부재를 분리하기 위해 핀을 관통하는 두 개의 평면을 지나게 할 필요가 있다. 그림 (b)에서 AB 부재를 BC 부재에 연결하는 핀은 **단일 전단**single shear이다. 이 경우 AB 부재를 분리하기 위해 그림 (c)와 같이 하나의 평면으로 핀을 자르기만 하면 된다. 다음 평형방정식으로부터

$$17.3\ \text{kN} - \tau_{\text{av}}A = 0$$

$\tau_{\text{av}} = 13.8\ \text{MPa}$을 얻는다. 이 값은 핀이 이중 전단을 받을 경우의 평균 전단응력의 두 배이다.

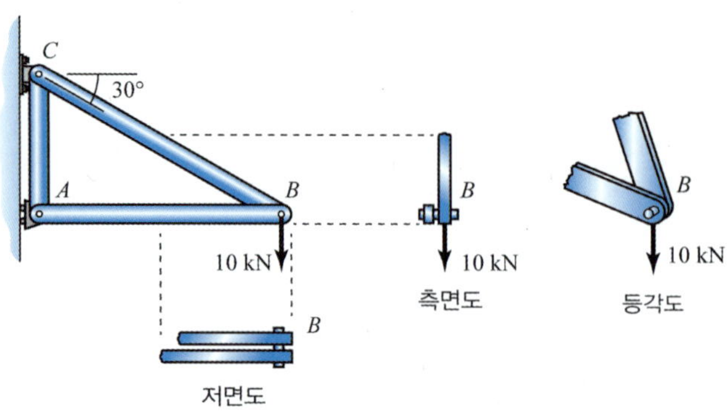

(b) 부재 AB와 BC를 연결하는 핀은 단일 전단을 받는다.

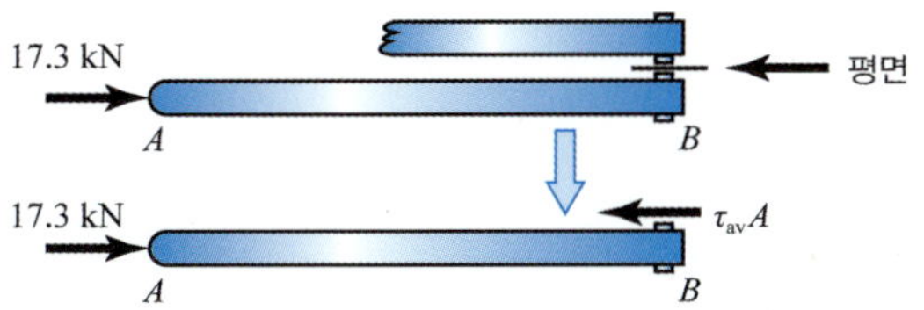

(c) 핀을 관통하는 한 평면을 지나게 하여 BC 부재로부터 AB 부재를 분리

예제 2.3 **코이닝 공정(동전제조공정)에서의 평균 전단응력**

[그림 2-12(a)]는 코이닝 공정(동전제조공정)을 수행하는 기계를 단순화하여 나타낸 그림이다. 이름에서 알 수 있듯이, 이 기계는 동전과 원판형 물체를 제작하는 데 사용된다. 원통형 펀치punch와 평판 아래의 원통형 구멍의 지름은 D로 동일하다. 평판의 두께는 t이다. 충분히 큰 힘 F를 펀치에 작용시켜 원반 모양의 '중심부blank'가 평판에서 잘려나온다. [그림 2-12(b)]는 지름 D의 원통형 표면으로 평판을 자르고 펀치와 평판에서 잘려나온 중심부를 분리하여 얻은 자유물체도이다. $t = 1.5\ \mathrm{mm}$, $D = 20\ \mathrm{mm}$ 의 평판에서 중심부를 잘라내는 데 필요한 평균 전단응력이 $\tau_{av} = 250\ \mathrm{MPa}$ 이라고 할 때, 이 공정을 수행하기 위해 필요한 힘 F를 구하시오.

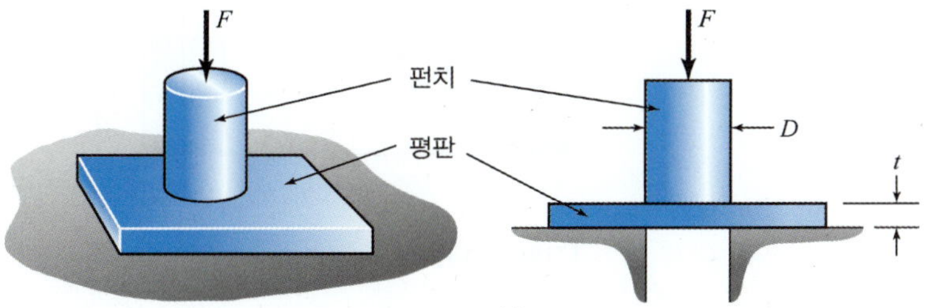

(a)

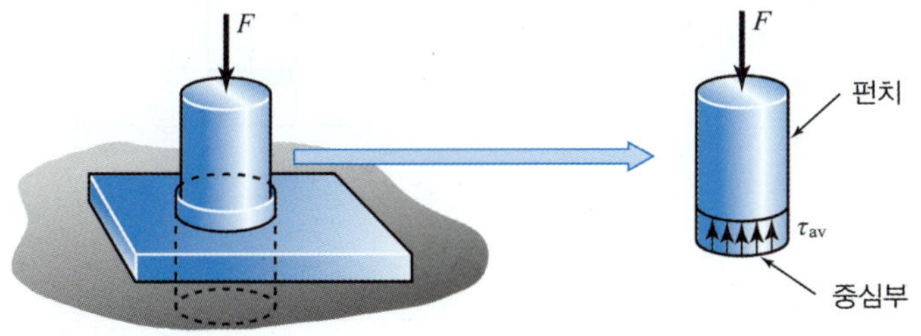

(b)

[그림 2-12]

전략

[그림 2-12(b)]에서 자유물체도에 대한 평형방정식을 쓰고, 평균 전단응력이 250 MPa이라고 가정하면, 힘 F에 대해 풀 수 있다.

풀이

[그림 2-12(b)]에서 평균 전단응력이 작용하는 원반 모양의 중심부의 표면적은 평판의 두께 t와 원둘레 πD의 곱과 같다. 자유물체도에서 수직력을 더하면

$$\tau_{av}(t)(\pi D) - F = 0$$

이고, 필요한 힘은 다음과 같음을 알 수 있다.

$$\begin{aligned} F &= \pi \tau_{av} t D \\ &= \pi(250\text{E}6\ \text{N/m}^2)(0.0015\ \text{m})(0.02\ \text{m}) \\ &= 23{,}600\ \text{N}\ \ (5{,}300\ \text{lb}) \end{aligned}$$

토론

적절한 자유물체도를 선택하는 것이 펀치에 의해 유도된 전단응력을 구하는 데 어떤 영향을 미치는지 주목하자. 펀치와 펀치 바로 아래 평판의 원형 부분을 분리하여 외부 하중 F와 평판의 평균 전단응력으로 인한 힘만 받는 자유물체도를 얻었다. 자유물체도를 선택하는 법을 배우려면, 다양한 경험과 여러 종류의 상황을 접해보는 것이 필요하다.

예제 2.4 수직응력 분포 분석

US unit

[그림 2-13]의 사각형 단면 A에 작용하는 수직응력은 식 $\sigma = 200y^2\ \text{lb/in}^2$로 주어졌다. 다음을 구하시오.

(a) 최대 수직응력

(b) 응력에 의해 가해지는 총 수직하중

(c) 평균 수직응력

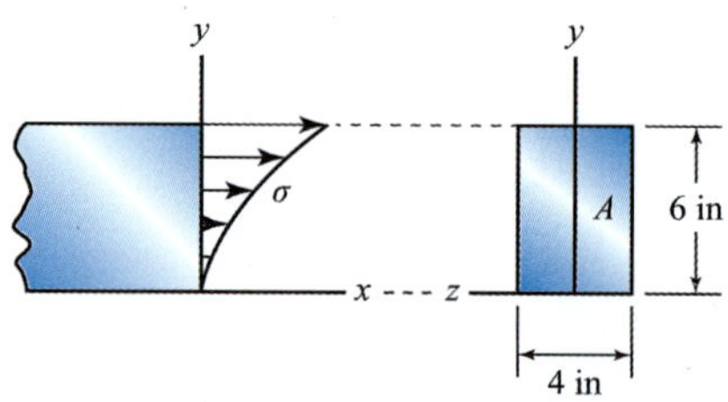

[그림 2-13]

전략

(a) σ 값은 y의 증가와 함께 단조롭게 증가한다. 따라서 그 최댓값은 $y = 6$ in인 지점에서 발생한다.

(b) 수직응력 σ는 y 값에 따라서만 변하므로, 그림 (a)와 같이 수평형 띠 형태로 면적요소 dA를 사용하여 총 수직하중을 구하기 위해 적분할 수 있다.

(c) 평균응력은 총 수직하중을 A로 나눈 값과 같다.

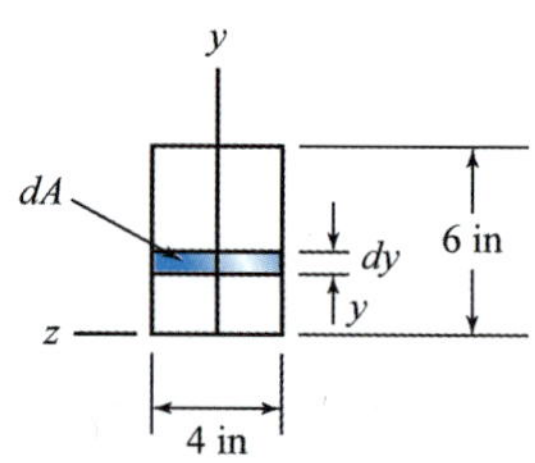

(a) 요소 dA 적분

풀이

(a) 최대 수직응력은 다음과 같다.

$$\sigma_{max} = (200)(6\ \text{in})^2 = 7{,}200\ \text{lb/in}^2$$

(b) 그림 (a)와 같은 수평형 띠를 이용하면, 총 수직하중은 다음과 같다.

$$\int_A \sigma\, dA = \int_0^6 (200y^2)(4dy) = 800\left[\frac{y^3}{3}\right]_0^6 = 57{,}600\ \text{lb}$$

(c) 평균응력은 다음과 같다.

$$\sigma_{av} = \frac{1}{A}\int_A \sigma\, dA = \frac{1}{(4\ \text{in})(6\ \text{in})}(57{,}600\ \text{lb}) = 2{,}400\ \text{lb/in}^2$$

토론

최대 수직응력은 평균 수직응력의 3배임에 주목하자. 이것은 평균응력을 아는 것이 설계 시 충분하지 않음을 의미한다. 응력의 실질적인 분포는 그 최댓값을 구하기 위해 반드시 알고 있어야 한다.

2.1.3 응력 성분

물체의 특정점 p를 지나는 평면에 작용하는 응력을 생각해보자. [그림 2-14(a)]와 같은 좌표계에서 x축에 수직이면서 p를 관통하는 평면을 통해 물체의 부분을 분리한다. [그림 2-14(b)]와 같이 이 평면의 p에 작용하는 수직응력을 σ_x로 나타낸다. 전단응력은 y-z 평면에 평행한 임의 방향으로 작용할 것이므로, y와 z의 양방향 성분을 가지고 있을 것이다. 이 성분들은 τ_{xy}(x축에 수직한 평면에서 y 방향으로 작용하는 전단응력)와 τ_{xz}(x축에 수직한 평면에서 z 방향으로 작용하는 전단응력)으로 나타낸다. 다음으로, [그림 2-15(a)]와 같이 y축에 수직이면서 p를 관통하는 평면을 생각해보자. [그림 2-15(b)]와 같이, 이 평면에서의 수직응력은 σ_y로, 전단응력은 τ_{yx}와 τ_{yz}로 나타낸다. 마지막으로, [그림 2-16(a)]와 같이 z축에 수직이면서 p를 관통하는 평면을 생각해보자. [그림 2-16(b)]와 같이 수직응력은 σ_z로, 전단응력은 τ_{zx}와 τ_{zy}로 나타낸다.

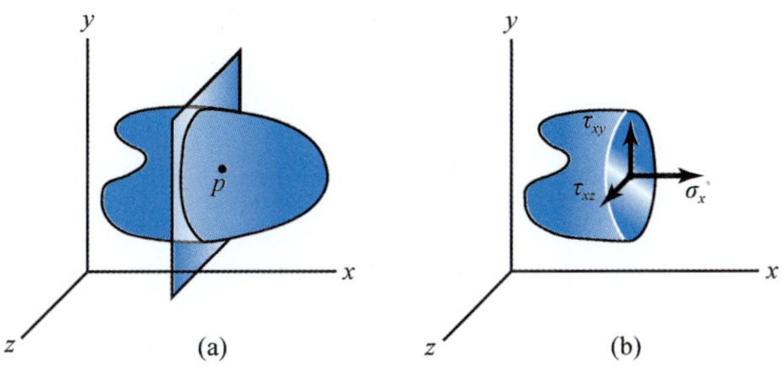

[그림 2-14] (a) x축에 수직하게 관통하는 평면 (b) p에서의 수직응력과 전단응력 성분

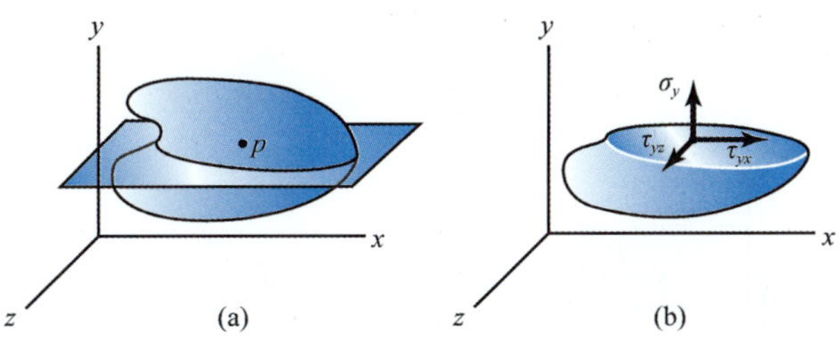

[그림 2-15] (a) y축에 수직하게 관통하는 평면 (b) p에서의 수직응력과 전단응력 성분

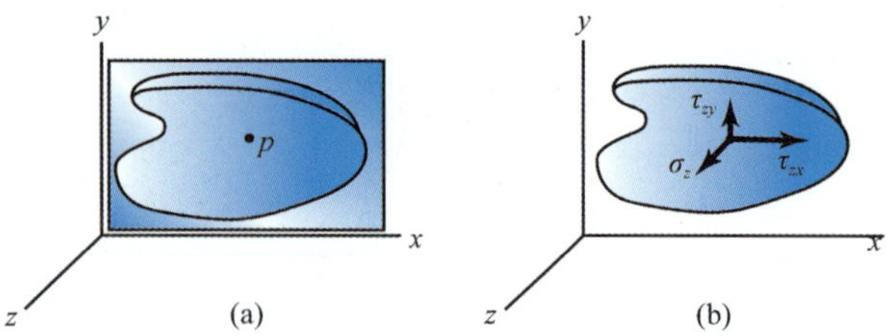

[그림 2-16] (a) z축에 수직하게 관통하는 평면 (b) p에서의 수직응력과 전단응력 성분

x, y, z축에 수직한 평면에 작용하는 p에서의 수직응력과 전단응력을 알고 있다고 가정하자. p를 관통하는 또 다른 평면이 있다고 하면, 그 평면에 작용하는 수직응력과 전단응력은 좌표축에 수직한 평면에 작용하는 응력들과는 다를 것이다. 이로써 우리가 알게 된 것은 무엇인가? 우리는 7장에서, x, y, z축에 수직한 평면에 작용하는 수직응력과 전단응력을 주어진 점 p에서 알고 있을 때 p를 지나는 임의 평면에서의 수직응력과 전단응력을 구할 수 있음을 확인할 것이다. 이러한 이유로, 세 개의 **좌표축에 수직한 평면에 작용하는 응력 성분을 p에서의 응력 상태라고 한다.**

[그림 2-17]과 같이, 직사각형 요소의 면에 작용하는 응력 성분을 표시하는 것이 유용할 때가 있다. 또한 이 그림을 통해 한 점에서의 응력 상태를 편리하게 도식화할 수 있다.

전단응력은 $\tau_{xy}=\tau_{yx}$, $\tau_{yz}=\tau_{zy}$, $\tau_{xz}=\tau_{zx}$이다. 이를 증명하기 위해, [그림 2-17]의 육면체의 한 변을 b라고 하자. z축 방향에서 바라본 육면체 요소는 [그림 2-18]과 같고, 사각형의 한 변 또한 b이다. z축에 대한 모멘트의 합은 다음과 같다.

$$(\sigma_x b^2)\left(\frac{b}{2}\right)-(\sigma_x b^2)\left(\frac{b}{2}\right)+(\sigma_y b^2)\left(\frac{b}{2}\right)-(\sigma_y b^2)\left(\frac{b}{2}\right)+(\tau_{xy}b^2)(b)-(\tau_{yx}b^2)(b)$$
$$+(\tau_{zy}b^2)(b)-(\tau_{zy}b^2)(b)+(\tau_{zx}b^2)(b)-(\tau_{zx}b^2)(b)=0$$

그러므로 $\tau_{xy}=\tau_{yx}$ 이다. x축과 y축에 대한 모멘트의 합을 통해 $\tau_{yz}=\tau_{zy}$, $\tau_{xz}=\tau_{zx}$ 임을 알 수 있다. 재료가 평형인 상태가 아닐 때에도 성립되는 이 결과는, **한 점에서의 응력 상태는 6개의 응력 성분 σ_x, σ_y, σ_z, τ_{xy}, τ_{yz}, τ_{xz}로 완전하게 설명될 수 있음을 의미한다.**

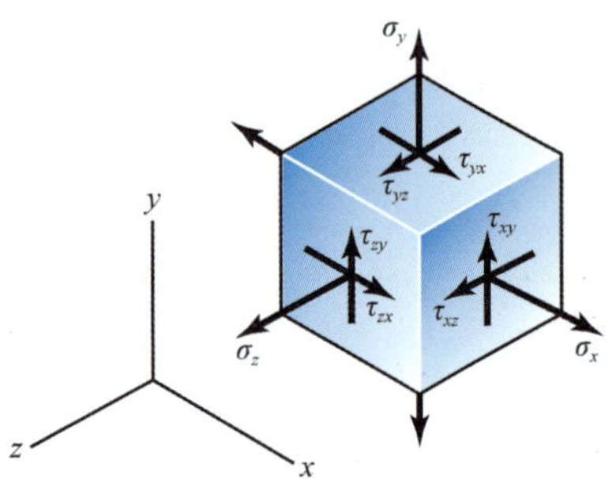

[그림 2-17] 육면체 요소 면에서의 응력 성분

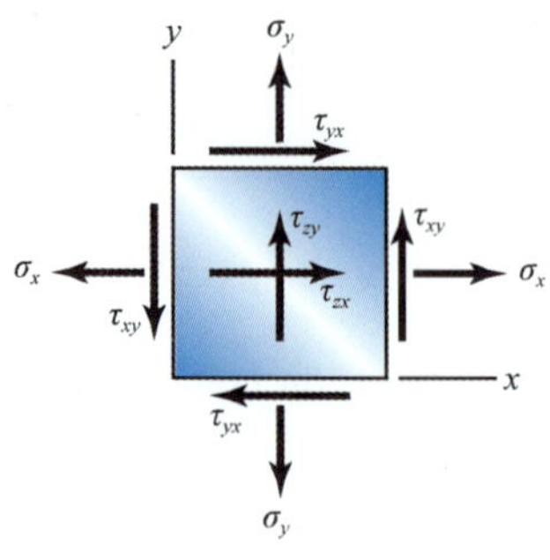

[그림 2-18] z축에 대한 모멘트의 합으로 $\tau_{xy}=\tau_{yx}$ 확인하기

연습문제 ▸▸▸

2.1 그림 (a)에서 봉 BC는 $50\,\text{mm} \times 50\,\text{mm}$ 정사각형 단면을 가지고 있다. B에서 고정지지되어 있고, C에서 축하중 6 kN 을 받는다. 그림 (b)에 봉의 부분 자유물체도를 봉의 축에 수직한 평면 $\mathcal{P}$를 통과시켜 그렸다. σ_{av}는 평면으로 잘린 자유물체도에 작용하는 평균 수직응력이고, A는 봉의 단면적이다. σ_{av}는 몇 파스칼(Pa)인가?

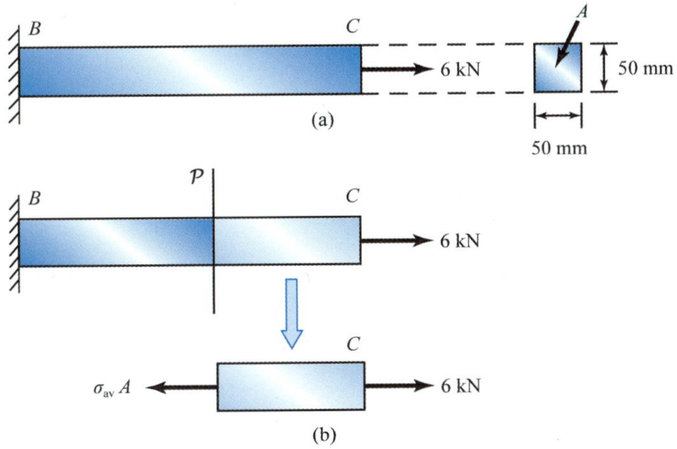

[그림 P2.1]

2.2 봉 BC는 $50\,\text{mm} \times 50\,\text{mm}$ 정사각형 단면을 가지고 있다. 평면 $\mathcal{P}$를 통과시켜 얻은 봉의 부분 자유물체도를 나타내었다. σ_{av}와 τ_{av}는 평면으로 잘린 자유물체도에 작용하는 평균 수직응력과 평균 전단응력이다. 면적 A'은 봉과 평면 $\mathcal{P}$의 교차면으로 평균응력 σ_{av}와 τ_{av}가 작용하는 면적이다.

(a) 면적 A'은 몇 m^2인가?

(b) σ_{av}와 τ_{av}는 몇 파스칼(Pa)인가?

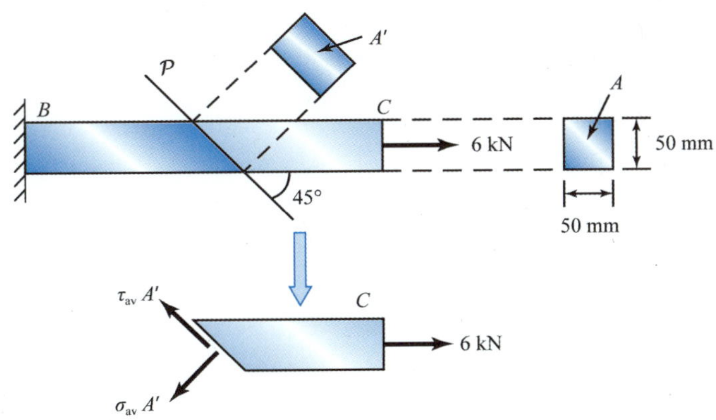

[그림 P2.2]

연습문제 ▸▸▸

2.3
US unit

균일단면 봉의 단면적이 $A = 30\ \text{in}^2$이고, 봉은 축하중을 받고 있다. 평균 수직응력을 다음 각각의 평면에 대해 구하시오.

(a) 평면 $\mathcal{P}_1$ (b) 평면 $\mathcal{P}_2$

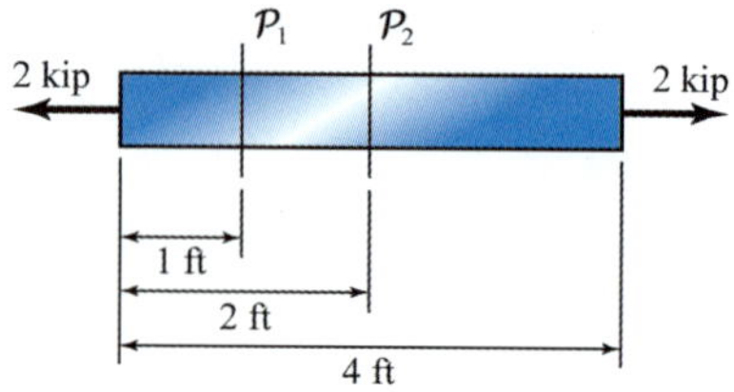

[그림 P2.3]

2.4
US unit

균일단면 봉은 반지름 2 in의 원형 단면을 가지고 있다. 평균 수직응력을 다음 각 평면에 대해 구하시오.

(a) 평면 $\mathcal{P}_1$ (b) 평면 $\mathcal{P}_2$

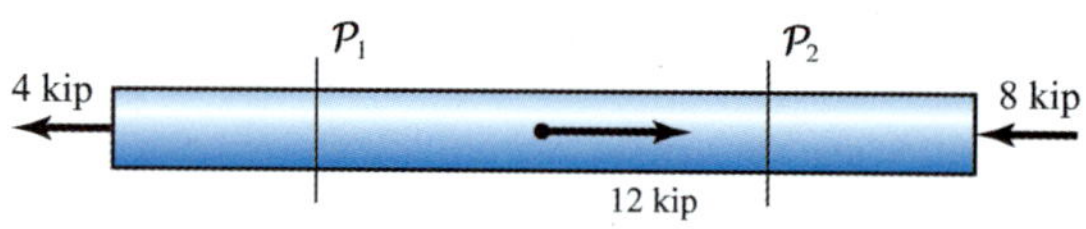

[그림 P2.4]

2.5 균일단면 봉의 단면적(봉의 축에 수직인 평면을 통과하여 얻은 면적)은 $A = 0.02\ \text{m}^2$이다. 봉은 축하중 $P = 6\ \text{kN}$을 받고 있다. $\theta = 30°$일 때 평면에서의 평균 수직응력 σ_{av}와 평균 전단응력 τ_{av}를 구하시오.

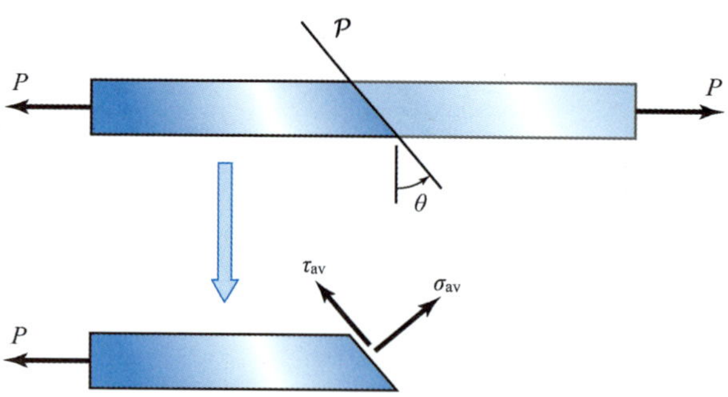

[그림 P2.5 ~ 2.7]

연습문제

2.6 균일단면 봉의 단면적은 $A = 0.024\ \text{m}^2$이고, $\theta = 40°$이다. 평면 $\mathcal{P}$에서의 평균 수직응력은 $\sigma_{av} = 200\ \text{kPa}$이다. 축하중 P와 평균 전단응력 τ_{av}를 구하시오.

2.7 균일단면 봉의 단면적은 $A = 0.02\ \text{m}^2$이다. 봉은 축하중 $P = 4\ \text{kN}$을 받고 있다. 평면 $\mathcal{P}$에서의 평균 수직응력 σ_{av}와 평균 전단응력 τ_{av}를 θ의 함수로 구하시오.

2.8 US unit
12 in × 6 in 사각형 판넬은 1 in 두께이고, 힘 $P = 8\ \text{kip}$를 받고 있다. 평면 $\mathcal{P}$에서의 평균 수직응력과 평균 전단응력의 크기는 얼마인가?

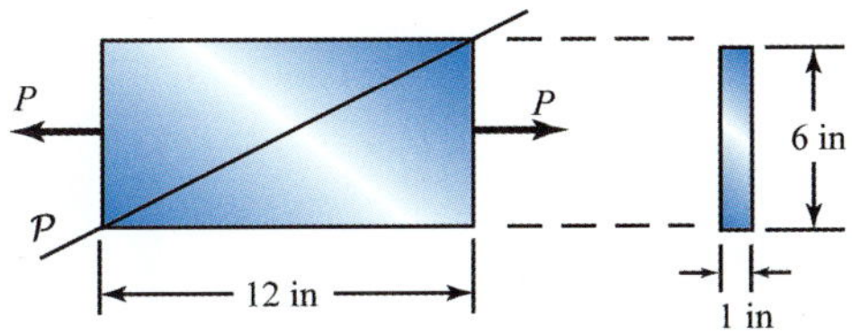

[그림 P2.8]

2.9 사각형 판넬에 반지름 10 mm의 드릴 관통 구멍이 있다. 판넬은 하중 $P = 4\ \text{kN}$을 받고 있다. 재료에서의 평균 수직응력을 다음 각 평면에 대해 구하시오.

(a) 평면 $\mathcal{P}_1$ (b) 평면 $\mathcal{P}_2$

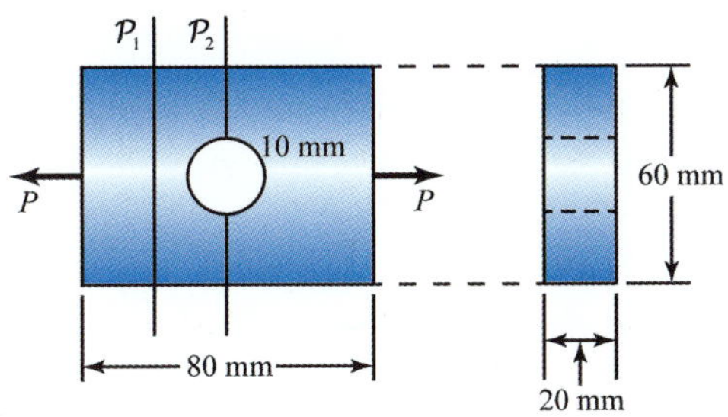

[그림 P2.9]

2.10 US unit
사슬이 축하중 $P = 2{,}000\ \text{lb}$를 받고 있다. 사슬의 링크link는 지름 $\frac{1}{4}$ in의 원형 단면을 가지고 있다. 평면 $\mathcal{P}$에서의 재료의 평면 수직응력을 구하시오.

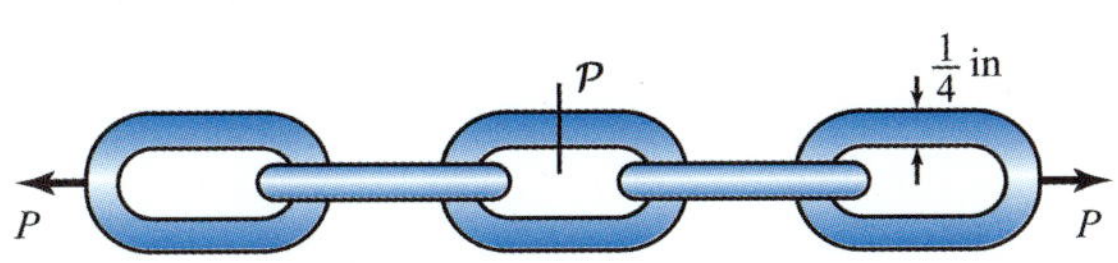

[그림 P2.10]

연습문제 ▶▶▶

2.11 C형 클램프C-clamp가 원통형 물체에 200 N의 힘을 가하고 있다. 클램프의 단면적은 평면 P에서 $A = 175\ \mathrm{mm}^2$이다. 평면 P에서 평균 수직응력과 평균 전단응력을 구하시오.

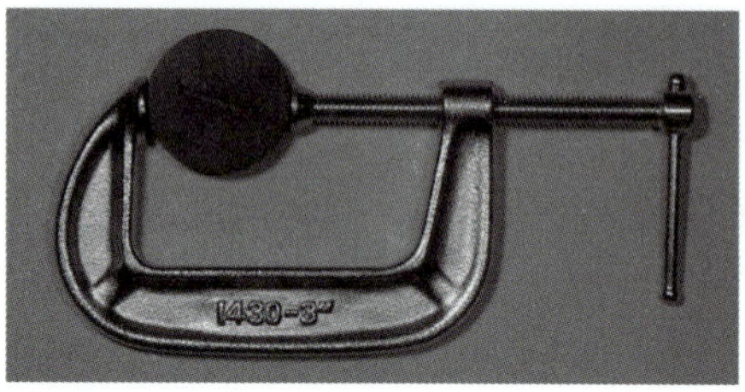

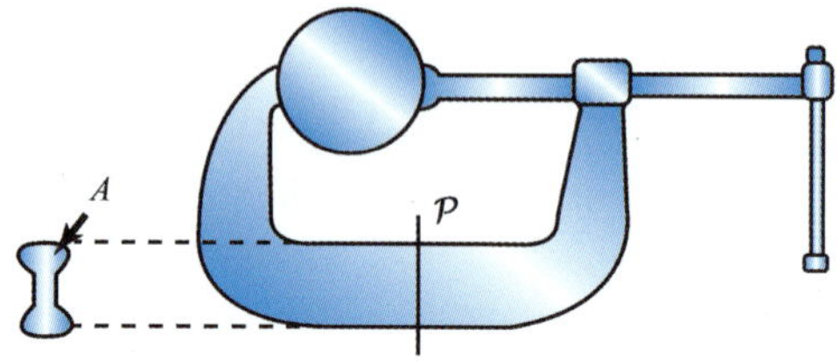

[그림 P2.11]

2.12 균일단면 봉이 반지름 50 mm의 원형 단면을 가지고 있다. 한 쪽 끝은 매달려 있고, 봉의 자체 무게만으로 하중이 가해지고 있다. 균질한 재의 질량 밀도는 $2800\ \mathrm{kg/m^3}$이다. 평면 P에서의 평균 수직응력을 구하시오. 그림에서 x는 봉 바닥으로부터의 거리(단위 : m)이다.

전략 평면 P 아래 봉 부분의 자유물체도를 그려보자.

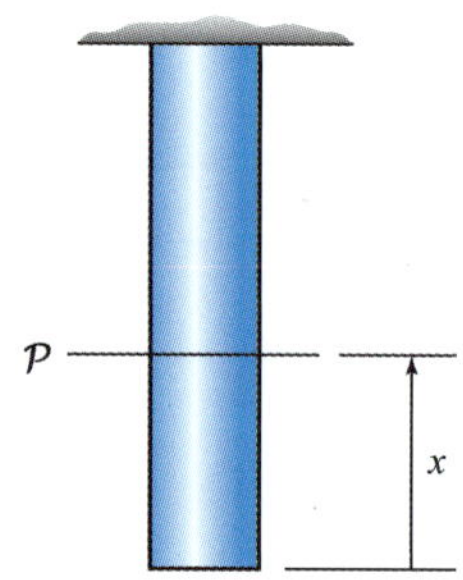

[그림 P2.12]

2.13 US unit 봉이 1 in 두께의 재료로 만들어졌다. 그 폭은 왼쪽에서 2 in 지점부터 오른쪽에서 4 in 지점까지 선형적으로 변한다. 축하중이 $P = 200$ lb라면, 평균 수직응력은 다음 각 평면에 대해 어떻게 되는지 구하시오.

(a) 평면 P_1 (b) 평면 P_2

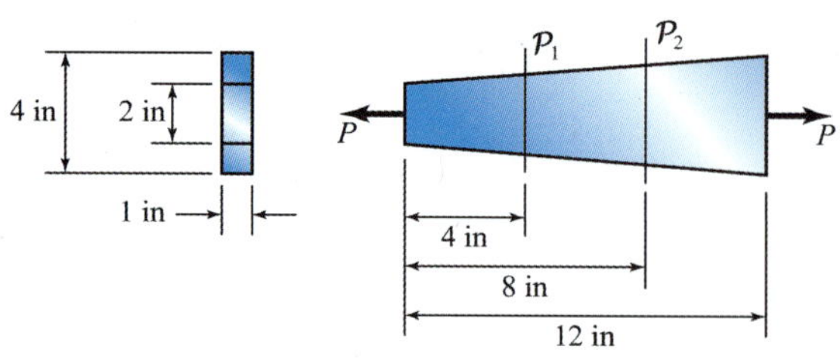

[그림 P2.13]

연습문제 ▸▸▸

2.14 US unit 외팔보는 $A = 12\ \text{in}^2$의 단면적을 가지고 있다. 평면 P에서 평균 수직응력과 평균 전단응력의 크기를 구하시오.

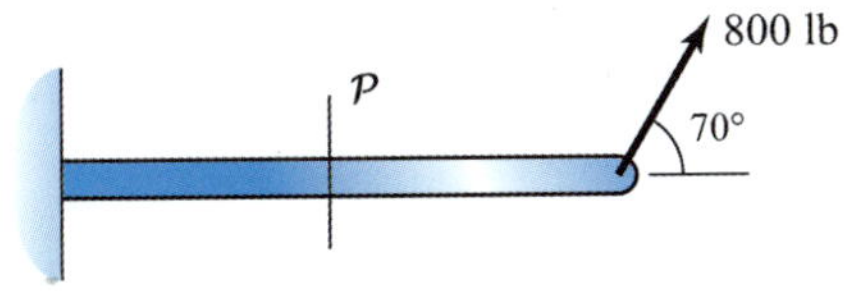

[그림 P2.14]

2.15 보는 $A = 0.02\ \text{m}^2$의 단면적을 가지고 있다. 지지점에서의 반력을 구하고, 평면 P의 왼쪽 보 부분에 대한 자유물체도를 그려서 P에서의 평균 수직응력과 평균 전단응력의 크기를 구하시오. 구한 답을 문제 **2.16**의 결과와 비교하시오.

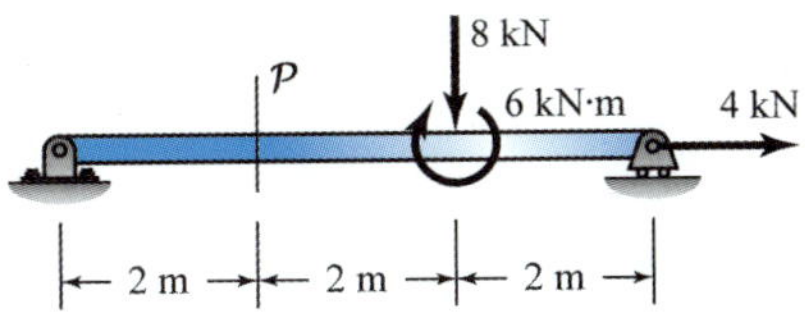

[그림 P2.15 ~ 2.16]

2.16 보는 $A = 0.02\ \text{m}^2$의 단면적을 가지고 있다. 지지점에서의 반력을 구하고, 평면 P의 오른쪽 보 부분에 대한 자유물체도를 그려서 P에서의 평균 수직응력과 평균 전단응력의 크기를 구하시오.

2.17 US unit 보는 $A = 60\ \text{in}^2$의 단면적을 가지고 있다. 다음 각 (a), (b)의 경우에 평면 P에서의 평균 수직응력과 평균 전단응력의 크기를 구하시오.

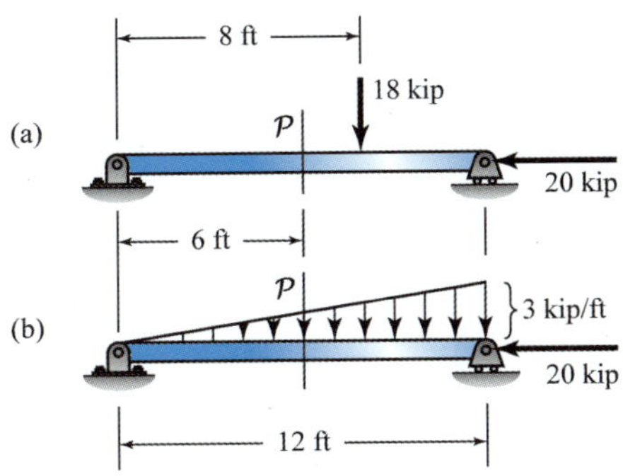

[그림 P2.17]

연습문제 ▸▸▸

2.18 그림 (a)는 어떤 질량을 가진 물체를 들고 있는 사람 뼈와 이두근의 그림이다. 그림 (b)는 팔의 생체 역학 모델로 이두근 AB를 핀 지지점을 가진 봉으로 표현한 것이다. 매달려 있는 물체의 질량은 $m = 2\ \text{kg}$이고, 전완(팔뚝)의 무게는 9 N이다. 이두근을 팔뚝에 연결하는 힘줄의 단면적 A가 $28\ \text{mm}^2$라면, 힘줄에서의 평균 수직응력을 구하시오.

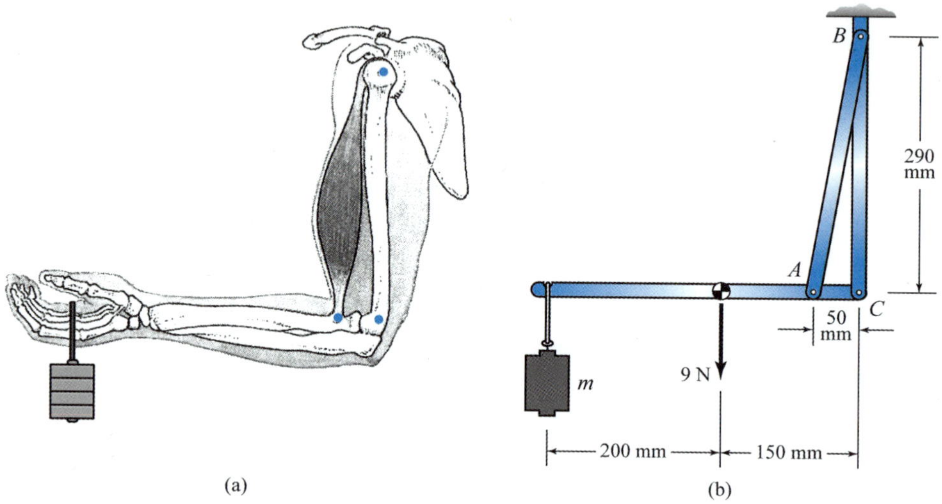

[그림 P2.18]

2.19 봉에 작용하는 힘 **F**는 20**i** − 20**j** − 10**k** (lb)이다. 평면 P는 y-z 평면에 평행하고, 원점 O로부터 5 in 떨어져 있다. 평면 P에서 봉의 단면적은 $0.65\ \text{in}^2$이다. 평면 P에서의 봉의 평균 수직응력을 구하시오.

US unit

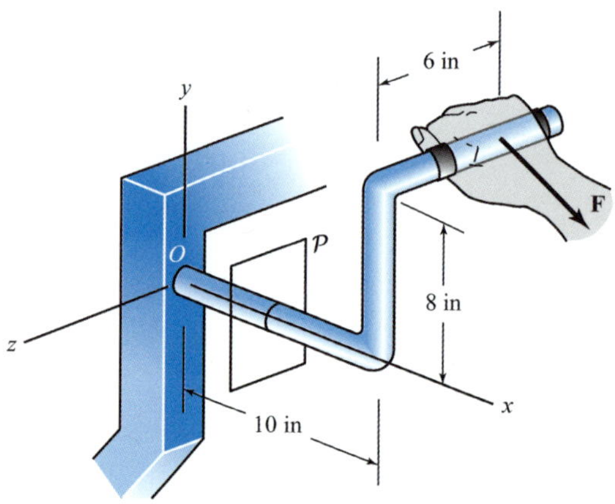

[그림 P2.19]

연습문제 ▸▸▸

2.20 트러스는 B에서 수직으로 10 kN의 하중을 받고 있다. 부재는 외부지름 20 mm, 내부지름 15 mm의 중공(속이 빈) 원형 단면을 가지고 있다. 부재에서의 평균 수직응력을 다음 각 평면에 대해 구하시오.

전략 $\mathcal{P}_1$과 $\mathcal{P}_2$에서 트러스를 잘라 절점 B의 자유물체도를 그리는 것부터 시작한다.

(a) 평면 $\mathcal{P}_1$ (b) 평면 $\mathcal{P}_2$

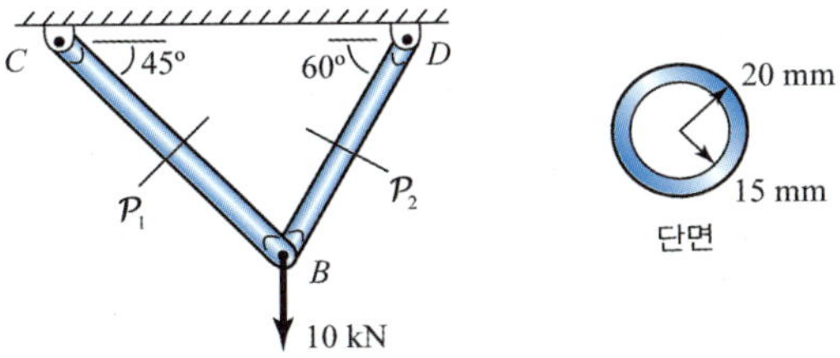

[그림 P2.20]

2.21 평면 $\mathcal{P}$는 좌표계의 y-z 평면에 평행하다. 평면 $\mathcal{P}$에서 테니스 라켓의 단면적은 400 mm^{2}이다. 볼에 의해 라켓에 작용하는 하중과 관성 효과를 포함하여, 평면 $\mathcal{P}$ 위에서 라켓에 작용하는 전체 힘은 $\mathbf{F} = 35\mathbf{i} - 16\mathbf{j} - 85\mathbf{k}$ (N)이다. 평면 $\mathcal{P}$에서 라켓에 작용하는 평균 전단응력을 구하시오.

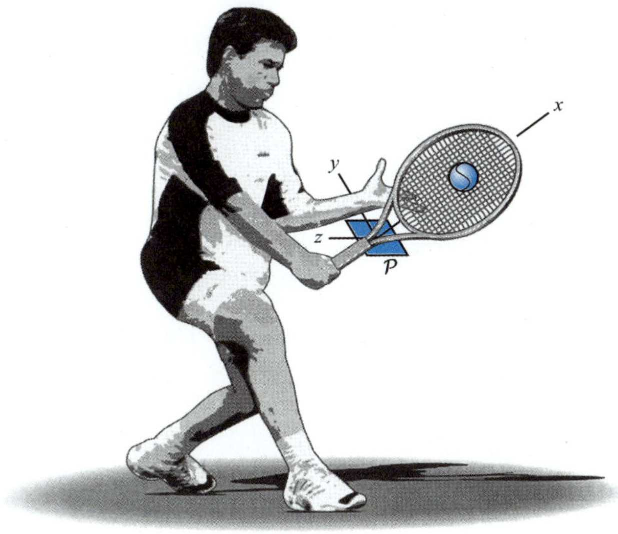

[그림 P2.21]

연습문제 ▸▸▸

2.22 그림 (a)와 그림 (b)는 축하중 P를 받고 있는 봉의 끝을 지지하는 두 가지 방법을 표현하고 있다. 방법 (a)는 지지하는 핀을 **단일 전단**에, 방법 (b)는 지지하는 핀을 **이중 전단**에 적용한다. 자유물체도를 그리고, 두 가지 경우에서 핀이 받는 평균 전단응력을 축하중 P와 핀의 단면적 A로 나타내시오.

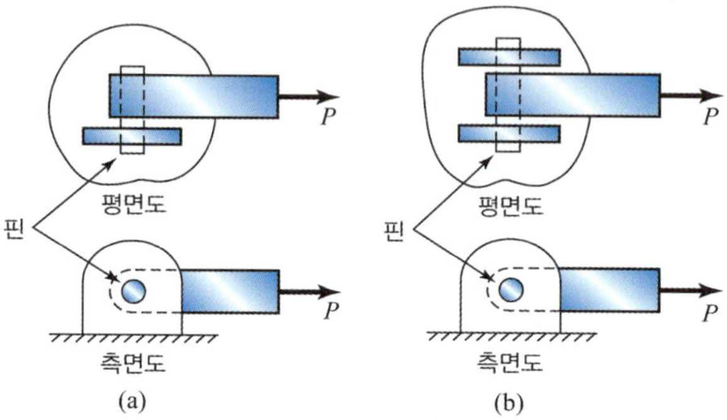

[그림 P2.22]

2.23 그림 (a)에서 봉은 아랫방향 힘 $F=8$ kN을 받고 있다. 그림 (b)는 A의 핀 지지점을 두 방향에서 보여준다. 지지점은 지름 40 mm 의 핀으로 되어 있다. 핀에서의 평균 전단응력의 크기는 얼마인가?

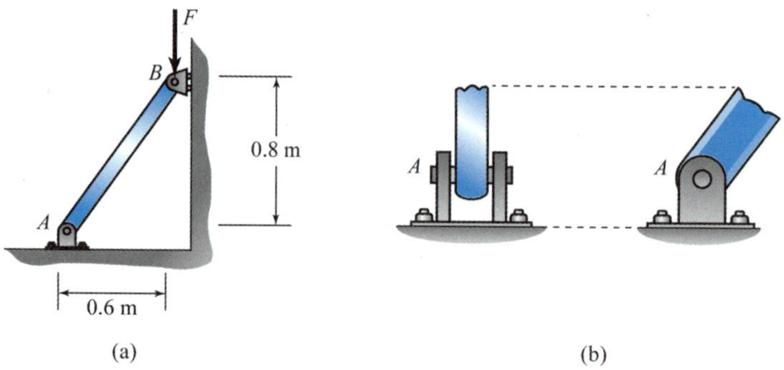

[그림 P2.23]

2.24 그림의 고정장치는 지름 50 mm의 다리 케이블cable을 다리에 부착된 플랜지flange에 연결한다. 지름 60 mm 인 원형 핀으로 고정장치를 플랜지에 연결한다. 케이블에서의 평균 수직응력이 $\sigma_{av}=120$ MPa일 때, 핀이 지지해야 할 평균 전단응력 τ_{av}를 구하시오.

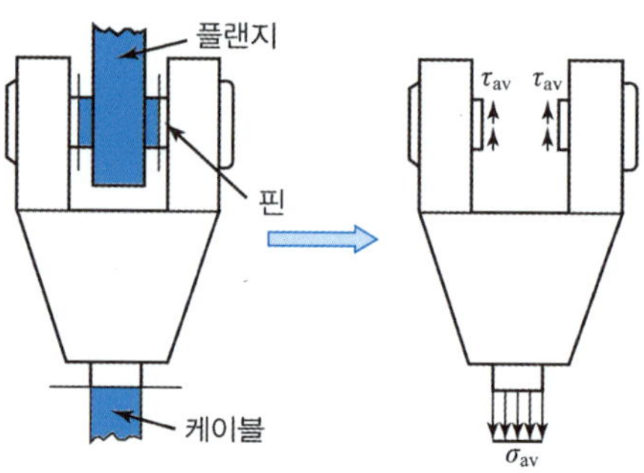

[그림 P2.24]

연습문제 ▸▸▸

2.25 사람이 플라이어pliers에 20 N의 힘을 가하고 있다. 플라이어의 두 부재를 연결하는 C에서의 핀 지름은 5 mm이다. 핀 연결의 저면도bottom view는 그림과 같다. 핀에서의 평균 전단응력을 구하시오.

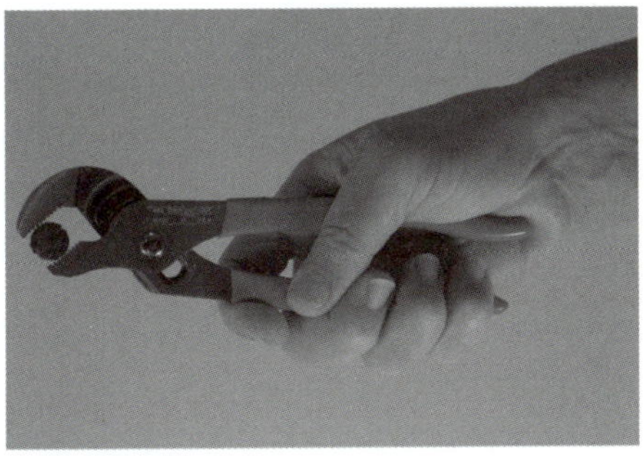

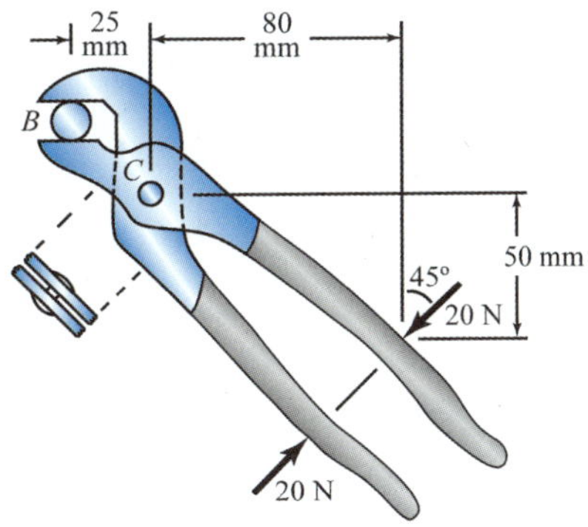

[그림 P2.25]

2.26 US unit 트러스는 단면적 $A = 0.25\ \text{ft}^2$의 균일단면 봉으로 제작되었다. 부재의 축에 수직인 평면에 작용하는 부재 BE에서의 평균 수직응력을 구하시오.

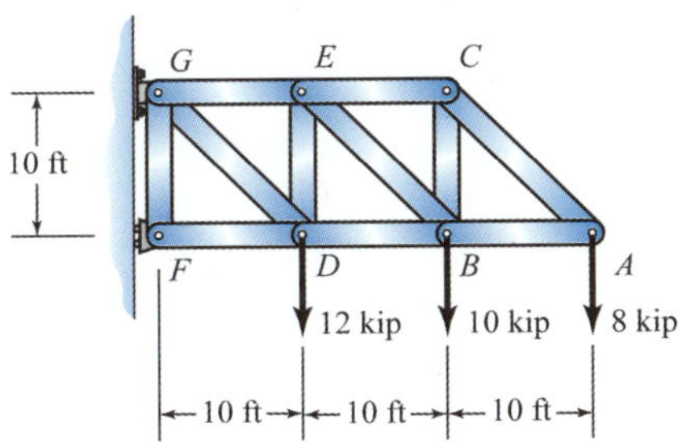

[그림 P2.26 ~ 2.27]

2.27 US unit 트러스는 단면적 $A = 0.25\ \text{ft}^2$의 균일단면 봉으로 제작되었다. 부재의 축에 수직인 평면에 작용하는 부재 BD에서의 평균 수직응력을 구하시오.

2.28 US unit 그림은 트러스의 절점 A를 세 방향에서 본 형상을 나타내고 있다. 절점은 지름 2 in의 원통형 핀으로 지지되고 있다. 핀에서의 평균 전단응력의 크기는 얼마인가?

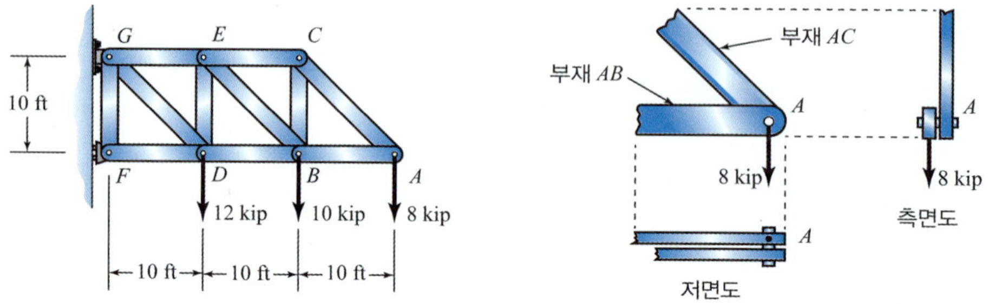

[그림 P2.28]

2.29 그림은 플라이어의 핀 A의 평면도이다. 핀의 단면적은 $12.0\ \text{mm}^2$이다. 그림과 같이 150 N 힘이 플라이어에 작용할 때, 핀에서의 평균 전단응력 크기는 얼마인가?

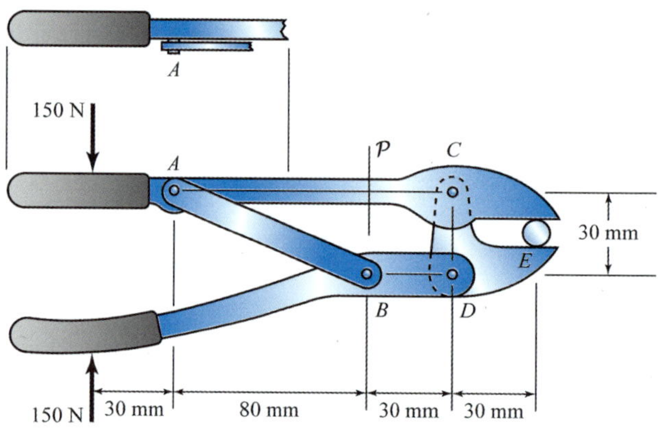

[그림 P2.29 ~ 2.30]

2.30 수직한 평면 P는 C에서 왼쪽으로 30 mm 떨어져 있다. 평면 P에서 플라이어의 부재 AC의 단면적은 $60\ \text{mm}^2$이다. 그림과 같이 150 N 힘이 플라이어에 작용할 때, 평면 P에서의 평균 수직응력과 평균 전단응력의 크기는 얼마인가?

연습문제 ▸▸▸

2.31 US unit 매달린 상자의 무게는 2000 lb이고, 각도는 $\alpha = 40°$이다. 크레인 팔의 핀 지지점 A의 평면도는 그림과 같다. 핀의 단면적은 8.0 in^2이다. 핀에서의 평균 전단응력을 구하시오.

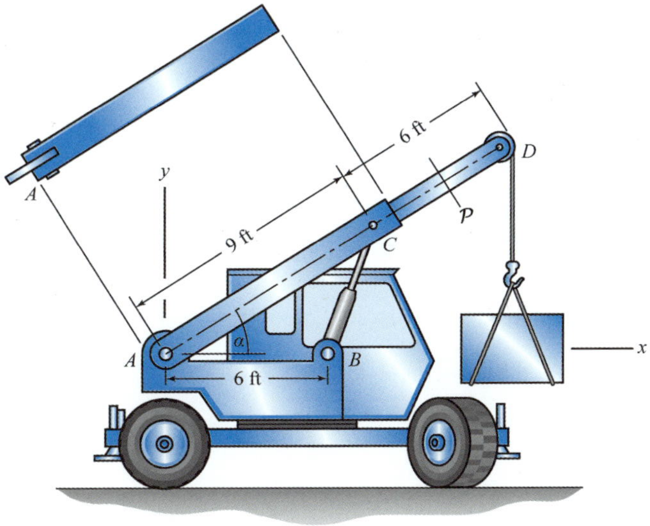

[그림 P2.31 ~ 2.32]

2.32 US unit 매달린 상자의 무게는 2000 lb이고, 각도는 $\alpha = 40°$이다. 평면 P는 크레인 팔의 끝 D에서 3 ft 떨어져 있고, 팔에 대해 수직이다. 평면 P에서 팔의 단면적은 10.0 in^2이다. 팔의 평면 P에서 평균 수직응력과 평균 전단응력의 크기는 얼마인가?

2.33 세 개의 사각형 보드board가 서로 접착되어 있고, 그림과 같은 축하중을 받고 있다. 각 접착면에서의 평균 전단응력을 구하시오.

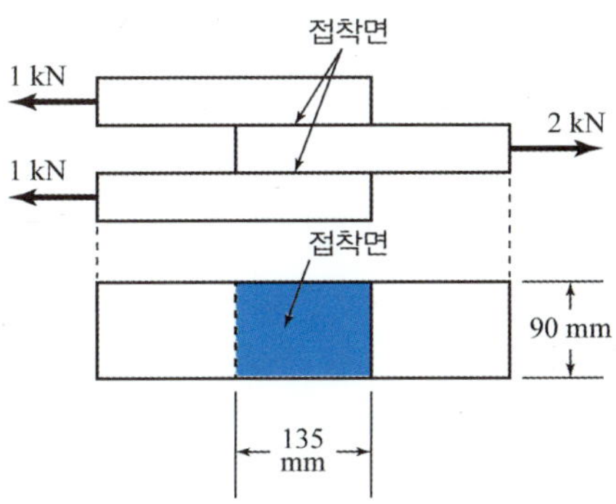

[그림 P2.33]

연습문제 ▸▸▸

2.34 US unit 그림과 같이 4 in × 4 in의 정사각형 단면을 가진 두 개의 보드가 연귀접합 후 서로 접착되어 있다. 축하중이 $P = 600$ lb라면, 접착제가 지지해야 할 평균 전단응력을 구하시오.

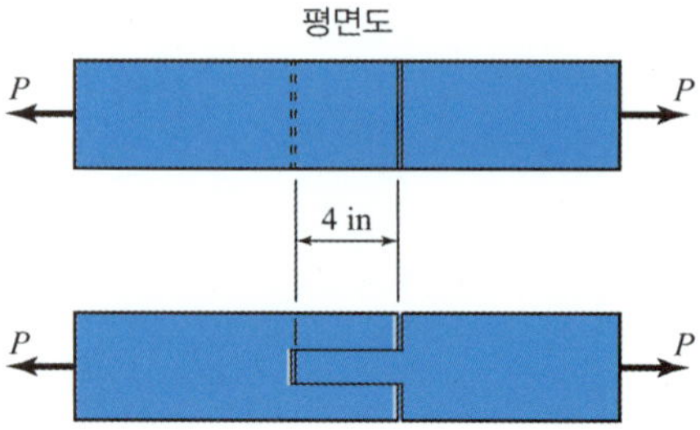

[그림 P2.34]

2.35 US unit 지름 $\frac{1}{8}$ in 펀치가 $\frac{1}{16}$ in 두께의 알루미늄판에서 중심부를 잘라내기 위해 사용된다. 중심부를 만들기 위해 평균 전단응력 20,000 psi가 판에 가해져야 한다면, 적용해야 할 힘 F를 구하시오.

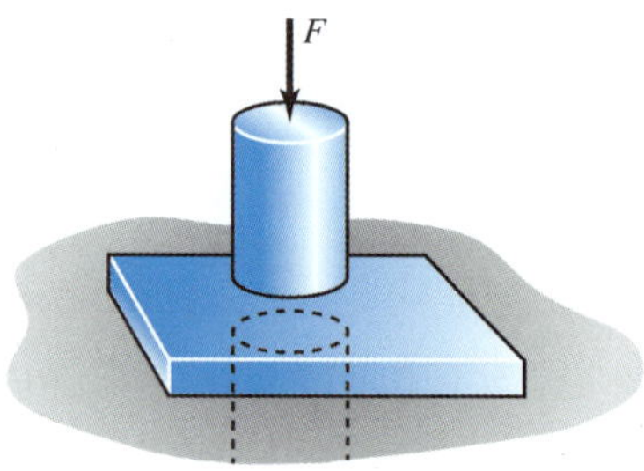

[그림 P2.35]

2.36 두 개의 파이프가 볼트로 고정된 플랜지로 연결되어 있다. 볼트의 지름은 20 mm이다. 하나의 파이프는 고정지지되어 있고, 또 하나의 파이프는 축에 대해 토크torque $T = 60\,\text{kN}\cdot\text{m}$를 받고 있다. 각 볼트에서의 평균 전단응력을 추정해보시오.

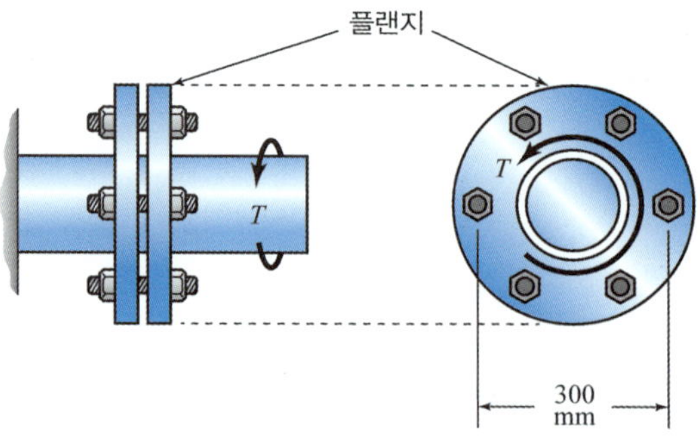

[그림 P2.36]

2.37 그림 (a)와 같이 볼트의 원통형 축은 축보다 조금 큰 지름을 가진 고정된 수직판의 구멍을 통해 연장된다. 축하중 P가 축의 오른쪽 끝에 작용하고 있다. 볼트의 강도시험test of the strength에서 P를 점차 증가시켰다. P가 46 kN에 이르렀을 때, 볼트의 머리는 그림 (b)와 같이 전단파손되었다. 전단파손이 발생하기 직전에 볼트의 머리와 축 사이의 평균 전단응력을 구하시오.

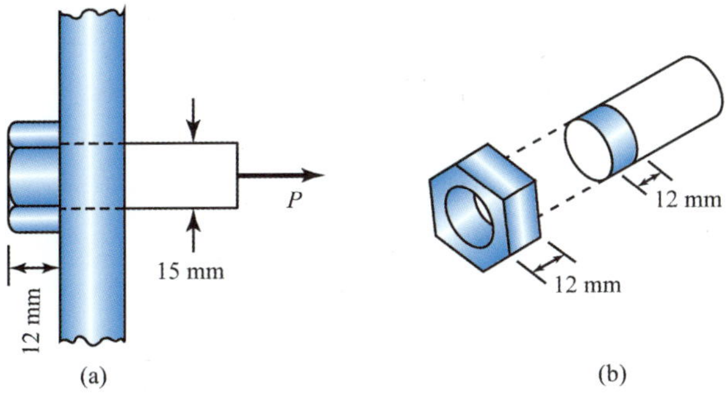

[그림 P2.37]

2.38 가위와 같은 모양의 절단기는 두 개의 날을 가지고 재료에 전단응력을 가한다. 그림과 같은 전단 과정에 대해 적절한 자유물체도를 그리고, 절단기 날이 두께 t이고 폭 b의 재료 판에 가하는 평균 전단응력을 구하시오.

전략 두 개의 날 사이에 재료를 관통하는 수직 평면을 지나게 하여 자유물체도를 얻는다.

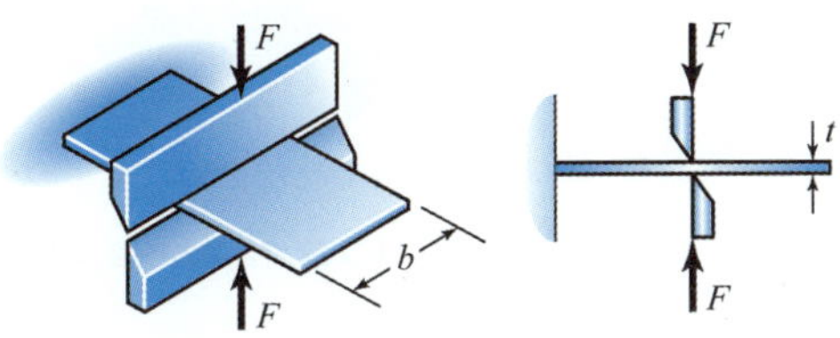

[그림 P2.38]

2.39 지름 2 in의 원통형 강철봉이 두께 3 in의 고정판에 원통형 고무 그로밋grommet으로 부착되어
US unit
있다. 축하중이 $P=60$ lb라면, 봉과 그로밋 사이의 원통형 접촉면에서의 평균 전단응력을 구하시오.

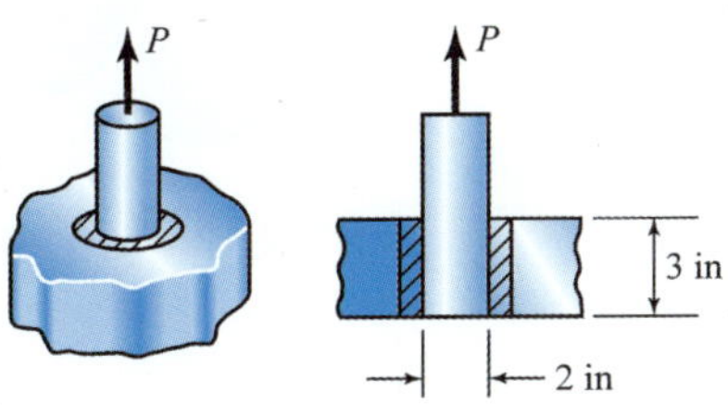

[그림 P2.39 ~ 2.40]

2.40 US unit 지름 2 in의 원통형 강철봉이 두께 3 in의 고정판에 원통형 고무 그로밋으로 부착되어 있다. 그로밋의 외부지름은 3.5 in이다. 축하중은 $P = 60$ lb이다. 그로밋과 고정판 사이의 원통형 접촉면에서의 평균 전단응력을 구하시오.

2.41 US unit 지름 2 in의 원통형 강철봉이 두께 3 in의 고정판에 원통형 고무 그로밋으로 부착되어 있다. 봉은 축에 대해 토크 $T = 100$ in·lb를 받고 있다. 봉과 그로밋 사이 원통형 접촉면에서의 평균 전단응력을 구하시오.

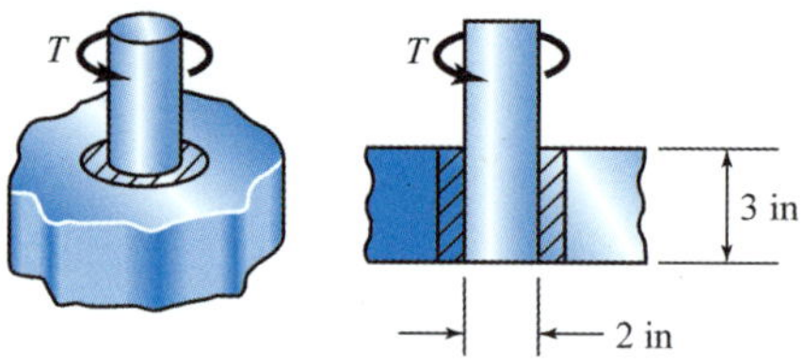

[그림 P2.41]

2.42 트랙션 분포 **t**가 평평한 표면 A에 작용하고 있다. A의 한 점에서 **t**의 값은 $\mathbf{t} = 50\mathbf{i} + 45\mathbf{j} - 20\mathbf{k}$ (kPa)이다. 단위벡터 **i**는 A에 수직이고, 재료로부터 멀어지는 방향이다. 주어진 점에서의 수직응력 σ를 구하시오.

2.43 그림의 모든 조건이 문제 **2.42**와 동일할 때, 주어진 점에서의 전단응력 τ의 크기는 얼마인가?

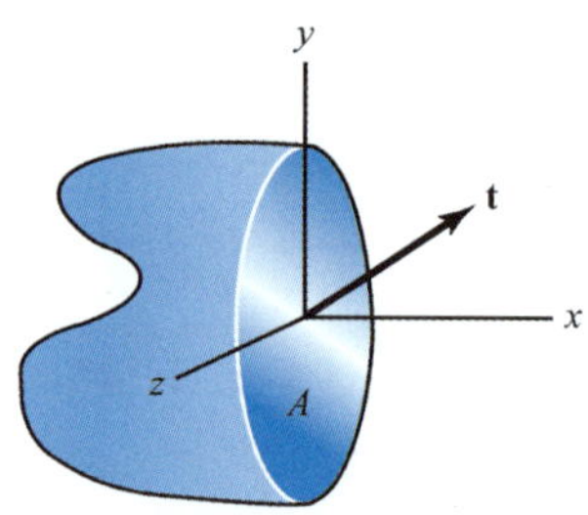

[그림 P2.42 ~ 2.43]

2.44* US unit 트랙션 분포 **t**가 평평한 표면 A에 작용하고 있다. A의 한 점에서 **t**의 값은 $\mathbf{t} = 3000\mathbf{i} - 2000\mathbf{j} + 4000\mathbf{k}$ (psi)이다. 단위벡터 $\mathbf{e} = \frac{6}{7}\mathbf{i} + \frac{3}{7}\mathbf{j} + \frac{2}{7}\mathbf{k}$는 A에 수직이고, 재료로부터 멀어지는 방향이다. 주어진 점에서의 수직응력 σ를 구하시오.

2.45* US unit 그림의 모든 조건이 문제 **2.44**와 동일할 때, 주어진 점에서의 전단응력 τ의 크기는 얼마인가?

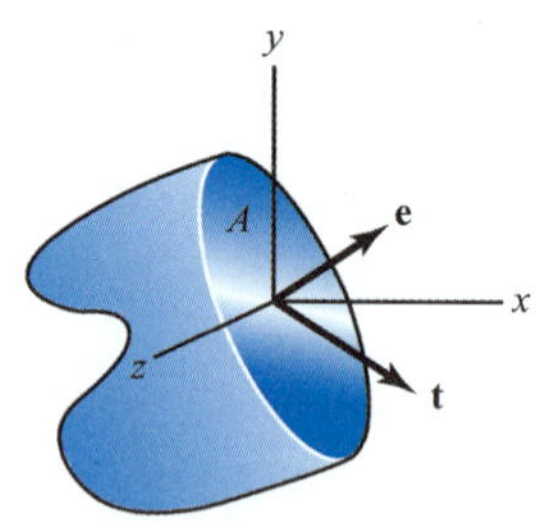

[그림 P2.44 ~ 2.45]

연습문제 ▸▸▸

2.46 평형상태에 있는 물체가 세 가지 힘을 받고 있다(물체의 무게는 상대적으로 무시할 수 있다). 힘은 $\mathbf{F}_1 = -40\mathbf{i} + 10\mathbf{j} - 10\mathbf{k}$ (kN), $\mathbf{F}_2 = -30\mathbf{i} + 15\mathbf{k}$ (kN)이다. 물체와 평면 $\mathcal{P}$의 교차 면적은 A이다.

(a) 평면 $\mathcal{P}$의 왼쪽 물체 부분의 자유물체도를 그린다면, A에서의 트랙션 분포에 의해 작용하는 전체 하중은 얼마인가?

(b) 평면 $\mathcal{P}$의 오른쪽 물체 부분의 자유물체도를 그린다면, A에서의 트랙션 분포에 의해 작용하는 전체 하중은 얼마인가?

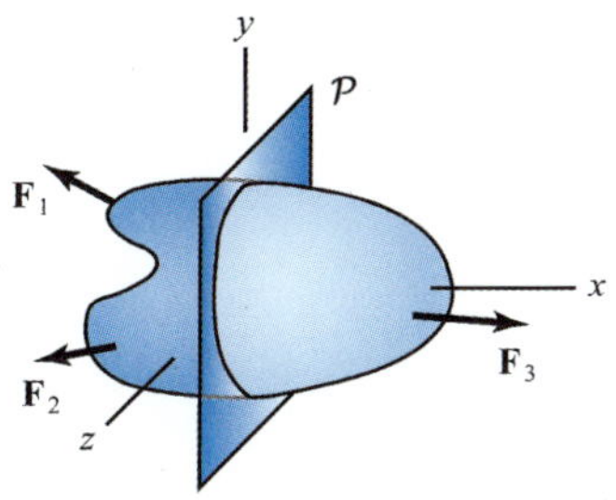

[그림 P2.46 ~ 2.47]

2.47 평형상태에 있는 물체가 세 가지 힘을 받고 있다(물체의 무게는 상대적으로 무시할 수 있다). 힘은 $\mathbf{F}_1 = -40\mathbf{i} + 10\mathbf{j} - 10\mathbf{k}$ (kN), $\mathbf{F}_2 = -30\mathbf{i} + 15\mathbf{k}$ (kN)이다. 평면 $\mathcal{P}$는 x축에 수직이고, 물체와 $\mathcal{P}$의 교차 면적은 $A = 0.04\ \text{m}^2$이다. 평면 $\mathcal{P}$의 왼쪽 물체 부분의 자유물체도를 그리고, 다음을 구하시오.

(a) A에서의 평균 트랙션 (b) A에서의 평균 수직응력

2.48* 사각 단면 A가 트랙션 분포 $\mathbf{t} = (4y - 5y^2)\mathbf{i} + 6y^2\mathbf{j} + (3 + 2y)\mathbf{k}$ (MPa)을 받고 있다. A에서의 평균 수직응력을 구하시오.

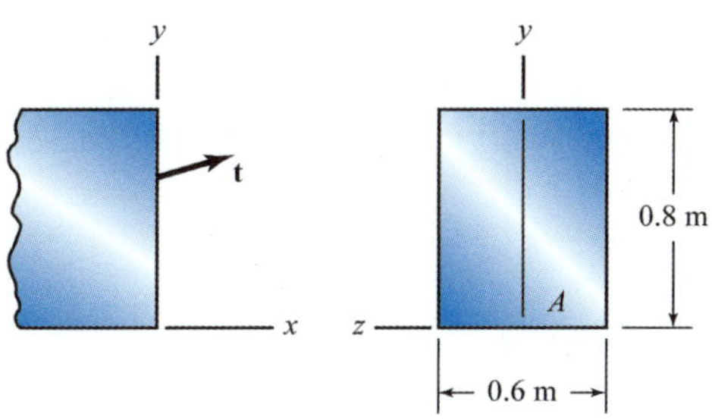

[그림 P2.48 ~ 2.50]

연습문제 ▸▸▸

2.49* 사각 단면 A가 트랙션 분포 $\mathbf{t} = (4y - 5y^2)\mathbf{i} + 6y^2\mathbf{j} + (3 + 2y)\mathbf{k}$ (MPa)을 받고 있다. A에서의 평균 전단응력의 크기는 얼마인가?

2.50* 사각 단면 A가 트랙션 분포 $\mathbf{t} = (2 - 2y + z)\mathbf{i} + 3yz\mathbf{j}$ (MPa)을 받고 있다. A에서의 평균 수직응력을 구하시오.

2.51* 사각 단면 A가 식 $\sigma = ay$(a는 상수)로 주어진 수직응력을 받고 있다. $y = 0.8$ m에서 $\sigma = 20$ MPa이다. 다음을 구하시오.

(a) A에서의 평균 수직응력

(b) 수직응력에 의해 작용하는 z축에 대한 모멘트의 크기

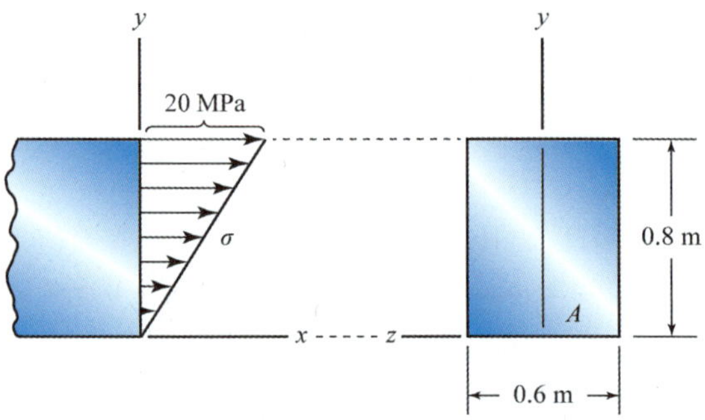

[그림 P2.51]

2.52 US unit 보가 치수 $b = 4$ in, $h = 6$ in의 사각 단면을 가지고 있다. 보의 왼쪽에는 반시계방향의 우력 $M = 8000$ in·lb, 오른쪽에는 수직응력 분포 $\sigma = ay$(a는 상수)가 작용하고 있다. 좌표계의 원점은 보의 단면 중심에 있고, 보는 평형상태이다. 상수 a를 구하시오.

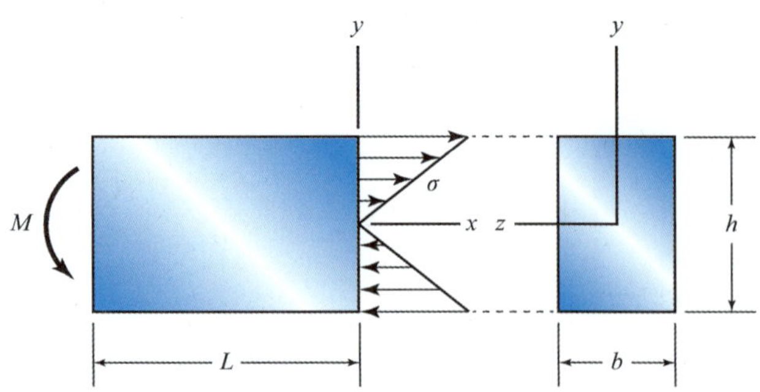

[그림 P2.52]

SECTION 2.2

변형률

Strains

물체에 외부 하중이 작용하면 어떤 일이 발생할까? 물체의 운동 상태가 변할 수도 있고, 또 하중의 영향으로 물체가 **변형**deform 되거나 모양이 변하는 등의 경험들(㉑ 고무밴드 늘이기, 아이스캔디 스틱 굽히기)도 있을 것이다. 이 절에서의 궁극적인 목적은, 주어진 하중의 결과에 의한 단순 구조물 요소의 변형량deformation을 구하는 것이다. 이제, 물체의 모양 변화를 표현하는 데 사용되는 물리량들을 소개하고자 한다.

우리가 이 주제의 선구자 위치에 서게 된다면, 우리 앞에 놓인 과제는 매우 어려워 보일 것이다. 주어진 물체의 모양 변화가 아주 적을 때, 어떻게 하면 주어진 물체의 모양을 분석적으로 표현할 수 있을까? 문제를 쉽게 다루기 위해, "물체의 새로운 모양은 무엇인가?"를 물어보는 포괄적인 방법으로 접근하지는 않을 것이다. 그 대신, 물체의 한 점 부근에 있는 재료에 어떤 일이 발생하는가를 고려하는 것부터 시작한다.

2.2.1 수직변형률

응력을 학습하면서 시작한 강철 부피와 같은 단단한 재료의 시료를 생각해보자. [그림 2-19(a)]와 같이, 펜을 들고 재료 내부 어느 곳에 아주 작은 길이(미소길이) dL의 선을 그린다고 상상해보자. 그 후에 재료에 어느 정도의 하중이 작용하여 변형이 발생했다고 가정하자. 그 선에는 어떤 일이 생겼을까? 우리는 알지 못한다, 왜냐하면, 어떤 하중이 작용하였고 또 하중이 재료에 가한 효과는 무엇인지 아직 예측할 수 없기 때문이다. 그러나 원래 길이 dL의 선은 [그림 2-19(b)]와 같이 새로운 길이 dL'으로 줄어들거나 늘어났을 것이고, 또한 방향도 변했을 것이다. **수직변형률**normal strain ϵ은 선 dL의 길이 변화를 측정하는 것이다. 수직변형률은 다음과 같이 길이 변화를 원래 길이로 나누어 정의한다.

$$\epsilon = \frac{dL' - dL}{dL} \tag{2.2}$$

재료의 주어진 점과 주어진 방향(선 dL의 방향)에 대해, ϵ은 변형 후에 재료가 얼마나 늘어났는지 또는 줄어들었는지를 측정한다. ϵ은 재료가 줄어들면 음수, 늘어나면 양수임에 주목하자. ϵ은 길이 변화를 길이로 나누는 것이므로, 차원이 없다.

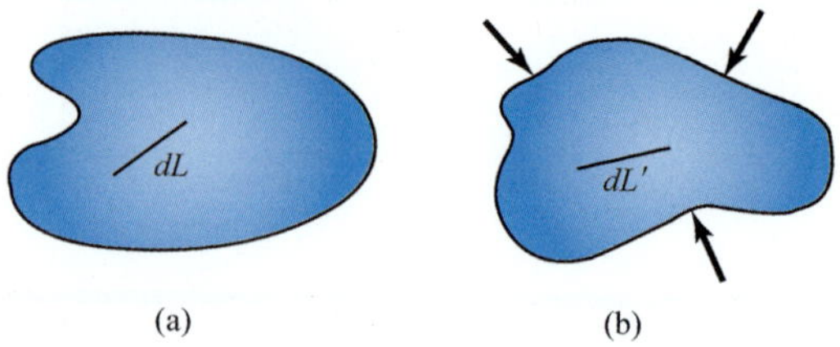

[그림 2-19] (a) 재료의 부피 내 무한히 작은 선 (b) 변형 후의 부피와 선

꼭 알아야 할 사실은, 수직변형률의 값은 변형 전 재료의 주어진 점과 주어진 방향에 따라 달라진다는 것이다. 이를 정의하기 위해, 선 dL이 위치할 재료 내의 한 점을 선택하고 dL이 향할 방향을 선택한다. **일반적으로, 수직변형률의 값은 재료 내의 각 점마다 다를 수 있고, 방향에 따라 다를 수 있다.** 예를 들어, 재료는 한 방향으로 늘어날 수 있지만, 늘어난 고무밴드가 축에 수직인 방향으로 얇아지는(줄어드는) 것과 같이 다른 방향으로 수축할 수도 있다. 또한, 수직변형률은 **기준 상태**reference state라고 하는 어떤 초기 상태에 대한 재료의 수축과 팽창을 측정한다는 것도 알아두도록 하자.

물체에 변형이 발생하고, 재료의 주어진 점과 변형 전에 주어진 방향과 일치하는 ϵ 값을 알고 있다 가정하자. 이는 무엇을 말하는가? 길이가 dL이고 변형 전에 그 방향에 있는 재료 내의 선을 생각해 보자. 변형에 따른 선의 길이에 대해 식 (2.2)를 다음과 같이 풀 수 있다.

$$dL' = (1+\epsilon)\,dL \tag{2.3}$$

선의 각 점에서 선에 접하는 방향으로 수직변형률 ϵ의 값을 안다면, 변형에 따른 유한한 선의 길이를 구할 수 있다. L을 [그림 2-20(a)]와 같이 기준 상태의 재료 부피에서 유한한 선의 길이라고 하자. 변형 상태 [그림 2-20(b)]에서 선의 길이 L'은 식 (2.3)을 적분하여 얻을 수 있다.

$$L' = \int_L (1+\epsilon)\,dL = L + \int_L \epsilon\,dL \tag{2.4}$$

여기서 적분기호의 아래첨자 L은 선 전체 길이에 걸쳐 적분함을 의미한다. 유한한 선의 길이 변화를 δ로 나타낸다.

$$\delta = L' - L = \int_L \epsilon\,dL \tag{2.5}$$

길이 변화 δ는 선 L의 길이가 늘어나면 양수이고, L이 줄어들면 음수이다. ϵ의 값은 선을 따라 일정(상수)하고, 길이 변화는

$$\delta = L' - L = \epsilon L \quad (\epsilon\text{이 } L\text{을 따라 상수일 경우}) \tag{2.6}$$

이다. 식 (2.4) ~ (2.6)은 선이 기준 상태에서 직선이 아니더라도, ϵ이 각 점에서 선에 접하는 방향의 수직변형률이라면 적용할 수 있다.

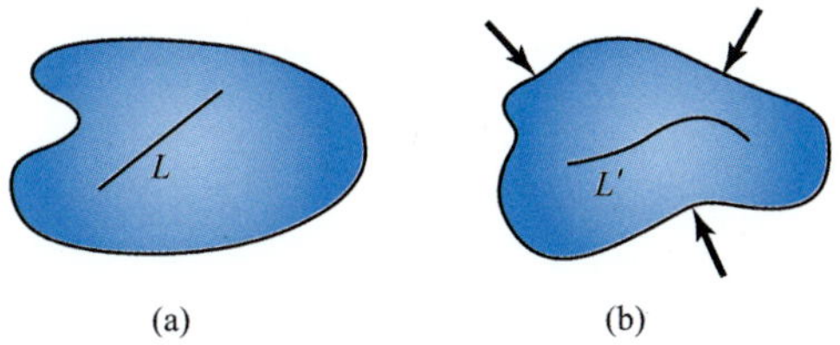

[그림 2-20] (a) 재료의 부피 내 유한한 선 (b) 변형 후의 부피와 선

한 예로, [그림 2-21(a)]와 같이 길이 L인 봉을 생각하고, 봉의 축을 따라 직선을 그린다고 생각해 보자. [그림 2-21(b)]와 같이 봉이 축하중에 의해 늘어나면, 선의 길이는 늘어난다. 봉의 축에 평행한 방향으로 수직변형률 ϵ이 보의 길이 전체에 걸쳐 일정하면, 식 (2.6)을 다음과 같이 수직변형률에 대해 풀 수 있다.

$$\epsilon = \frac{L' - L}{L} = \frac{\delta}{L}$$

이 예는 시각화하여 해석하기 쉽고, 어떤 저자는 수직변형률을 봉의 길이 변화를 기준 상태에서의 길이로 나눈 것으로 정의하여 소개한다. 처음부터 수직변형률은 재료 내 각 점에서 변할 수 있음을 강조하기 위해 무한히 작은 선의 길이 변화 형태로 수직변형률을 정의하도록 결정하였다.

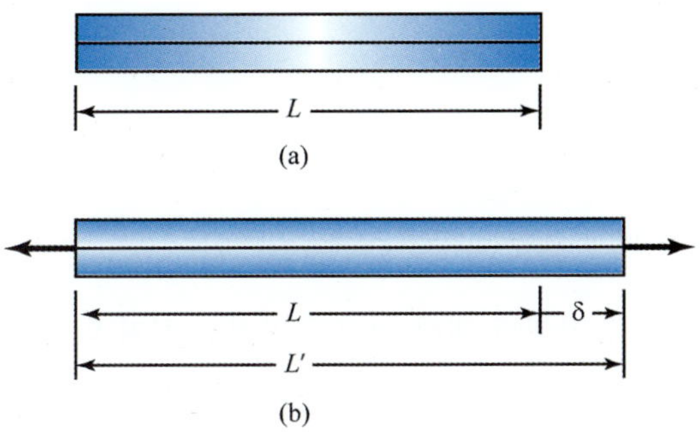

[그림 2-21] 축에 축하중 적용. (a) 기준 상태 (b) 축하중 적용 후 변형된 상태

2.2.2 전단변형률

수직변형률normal strain은 재료의 주어진 점에서 주어진 방향으로 재료가 얼마나 수축 혹은 팽창하는지를 알려준다. 우리는 이후 장들에서 재료의 변형을 표현하기 위한 추가적인 유형의 변형률이 필요함을 알게 될 것이다. 재료의 부피로 돌아가서, [그림 2-22(a)]와 같이 기준 상태 내 임의 위치에 두 개의 수직인 무한히 작은 선 dL_1과 dL_2를 그린다고 상상해보자. 두 선 사이의 각도는 90° 혹은 $\frac{\pi}{2}$ 라디안radian이다. 재료가 변형되면 이 두 선은 더 이상 수직이 아닐 것이다. [그림 2-22(b)]와 같이 변형 후 두 선 사이의 각도를 $\left(\frac{\pi}{2} - \gamma\right)$ 라디안으로 나타낼 수 있다. 두 선 사이 각도가 줄어드는지, 변하지 않고 동일한지, 커지는지에 따라 각도 γ는 양수, 0, 또는 음수가 될 것이다.

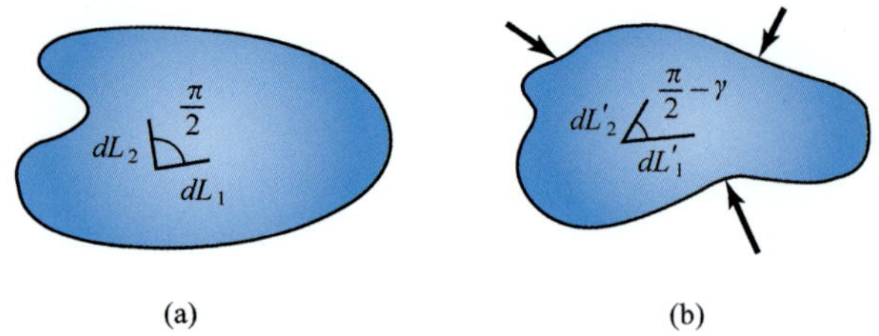

[그림 2-22] (a) 기준 상태 내 점에서 수직인 무한히 작은 선 (b) 변형 상태의 선

각도 γ는 dL_1과 dL_2 방향을 참조하는 **전단변형률**shear strain이라 한다. 따라서 전단변형률은 기준 상태에서 직각이었던 두 특정 선 사이 각도 변화를 측정한 값이다. 일반적으로, 그 값은 재료의 각 점마다 다를 수 있으며, 직각인 선 dL_1과 dL_2의 방향마다 다른 값을 가질 수 있다. γ는 라디안 단위의 각도이고, 전단변형률은 차원이 없다.

기준 상태에서 [그림 2-23(a)]와 같이 각 변이 dL_1과 dL_2인 무한히 작은 사각형을 생각했을 때, dL_1과 dL_2 방향을 참조하는 전단변형률은 [그림 2-23(b)]와 같이 변형 상태의 결과인 평형사변형의 두 변 사이 각도를 말한다.

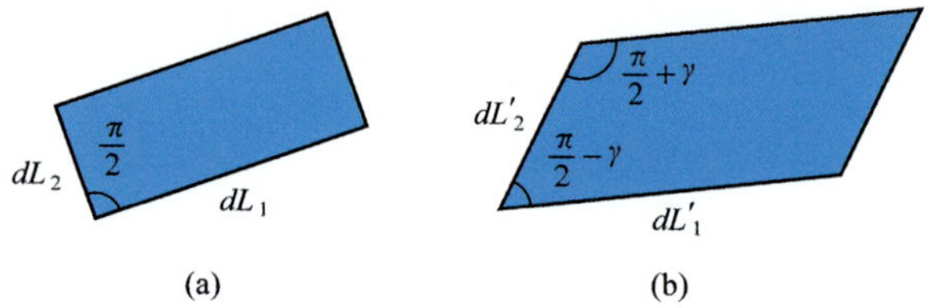

[그림 2-23] (a) 기준 상태에서의 사각형 (b) 전단변형률에 의해 사각형이 평행사변형으로 변형

수직변형률과 전단변형률을 정의하는 데 있어서 재료의 운동상태에 대해 어떠한 가정도 하지 않았음에 주목하자. 이 재료역학 입문 과정에서 제시한 예제와 문제에서는, 변형 상태에서의 재료가 평형 상태라고 가정한다. 그러나 변형률strain은 평형상태에만 정의되는 것은 아니다. 변형 상태는 재료가 임의의 운동을 겪는 순간의 상태를 나타낼 수도 있다.

연구문제

1. 수직변형률 ϵ을 정의하시오. 수직변형률의 차원은 어떻게 되는가?
2. 재료의 기준 상태 내의 유한한 길이 L인 선을 생각해보자, 변형 상태에서의 선의 길이 L'을 구하기 위해 필요한 것은 무엇인가? L'은 어떻게 구하는가?
3. 전단변형률 γ를 정의하시오.

예제 2.5 봉에서의 수직변형률

봉이 하중을 받고 있을 않을 때 길이가 $L = 2$ m 이다.

(a) [그림 2-24(a)]에서 봉은 축하중을 받아 길이가 2.04 m로 늘어났다. 봉의 축방향으로 수직변형률 ϵ은 봉의 길이 전체에서 균일하다고 가정할 때, ϵ을 구하시오.

(b) [그림 2-24(b)]에서 봉은 한쪽 끝에 매달려 길이가 2.01 m로 늘어났다. 봉의 축방향으로 수직변형률은 x의 함수인 $\epsilon = \frac{ax}{L}$ 로 주어지고, 여기서 a는 상수이다. a의 값을 구하시오.

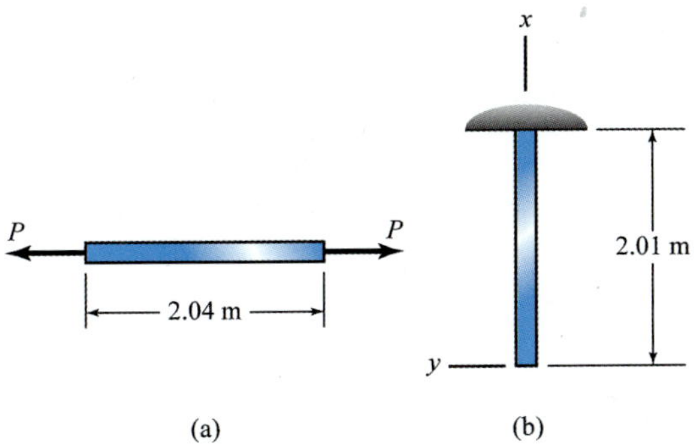

[그림 2-24]

전략

(a) 부분 문제에서 수직변형률은 일정하다. 따라서 봉의 길이 변화 δ는 식 (2.6)에 의해 기준 길이 L과 변형률 ϵ의 항으로 주어진다. 길이 변화를 알고 있으므로, ϵ에 대해서 풀 수 있다.

(b) 부분 문제에서 변형률이 봉의 축을 따르는 거리의 함수이므로, 식 (2.5)를 사용해야 한다. 알고 있는 길이 변화와 ϵ에 대해 주어진 식을 이용하여, 식 (2.5)를 상수 a에 대해 풀 수 있다.

풀이

(a) 미터 단위의 길이를 사용하여 식 (2.6)으로부터 다음과 같이 구할 수 있다.

$$\delta = L' - L = \epsilon L :$$
$$2.04 - 2 = \epsilon(2)$$
$$0.04 = \epsilon(2)$$

봉의 축방향으로의 수직변형률은 $\epsilon = 0.02$ 이다.

(b) 식 (2.5)으로부터, 봉의 길이 변화는

$$\delta = L' - L = \int_L \epsilon \, dL :$$

$$2.01 - 2 = \int_0^2 \frac{ax}{2} dx$$

이다. 이 식을 적분하고 상수 a에 대해 풀면, $a = 0.01$ 이다.

토론

이 예제의 (b) 부분 문제에서, 매달린 봉의 축을 따르는 수직변형률 분포에 대한 식의 유형이 설정되었다. 3장에서 축하중을 받고 있는 선형 탄성봉elastic bar의 수직변형률을 수직응력과 연관시킨다. 그러면 수직변형률이 실제로 매달린 균일단면 봉에서 x의 선형함수임을 보일 수 있다.

예제 2.6 전단변형률 구하기

[그림 2-25]와 같은 재료 내 두 개의 무한히 작은 선 dL_1과 dL_2는 기준 상태에서 x, y축에 평행하다. 재료의 변형 후에 두 선은 각각의 단위벡터 $\mathbf{e}_1 = 0.976\mathbf{i} + 0.098\mathbf{j} + 0.195\mathbf{k}$, $\mathbf{e}_2 = 0.228\mathbf{i} + 0.911\mathbf{j} - 0.342\mathbf{k}$를 향하고 있다. dL_1과 dL_2 방향을 참조하는 전단변형률을 구하시오.

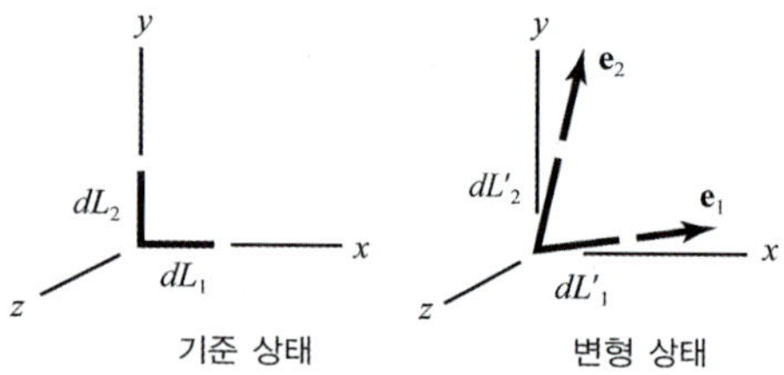

[그림 2-25]

전략

전단변형률을 구하기 위해, 변형 상태에서의 무한히 작은 선 사이의 각도를 계산해야 한다. 단위벡터 $\mathbf{e}_1$과 $\mathbf{e}_2$의 성분이 주어졌으므로, 둘 사이의 각도를 구하기 위해 벡터 내적을 사용할 수 있다.

풀이

β를 단위벡터 $\mathbf{e}_1$과 $\mathbf{e}_2$ 사이의 각도라고 하자. 벡터 내적의 정의로부터

$$\mathbf{e}_1 \cdot \mathbf{e}_2 = |\mathbf{e}_1||\mathbf{e}_2|\cos\beta = \cos\beta$$

이다. 벡터 성분의 항으로 내적을 계산하면 다음과 같다.

$$\mathbf{e}_1 \cdot \mathbf{e}_2 = (0.976)(0.228) + (0.098)(0.911) + (0.195)(-0.342) = 0.245$$

$\beta = \arccos(0.245) = 1.32\ \mathrm{rad}$임을 알 수 있다. 전단변형률 γ는 라디안 단위의 각도 β와 다음과 같은 관계가 있다.

$$\frac{\pi}{2} - \gamma = \beta$$

이 식을 풀면, dL_1과 dL_2 방향을 참조하는 전단변형률은 $\gamma = 0.248$이다.

토론

이 예제에서와 같이, 전단변형률은 기준 상태에서 수직인 선 요소 사이의 각도 변화를 측정한 것이다. 전단변형률을 계산하기 위해, 변형 상태에서 선 dL_1과 dL_2 방향을 참조하는 사이의 각도를 구할 필요가 있다.

2.2.3 변형률 성분과 응력-변형률 관계

재료의 기준 상태에서 길이가 dL이고, 변형 상태에서의 길이가 dL'인 [그림 2-26]과 같은 재료 선 요소를 생각해보자. 수직변형률의 값 $\epsilon = (dL' - dL)/dL$은 일반적으로 선 요소 dL에 대해 선택된 방향에 따라 다르다. 전단변형률 γ는 [그림 2-27]과 같은 기준 상태에서 수직인 두 선 요소 dL_1과 dL_2 사이의 각도가 줄어드는 것으로 정의된다. γ의 값은 일반적으로 선 요소 dL_1과 dL_2에 대해 선택된 방향에 따라 다르다. 재료의 점 p에서 **변형률 상태** state of strain는 수직변형률과 전단변형률을 계산하는 데 사용된 선 요소의 특정 방향을 선택하여 정의된다.

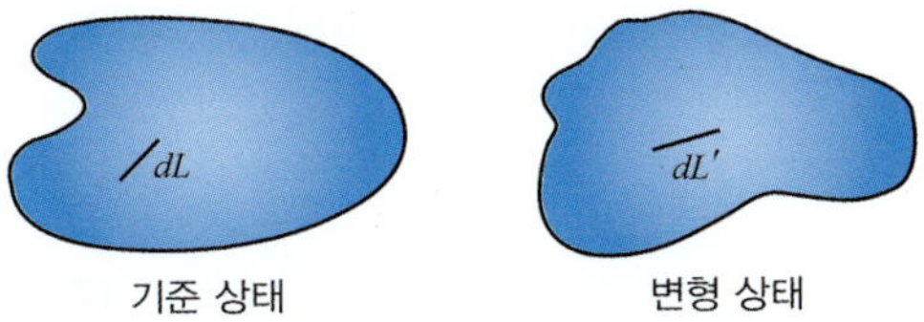

[그림 2-26] 기준 상태와 변형 상태에서의 재료 선 요소

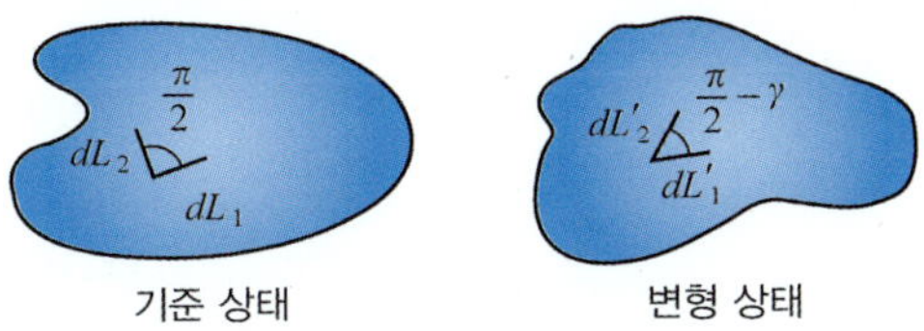

[그림 2-27] 기준 상태에서 수직인 선 요소. 변형 상태에서 두 선 사이 각도의 감소를 전단변형률이라 한다.

[그림 2-28(a)]의 좌표계와 6개의 **변형률 성분**을 소개한다.

- ϵ_x : x축에 평행한 요소 dL로 구한 수직변형률([그림 2-28(b)])
- ϵ_y : y축에 평행한 요소 dL로 구한 수직변형률
- ϵ_z : z축에 평행한 요소 dL로 구한 수직변형률
- γ_{xy} : 양의 x 및 y 방향인 선 요소 dL_1과 dL_2로 구한 전단변형률([그림 2-28(c)])
- γ_{yz} : 양의 y 및 z 방향인 선 요소 dL_1과 dL_2로 구한 전단변형률
- γ_{xz} : 양의 x 및 z 방향인 선 요소 dL_1과 dL_2로 구한 전단변형률

한 점에서 이 6개의 성분을 알고 있다면, 임의 방향으로의 수직변형률과 두 수직 요소의 임의 방향에 대한 전단변형률을 구할 수 있다(앞에서 학습했듯이, 변형률 성분이 작을 때만 적용할 수 있다. 이는 변형률 성분의 곱이 변형률 성분 자체와 비교하여 무시할 수 있을 만큼 충분히 작다는 것을 의미한다). 그러므로 **한 점에서의 변형률 상태는 6개 성분 ϵ_x, ϵ_y, ϵ_z, γ_{xy}, γ_{yz}, γ_{xz}로 완전하게 표현될 수 있다.**

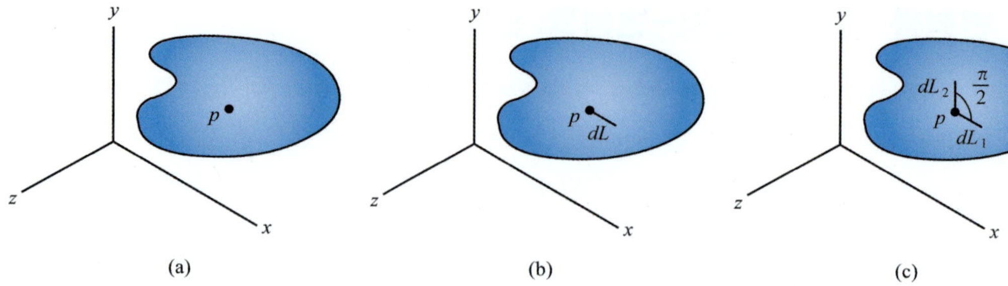

[그림 2-28] (a) 좌표계 소개 (b) p에서의 ϵ_x 값을 구하기 위한 선 요소 (c) p에서의 γ_{xy} 값을 구하기 위한 선 요소

등방성 선형 탄성isotropic linear elasticity이라 불리는 재료 거동 모델에 대해, 변형률 상태의 성분은 다음과 같은 형태의 응력 상태 성분의 선형함수로 표현할 수 있다.

$$\epsilon_x = \frac{1}{E}\sigma_x - \frac{\nu}{E}(\sigma_y + \sigma_z) \tag{2.7}$$

$$\epsilon_y = \frac{1}{E}\sigma_y - \frac{\nu}{E}(\sigma_x + \sigma_z) \tag{2.8}$$

$$\epsilon_z = \frac{1}{E}\sigma_z - \frac{\nu}{E}(\sigma_x + \sigma_y) \tag{2.9}$$

$$\gamma_{xy} = \frac{1}{G}\tau_{xy} \tag{2.10}$$

$$\gamma_{yz} = \frac{1}{G}\tau_{yz} \tag{2.11}$$

$$\gamma_{xz} = \frac{1}{G}\tau_{xz} \tag{2.12}$$

상수 E는 **탄성계수**modulus of elasticity, ν는 **포아송 비**Poisson's ratio, G는 **전단계수**shear modulus라고 한다. E와 G의 차원은 $\frac{(\text{힘})}{(\text{면적})}$이다. 포아송 비 ν는 무차원이다. **응력-변형률 관계**의 유래와 형성 과정은 8장에서 논의하도록 한다. 강철과 알루미늄을 포함한 가장 일반적인 구조 재료는 작은 변형률을 받을 때 등방성 선형 탄성거동을 보인다. 〈부록 B〉에서 다양한 재료에 대한 E, ν, G 값을 볼 수 있다. 한 점에서 6개의 변형률 성분을 알고 있다면, 식 (2.7) ~ (2.12)는 6개의 응력 성분에 대해 풀 수 있다([예제 2.7] 참조).

예제 2.7 응력-변형률 관계 적용

US unit

2014-T6 알루미늄 합금으로 제작된 구조 부재의 한 점에서의 변형률 상태가 $\epsilon_x = 0.002$, $\epsilon_y = 0.001$, $\epsilon_z = 0$, $\gamma_{xy} = 0.003$, $\gamma_{yz} = 0$, $\gamma_{xz} = 0$ 이다. 이 점에서 응력의 6개 성분을 psi (lb/in^2) 단위로 구하시오.

전략

탄성계수 E, 포아송 비 ν, 전단계수 G를 알면, 응력의 6개 성분에 대해 식 (2.7) ~ (2.12)를 풀 수 있다. 2014-T6 알루미늄 합금의 E, ν, G 값은 〈부록 B〉를 참조한다.

풀이

〈부록 B〉에서 2014-T6 알루미늄 합금의 $E = 10.6\text{E}6\ \text{psi}$, $\nu = 0.33$, $G = 4\text{E}6\ \text{psi}$를 확인할 수 있다(응력 성분의 값을 psi 단위로 구해야 하므로 E, ν, G 값을 psi 단위로 사용한다). 이 값들과 변형률 상태를 다음과 같이 식 (2.7) ~ (2.12)에 대입한다.

$$0.002 = \frac{1}{10.6\text{E}6\ \text{psi}}[\sigma_x - 0.33(\sigma_y + \sigma_z)]$$

$$0.001 = \frac{1}{10.6\text{E}6\ \text{psi}}[\sigma_y - 0.33(\sigma_x + \sigma_z)]$$

$$0 = \frac{1}{10.6\text{E}6\ \text{psi}}[\sigma_z - 0.33(\sigma_x + \sigma_y)]$$

$$0.003 = \frac{1}{4\text{E}6\ \text{psi}}\tau_{xy}$$

$$0 = \frac{1}{4\text{E}6\ \text{psi}}\tau_{yz}$$

$$0 = \frac{1}{4\text{E}6\ \text{psi}}\tau_{xz}$$

응력 성분에 대해 위 식들을 풀면 다음 값을 얻을 수 있다.

$$\sigma_x = 39{,}100\ \text{psi},\ \sigma_y = 31{,}200\ \text{psi},\ \sigma_z = 23{,}200\ \text{psi},\ \tau_{xy} = 12{,}000\ \text{psi},\ \tau_{yz} = 0,\ \tau_{xz} = 0$$

토론

재료가 등방성 선형 탄성거동을 보이고(8장에서 학습 예정), E, ν, G 값을 알고 있다면, 변형률 상태를 알고 있을 때 응력 상태를 구할 수 있으며 그 역도 성립한다. 그러나 하중을 받고 있는 물체의 한 점에서 변형률 상태 혹은 응력 상태를 어떻게 구할 수 있을까? 앞으로 배울 내용에서 하중을 받는 구조 부재에서 응력과 변형률 상태를 살펴볼 예정이며, 3장에서 축하중을 받는 봉으로 시작할 것이다.

연습문제 ▶▶▶

2.53 기준 상태에서 재료의 특정 점에 있는 길이 dL의 선이 변형 상태에서 $dL' = 1.2dL$이 되었다. 그 특정 점과 선 dL의 방향에 일치하는 수직변형률을 구하시오.

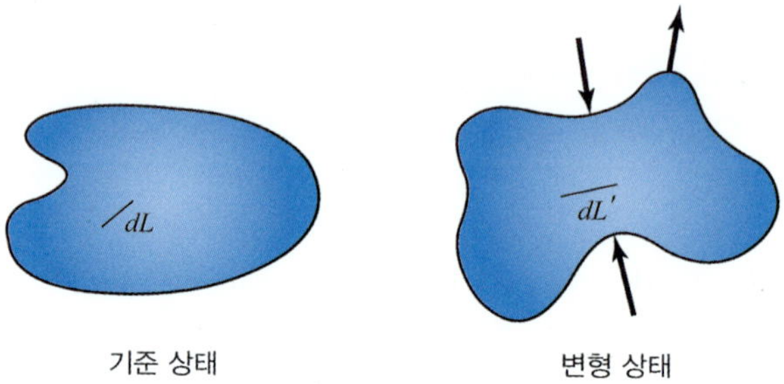

[그림 P2.53 ~ 2.54]

2.54 기준 상태에서 재료의 점과 길이 dL인 선의 방향에 일치하는 수직변형률은 $\epsilon = 0.15$이다. 변형 상태에서 선의 길이 dL'을 구하시오.

2.55 물체의 기준 상태에서의 직선의 길이는 $L = 50\text{ mm}$이다. 변형 상태에서 선의 길이는 $L' = 54\text{ mm}$이다. 선에 접선 방향으로의 수직변형률 ϵ이 선의 길이 전체에 걸쳐 균일할 때, ϵ을 구하시오.

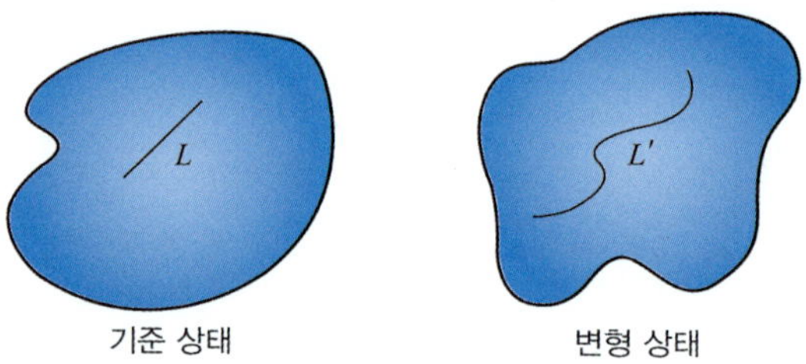

[그림 P2.55 ~ 2.57]

2.56 US unit
기준 상태에서 물체 내 직선 길이는 $L = 6\text{ in}$ 이다. 그 후 물체는 변형되어 선에 접선 방향으로의 수직변형률 ϵ의 값이 선의 각 점에서 $\epsilon = 0.04$ 이다. 변형 상태에서 선의 길이 L'을 구하시오.

2.57 기준 상태에서 물체 내 직선 길이는 $L = 0.5\text{ m}$ 이다. 왼쪽 끝에서 $s = 0$, 오른쪽 끝에서 $s = L$인 임의 좌표 s를 통해 거리를 측정하려 한다. 그 후 재료는 변형하여 선에 접선 방향으로 수직변형률이 $\epsilon = 0.002 + 0.004s$가 되었다. 변형 상태에서 선의 길이 L'을 구하시오.

연습문제 ▶▶▶

2.58 기준 상태에서 물체 내 직선 길이는 $L = 0.2\text{ m}$이다. 그 후 재료는 변형하여 선에 접선 방향으로 수직변형률의 값이 $\epsilon = 0.03 + 2x^2$이며, 여기서 x는 m 단위이다. 변형된 상태에서 선의 길이 L'을 구하시오.

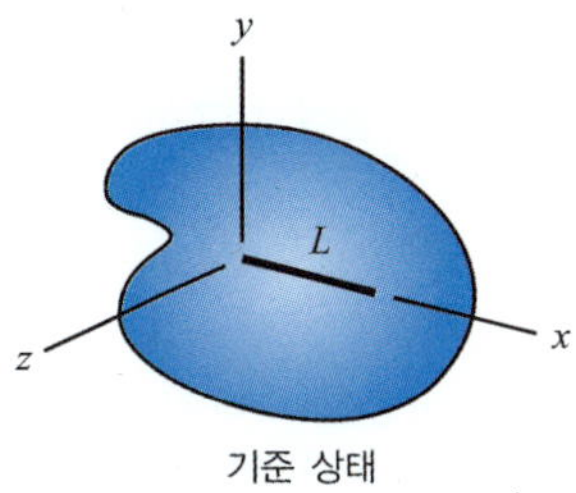

[그림 P2.58 ~ 2.59]

2.59 기준 상태에서 물체 내 직선 길이는 $L = 0.2\text{ m}$이다. 그 후 재료는 변형하여 선에 접선 방향으로의 수직변형률 값이 $\epsilon = a\left[1 + \left(\frac{x}{L}\right)^3\right]$이 된다. 여기서 x는 m 단위, a는 상수이다. 변형 상태에서 선의 길이는 $L' = 0.21\text{ m}$이다. 상수 a를 구하시오.

2.60 US unit 4 ft 균일단면 봉이 축하중을 받아 길이가 4.025 ft로 늘어났다. 봉의 축에 평행한 방향으로의 수직변형률이 일정할 때, ϵ을 구하시오.

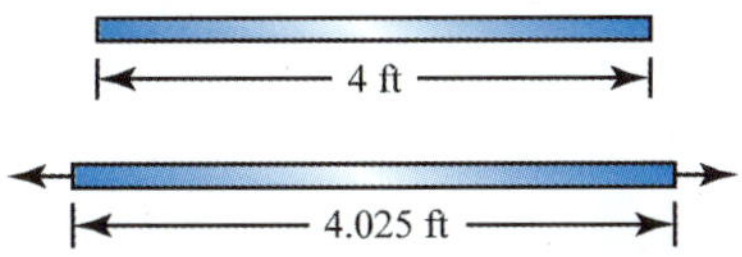

[그림 P2.60]

2.61 길이 2 m인 균일단면 봉에 압축 축하중을 가하여 균일한 수직변형률 $\epsilon = -0.003$이 발생했다고 가정하자. 변형된 봉의 길이를 구하시오.

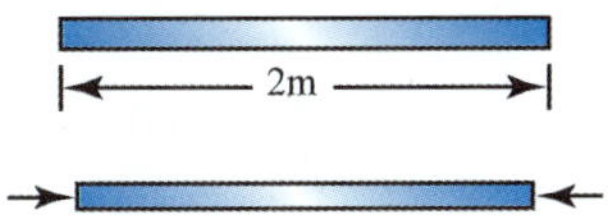

[그림 P2.61]

2.62 균일단면 봉이 축하중을 받아 균일한 수직 변형률이 발생하여 AB 부분에서 $\epsilon_{AB} = 0.002$, BC 부분에서 $\epsilon_{BC} = -0.006$이 발생하였다. 변형된 1400 mm 봉의 길이를 구하시오.

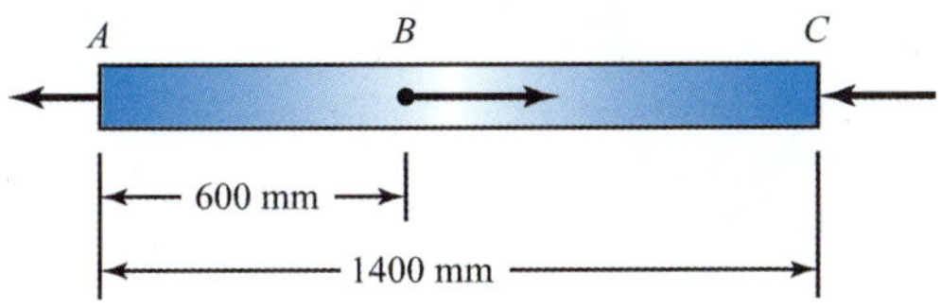

[그림 P2.62 ~ 2.63]

연습문제 ▸▸▸

2.63 균일단면 봉이 축하중을 받아 균일한 수직 변형률이 발생하여 AB 부분에서 $\epsilon_{AB} = 0.003$, BC 부분에서 균일한 수직변형률이 발생하였다. 그 결과, 1400 mm 봉의 길이가 10 mm 줄어들었다. ϵ_{BC}를 구하시오.

2.64 US unit 하중을 가하지 않았을 때, 불균일단면 봉의 길이는 16 in이다. 하중을 받아 수직변형률은 식 $\epsilon = \dfrac{0.04}{x+16}$로 주어지며, 여기서 x는 봉의 왼쪽에서부터 인치(in) 단위로 측정한 거리이다. 봉의 길이 변화는 어떻게 되는가?

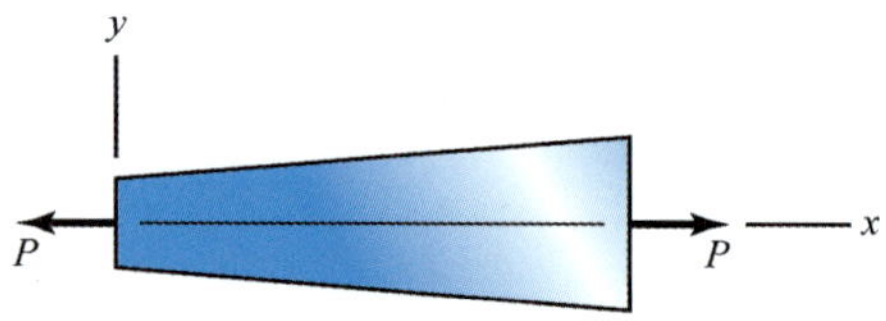

[그림 P2.64]

2.65 힘 F를 받아 점 B가 아래로 0.002 m 움직였다. 봉 AB의 축에 평행한 수직변형률이 봉의 길이를 따라 균일하다고 가정했을 때, ϵ을 구하시오.

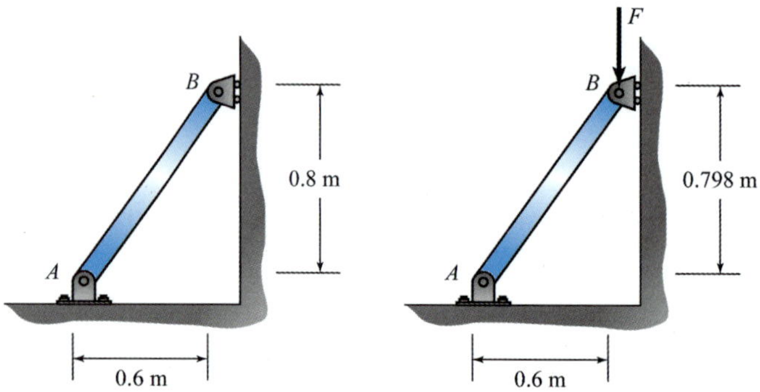

[그림 P2.65]

2.66 트러스가 수직하중 F를 받을 때, 절점 A는 수직으로 거리 $v = 0.1$ m, 수평으로 거리 $u = 0.3$ m 움직였다. 부재 AB에 평행한 방향의 수직변형률 ϵ_{AB}가 부재의 전체 길이에 걸쳐 일정하다고 가정했을 때, ϵ_{AB}를 구하시오.

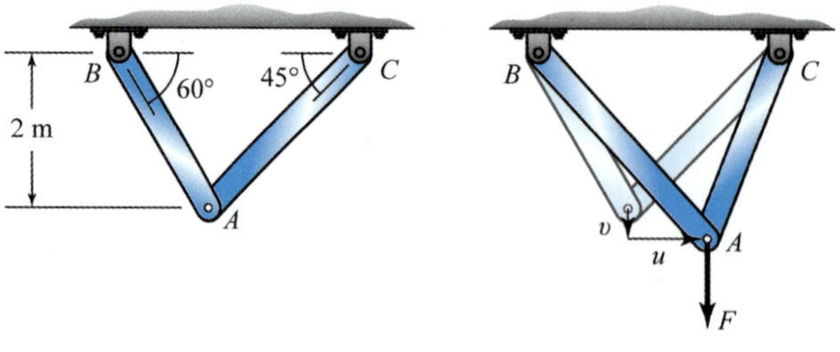

[그림 P2.66 ~ 2.67]

연습문제 ▸▸▸

2.67 트러스가 수직하중 F를 받을 때, 절점 A는 수직으로 거리 $v = 0.1\,\text{m}$, 수평으로 거리 $u = 0.3\,\text{m}$ 움직였다. 부재 AC에 평행한 방향의 수직변형률 ϵ_{AC}가 부재의 전체 길이에 걸쳐 일정하다고 가정했을 때, ϵ_{AC}를 구하시오.

2.68 US unit 트러스의 점 A에 아랫방향 하중이 작용하여, 점 A가 아래로 0.360 in, 왼쪽으로 0.280 in 움직였다고 가정하자. 부재 AB의 축에 평행한 방향의 수직변형률 ϵ_{AB}가 일정할 때, ϵ_{AB}를 구하시오.

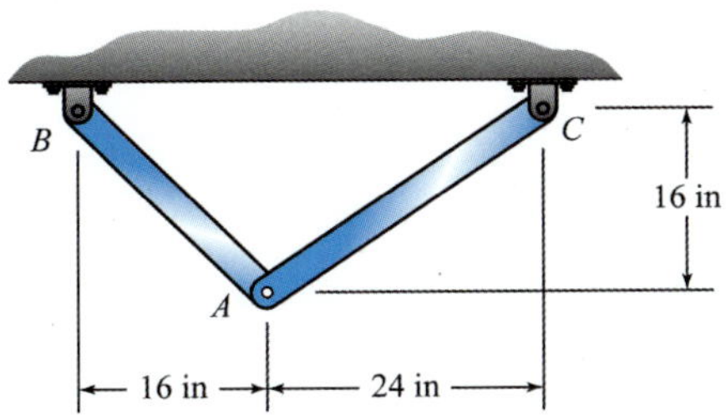

[그림 P2.68 ~ 2.69]

2.69 US unit 트러스의 점 A에 아랫방향 하중이 작용하여, 점 A가 아래로 0.360 in, 왼쪽으로 0.220 in 움직였다. 부재 AC의 축에 평행한 방향의 수직변형률 ϵ_{AC}가 일정할 때, ϵ_{AC}를 구하시오.

2.70 그림 (a)의 강철 관은 외부반지름이 $r = 80\,\text{mm}$이다. 그 후 관은 압력을 받아 외부반지름이 그림 (b)와 같이 $r' = 80.6\,\text{mm}$가 되었다. 원주에 접선 방향으로 봉 외부 원주에 발생하는 수직변형률을 구하시오.

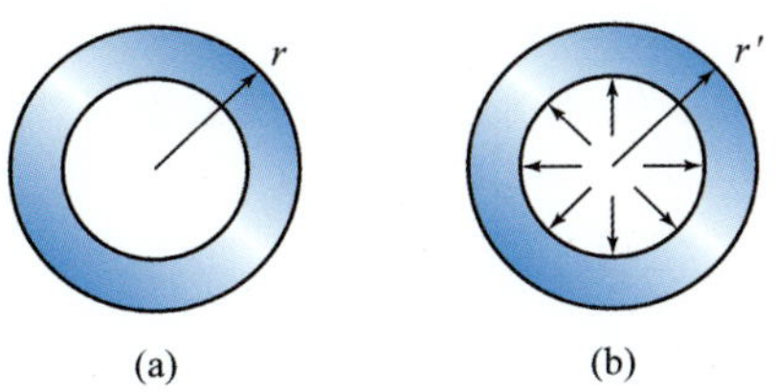

[그림 P2.70]

연습문제 ▶▶▶

2.71 기준 상태에서 수직인 무한히 작은 선 dL_1과 dL_2 사이의 각도는 변형 상태에서 120°이다. 이 지점에서 dL_1과 dL_2 방향을 참조하는 전단변형률을 구하시오.

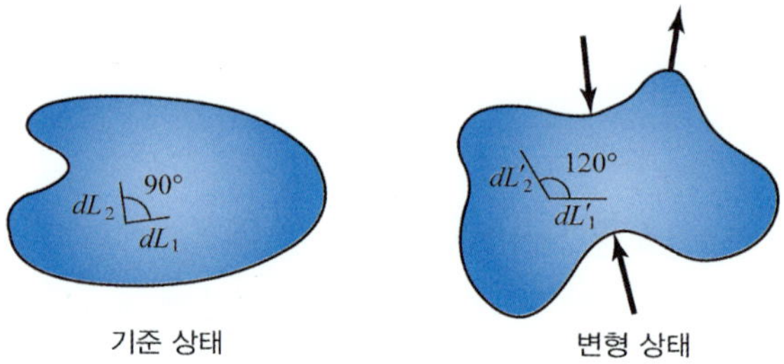

[그림 P2.71]

2.72 비행기 날개가 하중을 받지 않았을 때(기준 상태), 왼쪽 날개 위쪽 표면의 수직선 L_1과 L_2는 길이가 각각 600 mm이다. 그림과 같이 하중이 가해졌을 때 L_1은 길이가 600.2 mm, L_2는 길이가 595 mm이다. 수직변형률이 일정하다고 가정했을 때, L_1과 L_2 방향의 수직변형률을 구하시오.

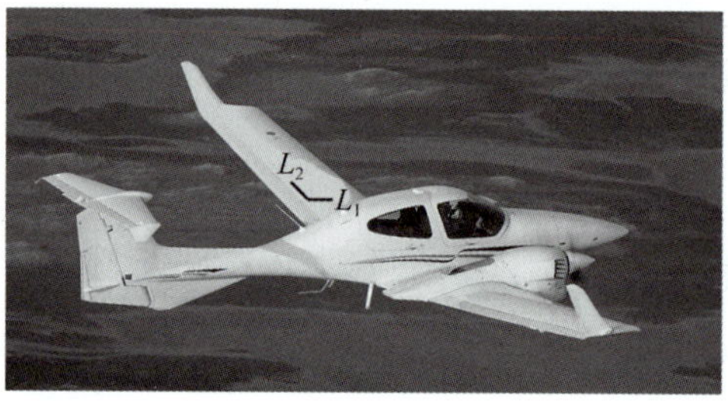

[그림 P2.72 ~ 2.73]

(출처 : iStock by Thordur_A)

2.73 하중을 받은 상태에서 수직선 L_1과 L_2 사이의 각도는 두 선이 교차하는 점에서 90.2°이다. 교차점에서 L_1과 L_2 방향에 대한 전단변형률을 구하시오.

2.74 두 개의 무한히 작은 선이 그림과 같이 기준 상태, 변형 상태에 있다(선 dL_1, dL_2, dL'_1, dL'_2는 x-y 평면에 있다). dL_1과 dL_2 방향을 참조하는 이 점에서의 전단변형률을 구하시오.

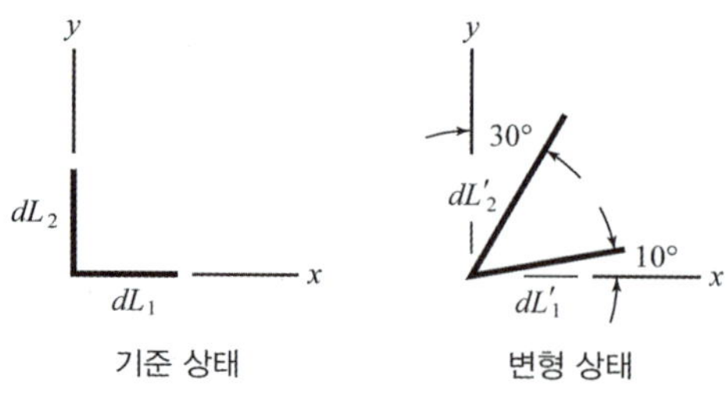

[그림 P2.74]

연습문제 ▸▸▸

2.75* 그림 (a)의 위 그림에서 길이 12 m, 반지름 1 m인 원형 봉은 왼쪽에 고정지지되어 있다. 축선과 원주선을 봉의 표면에 나타내었다. 그림 (a)의 아래 그림은 축선과 원주선의 형상을 보여주는 '펼쳐진' 봉의 곡면을 보여준다. 무한히 작은 선 dL_1은 축선에, 무한히 작은 선 dL_2는 원주선에 놓여 있다. 그 후에 봉의 오른쪽에 봉의 축에 대해 토크 T가 가해져, 그림 (b)와 같이 봉 끝에 회전이 발생하였다. T가 작용했을 때 봉의 길이와 반지름은 변하지 않는다. 축선과 원주선의 결과 형상은 그림 (b)의 아래 그림과 같다. 펼쳐진 그림에서 두 선은 직선을 유지하고 있지만, 더 이상 직교 상태는 아니다. dL_1과 dL_2 방향을 참조하는 전단변형률은 0.13이다. 이 값을 이용하여 봉의 끝이 회전하는 각도를 구하시오.

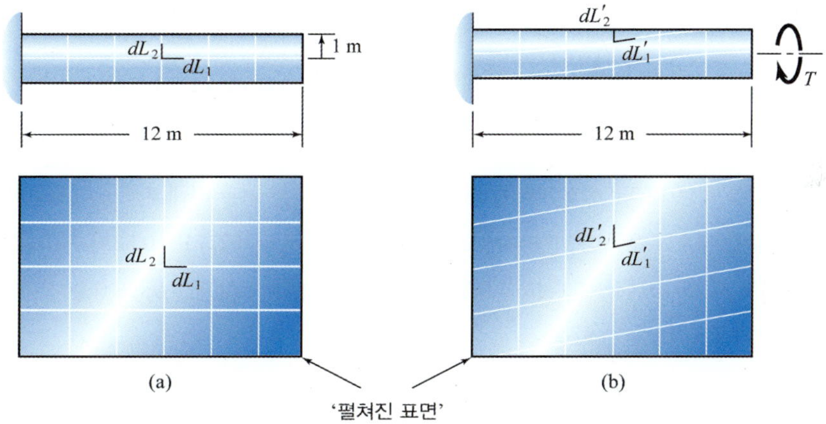

[그림 P2.75 ~ 2.76]

2.76* 그림 (a)의 위 그림에서 길이 12 m, 반지름 1 m인 원형 봉은 왼쪽에 고정지지되어 있다. 축선과 원주선을 봉의 표면에 나타내었다. 그림 (a)의 아래 그림은 축선과 원주선의 형상을 보여주는 '펼쳐진' 봉의 곡면을 보여준다. 무한히 작은 선 dL_1은 축선에, 무한히 작은 선 dL_2는 원주선에 놓여 있다. 그 후에 봉의 오른쪽에 봉의 축에 대해 토크 T가 가해져, 그림 (b)와 같이 봉 끝에 회전이 발생하였다. T가 작용했을 때 봉의 길이와 반지름은 변하지 않는다. 축선과 원주선의 결과 형상은 그림 (b)의 아래 그림과 같다. 펼쳐진 그림에서 두 선은 직선을 유지하고 있지만, 더 이상 직교 상태는 아니다. 적용한 토크로 인해 봉의 끝이 60° 각도로 회전하였다면, dL_1과 dL_2 방향을 참조하는 전단변형률을 구하시오.

연습문제 ▸▸▸

2.77* 그림 (a)와 같이 재료 내 두 개의 무한히 작은 선 dL_1과 dL_2는 기준 상태에서 x, y축에 평행이다. 그림 (b)와 같이 재료 변형 후 dL_1은 단위벡터 $\mathbf{e}_1 = 0.667\mathbf{i} + 0.667\mathbf{j} + 0.333\mathbf{k}$, dL_2는 단위벡터 $\mathbf{e}_2 = -0.408\mathbf{i} + 0.816\mathbf{j} - 0.408\mathbf{k}$를 향하고 있다. dL_1과 dL_2 방향을 참조하는 전단변형률을 구하시오.

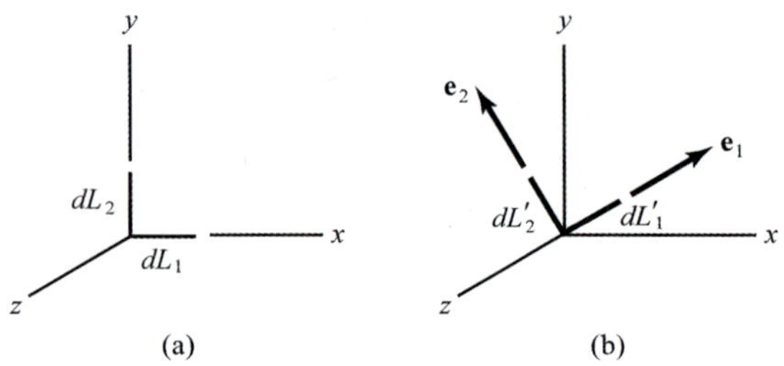

[그림 P2.77 ~ 2.78]

2.78* 그림 (a)와 같이 재료 내 두 개의 무한히 작은 선 dL_1과 dL_2는 기준 상태에서 x, y축에 평행하다. 그림 (b)와 같이 재료의 운동과 변형 후에 dL'_1은 단위벡터 $\mathbf{e}_1 = 0.717\mathbf{i} + 0.535\mathbf{j} - 0.447\mathbf{k}$, dL'_2는 단위벡터 $\mathbf{e}_2 = -0.514\mathbf{i} + 0.686\mathbf{j} + 0.514\mathbf{k}$를 향하고 있다. dL_1과 dL_2 방향을 참조하는 전단변형률을 구하시오.

2.79* 기준 상태에서 재료의 한 점에 무한히 작은 사각형을 나타내었다. 변형 상태에서 dL_1과 dL_2 방향으로의 수직변형률은 $\epsilon_1 = 0.04$, $\epsilon_2 = -0.02$이고, dL_1과 dL_2 방향을 참조하는 전단변형률은 $\gamma = 0.02$ 이다. dL 방향으로의 수직변형률을 구하시오.

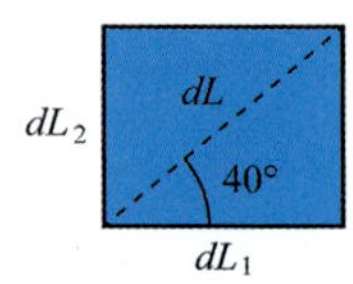

[그림 P2.79]

2.80 7075-T6 알루미늄 합금으로 제작된 구조 부재의 한 점에서의 응력 상태가 $\sigma_x = 530$ MPa, $\sigma_y = 480$ MPa, $\sigma_z = 480$ MPa, $\tau_{xy} = -100$ MPa, $\tau_{yz} = 0$, $\tau_{xz} = 0$이다. 이 점에서 변형률 상태를 구하시오.

전략 변형률 상태의 성분을 계산하기 위해 식 (2.7)~(2.12)를 사용한다. 〈부록 B〉를 참고하여 E, ν, G를 구한다.

2.81 US unit 순수 티타늄으로 제작된 구조 부재의 한 점에서의 변형률 상태가 $\epsilon_x = 0.0038$, $\epsilon_y = -0.0018$, $\epsilon_z = 0.0016$, $\gamma_{xy} = 0.0034$, $\gamma_{yz} = 0$, $\gamma_{xz} = 0$이다. 이 점에서의 응력 상태를 ksi(kip/in^2) 단위로 구하시오.

핵심요약 ▶▶▶

재료에서의 응력과 변형률의 기초 측정법에 대해 알아보았다. 면적에서의 평균응력을 정의하였고, 특별한 경우에 어떻게 평가하는지 확인하였다. 3장에서 축하중을 받는 봉을 포함한 구조 응용문제에 이러한 정의를 적용하기로 한다.

▶ 응력

트랙션 $\mathbf{t}$는, 그림 (a)와 같이 면적 A의 무한히 작은 각 요소 dA에 작용하는 하중이 $\mathbf{t}\,dA$가 되도록 정의된다. 수직 성분 σ는 **수직응력**normal stress, 그리고 접선 성분 τ는 **전단응력**shear stress이다. 수직응력 σ는 바깥쪽으로 향하거나 혹은 재료에서 멀어지면 양수로 정의되고, 이를 **인장**tensile이라고 한다. σ가 음수이면, 수직응력은 재료 안쪽으로 향하고 **압축**compressive이라고 한다. $\mathbf{t}$, σ, τ의 차원은 $\frac{(\text{힘})}{(\text{면적})}$이다.

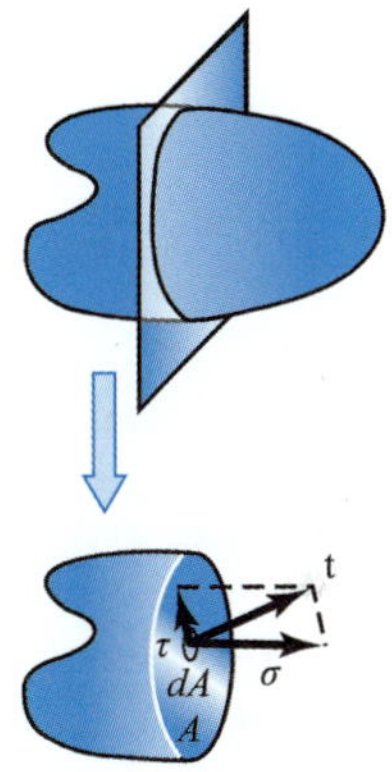

(a)

그림 (a)에서 면적 A에서의 트랙션 $\mathbf{t}$의 평균값은 다음과 같다.

$$\mathbf{t}_{\text{av}} = \frac{1}{A}\int_A \mathbf{t}\,dA \quad \textbf{(2.1)}$$

A에 수직, 접선인 평균 트랙션의 성분은 각각 평균 수직응력 σ_{av}와 평균 전단응력 τ_{av}이다. A에 작용하는 수직, 접선인 힘은 각각 $\sigma_{\text{av}}A$와 $\tau_{\text{av}}A$이다.

한 점에서의 응력 상태는 6개 성분 σ_x, σ_y, σ_z, τ_{xy}, τ_{yz}, τ_{xz}로 완전하게 표현될 수 있다. 이 응력들의 방향과 작용하는 평면의 방향을 그림 (b)에 나타내었다. 전단응력은 $\tau_{xy} = \tau_{yx}$, $\tau_{yz} = \tau_{zy}$, $\tau_{xz} = \tau_{zx}$이다.

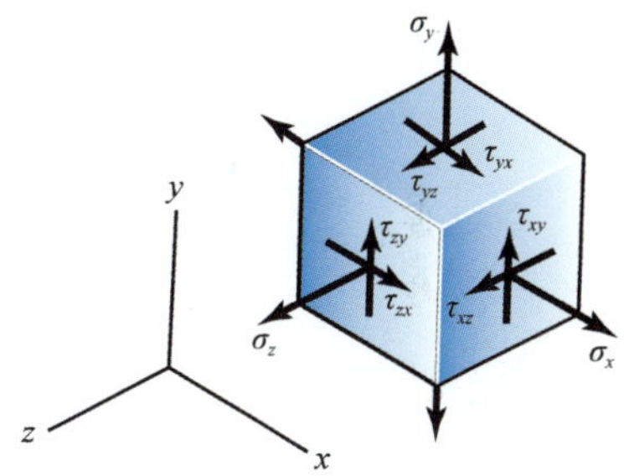

(b)

▶ 변형률과 응력-변형률 관계

그림 (c)와 같은 기준 상태의 재료 부피에서 무한히 작은 선 dL을 생각해보자. 그림 (d)와 같은 변형 상태에서의 선의 길이를 dL'이라고 하면, 수직변형률 ϵ은 다음과 같다.

$$\epsilon = \frac{dL' - dL}{dL} \quad \textbf{(2.2)}$$

L을 기준 상태에서 재료 내 유한한 선의 길이라 하자. 변형 상태에서의 길이 L'은

$$L' = L + \int_L \epsilon\,dL \quad \textbf{(2.4)}$$

핵심요약 ▸▸▸

이고, 여기서 ϵ은 각 점에서 선에 접선인 방향으로의 수직변형률이다. 선의 길이 변화는 δ로 나타낸다.

$$\delta = L' - L = \int_L \epsilon \, dL \qquad \textbf{(2.5)}$$

ϵ이 선을 따라 균일하다면, 길이 변화는 다음과 같다.

$$\delta = L' - L = \epsilon L \qquad \textbf{(2.6)}$$

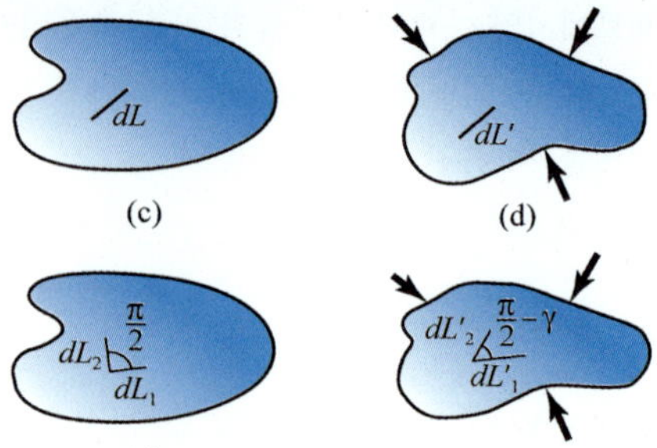

(c) (d) (e) (f)

그림 (e)와 같은 기준 상태에서 재료의 부피 내의 서로 수직이고 무한히 작은 두 선 dL_1과 dL_2를 생각해보자. 그림 (f)와 같은 변형 상태에서 두 선 사이의 각도를 $\left(\dfrac{\pi}{2} - \gamma\right)$ 라디안으로 나타내면, 각도 γ는 dL_1과 dL_2 방향을 참조하는 **전단변형률**shear strain이라 한다.

한 점에서의 **변형률 상태**는 6개 성분 ϵ_x, ϵ_y, ϵ_z, γ_{xy}, γ_{yz}, γ_{xz}로 완전하게 표현될 수 있다. ϵ_x, ϵ_y, ϵ_z 성분은 x, y, z 방향으로의 수직변형률이다. $\gamma_{xy} = \gamma_{yx}$ 성분은 x, y축의 양의 방향을 참조하는 전단변형률 성분이고, $\gamma_{yz} = \gamma_{zy}$와 $\gamma_{xz} = \gamma_{zx}$ 성분도 유사하게 정의된다.

대부분의 구조 재료가 작은 변형률을 받고 있을 때, 변형률 상태 성분은 **응력-변형률 관계**에 따른 응력상태 성분으로 주어진다.

$$\epsilon_x = \frac{1}{E}\sigma_x - \frac{\nu}{E}(\sigma_y + \sigma_z) \qquad \textbf{(2.7)}$$

$$\epsilon_y = \frac{1}{E}\sigma_y - \frac{\nu}{E}(\sigma_x + \sigma_z) \qquad \textbf{(2.8)}$$

$$\epsilon_z = \frac{1}{E}\sigma_z - \frac{\nu}{E}(\sigma_x + \sigma_y) \qquad \textbf{(2.9)}$$

$$\gamma_{xy} = \frac{1}{G}\tau_{xy} \qquad \textbf{(2.10)}$$

$$\gamma_{yz} = \frac{1}{G}\tau_{yz} \qquad \textbf{(2.11)}$$

$$\gamma_{xz} = \frac{1}{G}\tau_{xz} \qquad \textbf{(2.12)}$$

여기서 E는 **탄성계수**, ν는 **포아송 비**, G는 **전단계수**이다. 〈부록 B〉에서 다양한 재료에 대한 E, ν, G 값을 볼 수 있다.

복습문제 ▸▸▸

2.82 US unit 그림 (a)에서 봉 BC는 반지름 4 in의 원형 단면을 가지고 있다. 봉은 B에서 고정지지되어 있고, C에서 아랫방향 하중 20 kip(20,000 lb)를 받고 있다. 그림 (b)에서, 봉의 축에 수직한 평면 P를 지나게 함으로써 봉 일부분의 자유물체도를 얻었다. 평면에 의해 잘린 자유물체도에 작용하는 평균 수직응력과 평균 전단응력은 σ_{av}와 τ_{av}이다. σ_{av}와 τ_{av}를 psi 단위(제곱인치당 파운드)로 구하시오.

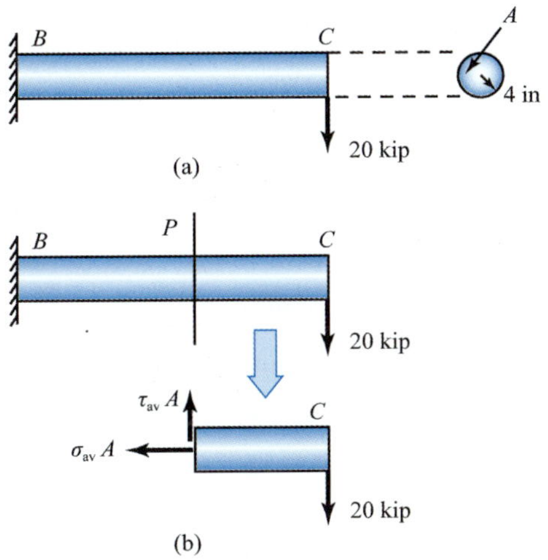

[그림 P2.82]

2.83 US unit 봉 BC는 반지름 4 in의 원형 단면을 가지고 있다. 봉은 B에서 고정지지되어 있고, C에서 아랫방향 하중 20 kip(20,000 lb)를 받고 있다. 평면 P를 지나게 함으로써 봉 일부분의 자유물체도를 얻었다. 평면에 의해 잘린 자유물체도에 작용하는 평균 수직응력과 평균 전단응력은 σ_{av}와 τ_{av}이다. 면적 A'은 봉과 평면 P의 교차면으로, 평균응력 σ_{av}와 τ_{av}가 작용하는 면적이다.

(a) 면적 A'을 in^2 단위로 구하시오.

(b) σ_{av}와 τ_{av}를 psi 단위(제곱인치당 파운드)로 구하시오.

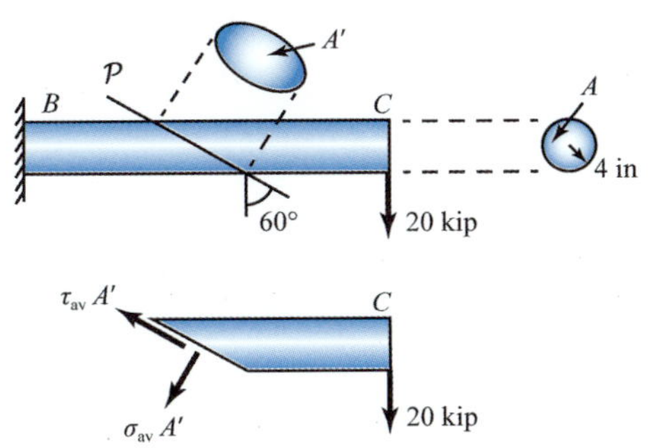

[그림 P2.83]

복습문제 ▶▶▶

2.84 US unit 봉은 1 in 두께의 재료로 제작되었다. 봉의 폭은 왼쪽 끝 2 in부터 오른쪽 끝 4 in까지 선형적으로 변한다. 봉은 축하중 P를 받고 있다. 평면 $\mathcal{P}_1$에서 평균 수직응력은 $\sigma_{av} = 400$ psi (lb/in^2)이다. 평면 $\mathcal{P}_2$에서 평균 수직응력을 구하시오.

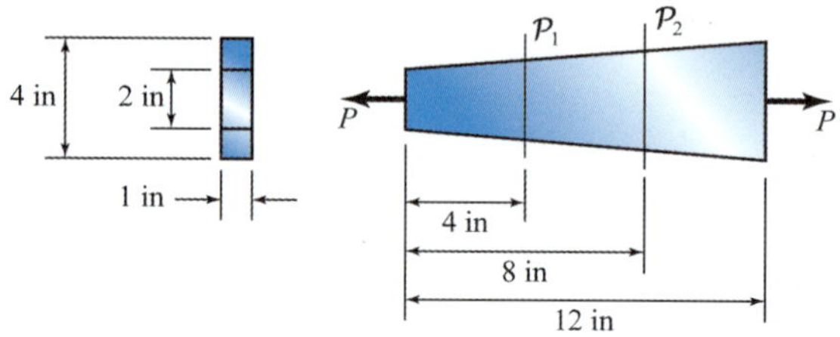

[그림 P2.84]

2.85* US unit 12 in 봉이 그림과 같이 매달려 있고, 자체 무게만으로 하중을 받고 있다. 봉은 1 in 두께의 재료로 제작되었다. 봉의 폭은 바닥 2 in부터 맨 위 4 in까지 선형적으로 변한다. 균질한 재료의 비중량은 0.42 lb/in^{3}이다. 평면 $\mathcal{P}$에서의 평균 수직응력을 구하시오. x는 봉의 바닥으로부터의 거리(단위 : in)이다.

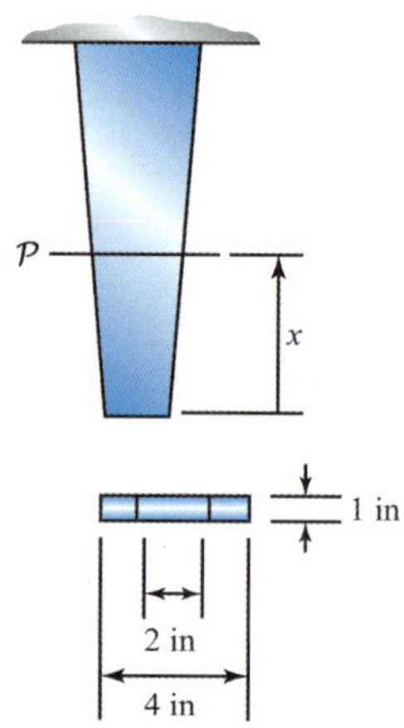

[그림 P2.85]

2.86 보의 단면적은 $A = 0.1$ m^{2}이다. $x = 2$ m라고 하면, 평면 $\mathcal{P}$에서 평균 수직응력과 평균 전단응력의 크기는 얼마인가?

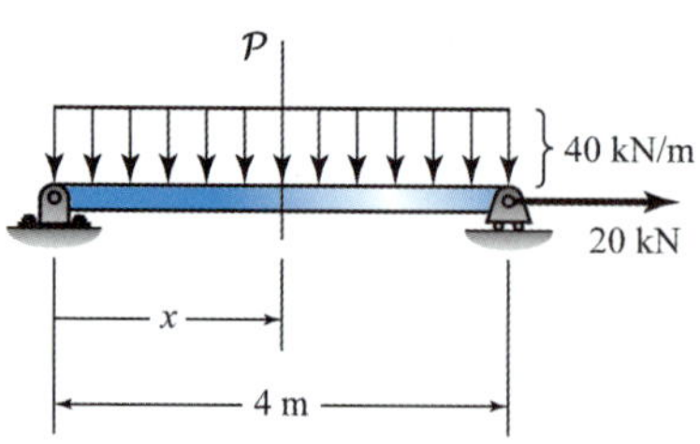

[그림 P2.86 ~ 2.87]

복습문제

2.87 보의 단면적은 $A = 0.1\ \text{m}^2$이다. $x = 3$ m 라고 하면, 평면 $\mathcal{P}$에서 평균 수직응력과 평균 전단응력의 크기는 얼마인가?

2.88 균일단면 봉 BC의 단면적은 $A = 0.01\ \text{m}^2$ 이다. 힘이 $F = 6$ kN이라고 하면, 평면 $\mathcal{P}$에서 평균 수직응력을 구하시오.

2.89 균일단면 봉 BC의 단면적은 $A = 0.01\ \text{m}^2$이다. 봉은 평면 $\mathcal{P}$에서 1.2 MPa의 평균 압축 수직응력을 안전하게 지지할 것이다. 이 기준에 따라 안전하게 적용할 수 있는 가장 큰 아래방향 힘 F를 구하시오.

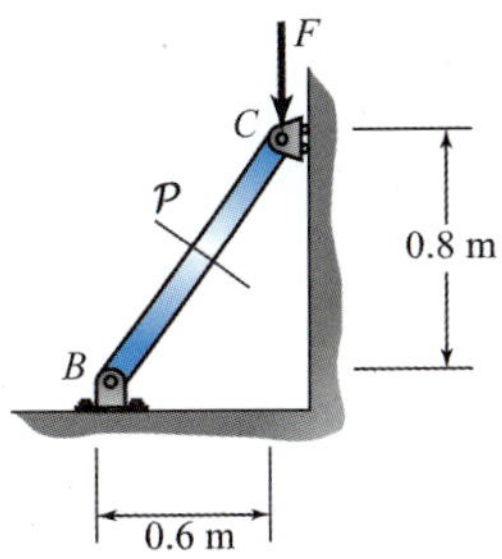

[그림 P2.88 ~ 2.89]

2.90 프레임의 부재 ABC가 있고, C의 핀을 통해 부재 DC의 매끄러운 수평 슬롯이 지지되어 있다. 평면 $\mathcal{P}_1$에서 부재 ABC의 단면적은 $A = 0.03\ \text{m}^2$ 이다. 평면 $\mathcal{P}_1$에서의 평균 수직응력과 평균 전단응력의 크기는 얼마인가?

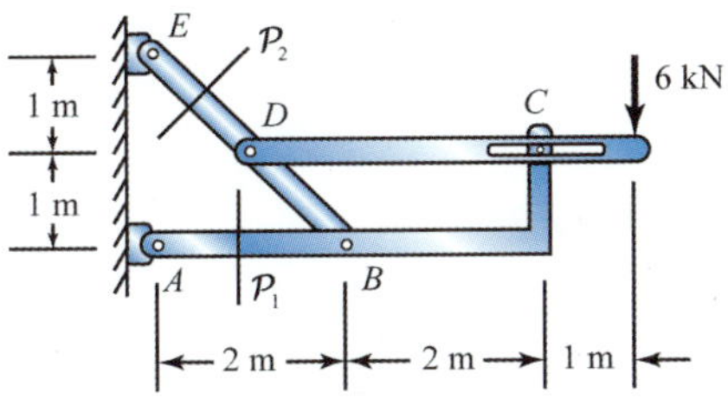

[그림 P2.90 ~ 2.91]

2.91 프레임의 부재 ABC가 있고, C의 핀을 통해 부재 DC의 매끄러운 수평 슬롯이 지지되어 있다. 평면 $\mathcal{P}_2$에서 부재 BDE의 단면적은 $A = 0.03\ \text{m}^2$이다. 평면 $\mathcal{P}_2$에서의 평균 수직응력과 평균 전단응력의 크기는 얼마인가?

복습문제 ▶▶▶

2.92 플라이어의 부재는 B, C, D, E에서 핀 연결로 서로 부착되어 있다. 그림은 C에서의 핀 연결 저면도를 나타낸 것이다. 원통 핀의 지름은 3 mm 이다. C에서 각 부재들이 서로에 대해 작용하는 반력은 [예제 1.4]에서 구하였다. 플라이어에 작용하는 40 N의 하중으로 인해 발생하는 핀에서의 평균 전단응력을 구하시오.

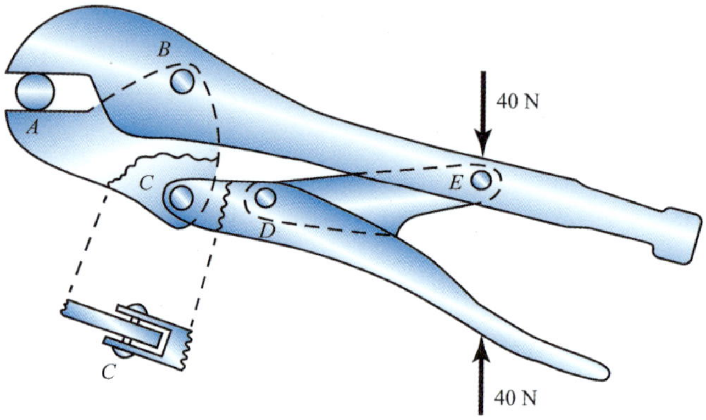

[그림 P2.92]

2.93 볼트 커터의 날은 두 개의 링크 AB로 연결된다. 각 링크의 단면적은 750 mm^{2}이다. 손잡이에 작용한 90 N의 힘에 의해 각 링크에서 발생되는 평균 수직응력을 구하시오.

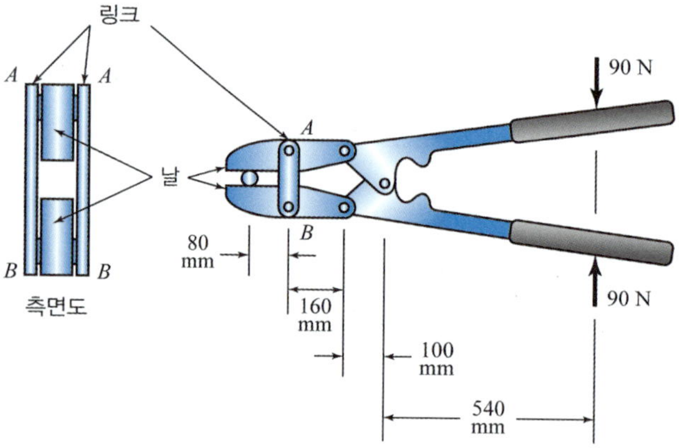

[그림 P2.93 ~ 2.94]

2.94 볼트 커터의 날에 링크 AB를 연결하는 핀은 지름이 20 mm 이다. 손잡이에 작용한 90 N의 힘에 의해 핀에서 발생되는 평균 전단응력을 구하시오.

복습문제

2.95* 사각형 단면 A가 y 방향으로의 전단응력을 받고 있으며, 그 전단응력의 식은 다음과 같다.

$$\tau = \frac{6V}{bh^3}\left(\frac{h^2}{4} - y^2\right)$$

여기서 V는 일정하다. 다음을 구하시오.

(a) A에 작용하는 전체 힘

(b) A에서의 평균 전단응력

(c) A에서의 최대 전단응력과 평균 전단응력의 비

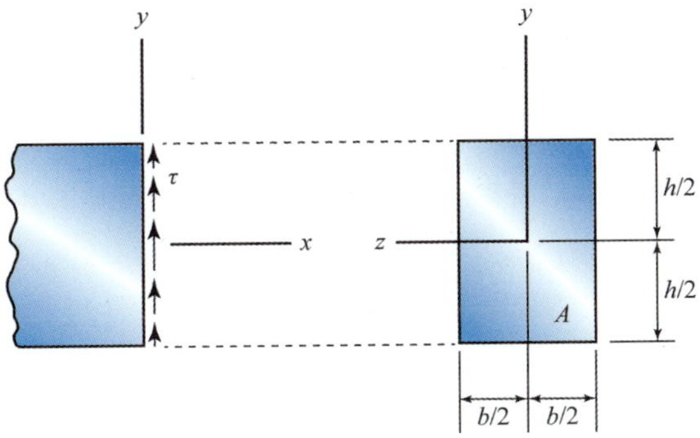

[그림 P2.95]

2.96 재료의 기준 상태에서 선의 길이는 $L = 0.2$ m이다. 선의 각 점에서 선의 접선 방향으로의 수직변형률이 $\epsilon = 0.004$ 일 때, 재료의 변형 상태에서의 선의 길이 L'을 구하시오.

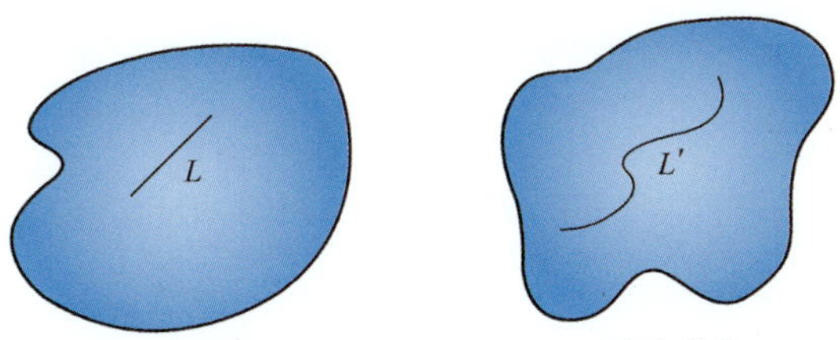

[그림 P2.96]

2.97 재료의 기준 상태에서 직선의 길이는 $L = 0.2$ m이다. 그 후에 재료는 변형하여 선의 접선 방향으로의 수직변형률 값이 $\epsilon = 0.004(1 + 6x)$가 되며, 여기서 x는 m 단위이다. 변형 상태에서의 선의 길이 L'을 구하시오.

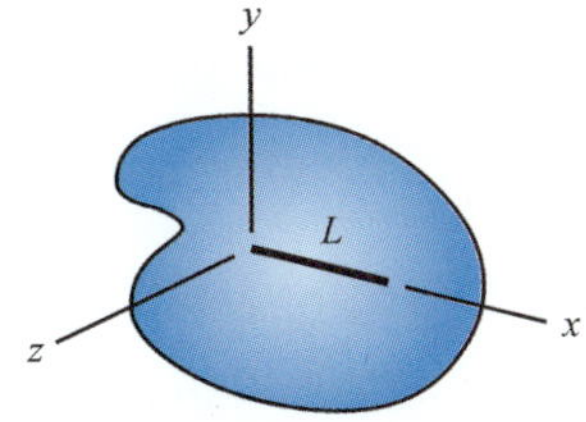

[그림 P2.97]

복습문제 ▸▸▸

2.98 US unit 균일단면 봉이 축하중을 받아 AB 부분에서 $\epsilon = 0.002$, BC 부분에서 $\epsilon = -0.004$의 균일한 수직변형률이 발생하였다. 28 in 봉의 길이 변화는 어떻게 되는가?

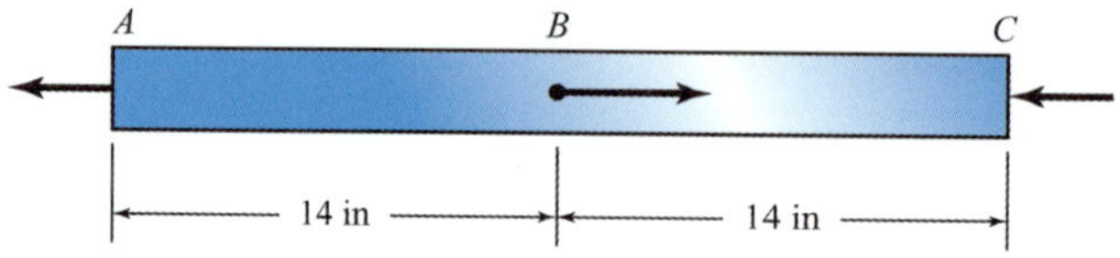

[그림 P2.98 ~ 2.99]

2.99 US unit 균일단면 봉이 하중을 받아 AB 부분에서 $\epsilon_L = 0.006$, BC 부분에서 ϵ_R의 균일한 수직변형률이 발생하였다. 그 결과로 28 in 봉의 길이가 0.032 in 늘어났다. ϵ_R을 구하시오.

2.100 위성에 실린 연료전지에 구형 압력용기가 사용된다. 압력을 받기 전 용기의 외부지름은 $D = 1$ m이다. 용기가 압력을 받아 외부지름이 $D' = 1.02$ m가 되었다. 용기 표면에 접선 방향으로 외부 표면에서의 용기 재료의 수직변형률을 구하시오.

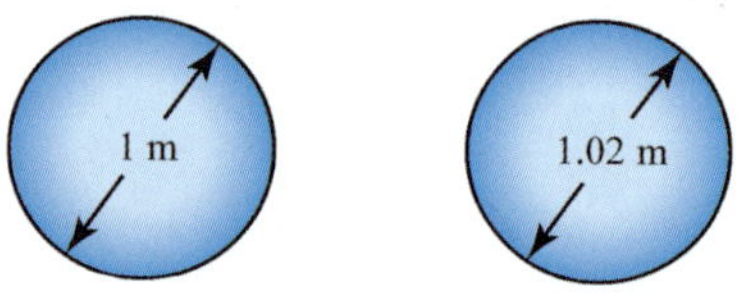

압력을 가하기 전 압력을 가한 후 [그림 P2.100]

2.101 기준 상태에서 재료의 한 점에서 무한히 작은 직사각형이, 변형 상태에서 그림과 같이 평행사변형이 되었다. 다음을 구하시오.

(a) dL_1 방향으로의 수직변형률 (b) dL_2 방향으로의 수직변형률

(c) dL_1과 dL_2 방향을 참조하는 전단변형률

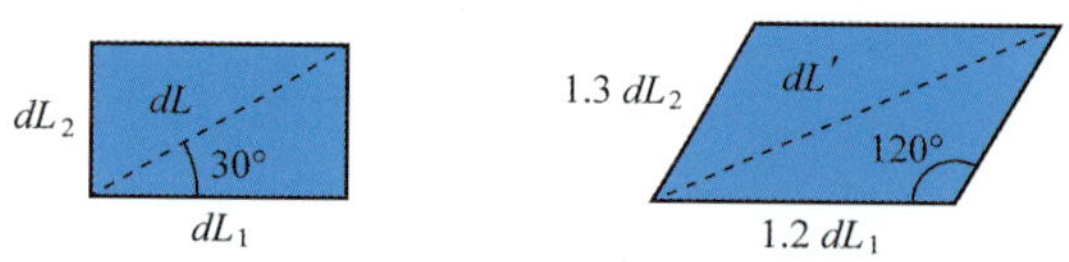

기준 상태 변형 상태 [그림 P2.101 ~ 2.102]

2.102* 기준 상태에서 재료의 한 점에서 무한히 작은 직사각형이, 변형 상태에서 그림과 같이 평행사변형이 되었다. 대각선 dL 방향으로의 수직변형률을 구하시오.

CHAPTER 3

축하중을 받는 봉

Axially Loaded Bars

교량, 건물, 차량 및 다른 기계 장치를 지지하는 데 널리 사용되는 트러스 구조물truss structure은 트러스의 부재에 축하중을 가하여 외부 하중을 지지하는 봉의 프레임워크framework이다. 봉에 축하중을 가하고 그에 따른 길이 변화를 측정하는 것은 응력에 대한 재료의 반응을 시험하는 일반적인 방법이다. 이 시험은 비교적 간단하게 수행할 수 있고, 재료에 간단하고 쉽게 결정지을 수 있는 응력 분포distribution of stress를 적용한다. 이러한 간편성과 응용의 관점에서 축하중을 받는 봉의 중요성 때문에, 이 장에서는 축하중을 받는 봉을 자세하게 분석한다.

SECTION 3.1 균일단면 봉에서의 응력

Stresses in Prismatic Bars

2장에서 물체 내 평면에 작용하는 **평균**average 수직응력과 평균 전단응력을 구하였다. 그러나 일반적으로 설계를 위해서 응력의 평균값이 아니라 실질적인 응력 분포를 반드시 알아야 함을 강조하였다. 이제 축하중을 받는 봉에서의 응력 분포에 대해 알아보자.

3.1.1 응력 상태

균일단면 봉은 길이방향으로 단면이 일정하다는 것을 상기하자. [그림 3-1]과 같이 일정한 수직응력 σ를 봉의 끝에 적용하여 균일단면 봉에 어느 정도의 하중이 작용한 것으로 가정한다.

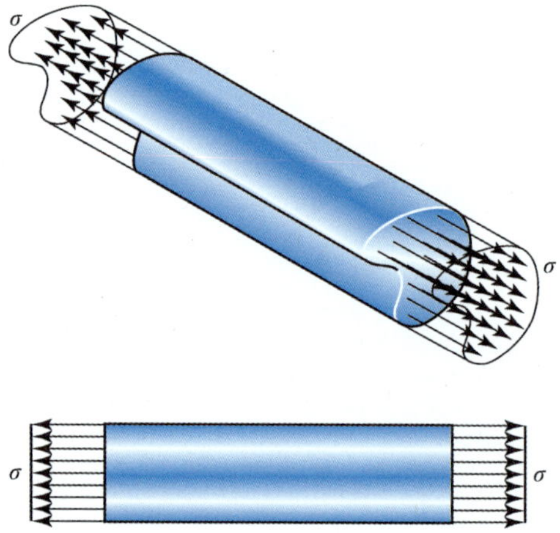

[그림 3-1] 봉의 끝에 수직트랙션에 의해 하중을 받는 봉

[그림 3-2]와 같이 이 하중에 대해 봉의 축에 수직인 **모든** 평면에서의 응력 분포는 동일한데, 균일한 수직응력만 있고 전단응력은 없음을 알 수 있다. [그림 3-3]에서와 같은 방향으로 봉의 사각요소를 분리하면, 봉의 축에 수직인 요소의 면은 수직응력 σ를 받게 되고 다른 면은 응력이 없는 상태이다. 그림에 나타낸 좌표계를 적용하면, 응력의 요소는 $\sigma_x = \sigma$, $\sigma_y = 0$, $\sigma_z = 0$, $\tau_{xy} = 0$, $\tau_{yz} = 0$, $\tau_{xz} = 0$이다. 이 결과를 증명하려면 경계조건(봉의 끝단에는 수직응력이 작용하고, 봉의 옆면에는 응력이 작용하지 않음)과 평형조건을 모두 만족하는 다른 응력분포가 없음을 보여야 하는데, 이는 이 책의 학습 범위를 벗어나므로 다루지 않겠다.

지금까지 설명한 응력 상태는 아주 이상적인 형태로 축하중을 받는 균일단면 봉에 적용된다. 이 사실은 축하중이 다른 형태로 작용하는 봉에서의 응력상태에 대해 무엇을 말하는 것일까? 이 질문에 답하기 위해, 우선 봉의 끝에 균일한 수직응력을 적용하는 것이 봉 단면의 도심에 하나의 축하중을 적용하는 것과 등가equivalent임을 보여야 한다(힘의 합과 임의의 점에 대한 모멘트 합이 두 시스템에서 모두 같다면, 힘과 모멘트를 받는 이 두 시스템은 등가라고 정의한다). 봉의 단면적 A에서 균일한 수직응력 σ에 의해 작용되는 전체 힘은 σA이다. [그림 3-4(a)]와 같이 단면의 도심에 원점을 갖는 좌표계를 위치시켜, 다음과 같이 도심의 y와 z 좌표가 0이 되게 한다.

$$\bar{y} = \frac{\int_A y \, dA}{A} = 0, \quad \bar{z} = \frac{\int_A z \, dA}{A} = 0$$

균일한 수직응력 분포로 인해 z축에 대한 모멘트는 0이고,

$$\int_A -y\sigma \, dA = -\sigma \int_A y \, dA = 0$$

y축에 대한 모멘트도 0이다.

$$\int_A z\sigma \, dA = \sigma \int_A z \, dA = 0$$

[그림 3-4(b)]와 같이 힘 $P = \sigma A$ 를 봉 단면의 도심에 위치시키면, y 및 z축에 대해 P로 인한 모멘트는 0이다. 그러므로 **힘 P는 균일한 수직응력 분포와 등가이다.**

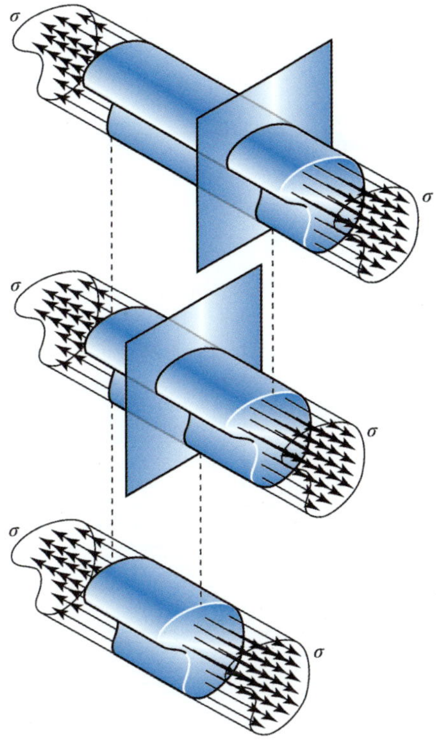

[그림 3-2] 봉 축에 수직한 모든 평면에 작용하는 동일하고 균일한 수직응력

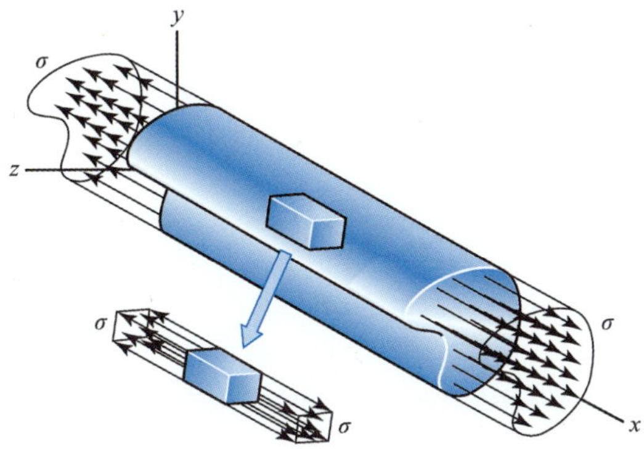

[그림 3-3] 봉 내의 요소 분리

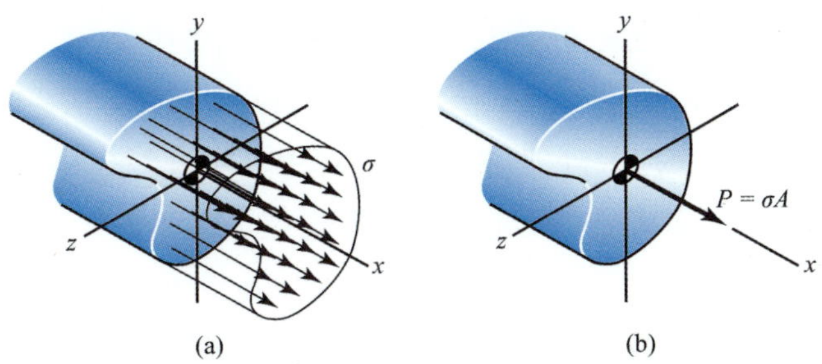

[그림 3-4] (a) 도심에 원점을 갖는 좌표계 (b) 도심에 작용하는 힘 P는 균일한 응력 σ와 등가이다.

이제 [그림 3-5]와 같이 단면의 도심에 작용한 축하중 P와 등가인 하중을 균일단면 봉의 끝에 적용한다고 가정하되, 좀 더 실질적인 형태로 적용해보자. 봉의 끝에서 거리가 멀어지는 평면상에서 응력 분포는 균일한 수직응력에 근접한다.

$$\sigma = \frac{P}{A} \quad (3.1)$$

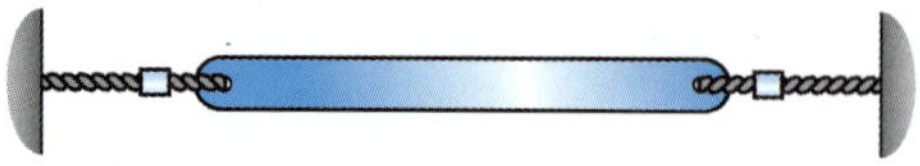

[그림 3-5] 봉에 축하중 적용

축하중을 어떻게 적용하든, [그림 3-6]에서 보듯이 봉의 폭에 몇 배 이상 되는 축방향 거리에서의 응력 분포는 봉의 끝에 균일한 수직응력을 적용하여 얻은 값과 거의 동일하다.

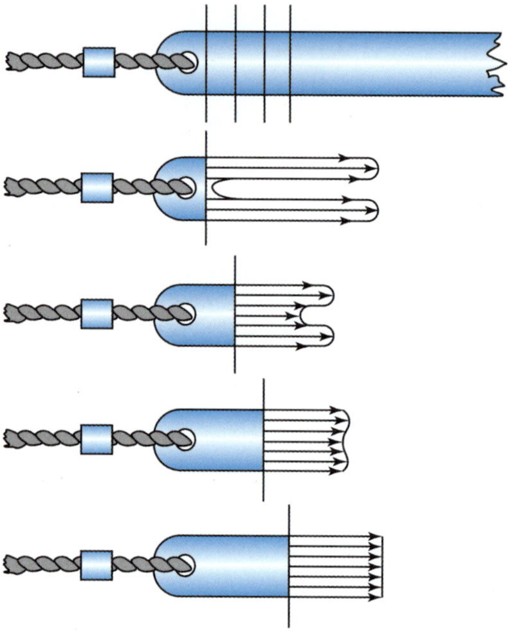

[그림 3-6] 봉의 끝에서의 거리에 따른 응력 분포

이러한 결과는 바레 드 생 베낭Barré de Saint-Venant, 1797~1886이 주장하였는데, 그는 이를 증명하기 위해 고무봉을 이용하여 실험을 수행하였다. 이 결과는 보다 일반적인 형태로 **생 베낭의 원리** Saint-Venant's principle로 알려져 있으며, 최근에 해석적으로 입증되었다. 이 결과를 바탕으로, 예제나 문제에서 축하중을 받는 봉의 축에 수직인 평면에서의 응력 분포는 전단응력 없이 균일한 수직응력만으로 구성되었다고 가정한다. 그러나 이러한 가정은 봉의 끝 부근에서는 적용되지 않음을 기억해야 한다. 이 외의 분야에서는 별도 분석을 통해 끝 부근에서의 응력 분포를 결정할 필요가 있다.

연구문제

1. 균일단면 봉의 끝에 균일한 수직응력 σ가 적용되어 하중을 받는다고 할 때, 봉의 축에 수직인 평면에서의 응력 분포를 구하시오.
2. 균일단면 봉의 끝에 임의의 힘과 우력 시스템이 작용하고 있고 그 힘과 우력 시스템은 봉의 단면 도심에 작용하는 인장축하중tensile axial load P와 등가일 때, 봉의 축에 수직인 평면에서의 응력 분포에 대해 무엇을 알 수 있는가?

예제 3.1 축하중을 받는 봉의 응력 US unit

[그림 3-7]의 AB 부분은 2 in 지름을 갖는 원형 단면이고, BC 부분은 4 in 지름을 갖는 원형 단면이다. 봉 축에 수직인 평면에서의 수직응력을 다음 각 부분에서 구하시오.

(a) AB 부분 (b) BC 부분

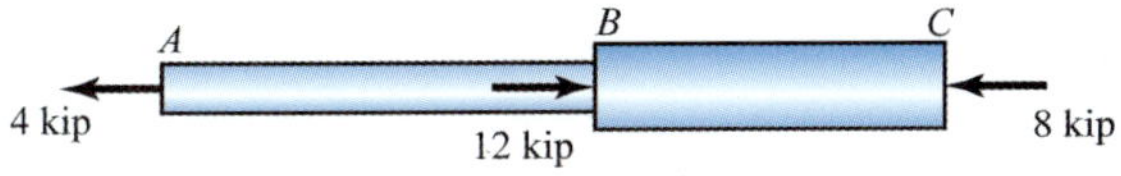

[그림 3-7]

전략

평면을 봉의 AB 부분을 지나게 하여 평면의 한 측에서의 봉 부분을 분리하면, 평형조건을 만족시키는 AB 부분에서의 축하중을 구할 수 있다. 그런 후 식 (3.1)을 이용하여 수직응력을 구한다. BC 부분에서의 수직응력을 구할 때도 동일한 방법을 사용할 수 있다.

풀이

(a) 그림 (a)와 같이 평면을 AB 부분에 지나게 하고, 평면의 왼쪽 봉의 부분을 분리한다. 구한 자유물체도로부터, AB 부분에서의 축하중은 $P_{AB} = 4\,\text{kip}$이다. 봉의 AB 부분 단면적은

$$A_{AB} = \frac{\pi(2\,\text{in})^2}{4} = 3.14\,\text{in}^2$$

이다. 그러므로 AB 부분에서의 수직응력은 다음과 같다.

$$\sigma_{AB} = \frac{P_{AB}}{A_{AB}} = \frac{4000\,\text{lb}}{3.14\,\text{in}^2} = 1270\,\text{psi}$$

(b) 그림 (b)와 같이 평면을 BC 부분에 지나게 하고, 평면의 왼쪽 봉의 부분을 분리한다. 평형방정식 $P_{BC} + 12\,\text{kip} - 4\,\text{kip} = 0$으로부터, 봉의 BC 부분에서의 축하중은 $P_{BC} = -8\,\text{kip}$이다. 봉의 BC 부분 단면적은

$$A_{BC} = \frac{\pi(4\,\text{in})^2}{4} = 12.6\,\text{in}^2$$

이다. 그러므로 BC 부분에서의 수직응력은 다음과 같다.

$$\sigma_{BC} = \frac{P_{BC}}{A_{BC}} = \frac{-8000\,\text{lb}}{12.6\,\text{in}^2} = -637\,\text{psi}$$

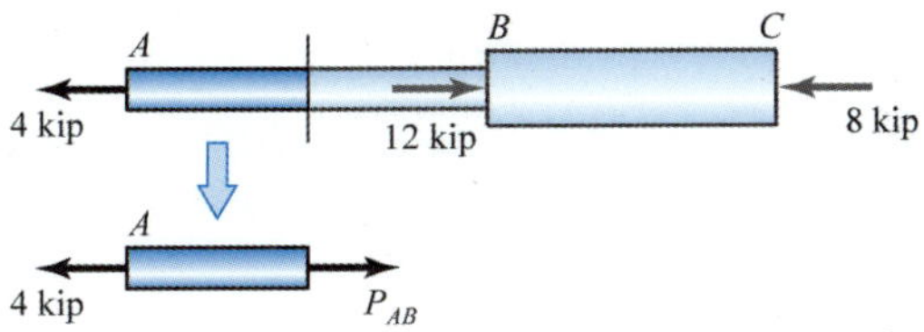

(a) 평면을 AB 부분에 지나게 하여 자유물체도 구하기

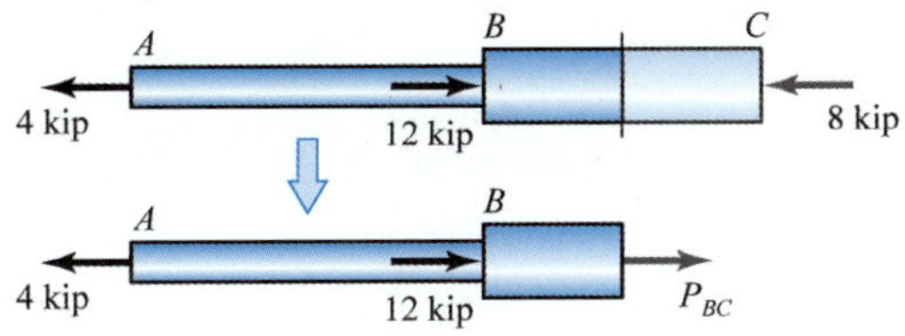

(b) 평면을 BC 부분에 지나게 하여 자유물체도 구하기

토론

그림 (a)와 그림 (b)에서 P_{AB}와 P_{BC}를 정의함으로써 축하중이 인장이면 양의 값, 압축이면 음의 값임을 확인하자. 결론적으로 식 (3.1)로 구한 수직응력의 값은 축하중이 인장이면 양의 값, 압축이면 음의 값이다. 결과로부터 봉의 AB 부분에서의 수직응력은 인장, BC 부분에서의 수직응력은 압축이다.

예제 3.2 트러스 부재에서의 응력

[그림 3-8]의 트러스 각 부재의 단면적은 400 mm^2이다. 매달린 물체의 질량은 $m = 3400$ kg이다. 각 부재에서의 수직응력을 구하시오.

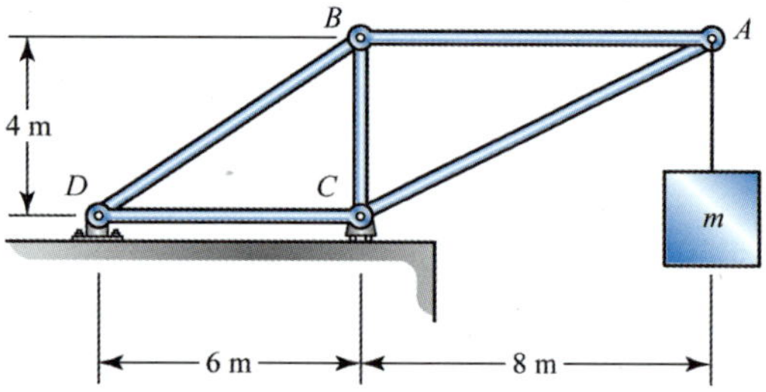

[그림 3-8]

전략

부재에서의 축하중을 구하기 위해 절점법을 사용할 수 있고, 축하중을 단면적으로 나누어 수직응력을 구한다.

풀이

매달린 질량의 무게는 $mg = (3400\text{ kg})(9.81\text{ m/s}^2) = 33.4\text{ kN}$이다. 그림 (a)에 트러스의 절점 A에서의 자유물체도를 그렸다. 각도 $\theta = \arctan\left(\frac{4}{8}\right) = 26.6°$이다. 다음과 같은 평형방정식으로부터

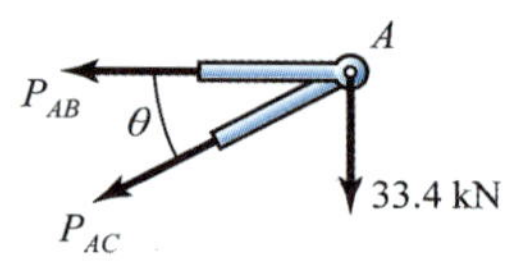

(a) 절점 A

$$\Sigma F_x = -P_{AB} - P_{AC}\cos 26.6° = 0$$
$$\Sigma F_y = -P_{AC}\sin 26.6° - 33.4\text{ kN} = 0$$

$P_{AB} = 66.7$ kN, $P_{AC} = -74.6$ kN을 구할 수 있다. 이와 같은 방법으로, 다음과 같이 부재들의 축하중을 구한다.

부재	AB	AC	BC	BD	CD
축하중(kN)	66.7	−74.6	−44.5	80.2	−66.7

이 값들을 단면적 400E-6 m^2로 나누면, 부재들의 수직응력은 다음과 같다.

부재	AB	AC	BC	BD	CD
수직응력(MPa)	167	−186	−111	200	−167

토론

이 예제에서 트러스가 매달린 물체를 어떻게 안전하게 지지하는지 결정할 수 있는가? 부재들의 수직응력들은 허용값보다 커서는 안 되고, 그 허용값은 부재 재료의 특성에 근거하여 선택된다. 허용응력은 3.6절에서 논의하도록 하자. 또한, 압축하중을 받는 부재들이 좌굴buckling에 의해 파손되지 않도록 안전하게 할 필요가 있으며, 이는 10장에서 설명할 것이다.

3.1.2 경사면에서의 응력

구조설계에 있어 단 하나의 특정 평면 혹은 평면 일부분에서의 응력 분포만을 고려하는 것은 충분하지 않다. 축하중을 받는 봉을 통해 알아보자. [그림 3-9]에 나타낸 방향을 가진 평면 $\mathcal{P}$에 작용하는 수직응력과 전단응력을 구해보자. 각도 θ는 봉의 축으로부터 평면 $\mathcal{P}$에 수직(직각)인 선까지 측정한다. 평면 $\mathcal{P}$에서의 응력을 구하기 위해 [그림 3-10]과 같이 자유물체도를 정의한다. 우선 봉으로부터 사각형 요소를 분리하고, 이 요소 중 평면 $\mathcal{P}$의 왼쪽 부분을 분리한다. 이렇게 하는 목적은 평면 $\mathcal{P}$에 수직응력과 전단응력이 적용된 기하학적으로 간단한 자유물체도를 작성하기 위함이다. 수직응력을 σ_θ, 전단응력을 τ_θ로 표시하였으며, 이 둘은 각도 θ로 정의된 평면 위에 작용한다. τ_θ의 방향은 임의로 정하여 표시하였다.

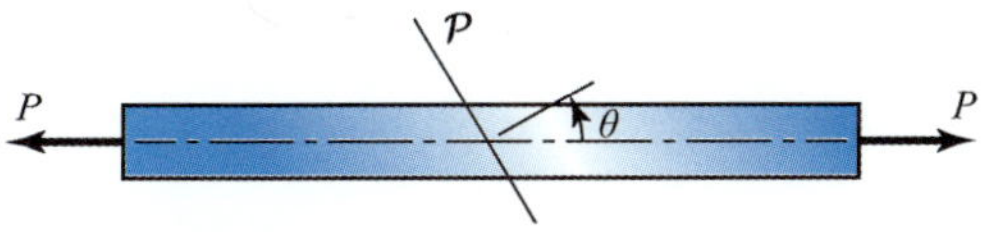

[그림 3-9] 봉의 축에 임의의 각도로 봉을 가로지르는 평면 $\mathcal{P}$

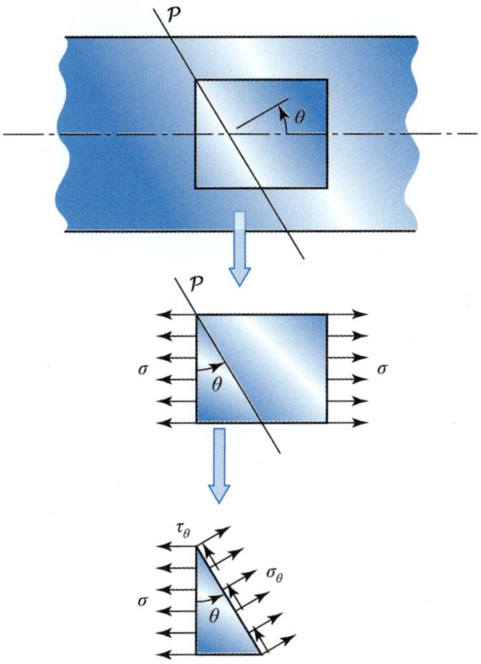

[그림 3-10] 평면 $\mathcal{P}$에서의 응력을 구하기 위한 자유물체도 작성

요소로부터 잘라낸 삼각형 자유물체도에 평형방정식을 적용하여 σ_θ와 τ_θ를 구한다. [그림 3-11(a)]와 같이 A_θ를 기울어진 면의 면적이라고 하면, 수평면과 수직면의 면적을 A_θ와 θ로 표현할 수 있다. 이제 자유물체도에서의 힘은 [그림 3-11(b)]와 같이 면적과 일정한 응력의 곱이 된다. σ_θ 방향으로의 힘을 모두 더하면

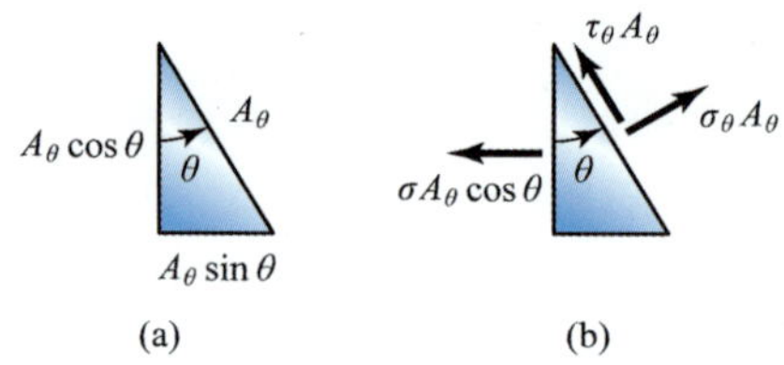

[그림 3-11] (a) 면의 면적
(b) 자유물체도에 나타낸 힘 성분들

$$\sigma_\theta A_\theta - (\sigma A_\theta \cos\theta)\cos\theta = 0$$

이고, 다음과 같이 평면 P에서의 수직응력을 구한다.

$$\sigma_\theta = \sigma\cos^2\theta \tag{3.2}$$

τ_θ 방향으로의 힘을 모두 더하면

$$\tau_\theta A_\theta + (\sigma A_\theta \cos\theta)\sin\theta = 0$$

이고, 다음과 같이 평면 P에서의 전단응력을 구한다.

$$\tau_\theta = -\sigma\sin\theta\cos\theta \tag{3.3}$$

식 (3.2)와 (3.3)으로 균일단면 봉의 축에 임의의 각도로 기울어진 평면에 작용하는 수직응력과 전단응력을 알 수 있다. [그림 3-12]에 $\theta = 0°$ 부터 $\theta = 180°$까지 $\dfrac{\sigma_\theta}{\sigma}$와 $\dfrac{\tau_\theta}{\sigma}$ 비를 도시하였다. 또한, 특정한 θ 값에 따른 σ_θ와 τ_θ의 요소와 값을 나타내었다.

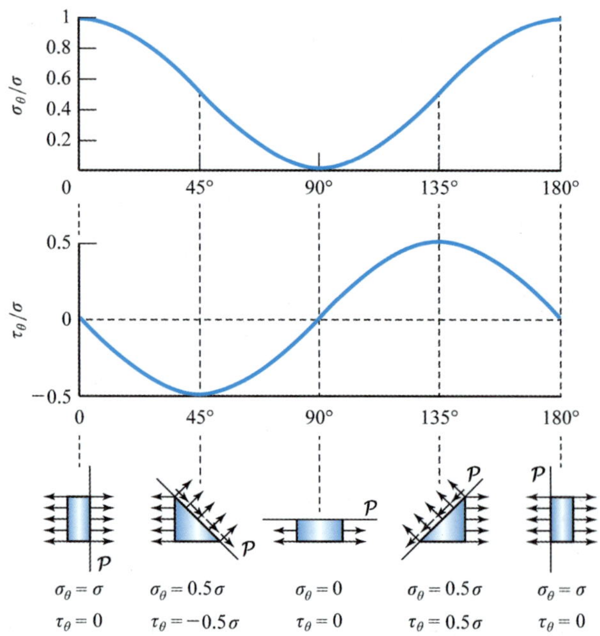

[그림 3-12] θ 함수로 나타낸 수직응력과 전단응력

[그림 3-12]를 통해 축하중을 받는 균일단면 봉에서의 모든 평면에 작용하는 수직응력과 전단응력을 알아볼 수 있다. 유념할 사항은, 수직응력의 크기가 봉의 축에 수직인 면($\theta = 0°$)에서의 수직응력보다 큰 평면은 없다는 것이다. 봉의 축에 수직인 평면에서의 수직응력을 결정하기 위해 $\sigma = \dfrac{P}{A}$라는 공식을 사용하면, 봉 내의 임의 평면에 작용하는 가장 큰 인장 혹은 압축 수직응력을 구할 수 있다. 반면에 봉의 축에 수직인 평면에 전단응력은 없지만, 경사면에는 전단응력이 발생한다. 봉의 축에 45° 기울어진 평면에서 전단응력의 크기는 최대 수직응력 크기의 $\dfrac{1}{2}$이다. 따라서 $|\tau_\theta| = \left|\dfrac{\sigma}{2}\right|$이다. 이 값이 전단응력의 최댓값임을 식 (3.3)으로 확인할 수 있다. τ_θ의 θ에 대한 미분은 다음과 같다.

$$\frac{d\tau_\theta}{d\theta} = \sigma(\sin^2\theta - \cos^2\theta)$$

이 식의 값을 0으로 놓으면, τ_θ가 최소 혹은 최대인 각도를 결정할 수 있고, 그 값은 각각 $\theta = 45°$와 $\theta = 135°$이다. $\theta = 45°$에서 $\tau_\theta = -\dfrac{\sigma}{2}$이고, $\theta = 135°$에서 $\tau_\theta = \dfrac{\sigma}{2}$이다.

축하중을 받는 균일단면 봉 내 임의 평면에서의 최대 인장 혹은 최대 압축 수직응력은 $\sigma = \dfrac{P}{A}$이고, 최대 전단응력의 크기는 $\left|\dfrac{\sigma}{2}\right|$이다. 예를 들어 [그림 3-13]과 같이 무게 W를 지지하고 있는 단면적 A인 콘크리트 기둥이 있다고 하자. 기둥의 축을 수직으로 가로지르는 평면에 자유물 체도를 그리면 [그림 3-14]와 같고, 압축응력이 $\sigma = -\dfrac{W}{A}$임을 알 수 있다. 이것은 기둥을 지나는 임의 평면에서의 최대 압축응력이다. 기둥 축에 45° 기울어진 평면에서 발생하는 최대 전단응력의 크기는 $\left|\dfrac{\sigma}{2}\right| = \dfrac{W}{2A}$이다. W가 충분히 커지면, 콘크리트와 같은 취성 재료의 기둥은 [그림 3-15]와 같이 전단응력의 크기가 최대가 되는 면을 따라 파손되는 경향이 있다. 설계에 있어 재료 내 모든 평면에 작용하는 응력을 반드시 고려해야 한다.

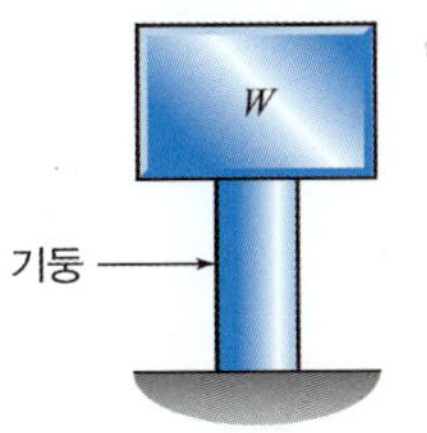

[그림 3-13] 무게 W를 지지하는 기둥

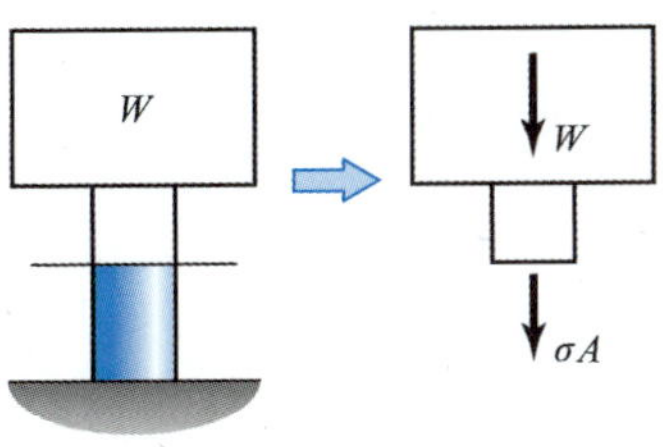

[그림 3-14] 기둥의 축에 수직으로 평면을 지나게 하여 자유물체도 구하기

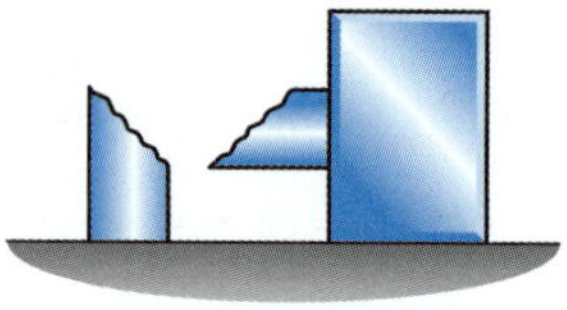

[그림 3-15] 취성 재료는 축에 대해 45°인 평면을 따라 파손되는 경향을 보인다.

특정 평면을 지정하지 않은 상태에서 축하중을 받는 봉의 수직응력을 고려한다는 것은 봉의 축에 수직인 평면에서의 수직응력을 고려하는 것을 의미한다.

연구문제

1. 봉이 축하중을 받고 있다면, 봉의 축에 수직이 아닌 평면에 작용하는 수직응력과 전단응력은 어떻게 구할 수 있는가?
2. 단면적이 A인 봉이 인장축하중 P를 받는다면, 재료가 받는 최대 인장응력은 얼마인가? 최대 인장응력이 발생하는 평면의 방향은 어떻게 되는가?
3. 단면적이 A인 봉이 인장축하중 P를 받는다면, 재료가 받는 최대 전단응력의 크기는 얼마인가? 전단응력의 크기가 최대가 되는 평면의 방향은 어떻게 되는가?

예제 3.3 경사면에서의 응력

접착제를 시험하기 위해 [그림 3-16]과 같이 두 판넬을 접착하였다. 판넬을 연결하여 만든 봉은 200 N의 인장축하중을 받고 있다. 두 판넬이 접착된 평면에 작용하는 수직응력과 전단응력을 구하시오. (즉, 접착제는 얼마의 응력을 지지해야 하는가?)

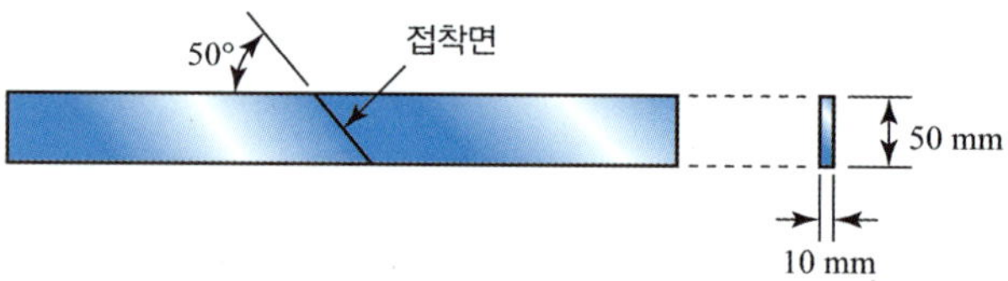

[그림 3-16]

전략

축하중과 봉의 단면적을 알고 있으므로, 봉의 축에 수직인 평면에서의 수직응력 $\sigma = \dfrac{P}{A}$를 구할 수 있다. 그런 다음, 접착면에서의 수직응력과 전단응력을 구하기 위해 식 (3.2)와 (3.3)을 사용할 수 있다.

풀이

봉의 축에 수직인 평면에서의 수직응력은 다음과 같다.

$$\sigma = \frac{P}{A} = \frac{200\ \text{N}}{(0.01\ \text{m})(0.05\ \text{m})} = 400{,}000\ \text{Pa}$$

그림 (a)에서, 판넬이 접착된 평면에서의 수직응력 σ_θ와 전단응력 τ_θ를 구하는 것이 우리의 목표이다.

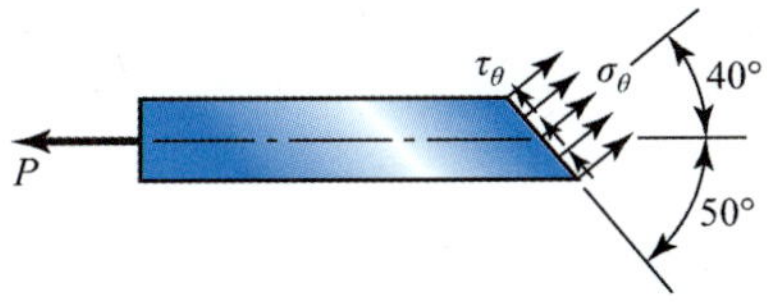

(a) 접착면에서의 응력

접착면에 수직인 선과 봉의 축 사이 각은 40°이다. 식 (3.2)로부터

$$\sigma_\theta = \sigma\cos^2\theta = (400{,}000\ \text{Pa})\cos^2 40°$$
$$= 235{,}000\ \text{Pa}$$

이고, 식 (3.3)으로부터

$$\tau_\theta = -\sigma\sin\theta\cos\theta = -(400{,}000\ \text{Pa})\sin 40°\cos 40°$$
$$= -197{,}000\ \text{Pa}$$

이다. 접착면은 235 kPa의 인장 수직응력과 크기 197 kPa의 전단응력을 받고 있다. 전단응력에서 음수값은 τ_θ의 정의된 방향과 반대방향으로 전단응력이 작용함을 나타낸다.

토론

응력 σ_θ와 τ_θ의 부호가 반대일 것으로 예측할 수 있을 것이다. σ_θ와 τ_θ가 둘 다 양수이거나 둘 다 음수라면 그림 (a)의 자유물체도에서 수직방향으로의 힘의 합은 0이 아님을 주목하자. 우리가 구한 결과가 사용한 자유물체도와 일치함을 확인함으로써 역학 문제의 답을 구할 때 실수를 피할 수 있다.

연습문제 ▸▸▸

3.1 단면적이 $A = 0.1\ \mathrm{m}^2$ 인 균일단면 봉의 끝에 다음과 같은 두 종류의 하중이 작용하고 있다. 두 경우 평면 $\mathcal{P}$에서의 수직응력을 구하시오.

(a) 100 Pa의 균일한 수직응력

(b) 보의 단면 도심에 작용하는 10 N의 수직하중

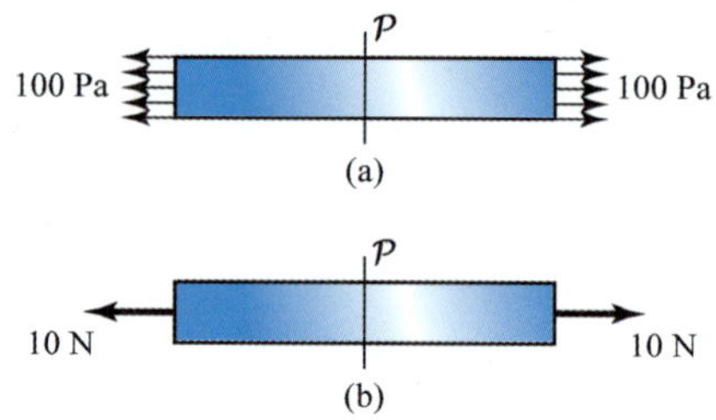

[그림 P3.1]

3.2 봉의 AB 부분은 반지름 15 mm인 원형 단면이고, BC 부분은 반지름 45 mm인 원형 단면이다. 다음 부분에서, 봉의 축에 수직인 평면에서의 수직응력을 구하시오.

(a) 봉의 AB 부분 (b) 봉의 BC 부분

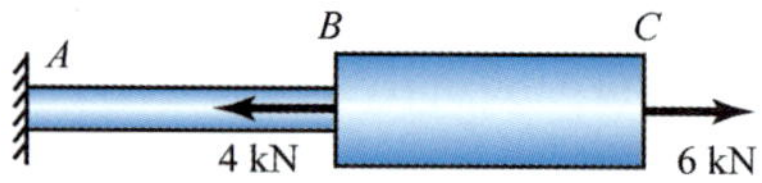

[그림 P3.2]

3.3 균일단면 봉이 12 kN 의 축하중을 받고 있다. 봉의 단면이 그림과 같이 (a)일 때와 (b)일 때 봉의 축에 수직인 평면에서의 수직응력을 구하시오.

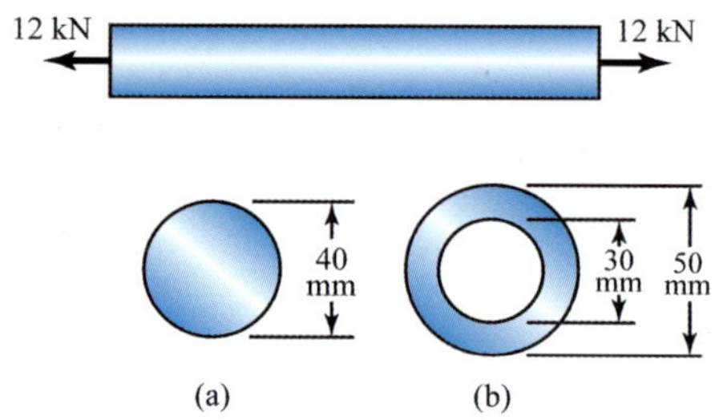

[그림 P3.3]

3.4 천장선풍기(실링팬)ceiling fan의 질량은 12 kg 이다. 선풍기를 매달고 있는 파이프의 단면은 그림과 같다. 파이프에 수직인 평면에서의 수직응력을 구하시오(파이프의 무게는 선풍기의 무게 대비 무시할 수 있다고 가정한다).

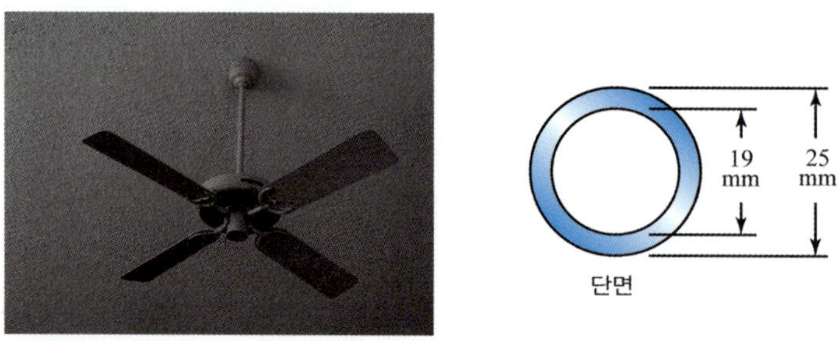

[그림 P3.4]

연습문제 ▸▸▸

3.5 커넥팅로드connecting rod AB가 4 kN 의 인장축하중을 받고 있다. 막대rod의 단면은 그림과 같다. 막대에 800 kPa 이상의 수직응력이 발생하는 것을 원하지 않는 경우, 허용할 수 있는 단면의 내부반지름 r의 최댓값을 구하시오.

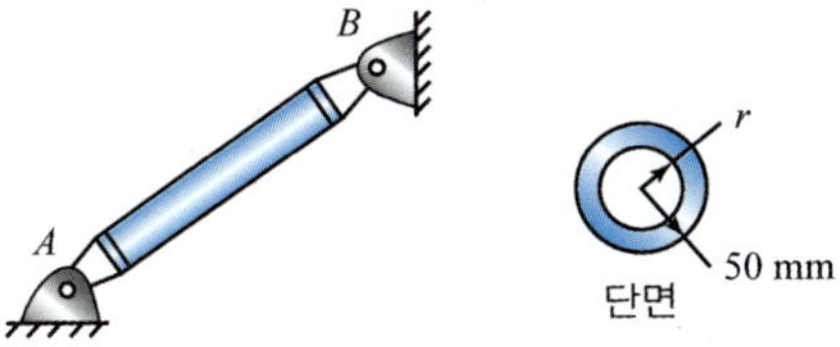

[그림 P3.5]

3.6
US unit
봉 AB의 단면적은 2 in^2이다. 힘이 $F = 6$ kip일 때, 봉 AB의 축에 수직인 평면에서의 수직응력을 구하시오.

전략 수평봉의 자유물체도를 그리고, 점 C에 대한 모멘트를 더해서 봉 AB에서의 축하중을 결정할 수 있다.

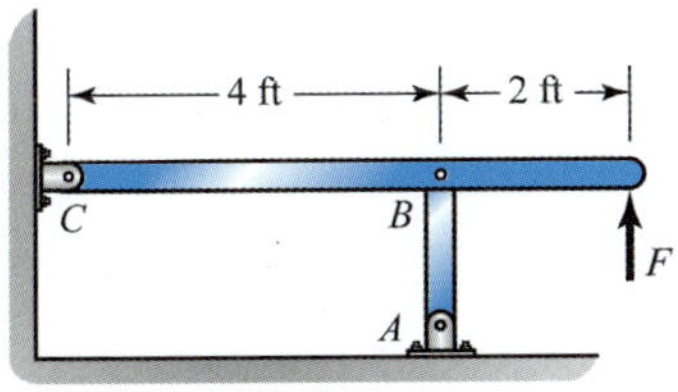

[그림 P3.6 ~ 3.7]

3.7
US unit
봉 AB는 60 ksi 의 인장 수직응력을 안전하게 지지하는 재료로 구성되어 있다. 50 kip 의 힘 F를 지지하도록 프레임을 설계하고자 할 때, 봉 AB에 필요한 최소 단면적을 구하시오.

3.8 봉 BC와 DG의 단면은 그림과 같다. H에 아랫방향의 힘 $F = 520$ kN이 작용할 때, 봉 BC와 DG의 수직응력을 구하시오.

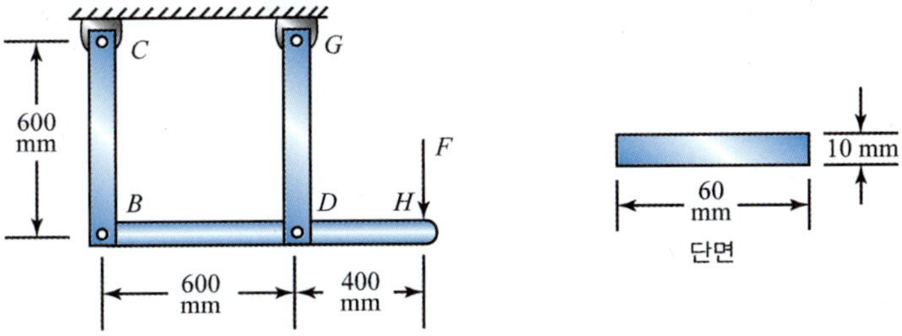

[그림 P3.8]

연습문제 ▶▶▶

3.9 트러스에서 B에 아랫방향의 힘 $F = 25$ kN이 작용하고 있다. 부재 BC와 BD의 단면은 그림과 같다. 각 부재의 축에 수직인 평면에서의 수직응력을 구하시오.

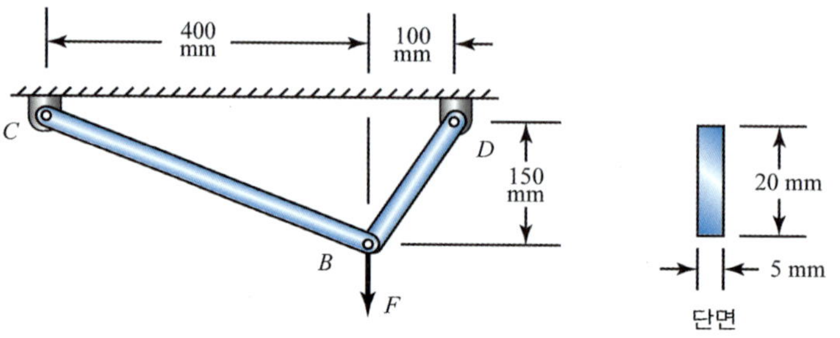

[그림 P3.9]

3.10 매달린 상자의 질량은 1800 kg 이다. (유압 액츄에이터 BC를 포함하지 않은) 크레인 팔의 질량은 200 kg 이고, 질량중심은 A에서 오른쪽으로 2 m 위치에 있다. 유압 액츄에이터 윗부분 단면적은 0.006 m^2이다. 액츄에이터 윗부분의 축에 수직한 평면에서의 수직응력을 구하시오.

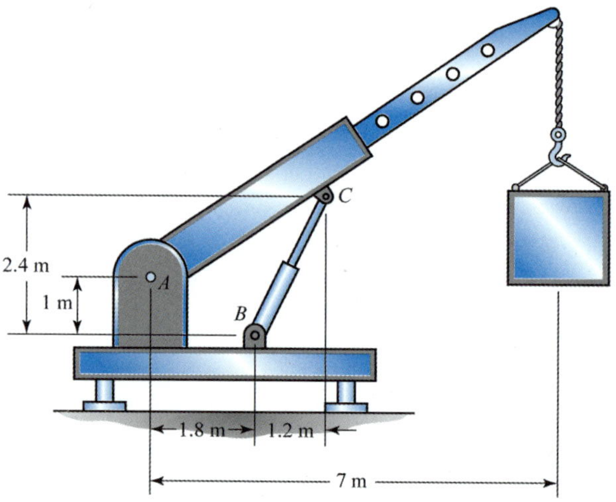

[그림 P3.10 ~ 3.11]

3.11 매달린 상자의 질량은 1800 kg 이다. (유압 액츄에이터 BC를 포함하지 않은) 크레인 팔의 질량은 200 kg 이고, 질량중심은 A에서 오른쪽으로 2 m 위치에 있다. 유압 액츄에이터 BC의 아래부분 단면적은 0.032 m^2이다. 액츄에이터 아랫부분의 축에 수직한 평면에서의 수직응력을 구하시오.

연습문제 ▸▸▸

3.12 각 봉의 단면적은 $0.4\,\text{in}^2$이다. 각도 $\beta = 50°$ 이다. 힘이 $F = 3\,\text{kip}$일 때, 두 개의 봉 중 하나의
US unit
봉 축에 수직인 평면에서의 수직응력을 구하시오.

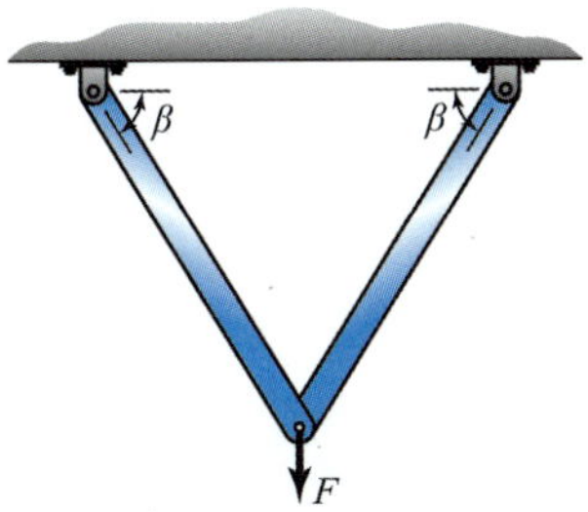

[그림 P3.12 ~ 3.14]

3.13 각 봉의 단면적이 A이다. 각도 $\beta = 60°$ 이다. 봉은 $12\,\text{ksi}$의 인장 수직응력을 안전하게 지탱하
US unit
는 재료로 만들어졌다. 이 기준에 따라, 힘 $F = 15\,\text{kip}$를 지지할 시스템을 설계하고자 할 때, 필요한 최소한의 단면적 A의 값을 구하시오.

3.14* 하중 F와 두 지지점 사이의 수평거리가 지정되어 있고, 균일단면 봉이 인장 수직응력 σ_0을 안전하게 지지할 재료로 만들어졌다고 가정하자. 각도 β와 봉의 단면적 A를 선택하여 봉을 만드는 데 사용할 재료의 전체 부피를 최소화하고자 한다. $\beta = 45°$, $A = \dfrac{F}{\sqrt{2}\,\sigma_0}$ 임을 증명하시오.

3.15 트러스의 각 봉의 단면적이 $400\,\text{mm}^2$이다. $F = 30\,\text{kN}$일 때, 부재 AC의 축에 수직인 평면에서의 수직응력을 구하시오.

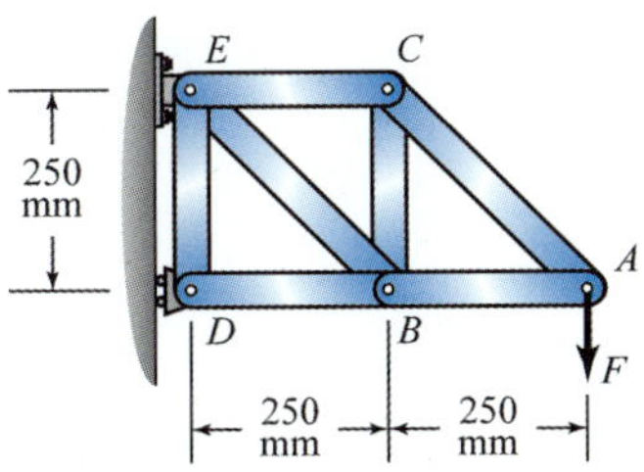

[그림 P3.15 ~ 3.17]

3.16 트러스의 각 봉의 단면적이 $400\,\text{mm}^2$이다. $F = 30\,\text{kN}$일 때, 부재 BE의 축에 수직인 평면에서의 수직응력을 구하시오.

연습문제 ▶▶▶

3.17* 트러스의 각 봉의 단면적이 400 mm^2이다. 봉은 340 MPa의 (인장 혹은 압축) 수직응력을 안전하게 지지할 재료로 만들어졌다. 이 기준에 따라, 안전하게 적용할 수 있는 가장 큰 힘 F의 값을 구하시오.

3.18 그림과 같은 구조물이 G에서 아랫방향 힘 F를 지지하고 있다. 연결 링크 BC의 단면은 그림과 같다. 링크 BC에서의 인장 수직응력이 1.2 MPa일 때, 힘 F를 구하시오.

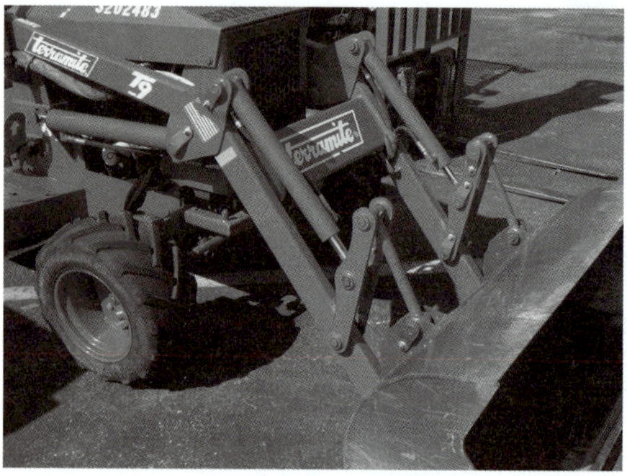

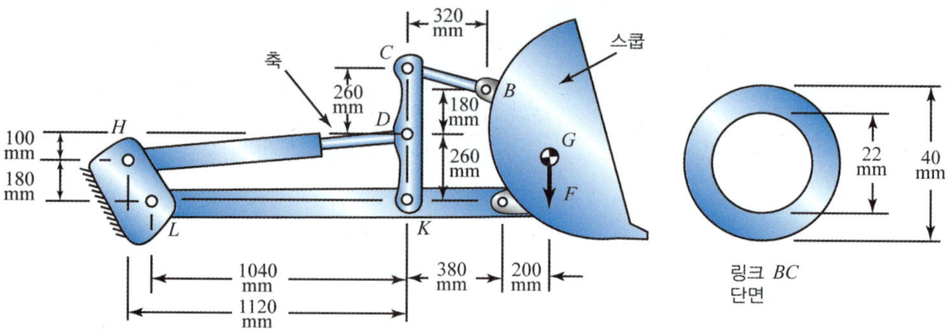

[그림 P3.18]

3.19 문제 **3.18**에서 유압 피스톤 DH의 축단면은 그림과 같다. 아랫방향 힘 F= 1600 N이 G에 작용한다. 축 DH에서의 수직응력을 구하시오.

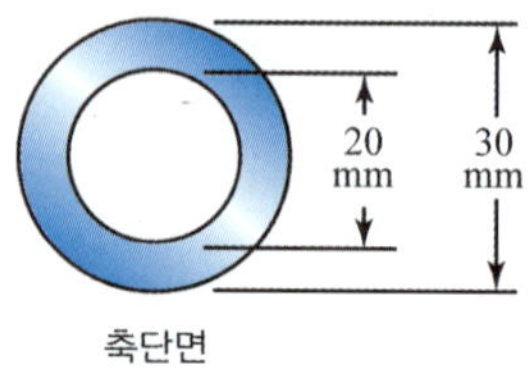

[그림 P3.19]

연습문제 ▸▸▸

3.20 균일단면 봉의 단면적은 $A = 4\ \text{in}^2$이고, 축하중은 $P = 60\ \text{kip}$이다. 평면 $\mathcal{P}$에서의 수직응력과 전단응력을 구하시오. 평면 $\mathcal{P}$의 왼쪽 봉 부분을 분리하여 자유물체도를 그리고, 응력을 표시하시오.
US unit

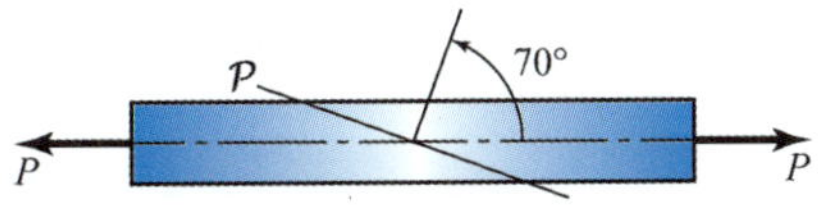

[그림 P3.20 ~ 3.21]

3.21 균일단면 봉의 단면적은 $A = 4\ \text{in}^2$ 이다. 평면 $\mathcal{P}$에서의 수직응력이 1500 psi 일 때, 축하중 P를 구하시오.
US unit

3.22 균일단면 봉의 단면적은 $A = 0.02\ \text{m}^2$이다. 평면 $\mathcal{P}$에서의 수직응력이 $\sigma_\theta = 1.25\ \text{MPa}$, 전단응력이 $\tau_\theta = -1.50\ \text{MPa}$일 때, 각도 θ와 축하중 P를 구하시오($0 \le \theta \le 90°$로 가정한다).

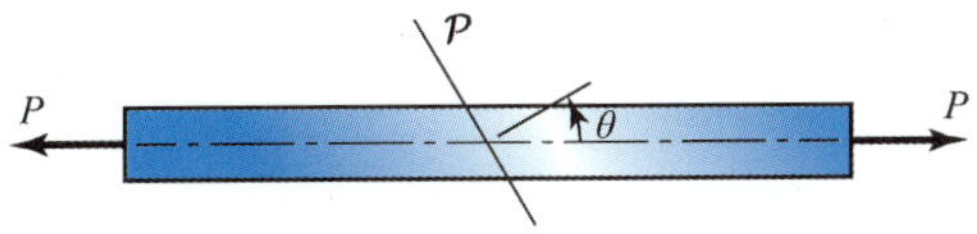

[그림 P3.22]

3.23 건축물 기둥이 800 kN 의 압축 축하중을 받고 있다. 기둥의 단면은 그림과 같다. 평면 (a), (b), (c)에서의 수직응력을 구하시오.

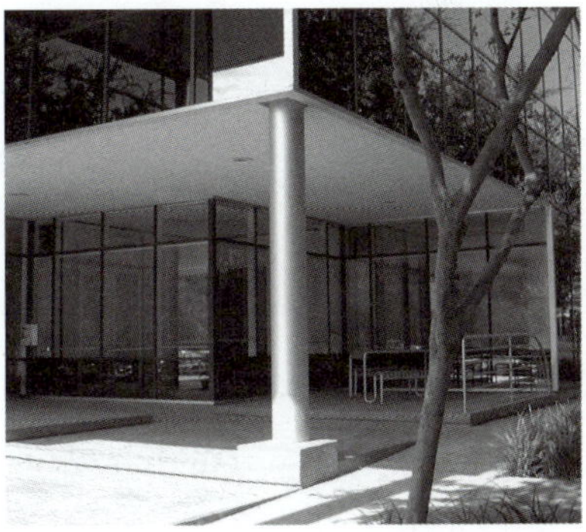

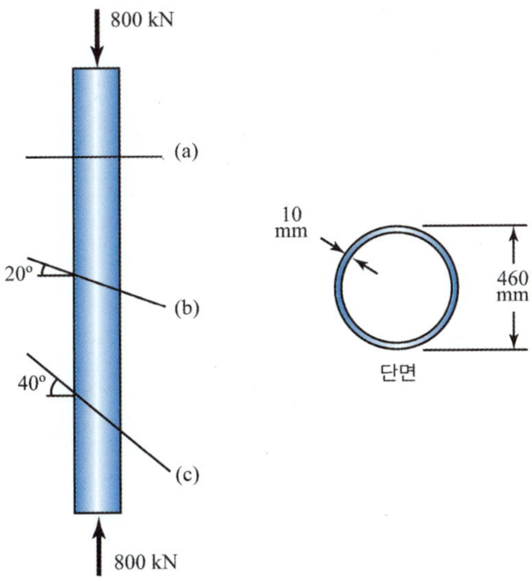

[그림 P3.23 ~ 3.24]

연습문제 ▸▸▸

3.24 건축물 기둥이 800 kN 의 압축 축하중을 받고 있다. 기둥의 단면은 그림과 같다. 평면 (a), (b), (c)에서의 전단응력의 크기를 구하시오.

3.25 US unit 봉의 단면적은 $A = 0.5 \text{ in}^2$이고, 힘은 $F = 3000 \text{ lb}$ 이다. 평면 (a)와 (b)에서의 수직응력과 전단응력의 크기를 구하시오.

3.26 US unit 봉의 단면적은 $A = 0.5 \text{ in}^2$이다. 봉은 수직응력 8 ksi, 전단응력 3 ksi를 안전하게 지지할 재료로 만들어졌다. 이 기준에 따라, 안전하게 적용할 수 있는 가장 큰 아랫방향 힘 F를 구하시오.

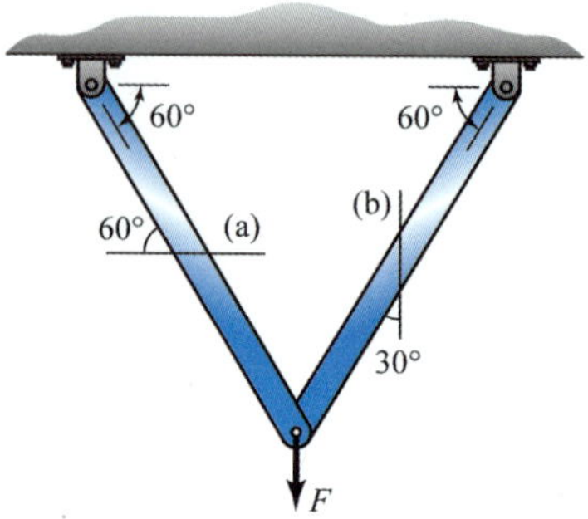

[그림 P3.25 ~ 3.26]

3.27 커넥팅로드 AB가 4 kN 의 인장축하중을 받고 있다. 막대의 단면은 그림과 같다. 막대의 재료에 400 kPa 이상의 전단응력이 발생하는 것을 원하지 않는 경우, 허용할 수 있는 단면의 내부반지름 r의 최댓값을 구하시오.

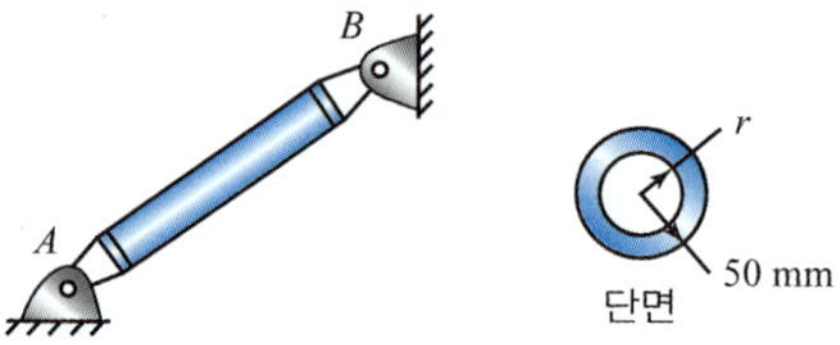

[그림 P3.27]

3.28 봉 BC와 DG의 단면은 그림과 같다. 봉 BC와 DG가 240 MPa의 최대 **전단**응력을 안전하게 지지할 재료로 구성되어 있다고 하자. 이 기준에 따라, 안전하게 적용할 수 있는 가장 큰 아랫방향 힘 F의 값을 구하시오.

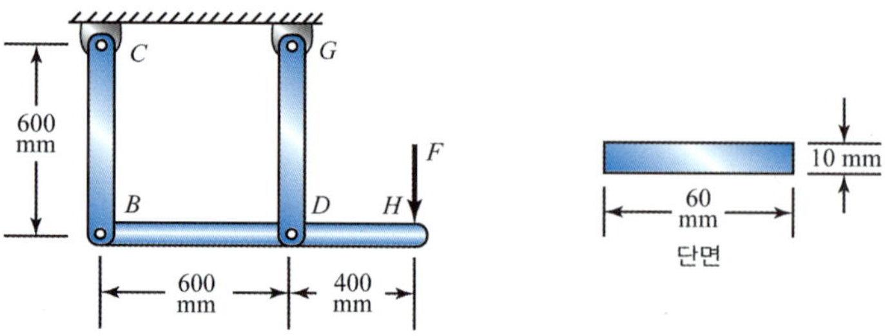

[그림 P3.28]

연습문제

3.29 트러스의 부재 BC와 BD의 단면은 그림과 같다. 이 부재들은 240 MPa의 최대 **전단**응력을 안전하게 지지할 알루미늄 합금으로 만들어졌다. 이 기준에 따라, B에 적용할 수 있는 아랫방향 힘 F의 최댓값을 구하시오.

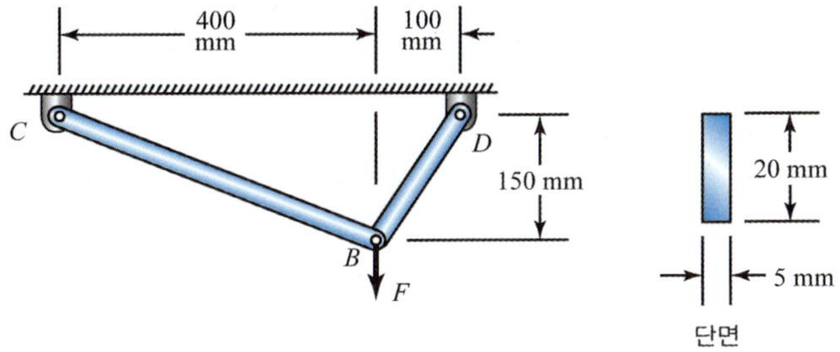

[그림 P3.29]

3.30* 공간 트러스가 800 lb의 수직하중을 지지하고 있다. 봉의 단면적은 0.2 in^2이다. 부재 AB에서의 수직응력을 구하시오.
US unit

전략 절점 A 에서의 자유물체도를 그려보자.

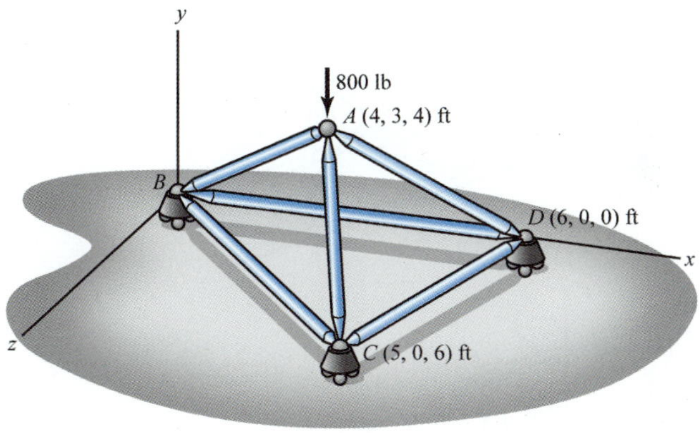

[그림 P3.30 ~ 3.31]

3.31* 공간 트러스가 800 lb의 수직하중을 지지하고, B, C, D에 롤러지지점roller support을 가지고 있다. 봉의 단면적은 0.2 in^2이다. 부재 BC에서의 수직응력을 구하시오.
US unit

연습문제 ▸▸▸

3.32* 건설 크레인의 평면 왼쪽 부분의 자유물체도는 그림과 같다. 절점 A, B, C의 좌표(단위: m)는 각각 (1.5, 1.5, 0), (0, 0, 1), (0, 0, −1)이다. 축하중 P_1, P_2, P_3는 x축에 평행하다. 축하중 P_4, P_5, P_6는 아래의 단위벡터 방향으로 작용한다.

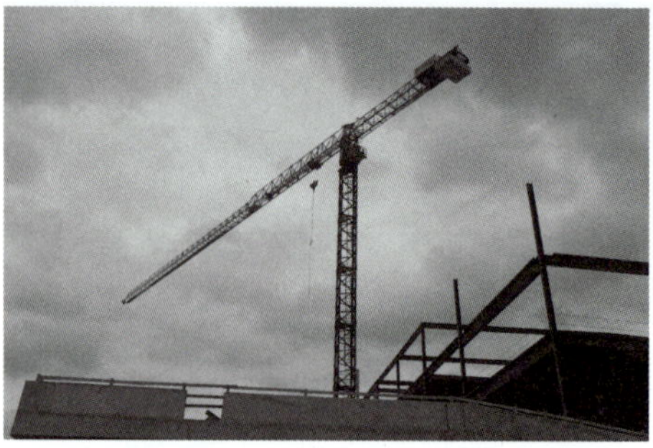

$$\mathbf{e}_4 = 0.640\mathbf{i} - 0.640\mathbf{j} - 0.426\mathbf{k}$$

$$\mathbf{e}_5 = 0.640\mathbf{i} - 0.640\mathbf{j} + 0.426\mathbf{k}$$

$$\mathbf{e}_6 = 0.832\mathbf{i} - 0.555\mathbf{k}$$

크레인의 무게에 의해 자유물체도에서 가해지는 전체 힘과 크레인이 지지할 하중은 $-F\mathbf{j} = -44\mathbf{j}$ kN으로 점 (−20, 0, 0) m에 작용한다. 부재 1, 2, 3의 단면적은 5000 mm^2이고, 부재 4, 5, 6의 단면적은 1600 mm^2이다. 부재 3에서의 수직응력은 어떻게 되는가?

전략 절점 A와 B를 지나는 선에 대한 모멘트를 계산해보자.

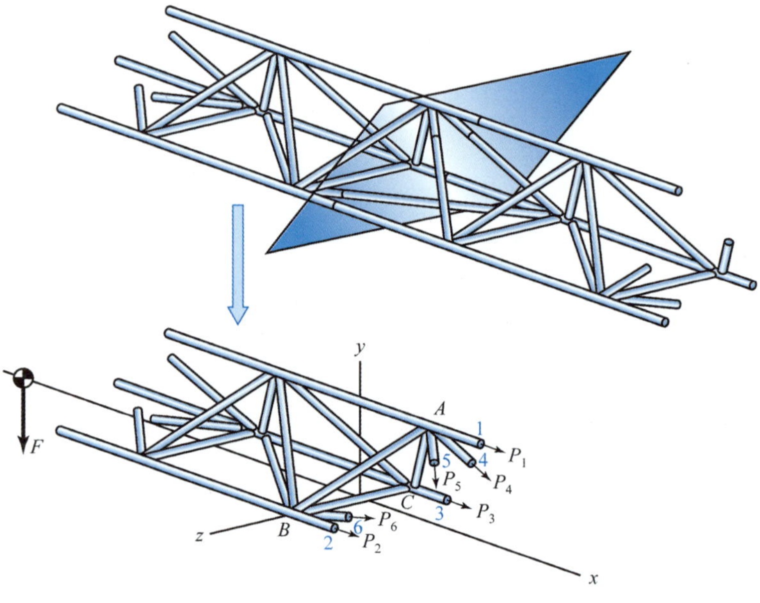

[그림 P3.32]

SECTION 3.2

변형률과 탄성상수

Strains and the Elastic Constants

고무밴드를 당기면 늘어난다. 강철봉을 같은 방법으로 당기면 그 역시 늘어나겠지만, 길이 변화를 눈으로 확인할 수 없을 것이다. 하중이 작용할 때 대부분의 구조요소에서 발생하는 변형량deformation은 너무 작아 볼 수가 없다. 이 절에서는 축하중을 받는 봉의 길이 변화를 어떻게 계산하는지 알아볼 것이다. 또한, 봉의 축에 수직한 부위의 치수 변화를 어떻게 구하는지 알아볼 것이다.

3.2.1 축변형률과 횡변형률

[그림 3-17]과 같이 길이 L인 균일단면 봉의 끝이 일정한 수직응력 σ로 하중을 받고 있다면, 어느 정도의 양 δ만큼 분명히 길이가 변할 것이다. 또한 늘어난 고무밴드가 점차 얇아지는 모습에서 볼 수 있듯이 횡방향의 치수도 변할 것이다. 그러나 우리는 어떻게 봉의 길이 변화와 새로운 횡방향 치수를 구할 수 있을까? [그림 3-17]에 나타낸 좌표계에 의한 봉의 각 지점에서의 응력 성분은 $\sigma_x = \sigma$, $\sigma_y = 0$, $\sigma_z = 0$, $\tau_{xy} = 0$, $\tau_{yz} = 0$, $\tau_{xz} = 0$임을 알아보았다.

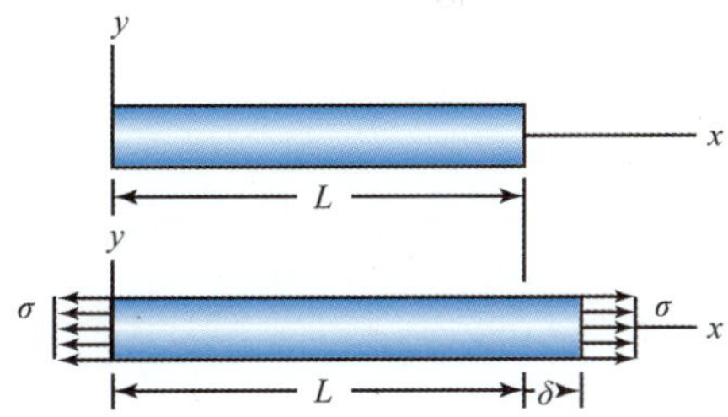

[그림 3-17] 봉의 끝에 수직응력 가하기

응력-변형률 관계를 나타낸 식 (2.7) ~ (2.12)가 적용되는 재료로 봉을 만들었다고 가정하면, 이를 이용하여 그림과 같은 좌표계로 변형률 성분을 구할 수 있다. 위의 응력 성분들을 식 (2.7) ~ (2.9)에 대입하면 다음과 같다.

$$\epsilon_x = \frac{1}{E}\sigma, \quad \epsilon_y = -\frac{\nu}{E}\sigma, \quad \epsilon_z = -\frac{\nu}{E}\sigma$$

여기서 E는 탄성계수, ν는 재료의 포아송 비이다. ϵ_x 성분은 봉의 축에 평행한 수직변형률이다. 이를 봉의 **축변형률**axial strain이라 하고 ϵ으로 표기한다.

$$\epsilon = \frac{1}{E}\sigma \tag{3.4}$$

봉의 길이 변화는 다음과 같다.

$$\delta = \epsilon L = \frac{\sigma L}{E} \tag{3.5}$$

ϵ_y와 ϵ_z 성분은 봉의 축에 수직인 y와 z축 방향의 수직변형률이다. y와 z축 방향으로의 수직변형률(ϵ_y, ϵ_z)이 같음에 주목하자. 응력 성분은 봉을 기준으로 한 y와 z축의 모든 방향에 대해 동일하며, **이는 수직변형률의 값은 봉의 축에 수직한 모든 방향으로 같음**을 의미한다. 봉의 축에 수직인 수직변형률을 횡변형률lateral strain이라 하고 ϵ_{lat}로 표기한다.

$$\epsilon_{\text{lat}} = -\frac{\nu}{E}\sigma$$

봉이 끝단에 인장응력을 받고 있다면(σ가 양수), 횡변형률 ϵ_{lat}는 음수이고, 이는 봉이 횡으로 수축함을 의미한다. **축변형률에 대한 횡변형률의 음의 값을 가진 비를 포아송 비**라고 한다.

$$\nu = -\frac{\epsilon_{\text{lat}}}{\epsilon} \tag{3.6}$$

봉의 끝 단면의 도심에 작용하는 축하중 P와 등가인 **임의의** 하중이 작용하고 있다면, 생 배낭의 원리Saint-Venant's principle에 의해 봉의 끝 인근을 제외한 모든 곳에서의 응력 상태는 봉의 단면적이 A인 균일한 수직응력 $\sigma = \frac{P}{A}$가 작용하는 것과 거의 같다. **봉의 길이가 횡방향 치수에 비해 큰 경우,** 봉 길이의 대부분에 대한 축변형률은 식 (3.4)로 근사할 수 있고, 봉의 길이 변화는 식 (3.5)로 근사할 수 있다.

재료가 선형 탄성거동linear elastic behavior을 나타내고, 탄성계수 E와 포아송 비 ν를 알고 있다면, 값이 주어진 축하중을 받는 균일단면 봉의 길이 변화와 횡변형률을 구할 수 있음을 알아보았다. 하지만 주어진 재료가 선형 탄성거동을 나타낼지 어떻게 알 수 있으며, 어떻게 재료의 탄성상수 E와 ν를 구할 수 있을까?

3.2.2 재료거동

레오나르도 다빈치(1452~1519)와 갈릴레오(1564~1642)는 축방향 인장하중을 가해 와이어wire와 봉의 강도를 연구하였다. 재료의 기계적 거동mechanical behavior에 대한 가장 일반적인 시험법인 근대 **인장시험**tensile test에서, 봉 재료는 [그림 3-18]과 같이 인장축하중을 받는 기계에 장착된다. 인장하중 P가 주어지면 수직응력 $\sigma = \frac{P}{A}$를 구할 수 있다(수직응력normal stress은 봉이 기준 상태일 때의 단면적을 사용해 정의된다. **진응력**true stress은 하중을 받은 봉의 단면적을 이용하여 계산된 응력이다. 통상적인 공학 응용에서 이러한 응력의 개념 차이는 봉의 단면적 변화가 작기 때문에 무시할 수 있다). 봉의 축변형률 ϵ은 봉의 축방향 두 점 사이의 거리 변화를 측정하여 구한다. 축하중이 가해지기 전에 축방향 두 점 사이의 거리를 **표점거리**gauge length라 한다. 봉이 파괴(파손)되기까지 시험이 진행되면,

표점거리의 최종 변화량(신장량elongation)을 표점거리로 나누어 백분율로 표현한 **연신율**percent elongation도 측정할 수 있다. 축변형률은 파괴에 가까워지면서 불균일해지기 때문에, 신장량 혹은 연신율을 구할 때 사용하는 표점거리는 정해두어야 한다.

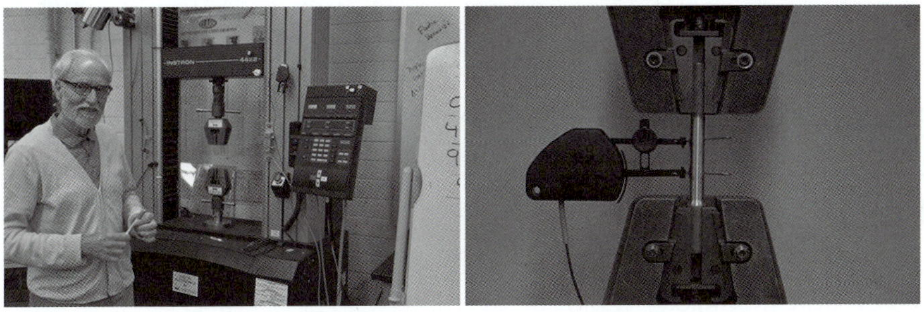

(a) (b)

[그림 3-18] (a) 봉 재료에 축하중을 가하는 기계
(b) 기계에 설치된 시편(specimen). 시편의 길이 변화를 측정하는 신장계(extensometer)

3.2.2.1 연성 재료

우선 저탄소강 인장시험에서 일어나는 현상에 대해 설명한다. 축변형률을 점차 증가시키고 이에 상응하는 응력을 기록하면, 축변형률 함수 형태의 수직응력 그래프 혹은 **응력-변형률 선도**stress-strain diagram를 [그림 3-19]와 같이 나타낼 수 있다. 축변형률이 작을 때는 응력과 변형률의 관계는 선형이다. 그래프의 이 부분에서 수직응력과 축변형률의 관계는 $\sigma = E\epsilon$으로 쓸 수 있으며, 여기서 E는 재료의 탄성계수이다. **비례한계점**proportional limit에서 그래프는 직선에서 벗어나기 시작한다(응력은 더 이상 변형률에 대해 선형 함수가 아니다). **항복점**yield point에서, 변형률은 응력의 변화 없이 증가하기 시작한다. 항복점에 일치하는 응력을 **항복응력**yield stress σ_Y라고 한다. 결국 응력은 변형률의 증가와 함께 다시 증가하기 시작하는데, 이 현상을 **변형경화**strain hardening라 하고 도달한 최고값을 **극한응력**ultimate stress σ_U라고 한다.

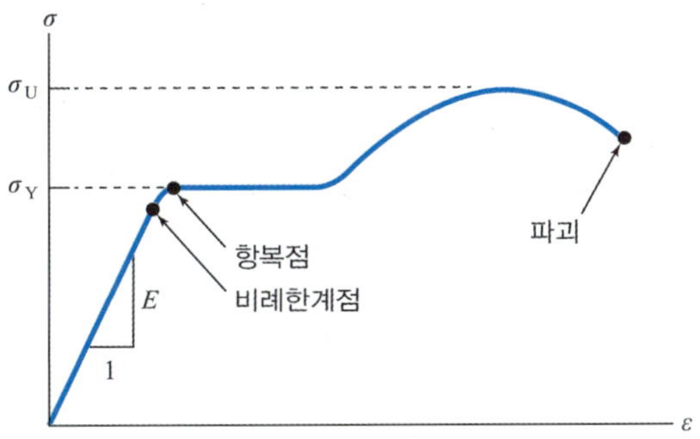

[그림 3-19] 저탄소강 인장시험의 응력-변형률 선도

변형률이 극한응력 발생 이후에 계속 증가하면, 응력은 봉이 파괴 혹은 파손되기까지 감소한다. 응력감소는 [그림 3-20]과 같이 봉에서 단면적이 감소된 부위가 형성되는 것과 관련이 있으며, 이를 **넥킹**necking이라 한다. 그래프에서 분명하게 감소하는 응력은 변형되지 않은 봉의 단면적으로 σ를 정의함으로써 발생하는 결과이다. 봉의 가늘어진 목 부분에서의 진응력은 파괴가 일어날 때까지 변형률과 함께 계속 증가한다.

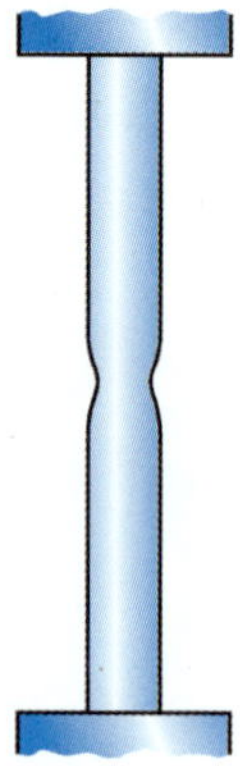

[그림 3-20] 인장시험편에서의 넥킹

강철(강)steel에 가해지는 변형률이 비례한계점 미만으로 유지되어 $\sigma = E\epsilon$ 이라고 할 때, 우리는 이를 응력-변형률 관계가 **선형탄성**linearly elastic이라 한다. 응력이 제거되면 봉은 원래 길이로 복원된다. 봉이 항복점 이후로 변형되어 응력이 감소하면, σ-ϵ 평면에서의 최종경로는 원래 곡선을 따라 원점으로 복원되지 않는다. 대신 [그림 3-21(a)]와 같이 E의 기울기를 갖는 직선을 따라 0 응력으로 돌아가고, 잔류변형률residual strain이 남는다. 그 후 봉에 다시 하중이 가해지면, 봉은 [그림 3-21(b)]와 같이 단조롭게 증가하는 변형률로 얻은 응력-변형률 선도에 이를 때까지 새로운 직선 경로를 따르게 된다. 항복점과 일치하는 값 이후의 변형률은 봉에서 하중을 제거하면 잔류변형률을 남기는데, 이를 **소성변형률**plastic strain이라고 한다. 따라서 항복응력 σ_Y는 소성변형률이 시작되는 응력이다. 이러한 유형의 응력-변형률 관계를 갖는 재료는 종종 [그림 3-22]와 같은 응력-변형률 관계가 되도록 모델링하는데, 이를 **탄성-완전소성 재료**elastic-perfectly plastic material라고 한다('완전'소성은 변형경화가 없다고 가정함을 의미한다).

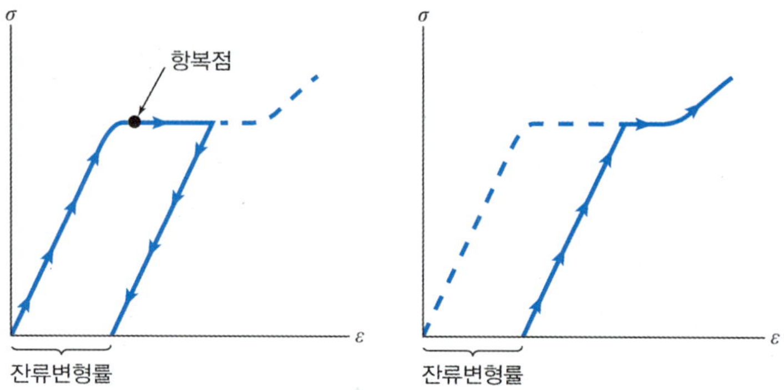

(a) (b)

[그림 3-21] (a) 봉에 항복점 이후로 변형률을 가한 후 하중 제거하기 (b) 봉에 다시 하중 가하기

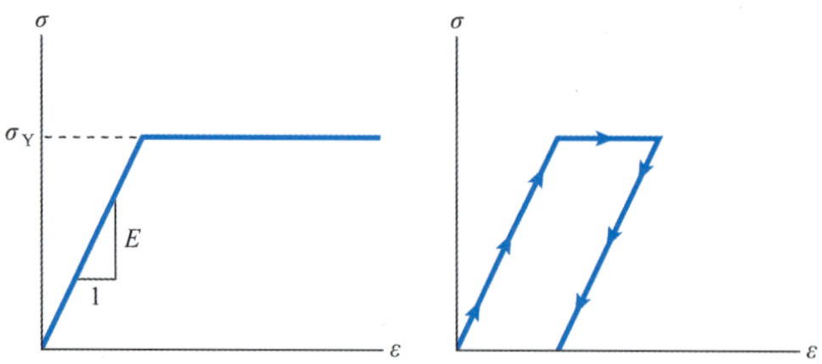

(a) (b)

[그림 3-22] (a) 탄성-완전소성 재료 모델 (b) 하중 가하기와 제거하기

파괴 전에 상당한 소성 변형이 발생하는 재료를 **연성 재료**ductile material라고 한다. 인장 거동에 대한 논의가 부분적으로 저탄소강에 초점을 두고 있는 것은 구조 응용에서의 중요성 때문이다. 또한 강철의 응력-변형률 거동을 기술함으로써 다양한 연성 재료에 적용할 수 있는 선형탄성, 항복응력, 극한응력, 소성변형, 파괴 등에 대한 개념과 용어를 도입할 수 있기 때문이다. 알루미늄, 구리와 같은 연성 재료는 항복응력을 쉽게 구별할 수 없으나, [그림 3-23]과 같이 선형탄성에서부터 변형경화를 동반한 소성 거동에 이르기까지 매끄러운 전이과정을 거친다. 그러나 항복응력은 설계하는 데 매우 유용한 매개변수로서, 연성 재료에 대해 항복점과 항복응력을 인위적으로 지정하는 것이 일반화되고 있다. 이 작업은 임의로 선택한 변형률 값(대개의 경우 $\epsilon = 0.002$)에서 변형률 축을 교차하고 응력-변형률 선도의 선형 부분에 평행인 선을 그림으로써 구할 수 있다. [그림 3-24]와 같이, 이 선이 응력-변형률 선도와 교차하는 점을 항복점이라 정의하고, 그 점에서의 응력을 항복응력이라 정의한다. 임의로 선택한 변형률을 **오프셋**offset이라 하고, 이 기법을 항복점을 구하는 오프셋법offset method이라고 한다.

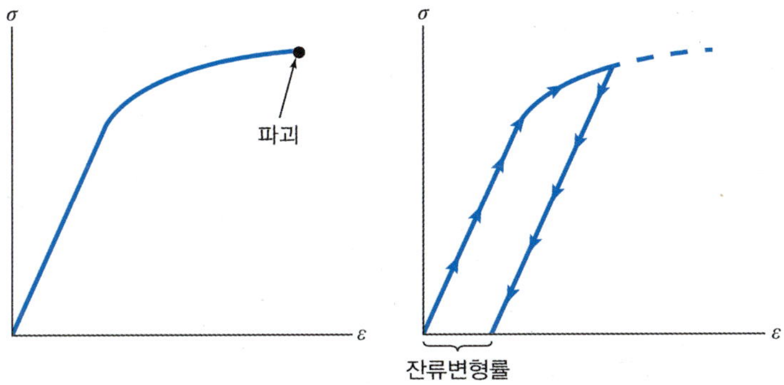

[그림 3-23] (a) 구별하기 어려운 항복응력을 나타내는 연성 재료의 응력-변형률 관계 (b) 하중 가하기와 제거하기 거동

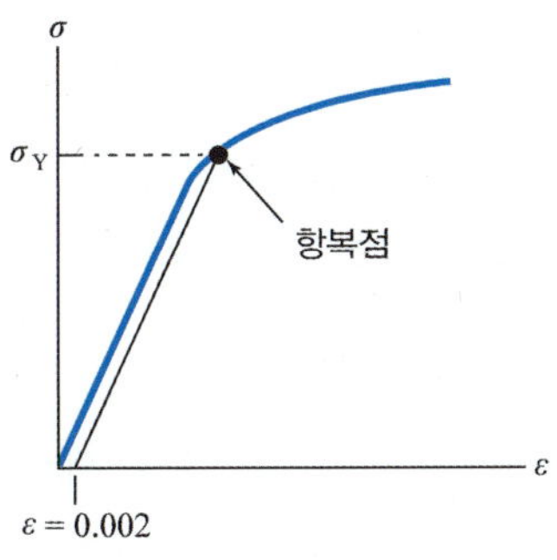

[그림 3-24] 항복점 지정과 오프셋법에 의한 항복응력

3.2.2.2 취성 재료

주철, 고탄소강, 석재와 같이 파괴 전에 비교적 적은 소성 변형을 보이는 재료를 **취성 재료**brittle material라고 한다. 인장시험에서 응력은 단조롭게 증가하여 파괴 시에 극한응력이 발생한다. 취성 재료의 주목할 만한 특성은 압축 시의 극한응력이 인장 시의 극한응력보다 매우 크다는 것이다. [그림 3-25]에 인장 및 압축 상태에서 전형적인 취성 재료의 응력을 변형률 함수로 나타내었다. 연성 재료

와 달리 취성 재료는 압축시험이 가해지면 파괴에 이른다. [그림 3-15]에서와 같이 서로 다른 재료에서 시편은 최대 전단응력면을 따라 부서지거나 파괴될 수 있다.

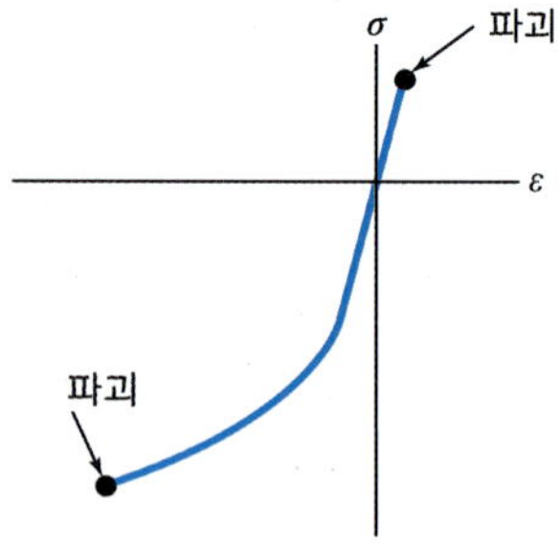

[그림 3-25] 전형적인 취성 재료의 인장 및 압축시험에 대한 변형률 함수로 표현된 응력

그러므로 많은 구조용 재료에서 탄성계수, 포아송 비는 봉에 축하중을 가하여 그 결과로 발생하는 축변형률과 횡변형률을 측정하여 구할 수 있다([예제 3.4] 참조).

3.2.3 응용

식 (3.5)에서 수직응력을 축하중과 봉의 단면적의 항($\sigma = \frac{P}{A}$)으로 표현하면, 봉의 길이 변화를 가해진 축하중 항이 들어간 식으로 얻을 수 있다.

$$\delta = \frac{PL}{EA} \tag{3.7}$$

축하중을 받을 경우 길이 변화는 봉의 단면적에 반비례한다. 축하중이 인장(P가 양수)일 경우 봉은 길이가 늘어나고, 축하중이 압축(P가 음수)일 경우 봉은 길이가 줄어든다. 탄성계수 E는 재료에 따라 다르므로, 주어진 축하중으로 얻은 길이 변화는 봉이 어떤 재료로 만들어졌느냐에 따라 다르다. 예를 들어, 〈부록 B〉에서 구리의 탄성계수는 티타늄의 탄성계수보다 작다는 것에 주목하자. 이는 주어진 축하중에 대해 동일한 치수를 갖는 구리 봉의 길이 변화는 티타늄 봉의 길이 변화보다 크다는 것을 의미한다.

많은 공학 응용에서, 축하중이 가해질 때 봉의 길이 변화는 봉의 길이에 비해 상대적으로 작다. 예를 들어, 상대적으로 약한 구조재인 순수 알루미늄의 탄성계수는 $E = 70\ \text{GPa}$이고, 순수 알루미늄 봉이 파괴(극한응력) 없이 견딜 수 있는 가장 큰 수직응력은 대략 $70\ \text{MPa}$이다. 길이가 $1\ \text{m}$인 순수 알루미늄 봉이 수직응력을 받고 있을 때, 길이 변화는 식 (3.5)에 의해 $\delta = (70\text{E}6\ \text{N/m}^2)(1\ \text{m})/(70\text{E}9\ \text{N/m}^2) = 0.001\ \text{m}$(또는 $1\ \text{mm}$)이다. 이러한 방법으로 구조 분석을 단순화시키기도 한다. 예를 들어 트러스의 자유물체도를 그려 그 부재에서의 축하중을 구할 때, 트러스 부재의 길이 변화로 인한 트러스의 형상 변화를 무시할 수도 있다. [예제 3.6]에서 이 내용을 확인하고, 부재의 길이 변화가 작을 때 트러스의 변형량 구하기가 어떻게 단순화되는지 알아보자.

연구문제

1. 길이 L인 균일단면 봉이 축하중을 받은 결과 길이가 δ만큼 늘어났다. 축변형률(수직변형률 ϵ은 봉의 축에 평행)을 구하시오.
2. 1번 문제에서 봉의 탄성계수가 E일 때, 봉의 축에 수직인 평면에서의 수직응력 σ를 구하시오.
3. 길이 L, 단면적 A인 균일단면 봉이 인장축하중 P를 봉의 끝에서 받을 때, 봉의 길이 변화를 구하는 데 어떠한 정보가 추가로 필요한가?
4. 길이 L, 지름 D인 원형 단면의 봉이 있다. 봉에 축하중을 가하여 길이와 지름 변화를 구한다고 하자. 재료의 포아송 비 ν를 어떻게 구할 수 있는가?

예제 3.4 탄성상수 구하기

[그림 3-26]의 균일단면 봉은 길이 $L = 200\,\text{mm}$, 지름 $D = 10\,\text{mm}$의 원형 단면을 가지고 있다. 인장시험에서 봉은 인장하중 $P = 16\,\text{kN}$을 받고 있다. 하중을 받은 봉의 길이와 지름을 측정한 결과 $L' = 200.60\,\text{mm}$, 지름은 $D' = 9.99\,\text{mm}$이었다. 재료의 탄성계수와 포아송 비를 구하시오.

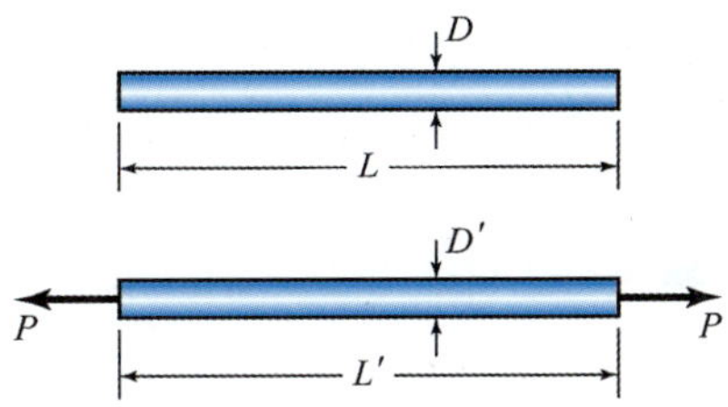

[그림 3-26]

전략

수직응력을 $\sigma = \dfrac{P}{A}$로 계산할 수 있다. L, L', D'을 알고 있으므로 축변형률과 횡변형률을 계산할 수 있기 때문이다. 그 후에 식 (3.6)과 (3.7)을 이용해 E와 ν를 구할 수 있다.

풀이

수직응력은

$$\sigma = \frac{P}{A} = \frac{16{,}000\ \text{N}}{\pi(0.01\ \text{m})^2/4} = 204\ \text{MPa}$$

이다. 축변형률은

$$\epsilon = \frac{L' - L}{L} = \frac{200.60\ \text{mm} - 200\ \text{mm}}{200\ \text{mm}} = 0.003$$

이고, 횡변형률은

$$\epsilon_{\text{lat}} = \frac{D' - D}{D} = \frac{9.99\ \text{mm} - 10\ \text{mm}}{10\ \text{mm}} = -0.001$$

이다. 탄성계수는 수직응력과 축변형률의 비이므로

$$E = \frac{\sigma}{\epsilon} = \frac{204\text{E6 Pa}}{0.003} = 67.9\ \text{GPa}$$

이고, 포아송 비는 다음과 같다.

$$\nu = -\frac{\epsilon_{\text{lat}}}{\epsilon} = -\frac{-0.001}{0.003} = 0.333$$

토론

8장에서 등방성 선형 탄성재료isotropic linear elastic material라 불리는 재료군의 탄성 특성은 탄성계수와 포아송 비로 완전히 특징지워짐을 알게 될 것이다. 이 예제에서는 봉에 축하중을 가해 축변형률과 횡변형률 측정하는 간단한 시험으로도 충분히 두 개의 상수를 구할 수 있음을 알아보았다.

예제 3.5 변위 구하기

US unit

[그림 3-27]의 봉의 단면적은 $A = 0.4\ \text{in}^2$, 탄성계수 $E = 12\text{E}6\ \text{psi}$이다. 10 kip의 아랫방향 힘이 B에 작용할 때, B는 아랫방향으로 얼마나 움직이는가?

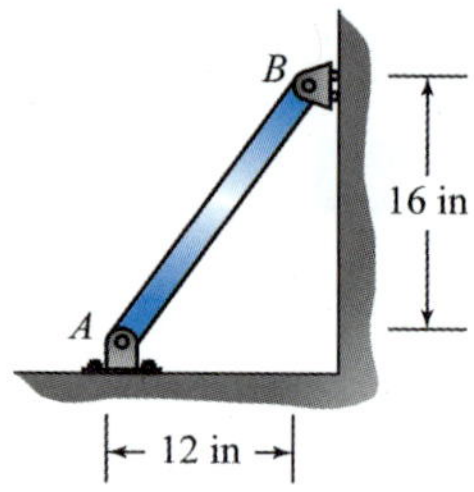

[그림 3-27]

전략

절점 B에서 자유물체도를 그리면, 봉의 축하중을 구할 수 있다. 그리고 식 (3.7)을 이용해 봉의 길이 변화를 구할 수 있다. 길이 변화를 알면 기하학을 이용해 점 B가 얼마나 멀리 아래로 움직이는지 구한다. 분석을 단순화하기 위해, 봉의 길이 변화는 길이에 비해 작다는 점을 이용할 것이다.

풀이

그림 (a)에 10 kip 힘을 나타낸 절점 B에서의 자유물체도를 그렸다. 각도 $\beta = \arctan(12/16) = 36.9°$이다.

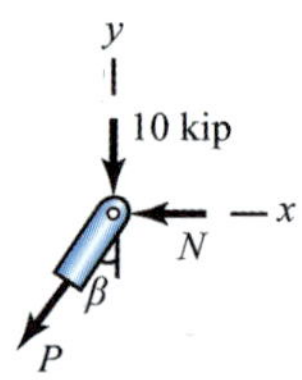

(a) 절점 B

수직방향으로의 다음 평형방정식으로부터

$$\sum F_y = -10\ \text{kip} - P\cos\beta = 0$$

$P = -12.5\ \text{kip}$를 구한다(봉은 압축상태이다). 봉의 길이 $L = 20\ \text{in}$이고, 식 (3.7)로부터 길이 변화는 다음과 같다.

$$\delta = \frac{PL}{EA} = \frac{(-12.500\ \text{lb})(20\ \text{in})}{(12\text{E}6\ \text{lb/in}^2)(0.4\ \text{in}^2)} = -0.0521\ \text{in}$$

그림 (b)와 같이 힘이 작용할 때 점 B가 아랫방향으로 움직인 거리를 v라고 하자. 봉의 변형된 길이는 $(20 + \delta)$ in이다. 피타고라스의 정리를 적용하면

$$(12)^2 + (16 - v)^2 = (20 + \delta)^2$$

이고, 이로부터 v와 δ의 관계식을 구한다.

$$-32v + v^2 = 40\delta + \delta^2 \qquad (1)$$

봉의 길이 변화는 그 길이에 비해 작으므로, 2차 항인 v^2과 δ^2을 무시하면, 다음 선형방정식을 얻는다.

$$-4v = 5\delta \qquad (2)$$

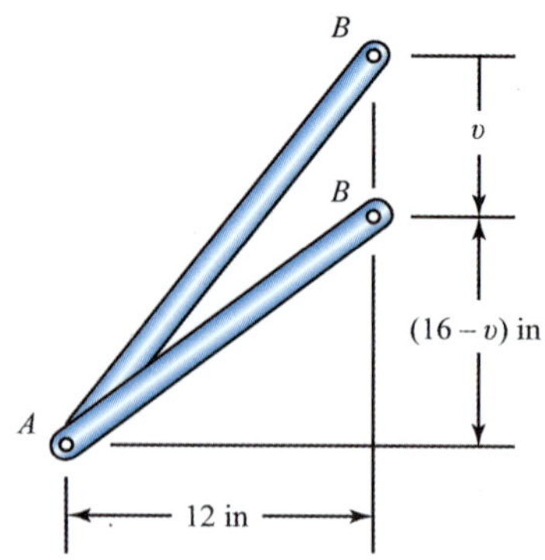

(b) 봉의 기하학 분석

점 B가 움직인 수직거리는 $v = (-5/4)(-0.0521\,\text{in}) = 0.0621\,\text{in}$이다.

좀 더 직관적이고 직접적인 근사적 기하학적 방법을 사용하여 식 (2)를 유도할 수도 있다. 그림 (c)의 오른쪽 삼각형으로부터 다음 식을 얻는다.

$$|\delta| = v\cos\beta$$

$\cos\beta = 16/20 = 4/5$이고, δ가 음수이므로, 식 (2)를 얻을 수 있다.

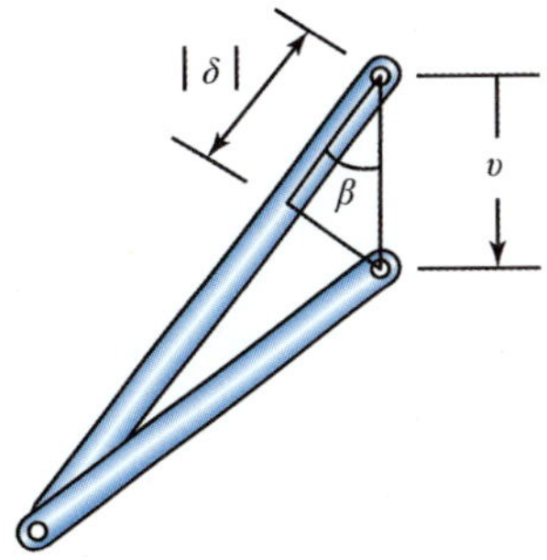

(c) v와 δ 사이의 근사적 관계를 구하기 위한 삼각형

토론

이차방정식 (1)에서 2차 항을 무시하는 어떤 동기도 없어 보인다. 왜 단순히 v에 대해 식 (1)을 풀어 좀 더 정확한 답을 구하지 않았을까? 그 이유는 길이 변화가 작다는 가정(P를 구할 때 봉의 길이 변화는 무시하였다)에 기반한 근사법을 도입하였고, 그러므로 식 (1)에서 2차 항을 유지하는 것은 정당하지 않을 것이다.

예제 3.6 트러스 절점의 변위

[그림 3-28]의 봉 AB와 AC는 각각 단면적 $60\,\text{mm}^2$, 탄성계수 $E = 200\,\text{GPa}$이다. $h = 200\,\text{mm}$이다. 아랫방향 힘 $F = 40\,\text{kN}$이 A에 작용할 때, 점 A에서의 수평, 수직 변위는 어떻게 되는가?

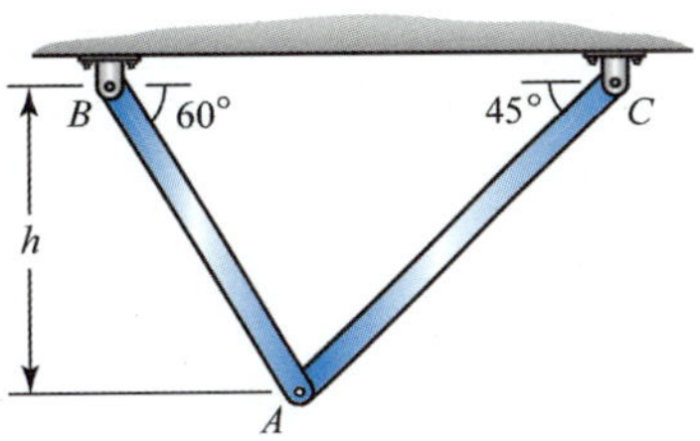

[그림 3-28]

전략

절점 A에서의 자유물체도를 그리면, 두 개 봉에서의 축하중을 구할 수 있다. 축하중을 구한 후 식 (3.7)을 이용해 각 봉의 길이 변화를 구할 수 있다. 그 후에 점 A에서의 수평, 수직 변위를 구하기 위해 기하학을 이용해야 한다. 봉의 길이 변화는 봉의 길이에 비해 작다는 사실을 이용하여 분석을 단순화한다 ([예제 3.5] 참조).

풀이

그림 (a)에 힘 F를 나타낸 절점 A에서의 자유물체를 그렸다. 평형방정식은 다음과 같다.

$$\sum F_x = -P_{AB}\cos 60° + P_{AC}\cos 45° = 0$$

$$\sum F_y = P_{AB}\sin 60° + P_{AC}\sin 45° - F = 0$$

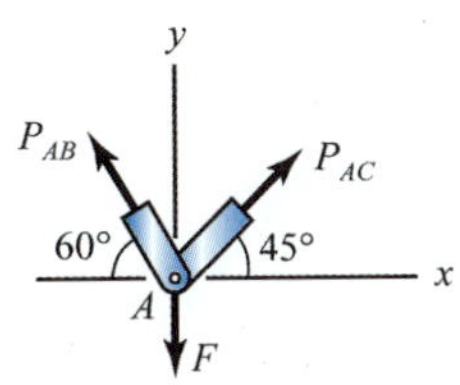

(a) 절점 A

두 개의 축하중에 대해 위 식들을 풀면

$$P_{AB} = \frac{F\cos 45°}{D}, \quad P_{AC} = \frac{F\cos 60°}{D} \qquad \textbf{(1)}$$

이고, 여기서 $D = \sin 45°\cos 60° + \cos 45°\sin 60°$이다.

봉의 길이는 $L_{AB} = h/\sin 60°$, $L_{AC} = h/\sin 45°$이다. 식 (3.7)과 (1)을 이용하면, 봉의 길이 변화는 다음과 같다.

$$\delta_{AB} = \frac{P_{AB} L_{AB}}{EA} = \frac{FL_{AB}\cos 45°}{EAD}$$

$$\delta_{AC} = \frac{P_{AC} L_{AC}}{EA} = \frac{FL_{AC}\cos 60°}{EAD} \quad \textbf{(2)}$$

점 A의 변위를 구하기 위해, 그림 (b)와 같이 점 A의 수평, 수직 변위를 u와 v로 표시한 봉 AB를 먼저 생각해보자. u의 방향은 임의로 선택되었다(점 A가 왼쪽 혹은 오른쪽으로 이동할지 미리 알 수 없다).

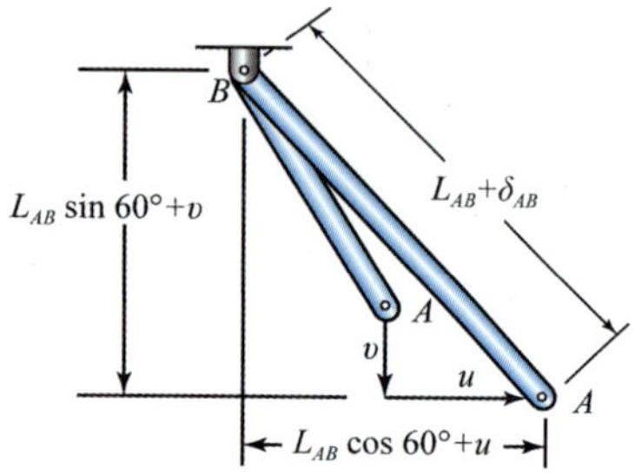

(b) 봉 AB의 기하학 분석

봉의 변형된 길이는 $L_{AB}+\delta_{AB}$이다. 피타고라스의 정리를 적용하여, δ_{AB}, u, v의 관계식을 얻는다.

$$(L_{AB}\sin 60° + v)^2 + (L_{AB}\cos 60° + u)^2 = (L_{AB} + \delta_{AB})^2$$

위 식의 제곱을 적용하고 $\sin^2 60° + \cos^2 60° = 1$을 이용하면

$$2vL_{AB}\sin 60° + v^2 + 2uL_{AB}\cos 60° + u^2 = 2\delta_{AB}L_{AB} + \delta_{AB}^2$$

이다. u, v, δ_{AB}가 L_{AB}에 비해 작다고 가정하면, 2차항 v^2, u^2, δ_{AB}^2들을 무시하고, 다음과 같은 δ_{AB}, u, v의 선형관계식을 얻을 수 있다.

$$v\sin 60° + u\cos 60° = \delta_{AB} \quad \textbf{(3)}$$

그림 (c)와 같이 이 결과를 기하학적으로도 유도할 수 있다. 봉의 길이 변화를 하중이 가해지지 않은 봉에 평행한 u와 v 성분의 합으로 근사화하여 식 (3)을 얻는다.

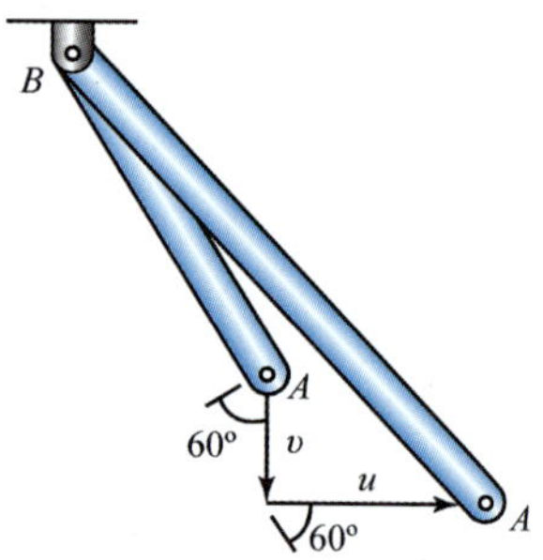

(c) u, v, δ_{AB}의 선형관계식 구하기

다음으로, 그림 (d)와 같은 봉 AC를 생각해보자. 피타고라스의 정리를 적용하여 다음과 같은 δ_{AC}, u, v의 관계식을 얻는다.

$$(L_{AC}\sin 45° + v)^2 + (L_{AC}\cos 45° - u)^2 = (L_{AC} + \delta_{AC})^2$$

위 제곱 식을 풀면

$$2vL_{AC}\sin 45° + v^2 - 2u\,L_{AC}\cos 45° + u^2 = 2\delta_{AC}L_{AC} + \delta_{AC}^2$$

를 얻는다. 2차 항 v^2, u^2, δ_{AC}^2들을 무시하고, 다음과 같은 δ_{AC}, u, v의 선형관계식을 얻을 수 있다.

$$v\sin 45° - u\cos 45° = \delta_{AC} \tag{4}$$

이 결과의 기하학적 유도과정을 그림 (e)에 나타내었다. 봉의 길이 변화는 하중이 가해지지 않은 봉에 평행한 u와 v 성분의 합으로 근사화된다.

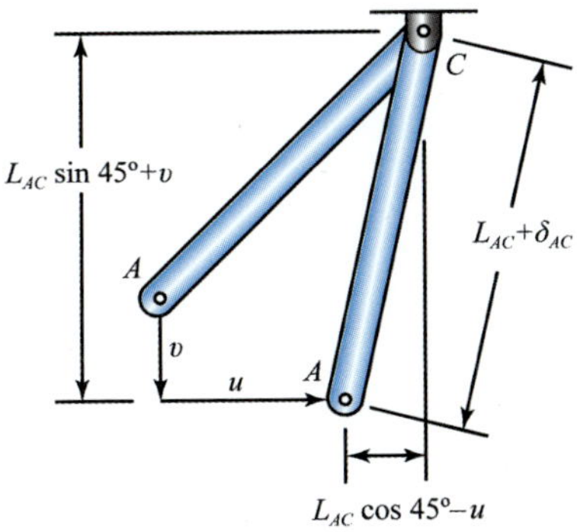

(d) 봉 AC의 기하학 분석

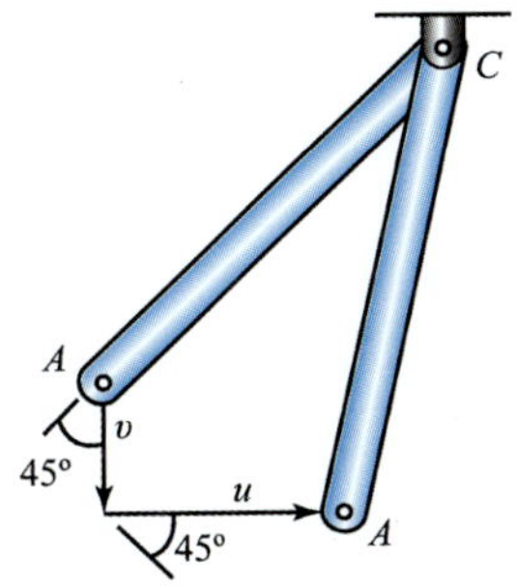

(e) u, v, δ_{AC}의 선형관계식 구하기

u와 v에 대해 식 (3)과 (4)를 풀고 식 (2)에 대입하면 다음과 같다.

$$u = \frac{F(L_{AB}\sin 45°\cos 45° - L_{AC}\sin 60°\cos 60°)}{EAD^2}$$

$$v = \frac{F(L_{AB}\cos^2 45° + L_{AC}\cos^2 60°}{EAD^2}$$

주어진 값들을 대입하면, 변위는

$$u = -0.025\text{ mm},\quad v = 0.665\text{ mm}$$

이다. 점 A는 왼쪽으로 0.0250 mm, 아래쪽으로 0.665 mm 움직인다.

토론

그림 (a)의 절점 A에서의 자유물체도를 보면, 봉의 길이 변화로 인한 45°와 60° 각도 변화를 무시하였다. 이 근사법은 봉의 길이 변화가 봉의 길이에 비해 작다는 가정 아래 행해진다.

연습문제 ▸▸▸

3.33 US unit
하중이 가해지지 않은 봉에 2 in 떨어진 두 표시점이 있다. 봉이 축하중 P를 받아 표시점은 2.004 in 떨어졌다. 하중이 가해진 봉의 축변형률을 구하시오.

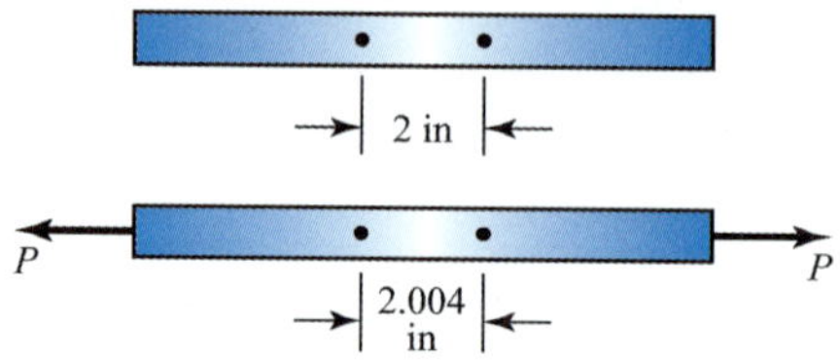

[그림 P3.33 ~ 3.35]

3.34 US unit
하중이 가해지지 않은 봉에 2 in 떨어진 두 표시점이 있다. 봉이 축하중 P를 받아 표시점은 2.004 in 떨어졌다. 하중을 받지 않은 봉의 전체 길이는 10 in이다. 하중을 받은 봉의 전체 길이을 구하시오. 전체 길이를 구할 때 어떤 가정을 하였는가?

3.35 US unit
하중이 가해지지 않은 봉에 2 in 떨어진 두 표시점이 있다. 봉이 축하중 P를 받아 표시점은 2.004 in 떨어졌다. 봉의 단면적이 $A = 1.5\ \text{in}^2$ 이고, 재료의 탄성계수는 $E = 28\text{E}6$ psi이다. P를 구하시오.

3.36 볼트가 환형 슬리브sleeve를 관통하고 있다. 볼트와 슬리브의 단면은 그림과 같다. 슬리브의 탄성계수는 $E = 70$ GPa이다. 너트가 그림과 같은 위치에 있을 때 슬리브에는 수직응력이 작용하지 않는다. 너트를 회전하여 볼트에 대해 왼쪽으로 1 mm 이동시키고, **볼트의 변형을 무시하였을 때,** 슬리브에서의 수직응력을 구하시오.

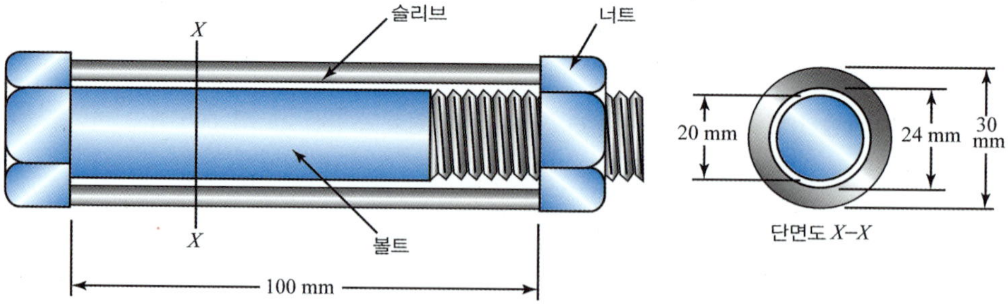

[그림 P3.36]

연습문제 ▸▸▸

3.37 천장선풍기(실링팬)의 질량은 12 kg 이다. 선풍기를 매달고 있는 파이프의 단면은 그림과 같다. 선풍기가 설치되기 전, 선풍기를 매달 파이프의 길이는 500 mm이다. 파이프는 탄성계수 $E = 190$ GPa의 강철재로 구성되어 있다. 선풍기가 설치되었을 때 파이프의 길이 증가를 구하시오. (파이프의 무게는 선풍기의 무게 대비 무시할 수 있다고 가정한다.)

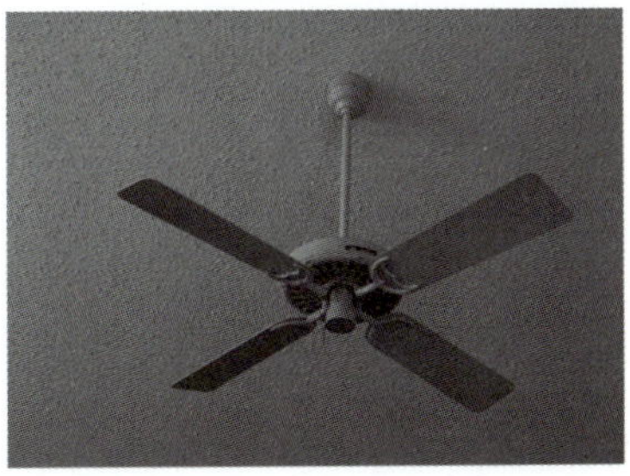

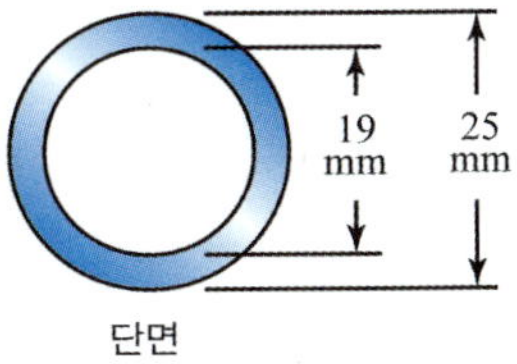

[그림 P3.37]

3.38 길이 $L = 6$ m, 지름 $D = 0.01$ m 의 원형 단면을 가진 균일단면 봉이 20 kN 의 압축하중을 양 끝에 받고 있다. 변형된 봉의 길이는 $L' = 5.98$ m, 지름은 $D' = 0.0100117$ m 이다. 재료의 탄성계수와 포아송 비를 구하시오.

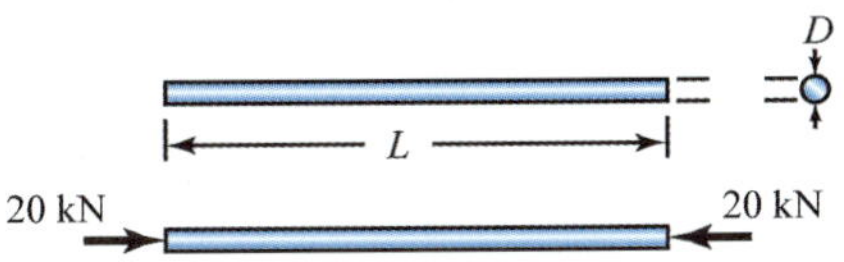

[그림 P3.38]

3.39
US unit

봉의 탄성계수는 $E = 16\text{E}6$ psi, 포아송 비는 $\nu = 0.33$ 이다. 원형 단면의 지름은 $D = 0.75$ in 이다. 16,000 lb 의 인장하중이 봉의 오른쪽 끝에 작용하였을 때, 봉의 길이 변화를 구하시오. 또, 하중이 작용한 후에 봉의 지름을 구하시오.

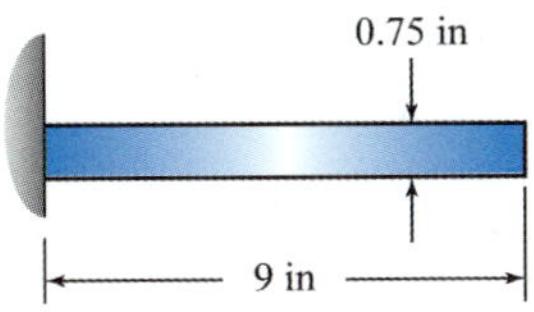

[그림 P3.39 ~ 3.40]

3.40
US unit

봉의 탄성계수는 $E = 16\text{E}6$ psi, 포아송 비는 $\nu = 0.33$ 이다. 원형 단면의 지름은 $D = 0.75$ in 이다. 지름을 0.752 in로 늘리기 위해 봉의 오른쪽 끝에 작용시켜야 할 압축하중을 구하시오.

3.41 US unit 커넥팅로드 AB가 2 in 지름의 중실(속이 찬) 원형 단면solid circular cross section을 가지고 있다. 탄성계수는 30E6 psi이고, 포아송 비는 0.3이다. 막대rod의 지지점은 지름을 1.985 in로 감소시키는 축하중을 받고 있다. 막대의 축에 수직인 평면에서의 수직응력을 구하시오.

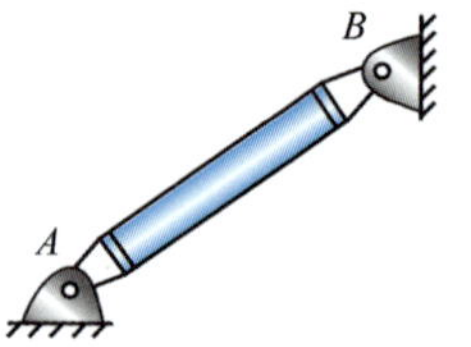

[그림 P3.41]

3.42 US unit 하중이 작용하지 않을 때, 봉 AB와 AC의 길이는 36 in, 단면적은 2 in^{2}이다. 탄성계수는 E= 1.6E6 psi이다. 무게가 W= 10,000 lb일 때, 봉 AB와 AC의 길이 변화를 구하시오.

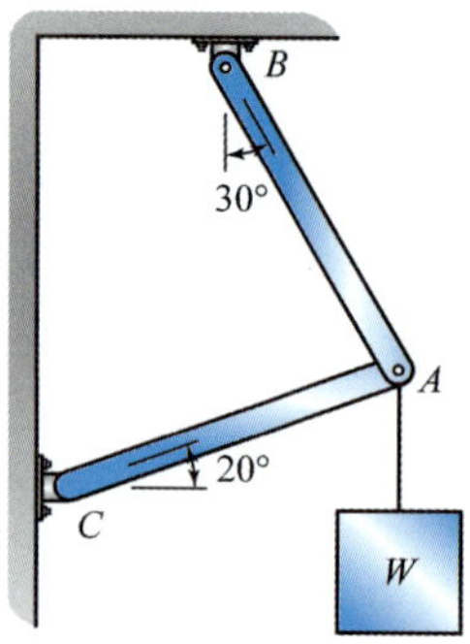

[그림 P3.42]

3.43 봉 BC와 DG의 단면은 그림과 같다. 탄성계수는 E= 72 GPa이다. H에 아랫방향 힘 F= 520 kN이 작용할 때, 점 H에서 아랫방향 처짐량downward deflection을 구하시오. 봉 BDH의 변형량은 무시하는 것으로 가정한다.

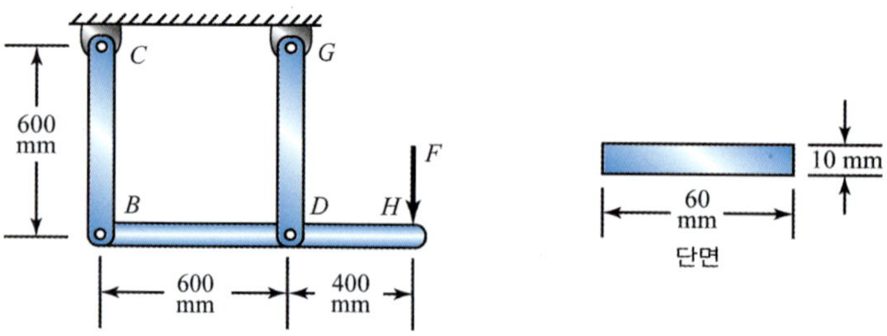

[그림 P3.43]

연습문제 ▸▸▸

3.44 봉 BC와 DG의 단면적은 동일하게 A이지만, 탄성계수는 E_{BC}와 E_{DG}로 서로 다르다. 봉 BHD의 변형량은 무시하는 것으로 가정한다. 아랫방향 힘 F가 H에 작용하였을 때 봉 BHD가 수평상태를 유지하였다. 거리 x를 구하시오.

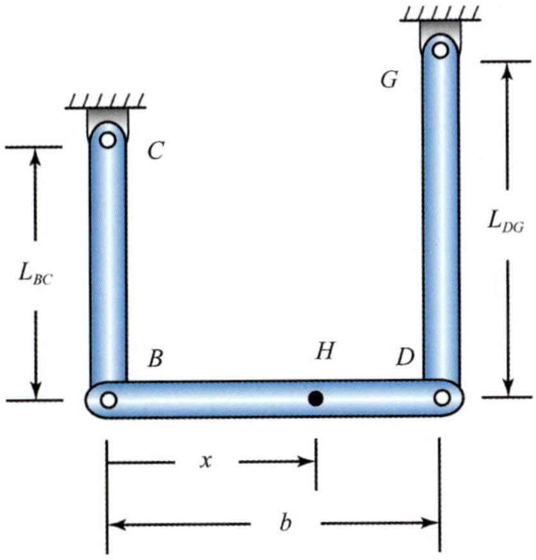

[그림 P3.44 ~ 3.45]

3.45 봉 BC와 DG의 단면적은 동일하게 $A = 2000\ \text{mm}^2$이고, 탄성계수는 $E_{BC} = 200\ \text{GPa}$, $E_{DG} = 70\ \text{GPa}$이다. 치수는 $L_{BC} = 600\ \text{mm}$, $L_{DG} = 800\ \text{mm}$, $b = 800\ \text{mm}$이다. 봉 BHD의 변형량은 무시하는 것으로 가정한다. 아랫방향 힘 $F = 200\ \text{kN}$이 H에 작용하고 $x = 600\ \text{mm}$일 때, 점 H의 아랫방향 처짐량을 구하시오.

3.46 US unit 봉 AB와 AC는 길이 20 in, 단면적 $4\ \text{in}^2$이고 탄성계수는 $E = 12\text{E}6$ psi이다. A에 아랫방향 힘 12,000 lb가 작용할 때, 점 A에서의 아랫방향 변위를 구하시오.

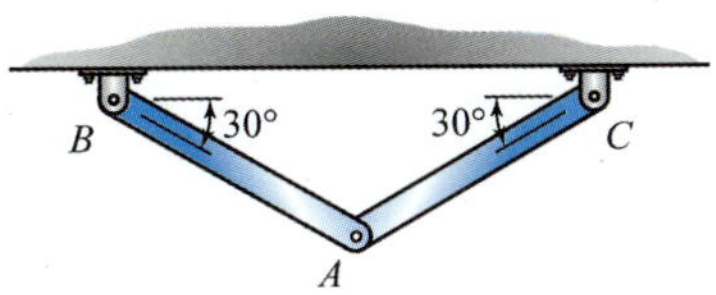

[그림 P3.46 ~ 3.47]

3.47 US unit 봉 AB와 AC는 길이 20 in, 단면적 $1.5\ \text{in}^2$이고 동일한 재료로 만들어졌다. 점 A에 아랫방향 힘 1,500 lb가 작용할 때, 아래로 0.003 in 처짐이 생겼다. 재료의 탄성계수를 구하시오.

3.48 봉 AB의 단면적은 $A = 100\,\text{mm}^2$, 탄성계수는 $E = 102\,\text{GPa}$ 이다. 거리 $H = 400\,\text{mm}$ 이다. 200 kN 의 아랫방향 힘이 봉 CD의 D에 작용한다면, 봉 CD는 몇 도(°)만큼 회전하는가? (봉 CD의 변형량은 무시할 수 있다.)

전략 봉 AB의 길이 변화가 작기 때문에 점 B의 아랫방향 변위 v가 수직이고, 봉 CD가 회전하는 각도(라디안)는 $\frac{v}{H}$라고 가정할 수 있다.

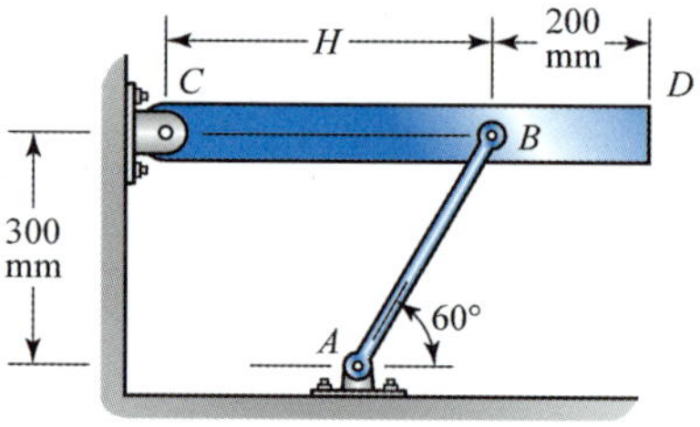

[그림 P3.48 ~ 3.49]

3.49 봉 AB의 단면적은 $A = 150\,\text{mm}^2$, 탄성계수는 $E = 90\,\text{GPa}$이다. 거리 $H = 400\,\text{mm}$ 이다. 봉 AB에 작용하는 수직응력(인장 혹은 압축)이 5 GPa보다 커지지 않게 하려면, 봉 CD가 그림에 나타낸 위치에 대해 회전할 수 있는 가장 큰 각도는 어떻게 되는가? (봉 CD의 변형량은 무시한다.)

3.50 US unit

프레임frame의 봉 BE의 단면적은 $A = 0.5\,\text{in}^2$, 탄성계수는 $E = 14\text{E}6\,\text{psi}$ 이다. C에 아랫방향 힘 1000 lb가 작용할 때, 봉 BE의 길이 변화를 구하시오.

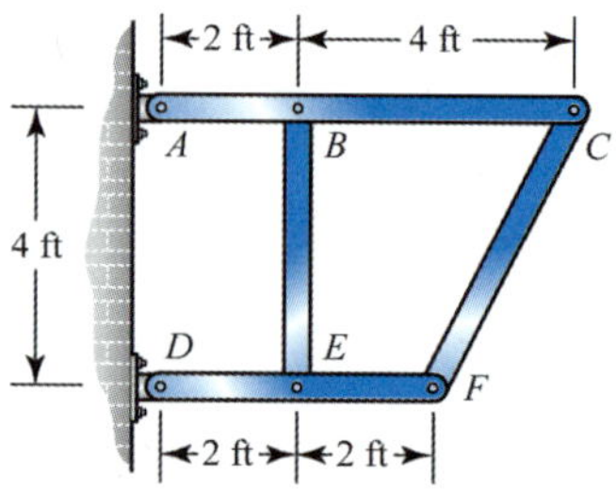

[그림 P3.50 ~ 3.51]

3.51 US unit

프레임의 봉 CF의 단면적은 $A = 0.5\,\text{in}^2$, 탄성계수는 $E = 14\text{E}6\,\text{psi}$ 이다. C에 아랫방향 힘이 작용한 후 봉 CF의 길이 변화를 측정한 결과, 0.125 in 줄어드는 것으로 구해졌다. C에 작용한 힘을 구하시오.

연습문제

3.52 두 개의 봉의 단면적은 0.002 m^2, 탄성계수는 70 GPa이다. 절점 A에 아랫방향 힘 80 kN이 작용할 때, 봉의 길이 변화를 구하시오.

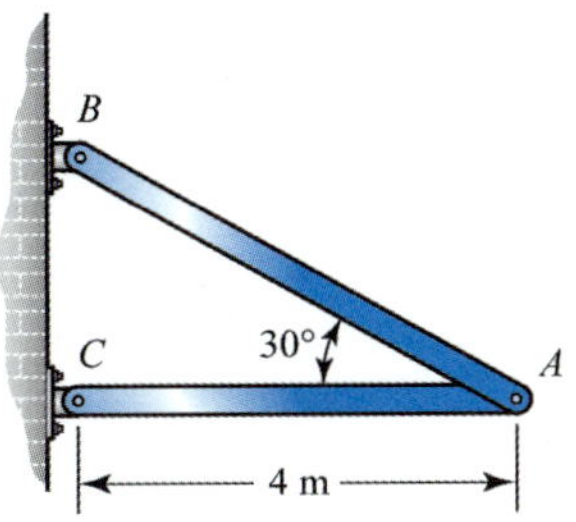

[그림 P3.52 ~ 3.53]

3.53 두 개의 봉의 단면적은 0.002 m^2, 탄성계수는 70 GPa이다. 절점 A에 아랫방향 힘 200 kN이 작용할 때, A에서의 수직과 수평 변위를 구하시오.

3.54 트러스의 부재 BC와 BD의 단면이 그림과 같다. 이 트러스는 7075-T6 알루미늄 합금으로 만들어졌다(〈부록 B〉 참조). 트러스가 B에서 아랫방향 힘 $F = 25$ kN을 받을 때, 부재 BC와 BD의 길이 변화를 구하시오.

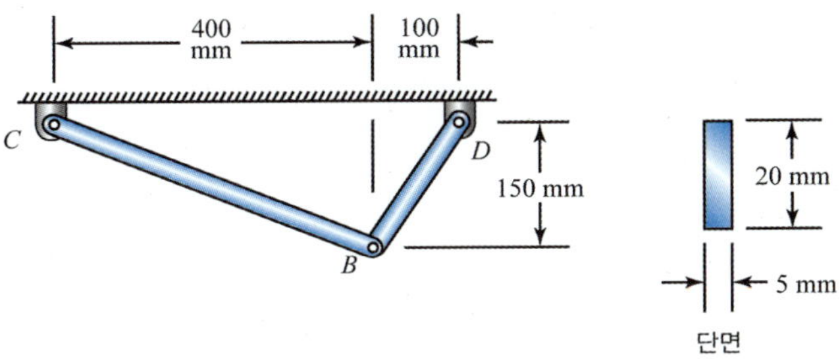

[그림 P3.54 ~ 3.55]

3.55 트러스의 부재 BC와 BD의 단면이 그림과 같다. 이 트러스는 7075-T6 알루미늄 합금으로 만들어졌다(〈부록 B〉 참조). 트러스가 B에서 아랫방향 힘 $F = 25$ kN을 받을 때, B에서의 수평 및 수직 변위를 구하시오.

연습문제 ▸▸▸

3.56 플라이어의 링크 AB의 단면적은 40 mm^{2}이고, 탄성계수는 E= 210 GPa 이다. 힘 F= 200 N 이 플라이어에 가해질 때, 링크 AB의 길이 변화를 구하시오.

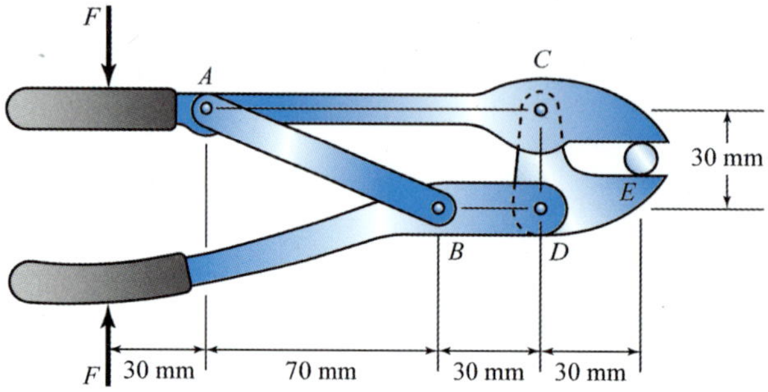

[그림 P3.56 ~ 3.57]

3.57 450 N만큼의 힘 F를 적용할 수 있도록 플라이어를 설계하고자 한다. 링크 AB는 압축수직응력 200 MPa을 지지할 재료로 만들려 한다. 이 기준에 따라, 링크 AB의 최소 단면적을 구하시오.

3.58* 그림 (a)의 봉 AB는 변형되지 않는다. 봉 AB가 **작은** 각도 θ(라디안)로 회전할 때, 그림 (b)와 같이 봉 BC의 길이 변화가 $b\theta$와 같다고 가정하는 게 유효해 보인다. 이것이 사실임을 증명하시오. 그림 (c)와 같이 봉 AB가 임의의 각도 θ로 회전한다고 가정하고, L'을 θ의 함수로 풀어 보자. 그런 다음, θ가 2차 이상의 고차항을 무시할 수 있을 만큼 충분히 작다면 $L' - L = b\theta$임을 보이시오.

전략 L'을 θ 항으로 된 테일러급수(Taylor series)로 표현하고, 2차 이상의 고차항을 무시한다.

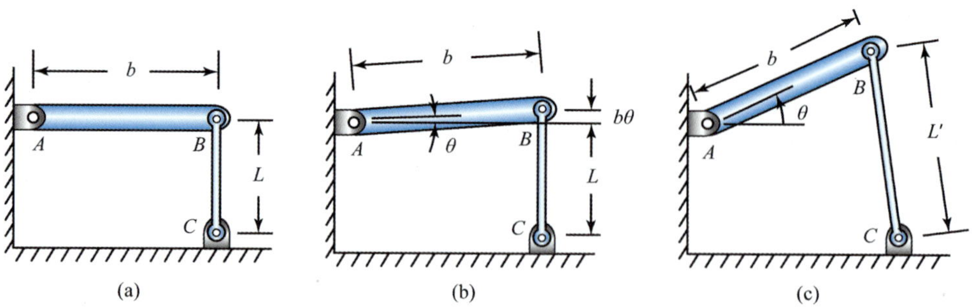

[그림 P3.58]

SECTION 3.3

부정정 문제

Statically Indeterminate Problems

평형상태의 물체에서 미지의 반력reaction 수가 평형방정식의 수보다 많으면 **부정정**statically indeterminate 이라고 한다. 부정정 문제는 공학문제에서 흔히 접할 수 있는 것으로, 이는 안전하고 보수적인 설계에서 종종 과다한 지지점(즉, 평형에 필요한 최소 수보다 많은 지지점)이 필요하기 때문에 발생한다. 축하중을 받는 봉을 포함하여 부정정 문제를 해결하기 위한 방법을 알아보기 위해 봉에 작용하는 축하중과 그 길이 변화 관계로 평형방정식을 보완해보자.

예를 들어 [그림 3-29(a)]의 봉 ABC는 길이와 단면적이 다른 AB와 BC 부분으로 구성되어 있으며, 끝점 A와 C는 고정되어 있다. 두 부분은 탄성계수 E를 갖는 동일 재료로 구성되어 있다. 봉이 [그림 3-29(b)]와 같이 B에서 축하중을 받고 있다고 가정하자. [그림 3-30]에 전체 봉의 자유물체도를 나타내었다. 평형방정식은 다음과 같다.

$$F - P_A + P_C = 0 \qquad (3.8)$$

이 식으로부터 두 개의 반력 P_A와 P_C를 구할 수 없다. 이 문제는 부정정 문제이다.

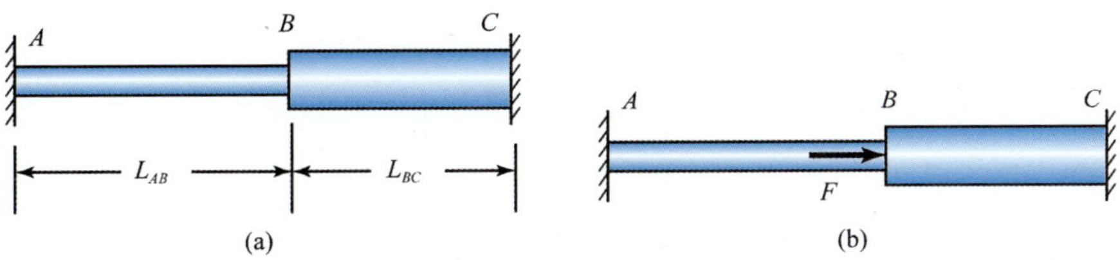

[그림 3-29] (a) 양쪽 끝이 고정된 봉 (b) B점에 축하중 적용

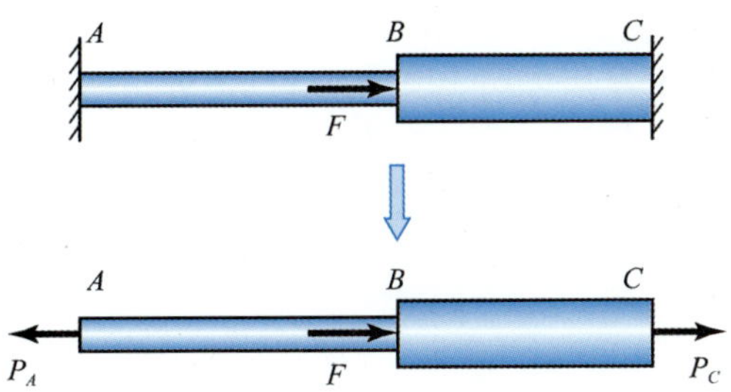

[그림 3-30] 봉의 자유물체도

반력 P_A와 P_C를 모른다는 사실을 무시하고, 반력들을 안다고 가정하고 봉의 각 부분의 길이 변화를 구해보자. 봉의 AB 부분에 작용하는 축하중은 P_A이다(축하중이 P_A라는 사실이 확실하지 않다면,

적절한 자유물체도를 그려 확인하도록 하자). 그러므로 AB 부분의 길이 변화는 다음과 같다.

$$\delta_{AB} = \frac{P_A L_{AB}}{EA_{AB}} \tag{3.9}$$

여기서 A_{AB}는 AB 부분의 단면적이다. 또한 BC 부분에 작용하는 축하중은 P_C이고, 따라서 길이 변화는 다음과 같다.

$$\delta_{BC} = \frac{P_C L_{BC}}{EA_{BC}} \tag{3.10}$$

하지만 전체 봉 ABC의 길이 변화는 0이라 알고 있는데, 이는 양쪽 끝이 고정되어 있기 때문이다. 따라서 두 부분의 길이 변화는 다음 식을 만족한다.

$$\delta_{AB} + \delta_{BC} = 0 \tag{3.11}$$

이를 **적합성 조건**compatibility condition이라고 한다. 봉의 두 부분의 길이 변화는 봉의 전체 길이가 변할 수 없다는 제약조건을 반드시 만족해야 한다. 식 (3.11)은 봉의 한 부분의 길이 변화가 양수이면 봉의 다른 부분의 길이 변화는 음수임을 의미한다. 우리는 직관적으로 힘 F가 AB 부분의 길이는 늘어나게 하고 BC 부분의 길이는 줄어들게 함을 알 수 있다.

식 (3.9)와 (3.10)을 식 (3.11)에 대입하면 다음과 같다.

$$\frac{P_A L_{AB}}{EA_{AB}} + \frac{P_C L_{BC}}{EA_{BC}} = 0 \tag{3.12}$$

이 식과 평형방정식 (3.8)로 미지의 반력 P_A와 P_C 항을 가진 두 개의 식을 구할 수 있다. 이를 풀이하면 다음 값을 얻는다.

$$P_A = \frac{F}{1 + \dfrac{L_{AB}A_{BC}}{L_{BC}A_{AB}}}, \quad P_C = -\frac{F}{1 + \dfrac{L_{BC}A_{AB}}{L_{AB}A_{BC}}}$$

이제 반력을 알았으므로, 식 (3.9)와 (3.10)으로부터 봉의 각 부분 길이 변화를 구할 수 있다. 또한, 봉의 각 부분에서의 수직응력도 구할 수 있다. 즉 $\sigma_{AB} = \dfrac{P_A}{A_{AB}}$, $\sigma_{BC} = \dfrac{P_C}{A_{BC}}$이다.

우리가 구한 해는 다음의 세 가지 요소를 기본으로 한다.

❶ 평형
❷ 봉의 각 부분에서의 축하중과 각 부분의 길이 변화 혹은 변형량과의 관계
❸ 적합성

구조해석에서의 좀 더 정교한 문제뿐만 아니라, 축하중을 받는 봉을 포함한 기타 부정정 문제들은 위의 세 가지 요소를 이용해 풀이할 수 있다.

연구문제

1. 부정정 문제란 무엇인가?
2. [그림 3-29]의 축하중을 받는 봉에서 적합성 조건은 무엇인가?
3. 부정정 문제를 해결하기 위해 사용되는 세 개의 기본 요소는 무엇인가?

예제 3.7 부정정 봉

[그림 3-31]의 봉 ABC의 탄성계수는 $E = 82\,\mathrm{GPa}$이다. AB 부분의 길이는 $L_{AB} = 250\,\mathrm{mm}$, 원형 단면의 지름은 50 mm이다. BC 부분의 길이는 $L_{BC} = 200\,\mathrm{mm}$, 원형 단면의 지름은 100 mm이다. 봉은 A에 고정되어 있고, 고정벽과 봉의 끝 C 사이에는 $b = 0.5\,\mathrm{mm}$의 틈이 있다. 봉의 B에 오른쪽 방향으로 700 kN의 축하중이 작용할 때, AB 부분과 BC 부분에서의 수직응력을 구하시오.

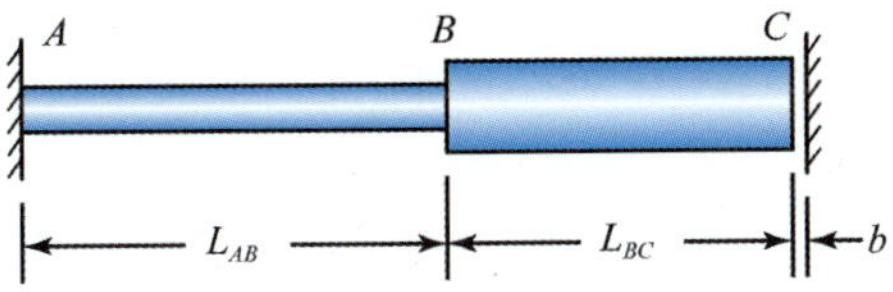

[그림 3-31]

전략

서서히 증가하는 하중이 B에서 오른쪽으로 향하도록 가해진다고 상상해보자. 봉의 AB 부분은 늘어나기 시작할 것이다. C가 벽과 접촉할 때까지 봉의 C에는 어떠한 힘도 작용하지 않는다. 우선 C가 벽과 접촉하지 않는다고 가정하고 700 kN의 하중으로 인한 AB 부분의 길이 변화를 계산한다. AB 부분의 길이 변화가 틈 b보다 작으면 봉은 오른쪽 벽에 다다르지 못하고, AB 부분은 700 kN의 인장하중을 받으며, BC 부분에서의 축하중은 0이다. 하지만 AB 부분의 길이 변화가 틈 b보다 크면 봉은 오른쪽 벽과 접촉하게 되고, 이 문제는 부정정 문제가 된다. 그 경우, 힘-변형량 관계, 적합성, 그리고 평형방정식을 반드시 적용하여 AB 부분과 BC 부분에서의 축하중을 구한다. 적합성 조건은, 전체 봉 ABC의 길이 변화가 틈 b와 반드시 같아야 한다는 것이다.

풀이

그림 (a)에 C가 벽과 접촉하지 않는다고 가정한 상태에서의 자유물체도를 그렸다. AB 부분의 축하중은 $P_A = 700{,}000\,\mathrm{N}$이고, BC 부분에는 축하중이 작용하지 않는다. AB 부분의 길이 변화는 다음과 같다.

$$\delta_{AB} = \frac{P_A L_{AB}}{EA_{AB}} = \frac{(700{,}000\,\mathrm{N})(0.25\,\mathrm{m})}{(82\times 10^9\,\mathrm{N/m^2})\left[\dfrac{\pi(0.05\,\mathrm{m})^2}{4}\right]} = 0.00109\,\mathrm{m}$$

$\delta_{AB} = 1.09\,\mathrm{mm} > b$이므로 C가 벽과 접촉할 것을 알 수 있고, 이 문제는 부정정 문제가 된다.

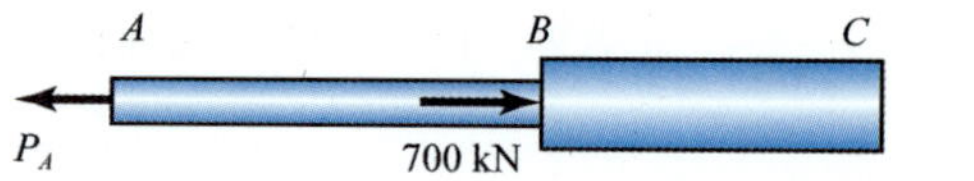

(a) 봉이 오른쪽 벽에 접촉하지 않는다고 가정한 자유물체도

그림 (b)에 C에서 벽에 의해 작용하는 반력을 포함한 봉의 자유물체도를 그렸다.

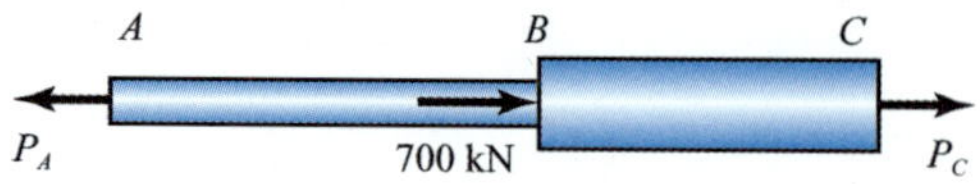

(b) 양쪽 벽에서의 반력을 나타낸 자유물체도

평형 평형방정식은 다음과 같다.

$$-P_A + P_C + 700{,}000\,\text{N} = 0$$

힘-변형량 관계 봉의 두 부분의 길이 변화는 다음과 같다.

$$\delta_{AB} = \frac{P_A L_{AB}}{EA_{AB}}, \quad \delta_{BC} = \frac{P_C L_{BC}}{EA_{BC}}$$

적합성 봉 전체의 길이 변화는 틈 b와 같다.

$$\delta_{AB} + \delta_{BC} = b$$

4개의 미지수 P_A, P_C, δ_{AB}, δ_{BC} 항으로 이루어진 4개의 식이 있다. 힘-변형량 관계를 적합성 식에 대입하면 다음 값을 얻는다.

$$\frac{P_A L_{AB}}{EA_{AB}} + \frac{P_C L_{BC}}{EA_{BC}} = b \ :$$

$$\frac{P_A(0.25\,\text{m})}{(82\times10^9\,\text{N/m}^2)[\pi(0.05\,\text{m})^2/4]} + \frac{P_C(0.2\,\text{m})}{(82\times10^9\,\text{N/m}^2)[\pi(0.1\,\text{m})^2/4]} = 0.0005\,\text{m}$$

평형방정식과 함께 이 식을 풀어서 축하중을 구할 수 있다. 그 결과는 $P_A = 385{,}000\,\text{N}$과 $P_C = -315{,}000\,\text{N}$이다. 봉의 두 부분에서의 수직응력은 다음과 같다.

$$\sigma_{AB} = \frac{P_A}{A_{AB}} = \frac{385{,}000\,\text{N}}{\pi(0.05\,\text{m})^2/4} = 196\,\text{MPa}$$

$$\sigma_{BC} = \frac{P_C}{A_{BC}} = \frac{-315{,}000\,\text{N}}{\pi(0.1\,\text{m})^2/4} = -40.1\,\text{MPa}$$

토론

봉의 BC 부분이 벽과 접촉한다고 결정했을 때, BC 부분에 벽과의 접촉으로 인해 가해지는 하중 때문에 BC 부분은 압축상태임을 알았다. 그런데 왜 그림 (b)의 자유물체도에서 인장반력 P_C를 나타냈을까? 그 이유는 그렇게 표현함으로써 해의 각 항의 부호로 표현되는 인장 혹은 압축에 대해 더 쉽게 이해할 수 있기 때문이다. 만약 P_C가 BC 부분에서의 **인장**축하중을 나타낸다면, BC 부분의 길이 증가는 $\delta_{BC} = \dfrac{P_C L_{BC}}{EA_{BC}}$이고, 적합성 조건은 AB 부분과 BC 부분의 길이 증가 합은 틈 b와 같다는 것이다. 즉, $\delta_{AB} + \delta_{BC} = b$이다. P_C의 해는 음수임에 주목하자. 이는 δ_{BC} 역시 음수임을 의미한다. BC 부분은 압축상태이다.

예제 3.8 **부정정 구조물** US unit

[그림 3-32]에서 두 개의 알루미늄 봉(탄성계수 $E_{Al} = 10E6$ psi)이 왼쪽에는 고정지지물, 오른쪽에는 단단한 횡단봉cross-bar에 의해 붙어있다. 철봉($E_{Fe} = 28.5E6$ psi)의 왼쪽은 고정지지물에 붙어있고, 철봉의 오른쪽 끝과 횡단봉 사이에 $b = 0.02$ in 의 틈이 있다. 각 봉의 단면적은 $A = 0.5$ in^2 이고, 길이는 $L = 10$ in 이다. 철봉을 횡단봉에 닿도록 늘려서 횡단봉과 용접하면, 그 후에 각 봉의 수직응력은 어떻게 되는가?

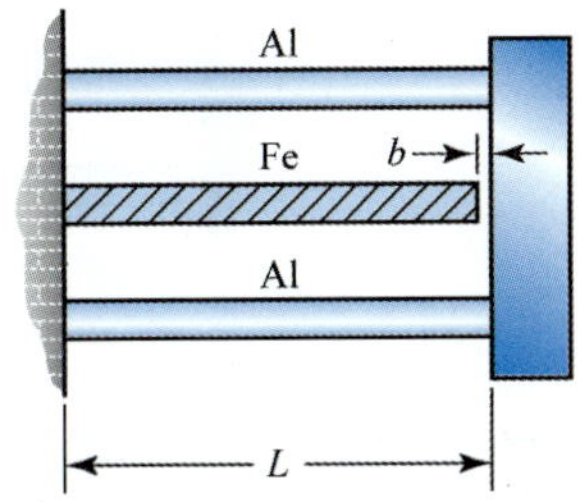

[그림 3-32]

전략

횡단봉의 자유물체도를 그리면 하나의 평형방정식을 얻지만, 문제는 알루미늄 봉과 철봉의 축하중이 다를 수 있어 부정정 문제이다(그러나 문제의 시스템이 대칭이므로 두 개의 알루미늄 봉의 축하중은 동일하다). 적합성 조건은, 철봉의 길이 변화가 알루미늄 봉의 길이 변화에 틈 b를 더한 것과 반드시 같아야 한다는 것이다.

풀이

평형 그림 (a)에서 철봉이 오른쪽 횡단봉에 용접되어 있다고 가정하고, 세 개의 봉 오른쪽을 지나는 평면을 통과시켜 횡단봉의 자유물체도를 얻었다. 횡단봉에 대한 평형방정식은 다음과 같다.

$$2P_{Al} + P_{Fe} = 0$$

힘-변형량 관계 축하중에 의한 알루미늄 봉 중 하나의 길이 변화는 다음과 같고,

$$\delta_{Al} = \frac{P_{Al}L}{E_{Al}A}$$

축하중에 의한 철봉의 길이 변화는 다음과 같다.

$$\delta_{Fe} = \frac{P_{Fe}(L-b)}{E_{Fe}A}$$

적합성 적합성 조건은 다음과 같다.

$$\delta_{Fe} = \delta_{Al} + b$$

힘-변형량 관계를 위 식에 대입하면 다음과 같다.

$$\frac{P_{Fe}(L-b)}{E_{Fe}A} = \frac{P_{Al}L}{E_{Al}A} + b$$

이 식과 평형방정식으로부터 P_{Al}와 P_{Fe}를 구할 수 있다. 그 결과는 $P_{Al} = -5{,}880$ lb , $P_{Fe} = 11{,}760$ lb 이다. 봉에서의 수직응력은 다음과 같다.

$$\sigma_{Al} = \frac{P_{Al}}{A} = \frac{-5{,}880\ \text{lb}}{0.5\ \text{in}^2} = -11{,}760\ \text{psi}$$

$$\sigma_{Fe} = \frac{P_{Fe}}{A} = \frac{11{,}760\ \text{lb}}{0.5\ \text{in}^2} = 23{,}520\ \text{psi}$$

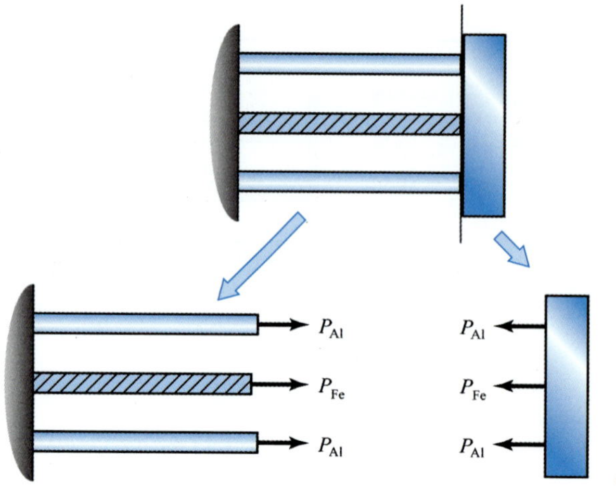

(a) 횡단봉의 분리

토론

늘어난 철봉을 횡단봉에 용접시킨 후 놓아두면, 수축되어 알루미늄 봉을 압축할 것이다. 압축된 알루미늄 봉에 의해 횡단봉에 가해지는 힘은 철봉이 원래의 길이로 돌아가지 못하도록 할 것이며, 평형상태는 알루미늄 봉은 압축, 철봉은 인장인 상태로 된다.

예제 3.9 부정정 프레임

[그림 3-33]에서 프레임의 봉 AB와 CD는 각각 단면적이 $600\,\text{mm}^2$, 탄성계수가 $E = 200\,\text{GPa}$ 이다. 치수 $b = h = 400\,\text{mm}$ 이다. H에 윗방향의 힘 $140\,\text{kN}$ 이 작용한다면, 봉 AB와 CD에 걸리는 수직응력은 어떻게 되는가? 봉 GH의 변형량은 무시한다.

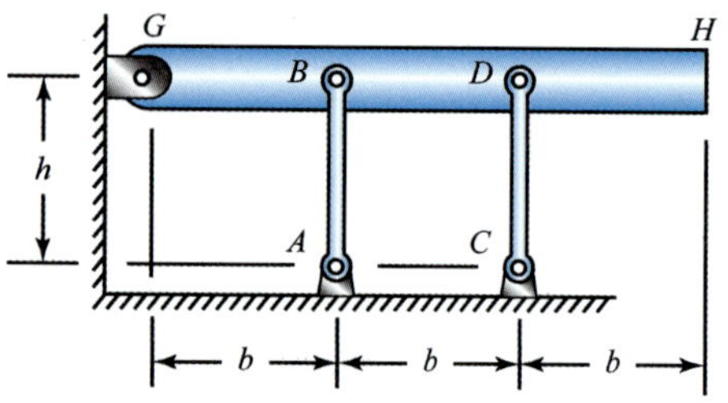

[그림 3-33]

전략

봉의 자유물체도를 그려보면, 문제가 부정정 문제인지 결정할 수 있다. 부정정 문제라면 힘-변형량 관계, 적합성, 그리고 평형을 이용하여 봉 AB와 CD의 축하중을 구한다.

풀이

평형 그림 (a)에 봉의 자유물체도를 그렸다. 봉 AB와 CD는 이력 부재이기 때문에 그 봉들에 대한 평형방정식을 작성해서는 어떠한 정보도 얻을 수 없다. 봉 GH에 대한 세 개의 평형방정식은 다음과 같이 작성할 수 있지만, 세 개의 미지수 G_y, P_{AB}, P_{CD}에 대한 식 (2)와 (3)을 풀 수 없다. 이 문제는 부정정 문제이다.

$$\sum F_x = G_x = 0 \tag{1}$$

$$\sum F_y = G_y - P_{AB} - P_{CD} + 140{,}000\ \text{N} = 0 \tag{2}$$

$$\sum M_{\text{점 G}} = -(0.4\ \text{m})P_{AB} - 2(0.4\ \text{m})P_{CD} + 3(0.4\ \text{m})(140{,}000\ \text{N}) = 0 \tag{3}$$

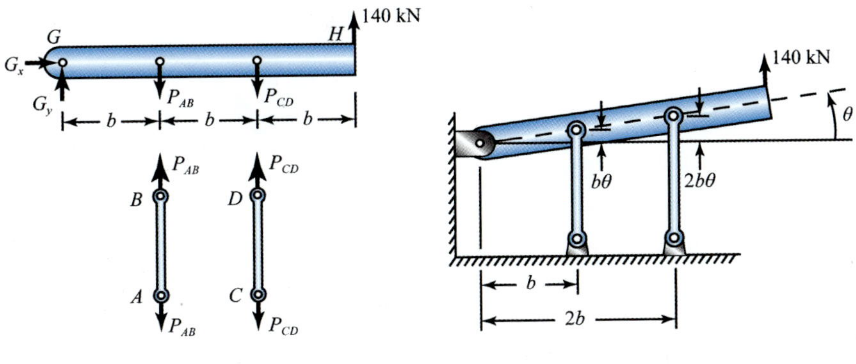

(a) 봉의 자유물체도 (b) 봉 AB와 CD의 길이 변화 구하기

힘-변형량 관계 봉 AB와 CD의 길이 변화는 다음과 같다.

$$\delta_{AB} = \frac{P_{AB}L_{AB}}{EA_{AB}} = \frac{P_{AB}(0.4\ \text{m})}{(200\text{E}9\ \text{N/m}^2)(600\text{E-}6\ \text{m}^2)} \tag{4}$$

$$\delta_{CD} = \frac{P_{CD}L_{CD}}{EA_{CD}} = \frac{P_{CD}(0.4\ \text{m})}{(200\text{E}9\ \text{N/m}^2)(600\text{E-}6\ \text{m}^2)} \tag{5}$$

적합성 봉 AB와 CD는 봉 GH에 연결되어 있어 봉 AB와 CD의 길이 변화는 독립적이지 않다. 140 kN 의 힘이 작용할 때, 봉 GH는 반시계방향으로 각도 θ만큼 약간 회전할 것이다. 각도 θ가 작다면, 그림 (b)와 같이 봉 AB와 CD의 길이 변화는 $\delta_{AB} = b\theta$, $\delta_{CD} = 2b\theta$로 근사화될 수 있다. 이로부터 다음을 알 수 있다.

$$\delta_{CD} = 2\delta_{AB} \tag{6}$$

이것이 이 문제에서 필요한 적합성 조건이다. 이제 식 (2)~(6)을 풀어 $P_{AB} = 84{,}000\,\text{N}$, $P_{CD} = 168{,}000\ \text{N}$, $\delta_{AB} = 0.00028\ \text{m}$, $\delta_{CD} = 0.00056\ \text{m}$, $G_y = 112{,}000\ \text{N}$을 얻을 수있다. 봉 AB와 CD의 수직응력은 다음과 같다.

$$\sigma_{AB} = \frac{P_{AB}}{A_{AB}} = \frac{84{,}000\ \text{N}}{600\text{E-}6\ \text{m}^2} = 140\ \text{MPa}$$

$$\sigma_{CD} = \frac{P_{CD}}{A_{CD}} = \frac{168{,}000\ \text{N}}{600\text{E-}6\ \text{m}^2} = 280\ \text{MPa}$$

토론

봉 GH가 회전하면서 생긴 각도 θ로 봉의 길이 변화에 사용한 표현은 θ가 작을 때 유효한 근사법이지만, 이에 대해 아직 증명하지 않았다(문제 **3.58** 참조).

예제 3.10 부정정 트러스

[그림 3-34]의 봉은 각각 단면적이 $60\,\text{mm}^2$, 탄성계수가 $E = 200\,\text{GPa}$이다. A에 아랫방향 힘 40 kN이 작용한다면, 점 A에서 수평 및 수직 변위는 어떻게 되는가?

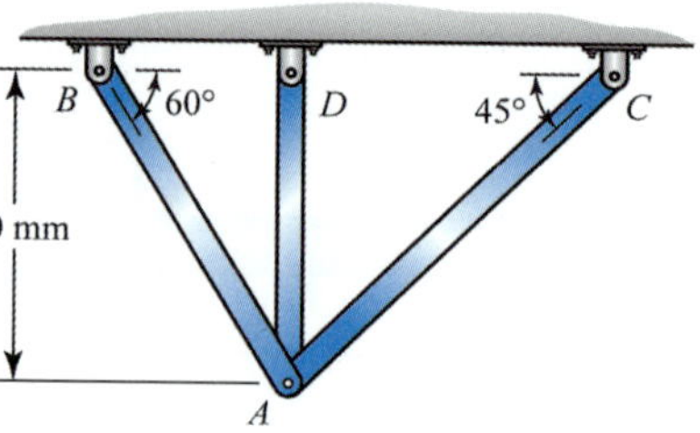

[그림 3-34]

전략

[예제 3.6]에서 수직 봉 AD가 없는 것을 제외하고 동일한 문제를 풀었다(풀이를 복습해보자). 이번 예제에서는 평형방정식만으로 축하중을 구할 수 없기 때문에 부정정 문제가 된다. 절점 A의 자유물체도로부터 두 개의 평형방정식을 얻을 수 있지만, 세 개의 미지 축하중이 있다. 그럼에도 불구하고 [예제 3.6]에서의 접근 방식과 정확히 같은 방법으로 문제에 접근할 수 있다. 각 봉에서의 길이 변화를 미지의 축하중으로 표현할 수 있다. 적합성 조건은 봉이 핀으로 같이 고정되어 있기 때문에 발생한다. 점 A에서의 수평 및 수직 변위는 각 봉에 대해 같아야만 한다. 평형방정식, 힘-변형량 방정식, 그리고 적합성 조건을 통해 축하중, 봉의 길이 변화, 점 A에서의 수평 및 수직 변위에 대한 완전한 방정식 시스템을 얻을 수 있다.

풀이

평형 그림 (a)에 40 kN 힘을 나타낸 절점 A에서의 자유물체도를 그렸다. 평형방정식은 다음과 같다.

$$\sum F_x = -P_{AB}\cos 60° + P_{AC}\cos 45° = 0$$

$$\sum F_y = P_{AB}\sin 60° + P_{AD} + P_{AC}\sin 45° - 40{,}000\ \text{N} = 0$$

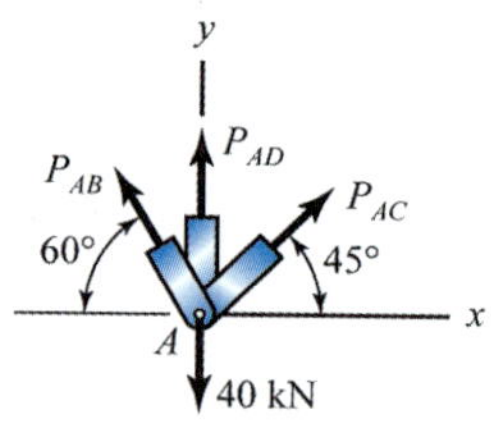

(a) 절점 A

힘-변형량 관계 봉의 길이는 $L_{AB} = \dfrac{0.2}{\sin 60°}\ \text{m}$, $L_{AC} = \dfrac{0.2}{\sin 45°}\ \text{m}$, $L_{AD} = 0.2\ \text{m}$이다. 봉의 길이 변화를 다음과 같이 봉의 길이와 미지의 축하중으로 표현할 수 있다.

$$\delta_{AB} = \frac{P_{AB}L_{AB}}{EA}, \quad \delta_{AC} = \frac{P_{AC}L_{AC}}{EA}, \quad \delta_{AD} = \frac{P_{AD}L_{AD}}{EA} \qquad (1)$$

적합성 이제 봉의 길이 변화를 점 A의 수평 및 수직 변위와 관련지어 보자. 그림 (b)와 같이 점 A의 수평 및 수직 변위를 u와 v로 나타낸 봉 AD를 고려해보자. 피타고라스의 정리를 적용하면 다음 식을 얻고,

$$(L_{AD} + v)^2 + u^2 = (L_{AD} + \delta_{AD})^2$$

다음과 같이 쓸 수 있다.

$$2vL_{AD} + v^2 + u^2 = 2\delta_{AD}L_{AD} + \delta_{AD}^2$$

2차항 v^2, u^2, δ_{AD}^2를 무시하면 다음 식을 얻는다.

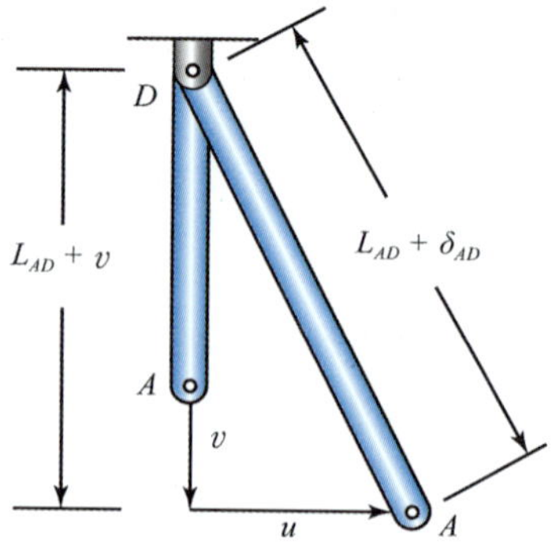

(b) 봉 AD의 기하학 분석

$$v = \delta_{AD} \tag{2}$$

[예제 3.6]에서와 같이 봉의 길이 변화는 하중이 가해지지 않은 봉에 평행한 방향인 u와 v 성분의 합으로 근사화됨을 알게 되었다. 봉 AB와 AC의 길이 변화에 대해 [예제 3.6]에서 구한 관계는 다음과 같다.

$$v\sin 60° + u\cos 60° = \delta_{AB} \tag{3}$$

$$v\sin 45° - u\cos 45° = \delta_{AC} \tag{4}$$

식 (2)~(4)는 이 문제의 적합성 조건이다. 봉이 A에서 핀으로 고정되어 있으므로 봉의 길이 변화는 제한된다. 이러한 제약조건이 적합성 방정식에 적용되어, 각 봉의 끝은 동일한 수평 및 수직 변위를 갖게 된다. 식 (1)~(4)와 더불어 평형방정식으로 8개의 미지수 P_{AB}, P_{AC}, P_{AD}, δ_{AB}, δ_{AC}, δ_{AD}, u, v를 갖는 8개의 식을 만들 수 있다. 이 식들을 풀면 다음과 같다.

$$u = -0.0125\ \text{mm}, \quad v = 0.333\ \text{mm}$$

토론

봉 AD가 없는 것을 제외하고 이 예제와 동일한 문제인 [예제 3.6]을 비교해보자. [예제 3.6]에서는 정역학만으로 봉에서의 축하중을 구할 수 있었다. 트러스는 부정정 문제였다. 이 예제에서의 트러스는 '과다한 지지점'을 가지고 있어 점 A에 작용하는 수직하중을 지지하는 데 도움을 준다. 봉이 추가됨으로써 해석을 함에 있어 새로운 미지수인 축하중 P_{AD}가 추가되었지만, **새로운 적합성 조건도 있다.** 이것이 일반적으로 부정정 문제의 특징이다. 과다한 지지점은 새 미지수를 도입하지만, 그에 상응하는 새로운 적합성 조건도 도입한다.

연습문제 ▸▸▸

3.59 봉의 단면적은 A, 탄성계수는 E이다. 봉의 왼쪽 끝은 고정되어 있다. 초기에 그림 (1)과 같이 봉의 오른쪽 끝과 고정 벽 사이에 b의 틈이 있다. 봉은 고정 벽에 접촉할 때까지 늘린 후에 그림 (2)와 같이 용접되었다. 벽에 용접되고 난 이후에는 봉에서의 축하중을 정역학만으로는 구할 수 없으므로 이 문제는 부정정 문제이다.

(a) 이 문제에서 적합성 조건은 어떻게 되는가?

(b) 봉이 벽에 용접된 후의 축하중은 어떻게 되는가?

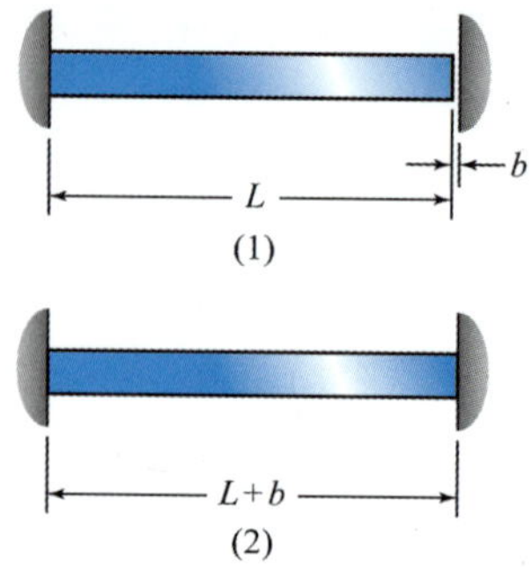

[그림 P3.59]

3.60 봉의 단면적은 A, 탄성계수는 E이다. 오른쪽으로 향하는 축하중 F가 C에 작용할 때, C의 왼쪽 봉 부분에서의 수직응력을 구하시오.

전략 봉 전체에 대한 자유물체도를 그리고 평형방정식을 작성한다. 그 다음에 C의 왼쪽 봉 부분의 길이 증가는 C의 오른쪽 봉 부분의 길이 감소와 같다는 적합성 조건을 적용한다.

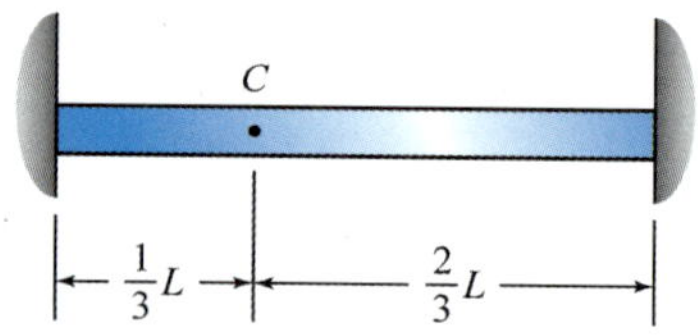

[그림 P3.60 ~ 3.61]

3.61 봉의 단면적은 A, 탄성계수는 E이다. 오른쪽으로 향하는 축하중 F가 점 C에 작용할 때, 점 C에서의 변위를 구하시오.

3.62 원통형 연료막대가 알루미늄 환형 슬리브sleeve로 둘러싸여 있다. 둘 사이에는 환형 공간이 있다. 막대의 단면과 슬리브의 단면은 그림과 같다. 연료막대의 탄성계수는 $E_{\text{Ro}} = 380\ \text{GPa}$, 알루미늄 슬리브의 탄성계수는 $E_{\text{Al}} = 70\ \text{GPa}$ 이다. 아랫방향의 힘 80 kN 이 뚜껑에 작용할 때, 연료막대와 슬리브에서의 수직응력을 구하시오.

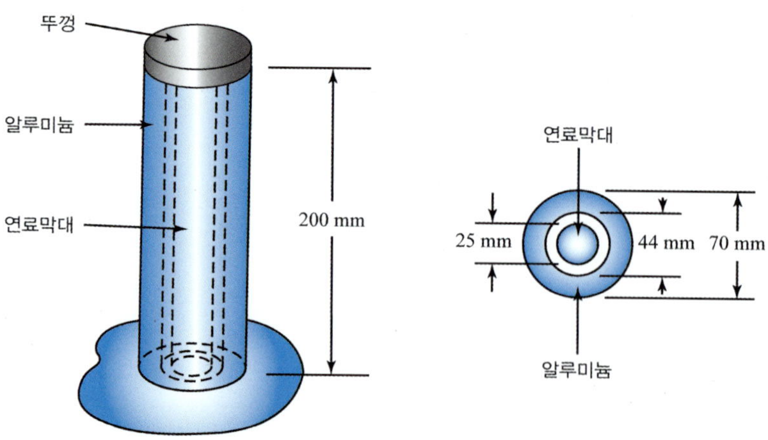

[그림 P3.62]

연습문제 ▶▶▶

3.63 강철 볼트가 환형 알루미늄 합금 슬리브를 관통하고 있다. 볼트와 슬리브의 단면은 그림과 같다. 강철 볼트와 알루미늄 슬리브의 탄성계수는 각각 $E_{St} = 200$ GPa, $E_{Al} = 70$ GPa 이다. 너트가 그림과 같은 위치에 있을 때 슬리브에는 수직응력이 작용하지 않는다. 너트를 회전하여 볼트에 대해 왼쪽으로 1 mm 이동시켰을 때, 슬리브에서의 수직응력을 구하시오. 구한 답을 문제 **3.36**의 답과 비교하시오.

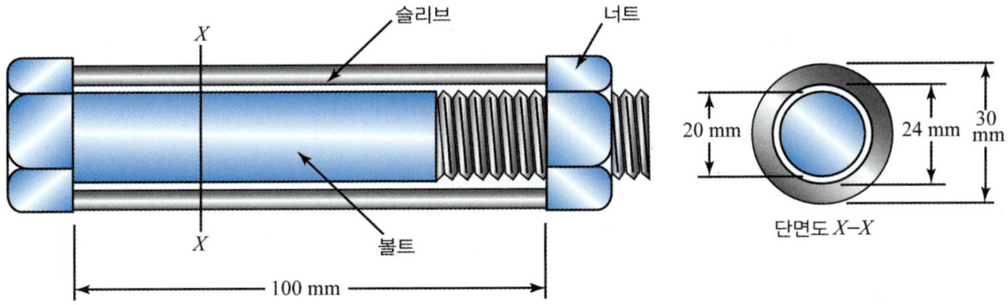

[그림 P3.63]

3.64 봉은 원형 단면이고, 탄성계수는 $E = 70$ GPa이다. AB와 CD 부분은 지름이 40 mm이고, BC 부분은 지름이 80 mm이다. $F_1 = 60$ kN, $F_2 = 30$ kN일 때, BC 부분의 수직응력을 구하시오.

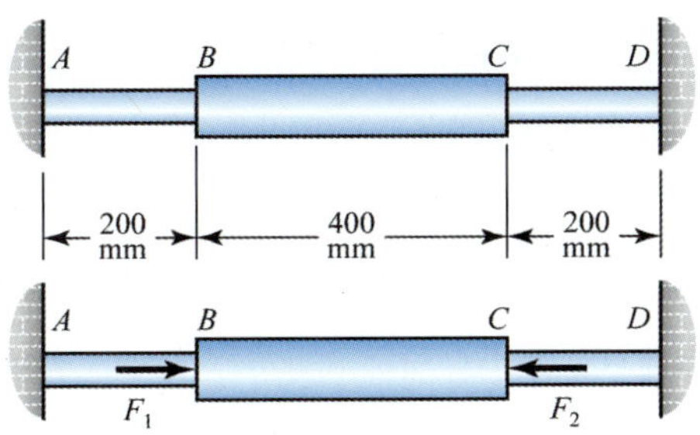

[그림 P3.64 ~ 3.66]

3.65 봉은 원형 단면이고, 탄성계수는 $E = 70$ GPa이다. AB와 CD 부분은 지름이 40 mm이고, BC 부분은 지름이 80 mm이다. $F_1 = 100$ kN일 때, CD 부분에서의 수직응력이 $\sigma_{CD} = -20$ MPa이 되게 하는 F_2를 구하시오.

연습문제 ▸▸▸

3.66* 봉은 원형 단면이고, 탄성계수는 $E = 70$ GPa이다. AB와 CD 부분은 지름이 40 mm이고, BC 부분은 지름이 80 mm이다. 봉에 작용하는 수직응력의 크기가 40 MPa보다 크지 않기를 원한다고 가정하자. $F_2 = 20$ kN일 때, 적용 가능한 가장 큰 F_1 값(양수)을 구하시오.

3.67 US unit 두 개의 알루미늄 봉($E_{Al} = 10E6$ psi)이 왼쪽에는 고정지지물, 오른쪽에는 단단한 횡단봉에 의해 붙어있다. 철봉($E_{Fe} = 28.5E6$ psi)의 왼쪽은 고정지지물에 붙어있고, 철봉의 오른쪽 끝과 횡단봉 사이에 b의 틈이 있다. 각 봉의 단면적은 $A = 0.5\ \text{in}^2$이고, 길이는 $L = 10$ in이다. 철봉을 늘려서 횡단봉에 접촉시켜 용접하였다. 그 후에 철봉의 축변형률을 측정하여 $\epsilon_{Fe} = 0.002$를 구했다. 틈 b의 크기를 구하시오.

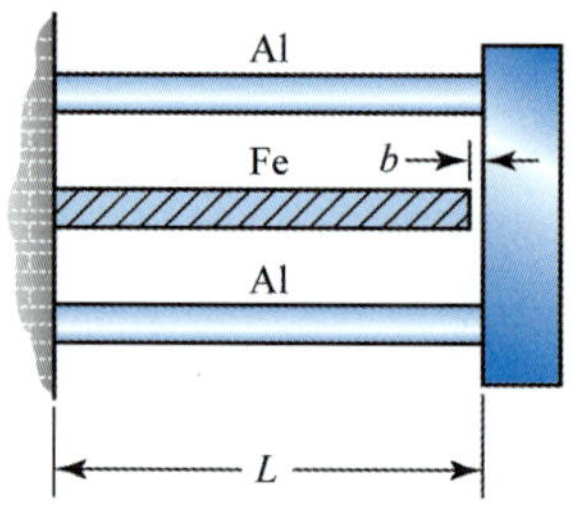

[그림 P3.67 ~ 3.68]

3.68 US unit 두 개의 알루미늄 봉($E_{Al} = 10E6$ psi)이 왼쪽에는 고정지지물, 오른쪽에는 단단한 횡단봉에 의해 붙어있다. 철봉($E_{Fe} = 28.5E6$ psi)의 왼쪽은 고정지지물에 붙어있고, 철봉의 오른쪽 끝과 횡단봉 사이에 b의 틈이 있다. 각 봉의 단면적은 $A = 0.5\ \text{in}^2$ 이고, 길이는 $L = 10$ in 이다. 철봉을 늘려서 횡단봉에 접촉시켜 용접하였다. 철봉은 100 ksi 의 인장응력을, 알루미늄 봉은 40 ksi 의 압축응력을 안전하게 지지한다. 틈 b의 가장 큰 안전한 값을 구하시오.

3.69 봉 AB와 BC는 각각 단면적이 A이고, 탄성계수는 E이다. A에 아랫방향 힘 F가 작용한다면, 점 A에서의 아랫방향 변위가 $\dfrac{Fh}{EA}\left(\dfrac{1}{1+\cos^3\theta}\right)$ 임을 증명하시오.

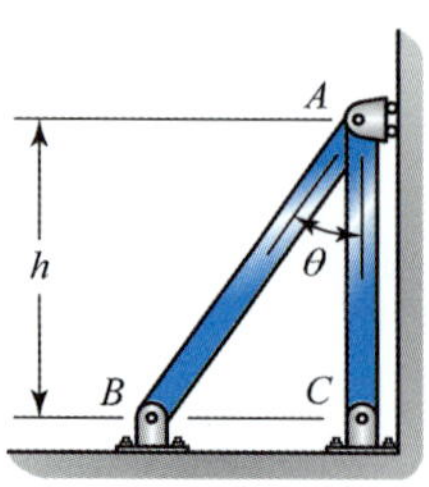

[그림 P3.69 ~ 3.70]

3.70 봉 AB와 AC는 각각 단면적이 A이고, 탄성계수는 E이다. A에 아랫방향 힘 F가 작용할 때, 봉에서의 수직응력을 구하시오.

3.71 각 봉의 단면적은 500 mm^2, 탄성계수는 E= 72 GPa이다. 점 A에 아랫방향 힘 160 kN이 작용할 때, 점 A에서의 변위를 구하시오.

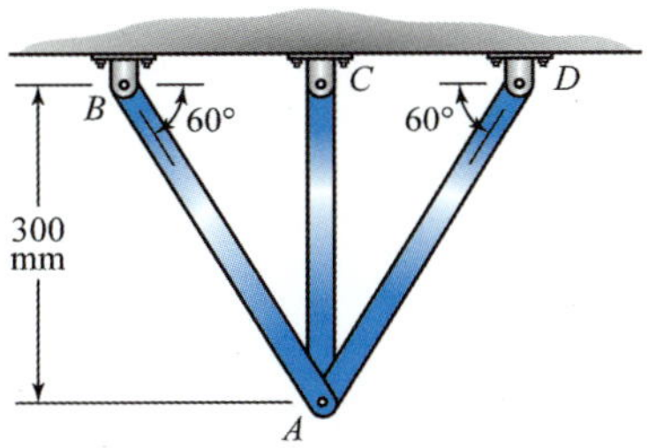

[그림 P3.71 ~ 3.72]

3.72 각 봉의 단면적은 500 mm^2, 탄성계수는 E= 72 GPa이다. 봉에 작용하는 인장응력이 270 MPa보다 커지지 않길 원한다고 할 때, A에 적용할 가장 큰 아랫방향 힘을 구하시오.

3.73 각 봉의 단면적은 500 mm^2, 탄성계수는 E= 72 GPa이다. 수직봉 AC의 구멍과 봉 AB와 AD를 연결하는 핀 A 사이에 틈 h= 2 mm가 있을 때, 봉 AC가 A에서 핀과 연결된 후에 세 개의 봉에서의 수직응력을 구하시오.

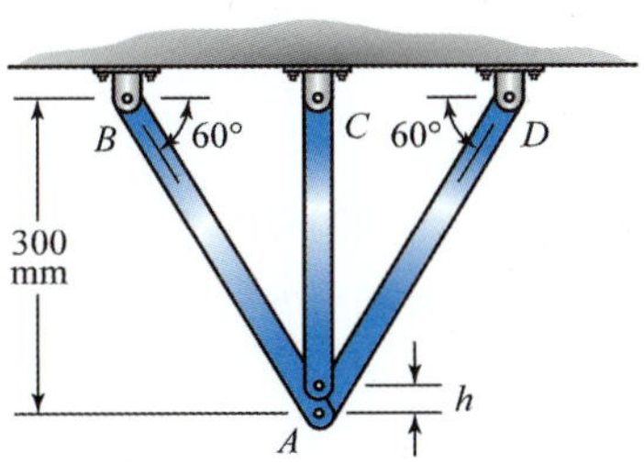

[그림 P3.73 ~ 3.74]

3.74 각 봉의 단면적은 500 mm^2, 탄성계수는 E= 72 GPa이다. 수직봉 AC의 구멍과 봉 AB와 AD를 연결하는 핀 A 사이에 봉 AC가 핀에 연결되기 전 틈 h가 있다. 봉은 400 MPa의 수직응력(인장 혹은 압축)을 안전하게 지지할 재료로 만들어졌다. 이 기준에 따라, 가장 큰 안전한 h의 값을 구하시오.

3.75 봉은 각각 단면적이 $A = 180\ \mathrm{mm}^2$, 탄성계수가 $E = 72\ \mathrm{GPa}$이다. B에 아랫방향 힘 50 kN이 작용할 때, 점 B에서의 아랫방향 처짐량을 구하시오.

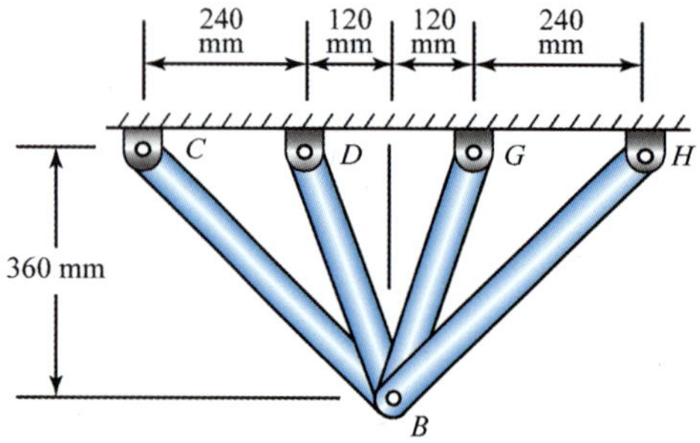

[그림 P3.75]

3.76 봉 BC, DG, HI는 각각 단면적이 $A = 180\ \mathrm{mm}^2$, 탄성계수가 $E = 220\ \mathrm{GPa}$이다. 봉 BDH의 변형량을 무시할 수 있다고 가정하자. H에 80 kN의 아랫방향 힘을 가할 때, 봉에서의 수직응력을 구하시오.

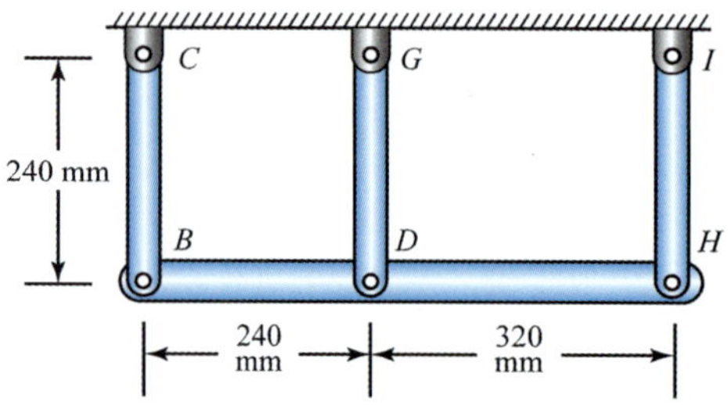

[그림 P3.76]

3.77 봉 AB, CD, EF는 각각 단면적이 $A = 25\ \mathrm{mm}^2$, 탄성계수가 $E = 200\ \mathrm{GPa}$이다. H에 5 kN의 윗방향 힘을 가할 때, 세 봉에서의 수직응력을 구하시오. (봉 GH의 변형량은 무시할 수 있다.)

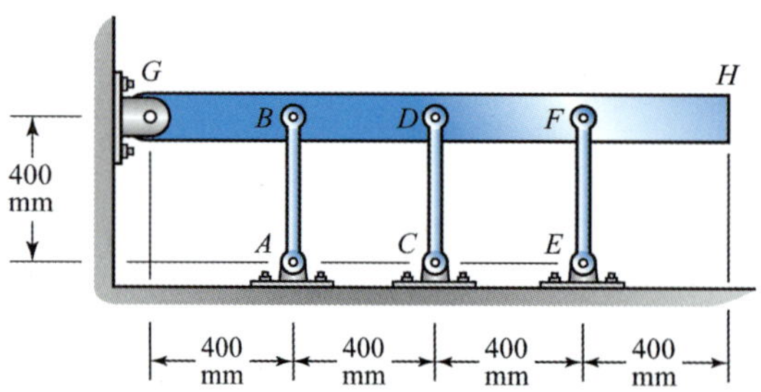

[그림 P3.77 ~ 3.78]

연습문제 ▶▶▶

3.78 봉 AB, CD, EF는 각각 단면적이 $A = 25\ \text{mm}^2$, 탄성계수가 $E = 200\ \text{GPa}$이다. 봉에 작용하는 수직 인장응력이 340 MPa보다 커지지 않길 원할 때, H에 적용할 수 있는 가장 큰 윗방향 힘을 구하시오.

3.79 봉 AB와 AC는 단면적이 $A = 100\ \text{mm}^2$, 탄성계수가 $E = 102\ \text{GPa}$ 이다. 200 kN 의 아랫방향 힘이 봉 DE의 E에 작용한다면, 봉 DE는 몇 도(°) 회전하는가? (봉 DE의 변형량은 무시한다.)

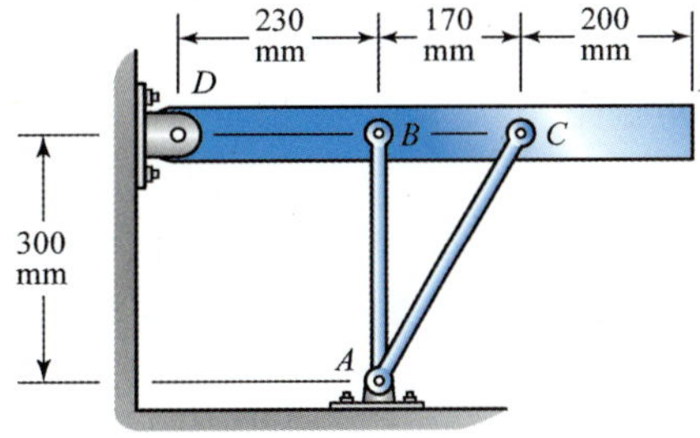

[그림 P3.79 ~ 3.80]

3.80 봉 AB와 AC는 단면적이 $A = 100\ \text{mm}^2$, 탄성계수가 $E = 70\ \text{GPa}$이고, A에서 핀으로 연결되어 있다. 두 봉에 작용하는 수직응력이 270 MPa보다 커지지 않길 원할 때, E에 적용할 수 있는 가장 큰 윗방향 힘을 구하시오. (봉 DE의 변형량은 무시한다.)

3.81
US unit
각 봉은 단면적 $3\ \text{in}^2$이고, 탄성계수는 $E = 12\text{E}6\ \text{lb/in}^2$이다. 오른쪽으로 향하는 수평힘 40 kip가 A에 작용할 때, 봉에서의 수직응력을 구하시오.

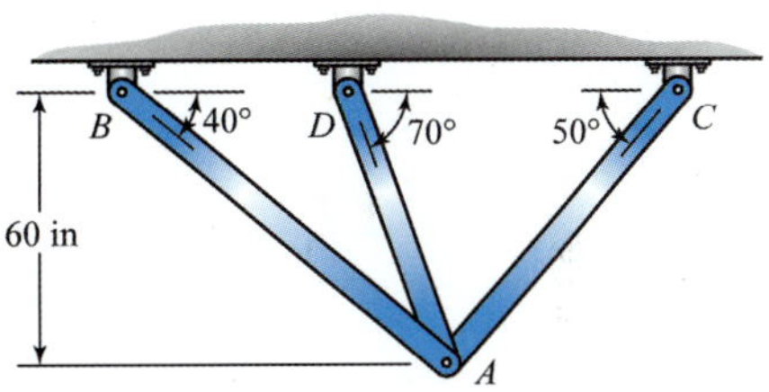

[그림 P3.81]

3.82* 각 봉은 길이 400 mm, 단면적 $A = 100\ \text{mm}^2$, 탄성계수 $E = 102\ \text{GPa}$이다. 각 봉은 점 G에 닿기에는 2 mm만큼 짧다(그림에서는 이 거리가 과장되어 있다). 세 봉을 핀으로 함께 연결하면, 점 G에서 봉 끝의 평형 위치까지의 수직 및 수평거리는 얼마인가?

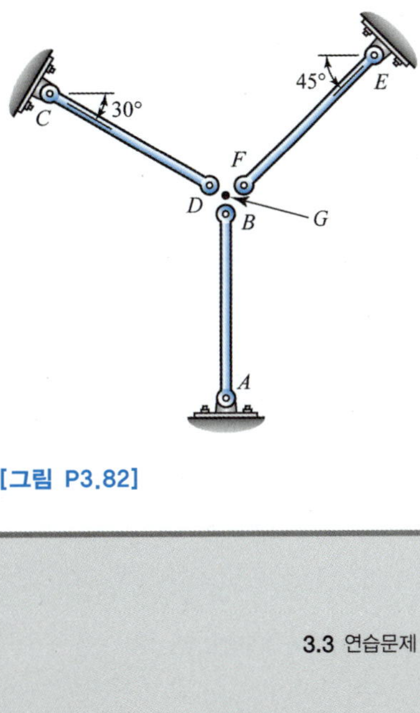

[그림 P3.82]

SECTION 3.4

불균일단면 봉과 분포하중

Nonprismatic Bars and Distributed Loads

이제 균일단면 봉에 대한 해석을 중요한 응용부분으로 확장해보자. 봉의 축 길이를 따라 단면이 변하는 봉, 그리고 축을 따라 분포된 축하중을 받는 봉을 생각해보자.

3.4.1 단면이 점진적으로 변하는 봉

[그림 3-35(a)]와 같이 봉의 축을 따르는 거리에 따라 단면적이 변하는 봉을 생각해보자. 단면적은 x의 함수이고, $A(x)$로 쓴다. 봉에 축하중을 가하고 x에 따른 $A(x)$ 변화가 점진적이라면($\frac{dA(x)}{dx}$가 작음), 봉의 축에 수직인 평면에서의 응력 분포는 [그림 3-35(b)]와 같이 균일한 수직응력으로 근사화시킬 수 있다.

$$\sigma = \frac{P}{A(x)} \tag{3.13}$$

다시 말해, 주어진 수직 평면에 대한 응력 분포는 균일단면 봉의 경우와 근사적으로 같다. 그러나 $A(x)$가 봉의 축을 따라 거리와 함께 변하기 때문에, 수직응력도 변한다.

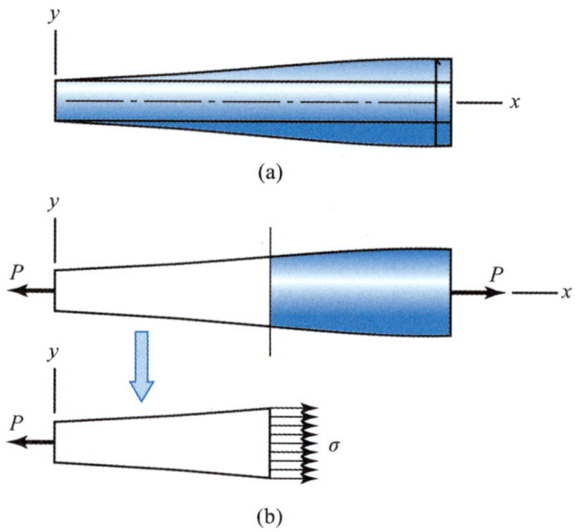

[그림 3-35] (a) 단면적이 변하는 봉 (b) 근사적 응력 분포

단면적과 수직응력은 봉의 길이에 따라 변한다. 축하중에 따른 봉의 길이 변화를 어떻게 구해야 할까? [그림 3-36(a)]와 같이 하중이 가해지지 않은 상태에서 길이가 dx인 봉의 아주 작은 요소를 고려하면서 시작해보자. 식 (3.7)을 이용해 [그림 3-36(b)]와 같은 요소의 길이 변화를 구할 수 있다.

$$dx' - dx = \frac{P\,dx}{EA(x)}$$

봉 전체의 길이 변화는 이 식을 $x=0$에서 $x=L$까지 적분하여 구할 수 있다.

$$\delta = \int_0^L \frac{P\,dx}{EA(x)} \tag{3.14}$$

각 요소의 길이 변화는 요소의 단면적에 따라 다르며, 전체 길이 변화를 구하기 위해 요소의 길이 변화를 더하거나 적분해야 한다.

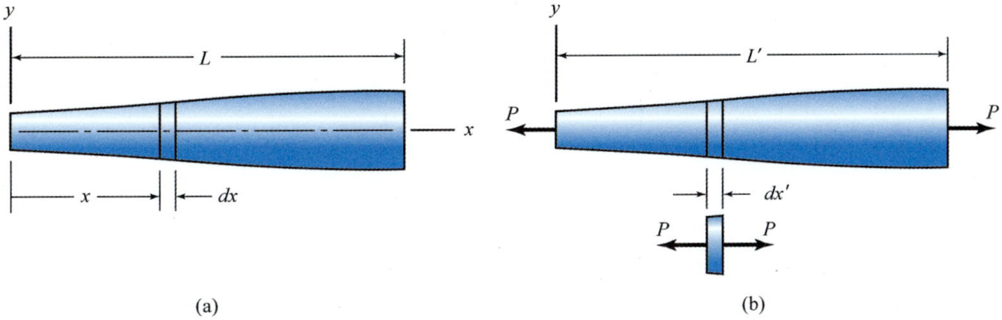

[그림 3-36] (a) 하중이 가해지지 않은 봉의 요소 (b) 하중이 가해진 상태에서의 요소 길이

예제 3.11 단면이 변하는 봉

[그림 3-37]의 봉은 탄성계수가 $E = 120$ GPa인 재료로 구성되어 있다. 봉의 원형 단면적을 제곱미터로 나타내면 식 $A(x) = 0.03 + 0.008x^2$이다, 봉의 끝에 $P = 20$ MN의 축하중이 가해졌을 때, 다음을 구하시오.

(a) $x = 1$ m 에서의 수직응력

(b) 봉의 길이 변화

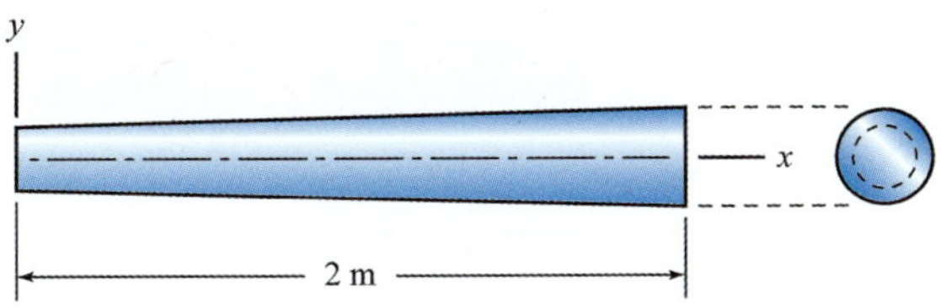

[그림 3-37]

전략

(a) 주어진 식 $A(x)$로부터, $x = 1$ m 에서의 단면적을 구할 수 있다. 그리고 수직응력은 $\dfrac{P}{A(x)}$ 이다.

(b) 봉의 단면적이 x의 함수이므로 봉의 길이 변화는 식 (3.14)로부터 구해야 한다.

풀이

(a) $x = 1$ m 에서의 단면적은

$$A(1) = 0.03 + 0.008(1)^2 = 0.038\ \text{m}^2$$

이므로, $x = 1$ m 에서의 수직응력은 다음과 같다.

$$\sigma = \frac{P}{A(1)} = \frac{20\text{E6 N}}{0.038\ \text{m}^2} = 526\ \text{MPa}$$

(b) 식 (3.14)로부터, 봉의 길이 변화는 다음과 같이 구할 수 있다.

$$\delta = \int_0^L \frac{P\,dx}{EA(x)} = \int_0^2 \frac{(20\text{E}6\ \text{N})\ dx}{(120\text{E}9\ \text{Pa})(0.03 + 0.008x^2\ \text{m}^2)} = 0.00862\ \text{m}$$

토론

〈부록 A〉의 표에 있는 표현을 이용하여 (b)의 적분값을 구하였다. 함수 $A(x)$의 복잡한 정도에 따라, 단면이 변하는 봉의 길이 변화를 구할 때 수치적분을 사용할 필요가 있을 수도 있다.

3.4.2 분포축하중

종종 봉은 봉의 축 일부분을 따라 계속 분포된 축하중을 받거나 연속분포로 모델링될 수 있는 축하중을 받는다. 예를 들어, [그림 3-38]과 같은 땅으로 타공되는 파일pile은 파일의 길이를 따라 분포된 저항 마찰력을 받게 된다.

분포축하중distributed axial force을 표현하기 위해, [그림 3-39]와 같이 봉의 각 요소 dx에서의 힘이 $q\,dx$로 정의되는 함수 q를 도입해 보자. q와 dx의 곱은 힘이기 때문에, q의 차원은 $\frac{(\text{힘})}{(\text{길이})}$이다.

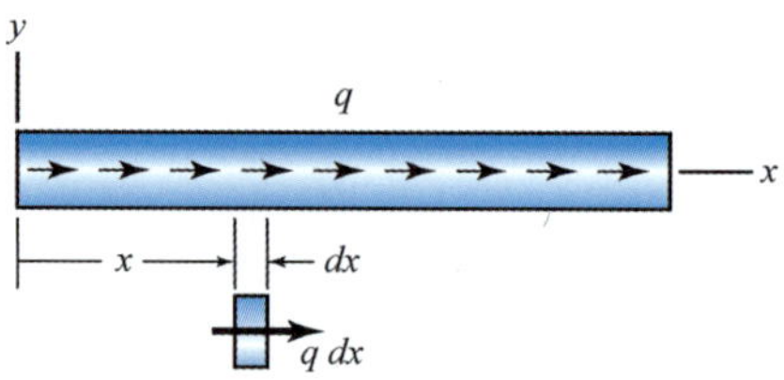

[그림 3-39] 함수로 표현한 분포축하중. 길이 dx인 요소에서의 하중은 $q\,dx$

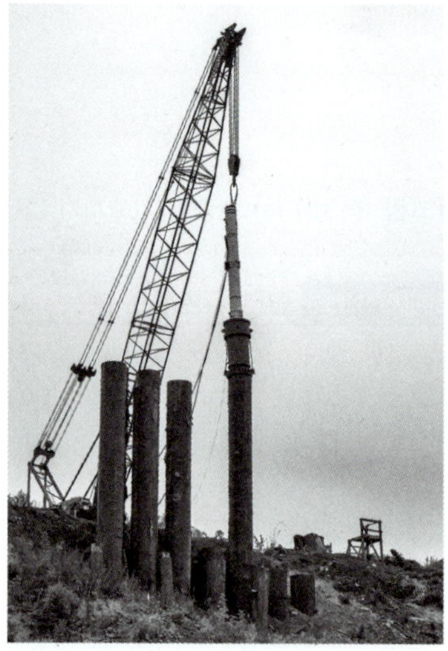

(출처 : iStock by SergeyVButorin)

[그림 3-38] 분포축하중을 받는 타공 파일

예를 들어, [그림 3-40(a)]의 봉은 왼쪽이 고정되어 있고 전체 길이에 분포축하중을 받고 있다. [그림 3-40(b)]에 임의의 위치 x에서 봉을 지나는 평면을 통과시키고 평면의 오른쪽에 있는 봉 부분의 자유물체도를 그렸다. 다음과 같은 평형방정식으로부터

$$-P + \int_x^L q_0 \left(\frac{x}{L}\right)^2 dx = 0$$

위치 x에서 봉에 작용하는 축하중을 다음과 같이 구한다.

$$P = \frac{q_0}{3}\left(L - \frac{x^3}{L^2}\right)$$

분포축하중은 봉에서의 내부축하중을 축 위치에 따라 변하게 한다. 봉의 길이 변화를 구하기 위해, [그림 3-40(c)]와 같은 길이 dx인 봉의 요소를 생각하자. 식 (3.7)로부터 길의 변화는

$$\delta_{요소} = \frac{P\,dx}{EA} = \frac{q_0}{3EA}\left(L - \frac{x^3}{L^2}\right)dx$$

이다. 이 식을 $x=0$에서 $x=L$까지 적분하면, 다음과 같이 전체 봉의 길이 변화를 얻는다.

$$\delta = \int_0^L \frac{q_0}{3EA}\left(L - \frac{x^3}{L^2}\right)dx = \frac{q_0 L^2}{4EA}$$

분포축하중 q의 정의와 다른 종류의 분포하중 정의가 유사함에 주목하자. 보에서의 횡방향 분포하중을 w 함수로 표현하였고, 그에 따라 보 축의 요소 dx에서의 횡방향 하중은 $w\,dx$이다. 또한 표면에서의 응력 분포를 함수 $\mathbf{t}$로 표현하였고, 그에 따라 표면의 요소 dA에서의 하중은 $\mathbf{t}\,dA$이다.

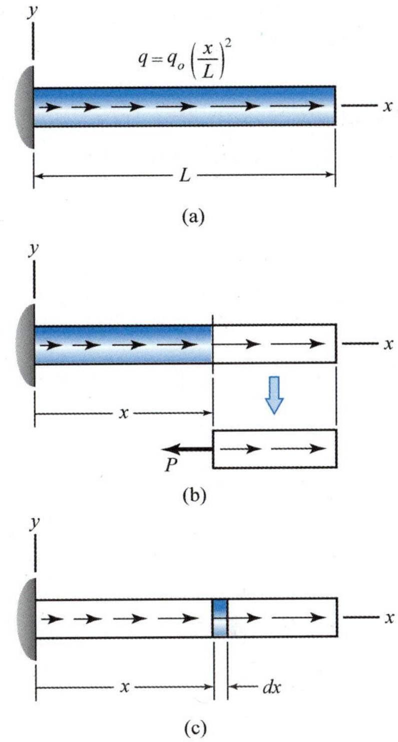

[그림 3-40] (a) 분포하중을 받는 봉
(b) x에서 내부 축하중 구하기
(c) 길이 dx인 요소

예제 3.12 분포축하중을 받는 봉

US unit

[그림 3-41]의 파일은 지름 12 in의 원형 단면을 가지고 있고, 탄성계수 $E=$ 2E6 psi이다. 초깃값이 $F=$ 480 kip인 아랫방향 하중이 파일의 윗부분에 작용하고 있고, 파일을 일정한 비율로 지면에 타공하고 있다. 파일 바닥에서의 저항력은 횡표면에서의 축방향 마찰하중에 비해 무시할 수 있다. 마찰력이 균일하게 분포한다고 가정하자. 타공이 시작될 때, 다음을 구하시오.

(a) 최대 압축수직응력 (b) 파일의 길이 변화

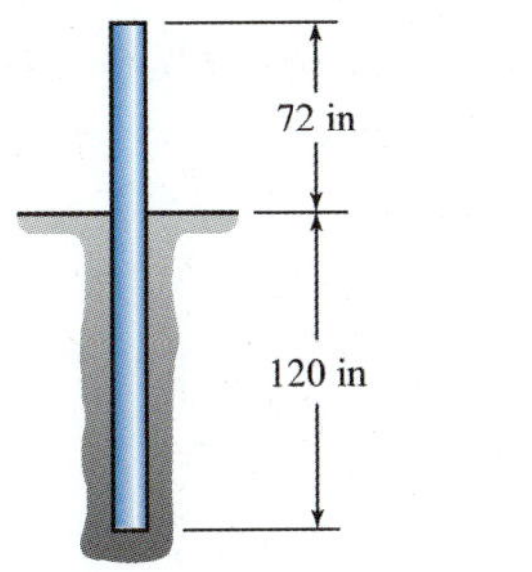

[그림 3-41]

전략

그림 (a)와 같이 지면 아래 파일 부분은 균일한 분포하중 q를 받는다. 전체 파일에 대한 평형방정식으로부터 q 값을 구할 수 있다. 그 후 그림 (b)와 같이 임의 위치 x에서 파일을 가로지르는 평면을 지나게 하면 파일에서의 내부축하중을 구할 수 있다. 축하중을 알면 최대압축응력과 파일의 길이 변화를 구할 수 있다.

풀이

(a) 전체 파일에 대한 평형방정식

$$\int_0^{120} q\,dx - F = 0$$

으로부터 그림 (a)에서 $q = \dfrac{F}{120} = 4000\ \text{lb/in}$를 구한다. 그 후 그림 (b)의 자유물체도로부터, 임의 위치 x에서의 내부축하중에 대한 식을 얻는다.

$$\int_0^{x} q\,dx + P = 0$$

따라서 $x = 0$에서 $x = 120$ in까지의 내부축하중은 $P = -qx = -4000x$ lb이다. 그림 (c)에 파일에서의 내부축하중 분포를 나타내었다.

최대압축하중은 $P = -480{,}000$ lb, 파일에서 최대압축응력은 다음과 같다.

$$\sigma = \frac{P}{A} = \frac{-480{,}000\ \text{lb}}{\pi(12\ \text{in}^2)/4} = -4{,}240\ \text{psi}$$

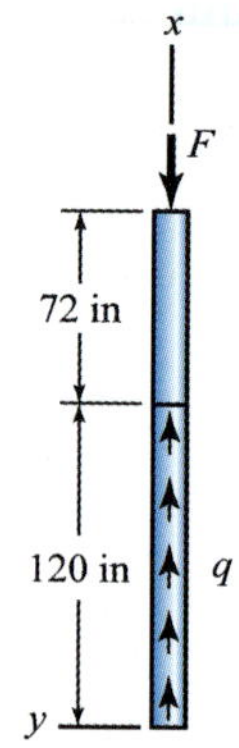

(a) 전체 파일의 자유물체도

(b) 내부축하중은 $x = 0$ 에서 $x = 120$ in(지면 아래 파일 부분)까지 $P = -4000x$ lb 식으로 주어지고, $x = 120$ in에서 $x = 192$ in까지(지면 윗부분) 일정한 값 $P = -480{,}000$ lb이다. 파일의 길이 변화를 구하기 위해 지면 위와 아래를 분리하여 분석할 필요가 있다.

<u>**지면 위**</u> 길이 변화는 다음과 같다.

$$\delta_{위} = \frac{PL}{EA} = \frac{(-480{,}000\ \text{lb})(72\ \text{in})}{(2\text{E}6\ \text{lb/in}^2)\left[\pi(12\ \text{in})^2/4\right]} = -0.153\ \text{in}$$

<u>**지면 아래**</u> 지면 아래 내부축하중은 x에 따라 변한다. 길이 dx인 보 요소의 길이 변화는 다음과 같다.

$$\delta_{요소} = \frac{P\,dx}{EA} = \frac{-4000x\,dx}{EA}$$

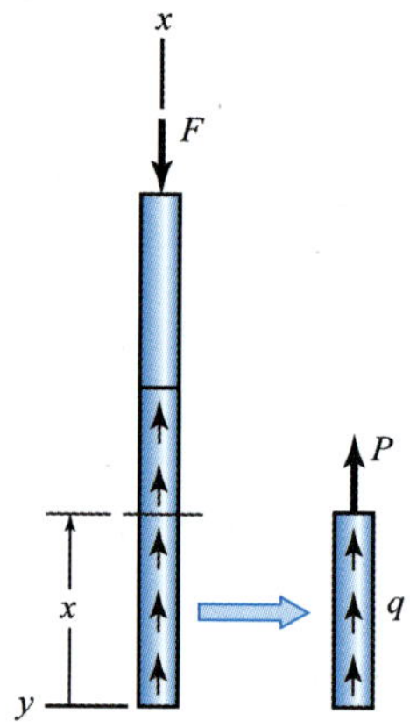

(b) 임의 위치 x에서 평면을 통과시킴

이 식을 $x = 0$에서 $x = 120$ in까지 적분하면, 지면 아래 파일 부분의 길이 변화는 다음과 같다.

$$\delta_{아래} = \int_0^{120} \frac{-4000x\,dx}{EA} = \frac{(-4000)(120\ \text{in})^2}{(2)(2\text{E}6\ \text{lb/in}^2)\left[\pi(12\ \text{in})^2/4\right]}$$
$$= -0.127\ \text{in}$$

파일의 길이 변화는 $\delta_{위} + \delta_{아래} = -0.280$ in이다.

토론

이 예제에서 지면 아래 봉 부분에 적용한 방법에 주목하자. 임의 위치 x에서 봉을 절단하고 자유물체도를 이용해 x의 함수로 축하중(및 수직응력)을 구하였다. 축하중을 알고 난 후 길이 dx의 봉 요소의 길이 변화를 구했고, 지면 아래 전체 봉의 길이 변화를 구하기 위해 적분하였다. [예제 3.11]에서 단면이 변하는 봉의 길이 변화를 구하기 위해 같은 접근법을 사용하였다. 이 접근법은 단면이 변하고 분포축하중이 작용하는 봉의 길이 변화를 구하는 데 사용될 수 있을 것이다.

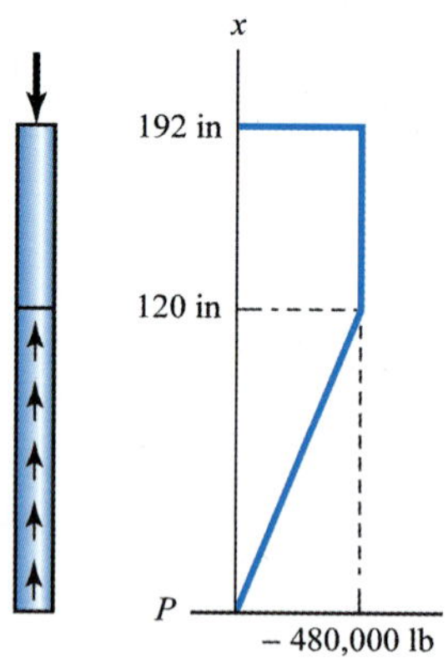

(c) x함수로서의 축하중 P

예제 3.13 매달린 봉의 길이

[그림 3-42]에 균일단면 봉이 천장에 매달려 있고, 오직 자중에 의해 하중을 받고 있다. 하중을 받지 않은 봉의 길이가 L, 단면적이 A, 비중량weight density이 γ, 탄성계수가 E이다. 봉이 매달려 있을 때 봉의 길이를 구하시오.

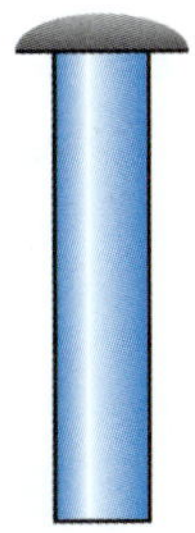

[그림 3-42]

전략

무게를 봉의 축을 따라 분포되는 축하중이라 할 수 있다. 그림 (a)와 같이 무게에 의해 길이 dx의 봉 요소에 작용하는 하중은 비중량과 요소의 부피의 곱과 같다.

풀이

내부축하중을 구하기 위해 그림 (b)와 같이 바닥으로부터 임의 거리 x만큼 떨어진 위치에서 봉을 가로지르는 평면을 지나게 하여 자유물체도를 얻는다.

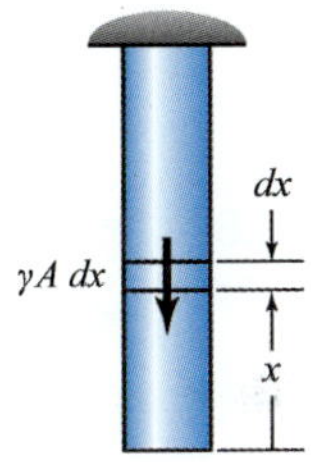

(a) 길이 dx 요소에서의 축하중

평형방정식으로부터

$$P - \int_0^x \gamma A\, dx = 0$$

이고, 여기서 $P = \gamma A x$를 구한다. 봉의 바닥에서 0인 내부축하중은 맨 위에서 봉의 무게 $\gamma AL = W$까지 선형적으로 증가한다. 그림 (a)에서 요소 dx의 길이 변화는

$$\delta_{\text{요소}} = \frac{P\, dx}{EA} = \frac{\gamma A x\, dx}{EA}$$

이다. 봉의 길이 변화를 구하기 위해 이 식을 $x = 0$에서 $x = L$까지 적분한다.

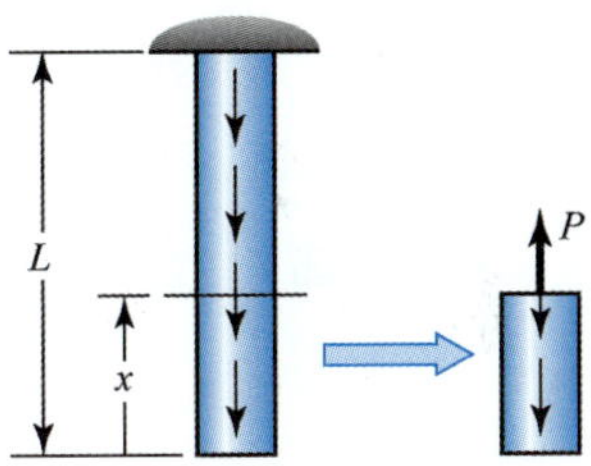

(b) 내부축하중 구하기

$$\delta = \int_0^L \frac{\gamma A x\, dx}{EA} = \frac{\gamma A L^2}{2EA}$$

봉의 무게 $W = \gamma AL$을 적용하면, 길이 변화는 다음과 같다.

$$\delta = \frac{WL}{2EA}$$

매달린 봉의 길이는 $L + \delta = L + \dfrac{WL}{2EA}$이다.

토론

이 예제에서 봉은 봉 자체의 무게에 의해 분포된 축하중을 받고 있다. 이 경우 함수 q는 무엇일까? 길이 dx의 요소에서 봉의 무게에 의해 작용하는 하중은 음의 x 방향으로 $\gamma A\, dx$이다. 길이 dx의 요소에 양의 x 방향으로 작용하는 하중이 $q\, dx$가 되도록 함수 q를 정의하자. 그러면 $q = -\gamma A$이다.

연습문제 ▶▶▶

3.83 US unit 봉의 단면적이 인치(in) 단위인 x축 좌표의 함수 $A = (1 + 0.1x)\ \text{in}^2$로 주어졌다. 재료의 탄성계수는 $E = 12\text{E}6$ psi이다. 봉이 끝에서 인장축하중 $P = 20$ kip를 받을 때, $x = 6$ in에서의 수직응력을 구하시오.

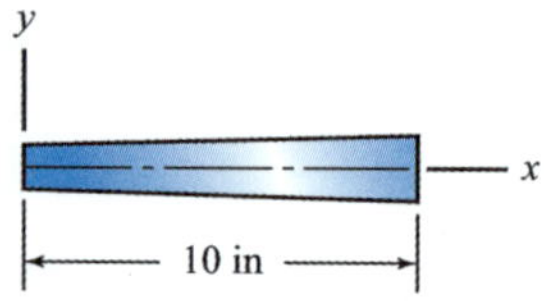

[그림 P3.83 ~ 3.85]

3.84 US unit 봉의 단면적이 인치(in) 단위인 x축 좌표의 함수 $A = (1 + 0.1ax)\ \text{in}^2$로 주어졌다. 재료의 탄성계수는 $E = 12\text{E}6$ psi이다. 봉이 끝에서 인장축하중 $P = 20$ kip를 받을 때, 봉의 길이 변화를 구하시오.

3.85 US unit 봉의 단면적이 인치(in) 단위인 x축 좌표의 함수 $A = (1 + 0.1x)\ \text{in}^2$로 주어졌고, a는 상수이다. 재료의 탄성계수는 $E = 8\text{E}6$ psi이다. 봉이 끝에서 인장축하중 $P = 14$ kip를 받을 때, 길이 변화는 $\delta = 0.01$ in 이다. 상수 a의 값을 구하시오.

전략 a의 함수로 δ의 그래프를 그려 a의 값을 계산하거나, 적당한 방정식 풀이 소프트웨어를 이용하자.

3.86 $x = 0$ 에서 $x = 100$ mm 까지 봉의 높이는 20 mm이다. $x = 100$ mm 에서 $x = 200$ mm 까지, 봉의 높이가 20 mm에서 40 mm까지 선형적으로 변한다. $x = 200$ mm 에서 $x = 300$ mm 까지 봉의 높이는 40 mm이다. 평평한 봉의 두께는 20 mm이다. 재료의 탄성계수는 $E = 70$ GPa이다. 봉의 끝에서 인장축하중 $P = 50$ kN을 받을 때, 길이 변화를 구하시오.

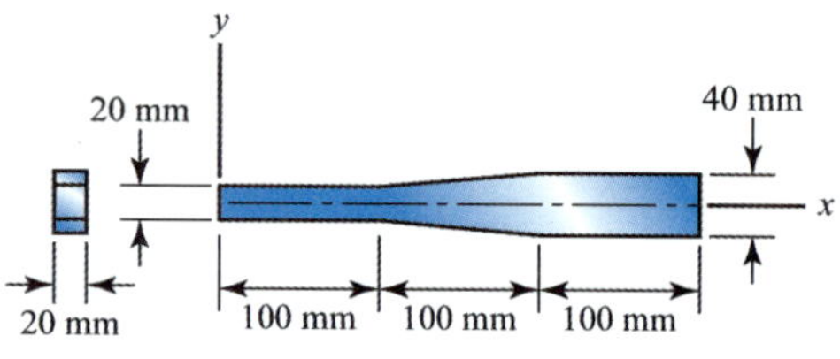

[그림 P3.86]

연습문제 ▸▸▸

3.87 US unit $x = 0$ 에서 $x = 10\,\text{in}$까지 봉의 단면적은 $A = 1\,\text{in}^2$이다. $x = 10\,\text{in}$ 에서 $x = 20\,\text{in}$까지는 $A = (0.1x)\,\text{in}^2$이다. 재료의 탄성계수는 $E = 12\text{E}6\,\text{psi}$이다. 봉의 오른쪽 끝과 고정 벽 사이에는 틈 $b = 0.02\,\text{in}$가 있다. 봉을 고정벽에 닿도록 늘려서 벽과 용접한다면, 그 후에 봉에서의 축하중은 얼마인가?

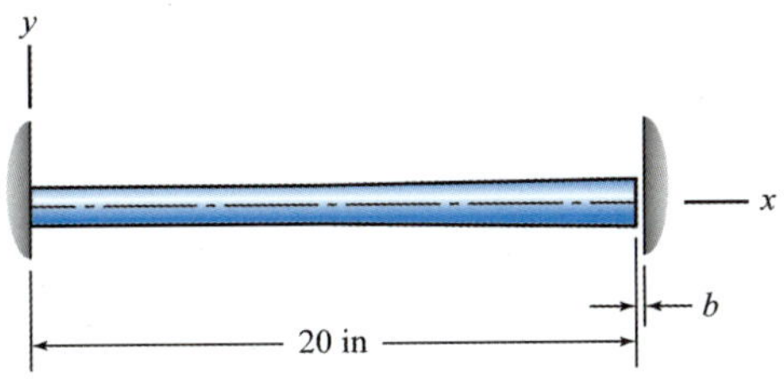

[그림 P3.87 ~ 3.88]

3.88 US unit $x = 0$에서 $x = 10\,\text{in}$까지 봉의 단면적은 $A = 1\,\text{in}^2$이다. $x = 10\,\text{in}$에서 $x = 20\,\text{in}$까지는 $A = (0.1x)\,\text{in}^2$이다. 재료의 탄성계수는 $E = 12\text{E}6\,\text{psi}$이다. 봉의 오른쪽 끝과 고정 벽 사이에는 틈 $b = 0.02\,\text{in}$가 있다. 오른쪽으로 향하는 축하중 40 kip가 $x = 10\,\text{in}$에서 봉에 작용할 때, 봉의 나머지 왼쪽 부분에서의 수직응력을 구하시오.

3.89 봉의 원형 단면의 지름이 왼쪽 끝에서 10 mm, 오른쪽 끝에서 20 mm로 선형적으로 변한다. 재료의 탄성계수는 $E = 45\,\text{GPa}$이다. 봉의 양끝이 $P = 6\,\text{kN}$의 인장축하중을 받을 때, $x = 80\,\text{mm}$ 에서의 수직응력을 구하시오.

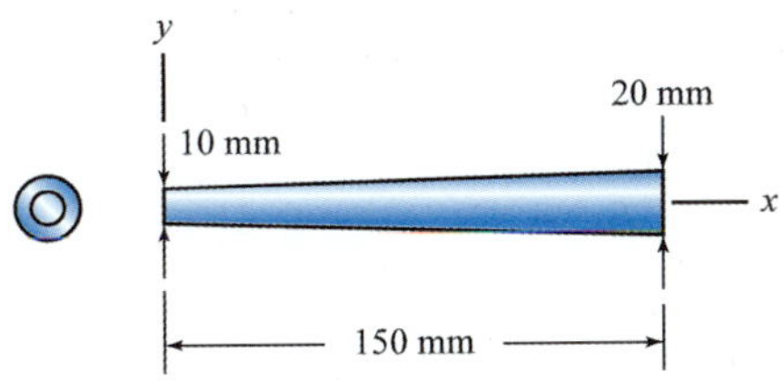

[그림 P3.89 ~ 3.90]

3.90 봉의 원형 단면의 지름이 왼쪽 끝에서 10 mm, 오른쪽 끝에서 20 mm로 선형적으로 변한다. 재료의 탄성계수는 $E = 45\,\text{GPa}$이다. 봉의 양끝이 $P = 6\,\text{kN}$의 인장축하중을 받을 때, 길이 변화를 구하시오.

연습문제 ▸▸▸

3.91 봉은 왼쪽이 고정되어 있고, 균일하게 분포된 축하중을 받고 있다. 단면적은 A, 탄성계수는 E이다.

(a) 봉에서 내부축하중 P를 x의 함수로 구하시오.
(b) 봉의 길이 변화를 구하시오.

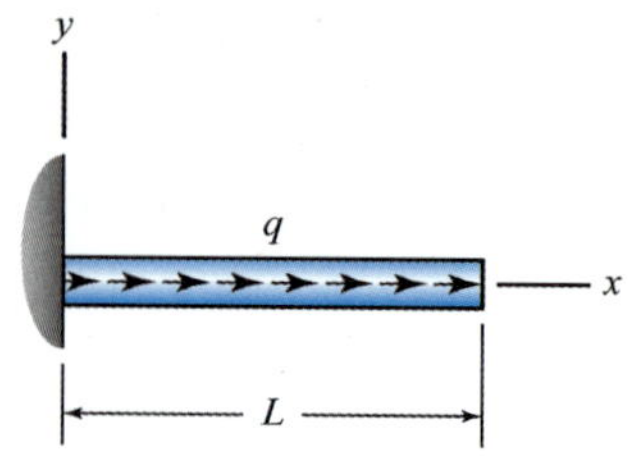

[그림 P3.91 ~ 3.92]

3.92 봉의 길이는 $L = 2\ \mathrm{m}$, 단면적은 $A = 0.03\ \mathrm{m}^2$, 그리고 탄성계수는 $E = 200\ \mathrm{GPa}$이다. 봉은 분포된 축하중 $q = 12(1 + 0.4x)\ \mathrm{MN/m}$를 받고 있다. 봉의 길이 변화를 구하시오.

3.93 US unit 지름 1 in인 원통 봉이 5 in 두께의 판에 있는 원형 구멍에 꼭 맞게 끼워져 있다. 재료의 탄성계수는 $E = 14\mathrm{E}6\ \mathrm{psi}$이다. 1000 lb 인장하중이 봉의 왼쪽 끝에 작용하여, 봉이 구멍에서 미끄러져 나오기 시작하였다. 미끄러지기 시작한 순간, (a) 판에 의해 봉에 가해지는 균일하게 분포된 축하중의 크기, (b) 봉의 전체 길이 변화를 구하시오.

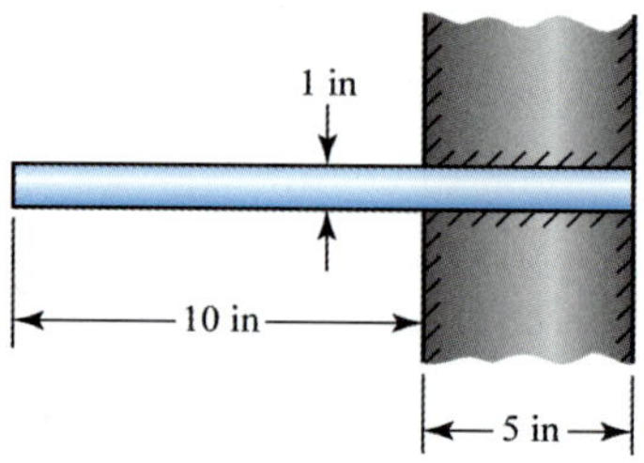

[그림 P3.93]

3.94 봉은 지름이 0.002 m인 원형 단면이고, 탄성계수는 $E = 86.6\ \mathrm{GPa}$이다. 균일하게 분포된 축하중 $q = 75\ \mathrm{kN/m}$와 축하중 $F = 10\ \mathrm{kN}$을 받고 있다. 길이 변화를 구하시오.

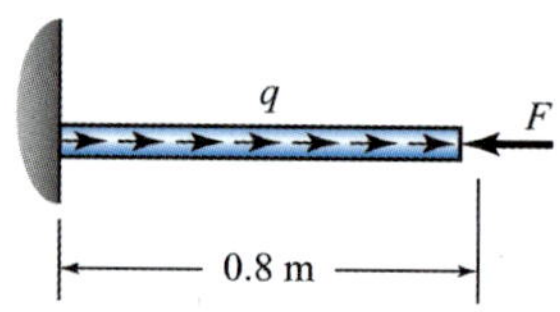

[그림 P3.94 ~ 3.96]

3.95 봉은 지름이 0.002 m인 원형 단면이고, 탄성계수는 $E = 86.6\ \mathrm{GPa}$이다. 균일하게 분포된 축하중 $q = 75\ \mathrm{kN/m}$를 받고 있다. 봉의 길이 변화를 0으로 하는 축하중 F를 구하시오.

3.96 봉은 지름이 0.002 m인 원형 단면이고, 탄성계수는 $E = 86.6\ \mathrm{GPa}$이다. 균일하게 분포된 축하중 $q = 75(1 + 0.2x)\ \mathrm{kN/m}$와 축하중 $F = 10\ \mathrm{kN}$을 받고 있다. 길이 변화를 구하시오.

연습문제 ▸▸▸

3.97 봉은 단면적이 0.0025 m^2이고, 탄성계수는 $E = 200$ GPa이다. 봉의 양 끝은 고정되어 있고, 분포된 축하중 $q = 80x^2$ kN/m를 받고 있다. 봉에서의 최대 인장응력, 최대 압축응력을 구하시오.

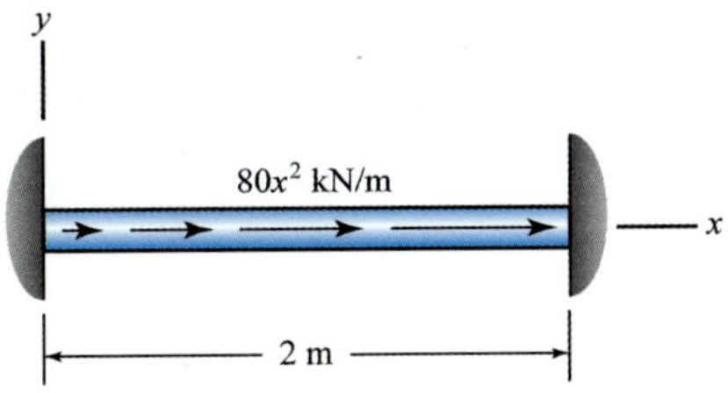

[그림 P3.97 ~ 3.98]

3.98 봉은 단면적이 0.0025 m^2이고, 탄성계수는 $E = 200$ GPa이다. 봉의 양 끝은 고정되어 있고, 분포된 축하중 $q = 80x^2$ kN/m를 받고 있다. 봉의 어느 지점에서 가장 큰 수평 변위가 발생하는가? 또한 그 변위를 구하시오.

3.99 봉은 단면적이 A이고, 탄성계수가 E이다. 봉은 A에서 고정되어 있고, 오른쪽 끝과 고정 벽 B 사이에는 틈 b가 있다. 봉이 오른쪽으로 향하는 균일하게 분포된 축하중 q를 받을 때, 벽 B에 의해 봉에 가해지는 힘을 구하시오.

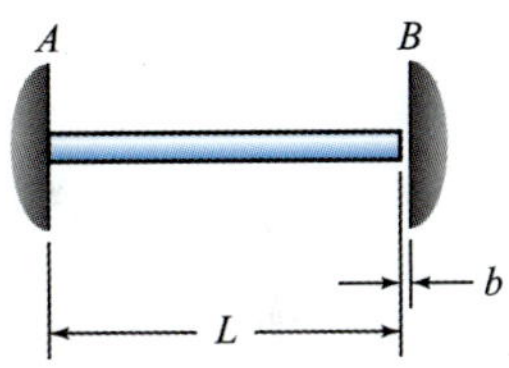

[그림 P3.99]

3.100 US unit 봉 A는 2 in^2의 단면적을 가지고 있고, 탄성계수는 10E6 psi이다. 봉 B는 4 in^2의 단면적을 가지고 있고, 탄성계수는 16E6 psi이다. 두 봉 사이에는 $b = 0.01$ in의 틈이 있다. 오른쪽으로 향하는 균일하게 분포된 하중 20 kip/in가 봉 A에 작용하고, 왼쪽으로 향하는 균일하게 분포된 하중 20 kip/in가 봉 B에 작용하고 있다. 벽에서 봉 A의 수직응력을 구하시오.

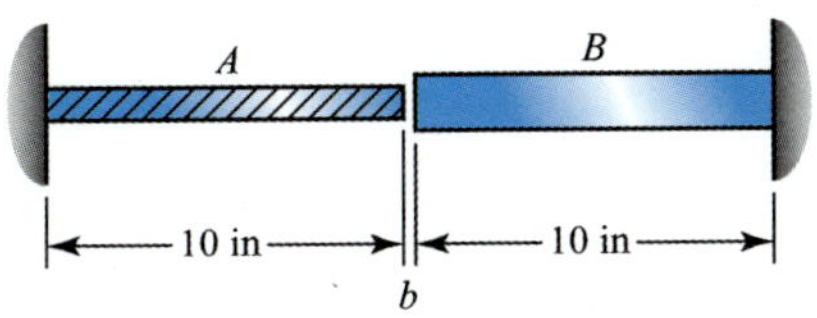

[그림 P3.100]

연습문제 ▸▸▸

3.101 램프의 질량은 2 kg 이다. 램프를 지지하고 있는 기둥의 단면은 그림과 같다. 기둥의 길이는 2.2 m 이고, 탄성계수는 $E = 200\,\text{GPa}$, 그리고 재료의 밀도는 $\rho = 7800\,\text{kg/m}^3$ 이다. 기둥에서의 최대 압축응력을 구하시오.

3.102* 램프의 질량은 2 kg 이다. 램프를 지지하고 있는 기둥의 단면은 그림과 같다. 기둥의 길이는 하중을 받지 않았을 때 2.2 m 이고, 탄성계수는 $E = 200\,\text{GPa}$, 재료의 밀도는 $\rho = 7800\,\text{kg/m}^3$ 이다. 기둥이 램프를 지지할 때 기둥의 길이는 얼마만큼 감소되는가?

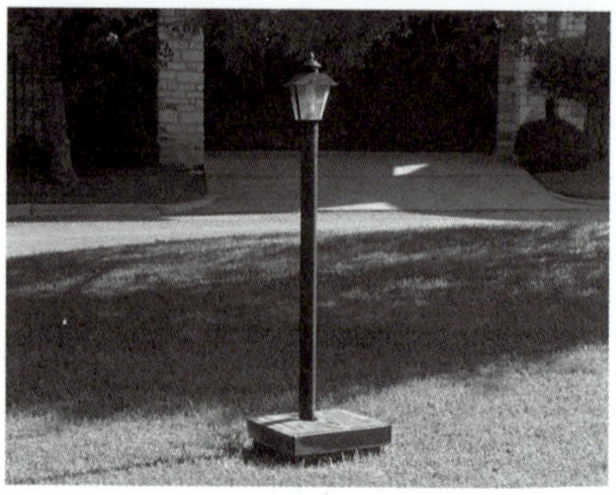

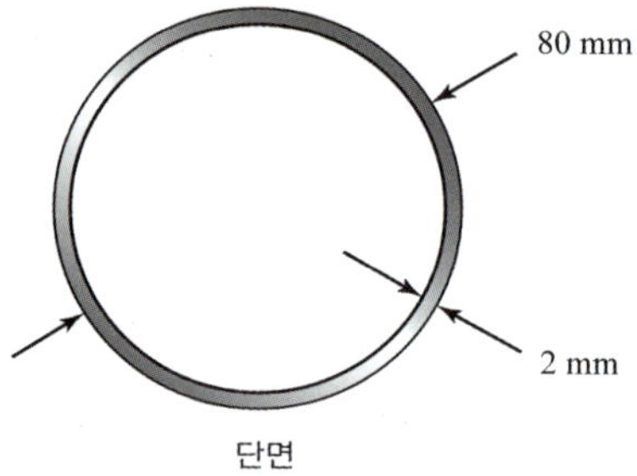

[그림 P3.101 ~ 3.102]

3.103* 원추형 인덴터indentor는 흙 시료를 시험하기 위해 사용된다. 힘을 가하여 인덴터를 일정한 속도로 흙 속으로 밀어 넣는다. 흙은 인덴터의 둘레에 비례하는 분포된 축하중을 인덴터에 가하는데, 이는 분포된 하중이 선형방정식 $q = cx$ 로 주어짐을 의미한다.

(a) c 의 값을 F 와 d 의 항으로 구하시오.

(b) 각도 α 를 안다고 가정하고, 인덴터의 $0 < x < d$ 구간에서의 평균 수직응력을 x 의 함수로 구하시오(인덴터의 무게는 무시할 수 있다고 가정한다).

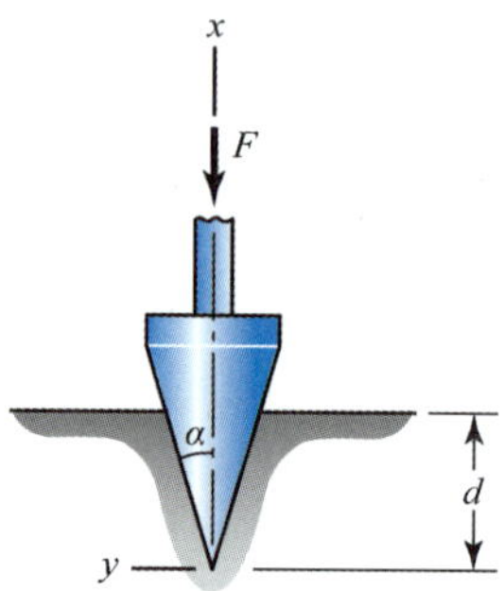

[그림 P3.103 ~ 3.104]

3.104* 원추형 인덴터는 흙 시료를 시험하기 위해 사용된다. 힘을 가하여 인덴터를 일정한 속도로 흙 속으로 밀어 넣는다. 흙은 인덴터의 둘레에 비례하는 분포된 축하중을 인덴터에 가하는데, 이는 분포된 하중이 선형방정식 $q = cx$ 로 주어짐을 의미한다(상수 c 를 구해야 한다). 흙의 표면 아래에 있는 인덴터 부분의 길이 변화를 구하시오. 인덴터의 무게는 무시할 수 있다고 가정한다.

3.105* 기둥이 매달려 있고, 자중own weight에 의해서만 하중을 받고 있다. 재료의 질량밀도는 $\rho = 2300\ \mathrm{kg/m^3}$이다(비중량은 $g\rho = 9.81\rho\ \mathrm{N/m^3}$이다). 기둥의 폭은, 바닥에서 1 m부터 꼭대기에서 2 m까지 선형적으로 변한다. $x = 3$ m 에서의 수직응력을 구하시오.

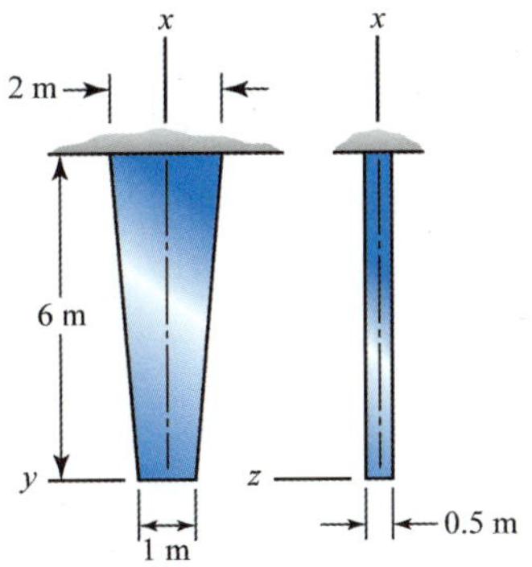

[그림 P3.105 ~ 3.106]

3.106* 기둥이 매달려 있고, 자중에 의해서만 하중을 받고 있다. 재료의 질량밀도는 $\rho = 2300\ \mathrm{kg/m^3}$이고, 탄성계수는 $E = 25$ GPa이다. 기둥의 폭은, 바닥에서 1 m부터 꼭대기에서 2 m까지 선형적으로 변한다. 하중을 받지 않은 기둥의 길이는 6 m이다. 기둥이 매달려 있을 때 길이의 변화를 구하시오.

3.107* 균일한 압축응력 σ_0를 지지하는 기둥을 설계한다고 가정하자. 기둥의 단면적이 균일하다면, 꼭대기로부터 증가하는 거리 x에서의 압축응력은 기둥의 무게로 인해 증가할 것이다. 모든 위치 x에서의 압축응력이 σ_0가 되도록 기둥의 단면적을 변화시켜 재료의 사용을 최적화할 수 있다. A_0는 $x = 0$ 에서의 단면적, γ는 재료의 비중량일 때, 기둥의 단면적을 다음과 같이 나타낼 수 있음을 증명하시오.

$$A = A_0 e^{(\gamma/\sigma_0)x}$$

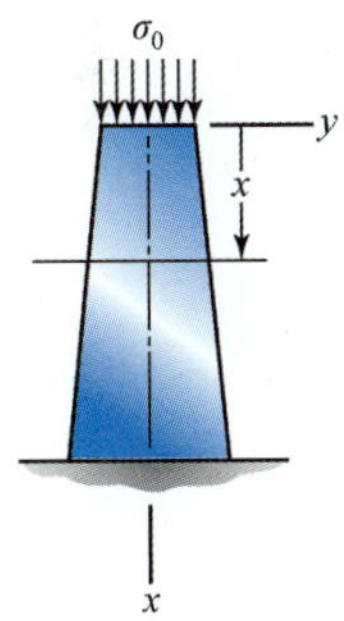

[그림 P3.107]

SECTION 3.5

열변형률

Thermal Strains

환경이 통제되지 않는 모든 구조물은 온도 변화의 영향을 받는다. 재료는 온도가 올라가고 떨어지면서 팽창하고 수축하는 경향이 있으며, 이는 구조물과 메커니즘에 중요한 영향을 미친다. 이는 뜨거워진 유리그릇을 급격히 냉각시킬 때 깨지는 현상, 환경 온도 변화로 인해 콘크리트 보도에 균열이 생기는 현상 등과 같은 극적인 효과를 통해 이해할 수 있다. 온도 변화는 재료의 기계적 성질을 바꿀 수 있다. 구조 엔지니어는 열 효과를 반드시 인지하고 있어야 하고, 설계 시 이를 고려해야 한다. 이 절에서는 열변형률의 개념을 소개하고, 축하중을 받는 봉에서의 효과를 설명한다.

균일한 온도 T에 있고 구속되지 않은, 즉 어떠한 힘과 우력도 받지 않는 고체 재료 부피를 생각해보자. [그림 3-43(a)]와 같이 재료 내부에 길이 dL의 무한히 작은 선을 긋는다고 상상해보자. 재료의 온도가 ΔT만큼 변하면, [그림 3-43(b)]와 같이 재료는 팽창하거나 수축할 것이고 선의 길이는 dL' 값으로 변할 것이다. 그 지점에서 선 dL 방향으로의 재료의 **열변형률**thermal strain은 다음과 같다.

$$\epsilon_T = \frac{dL' - dL}{dL} \tag{3.15}$$

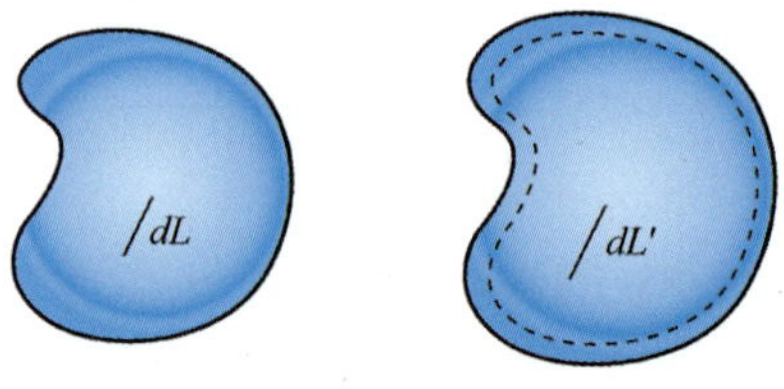

[그림 3-43] (a) 재료의 부피 내 무한히 작은 선 (b) 온도 변화 후의 부피와 선

ΔT가 양수이면 대부분의 재료는 팽창할 것이고 ϵ_T는 양수이며, ΔT가 음수이면 재료는 수축할 것이고 ϵ_T는 음수이다. 공업 분야에서 사용되는 많은 재료들의 열변형률과 온도 변화는 일부 범위의 온도 영역에서 다음과 같이 선형방정식으로 근사화될 수 있다.

$$\epsilon_T = \alpha \Delta T \tag{3.16}$$

이 방정식은 온도 T에서 구속되지 않은 재료에 대한 열변형률을 제공한다. 상수 α는 **열팽창계수** coefficient of thermal expansion라 불리는 재료의 성질이다. 변형률은 차원이 없으므로, α의 차원은 (온도)$^{-1}$

이다. 열팽창계수의 대표적인 값은 〈부록 B〉에 주어져 있다. 어떤 재료는 방향이 달라지면 열변형률도 달라지지만(방향에 따라 α 값이 달라짐), 여기서는 구속되지 않은 부피에서 열변형률이 모든 방향으로 동일한 재료만을 고려한다.

[그림 3-44(a)]에서 봉은 양쪽이 고정되어 있다. 봉의 온도는 균일하게 T이고, 벽에는 축하중이 작용하지 않는다. [그림 3-44(b)]와 같이 봉의 온도를 ΔT만큼 올리면 어떤 현상이 생길까? 봉이 구속되지 않았다면 봉의 길이는 늘어나겠지만, 벽은 **열응력** thermal stress이라는 압축응력을 봉의 끝에 가해 봉이 늘어나지 못하도록 막을 것이다. 이 응력은 무엇일까? [그림 3-44(c)]에 봉의 자유물체도를 그렸고, 여기서 P는 벽에 의해 가해지는 알 수 없는 축하중이다(봉이 압축상태이기 때문에, P가 음수임을 알 수 있다). 봉의 끝이 고정되어 있으므로, 축하중과 온도 변화의 조합으로 발생한 효과에 따른 봉의 전체 길이 변화는 0이다. 온도 변화에 따른 길이 변화는 $\epsilon_T L = \alpha \Delta TL$ 이고, 봉의 전체 길이 변화는 다음과 같다.

$$\frac{PL}{EA} + \alpha \Delta TL = 0$$

이 식에서 벽에 의해 가해지는 축하중은 $P = -\alpha \Delta TEA$ 이고, 이는 벽에 의해 유발되는 열응력이 다음과 같음을 의미한다.

$$\sigma = \frac{P}{A} = -\alpha \Delta TE$$

P와 σ가 음수임에 주목하고, 봉은 압축상태임을 확인하자.

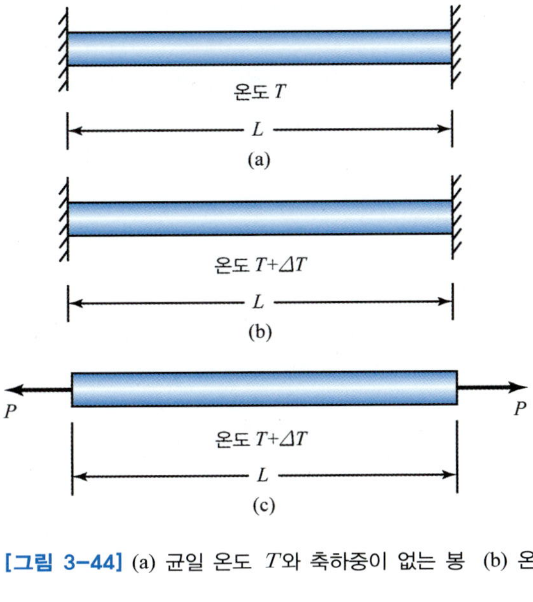

[그림 3-44] (a) 균일 온도 T와 축하중이 없는 봉 (b) 온도 변화로 봉에 가해진 축하중 (c) 봉의 자유물체도

이 예는 콘크리트 보도에 가끔 균열이 생기는 이유 중 하나를 설명한다. 콘크리트는 상대적으로 인장에 약하고, 보도를 온도가 떨어질 때 자유롭게 수축되도록 설계하지 않았다면 보도에 인장응력이 발생하여 균열이 형성될 것이다.

연구문제

1. 열팽창계수를 정의하시오.
2. 온도가 T인 구속되지 않은 재료의 부피 안에 무한히 작은 선 dL을 생각해보자. 재료의 온도가 ΔT만큼 올라갔다면, 무한히 작은 선의 최종 길이를 구하시오.
3. 길이 L, 온도 T인 구속되지 않은 봉을 생각해보자. 봉의 온도가 ΔT만큼 올라갔다면, 봉의 길이 변화는 어떻게 되는가?
4. 문제 3에서 구속되지 않은 봉의 온도가 올라간 후에, 봉의 축에 수직인 평면에서의 수직응력은 어떻게 되는가? (평면으로 분리된 봉 부분에 대한 자유물체도를 그리시오.)

예제 3.14 구조물에서의 열응력

US unit

[그림 3-45]에서 두 알루미늄 봉($E_{\mathrm{Al}} = 10\mathrm{E}6\ \mathrm{psi}$, $\alpha_{\mathrm{Al}} = 13.3\mathrm{E}\text{-}6°\mathrm{F}^{-1}$)과 철봉 ($E_{\mathrm{Fe}} = 28.5\mathrm{E}6\ \mathrm{psi}$, $\alpha_{\mathrm{Fe}} = 6.5\mathrm{E}\text{-}6°\mathrm{F}^{-1}$)의 왼쪽은 고정지지되어 있고, 오른쪽은 횡단봉에 부착되어 있다. 각 봉의 단면적은 $A = 0.5\ \mathrm{in}^2$ 이고, 길이는 $L = 10\ \mathrm{in}$ 이다. 봉의 수직응력은 처음에 0이다. 온도가 $\Delta T = 100°\mathrm{F}$ 만큼 올라갔을 때, 세 개의 봉에서 수직응력을 구하시오. 횡단봉의 변형은 무시될 수 있다.

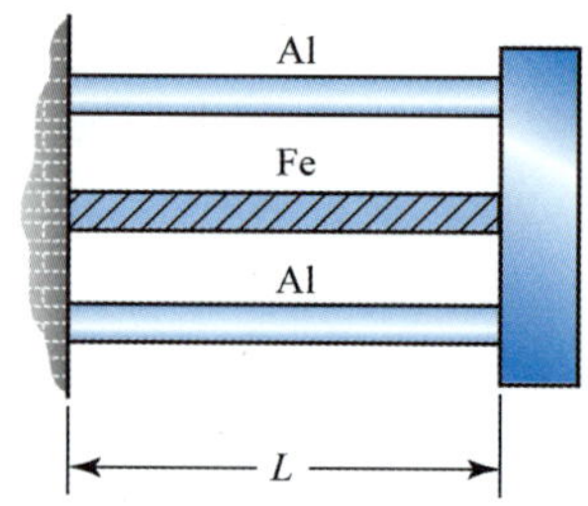

[그림 3-45]

전략

두 재료가 다른 열팽창계수를 가지고 있으므로, 알루미늄 봉과 철봉은 다른 양만큼 늘어나는 경향이 있다. 결과적으로 온도가 올라갈 때 내부축하중을 발생시킬 것이다. 횡단봉의 자유물체도를 그려보면 하나의 평형방정식을 얻을 수 있지만, 문제는 알루미늄 봉과 철봉에서의 축하중이 다를 것이기 때문에 부정정 문제이다(그러나 두 개의 알루미늄 봉에서의 축하중은 시스템의 대칭성으로 인해 동일하다). 내부축하중에 의한 길이 변화와 열변형률에 의한 길이 변화의 합으로 봉의 길이 변화를 표현할 수 있다. 그 후에 봉이 단단한 횡단봉에 부착되어 있기 때문에 봉의 길이 변화는 같아야 한다는 적합성 조건을 적용할 수 있다.

풀이

평형 그림 (a)에서 세 개의 봉 오른쪽 끝을 가로지르는 평면을 지나게 하여 횡단봉의 자유물체도를 얻는다. 횡단봉의 평형방정식은 다음과 같다.

$$2P_{\mathrm{Al}} + P_{\mathrm{Fe}} = 0$$

변형량 관계 축하중과 온도 변화에 의한 알루미늄 봉 중 하나의 길이 변화는

$$\delta_{\mathrm{Al}} = \frac{P_{\mathrm{Al}}\,L}{E_{\mathrm{Al}}\,A} + \alpha_{\mathrm{Al}}\,\Delta T L$$

이고, 철봉의 길이 변화는 다음과 같다.

$$\delta_{Fe} = \frac{P_{Fe}\, L}{E_{Fe}\, A} + \alpha_{Fe}\ \Delta TL$$

<u>**적합성**</u> 적합성 조건은 다음과 같이 봉의 길이 변화가 같다는 것이다.

$$\delta_{Al} = \delta_{Fe}$$

변형량 관계를 위 식에 대입하면 다음과 같다.

$$\frac{P_{Al}L}{E_{Al}A} + \alpha_{Al}\Delta TL = \frac{P_{Fe}L}{E_{Fe}A} + \alpha_{Fe}\Delta TL$$

이 식은 축하중 P_{Al}와 P_{Fe}에 대한 평형방정식과 함께 풀 수 있다. 이 식들을 풀면 $P_{Al} = -2{,}000\ \mathrm{lb}$, $P_{Fe} = 4{,}000\ \mathrm{lb}$ 를 얻는다. 봉에서의 수직응력은 다음과 같다.

$$\sigma_{Al} = \frac{P_{Al}}{A} = \frac{-2000\ \mathrm{lb}}{0.5\ \mathrm{in}^2} = -4000\ \mathrm{psi}$$

$$\sigma_{Fe} = \frac{P_{Fe}}{A} = \frac{4000\ \mathrm{lb}}{0.5\ \mathrm{in}^2} = 8000\ \mathrm{psi}$$

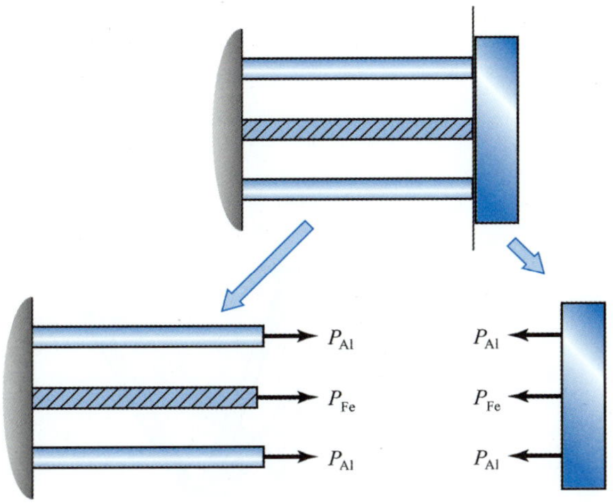

(a) 횡단봉 분리

토론

열응력을 설명하기 위한 연습 이외에도 이 예제는 구조설계에서의 중요한 문제를 보여준다. 다양한 재료로 구성된 구조물과 기계의 요소는 서로 다른 열팽창계수로 인해 다른 열변형률이 발생한다. 결론적으로, 온도 변화는 설계에서 반드시 고려해야 할 응력과 변형량을 유발시킬 수 있다.

예제 3.15 축하중을 받는 봉에서의 응력

[그림 3-46]의 봉은 각각 단면적 $60\ \mathrm{mm}^2$, 탄성계수 $E = 200\ \mathrm{GPa}$, 열팽창계수는 $\alpha = 12\mathrm{E}\text{-}6℃^{-1}$이다. A에 아랫방향 하중 $40\ \mathrm{kN}$이 작용하고 봉의 온도가 30℃ 올랐다면, 점 A에서의 수평 및 수직방향 변위는 어떻게 되는가?

전략

절점 A에 대한 평형방정식, 축하중과 온도 변화로 표현된 개별 봉의 길이 변화식, 적합성 조건으로 이 문제를 풀 수 있다.

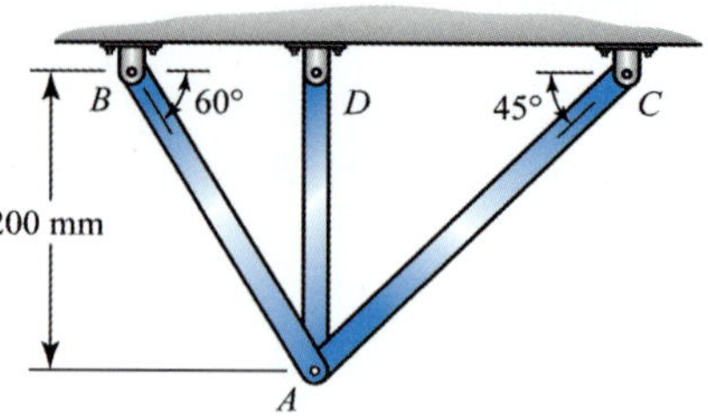

[그림 3-46]

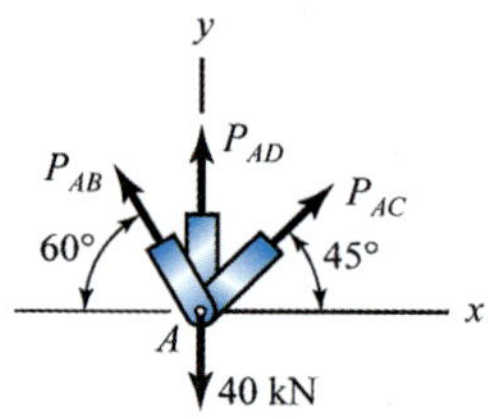

(a) 절점 A

풀이

평형 그림 (a)에서 절점 A의 자유물체도에 40 kN 의 하중을 나타내었다. 평형방정식은 다음과 같다.

$$\begin{aligned} \Sigma F_x &= -P_{AB}\cos 60° + P_{AC}\cos 45° = 0 \\ \Sigma F_y &= P_{AB}\sin 60° + P_{AD} + P_{AC}\sin 45° - 40{,}000 = 0 \end{aligned} \quad (1)$$

변형량 관계 봉의 길이 $L_{AB} = 0.2/\sin 60°$ m, $L_{AC} = 0.2/\sin 45°$ m, $L_{AD} = 0.2$ m 이다. 각 봉의 길이 변화는 축하중에 의한 길이 변화와 열변형률에 의한 길이 변화의 합이다.

$$\begin{aligned} \delta_{AB} &= \frac{P_{AB}L_{AB}}{EA} + \alpha \Delta T L_{AB} \\ \delta_{AC} &= \frac{P_{AC}L_{AC}}{EA} + \alpha \Delta T L_{AC} \\ \delta_{AD} &= \frac{P_{AD}L_{AD}}{EA} + \alpha \Delta T L_{AD} \end{aligned} \quad (2)$$

적합성 그림 (b)와 같이 절점 A에서의 수평, 수직 변위를 u와 v로 나타낸다. [예제 3.10]에서 봉의 길이 변화와 변위 u와 v 사이에는 다음과 같은 근사적 관계를 갖는다.

$$\begin{aligned} v\sin 60° + u\cos 60° &= \delta_{AB} \\ v\sin 45° - u\cos 45° &= \delta_{AC} \\ v &= \delta_{AD} \end{aligned} \quad (3)$$

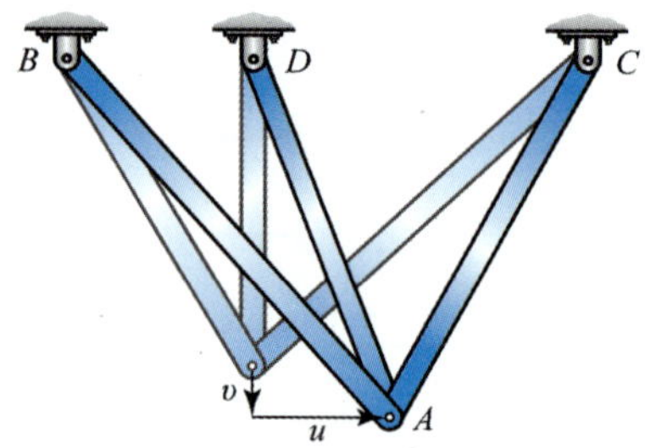

(b) 절점 A의 변위

이 식들은 적합성 조건이다. 식 (1)~(3)으로 미지수 P_{AB}, P_{AC}, P_{AD}, δ_{AB}, δ_{AC}, δ_{AD}, u, v를 갖는 8개 식을 만들 수 있다. 이 식들을 풀면 다음 값을 얻는다.

$$u = -0.0425\text{ mm}, \quad v = 0.426\text{ mm}$$

토론

이 예제를 온도에 따른 변화를 제외하고 동일한 내용의 [예제 3.10]과 비교해보자. 이 예제가 ΔT에 따른 길이 변화를 설명하는 봉의 길이 변화에 대한 항이 식에 포함된 것을 제외하면 풀이는 동일하다.

연습문제 ▸▸▸

3.108 구속되지 않은 재료의 부피 안에 있는 선 L의 길이는 200 mm이다. 재료의 열팽창계수는 $\alpha = 22\text{E-}6℃^{-1}$ 이다. 재료의 온도가 30℃ 상승하였을 때, 선의 길이를 구하시오.

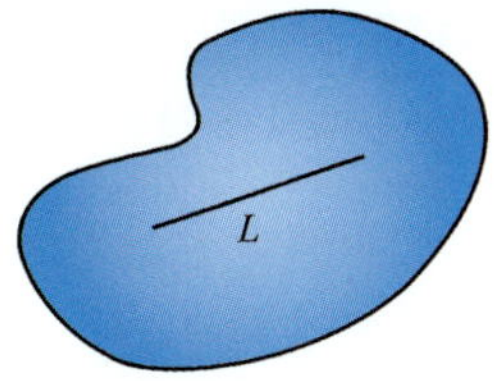

[그림 P3.108]

3.109 US unit 구속되지 않은 재료의 부피 안에 있는 1 in × 1 in × 1 in 정육면체를 생각해보자. 재료의 열팽창계수는 $\alpha = 14\text{E-}6°\text{F}^{-1}$ 이다. 재료의 온도가 40°F 떨어졌을 때, 정육면체의 부피를 구하시오.

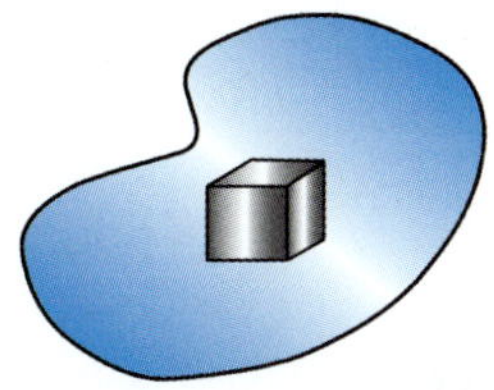

[그림 P3.109]

3.110 균일단면 봉은 길이가 200 mm이고 지름이 30 mm인 원형 단면을 가지고 있다. 구속되지 않은 봉의 온도가 상승한 후 그 길이를 측정한 결과 200.160 mm였다. 온도 상승 후에 봉의 지름을 구하시오.

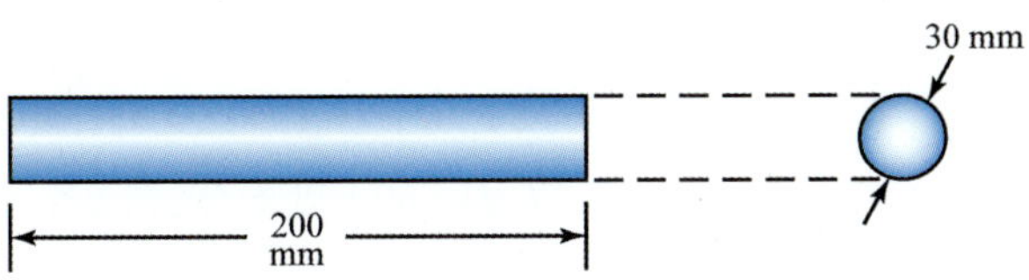

[그림 P3.110 ~ 3.112]

3.111 균일단면 봉은 길이가 200 mm이고 지름이 30 mm인 원형 단면을 가지고 있다. 구속되지 않은 봉의 온도가 20℃ 상승한 후 그 길이를 측정한 결과 200.160 mm였다. 재료의 열팽창계수를 구하시오.

3.112 균일단면 봉은 길이가 200 mm 이고 지름이 30 mm 인 원형 단면을 가지고 있다. 탄성계수는 $E = 72$ GPa이다. 구속되지 않은 봉의 온도가 20℃ 상승한 후 그 길이를 측정한 결과 200.160 mm 였다. 온도가 상승한 후 봉의 축에 수직인 평면에서의 수직응력을 구하시오.

전략 봉을 관통하는 평면을 지나게 하여 자유물체도를 구한다.

3.113 US unit 균일단면 봉은 탄성계수 $E = 28\text{E}6$ psi, 열팽창계수 $\alpha = 8\text{E-}6°\text{F}^{-1}$ 인 재료로 제작되었다. 구속되지 않은 봉의 온도가 초기 온도 T보다 50°F만큼 상승하였다.

(a) 봉의 길이 변화를 구하시오.

(b) 봉의 지름 변화를 구하시오.

(c) 온도가 상승한 후 봉의 축에 수직인 평면에서의 수직응력을 구하시오.

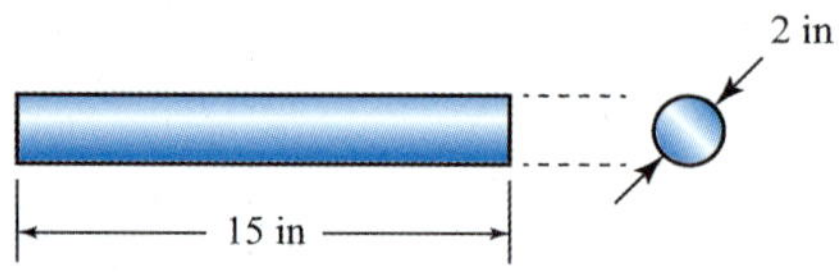

[그림 P3.113 ~ 3.114]

3.114 US unit 균일단면 봉은 탄성계수 $E = 28\text{E}6$ psi, 열팽창계수 $\alpha = 8\text{E-}6°\text{F}^{-1}$ 인 재료로 제작되었다. 구속되지 않은 봉의 온도가 초기 온도 T보다 50°F만큼 상승하였고, 봉은 끝에 30,000 lb의 인장 축하중을 받고 있다. 봉의 길이 변화를 다음의 가정에 따라 구하시오.

(a) 처음에 온도가 상승하고 나서 축하중이 작용한 경우

(b) 처음에 축하중이 작용하고 나서 온도가 상승한 경우

3.115 US unit 균일단면 봉은 탄성계수 $E = 28\text{E}6$ psi, 열팽창계수 $\alpha = 8\text{E-}6°\text{F}^{-1}$인 재료로 제작되었다. 봉은 고정벽 사이에 구속되어 있다. 온도가 봉의 초기 온도 T보다 50°F만큼 상승하였을 때, 봉의 축에 수직인 평면에서의 수직응력을 구하시오.

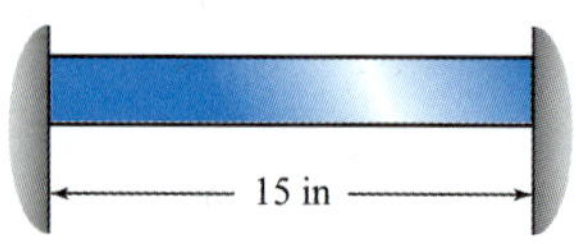

[그림 P3.115 ~ 3.117]

3.116 US unit 균일단면 봉은 탄성계수 $E = 28\text{E}6$ psi, 열팽창계수 $\alpha = 8\text{E-}6°\text{F}^{-1}$인 재료로 제작되었다. 봉은 고정벽 사이에 압축되었다. 벽에 30,000 psi 이상의 압축수직응력이 작용하지 않게 하려면, 봉이 허용할 수 있는 가장 큰 온도 증가량을 구하시오.

연습문제 ▸▸▸

3.117 US unit 균일단면 봉은 단면적이 $A = 3\ \text{in}^2$, 탄성계수 $E = 28\text{E}6\ \text{psi}$, 열팽창계수 $\alpha = 8\text{E-}6°\text{F}^{-1}$ 인 재료로 제작되었다. 봉은 고정벽 사이에 구속되어 있다. 온도가 봉의 초기 온도 T보다 50°F만큼 상승하였고, 오른쪽으로 20,000 lb의 축하중이 두 벽 사이의 중간에 작용하였다. 하중이 작용한 지점의 오른쪽 봉의 축에 수직인 평면에서의 수직응력을 구하시오.

3.118 US unit 균일단면 봉은 탄성계수 $E = 28\text{E}6\ \text{psi}$, 열팽창계수 $\alpha = 8\text{E-}6°\text{F}^{-1}$인 재료로 제작되었다. 봉은 왼쪽의 단단한 벽에 고정되어 있다. 봉의 오른쪽 끝과 고정벽 사이에 $b = 0.002$ in 의 틈이 있다. 온도가 봉의 초기 온도 T보다 50°F만큼 상승하였을 때, 봉의 축에 수직인 평면에서의 수직응력을 구하시오.

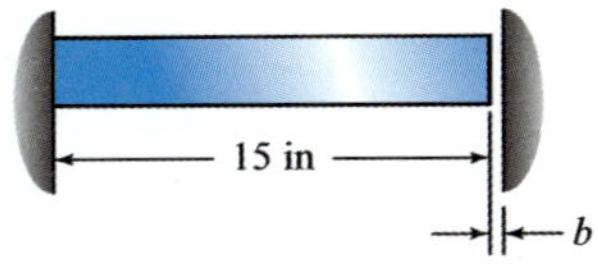

[그림 P3.118]

3.119 봉 A의 단면적은 $0.04\ \text{m}^2$, 탄성계수는 $E = 70$ GPa, 열팽창계수는 $\alpha = 14\text{E-}6℃^{-1}$ 이다. 봉 B의 단면적은 $0.01\ \text{m}^2$, 탄성계수는 $E = 120$ GPa, 열팽창계수는 $\alpha = 16\text{E-}6℃^{-1}$ 이다. 두 봉의 끝 사이에 $b = 0.4$ mm 의 틈이 있다. 두 봉이 접촉하기 위해 각 봉의 초기 온도 T보다 최소 얼마만큼의 온도 상승이 필요한지 구하시오,

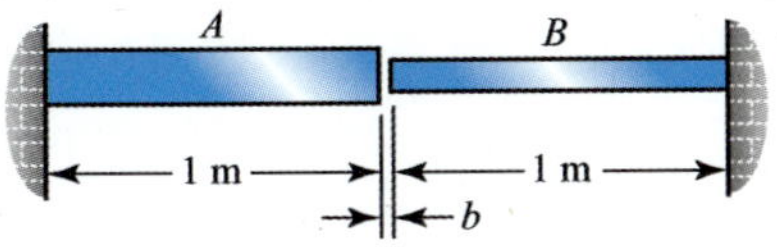

[그림 P3.119 ~ 3.120]

3.120 봉 A의 단면적은 $0.04\ \text{m}^2$, 탄성계수는 $E = 70$ GPa, 열팽창계수는 $\alpha = 14\text{E-}6℃^{-1}$ 이다. 봉 B의 단면적은 $0.01\ \text{m}^2$, 탄성계수는 $E = 120$ GPa, 열팽창계수는 $\alpha = 16\text{E-}6℃^{-1}$ 이다. 두 봉의 끝 사이에 $b = 0.4$ mm 의 틈이 있다. 두 봉이 초기 온도 T 보다 40℃만큼 온도가 상승하였을 때, 봉에서의 수직응력을 구하시오.

3.121 원통형 연료막대가 알루미늄 환형 슬리브sleeve로 둘러싸여 있다. 둘 사이에는 환형 공간이 있다. 막대의 단면과 슬리브의 단면은 그림과 같다. 연료막대의 탄성계수는 $E_{Ro} = 380$ GPa, 알루미늄 슬리브의 탄성계수는 $E_{Al} = 70$ GPa이고, 각각의 열팽창계수는 $\alpha_{Ro} = 8.5\text{E-}6℃^{-1}$, $\alpha_{Al} = 23\text{E-}6℃^{-1}$이다. 아랫방향의 힘 80 kN이 뚜껑에 작용하고, 막대와 슬리브의 온도가 10℃ 상승했을 때, 연료막대와 슬리브에서의 수직응력을 구하시오.

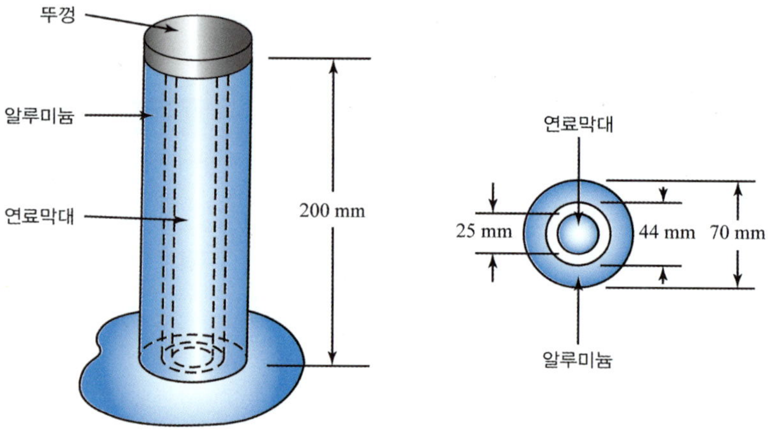

[그림 P3.121]

3.122 강철 볼트가 환형 알루미늄 합금 슬리브를 통해 확장된다. 환형 알루미늄 합금의 외부지름은 30 mm, 내부지름은 24 mm이고, 볼트의 외부지름은 20 mm이다. 강철 볼트와 알루미늄 슬리브의 탄성계수는 각각 $E_{St} = 200$ GPa , $E_{Al} = 70$ GPa 이다. 강철 볼트와 알루미늄 슬리브의 열팽창계수는 각각 $\alpha_{St} = 16\text{E-}6℃^{-1}$, $\alpha_{Al} = 23\text{E-}6℃^{-1}$이다. 너트가 그림과 같은 위치에 있을 때 슬리브에는 아무런 수직응력도 작용하지 않는다. 너트가 회전하여 볼트에 대해 왼쪽으로 1 mm 이동하고, 볼트와 슬리브의 온도가 30℃ 상승했을 때, 슬리브에서 수직응력을 구하시오.

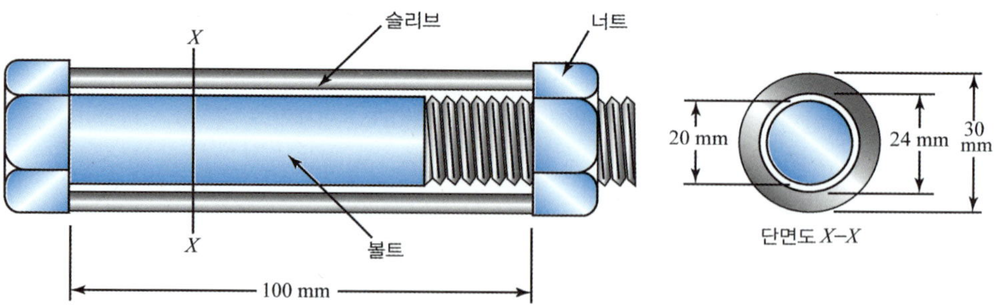

[그림 P3.122]

연습문제 ▸▸▸

3.123 US unit 각 봉은 단면적이 $2\ \text{in}^2$, 탄성계수가 $E = 14\text{E}6\ \text{psi}$, 열팽창계수가 $\alpha = 11\text{E}-6°\text{F}^{-1}$이다. 각각의 온도가 초기 온도 T보다 40°F만큼 상승했을 때, 점 A에서의 변위를 구하시오.

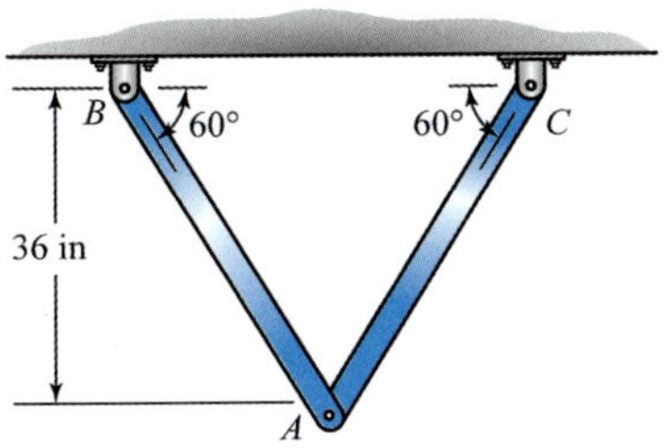

[그림 P3.123 ~ 3.124]

3.124 US unit 각 봉은 단면적이 $2\ \text{in}^2$, 탄성계수가 $E = 14\text{E}6\ \text{psi}$, 열팽창계수가 $\alpha = 11\text{E}-6°\text{F}^{-1}$ 이다. 각각의 온도가 초기 온도 T보다 30°F만큼 상승했다면, 온도 변화와 힘에 의한 점 A의 총 변위가 0이 되기 위해 A에 작용시켜야 할 힘을 구하시오.

3.125 US unit 두 개의 봉은 단면적이 $3\ \text{in}^2$, 탄성계수가 $E = 12\text{E}6\ \text{psi}$, 열팽창계수가 $\alpha = 6.6\text{E}-6°\text{F}^{-1}$이다. 오른쪽으로 향하는 수평하중 20 kip가 A에 작용하고 온도가 초기 온도 T보다 30°F만큼 상승했을 때, 두 봉의 길이 변화를 구하시오.

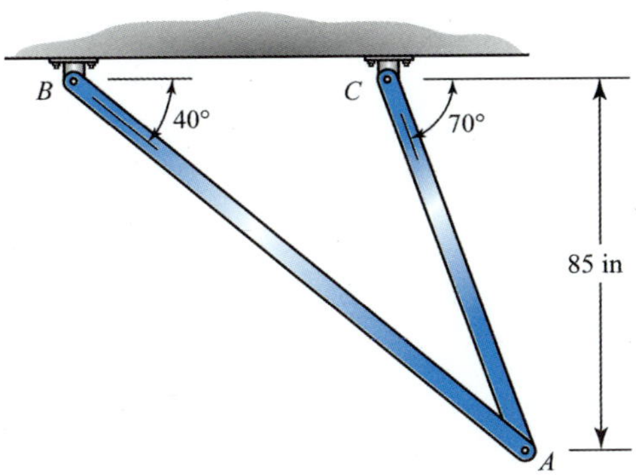

[그림 P3.125 ~ 3.126]

3.126 US unit 두 개의 봉은 단면적이 $3\ \text{in}^2$, 탄성계수가 $E = 12\text{E}6\ \text{psi}$, 열팽창계수가 $\alpha = 6.6\text{E}-6°\text{F}^{-1}$ 이다. 오른쪽으로 향하는 수평하중 20 kip가 A에 작용하고 온도가 초기 온도 T보다 30°F만큼 상승했을 때, 점 A에서의 수평과 수직 변위를 구하시오.

연습문제 ▸▸▸

3.127 두 개의 봉은 단면적이 $0.002\ m^2$, 탄성계수가 $E = 70$ GPa, 열팽창계수가 $\alpha = 23E\text{-}6℃^{-1}$ 이다. 봉의 온도가 초기 온도 T보다 30℃ 만큼 상승했을 때, 절점 A에서의 수평과 수직 변위를 구하시오.

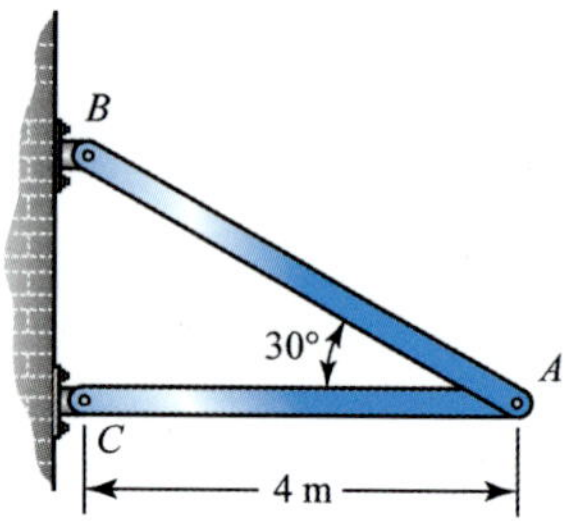

[그림 P3.127 ~ 3.128]

3.128 두 개의 봉은 단면적이 $0.002\ m^2$, 탄성계수가 $E = 70$ GPa, 열팽창계수가 $\alpha = 23E\text{-}6℃^{-1}$ 이다. 아랫방향 하중 80 kN 이 A에 작용하고, 봉의 온도가 초기 온도 T보다 30℃ 만큼 상승했을 때, 점 A에서의 수평과 수직 변위를 구하시오.

3.129 각 봉은 단면적이 $500\ mm^2$, 탄성계수가 $E = 72$ GPa, 열팽창계수가 $\alpha = 23E\text{-}6℃^{-1}$이다. 봉의 수직응력은 처음에 0이다. 온도가 20℃ 만큼 상승했을 때, 봉에서의 수직응력을 구하시오.

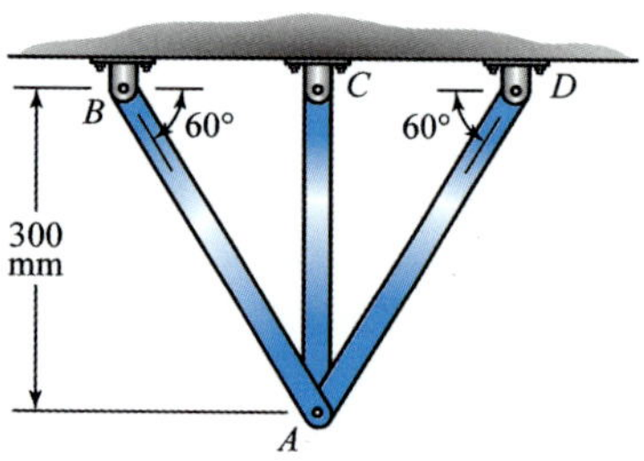

[그림 P3.129 ~ 3.130]

3.130 각 봉은 단면적이 $500\ mm^2$, 탄성계수가 $E = 72$ GPa, 열팽창계수가 $\alpha = 23E\text{-}6℃^{-1}$이다. 봉의 수직응력은 처음에 0이다. 온도가 20℃ 만큼 상승하고, 아랫방향 하중 15 kN 이 A에 작용할 때, 봉에서의 수직응력을 구하시오.

연습문제 ▶▶

3.131 봉 AB와 AC는 단면적이 $100\ \mathrm{mm}^2$, 탄성계수가 $E = 102$ GPa, 열팽창계수가 $\alpha = 18\mathrm{E}\text{-}6℃^{-1}$이다. 두 봉은 A에서 핀으로 연결되어 있다. 아랫방향 하중 10 kN이 봉 DE의 E에 작용하고, 온도가 40℃ 만큼 떨어졌다면, 봉 DE는 몇 도(°)의 각도로 회전하겠는가? (봉 DE의 변형량은 무시할 수 있다.)

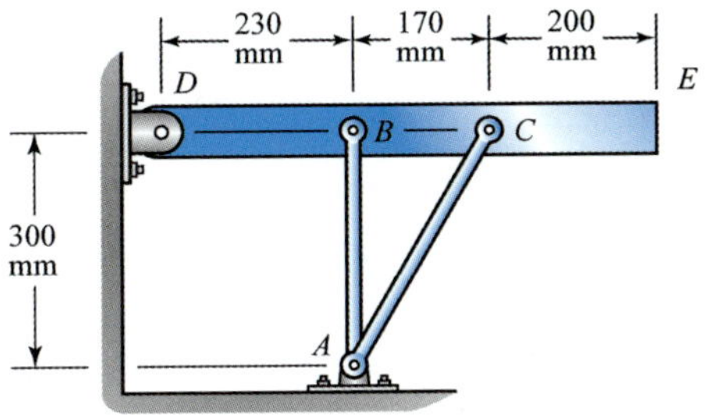

[그림 P3.131 ~ 3.133]

3.132 봉 AB와 AC는 단면적이 $100\ \mathrm{mm}^2$, 탄성계수가 $E = 102$ GPa, 열팽창계수가 $\alpha = 18\mathrm{E}\text{-}6℃^{-1}$이다. 아랫방향 하중 10 kN이 봉 DE의 E에 작용하고, 온도가 30℃ 만큼 상승하였다. 봉 AB와 AC에서의 수직응력을 구하시오.

3.133 봉 AB와 AC는 단면적이 $100\ \mathrm{mm}^2$, 탄성계수가 $E = 102$ GPa, 열팽창계수가 $\alpha = 18\mathrm{E}\text{-}6℃^{-1}$이다. 아랫방향 하중 10 kN이 봉 DE의 E에 작용하였다. 봉 DE가 수평을 유지하기 위해 필요한 온도 증가량을 구하시오.

3.134 각 봉은 단면적이 $180\ \mathrm{mm}^2$, 탄성계수가 $E = 72$ GPa, 열팽창계수가 $\alpha = 23\mathrm{E}\text{-}6℃^{-1}$이다. 아랫방향 하중 50 kN이 B에 작용하고, 봉의 온도가 30℃ 상승했을 때, 점 B에서의 아랫방향 처짐량을 구하시오.

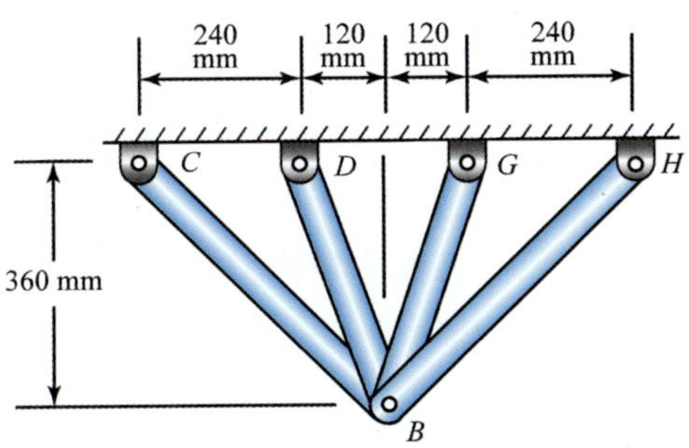

[그림 P3.134]

SECTION 3.6

설계 문제

Design Issues

축하중을 지지하는 봉과 이러한 봉으로 구성된 구조물 설계를 위한 기본적인 배경을 어느 정도 알아보았다. 의사의 "첫째, 해를 끼치지 말라"는 격언이 구조설계자에게 있다면 그것은 "첫째, 파손을 방지하라"일 것이다. **파손**failure은 응용 분야에 따라 다르게 정의되어야 하지만, 구조물 부재의 수직응력과 전단응력은 재료가 지지해야 할 값을 최소한 초과하지 말아야 한다.

3.6.1 허용응력

특정 축하중 P를 받는 균일단면 봉에서 수직응력이 봉의 축에 수직인 평면에서의 응력 $\sigma = \dfrac{P}{A}$ 보다 크기가 큰 평면은 없음을 3.1절에서 확인하였다. 봉의 축에 45° 기울어진 평면에서 발생하는 최대 전단응력의 크기는 $\left|\dfrac{\sigma}{2}\right| = \left|\dfrac{P}{2A}\right|$이다. 설계에서 자주 사용되는 기준은 σ가 재료의 항복응력yield stress σ_Y 혹은 **허용응력**allowable stress σ_{allow}라 불리는 항복응력보다 작은 특정 값을 초과하지 않게 하는 것이다. 항복응력과 허용응력의 비를 **안전계수**factor of safety라 하고 FS라 쓴다.

$$\mathrm{FS} = \frac{\sigma_Y}{\sigma_{allow}} \tag{3.17}$$

안전계수를 선택하는 데 있어, 설계 엔지니어는 봉이 정상적인 사용환경에서 받게 될 하중을 어떻게 정확히 예측할지 고려해야 한다. 가능하다면 보수적으로 큰 안전계수가 바람직하지만, 일반적으로 타협이 필요하다. 예를 들어, 비용은 사용될 재료의 성질과 타협이 필요할 수도 있다. 과도한 구조물 무게, 특히 자동차 분야에서 큰 안전계수의 사용은 중량 및 비용의 증가와 관련이 있을 수 있어 적용하는 데 신중할 필요가 있다. 또한 빌딩 구조물의 잠재적 지진하중 혹은 비상 기동 중에 자동차의 서스펜션suspension 부재에 가해지는 하중과 같은 정상적인 사용을 넘어서는 우발 상황도 고려해야 한다. 설계할 부품이 대량생산될 경우, 치수와 재료 성질의 예측되는 변동을 고려하여 안전계수를 선택해야 한다. 엔지니어는 신뢰할 수 있고 안전한 설계에 이르는 근본적인 제약조건 내에서 이러한 고려사항들의 균형을 이루어야 한다.

3.6.2 기타 설계 고려사항

압축하중을 받는 봉은 재료의 항복을 일으키는 데 필요한 축하중보다 훨씬 더 작은 축하중에서 좌굴(기하학적 불안정성)buckling로 인해 파손될 수 있다. 10장에서 좌굴에 대해 분석할 것이다. 더욱이, 구조 부재가 받게 되는 응력이 항복응력보다 작을 때에도 응력이 반복적으로 작용하면 파손이 일어날 수 있다. 12장에서 반복 하중에 의한 파손에 대해 논의할 것이다. 또한, 축하중을 받는 봉에서의 우리가 살펴본 응력 분포 분석은 하중이 작용하는 봉의 끝부분에는 적용하지 않는다. 끝부분 영역은 일반적으로 우리가 살펴볼 범위 외의 상세한 응력 분석이 필요하다.

여기서 다루는 예제와 문제는 주로 주어진 하중을 지지하는 목적을 충족시키기 위해 축하중을 받는 부재와 구조물을 설계하는 것으로 제한을 두고 있다. 그러나 파손 방지에 대한 최우선 관심사에 더해, 구조설계자는 특정 응용과 관련한 다양한 결정에 직면하게 되고, 다양한 요구 사항을 성공적으로 만족시킴으로써 최상의 설계를 이루어낸다. 재료비와 수급 가능성, 가공 및 제조 비용과 타당성, 예상되는 환경에서의 부식 저항성, 다른 재료와의 호환성, 재료의 특성에 대한 에이징(시효)aging의 영향은 중요한 고려사항이 될 수 있다. 주어진 설계에 대한 결정은 또한 안전, 유지 보수 용이성 및 미학에 대한 관심에 따라 더 많이 혹은 더 적게 영향을 받을 수 있다.

예제 3.16 트러스 부재 설계

[그림 3-47]의 트러스는 항복응력 $\sigma_Y = 700$ MPa 이고, 같은 단면적 A를 갖는 부재로 구성하고자 한다. 구조물이 안전계수 FS = 3 으로 최대 3400 kg 의 질량 m을 지지해야 할 때, 부재의 단면적을 구하시오.

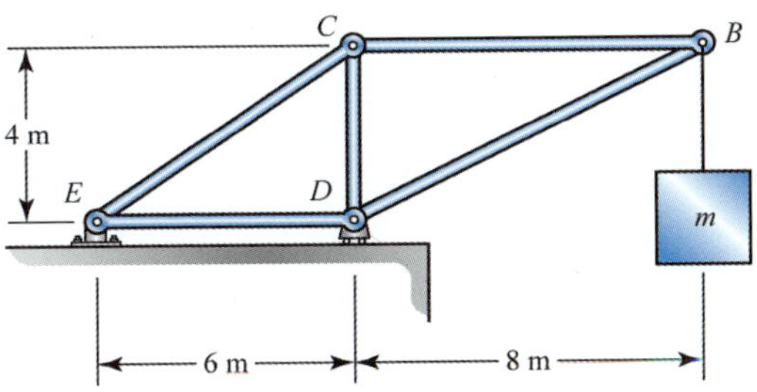

[그림 3-47]

전략

$m = 3400$ kg일 때, 부재에서의 축하중을 구하기 위해 절점법을 사용할 수 있다. 그런 다음, 가장 큰 축하중을 받는 부재의 안전계수가 3이 되도록 단면적을 선택해야 한다.

풀이

$m = 3400$ kg으로, 부재에서의 축하중은 다음과 같다.

부재	BC	BD	CD	CE	DE
축하중(N)	66,700	−74,600	−44,500	80,200	−66,700

가장 큰 축하중 80,200 N은 CE 부재에서 발생한다. 안전계수 3을 적용하면, 허용응력은 다음과 같다.

$$\sigma_{\text{allow}} = \frac{\sigma_Y}{\text{FS}} = \frac{700\ \text{MPa}}{3} = 233\ \text{MPa}$$

CE 부재에서의 수직응력과 허용응력을 같다고 놓으면

$$\frac{80{,}200\ \text{N}}{A} = 233\text{E}6\ \text{N/m}^2$$

이고, $A = 0.000344\ \text{m}^2$를 얻는다.

토론

압축하중을 받는 트러스 부재는 좌굴에 의해 파손될 수 있으나, 이 예제에서는 그 가능성에 대해 설명하지 않았다. 좌굴은 10장에서 논의하자.

연습문제 ▸▸▸

3.135 4 kN 의 인장축하중을 지지하기 위한 원형 단면의 봉을 설계하고자 한다. 6061-T6 알루미늄 합금을 사용하기로 결정하였고(〈부록 B〉 참조), 안전계수를 FS = 2로 하고자 한다. 이 기준에 따라, 봉의 지름을 구하시오.

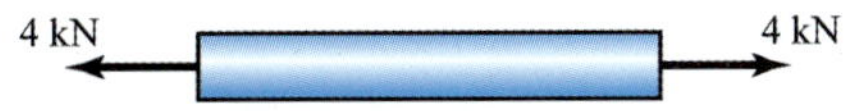

[그림 P3.135 ~ 3.136]

3.136 4 kN 의 인장축하중을 지지하는 지름 5 mm의 중실 원형 단면의 봉을 설계하고자 한다. 안전계수를 FS = 2로 하려 할 때, 〈부록 B〉에서 이 조건을 만족하는 알루미늄 합금을 고르시오.

3.137 US unit 6000 lb의 인장축하중을 지지하기 위한 중실 원형 단면의 봉을 설계하고자 한다. ASTM-A572 구조용 강structural steel을 사용하기로 결정하였고(〈부록 B〉 참조), 안전계수를 FS = 1.5로 하고자 한다. 이 기준에 따라, 봉의 지름을 구하시오.

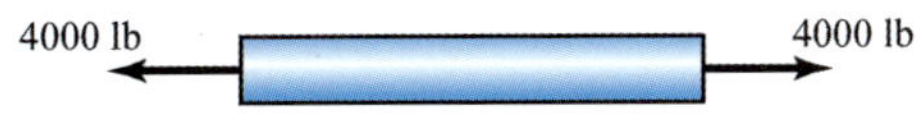

[그림 P3.137 ~ 3.138]

3.138 US unit 4000 lb 의 인장축하중을 지지하기 위해 $\frac{1}{2}$ in 지름을 가진 중실 원형 단면의 봉을 설계하고자 한다. 안전계수를 FS = 3으로 하려 할 때, 〈부록 B〉에서 이 조건을 만족하는 구조용 강을 고르시오.

3.139 길이 $L = 2$ m 의 수평 보가 $F = 30$ kN 의 하중을 지지하고 있다. 보는 핀 지지점과 버팀대 BC로 지지되어 있다. 치수 $h = 0.54$ m 이다. 단면적 $A = 0.0016\ \text{m}^2$, 항복응력 $\sigma_Y = 400$ MPa 인 버팀대를 보유하고 있는 재고로 제작하고자 한다. 버팀대의 안전계수를 FS = 1.5로 하려 할 때, 각도 θ를 구하시오.

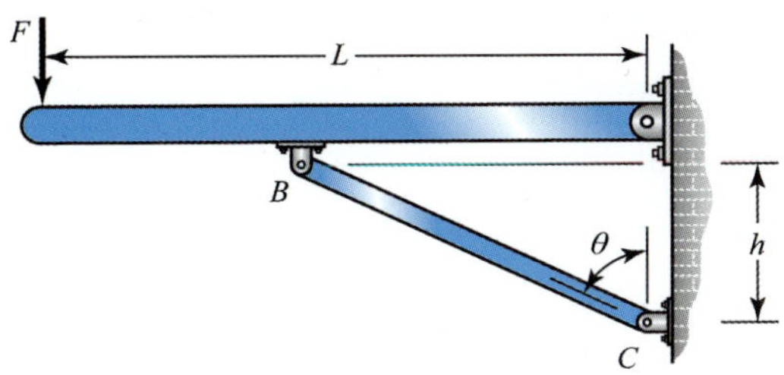

[그림 P3.139 ~ 3.142]

3.140 US unit 길이 $L = 4$ ft 의 수평 보가 $F = 20$ kip의 하중을 지지하고 있다. 보는 핀 지지점과 버팀대 BC로 지지되어 있다. 치수 $h = 1$ ft 이고, $\theta = 60°$이다. 항복응력 $\sigma_Y = 50$ ksi 인 버팀대를 보유하고 있는 재고로 제작하고자 한다. 버팀대 BC의 안전계수가 FS = 2로 되도록 설계하려 할 때, 단면적을 구하시오.

연습문제 ▸▸▸

3.141* 길이 L의 수평 보가 F의 하중을 지지하고 있다. 보는 핀 지지점과 버팀대 BC로 지지되어 있다. 버팀대는 허용응력이 σ_{allow}가 되도록 선택한 특정 재료로 구성되어 있고, 버팀대의 무게가 최소가 되도록 설계하고자 한다. 버팀대가 허용응력을 받고 있다고 가정하고, 버팀대의 부피를 최소화하는 각도 θ를 선택함으로써 무게를 최소화할 수 있다. 필요한 각도 θ를 구하시오.

3.142* 문제 **3.141**에서 $5° \le \theta \le 85°$ 사이의 각도 θ에서 버팀대 부피와의 관계를 나타내는 그래프를 그리시오. 그래프는 최적 각도 부근에서 상대적으로 평평하다는 것에 주목하자. 이는 설계자가 최적값 부근의 각도 범위 내에서 θ를 선택할 수 있고, 거의 최적화된 설계를 얻을 수 있음을 의미한다.

3.143 US unit 트러스truss는 들것의 끝을 구조 헬리콥터에 부착하는 구조물을 위한 기초 설계이다. 동적 해석에 따라, 설계 엔지니어는 들것에 작용할 아랫방향 하중이 A와 B에서 360 lb보다 크지 않아야 한다고 예측하였다. 트러스 부재가 동일한 단면적을 가지고 있다고 가정하자. 〈부록 B〉에서 재료를 하나 고르고, 구조물의 안전계수 FS = 2.5가 되도록 단면적을 구하시오.

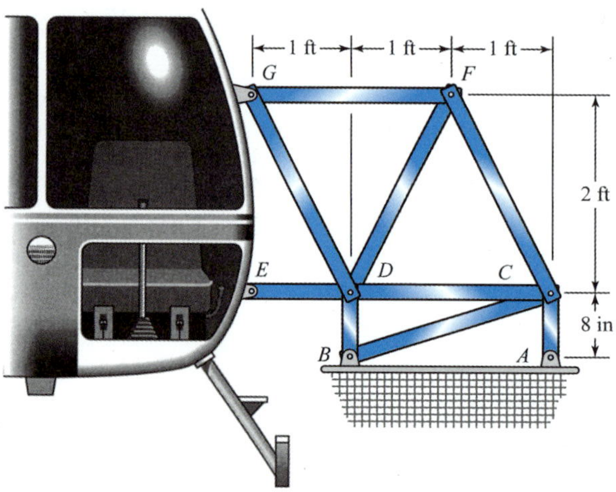

[그림 P3.143 ~ 3.144]

3.144 US unit 문제 **3.143**에서 헬리콥터 엔진이 업그레이드되는 것을 알고, 트러스 설계 엔지니어는 새로운 해석을 통해 들것이 A와 B에 작용할 아랫방향 하중이 400 lb에 이를 것으로 결론지었다. 또한, 엔지니어는 재고가 있는 단면적이 $A = 0.1\ \text{in}^2$ 인 재료로 트러스를 제작하기로 결정하였다. 구조물의 최소 안전계수 FS = 5가 되도록 〈부록 B〉에서 적합한 알루미늄 합금을 선택하시오.

3.145 하중 F를 지지할 두 개의 후보 트러스를 그림과 같이 설계하였다. 주어진 부재의 단면적은 A, 항복응력은 σ_Y를 사용한다. 두 설계의 안전계수와 무게를 비교하고, 하나의 설계를 다른 설계 대비 선택하는 이유에 대해 설명하시오(무게는 부재의 전체 길이를 계산하여 비교할 수 있다).

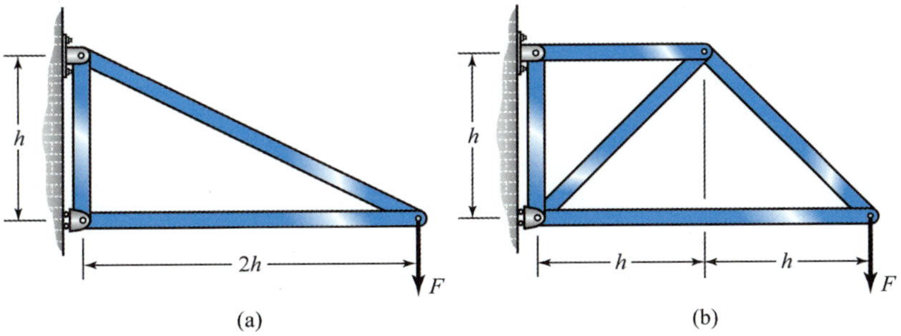

[그림 P3.145 ~ 3.146]

3.146* 롤러지지점에서 수평거리 $2h$만큼 떨어져 작용하는 하중 F를 지지하는 두 개의 트러스는 그림과 같다. 두 트러스는 단면적이 A이고, 항복응력이 σ_Y인 부재로 구성되어 있다. (b) 설계가 (a) 설계보다 높은 안전계수를 가지고 있다. 하중 F를 지지하고, (b) 설계보다 높은 안전계수를 가지면서 동일한 핀과 롤러지지점을 갖는 트러스를 설계해 보시오.

3.147 A와 B에 부착될 트러스를 C와 D에서 2 kN 의 하중을 지지하도록 설계하시오. 트러스의 부재는 동일한 단면적을 가지고 있다고 가정한다. 〈부록 B〉에서 재료를 고르고, 구조물의 안전계수가 FS = 2가 되도록 단면적을 결정하시오.

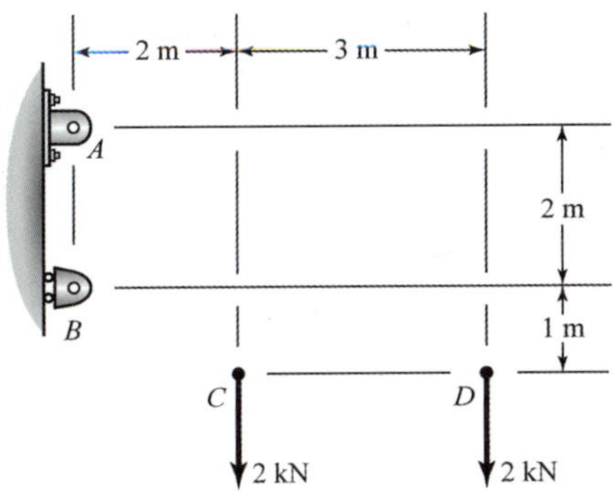

[그림 P3.147]

연습문제 ▸▸▸

3.148 US unit A와 B에 부착될 트러스를 C와 D에서 하중을 지지하도록 설계하시오. 트러스의 부재는 동일한 단면적을 가지고 있다고 가정한다. 〈부록 B〉에서 재료를 고르고, 구조물의 안전계수가 FS = 3이 되도록 단면적을 결정하시오.

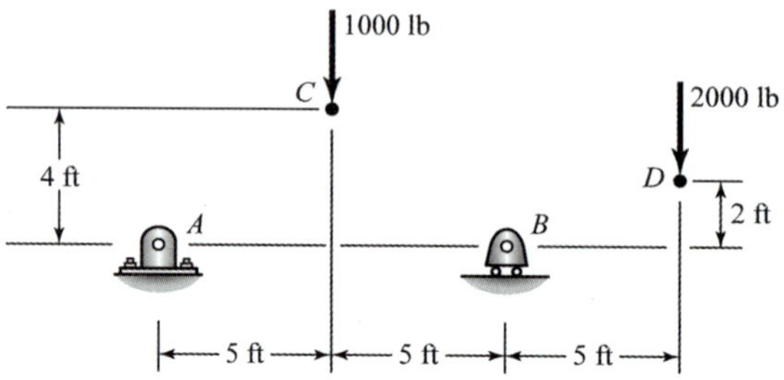

[그림 P3.148]

3.149 A와 B에 부착될 트러스를 C에서 2 kN 의 하중을 지지하고 장애물을 피하도록 설계하시오. 트러스의 부재는 동일한 단면적을 갖는다고 가정한다. 〈부록 B〉에서 재료를 고르고, 구조물의 안전계수가 FS = 2가 되도록 단면적을 결정하시오.

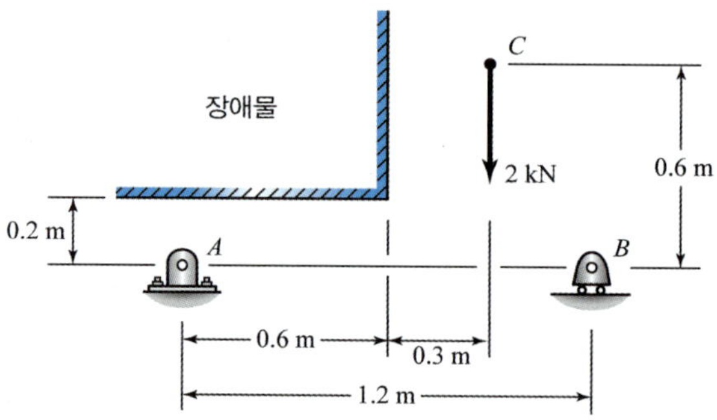

[그림 P3.149]

연습문제 ▶▶▶

3.150* US unit 800 lb의 수직하중을 지지할 7075-T6 알루미늄 합금으로 된 공간 트러스를 제작하고자 한다. 안전계수 FS = 4가 되도록 부재 AD를 설계한다면, AD의 단면적은 얼마가 되어야 하는가?

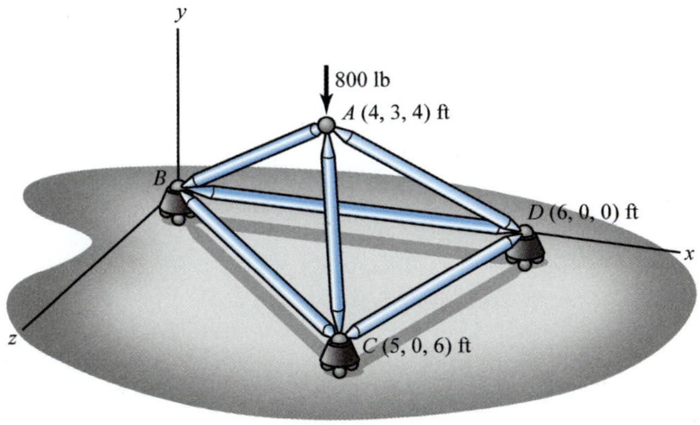

[그림 P3.150 ~ 3.151]

3.151* US unit 공간 트러스가 B, C, D에서 롤러지지점을 가지고 있다. 800 lb의 수직하중을 지지할 7075-T6 알루미늄 합금으로 제작하고자 하며, 각 부재는 동일한 단면적을 가지고 있다. 구조물의 안전계수가 FS = 4가 되길 원할 때, 봉의 단면적을 구하시오.

3.152* 문제 **3.32**에서 건설 크레인이 ASTM-A572로 제작되었다. 부재 3의 안전계수가 FS = 2가 되도록 설계하고자 할 때, 단면적을 구하시오.

3.153* 문제 **3.32**에서 건설 크레인이 ASTM-A572로 제작되었다. 부재 1, 2, 3이 동일한 단면적, 부재 4, 5, 6이 동일한 단면적을 가져야 한다. 그림에 나타낸 하중에 대해 안전계수가 FS = 2가 되도록 하기 위한 부재의 단면적을 선택하고자 한다면, 단면적은 얼마가 되어야 하는가?

핵심요약 ▶▶▶

▶ 균일단면 봉에서의 응력

축하중 P가 균일단면 봉 단면의 도심에 작용하면, 봉의 양끝에서 가깝지 않은 곳에서는 봉의 축에 수직인 임의 평면에서의 응력 분포가 그림 (a)와 같이 균일한 수직응력으로 근사화될 수 있다.

$$\sigma = \frac{P}{A} \tag{3.1}$$

그림 (b)와 같이 기울어진 평면 $\mathcal{P}$에서의 수직응력과 전단응력은 다음과 같다.

$$\sigma_\theta = \sigma \cos^2\theta \tag{3.2}$$

$$\tau_\theta = -\sigma \sin\theta \cos\theta \tag{3.3}$$

수직응력의 크기가 봉의 축에 수직인 평면에서의 응력 $\sigma = \dfrac{P}{A}$보다 큰 평면은 없다. 봉의 축에 45° 기울어진 평면에서 발생하는 최대 전단응력의 크기는 $\left|\dfrac{\sigma}{2}\right|$이다.

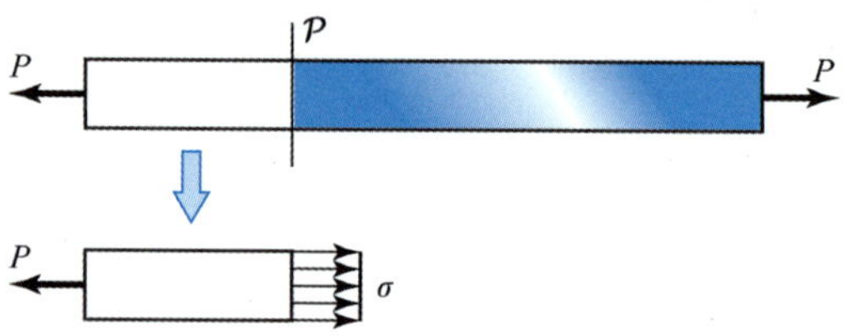

(a)

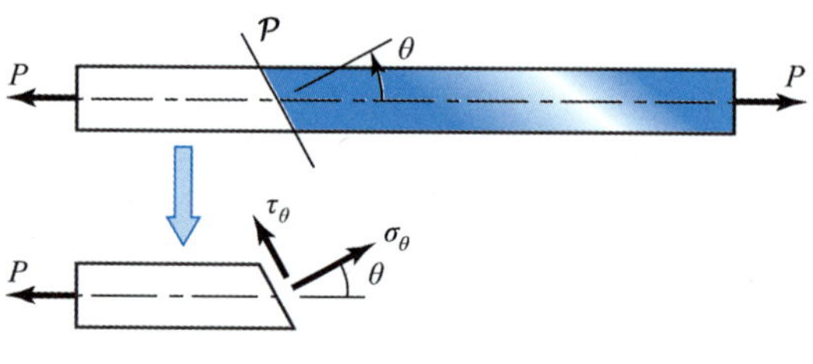

(b)

▶ 변형률과 탄성상수

축하중을 받는 균일단면 봉의 축변형률 ϵ은 수직응력 항으로 주어진다.

$$\epsilon = \frac{1}{E}\sigma \tag{3.4}$$

여기서 E는 탄성계수이다. 횡변형률과 축변형률 비의 음수 값은 포아송 비이다.

$$\nu = -\frac{\epsilon_{\mathrm{lat}}}{\epsilon} \tag{3.6}$$

그림 (c)와 같이 축하중 P를 받는 길이 L, 단면적 A인 봉의 길이 변화는 다음과 같다.

$$\delta = \frac{PL}{EA} \tag{3.7}$$

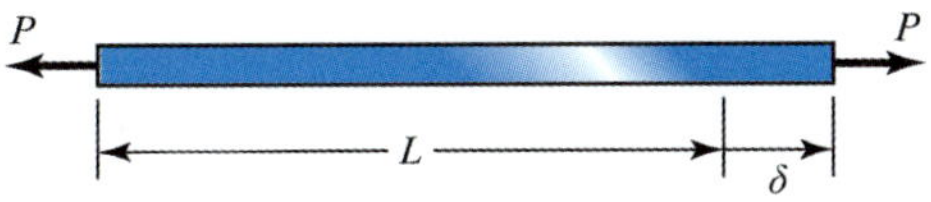

(c)

▶ 부정정 문제

축하중을 받는 봉에서의 미지 반력의 수가 독립된 평형방정식의 수보다 많은 문제의 풀이는 다음의 세 가지 요소를 포함한다.

❶ 봉에서의 축하중과 길이 변화 관계
❷ 문제의 형상에 따른 길이 변화와 연관된 적합성 관계
❸ 평형

▶ 단면이 점진적으로 변하는 봉

봉의 단면적이 그림 (d)와 같이 축방향 위치 $A(x)$의 함수로 점진적으로 변하면, 봉의 축에 수직인 평면에서의 응력 분포는 균일한 수직응력으로 근사화될 수 있다.

$$\sigma = \frac{P}{A(x)} \tag{3.13}$$

봉의 길이 변화는 다음과 같다.

$$\delta = \int_0^L \frac{P\,dx}{EA(x)} \tag{3.14}$$

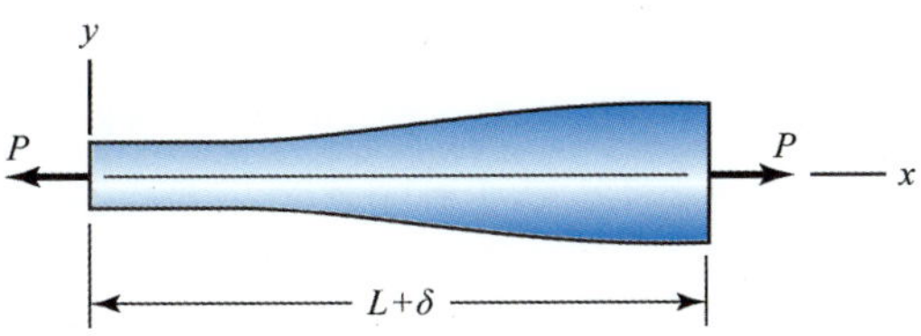

(d)

핵심요약 ▶▶▶

▶ 분포축하중

봉에서의 분포축하중은 그림 (e)와 같이 봉의 요소 dx에서의 하중이 $q dx$로 정의되는 함수 q로 표현될 수 있다.

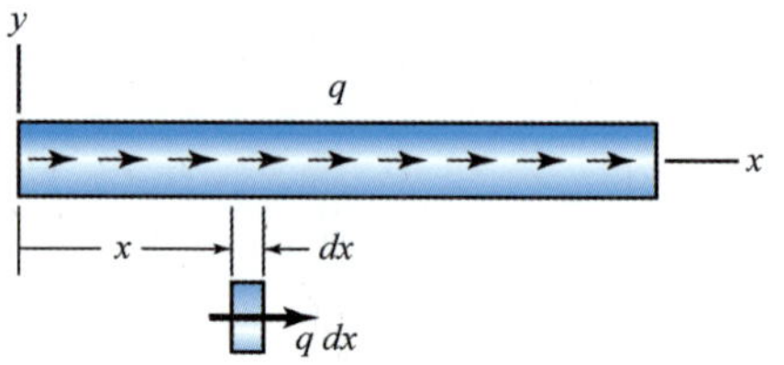

(e)

▶ 열변형률

일정한 온도 T에서 구속되지 않은 재료 사이의 아주 작은 선 dL을 생각해보자. 그림 (f)와 같이 재료의 온도가 ΔT만큼 변하면, 재료는 팽창 혹은 수축되고 선의 길이는 dL' 값으로 변할 것이다. 그 지점에서 선 dL 방향으로 재료의 **열변형률**thermal strain은 다음과 같다.

$$\epsilon_T = \frac{dL' - dL}{dL} \tag{3.15}$$

열변형률은 다음 식에 의해 재료의 온도 변화와 관계가 있음을 알 수 있다.

$$\epsilon_T = \alpha \Delta T \tag{3.16}$$

여기서 α는 **열팽창계수**coefficient of thermal expansion이다. 대표적인 α 값은 〈부록 B〉를 참조하자.

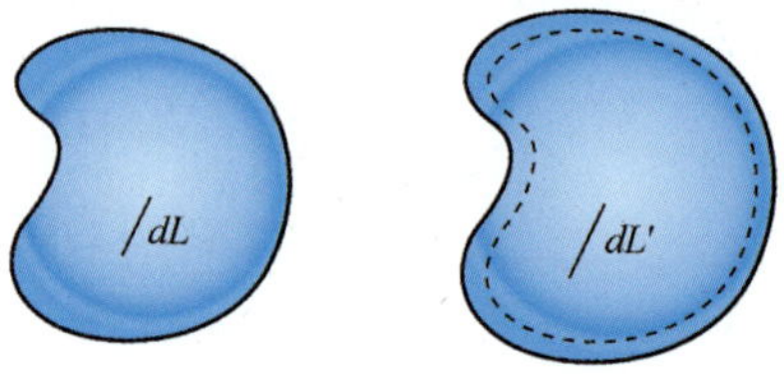

(f)

▶ 설계 문제

축하중을 받는 봉의 설계에 자주 사용되는 기준은 수직응력 σ가 재료의 항복응력 σ_Y 혹은 **허용응력**allowable stress σ_{allow}라 불리는 항복응력보다 작은 특정 값을 초과하지 않게 하는 것이다. 항복응력과 허용응력의 비를 **안전계수**factor of safety라 한다.

$$FS = \frac{\sigma_Y}{\sigma_{allow}} \tag{3.17}$$

복습문제

3.154 봉 AB의 단면적은 $0.015\ m^2$이다. 힘 $F = 20\ kN$일 때, 봉 AB의 축에 수직인 평면에서의 수직응력을 구하시오.

3.155 봉 AB의 단면적은 $0.015\ m^2$이다. 봉은 20 MPa의 인장 수직응력을 안전하게 지지할 재료로 구성되어 있다. 이 기준에서 힘 F의 가장 큰 안전한 값을 구하시오.

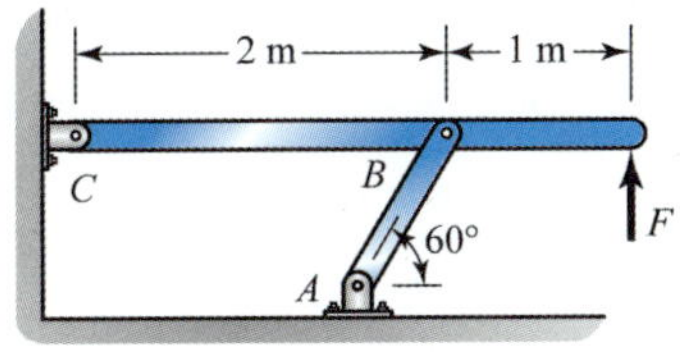

[그림 P3.154 ~ 3.155]

3.156 각 봉의 단면적은 $60\ mm^2$이다. 힘 $F = 40\ kN$일 때, 봉의 축에 수직인 평면에서의 수직응력을 구하시오.

3.157 각 봉의 단면적은 $60\ mm^2$이다. 봉에 600 MPa보다 큰 수직응력이 작용하길 원하지 않을 때, 적용 가능한 가장 큰 아랫방향 하중 F의 값을 구하시오.

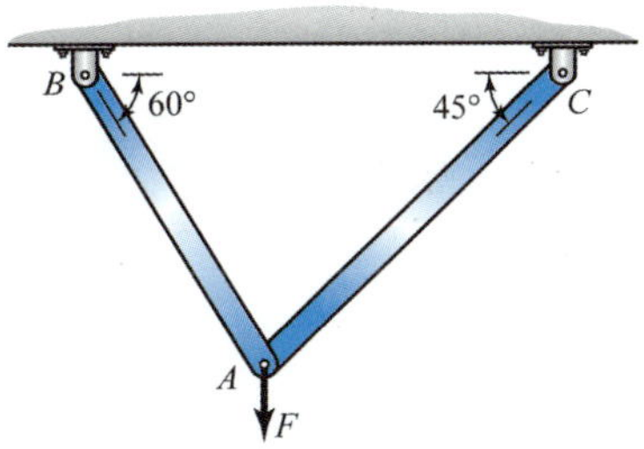

[그림 P3.156 ~ 3.157]

3.158 그림과 같은 시스템은 680 kg 굴착기의 무게 절반을 지지한다. 부재 AB의 단면적은 $0.0016\ m^2$이다. 시스템이 정지되어 있을 때, 부재 AB의 축에 수직인 평면에 작용하는 수직응력을 구하시오.

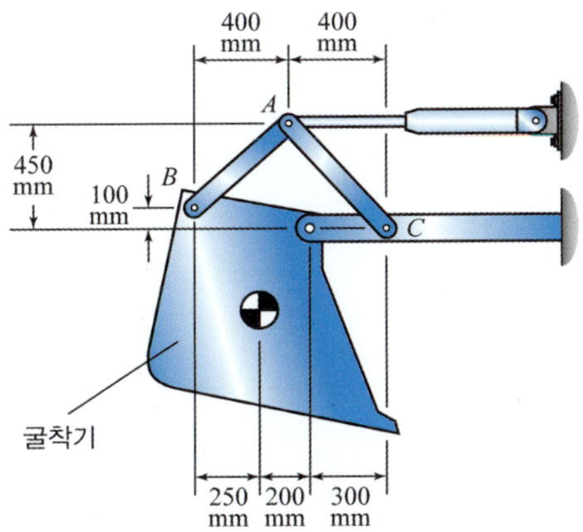

[그림 P3.158 ~ 3.159]

복습문제 ▸▸▸

3.159 그림과 같은 시스템은 680 kg 굴착기의 무게 절반을 지지한다. 부재 AC의 단면적은 $0.0018\ \mathrm{m}^2$ 이다. 시스템이 정지되어 있을 때, 부재 AC의 축에 수직인 평면에 작용하는 수직응력을 구하시오.

3.160 봉 BE의 단면적은 $3\ \mathrm{in}^2$이다. BE를 지나는 표시된 평면에서의 수직응력과 전단응력의 크기를 구하시오.
US unit

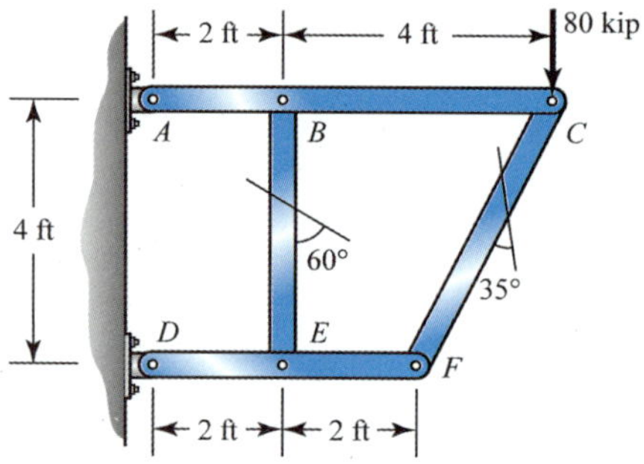

[그림 P3.160 ~ 3.161]

3.161 봉 CF의 단면적은 $4\ \mathrm{in}^2$이다. CF를 지나는 표시된 평면에서의 수직응력과 전단응력의 크기를 구하시오.
US unit

3.162 봉은 탄성계수 $E = 30\mathrm{E}6\ \mathrm{psi}$, 포아송 비 $\nu = 0.32$, 지름 $D = 0.75\ \mathrm{in}$인 원형 단면을 가지고 있다. 봉의 오른쪽 끝과 고정 벽 사이에 틈 $b = 0.02\ \mathrm{in}$가 있다. 봉을 고정벽에 닿도록 늘려서 벽과 용접한다면, 그 후 봉의 지름은 얼마가 되는가?
US unit

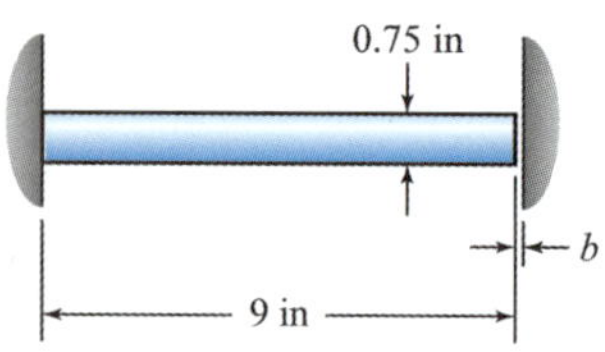

[그림 P3.162 ~ 3.163]

3.163 봉은 탄성계수 $E = 30\mathrm{E}6\ \mathrm{psi}$, 포아송 비 $\nu = 0.32$, 지름 $D = 0.75\ \mathrm{in}$인 원형 단면을 가지고 있다. 봉의 오른쪽 끝과 고정 벽 사이에 틈 $b = 0.02\ \mathrm{in}$가 있다. 봉을 고정벽에 닿도록 늘려서 벽과 용접하였다. 봉의 축에 수직인 평면에서의 수직응력을 구하시오.
US unit

복습문제 ▶▶▶

3.164 H에 윗방향 힘이 작용하여 봉 GH가 반시계방향으로 0.02° 회전하였을 때, 봉 AB, CD, EF에서의 축변형률을 구하시오(봉 GH의 변형량은 무시한다).

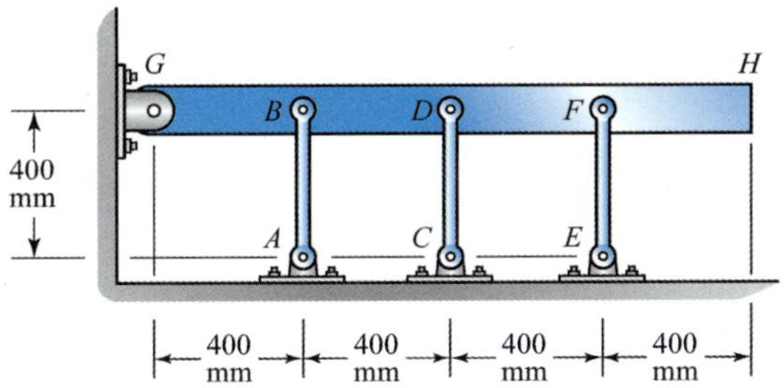

[그림 P3.164 ~ 3.165]

3.165 봉 AB, CD, EF의 단면적이 25 mm^2이고, 탄성계수는 $E = 200$ GPa이다. 봉 GH를 반시계방향으로 0.02° 회전하게 하는 H에 작용할 윗방향 힘을 구하시오.

3.166 US unit 두 봉은 단면적 2 in^2, 탄성계수 $E = 12E6$ lb/in^2이다. 오른쪽으로 향하는 수평하중 40 kip가 A에 작용할 때, 봉의 길이 변화를 구하시오,

3.167 US unit 두 봉은 단면적 2 in^2, 탄성계수 $E = 12E6$ lb/in^2이다. 오른쪽으로 향하는 수평하중 40 kip가 절점 A에 작용할 때, A에서의 수평 및 수직 변위를 구하시오.

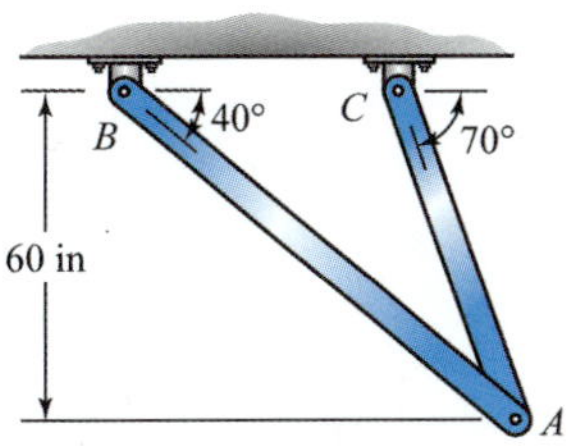

[그림 P3.166 ~ 3.167]

3.168 봉이 A와 B에 고정되어 있다. 길이는 $L = 4$ m, 단면적은 0.08 m^2, 탄성계수는 $E = 100$ GPa이다. 봉에 균일하게 분포된 축하중 $q = 200$ MN/m가 작용하고 있다. A와 B에서의 반력을 구하시오.

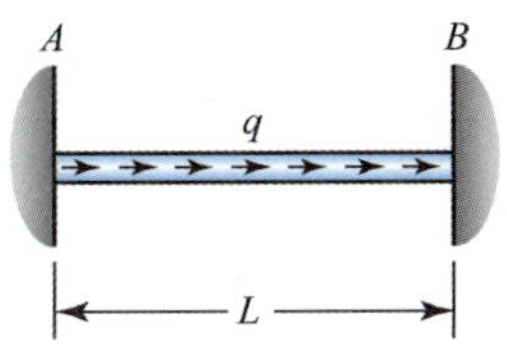

[그림 P3.168 ~ 3.169]

복습문제 ▶▶▶

3.169 봉이 A와 B에 고정되어 있다. 길이는 $L = 4\text{ m}$, 단면적은 0.08 m^2, 탄성계수는 $E = 100\text{ GPa}$이다. 봉에 균일하게 분포된 축하중 $q = 200\text{ MN/m}$가 작용하고 있다. 봉의 어느 지점에서 가장 큰 수평 변위가 발생하는가? 그때의 변위를 구하시오.

3.170 구속되지 않은 재료의 부피 사이에 있는 선 L의 길이는 200 mm이다. 재료의 열팽창계수는 $\alpha = 24\text{E-}6℃^{-1}$이다. 재료의 온도가 상승한 후에 선의 길이는 200.192 mm이다. 온도는 얼마만큼 상승하였는가?

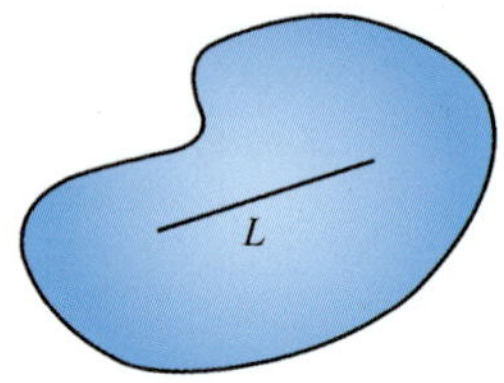

[그림 P3.170]

3.171 각 봉은 단면적 120 mm^2, 탄성계수 $E = 190\text{ GPa}$이다. 오른쪽으로 향하는 수평하중 10 kN이 A에 작용할 때, 봉에서의 수직응력을 구하시오.

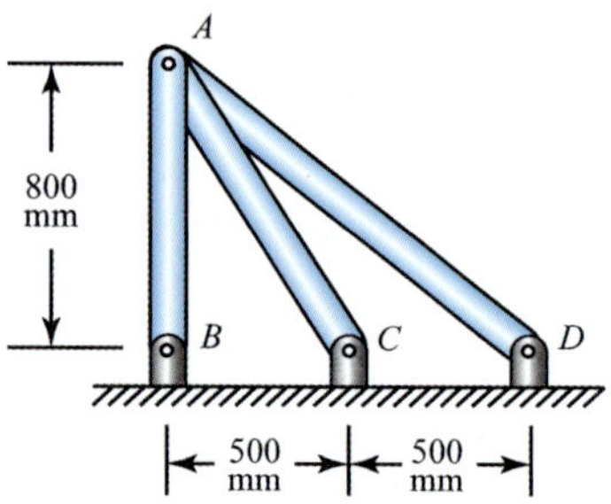

[그림 P3.171 ~ 3.172]

3.172 각 봉은 단면적 120 mm^2, 탄성계수 $E = 190\text{ GPa}$, 열팽창계수 $\alpha = 14\text{E-}6℃^{-1}$이다. 봉의 수직응력은 처음에 0이다. 초기 온도 T보다 35℃ 만큼 온도가 상승하고, 오른쪽으로 향하는 수평하중 10 kN이 A에 작용하였을 때, 봉에서의 수직응력을 구하시오.

CHAPTER 4

비틀림

Torsion

자동차 구동축은 엔진에 의해 토크torque를 받아 휠에 동력을 전달한다. 터빈 엔진 및 발전기에 의해 생성된 동력은 세로축 주위에서 토크를 받는 샤프트shaft에 의해서도 전달된다. 다양한 엔지니어링 응용 분야에서 봉에 축토크가 작용하며, 이 장에서는 그에 대한 응력과 변형을 분석한다. 이를 위해 먼저 순수 전단응력 상태 개념을 도입해야 한다.

SECTION 4.1

순수 전단응력

Pure Shear Stress

3장에서 봉에 축방향 힘(축력)을 가하면 봉축의 수직인 평면에서 균일한 수직응력이 작용하고 전단응력이 없음을 확인했다. 최소한 원칙적으로 전단응력이 균일하게 분포하고 수직응력은 작용하지 않는 재료 내 특정 평면을 설명하는 것으로 이 장을 시작한다.

4.1.1 응력과 변형률의 구성 요소

[그림 4-1(a)]와 같이 정육면체 재료의 마주 보는 옆면에 균일한 전단응력 τ를 가하면, 응력이 우력으로 작용하기 때문에 정육면체는 분명히 평형상태가 아니다. 그러나 [그림 4-1(b)]와 같이 정육면체의 윗면과 아랫면에 균일한 전단응력을 가하면 정육면체는 평형상태를 이룬다. 이와 같은 방식으로 정육면체가 하중을 가할 수 있는 경우, [그림 4-2]와 같이 하중면에 평행한 평면은 수직응력 없이 동일한 균일 전단응력으로 구성됨을 알 수 있다. 따라서 이 같은 정육면체는 **순수 전단응력**pure shear stress 상태에 있다고 볼 수 있다.

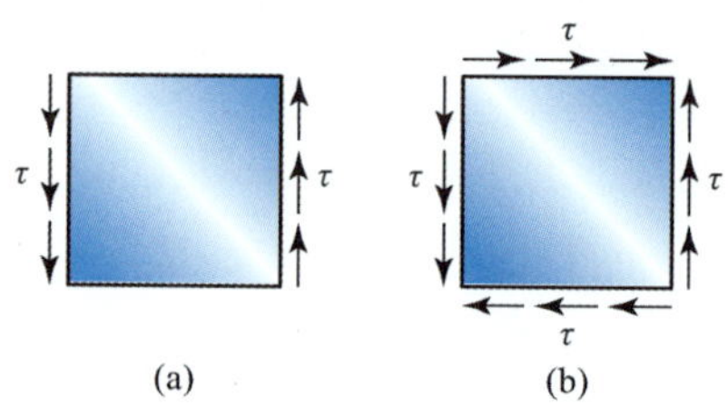

[그림 4-1] (a) 두 면만 전단응력을 받는 정육면체는 평형상태가 아니다. (b) 이와 같은 방식으로 전단응력을 받는 정육면체는 평형상태에 있다.

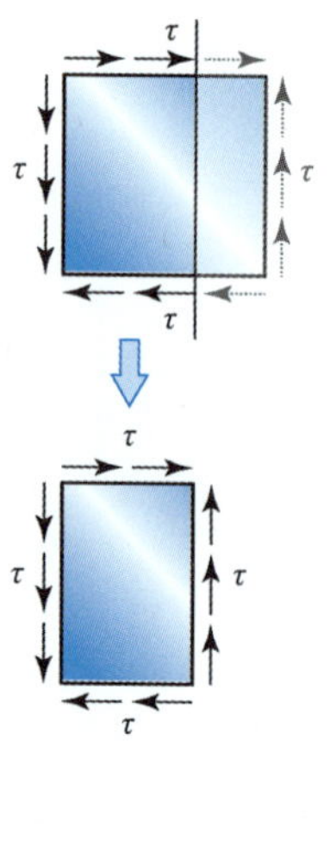

[그림 4-2] 정육면체 면에 평행한 평면에는 면과 동일한 균일 전단응력이 가해진다.

[그림 4-3]과 같이 정육면체 내에서 직육면체 요소를 분리하면 이 또한 정육면체와 동일하게 순수 전단응력 상태가 된다. [그림 4-3]의 좌표계에서 응력 성분은 $\sigma_x = 0$, $\sigma_y = 0$, $\sigma_z = 0$, $\tau_{xy} = \tau$, $\tau_{yz} = 0$, $\tau_{xz} = 0$이다. 응력-변형률 관계 (2.7) ~ (2.12)가 적용된다고 가정하면, 이를 이용해 변형률의 해당 구성 요소를 결정함으로써 전단계수 G를 얻을 수 있다.

$$\epsilon_x = 0,\ \ \epsilon_y = 0,\ \ \epsilon_z = 0,$$
$$\gamma_{xy} = \frac{1}{G}\tau,\ \ \gamma_{yz} = 0,\ \ \gamma_{xz} = 0$$

γ_{xy}는 전단응력 τ에 의해 유발되는 전단변형률이며([그림 4-4]), 이는 γ로 표시한다.

$$\gamma = \frac{1}{G}\tau \tag{4.1}$$

이 방정식을 사용하면, 전단계수shear modulus G 값을 아는 경우 주어진 전단응력 상태로 인한 전단변형률shear strain을 결정할 수 있다. 8장에서, 전단계수가 탄성계수modulus of elasticity E 및 포아송비Poisson's ratio ν와 관련이 있음을 아래의 방정식을 통해 보여준다.

$$G = \frac{E}{2(1+\nu)} \tag{4.2}$$

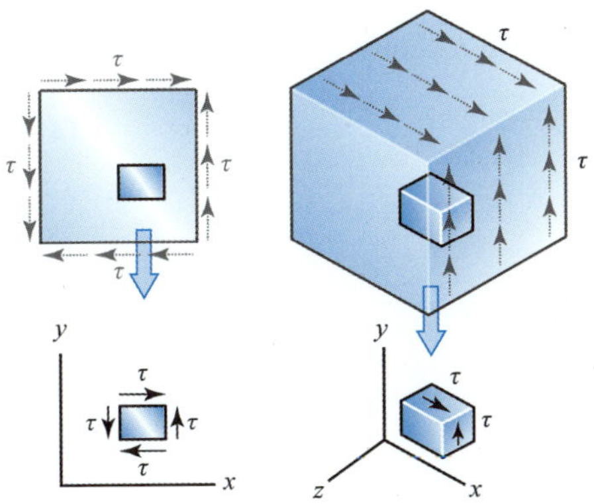

[그림 4-3] 순수 전단응력을 받는 정육면체에서 면에 평행한 면을 가진 내부 요소는 동일 전단응력 상태에 놓인다.

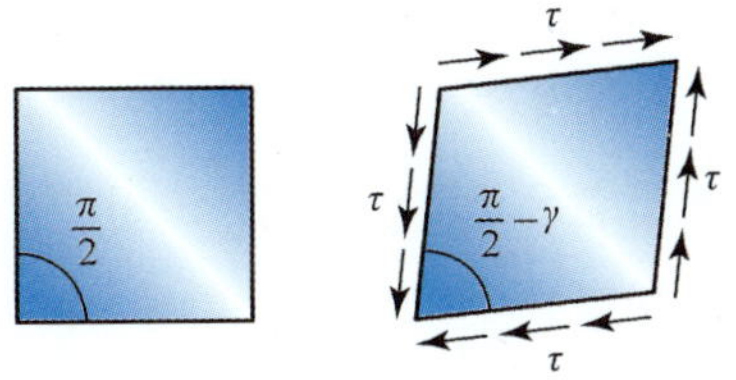

[그림 4-4] 요소에 작용하는 전단응력으로 인한 전단변형률

4.1.2 경사면에 대한 응력

순수 전단응력을 받고 있는 정육면체의 면에 작용하는 응력을 설명했다. 그러나 설계상 특정 평면의 응력만을 고려할 수는 없다. 3장에서의 축방향 힘을 받고 있는 봉에 대한 논의에서, 방향이 다른 평면에 대해 수직응력과 전단응력의 값이 다르다는 것을 알았다. 순수 전단응력을 받는 정육면체 재료를 고려하면 [그림 4-5]와 같은 자유물체도를 생각할 수 있다. 평면의 수직응력 및 전단응력은 각각 σ_θ, τ_θ로 표시된다. 자유물체도의 경사면 면적을 A_θ라 할 때, [그림 4-6(a)]와 같이 수직면과 수평면의 면적을 A_θ와 θ로 표현할 수 있다. 자유물체도 위에 작용하는 힘은 면적과 응력의 곱이다. σ_θ 방향 힘에 대해 정리하면 다음과 같다.

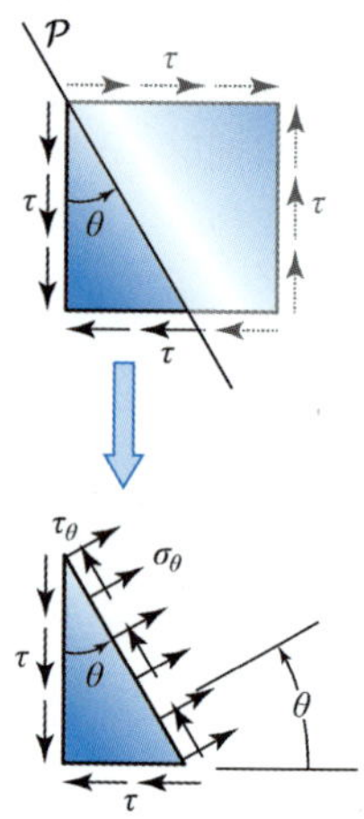

[그림 4-5] 정육면체를 관통하는 평면 $\mathcal{P}$를 이용한 자유물체도

$$\sigma_\theta A_\theta - (\tau A_\theta \cos\theta)\sin\theta - (\tau A_\theta \sin\theta)\cos\theta = 0$$

평면 $\mathcal{P}$의 수직응력은 아래와 같다.

$$\sigma_\theta = 2\tau \sin\theta \cos\theta \tag{4.3}$$

이어서 τ_θ 방향 힘을 합해 평면 $\mathcal{P}$에 작용하는 전단응력을 계산할 수 있다.

$$\tau_\theta A_\theta - (\tau A_\theta \cos\theta)\cos\theta + (\tau A_\theta \sin\theta)\sin\theta = 0$$

$$\tau_\theta = \tau(\cos^2\theta - \sin^2\theta) \tag{4.4}$$

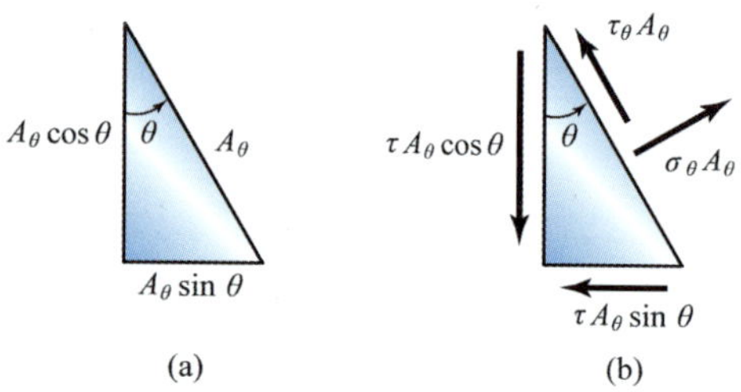

[그림 4-6] (a) 각 면의 면적 (b) 자유물체도 위에 작용하는 힘

식 (4.3), (4.4)로부터 얻어진 $\frac{\sigma_\theta}{\tau}$, $\frac{\tau_\theta}{\tau}$를 [그림 4-7]에 도시했다. 아울러 특정 θ 값에 대한 σ_θ, τ_θ 값 및 이때의 자유물체도를 함께 나타냈다. 전단응력이 τ보다 큰 θ 값은 없다. [그림 4-3]에서 요소 면에 작용하는 수직응력은 없지만, 경사면에서는 수직응력이 발생한다. 모든 θ 값에 대해 $\theta = 45°$인 평면에서 최대 인장응력maximum tensile stress $\sigma_\theta = \tau$가 발생하고, 최대 압축응력maximum compressive stress은 $\theta = 135°$인 평면에서 발생하며 그 크기는 $\sigma_\theta = -\tau$이다. 평면의 하위 집합만을 고려했음에도 불구하고, 이 값들이 최대 전단, 인장, 압축응력임을 알 수 있다.

요약하면, **재료가 크기 τ의 순수 전단응력을 받는 상태일 때 최대 전단응력, 최대 인장응력, 최대 압축응력의 크기는 τ이다.**

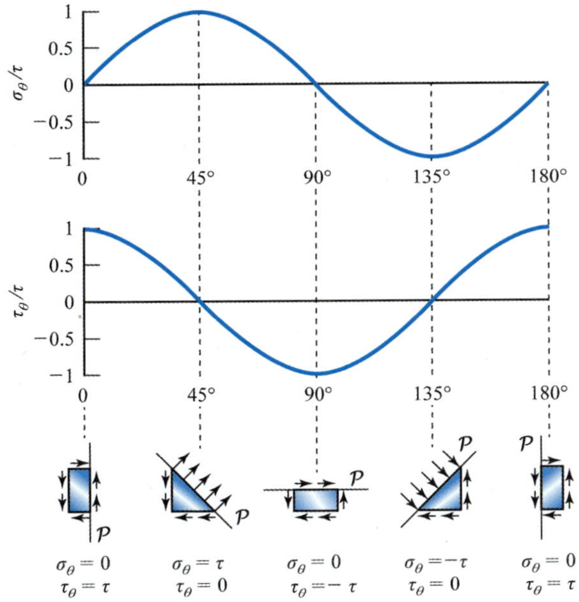

[그림 4-7] θ의 함수인 수직응력 및 전단응력

연구문제

1. '순수 전단응력 상태'를 정의하시오.
2. 재료의 전단계수 G를 정의하시오. 재료의 탄성계수 E와 포아송 비 ν를 알고 있을 때, 전단계수를 구하는 방법을 설명하시오.
3. 재료가 크기 τ인 순수 전단응력 상태에 있을 때, 재료가 받는 최대 전단응력의 크기는 얼마인가? 또한 최대 인장응력 및 최대 압축응력의 크기는 얼마인가?

연습문제 ▸▸▸

4.1 순수 알루미늄의 탄성계수는 70 GPa이고 포아송 비는 0.33일 때, 전단계수는 얼마인가? 〈부록 B〉에 주어진 값과 결과를 비교하시오.

4.2 전단계수 $G = 26$ GPa인 정육면체 재료가 $\tau = 450$ MPa인 순수 전단응력 상태에 있다고 가정하자. 각도 β는 얼마인가?

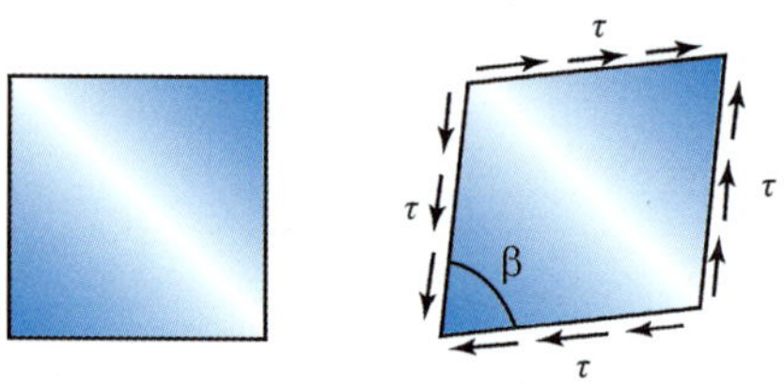

[그림 P4.2]

4.3 정육면체 재료는 순수 전단응력 $\tau = 9$ MPa을 받고 있다. 각도 β는 $\beta = 89.98°$로 측정됐을 때, 재료의 전단계수 G는 얼마인가?

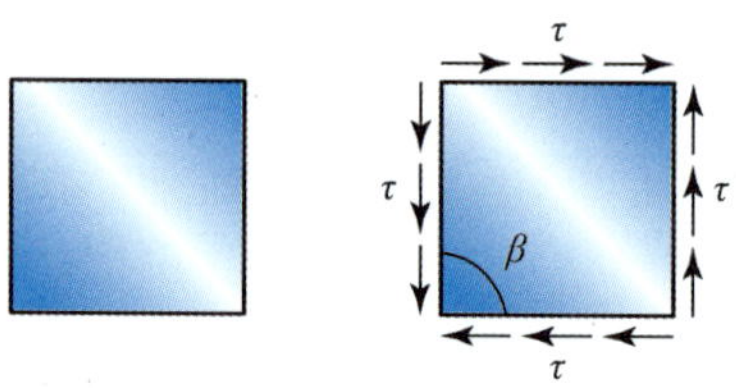

[그림 P4.3 ~ 4.5]

4.4 US unit 전단계수 $G = 4.6E6$ psi인 정육면체 재료가 전단응력 $\tau = 8000$ psi를 받고 있을 때, 각도 β는 얼마인가?

4.5 전단계수 $G = 26.3$ GPa인 정육면체 재료가 있다. 재료에 $\tau = 270$ MPa보다 큰 전단응력을 가하지 않는다면 재료가 받을 수 있는 가장 큰 전단변형률은 얼마인가?

연습문제 ▶▶▶

4.6 길이 800 mm, 지름 100 mm인 원형 단면을 갖는 봉이 있다. 탄성 특성을 결정하기 위한 시험에서 봉은 축방향 하중 4.8 MN을 받고 있다. 하중을 가한 후 봉의 길이는 802.44 mm이고 지름은 99.902 mm이다. 재료의 전단계수는 얼마인가?

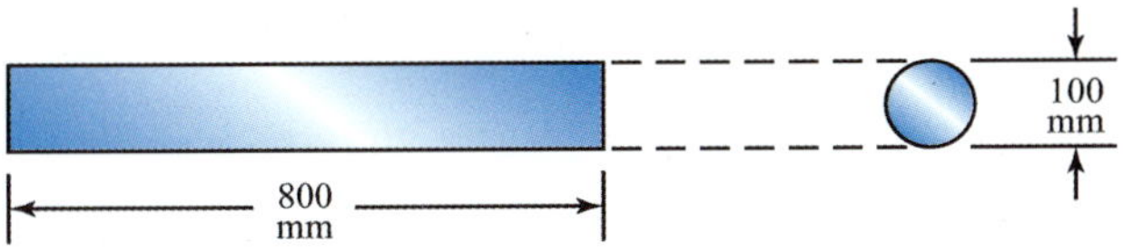

[그림 P4.6]

4.7 그림 (a)에서 정육면체 재료의 전단계수는 $G = 40$ GPa이다. 그림 (b)에서, 정사각형은 크기 $\tau = 720$ MPa의 순수 전단응력 상태에 있다. 전단응력이 적용되기 전과 후의 대각선 AD의 길이를 구하시오(그림에 표시된 전단변형률은 과장된 것이며, AB, AC, BD, CD 길이는 전단응력이 가해져도 변하지 않는다).

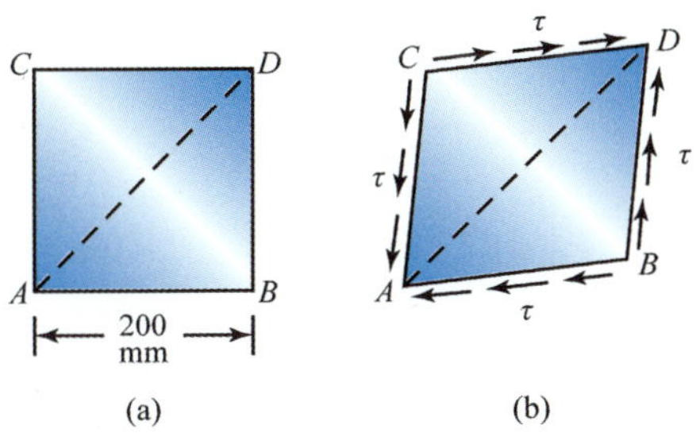

[그림 P4.7]

4.8 정육면체 재료는 순수 전단응력 $\tau = 12$ MPa을 받고 있다. 평면 P에 작용하는 수직응력과 전단응력의 크기는 얼마인가?

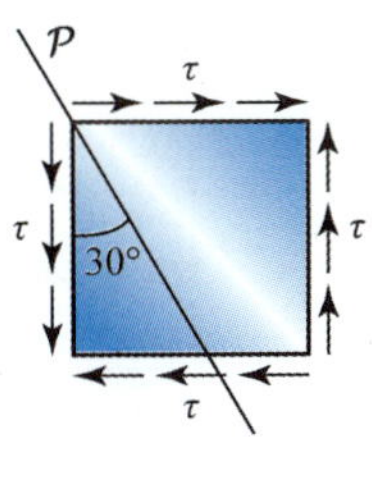

[그림 P4.8 ~ 4.11]

4.9 정육면체 재료가 순수 전단응력 $\tau = 12$ MPa을 받고 있다. 재료가 받는 최대 인장응력, 최대 압축응력, 최대 전단응력의 크기는 각각 얼마인가?

연습문제 ▸▸▸

4.10 정육면체 재료가 순수 전단응력 τ를 받고 있다. 평면 P의 수직응력이 14 MPa일 때, τ의 크기는 얼마인가?

4.11 정육면체 재료가 순수 전단응력 τ를 받고 있다. 재료의 전단계수는 $G = 28$ GPa이다. 평면 P에 작용하는 수직응력이 80 MPa일 때, 정육면체의 전단변형률은 얼마인가?

4.12 정육면체 재료가 순수 전단응력 $\tau = 20$ ksi를 받고 있다.
US unit

(a) 평면 P에 작용하는 수직응력과 전단응력의 크기는 얼마인가?

(b) 재료가 받는 최대 인장응력, 최대 압축응력, 최대 전단응력의 크기는 얼마인가?

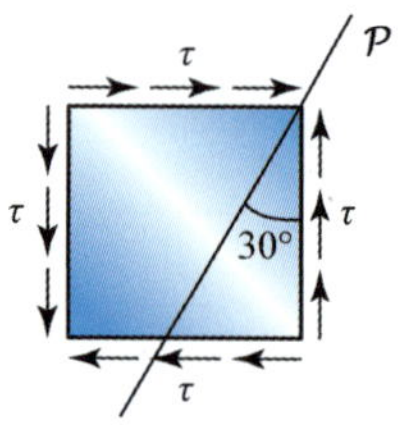

[그림 P4.12]

4.13 정육면체 재료는 순수 전단응력 $\tau = 3$ MPa을 받고 있으며 $\theta = 35°$이다. σ_θ, τ_θ는 각각 얼마인가?

4.14 $\sigma_\theta = 2.6$ MPa, $\tau_\theta = 3.0$ MPa일 때, 응력 τ와 각도 θ는 얼마인가? ($0 \le \theta \le 90°$로 가정한다.)

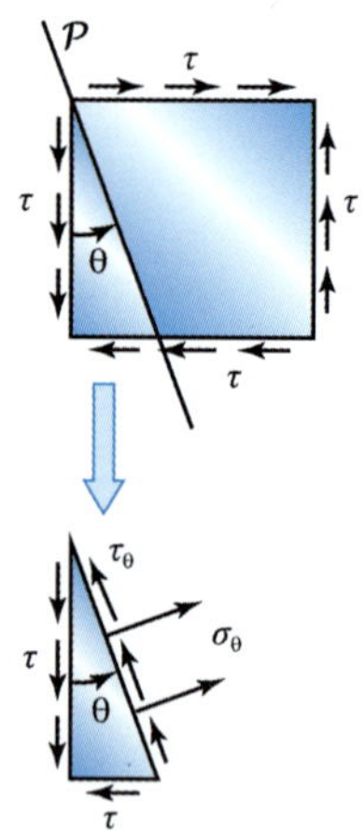

[그림 P4.13～4.14]

SECTION 4.2

균일단면 원형 봉

Prismatic Circular Bars

3장에서 살펴보았던 축력axial force을 받는 균일단면 봉prismatic bar에 대한 분석은 임의 단면을 갖는 봉에도 적용할 수 있다. 반대로, 축방향 비틀림axial torsion을 받는 봉의 변형 및 응력에 대한 간단한 분석해는 원형 단면을 갖는 봉에만 존재한다. 이 절에서는 이러한 원형 단면을 갖는 봉에 대해 분석한다.

4.2.1 응력과 변형률

우리의 목표는 [그림 4-8]과 같이 한 쪽 끝이 고정된 원통형 봉이 자유단에서 축토크axial torque T를 받을 때 발생하는 변형과 응력에 대해 설명하는 것이다. 봉의 변형을 설명하기 위해 [그림 4-9]와 같은 재료 내에서 내부반지름 r과 극소 두께 dr을 갖는 원통형 셸shell을 고려해보자.

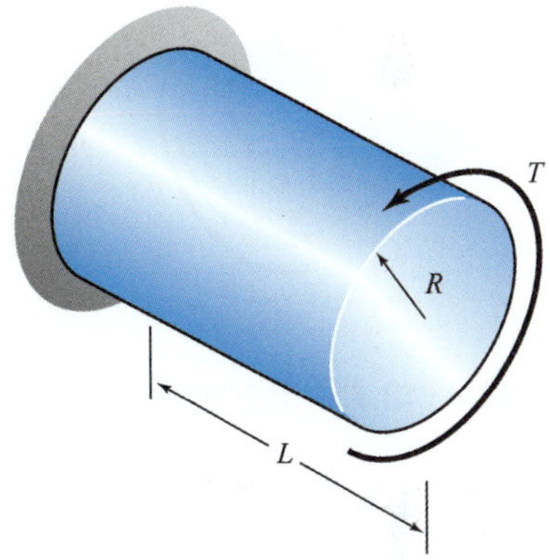

[그림 4-8] 축토크를 받는 봉

[그림 4-9(a)]와 같이 봉의 중심에서 원통형 셸까지 반지름 방향 선을 그리고 봉축에 평행하게 셸의 길이를 따라 연장한다. 이때 [그림 4-9(b)]와 같이 토크torque T가 가해지면 반지름 방향 선은 봉의 **비틀림각**angle of twist ϕ만큼 회전하며, 셸 길이를 따르는 선은 각도 γ만큼 회전한다. ϕ가 라디안(rad)으로 표현될 때 원주거리 c는 $c = r\phi$ 이다. 봉 길이 L에 비해 c가 작으면 각도 γ는 라디안 단위 $\gamma = \dfrac{c}{L}$ 로 근사할 수 있다. 따라서 다음과 같다.

$$\gamma = \frac{r\phi}{L} \tag{4.5}$$

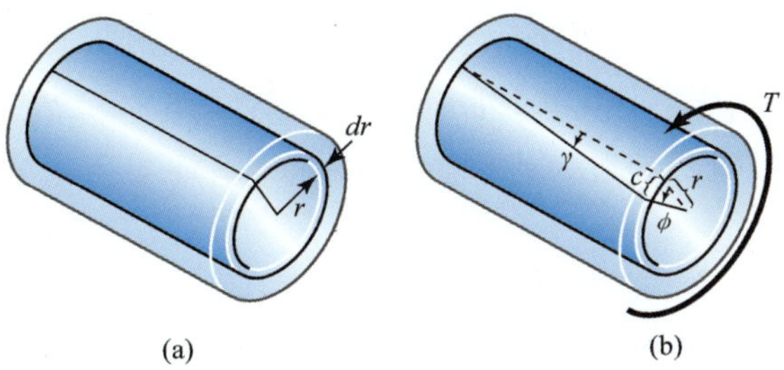

[그림 4-9] (a) 봉 내의 원통형 셸 (b) 토크가 가해질 때 반지름 방향과 축방향 선의 회전

이제 [그림 4-10(a)]와 같이 토크가 가해지기 전에 봉축에 평행하고 수직인 면을 갖는 아주 작은 직사각형 모양의 셸 요소를 고려해보자. 토크가 가해지면 이 요소는 전단변형률 γ를 받으며, 이는 다음과 같은 전단응력을 받고 있음을 의미한다.

$$\tau = G\gamma = \frac{Gr\phi}{L} \tag{4.6}$$

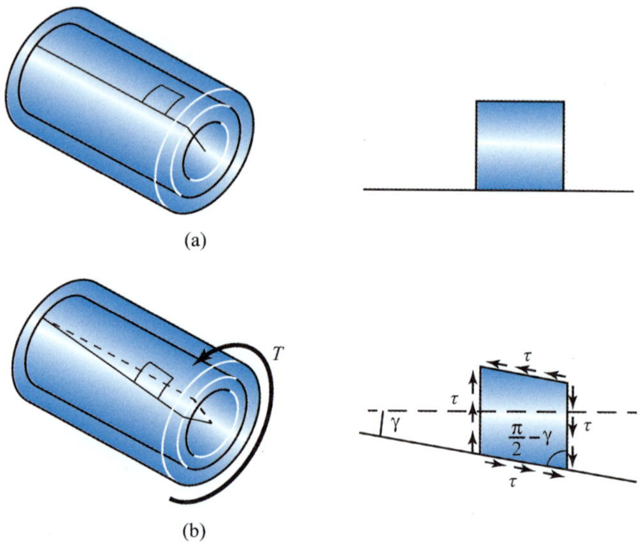

[그림 4-10] 토크 적용 전후에 따른 셸 요소. (a) 토크 적용 전 (b) 토크 적용 후

토크가 가해지면 [그림 4-11]의 원통형 셸의 직사각형 요소에 식 (4.6)에 주어진 전단응력이 발생한다는 주장을 (증명은 하지 않았지만) 제안하였다. [그림 4-12]와 같이 셸 축에 수직인 평면을 통과시키면, 잘린 단면의 원주 주위의 모든 요소에 동일한 상태의 전단응력이 작용하고, 따라서 셸의 단면은 균일한 원주응력circumferential stress τ를 받는다. [그림 4-12]와 식 (4.6)을 이용해 원형 봉의 축에 수직인 평면에서의 응력 분포를 설명할 수 있다. 봉 중심으로부터 원주 방향 전단응력 τ의 분포는 [그림 4-13]과 같이 반지름 r에 비례한다.

봉의 응력 분포에 대해 설명했으나, 식 (4.6)은 전단응력을 봉의 비틀림각으로 표현한 것이다 이제 다음 목표는 전단응력을 토크 T로 나타내는 것이다. [그림 4-13]의 자유물체도에서 평형상태에서는 전단응력 분포로 인한 봉축에 대한 모멘트가 T와 같아야 한다. [그림 4-14]와 같이 중심으로부터 거리 r에 있는 봉 단면적의 미소요소를 dA라고 가정하면, dA에 작용하는 전단응력으로 인한 봉의 축에 대한 모멘트는 $r\tau\, dA$이다. 전단응력으로 인한 전체 모멘트를 적분하면 다음과 같은 평형 방정식을 얻을 수 있다.

$$\int_A r\tau\, dA = T$$

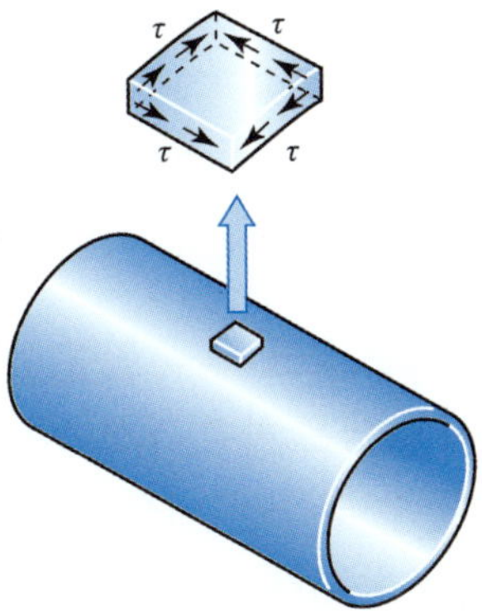

[그림 4-11] 셸 요소에 작용하는 응력 분포

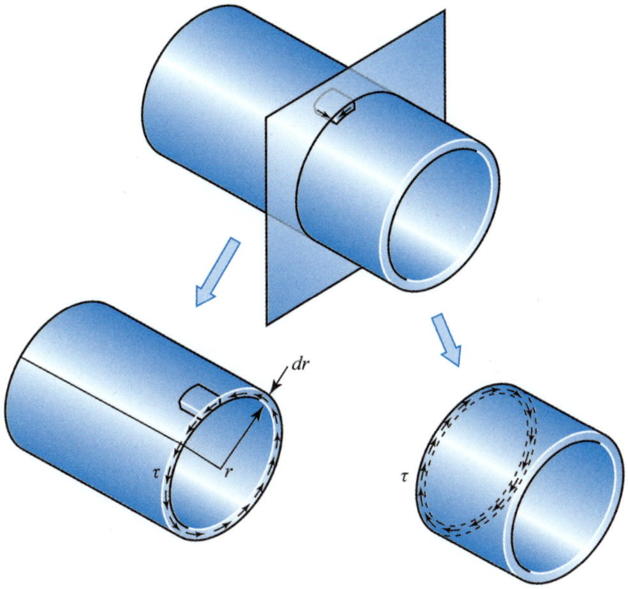

[그림 4-12] 셸 축에 수직인 단면

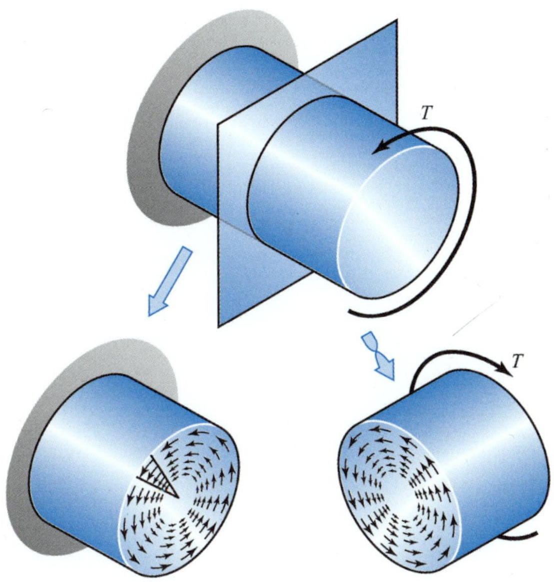

[그림 4-13] 셸 축에 수직인 단면에서의 응력 분포

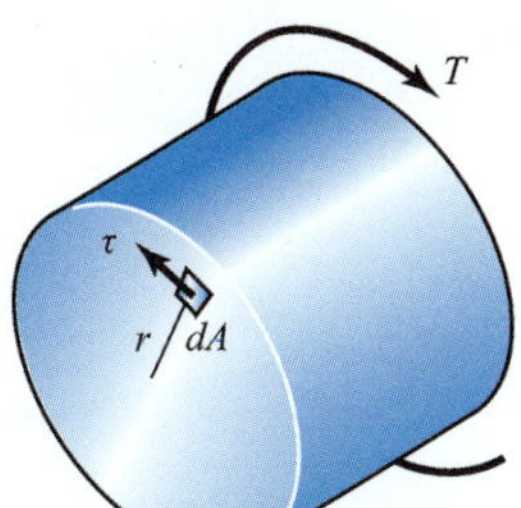

[그림 4-14] 전단응력 분포로 발생하는 봉축에 대한 모멘트 계산

주어진 식에 식 (4.6)을 대입하면 봉의 비틀림각 ϕ를 얻을 수 있으며, 이는 식 (4.7)과 같다. 여기서 J는 축에 대한 봉 단면적의 극관성모멘트로서 식 (4.8)에 주어져 있다(식 (4.7)과 축방향 힘을 받는 봉의 길이 변화에 대한 식 $\delta = \dfrac{PL}{EA}$이 유사함에 주목하자).

$$\phi = \frac{TL}{GJ} \tag{4.7}$$

$$J = \int_A r^2 \, dA \tag{4.8}$$

식 (4.7)을 다시 식 (4.6)에 대입하면 전단응력을 토크 T와 봉축으로부터의 거리 r로 표현하는 다음 식을 얻을 수 있다.

$$\tau = \frac{Tr}{J} \tag{4.9}$$

식 (4.7)과 식 (4.9)가 타당하다는 증명을 시도했으나, 이 식들이 **중실**solid 또는 **중공**hollow 원형 봉에서 비틀림각과 응력 분포를 결정한다는 것을 증명하지 못했다. 이 책에서 증명은 하지 않겠으나, 봉의 끝단에 식 (4.9)를 만족하는 전단 응력 분포가 되도록 봉에 하중을 가할 수 있다면, 비틀림각과 봉 내의 순수 전단응력 상태에 대한 식 (4.9)의 표현은 정확하고 유일한 해가 된다. 또한 토크가 어떻게 적용되더라도 봉 폭의 몇 배보다 더 큰 축방향 거리에서의 응력 분포는 식 (4.9)로 근사할 수 있다. 이는 생 베낭 원리Saint-Venant's principle의 또 다른 예가 된다(3.1절 참조). 결론적으로 식 (4.7)은 토크가 끝단에 어떻게 가해져도 가는 봉의 비틀림각을 근사한다. 이 같은 결과는 재료가 등방성isotropy 특성을 가져야 함을 의미하는데, 등방성 특성에 대해서는 8장에서 논의하기로 한다.

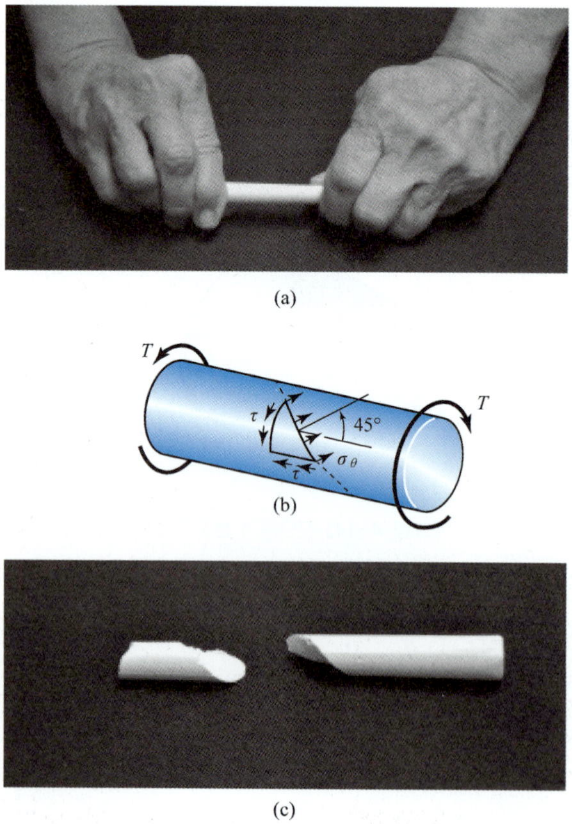

[그림 4-15] (a) 분필에 축토크를 가함
(b) 최대 인장응력은 세로축과 45°의 각도에서 발생함
(c) 최대 인장응력을 받는 평면을 따라 파단 발생

비틀림을 받는 봉에서 응력 상태 영향은 간단한 실험을 통해 확인할 수 있다. [그림 4-15(a)]와 같이 분필에 토크를 가한다. 순수 전단응력 상태에서 발생하는 최대 인장응력은 분필 축에 대해 45° 평면에서 발생한다([그림 4-7], [그림 4-15(b)] 참조). 분필과 같은 취성 재료는 장력에 취약하며, 결과적으로 분필은 명확하게 정의된 45°의 나선형 선을 따라 [그림 4-15(c)]와 같이 파단된다.

4.2.2 극관성모멘트

J를 계산하려면, [그림 4-16]과 같은 두께가 dr인 환형 요소annular element를 사용할 수 있다. 요소의 면적 dA는 원주와 두께의 곱($dA = 2\pi r\,dr$)으로 표현할 수 있으므로 극관성모멘트는 다음과 같다.

$$J = \int_A r^2\,dA = \int_0^R r^2(2\pi r\,dr)$$

이를 적분하면 다음을 얻을 수 있다.

$$J = \frac{\pi}{2}R^4 \quad \text{(중실 원형 단면)} \tag{4.10}$$

식 (4.7), (4.9)는 중공 원형 봉에도 적용되며, 이때의 극관성모멘트는 다음과 같이 주어진다. 여기서 R_i, R_o는 각각 봉의 내부반지름, 외부반지름이다.

$$J = \frac{\pi}{2}(R_\mathrm{o}^4 - R_\mathrm{i}^4) \quad \text{(중공 원형 단면)} \tag{4.11}$$

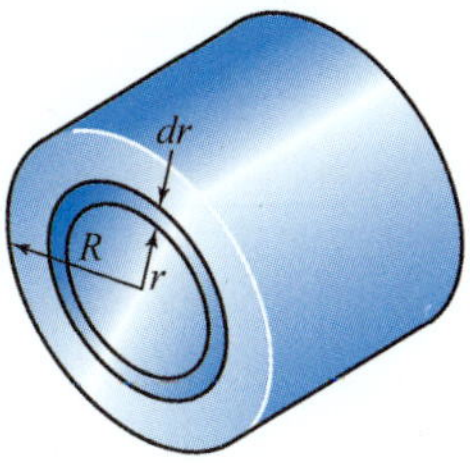

[그림 4-16] J 계산을 위한 요소 영역

4.2.3 양의 방향 토크 및 비틀림각

식 (4.10) 또는 식 (4.11)로부터 구한 극관성모멘트 J와 식 (4.7), (4.9)를 이용해 토크 T를 받는 원형 봉의 비틀림각과 전단응력 분포를 결정한다. 몇몇 응용에서는, 토크 및 비틀림각에 대한 부호 규칙을 갖는 것이 편리하다.

[그림 4-17(a)]에 봉의 일부를 분리하고 분리된 부분에 작용하는 토크의 양의 방향에 대한 오른손 법칙을 나타내었다. 즉, 고려 중인 단면에서 바깥쪽으로 오른손 엄지손가락을 가리키면 손가락은 양

의 토크 방향을 가리킨다. 분리된 부분의 비틀림각은 [그림 4-17(b)]와 같이 양의 토크로 인한 방향인 경우, 양의 값으로 정의된다.

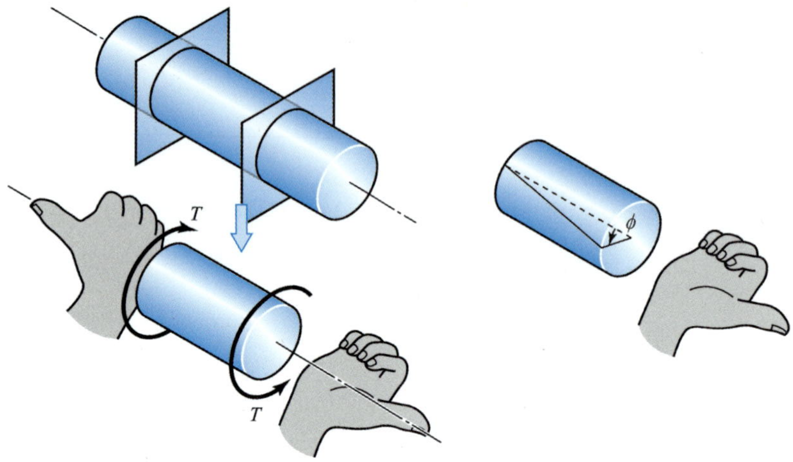

[그림 4-17] (a) 양의 방향 토크 (b) 양의 비틀림각 ϕ인 부분

연구문제

길이가 L, 반지름이 R, 전단계수가 G인 원통형 봉의 한 끝단은 고정되어 있고 다른 끝단에서 축토크 T를 받는다.

1. **봉 끝단의 비틀림각을 어떻게 결정할 수 있는가?**
2. **봉의 최대 전단응력의 크기와 이때 발생 위치는?**
3. **봉의 최대 인장응력의 크기와 이때 발생 위치는?**
4. **봉축의 한 지점에서 전단응력 크기는 얼마인가?**

예제 4.1 비틀림이 가해지는 봉

US unit

[그림 4-18]과 같이 지름이 1 in인 원형 봉이 있다. 봉의 인장시험으로부터 재료의 탄성계수가 $E = 14\text{E}6$ psi임을 알았다. 크기가 $T = 1800$ in·lb인 토크가 그림과 같이 봉 끝단에 가해지면 봉 끝단은 2°만큼 회전한다.

(a) 토크 T로 인한 막대의 최대 전단응력 크기는 얼마인가?

(b) 재료의 포아송 비는 얼마인가?

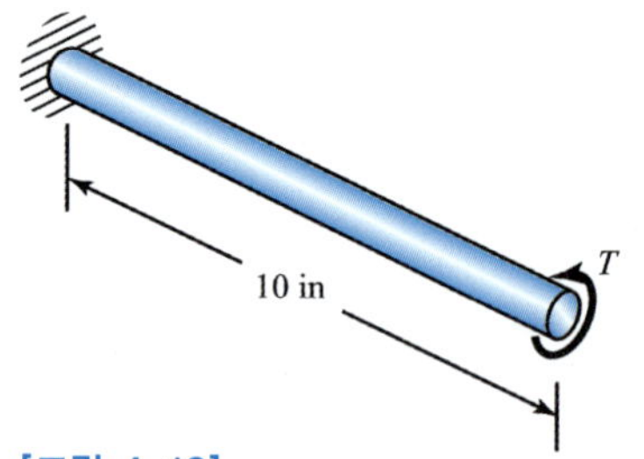

[그림 4-18]

전략

(a) 식 (4.10)을 이용해 봉 단면의 극관성모멘트를 계산한 후, 식 (4.9)에서 최대 전단응력을 결정할 수 있다.

(b) 비틀림각을 알고 있기 때문에 전단계수 G에 대한 식 (4.7)을 풀 수 있다. 이어 식 (4.2)를 이용해 포아송 비를 계산할 수 있다.

풀이

(a) 봉의 반지름은 $R = 0.5$ in 이므로 극관성모멘트는 다음과 같다.

$$J = \frac{\pi}{2}R^4 = \frac{\pi}{2}(0.5\ \text{in})^4 = 0.0982\ \text{in}^4$$

봉의 전단응력은 식 (4.9)로 주어지며, 최대 전단응력은 $r = R = 0.5$ in 에서 발생한다. 최대 전단응력의 크기는 다음과 같다.

$$|\tau| = \frac{TR}{J} = \frac{(1800\ \text{in}\cdot\text{lb})(0.5\ \text{in})}{0.0982\ \text{in}^4} = 9170\ \text{psi}$$

(b) 식 (4.7)로부터 비틀림각을 라디안 단위로 나타내면 $\phi = (\pi/180°)2° = 0.0349$ rad이다.

$$\phi = \frac{TL}{GJ} \quad : \quad 0.0349\ \text{rad} = \frac{(1800\ \text{in}\cdot\text{lb})(10\ \text{in})}{G(0.0982\ \text{in}^4)}$$

여기서 $G = 5.25\text{E}6$ psi를 얻을 수 있으며, 식 (4.2)로부터

$$G = \frac{E}{2(1+\nu)} \quad : \quad 5.25\text{E}6\ \text{psi} = \frac{14\text{E}6\ \text{psi}}{2(1+\nu)}$$

포아송 비 $\nu = 0.333$을 얻을 수 있다.

토론

[예제 3.4]에서는 봉에 축방향 하중을 가하고 축과 측면 변형률을 측정해 재료의 탄성계수 E와 포아송 비 ν를 실험적으로 결정하는 방법에 대해 나타냈다. 이 예제에서 알 수 있듯이 인장시험과 비틀림 시험에서 각각 E와 G를 결정한 후, 식 (4.2)를 사용해 포아송 비를 계산할 수도 있다.

예제 4.2 비틀림이 가해지는 단차가 있는 봉

[그림 4-19]와 같이 반지름이 $R_{AB} = 20$ mm 이고 길이 AB인 봉이 한 끝단은 고정되어 있고, 다른 끝단에 반지름이 $R_{BC} = 10$ mm 이고 길이 BC인 봉이 맞붙은 단차가 있는 봉stepped bar 형상이 있다. 재료의 전단계수가 $G = 28$ GPa 일 때,

(a) 봉 AB와 BC에 걸리는 최대 전단응력 크기는 얼마인가?

(b) 봉의 끝단 C의 벽에 대한 비틀림각은 얼마인가?

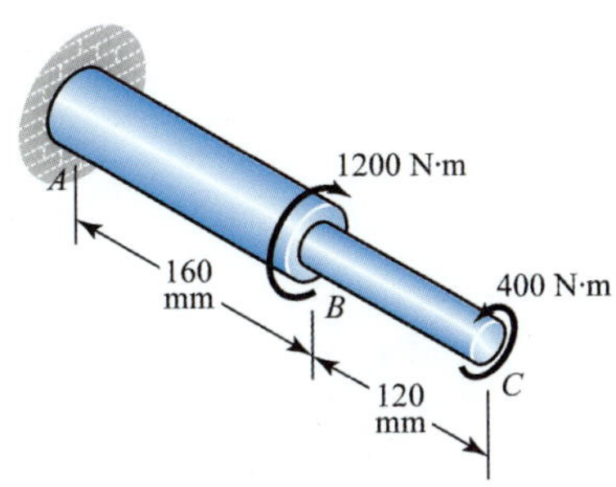

[그림 4-19]

전략

AB 구간을 통과하는 평면으로 봉의 일부를 분리해 AB 부분의 내부 토크를 구할 수 있다. 이후 식 (4.9)를 이용해 AB에서의 최대 전단응력을 구하고, 식 (4.7)을 이용해 AB의 비틀림각을 계산할 수 있다. BC 구간에도 같은 방식으로 최대 전단응력과 비틀림각을 계산할 수 있다.

풀이

(a) 그림 (a)와 같이 전체 봉의 자유물체도를 그릴 수 있다. 이때 T_A는 벽에 의해 가해지는 토크이다. 평형방정식 $400\ \text{N}\cdot\text{m} - 1200\ \text{N}\cdot\text{m} - T_A = 0$으로부터 $T_A(= -800\ \text{N}\cdot\text{m})$ 값을 구할 수 있다. 그림 (b)의 전체 자유물체도에서 AB를 통과하는 평면을 이용해 왼쪽 부분을 분리할 수 있다. 평형방정식 $T_{AB} + 800\ \text{N}\cdot\text{m} = 0$으로부터 AB에 가해지는 토크 $T_{AB}(= -800\ \text{N}\cdot\text{m})$를 얻을 수 있다. AB의 단면 극관성모멘트는 다음과 같다.

$$J_{AB} = \frac{\pi}{2} R_{AB}^4 = \frac{\pi}{2}(0.02\,\text{m})^4 = 2.51\text{E-}7\,\text{m}^4$$

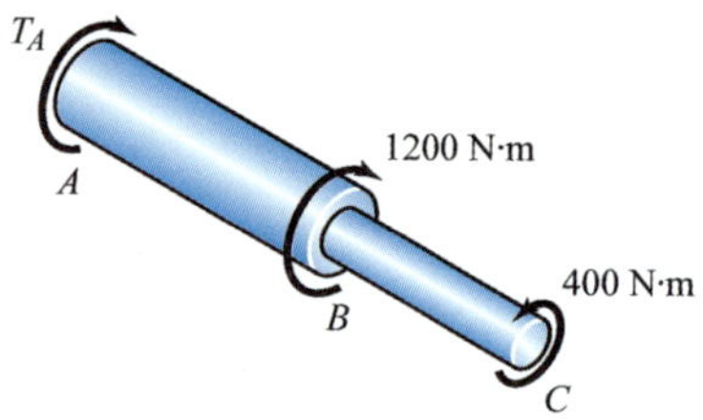

(a) 벽으로부터 봉을 분리한 자유물체도

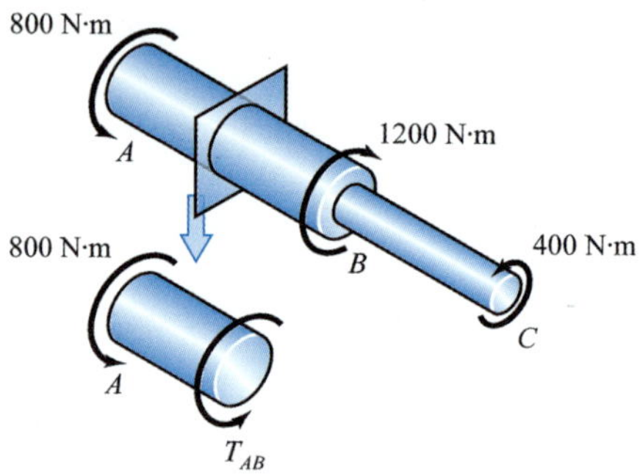

(b) AB 구간을 통과하는 평면을 이용해 자유물체도를 구하는 방법

전단응력은 봉의 축으로부터 반지름 길이에 비례하므로 AB 내의 최대 전단응력은 $r = R_{AB} = 0.02\ \text{m}$에서 발생하며, 이때 최대 전단응력 크기는 다음과 같다.

$$|\tau_{AB}| = \frac{|T_{AB}|R_{AB}}{J_{AB}} = \frac{(800\ \text{N}\cdot\text{m})(0.02\text{m})}{2.51\text{E-}7\,\text{m}^4} = 63.7\ \text{MPa}$$

그림 (c)의 전체 봉의 자유물체도에서 BC 구간을 통과하는 평면을 이용해 왼쪽 부분을 분리할 수 있다. 평형방정식 $T_{BC} - 1200\ \text{N}\cdot\text{m} + 800\ \text{N}\cdot\text{m} = 0$으로부터 $T_{BC}(= 400\ \text{N}\cdot\text{m})$ 값을 구할 수 있다. BC 단면의 극관성모멘트는 다음과 같다.

$$J_{BC} = \frac{\pi}{2} R_{BC}^4 = \frac{\pi}{2}(0.01\ \text{m})^4 = 1.57\text{E-}8\ \text{m}^4$$

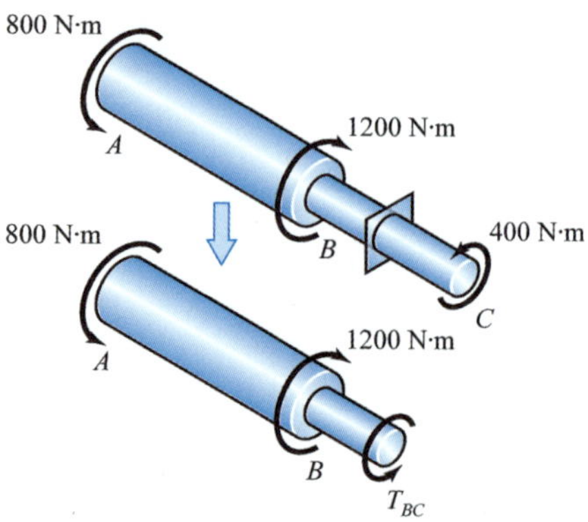

(c) BC 구간을 통과하는 평면을 이용해 자유물체도를 구하는 방법

BC 내의 최대 전단응력은 $r = R_{BC} = 0.01$ m 에서 발생하며, 이때 최대 전단응력 크기는 다음과 같다.

$$|\tau_{BC}| = \frac{|T_{BC}|R_{BC}}{J_{BC}} = \frac{(400\ \text{N}\cdot\text{m})(0.01\ \text{m})}{1.57\text{E-}8\ \text{m}^4} = 255\ \text{MPa}$$

(b) AB의 비틀림각은 다음과 같다.

$$\phi_{AB} = \frac{T_{AB}L_{AB}}{GJ_{AB}} = \frac{(-800\ \text{N}\cdot\text{m})(0.16\ \text{m})}{(28\text{E}9\ \text{N/m}^2)(2.51\,\text{E-}7\,\text{m}^4)} = -0.0182\ \text{rad} = -1.04°$$

이는 벽에 대한 B에서의 봉의 비틀림각이다. 그림 (d)에서 오른손 손가락은 양의 방향 비틀림각을 나타내기 때문에, 비틀림각의 음의 값은 B에서 봉이 반대방향으로 1.04° 회전함을 의미한다. 부분 BC의 비틀림각은 다음과 같다.

$$\phi_{BC} = \frac{T_{BC}L_{BC}}{GJ_{BC}} = \frac{(400\ \text{N}\cdot\text{m})(0.12\ \text{m})}{(28\text{E}9\ \text{N/m}^2)(1.57\text{E-}8\ \text{m}^4)} = 0.1091\ \text{rad} = 6.25°$$

봉의 B 지점을 기준으로, 그림 (e)와 같이 끝단 C는 양의 방향으로 6.25° 회전한다.

따라서 벽 기준으로 봉의 끝단을 D라고 할 때 비틀림각은 다음과 같다.

$$\phi_{AB} + \phi_{BC} = -1.04° + 6.25° = 5.21°$$

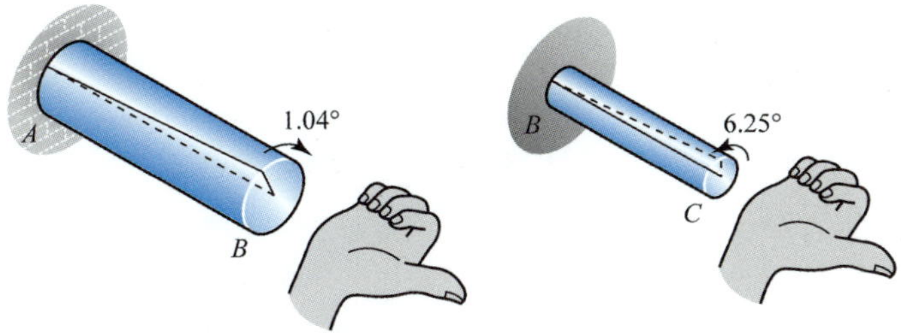

(d) AB 부분의 비틀림각　　(e) BC 부분의 비틀림각

토론

이 예제에서 자유물체도를 그릴 때 [그림 4-17(a)]의 부호 규칙을 일관적으로 적용했다. 그림 (a)의 자유물체도에서, 벽에 의해 봉에 가해지는 토크 T_A를 양의 방향으로 정의했다. 그림 (b)에서, 봉의 AB 부분에서 내부 토크 T_{AB}를 양의 방향으로 정의했다. 또한 그림 (c)에서, BC 부분의 내부 토크 T_{BC}를 양의 방향으로 정의했다. 이렇게 정의한 이유 중 하나는, AB와 BC의 비틀림각을 구할 때 결과값의 부호가 [그림 4-17(b)]의 부호 규칙과 일치해 봉 전체의 비틀림각을 결정하는 데 도움이 되기 때문이다.

연습문제 ▸▸▸

4.15 지름이 15 mm인 중실 원형 단면solid circular cross section의 극관성모멘트는 몇 m^4인가?

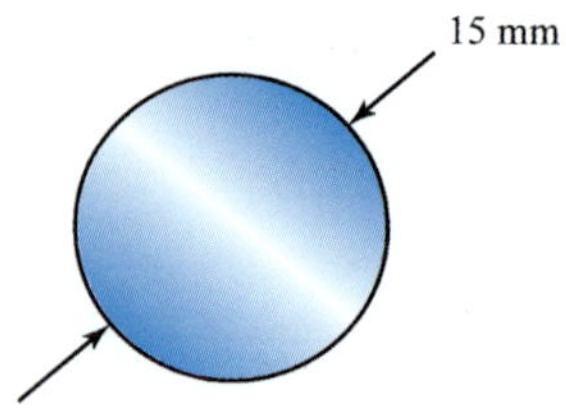

[그림 P4.15]

4.16 외부반지름이 2 in, 내부반지름이 1 in인 중공 원형 단면hollow circular cross section이 있을 때, 이 단면의 극관성모멘트를 구하시오.
US unit

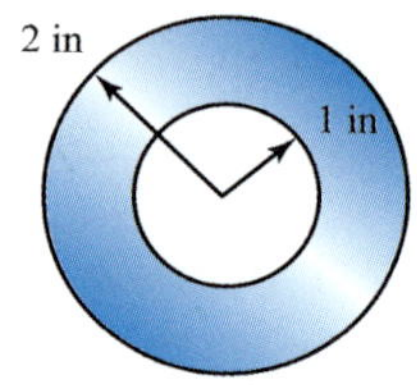

[그림 P4.16]

4.17 지름이 15 mm 인 중공 원형 단면을 갖는 재료의 전단계수는 $G = 26$ GPa이다. 토크가 $T = 10$ N·m 일 때 다음을 계산하시오.

(a) 봉에 걸리는 최대 전단응력 크기

(b) 봉 끝단에서의 비틀림각

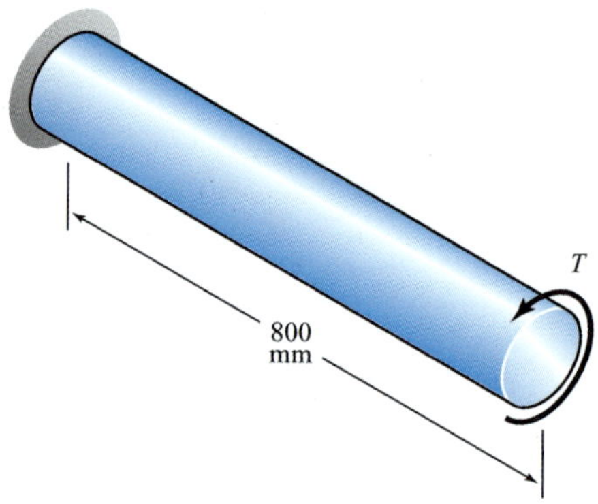

[그림 P4.17 ~ 4.19]

4.18 지름이 15 mm 인 원형 단면을 갖는 재료의 전단계수는 $G = 26$ GPa이다. 토크 T로 인해 봉 끝단이 4° 회전할 때 최대 전단응력의 크기는 얼마인가?

4.19 지름이 15 mm 인 원형 단면을 갖는 재료의 전단계수는 $G = 26$ GPa이다. 이 봉이 비틀림각 1° 이하인 응용 분야에 사용될 때, 최대 허용 토크 T의 값은 얼마인가?

연습문제 ▶▶▶

4.20 수력 발전장치에서 터빈 블레이드turbine blade를 발전기에 연결하는 원형 축은 반지름이 0.4 m이며 토크 $T = 2$ MN·m를 받고 있다. 이때 축에 걸리는 최대 전단응력의 크기는 얼마인가?

4.21 수력 발전장치에서 터빈 블레이드를 발전기에 연결하는 원형 축은 반지름이 0.4 m이며 토크 $T = 2$ MN·m를 받고 있다. 축 재료의 전단계수가 $G = 80$ GPa일 때 m당 축의 비틀림각은 얼마인가?

4.22 수력 발전장치에서 터빈 블레이드를 발전기에 연결하는 중공 원형 축은 외부반지름과 내부반지름이 각각 0.5 m, 0.3 m이며, 토크 $T = 2$ MN·m를 받고 있다. 축에 걸리는 최대 전단응력의 크기는 얼마인가?

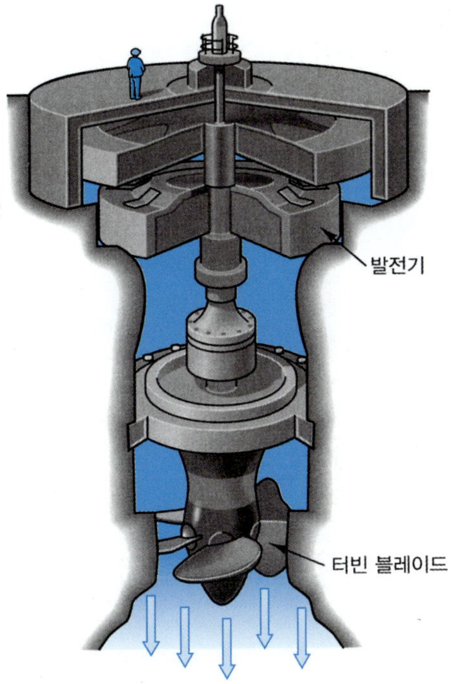

[그림 P4.20 ~ 4.22]

4.23 잠수함의 프로펠러 축 단면이 아래 그림에 표시되어 있다. 엔진이 축에 크기 $T = 600$ kN·m인 토크를 가할 때 축에 걸리는 최대 전단응력의 크기는 얼마인가?

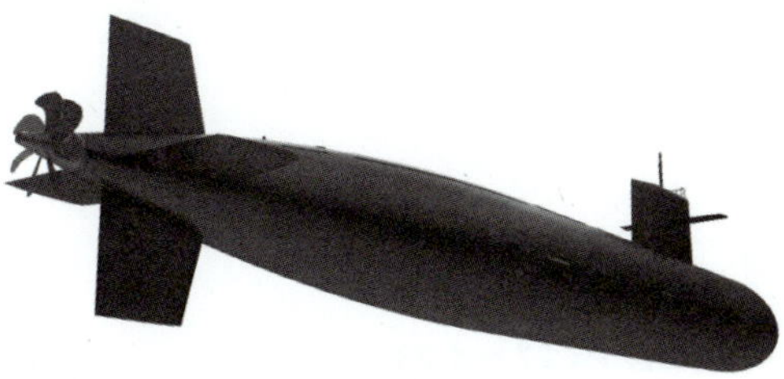

(출처 : iStock by Nerthuz)

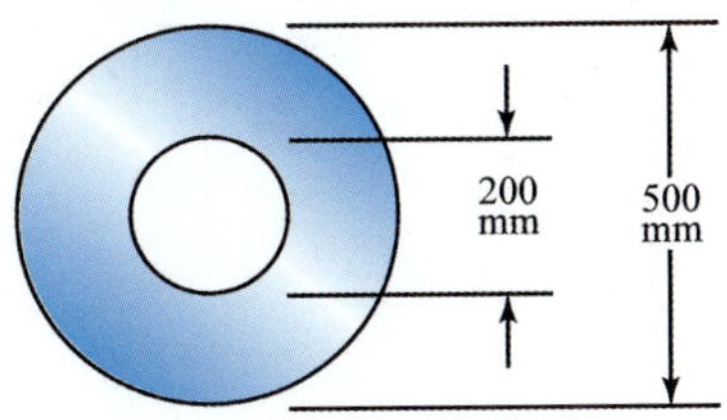

[그림 P4.23 ~ 4.24]

4.24 잠수함의 엔진이 프로펠러 축에 크기 $T = 600$ kN·m인 토크를 가한다. 프로펠러 축이 그림에 보이는 중공 축과 같은 단면적을 갖는 중실 축이라면, 축에 걸리는 최대 전단응력의 크기는 얼마인가? (즉, 중공 축과 중실 축의 단위길이당 무게가 같다.) 이를 문제 **4.23**의 답과 비교하시오.

연습문제 ▸▸▸

4.25 트럭 구동축 단면은 그림과 같으며, 이때 축의 외부반지름은 $R_o = 50$ mm 이다. 축이 크기 $T = 200$ N·m 인 토크를 받는 경우, 최대 전단응력의 크기는 얼마인가?

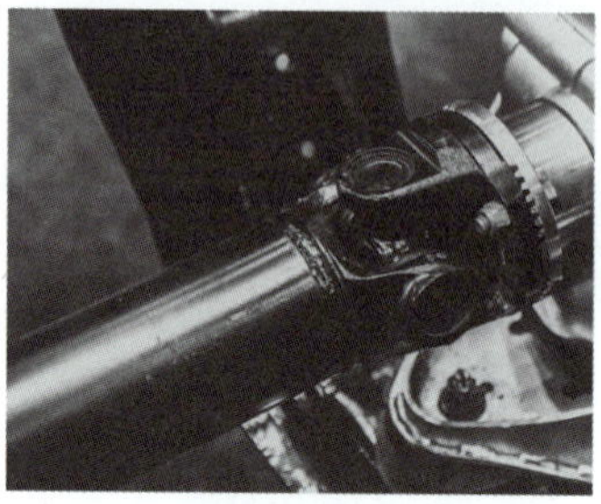

(출처 : iStock by coffeekai)

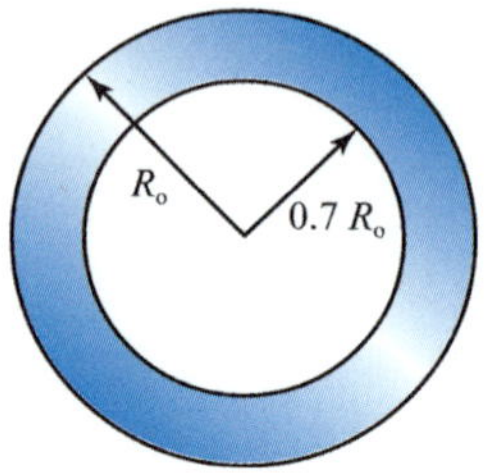

[그림 P4.25 ~ 4.26]

4.26 트럭 구동축 단면이 그림과 같고, 축에 작용할 것으로 예상되는 최대 토크는 $T = 1600$ N·m 이다. 축에 걸리는 최대 전단응력이 4 MPa 이하가 되게 하려면, 외부반지름 R_o의 최솟값은 얼마인가?

4.27
US unit
유정 시추drilling oil wells에 사용되는 고강도 강 드릴 파이프의 유형 중에 외부반지름과 내부반지름이 각각 5 in, 4.28 in인 중공 축이 있다. 이 드릴 파이프가 65 ksi (65,000 lb/in^2)보다 큰 전단응력을 받지 않을 수 있는 최대 토크는 얼마인가?

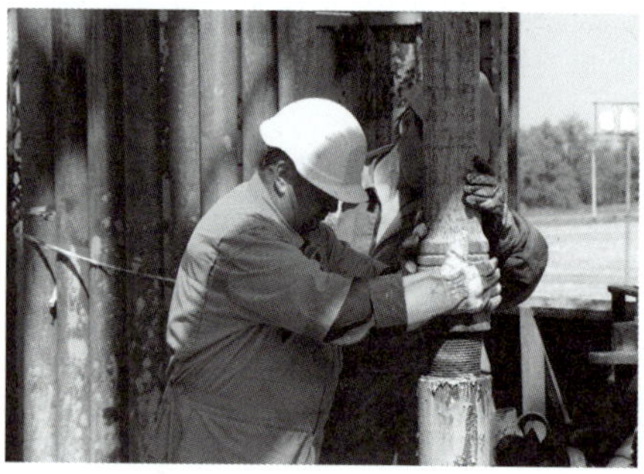

(출처 : iStock by HHakim)

[그림 P4.27 ~ 4.28]

4.28
US unit
유정 시추에 사용되는 고강도 강 드릴 파이프의 유형 중에 외부반지름과 내부반지름이 각각 5 in, 4.28 in인 중공 축이 있다. 이 강 드릴 파이프의 전단계수는 $G = 12E6$ psi이다. 15,000 ft 깊이의 유정을 시추하는 데 이 파이프가 사용되고, 시추 작업 시 파이프 바닥에 $T = 7500$ in·lb의 토크를 가한다고 가정하면, 15,000 ft 파이프의 비틀림각은 얼마인가?

연습문제

4.29 풍력 발전기의 프로펠러는 외부반지름과 내부반지름이 각각 0.4 m, 0.3 m인 중공 원형 축으로 지지된다. 프로펠러가 축에 $T = 840\ \text{kN}\cdot\text{m}$의 토크를 가한다고 가정하면, 이로 인한 최대 전단응력은 얼마인가?

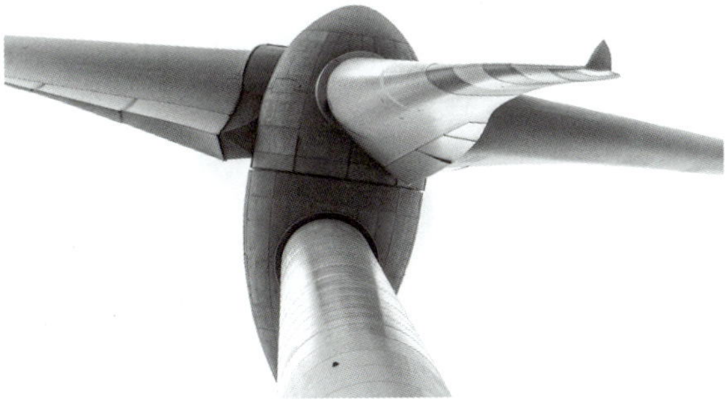

(출처: iStock by Imikeee)

[그림 P4.29 ~ 4.31]

4.30 풍력 발전기의 프로펠러는 외부반지름과 내부반지름이 각각 0.4 m, 0.3 m인 중공 원형 축으로 지지된다. 축 재료의 전단계수는 $G = 80\ \text{GPa}$이다. 프로펠러가 축에 $T = 840\ \text{kN}\cdot\text{m}$의 토크를 가한다고 가정하면, m당 축의 비틀림각은 얼마인가?

4.31 풍력 터빈의 프로펠러가 축에 $T = 840\ \text{kN}\cdot\text{m}$의 토크를 가하고 있다. 중공 원형 단면을 갖는 새로운 축을 설계할 때 엔지니어는 축에 걸리는 최대 전단응력을 25 MPa로 제한하려고 한다. 설계 제한이 있어 축의 외부반지름은 0.3 m로 해야 한다고 할 때, 내부반지름의 최댓값은 얼마인가?

4.32 US unit

봉은 반지름이 1 in인 원형 단면을 가지며, 재료의 전단계수는 $G = 5.8\text{E}6\ \text{psi}$이다. 토크가 $T = 1000\ \text{in}\cdot\text{lb}$인 경우, 다음을 구하시오.

(a) 봉에 걸리는 최대 전단응력의 크기

(b) 벽에 대한 봉 오른쪽 끝단의 비틀림각의 크기

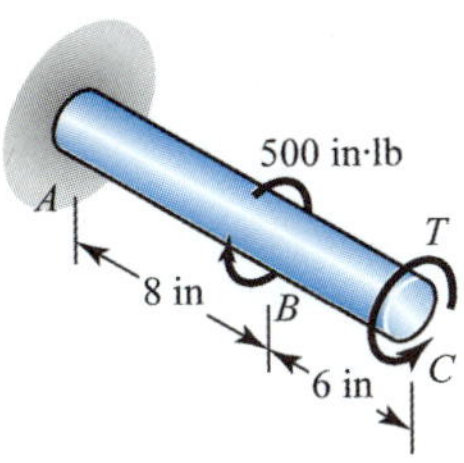

[그림 P4.32 ~ 4.33]

연습문제 ▸▸▸

4.33 US unit 봉은 반지름이 1 in인 원형 단면을 가지며, 재료의 전단계수는 $G=5.8\text{E}6$ psi이다. 벽에 대한 봉의 오른쪽 끝단의 비틀림각이 0이 되는 토크 값은 얼마인가?

4.34 US unit 그림에서 봉의 AB 부분은 중실 원형 단면이고, BC 부분은 중공 원형 단면이다. AB 부분과 BC 부분에서 최대 전단응력의 크기를 구하시오.

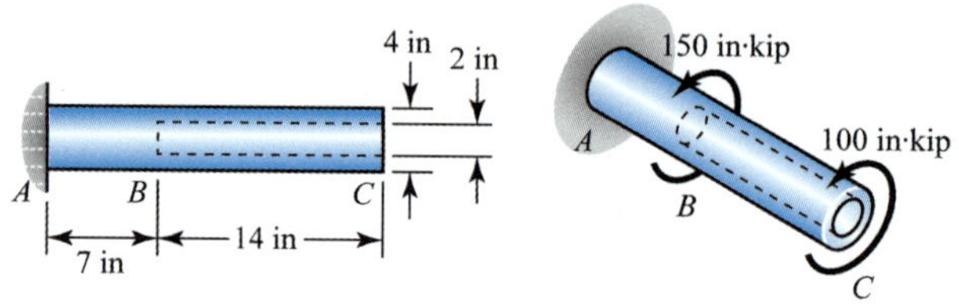

[그림 P4.34 ~ 4.35]

4.35 US unit 그림에서 봉의 AB 부분은 중실 원형 단면이고, BC 부분은 중공 원형 단면이다. 재료의 전단계수가 $G=3.8\text{E}6$ psi일 때 벽을 기준으로 봉의 오른쪽 끝단의 비틀림각의 크기는 몇 도(°)인가?

4.36 그림과 같은 중공 봉이 있다고 가정하자. 봉은 왼쪽 끝단 A가 벽에 고정되어 있으며, B, C, D에서 토크를 받고 있다. 봉의 AB, BC, CD 부분에서 최대 전단응력의 크기를 구하시오.

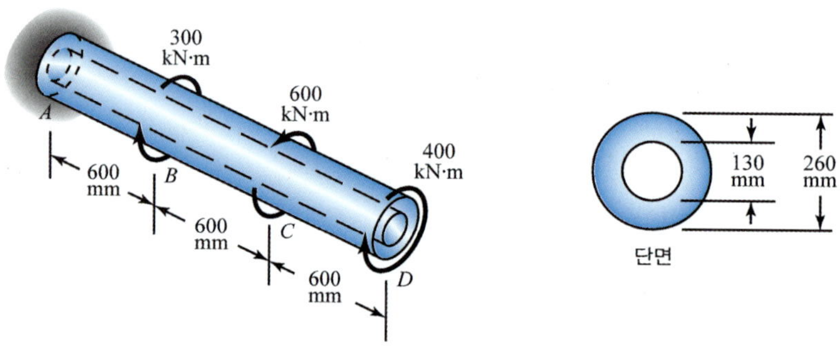

[그림 P4.36 ~ 4.37]

4.37 그림과 같은 중공 봉이 있다고 가정하자. 봉은 왼쪽 끝단 A가 벽에 고정되어 있으며, B, C, D에서 토크를 받고 있다. 봉 재료의 전단계수가 $G=72$ GPa일 때, 벽에 고정된 끝단 A를 기준으로 봉의 끝단 D의 비틀림각은 몇 도(°)인가?

연습문제 ▸▸▸

4.38 봉 AB와 CD는 각각 지름이 30 mm, 길이는 1 m 인 원형 단면을 가진다. 기어 반지름이 각각 $r_B = 120$ mm, $r_C = 90$ mm 이고 토크 T_A가 200 N·m 일 때, 봉에 걸리는 최대 전단응력의 크기는 얼마인가?

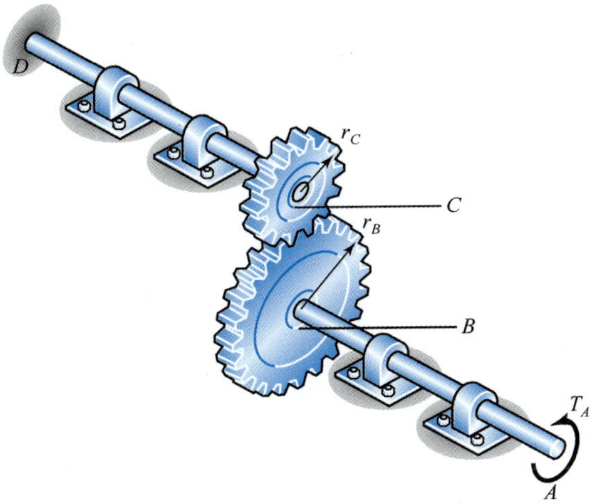

[그림 P4.38 ~ 4.40]

4.39* 봉 AB와 CD는 전단계수 $G = 28$ GPa이고, 각각 지름이 30 mm, 길이는 1 m인 원형 단면을 가진다. 기어 반지름이 각각 $r_B = 120$ mm, $r_C = 90$ mm 이고 토크 T_A가 200 N·m 일 때, A에서의 회전각도는 얼마인가? (기어의 변형은 거의 없다고 가정한다.)

4.40* 봉 AB와 CD는 각각 지름이 30 mm, 길이는 1 m인 원형 단면을 가진다. 기어 반지름은 $r_B + r_C = 210$ mm를 만족해야 한다. 토크 T_A가 200 N·m 이고 재료에 40 MPa 이상의 전단응력을 가하지 않도록 하려면, 반지름 r_C의 허용 가능한 최댓값은 얼마인가?

SECTION 4.3

부정정 문제

Statically Indeterminate Problems

축방향 하중을 받는 봉과 관련한 정적으로 불확정한 문제를 해결하기 위해 3장에서 사용한 평형, 힘-변형 관계, 적합성 적용과 같은 접근 방식은 사실상 모든 정적으로 불확정한(부정정 statically indeterminate) 문제에 적용된다. 이 절에서는 비틀림을 받는 봉과 관련한 부정정 문제의 해를 보여준다. 힘-변형 관계 force-deformation relation는 이제 토크-비틀림각의 관계가 되며, 적합성 조건 compatibility condition은 비틀림 하중을 받는 봉의 비틀림각에 부과되는 제약 조건이 된다.

축하중을 받고 있는 봉과 동일한 방법으로 비틀림 하중을 받고 있는 봉에 대해 적용할 수 있음을 강조하기 위해, 3.3절에서 논의한 것과 동일한 예를 보이고 같은 방법으로 해결하고자 한다. [그림 4-20(a)]와 같이 전단계수 G를 갖는 봉이 있다고 가정하자. 이 봉은 길이와 지름이 다른 두 개의 부분 AB, BC로 구성되어 있다. 봉은 B에서 토크 T_0를 받고 있다.

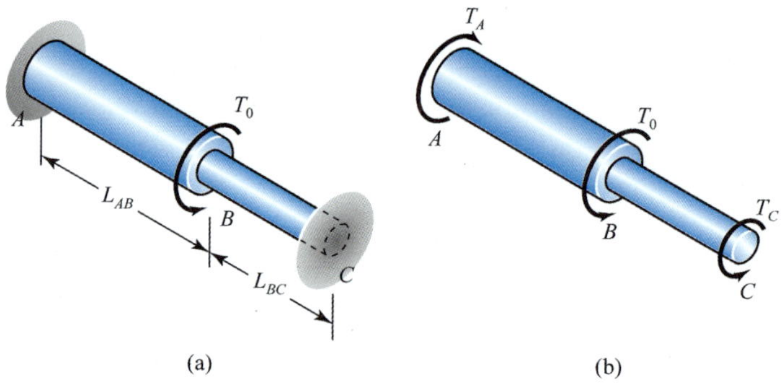

[그림 4-20] (a) 비틀림 하중을 받고 있는 양단이 고정된 봉 (b) 봉에 대한 자유물체도

이에 대한 자유물체도를 [그림 4-20(b)]에 나타냈다. T_A와 T_C는 A, C와 접한 벽에 의해 봉에 가해지는 토크이다. 평형방정식은 다음과 같다.

$$-T_A + T_0 + T_C = 0 \quad \text{평형} \tag{4.12}$$

이 방정식은 부정정이므로 T_A와 T_C를 결정할 수 없다. 봉의 AB 부분에서 비틀림각은 다음과 같다.

$$\phi_{AB} = \frac{T_A L_{AB}}{G J_{AB}} \quad \text{힘-변형} \tag{4.13}$$

여기서 J_{AB}는 AB 부분의 극관성모멘트polar moment of inertia이다. 봉의 BC 부분에서 비틀림각은 다음과 같다.

$$\phi_{BC} = \frac{T_C L_{BC}}{G J_{BC}} \qquad \text{힘-변형} \qquad (4.14)$$

봉은 양단이 고정되어 있으므로 적합성 조건은 전체 봉의 비틀림각이 0이라는 것이다.

$$\phi_{AB} + \phi_{BC} = 0 \qquad \text{적합성} \qquad (4.15)$$

식 (4.13), (4.14)를 식 (4.15)에 대입하면 다음의 관계를 얻을 수 있다.

$$\frac{T_A L_{AB}}{G J_{AB}} + \frac{T_C L_{BC}}{G J_{BC}} = 0 \qquad (4.16)$$

위 식과 함께 평형방정식을 연립하면 T_A와 T_C를 구할 수 있으며, 그 결과는 다음과 같다.

$$T_A = \frac{T_0}{1 + \dfrac{L_{AB} J_{BC}}{L_{BC} J_{AB}}}, \quad T_C = -\frac{T_0}{1 + \dfrac{L_{BC} J_{AB}}{L_{AB} J_{BC}}}$$

이를 이용해 식 (4.13), (4.14)에서 봉의 각 부분에 대한 비틀림각을 구할 수 있다. 또한 봉의 각 부분에 대한 전단응력 분포($\tau_{AB} = \dfrac{T_A r}{J_{AB}}$, $\tau_{BC} = \dfrac{T_C r}{J_{BC}}$)도 구할 수 있다.

예제 4.3 합성 봉의 비틀림

[그림 4-21]과 같이 반지름이 R_B인 중공 봉 B 내에 재질이 다른 반지름이 R_A인 원통형 내부 A로 구성된 합성 봉composite bar이 있다. 원형 엔드 플레이트end plate가 봉 끝단에 접착되어 있다. 축토크 T_0가 엔드 플레이트에 적용된다고 가정하자. 합성 봉의 비틀림각 및 내부 A와 중공 봉 B에서 전단응력 분포를 구하시오.

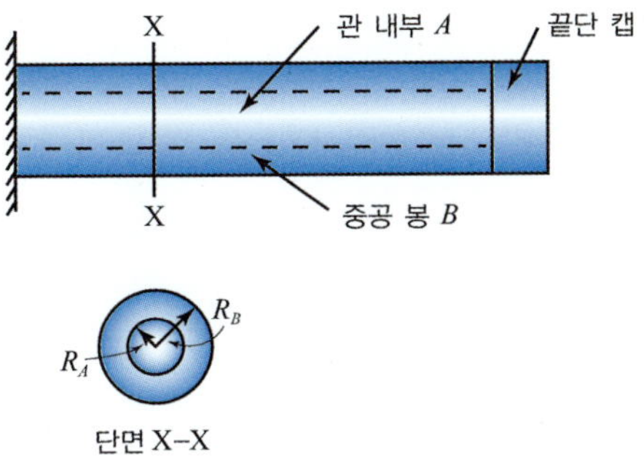

[그림 4-21]

전략

내부 소재 A의 변형 형상이 중공 봉 B가 없는 경우와 동일하다고 가정하고, 중공 봉 B에 대해서도 동일한 가정을 한다. 즉, 식 (4.7), (4.9)가 각 봉에 대해 개별적으로 적용된다. 그러나 엔드 플레이트에 의해 각각의 봉에 적용되는 토크에 대한 정보는 알 수 없기 때문에 부정정 문제가 된다. 적합성 조건은, 내부 A와 중공 봉 B의 비틀림각이 동일하다는 것이다.

풀이

힘의 평형 합성 봉에서 엔드 플레이트를 분리한 자유물체도를 그림 (a)에 나타내었다. T_A와 T_B는 각각 엔드 플레이트에 의해 내부 A와 중공 봉 B에 가해지는 토크이다. 엔드 플레이트에서 평형방정식은 다음과 같다.

$$T_0 - T_A - T_B = 0$$

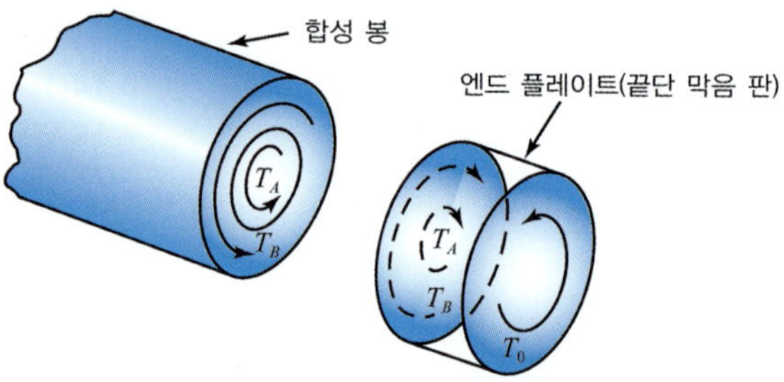

(a) 엔드 플레이트의 자유물체도

힘-변형 관계 내부 A와 중공 봉 B의 비틀림각은 다음과 같다.

$$\phi_A = \frac{T_A L}{G_A J_A}, \quad \phi_B = \frac{T_B L}{G_B J_B}$$

이때 극관성모멘트는 다음과 같다.

$$J_A = \frac{\pi}{2} R_A^4, \quad J_B = \frac{\pi}{2}(R_B^4 - R_A^4)$$

적합성 내부 A와 중공 봉 B의 비틀림각은 동일하다.

$$\phi_A = \phi_B$$

힘-변형 관계를 적합한 방정식으로 대체하면 다음과 같다.

$$\frac{T_A L}{G_A J_A} = \frac{T_B L}{G_B J_B}$$

위 식을 평형방정식과 연립하면 T_A와 T_B를 구할 수 있다.

$$T_A = \frac{T_0}{1 + \dfrac{G_B J_B}{G_A J_A}}, \quad T_B = \frac{T_0}{1 + \dfrac{G_A J_A}{G_B J_B}}$$

이제 힘-변형 관계 중 하나를 이용해 비틀림각을 구할 수 있다.

$$\phi_A = \phi_B = \frac{T_0 L}{G_A J_A + G_B J_B}$$

내부 A와 중공 봉 B의 전단응력 분포는 다음과 같다.

$$\tau_A = \frac{T_A r}{J_A} = \frac{T_0 r}{J_A + \dfrac{G_B}{G_A} J_B}, \quad \tau_B = \frac{T_B r}{J_B} = \frac{T_0 r}{J_B + \dfrac{G_A}{G_B} J_A}$$

여기서 r은 합성 봉축에서부터의 거리(반지름)이다.

토론

중실 원형 봉과 동일한 단면의 중공 원형 봉이 있을 때, 중실 봉의 극관성모멘트가 크기 때문에 토크를 지지하거나 전달할 때 중실 원형 봉이 자주 사용된다. 두께가 얇은 중공 봉을 사용할 때, 종종 더 가벼운 재료를 사용해 내부를 채운다. 예를 들어, 중공 강철봉은 폴리머로 내부를 채울 수 있다. 내부에 사용되는 경량 재료는 중공 봉의 면을 안정화하고 굽힘 강성을 높이지만, 그럼에도 대부분의 토크는 중공 봉에 의해 지지된다. 내부 및 중공 봉에 의해 지지되는 토크 T_A와 T_B에 대한 해에서 $G_A J_A$가 $G_B J_B$보다 작을 때 중공 봉이지지하는 토크 T_B는 거의 T_0와 같음에 주목하라.

연습문제 ▶▶▶

4.41 US unit 지름이 1 in인 봉이 토크 $T_0 = 1000\ \text{in}\cdot\text{lb}$를 받고 있다. 이때 봉의 AB 부분과 BC 부분에 작용하는 최대 전단응력을 계산하시오.

4.42 US unit 지름이 1 in인 원형 단면 봉의 최대 허용전단응력은 40 ksi이다. 이때 최대 허용 토크 T_0는 얼마인가?

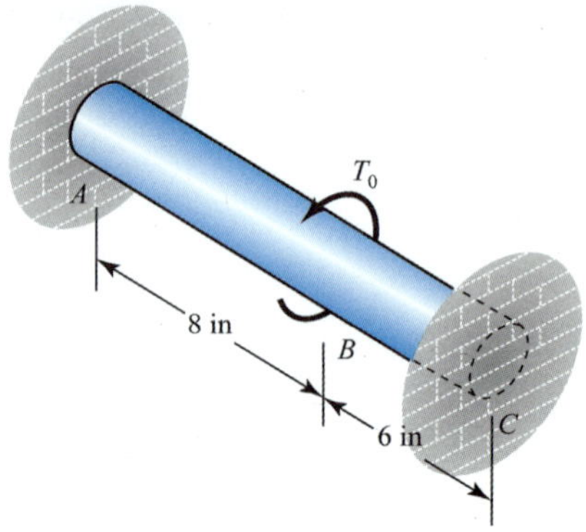

[그림 P4.41 ~ 4.43]

4.43 US unit 지름이 1 in인 원형 단면 봉이 토크 $T_0 = 10,000\ \text{in}\cdot\text{lb}$를 받고 있다. 봉의 최대 전단응력이 40 ksi일 때, 벽에 고정된 끝단 A를 기준으로 토크가 안전하게 작용할 수 있는 최대 거리는 얼마인가?

4.44 양 끝단이 고정된 원형 단면의 봉이 있다. AB 부분과 BC 부분의 지름이 각각 40 mm, 20 mm일 때, 고정된 끝단 A와 C에 작용하는 토크는 얼마인가?

4.45 양 끝단이 고정된 중실 원형 단면의 봉이 있다. 봉의 전단계수가 $G = 28$ GPa이며, AB 부분과 BC 부분의 지름이 각각 40 mm, 20 mm이다. 이때 작용하는 토크가 1200 N·m인 경우, 봉 B의 비틀림각(°)을 구하시오.

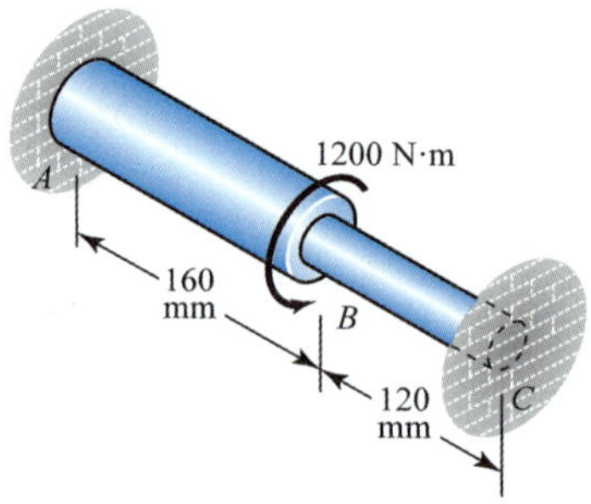

[그림 P4.44 ~ 4.45]

4.46 재료가 티타늄인 중공 원통형 봉 내부에 전단계수가 75 GPa인 강철심이 결합되어 있다. 봉의 오른쪽 끝단에 토크 $T_0 = 1000\ \text{N}\cdot\text{m}$가 작용할 때, 봉의 비틀림각은 얼마인가?

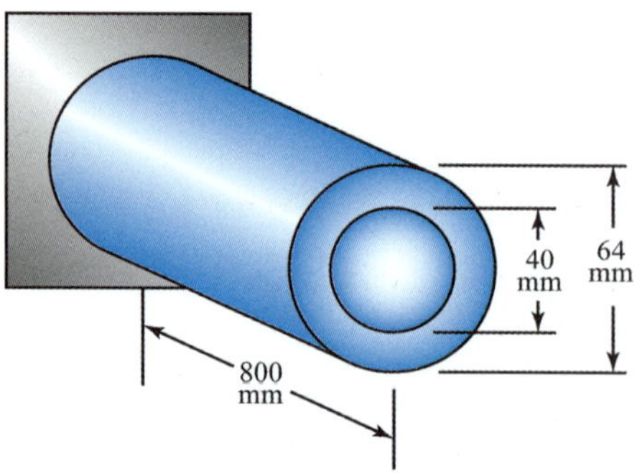

[그림 P4.46 ~ 4.47]

4.47 재료가 티타늄인 중공 원통형 봉 내부에 전단계수가 75 GPa인 강철심이 결합되어 있다. 봉의 오른쪽 끝단에 토크 $T_0 = 1000\ \text{N}\cdot\text{m}$가 작용할 때, 강철심과 티타늄 중공 봉에 작용하는 최대 전단응력은 얼마인가?

4.48 US unit 봉의 길이가 10 in인 원형 단면의 A, B가 있다. 봉 A와 B의 지름은 각각 1 in, 2 in이고, 전단계수가 각각 6E6 psi, 3.8E6 psi이다. 두 봉 사이에는 미소 간격이 존재한다. 봉 A의 자유단이 축을 중심으로 2° 회전 후 봉 B와 용접될 때, 두 봉의 비틀림각(°)은 얼마인가?

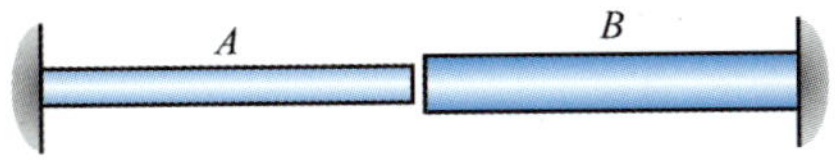

[그림 P4.48 ~ 4.49]

4.49 US unit 봉의 길이가 10 in인 원형 단면의 A, B가 있다. 봉 A와 B의 지름은 각각 1 in, 2 in이고, 전단계수가 각각 6E6 psi, 3.8E6 psi이다. 두 봉 사이에는 미소 간격이 존재한다. 봉 A의 자유단이 축을 중심으로 2° 회전하고 봉 B의 자유단이 축을 중심으로 반대 방향으로 2° 회전 후 봉 A와 B가 용접될 때, 두 봉에서의 최대 전단응력은 얼마인가?

4.50 전단계수가 $G = 80$ GPa인 봉이 있다 AB와 CD 부분은 지름이 25 mm이고 $L_{AB} = L_{BC} = 200$ mm이며, BC 부분은 지름이 50 mm이고 $L_{CD} = 240$ mm이다. 봉에 작용하는 최대 전단응력의 크기는 얼마인가?

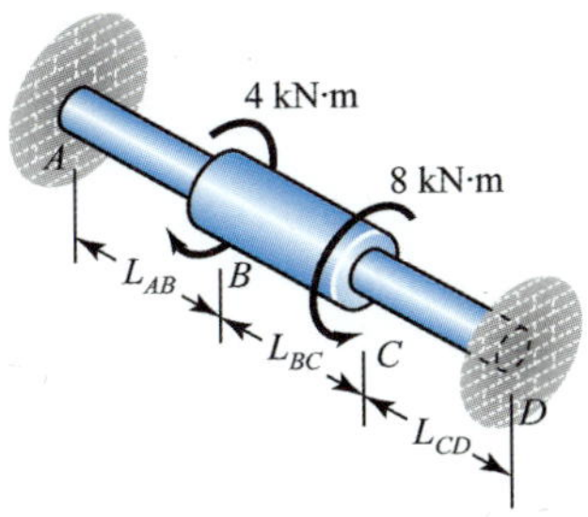

[그림 P4.50 ~ 4.51]

4.51 전단계수가 $G = 80$ GPa인 봉이 있다. AB와 CD 부분은 지름이 25 mm이고 $L_{AB} = L_{BC} = 200$ mm이며, BC 부분은 지름이 50 mm이고 $L_{CD} = 240$ mm이다. 그림과 같이 봉에 토크가 작용할 때, 봉 C의 비틀림각(°)은 얼마인가?

연습문제 ▸▸▸

4.52* 그림과 같이 칼라collar가 봉 A에 결합되어 있다. 원통형 봉 A의 지름은 80 mm이며 전단계수 $G=66$ GPa이다. 칼라의 양 끝에 동일한 형상의 봉 B와 C가 간격 $b=2$ mm를 두고 설치되어 있다. 봉 B와 C는 지름이 30 mm이고 탄성계수는 $E=170$ GPa이다. 봉 B와 C가 칼라의 양 끝단에 닿을 때까지 인장된 후 칼라와 용접될 경우, 봉 A에 작용하는 최대 전단응력의 크기는 얼마인가?

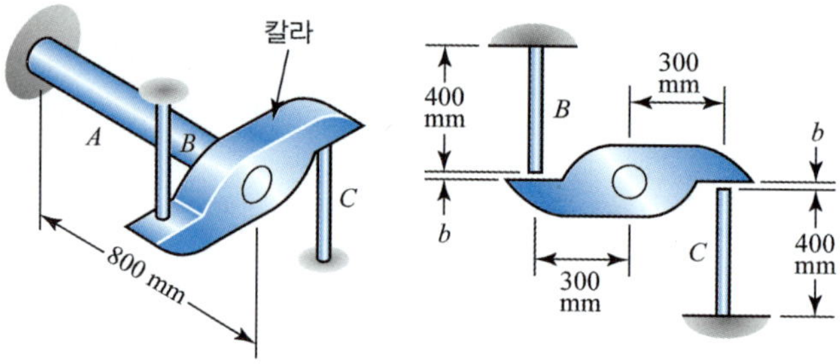

[그림 P4.52 ~ 4.53]

4.53* 그림과 같이 칼라가 봉 A에 결합되어 있다. 원통형 봉 A의 지름은 80 mm이며 전단계수 $G=66$ GPa이다. 칼라의 양 끝에 동일한 형상의 봉 B와 C가 간격 $b=2$ mm를 두고 설치되어 있다. 봉 B와 C는 지름이 30 mm이고 탄성계수는 $E=170$ GPa이다. 봉 B와 C가 칼라의 양 끝단에 닿을 때까지 인장된 후 칼라와 용접된다. 봉 A의 허용 인장 및 압축응력이 170 MPa일 때, b의 최대 허용값은 얼마인가?

SECTION 4.4

불균일 단면을 갖는 원형 봉과 분포하중

Nonprismatic Bars and Distributed Loads

이 절에서는 축을 따라 지름이 다르거나, 축을 따라 분포된 비틀림 하중을 받는 봉의 비틀림에 대해 설명할 것이다. 축방향 하중을 받는 봉을 포함해 이와 유사한 응용은 3.4절에서 설명한 내용을 따르도록 한다.

4.4.1 점진적으로 변화하는 단면이 있는 봉

[그림 4-22(a)]는 내부반지름과 외부반지름이 봉의 축을 따라 달라지는 중공 원형 단면을 갖는 봉의 모습이다. 단면의 극관성모멘트는 x 값에 따라 달라지며, 따라서 극관성모멘트를 $J(x)$로 나타낼 수 있다. 봉에 [그림 4-22(b)]와 같은 비틀림 하중을 적용하고 x에 대한 $J(x)$의 변화가 완만하다고 할 때, 식 (4.9)를 사용해 축 위치 x에서 평면의 응력 분포를 근사할 수 있다.

$$\tau = \frac{Tr}{J(x)} \tag{4.17}$$

주어진 수직면에 대해, 응력 분포는 균일단면 봉prismatic bar의 경우와 거의 동일하다. 그러나 $J(x)$는 봉의 축을 따라 거리에 대해 달라지며, 전단응력 분포도 이와 마찬가지이다.

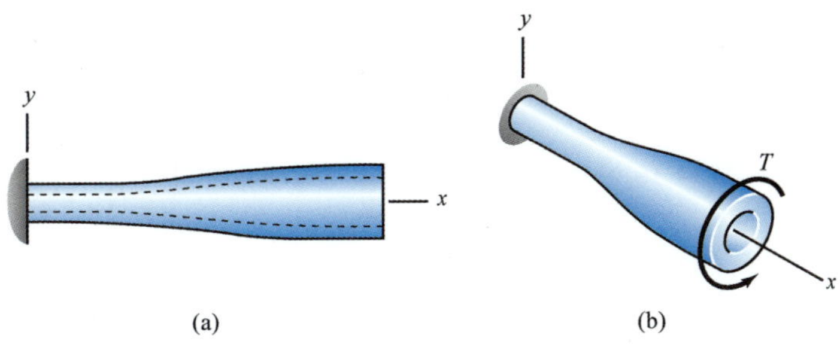

[그림 4-22] (a) 변하는 단면을 갖는 봉 (b) (a)와 같은 봉에 토크 T를 적용한 모습

봉의 비틀림각을 결정하기 위해 [그림 4-23]과 같은 길이가 dx인 봉의 미소요소를 고려해보자. 식 (4.7)을 사용해 요소element의 비틀림각을 얻을 수 있다.

$$\phi_{\text{element}} = \frac{T\,dx}{GJ(x)}$$

$x=0$ 에서 $x=L$ 까지 다음 식에 대해 적분하면 전체 봉에 대한 비틀림각을 구할 수 있다.

$$\phi = \int_0^L \frac{T\,dx}{GJ(x)} \qquad (4.18)$$

각 요소에 대한 비틀림각은 극관성모멘트에 따라 다르며, 봉의 비틀림각을 결정하기 위해서는 요소의 비틀림각을 더해야 한다.

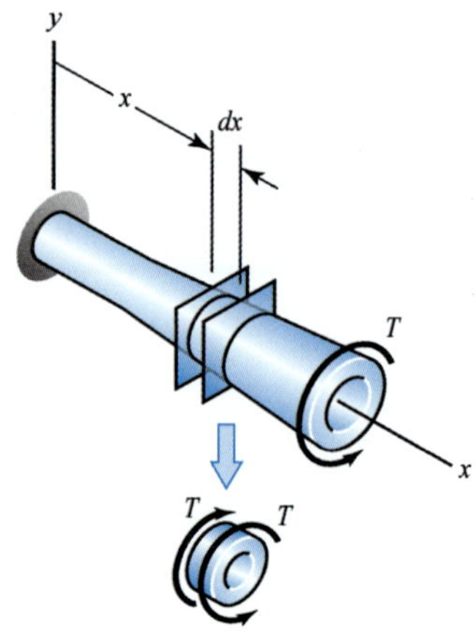

[그림 4-23] 봉 미소요소에 대한 비틀림각의 결정

예제 4.4 불균일 단면 봉nonprismatic bar의 비틀림

[그림 4-24]와 같은 형상의 전단계수가 $G=47$ GPa인 봉이 있다. 봉의 극관성모멘트 식은 m^4 단위로 $J(x)=0.00016+0.0006x^2$으로 주어진다. 봉이 자유단에서 크기 $T=200$ kN·m 인 토크를 받을 때, 다음을 구하시오.

(a) $x=1$ m 에서 최대 전단응력 크기

(b) 전체 봉의 비틀림각(°)

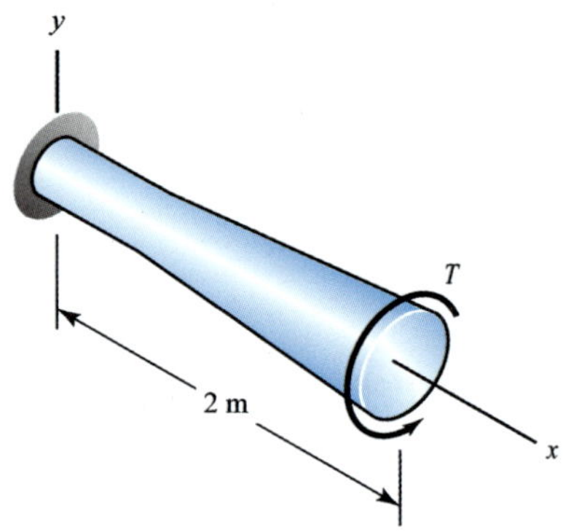

[그림 4-24]

전략

(a) $J(x)$에 대해 주어진 식에서 $x=1$ m 에서의 극관성모멘트와 봉의 반지름 R을 결정할 수 있다. 이때 최대 전단응력은 $\dfrac{T\cdot R}{J(x)}$ 이다.

(b) 봉의 극관성모멘트는 x에 대한 함수이므로 식 (4.18)에서 봉의 비틀림각을 결정해야 한다.

풀이

(a) $x=1$ m 에서 극관성모멘트는 다음과 같다.

$$J(1)=0.00016+0.0006(1)^2\ \text{m}^4=0.00076\ \text{m}^4$$

봉 반지름에 대한 식 $J(x)=\dfrac{\pi}{2}R^4$으로부터 $x=1$ m에서 $R=0.148$ m를 얻을 수 있다. 따라서 $x=1$ m 에서 최대 전단응력의 크기는 다음과 같다.

$$|\tau| = \frac{TR}{J(1)} = \frac{(200{,}000\ \text{N}\cdot\text{m})(0.148\ \text{m})}{0.00076\ \text{m}^4} = 39.0\ \text{MPa}$$

(b) 식 (4.18)로부터 봉의 비틀림각 1.04°를 얻을 수 있다.

$$|\phi| = \int_0^L \frac{T\,dx}{GJ(x)} = \int_0^2 \frac{(200{,}000)\,dx}{(47\mathrm{E}9)(0.00016+0.0006x^2)} = 0.0181\ \mathrm{rad}$$

토론

[예제 3.11]에서는 다양한 단면을 갖는 봉이 축방향 하중을 받는 경우를 분석했다. 해를 얻기 위한 단계는 본 예제에서 사용한 것과 동일하다. 공학 문제를 해결하는 기술을 배우면, 다른 종류의 문제에 자주 적용할 수 있다. 앞으로 직면할 문제를 예측할 수는 없지만, 공학교육을 통해 종종 새로운 상황에 적용할 수 있는 개념과 단계를 접할 것이다.

4.4.2 분포 비틀림 하중

[그림 4-25]와 같이 길이가 dx인 각 요소에 대해 축토크가 $c\,dx$가 되도록 정의된 함수 c를 도입해 봉에 가해지는 분포 비틀림 하중 distributed torsional load을 설명할 수 있다. c와 dx의 곱은 모멘트이므로, c의 단위는 [모멘트/길이]이다. 예를 들어, [그림 4-26(a)]의 봉은 왼쪽 단이 고정되어 있으며 전체 길이에 대해 축방향으로 분포된 토크를 받는다. 임의의 위치 x에서 봉의 단면을 통과하는 평면 오른쪽 부분의 자유물체도를 [그림 4-26(b)]에 도시하였다. 평형방정식으로부터 x에서의 봉 내부 토크를 결정할 수 있다.

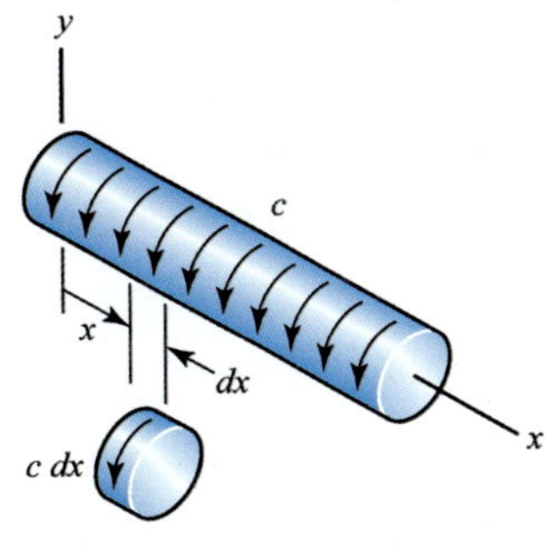

[그림 4-25] 함수 형태로 분포된 토크의 설명 : 길이가 dx인 요소의 토크는 cdx이다.

$$-T + \int_x^L c_0\left(\frac{x}{L}\right)^2 dx = 0$$

$$T = \frac{c_0}{3}\left(L - \frac{x^3}{L^2}\right)$$

분포된 토크로 인해 봉 내부 토크가 축 위치에 따라 달라진다. 벽을 기준으로 막대 오른쪽 끝단의 비틀림각을 결정하기 위해 [그림 4-26(c)]와 같이 길이가 dx인 봉 요소를 고려하자. 식 (4.7)에서 비틀림각은 다음과 같다.

$$\phi_{\text{element}} = \frac{T\,dx}{GJ} = \frac{c_0}{3GJ}\left(L - \frac{x^3}{L^2}\right)dx$$

이에 대해 $x=0$에서 $x=L$까지 적분하면 봉의 오른쪽 끝단의 비틀림각을 구할 수 있다.

$$\phi = \int_0^L \frac{c_0}{3GJ}\left(L - \frac{x^3}{L^2}\right)dx = \frac{c_0 L^2}{4GJ}$$

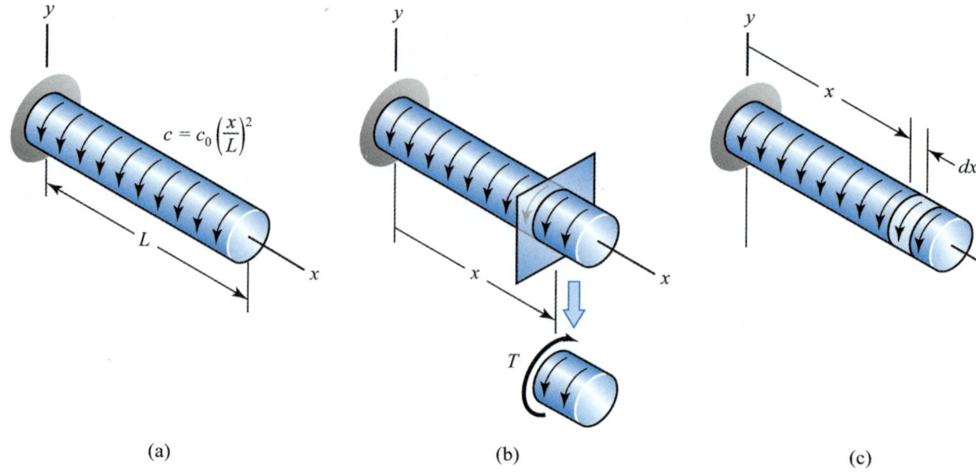

[그림 4-26] (a) 분포토크를 받고 있는 봉 (b) x에서 내부 토크 결정 (c) 길이가 dx인 봉 요소

예제 4.5 분포 비틀림 하중을 받는 봉

[그림 4-27]과 같이 원형 봉은 양쪽 끝이 고정되어 있으며, $x=0$에서 $x=L_{AB}$까지 균일한 분포토크distributed torque c를 받고 있다. 벽에 의해 봉에 가해지는 토크는 얼마인가?

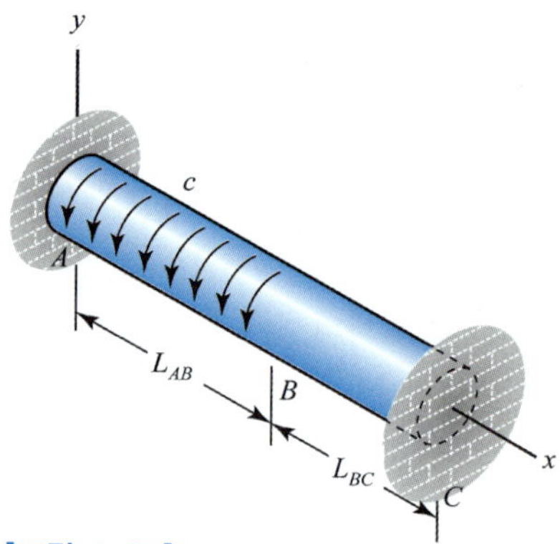

[그림 4-27]

전략

전체 봉에 대한 평형방정식과 왼쪽 끝단에 대한 오른쪽 끝단의 비틀림각이 0이라는 적합성 조건을 사용해 벽에 의해 봉에 가해지는 두 개의 토크를 풀 수 있다.

풀이

그림 (a)에 전체 봉에 대한 자유물체도가 도시되어 있다. 이때 T_A와 T_C는 A와 C에서 벽에 의해 가해지는 토크이다. c는 일정하기 때문에 분포된 토크에 의해 봉에 가해지는 총 모멘트는 c와 L_{AB}의 곱이다. 평형방정식은 다음과 같다.

$$-T_A + T_C + cL_{AB} = 0$$

이 방정식은 T_A와 T_C에 대해 풀 수 없으므로 부정정 문제이다. 그림 (b)에서 임의의 위치 x에서 봉의 AB 부분을 통과하는 평면으로 봉을 나눌 수 있다. 평형방정식 $-T_A + T_{AB} + cx = 0$에서 AB 부분의 토크는 다음과 같다.

$$T_{AB} = T_A - cx$$

위치 x에 있는 길이가 dx인 봉의 부분 AB 요소를 고려하자. 이 요소의 비틀림각은 다음과 같다.

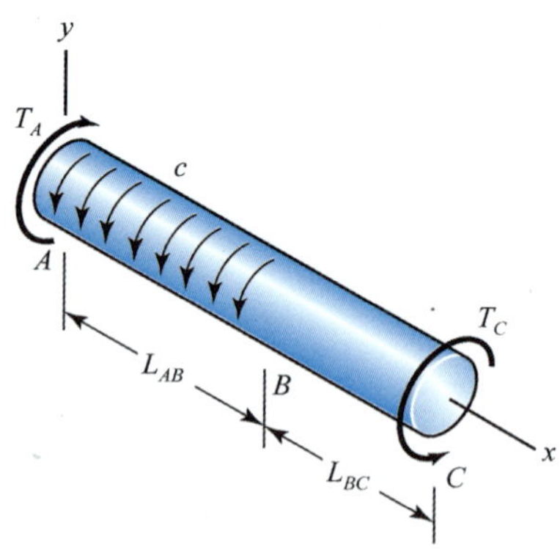

(a) 전체 봉에 대한 자유물체도

$$d\phi_{AB}=\frac{T_{AB}\,dx}{GJ}=\frac{(T_A-cx)\,dx}{GJ}$$

이 식을 적분해 AB 부분의 비틀림각을 결정할 수 있다.

$$\phi_{AB}=\int_0^{L_{AB}}\frac{(T_A-cx)\,dx}{GJ}=\frac{T_A L_{AB}}{GJ}-\frac{cL_{AB}^2}{2GJ}$$

그림 (c)에서 보듯이 BC의 전체 내부 토크는 T_C이므로 BC 부분의 비틀림각은 다음과 같다.

$$\phi_{BC}=\frac{T_C L_{BC}}{GJ}$$

적합성 조건은 다음과 같다.

$$\phi_{AB}+\phi_{BC}=\frac{T_A L_{AB}}{GJ}-\frac{cL_{AB}^2}{2GJ}+\frac{T_C L_{BC}}{GJ}=0$$

이를 평형방정식과 연립하여 풀면 벽에 의해 봉에 가해지는 토크를 얻을 수 있다.

$$T_A=\left(\frac{\dfrac{1}{2}+\dfrac{L_{BC}}{L_{AB}}}{1+\dfrac{L_{BC}}{L_{AB}}}\right)cL_{AB},\quad T_C=\left(\frac{-\dfrac{1}{2}}{1+\dfrac{L_{BC}}{L_{AB}}}\right)cL_{AB}$$

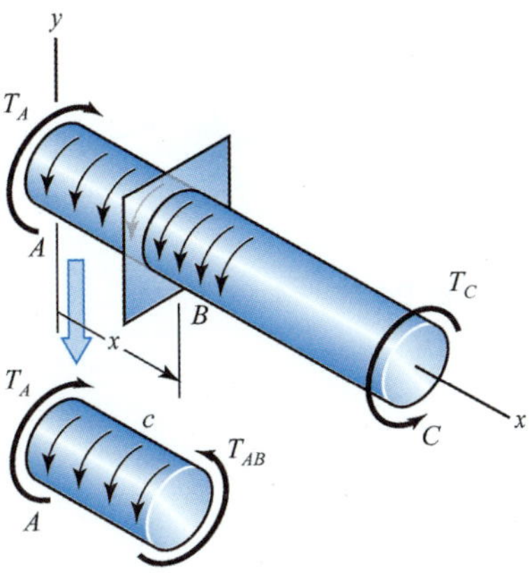

(b) AB 부분의 내부 토크 결정

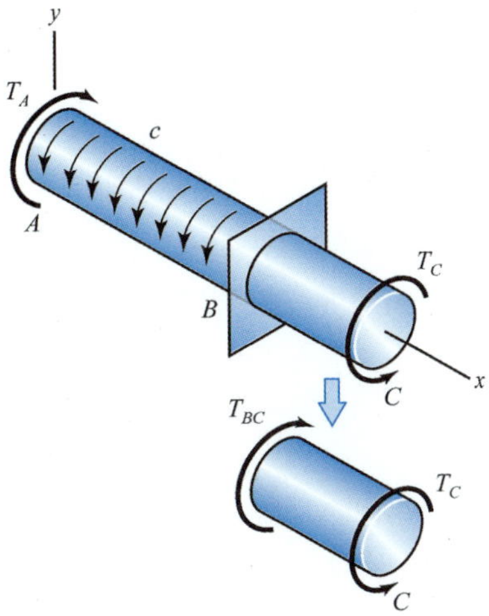

(c) BC 부분의 내부 토크 결정

토론

공학 문제에서 해를 확인하는 유용한 방법 중 하나는 극한값이 올바른지 확인하는 것이다. 본 예제에서 $L_{BC}=0$일 때 벽에 의해 봉에 가해지는 토크에 대한 해는 $T_A=\frac{cL_{AB}}{2}$, $T_C=-\frac{cL_{AB}}{2}$이다. $L_{AB}\to 0$일 때 T_A와 T_C에 대한 극한값을 구하여, 이 극한값이 맞는지 확인해야 한다. 이런 종류의 검사는 해의 정확성을 보장하지는 않지만, 때때로 오류가 발생한 시점에 대해 알려줄 수도 있다.

연습문제 ▸▸▸

4.54 US unit 그림과 같은 봉의 극관성모멘트는 단위가 in^4이고 $J = 0.1 + 0.15x$로 주어진다. 이때 x는 축 위치이며, 단위는 in이다. 봉에 축토크 $T = 20\ \text{in}\cdot\text{kip}$가 작용할 때, $x = 6\ \text{in}$ 지점에서 최대 전단응력은 얼마인가?

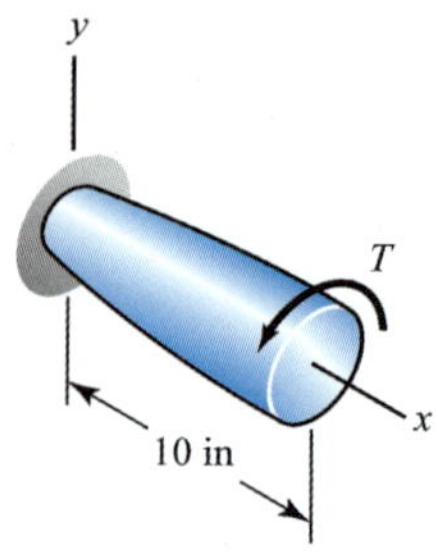

[그림 P4.54 ~ 4.55]

4.55 US unit 그림과 같은 봉의 극관성모멘트는 단위가 in^4이고 $J = 0.1 + 0.15x$로 주어진다. 이때 x는 축 위치이며, 단위는 in이다. 봉의 전단계수가 $G = 4.6\text{E}6\ \text{psi}$이고, 봉에 축토크 $T = 20\ \text{in}\cdot\text{kip}$가 작용할 때, 봉의 비틀림각은 얼마인가?

4.56 US unit 그림과 같이 x를 축에 대한 위치(단위: in)라 할 때 봉의 반지름이 $R = 2 + 0.1x$로 주어진다. 봉에 축토크 $T = 120\ \text{in}\cdot\text{kip}$가 작용할 때, $x = 10\ \text{in}$ 지점에서 최대 전단응력은 얼마인가?

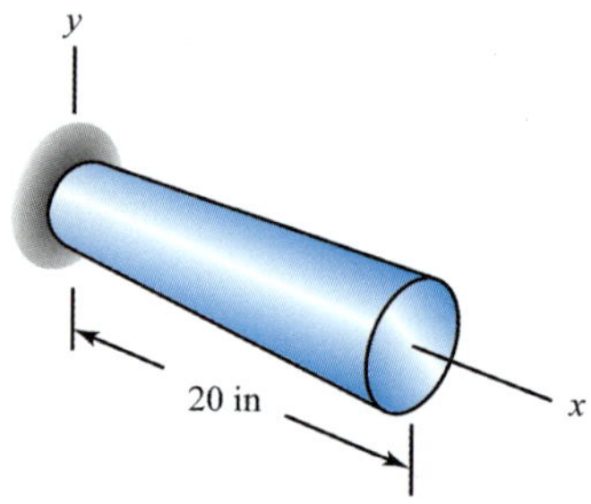

[그림 P4.56 ~ 4.57]

4.57 US unit 그림과 같이 x를 축위치(단위: in)라 할 때 봉의 반지름이 $R = 2 + 0.1x$로 주어진다. 봉의 전단계수는 $G = 2\text{E}6\ \text{psi}$이고, 봉에 축토크 $T = 120\ \text{in}\cdot\text{kip}$가 작용할 때, 봉의 비틀림각은 얼마인가?

4.58 봉의 반지름은 $R = 0.1e^{ax}$이며 단위는 m이다. 여기서 x의 단위는 m이고, a는 상수이다. $x = 1\ \text{m}$에서 봉의 최대 전단응력이 6 MPa일 때, 상수 a는 얼마인가?

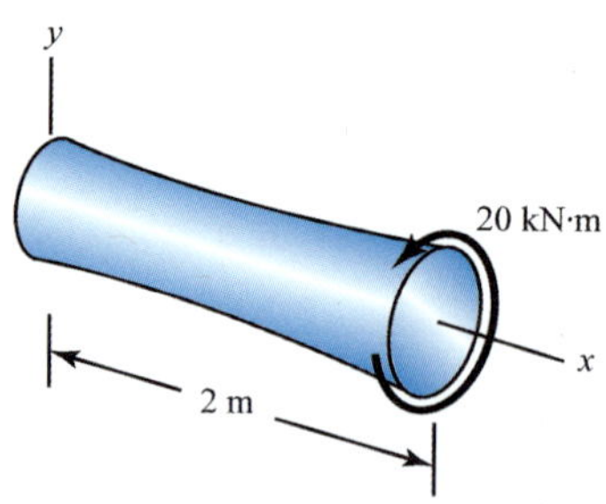

[그림 P4.58 ~ 4.59]

4.59 봉의 전단계수는 $G = 70\ \text{GPa}$이고, 반지름은 $R = 0.1e^{ax}$이며 단위는 m이다 여기서 x의 단위는 m이고, a는 상수이다. $x = 1\ \text{m}$에서 봉의 최대 전단응력이 6 MPa일 때, 비틀림각은 얼마인가?

연습문제 ▸▸▸

4.60 전단계수가 $G = 17$ GPa인 원형 단면 봉이 있다. 축방향 길이가 $x = 0$에서부터 150 mm까지 변할 때 봉의 반지름은 10 mm에서 5 mm로 선형으로 변한다. $x = 80$ mm에서 최대 전단응력이 10 MPa인 경우 토크 T는 얼마인가?

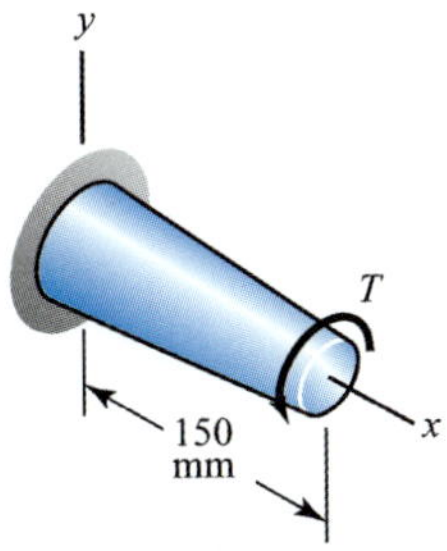

[그림 P4.60 ~ 4.62]

4.61 전단계수가 $G = 17$ GPa인 원형 단면 봉이 있다. 축방향 길이가 $x = 0$에서부터 150 mm까지 변할 때 봉의 반지름은 10 mm에서 5 mm로 선형으로 변한다. 봉의 끝단이 1° 회전하기 위한 토크 T는 얼마인가?

4.62* 전단계수가 $G = 17$ GPa인 원형 단면 봉이 있다. 축방향 길이가 $x = 0$에서부터 150 mm까지 변할 때 봉의 반지름은 10 mm에서 5 mm로 선형으로 변한다. 봉의 끝단에 작용하는 토크 T가 20 N·m이다. 회전각이 0이 되려면 $x = 75$ mm에서 작용하는 반대 방향 토크의 크기는 얼마가 돼야 하는가?

4.63 봉 A와 B는 전단계수가 $G = 17$ GPa이고 원형 단면을 가진다. 길이가 150 mm인 봉 A의 반지름은 왼쪽 끝단에서부터 오른쪽 끝단까지 10 mm에서 5 mm로 선형으로 변한다. 길이가 100 mm인 균일단면 봉 B의 반지름은 5 mm이다. 두 봉 사이에 작은 간격이 있고, 봉 A의 자유단이 축방향으로 1° 회전 후 봉 B와 용접된다. 이후에 봉에 작용하는 토크는 얼마인가?

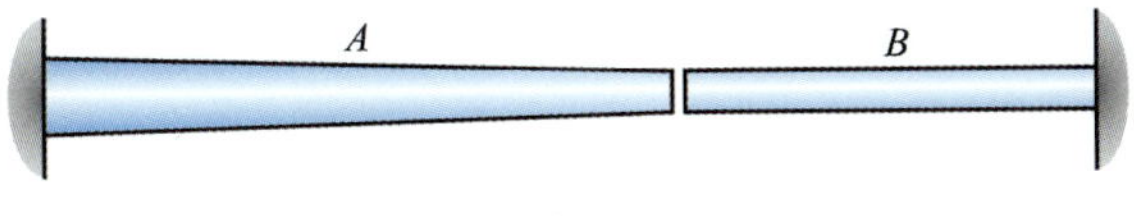

[그림 P4.63]

연습문제 ▸▸▸

4.64 알루미늄 합금 봉은 지름 20 mm, 길이 $L = 120$ mm, 전단계수 28 GPa의 원형 단면으로 구성된다. 균일한 분포토크가 봉에 작용하고 봉 끝단이 0.5° 회전할 때, 봉의 최대 전단응력의 크기는 얼마인가?

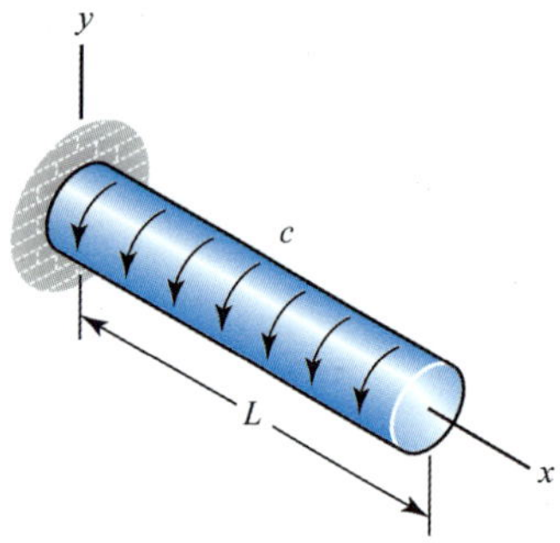

[그림 P4.64 ~ 4.65]

4.65 알루미늄 합금 봉은 지름 20 mm, 길이 $L = 120$ mm, 전단계수 28 GPa의 원형 단면으로 구성된다. 크기 $c = c_0\left(\frac{x}{L}\right)^3$ 인 토크가 봉에 균일하게 작용하고(c_0는 일정), 봉 끝단이 0.5° 회전한다. 이때 봉의 최대 전단응력의 크기는 얼마인가?

4.66* US unit 전단계수 $G = 5.6\text{E}6$ psi이고, 지름이 1 in인 원형 봉은 두께가 5 in인 판재 구멍에 결합되어 있다. 봉의 왼쪽 끝단에 축토크 12,000 in·lb가 작용할 때, 판재에 의해 봉에 작용하는 등분포 토크는 다음 식과 같다. 여기서 c_0는 상수이며, x는 판재 왼쪽에서부터 축 위치(단위: in)이다. $x = 2$ in에 작용하는 최대 전단응력 크기와 상수 c_0를 구하시오.

$$c = c_0\left[1 - \left(\frac{x}{5}\right)^{1/2}\right] \text{ in}\cdot\text{lb/in}$$

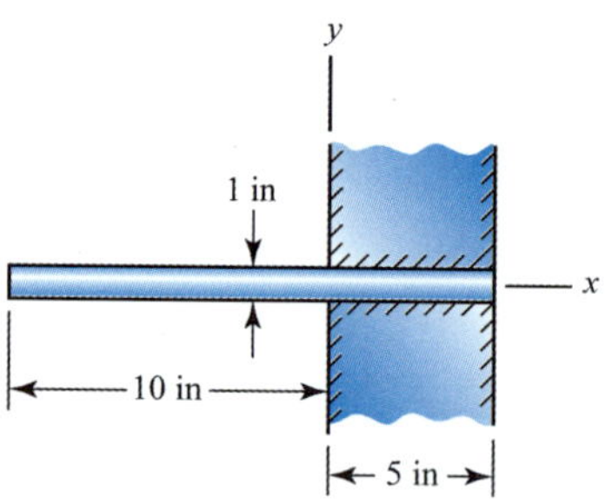

[그림 P4.66 ~ 4.67]

4.67* US unit 문제 **4.66**에서 봉의 오른쪽 끝단에 대한 왼쪽 끝단의 비틀림각 크기는 얼마인가?

연습문제 ▶▶▶

4.68 봉은 극관성모멘트 J와 전단계수 G를 갖는 원형 단면으로 구성된다. 등분포토크가 $c=c_0\left(\frac{x}{L}\right)^2$ 으로 작용할 때(c_0는 일정), 왼쪽과 오른쪽 벽에 의해 봉에 적용되는 토크가 각각 $\frac{c_0 L}{12}$, $\frac{c_0 L}{4}$ 임을 증명하시오.

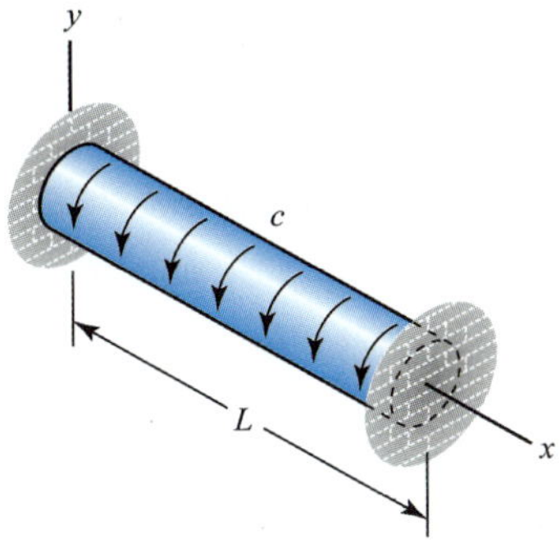

[그림 P4.68 ~ 4.69]

4.69 봉은 관성모멘트 J와 전단계수 G를 갖는 원형 단면으로 구성된다. 분포토크가 $c=c_0\left(\frac{x}{L}\right)^2$ 으로 작용할 때(c_0는 일정), 벽에 대한 최대 비틀림각의 크기는 얼마이며, 어느 위치(x)에서 발생하는가?

4.70 봉은 관성모멘트 J와 전단계수 G를 갖는 원형 단면으로 구성된다. $x=0$에서 $x=\frac{L}{2}$까지 균일 분포하중 $c=c_0\left(\frac{x}{L}\right)^2$ 이 작용할 때(c_0는 일정), 양쪽 벽에 의해 봉에 작용하는 토크의 크기는 얼마인가?

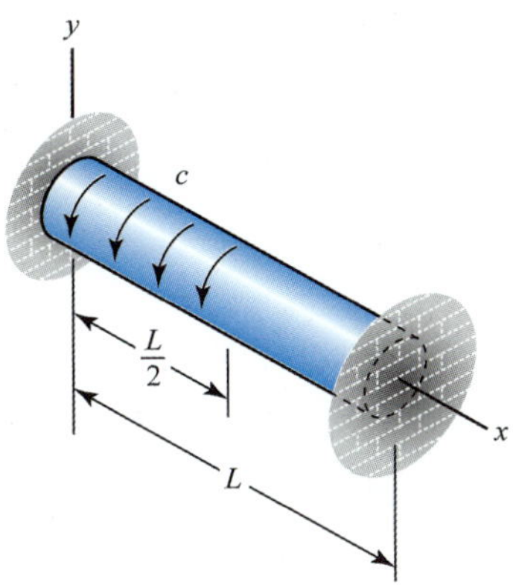

[그림 P4.70]

SECTION 4.5

탄성-완전소성 원형 봉

Elastic–Perfectly Plastic Circular Bars

비틀림 하중을 받는 봉에 대한 설명에서 전단응력은 전단변형의 선형 함수라고 가정했다($\tau = G\gamma$). 대다수의 재료는 전단변형률이 과도하게 크지 않으면 이 관계를 거의 만족한다. 전단변형률이 클 때 전단응력과 전단변형률 간의 관계는 많은 재료에 대해 수직응력과 수직변형률 간의 관계와 질적으로 유사하다(3.6절 참조). 연성 재료ductile material에서 항복응력yield stress이 발생하면 재료는 파손될 때까지 응력이 거의 또는 전혀 증가하지 않으면서 변형률이 증가하는 소성 범위plastic range에 들어간다. 이 현상을 설명할 수 있는 가장 간단한 모델이 탄성-완전소성 거동elastic-perfectly plastic behavior이다. [그림 4-28]과 같이 항복응력에 도달하면 응력이 증가하지 않고 소성 변형이 발생한다고 가정한다. 실제 설계에서는 일반적으로 보다 현실적인 소성 거동 모델을 사용해야 하지만, 이는 탄성-완전소성 모델을 기반으로 한 분석을 통해 이해할 수 있다. 이 절에서는 이러한 탄성-완전소성 모델을 원형 봉의 비틀림에 적용한다.

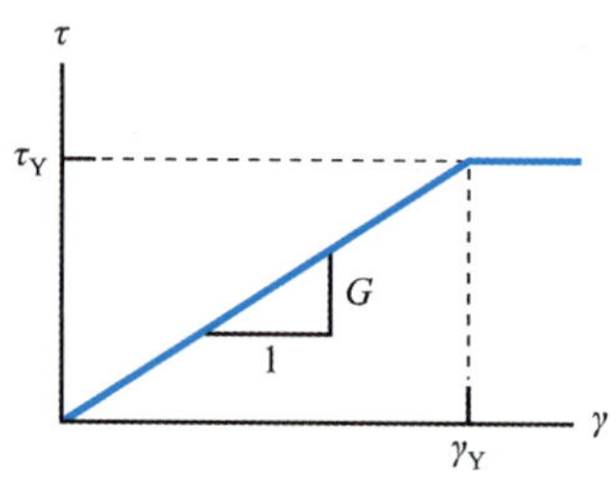

[그림 4-28] 전단응력-전단변형률 거동의 탄성-완전소성 모델

4.2절의 탄성 봉 비틀림 분석과 같이 봉의 각 단면이 강체 회전rigid rotation을 한다는 가정으로 시작한다. 이는 식 (4.5)로 이어지며, 전단변형률이 봉축에서 반지름 방향 거리 r에 비례함을 나타낸다.

$$\gamma = \frac{r\phi}{L} \tag{4.19}$$

여기서 ϕ는 봉의 비틀림각, L은 봉의 길이이다. [그림 4-29(a)]와 같이 봉의 최대 전단변형률(봉 외부 표면의 전단변형률)이 항복응력에 해당하는 γ_Y 값을 초과하지 않으면 $\tau = G\gamma$ 이고 전단응력도 r에 비례한다. 이는 탄성해elastic solution이다. 비틀림각과 전단응력 분포는 각각 식 (4.7), (4.9)에 의해 주어진다.

[그림 4-29(b)]와 같이 전단변형률이 일부 반지름 방향 위치 r_Y에서 항복응력에 해당하는 값을 초과하는 경우, 전단응력은 $r = r_Y$에서 항복응력에 도달한 다음 일정하게 유지될 때까지 r에 비례한

다. 평형 조건을 사용하기 위해서는 응력 분포로 인한 봉축에 대한 총 모멘트가 T와 같아야 한다.

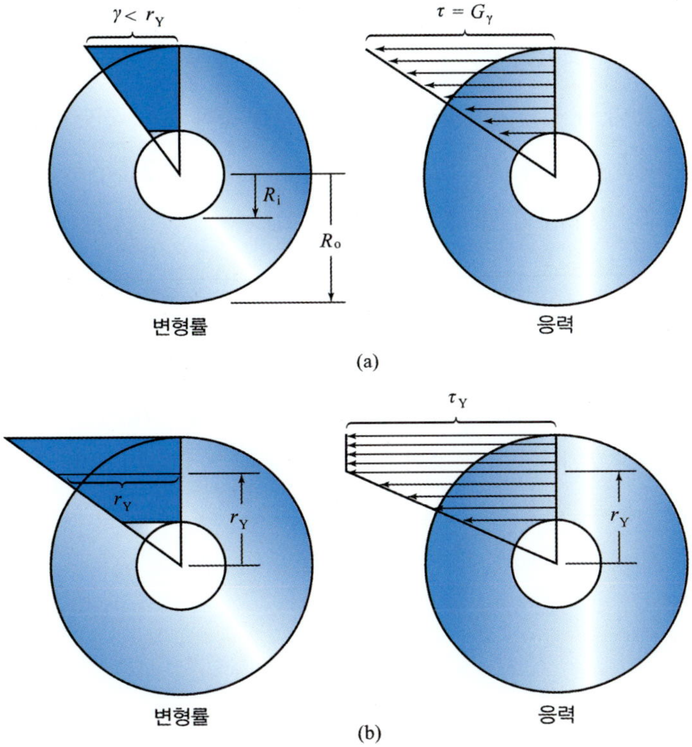

[그림 4-29] (a) 최대 변형률이 항복응력에 해당하는 변형률보다 작을 때의 변형률과 응력 분포
(b) 최대 변형률이 항복응력에 해당하는 변형률보다 클 때의 변형률과 응력 분포

이 조건을 사용해 r_Y를 결정할 수 있다. 축에서 반지름 방향 거리 r에서 요소 dA에 작용하는 전단응력 τ로 인한 힘은 τdA이다. 축에 대한 이 힘으로 인한 모멘트는 $r(\tau dA)$이므로 총 모멘트 T는 다음과 같다.

$$T = \int_A r\tau\, dA \tag{4.20}$$

이 조건을 [그림 4-29(b)]에 표시된 전단응력 분포에 적용해보자. 반지름의 범위가 $R_i \leq r \leq r_Y$이면 전단응력은 $\tau = \left(\dfrac{\tau_Y}{r_Y}\right) r$이다. r_Y보다 반지름이 더 크면 전단응력은 $\tau = \tau_Y$이다. [그림 4-17]과 같은 면적이 $dA = 2\pi r\, dr$인 환형 요소를 사용하면, 방정식 (4.20)은 다음과 같다.

$$T = \int_{R_i}^{r_Y} r\left(\frac{\tau_Y r}{r_Y}\right)(2\pi r\, dr) + \int_{r_Y}^{R_o} r\tau_Y (2\pi r\, dr) \tag{4.21}$$

적분을 계산해 정리하면 다음의 관계를 얻는다.

$$T = \pi \tau_Y R_o^3 \left[\frac{2}{3} - \frac{1}{6}\left(\frac{r_Y}{R_o}\right)^3 - \frac{1}{2}\left(\frac{R_i}{R_o}\right)^4 \frac{R_o}{r_Y} \right] \tag{4.22}$$

외부 토크 T 가 주어지면, 이 비선형 방정식을 풀어서 r_Y를 얻게 되며 응력 분포가 결정된다. r_Y 값을 알고 있으면 비틀림각도 결정할 수 있다. $r \le r_Y$ 인 경우에 식 (4.19)를 통해 봉의 전단변형률을 반지름 방향 위치와 비틀림각으로 나타낼 수 있다. 반지름 위치 $r = r_Y$ 에서 변형률은 $\gamma = \gamma_Y$ 이다. 따라서 식 (4.19)를 풀어 ϕ를 다음과 같이 구할 수 있다.

$$\phi = \frac{\gamma_Y L}{r_Y} = \frac{\tau_Y L}{r_Y G} \tag{4.23}$$

토크 T가 항복이 처음 발생하는 값 이상으로 증가함에 따라 r_Y는 감소한다. $r_Y = R_i$이면 봉 의 모든 재료가 [그림 4-30]과 같이 항복되고, T가 더 이상 증가하지 않아도 봉은 비틀어진다. 봉이 견디는 토크 상한은 식 (4.22)에서 $r_Y = R_i$로 설정하여 얻는다.

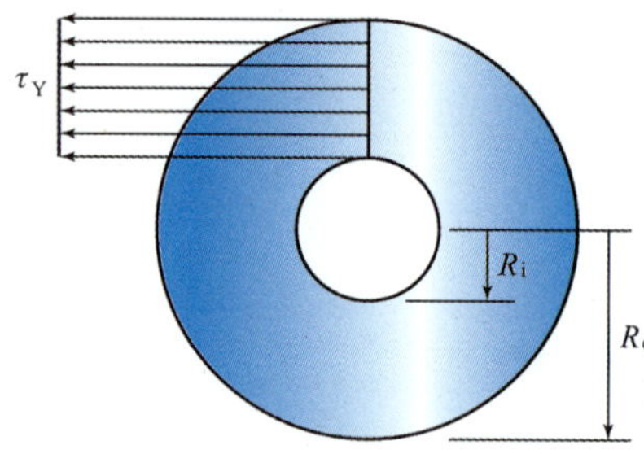

[그림 4-30] 전체 단면이 항복되었을 때 응력 분포. 이 조건은 탄성-완전소성 봉이 견딜 수 있는 토크의 상한을 정의한다.

예제 4.6 탄성-완전소성 봉의 비틀림

2 m 길이의 망간-청동 봉의 단면이 [그림 4-31]과 같다. 재료의 전단계수는 $G = 39$ GPa, 항복응력은 $\tau_Y = 450$ MPa이다. 봉은 한쪽 끝에서 고정되고 다른 쪽 끝에서 축토크 T를 받는다. 재료는 탄성-완전소성 모델이다.

(a) $T = 3$ kN·m 인 경우 봉의 비틀림각은 얼마인가?

(b) 봉이 견딜 수 있는 토크 T의 상한은 얼마인가?

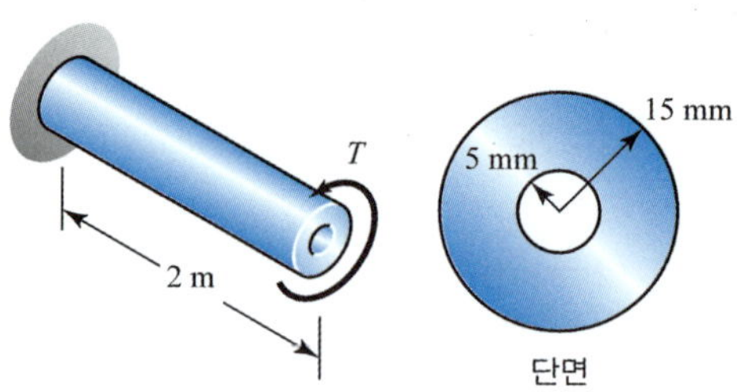

[그림 4.31]

전략

(a) 먼저 비틀림각에 대해 탄성-완전소성 해가 필요한지 여부를 결정한다. 항복응력 $\tau_Y = 450\ \mathrm{MPa}$, $r = R_o = 0.015\ \mathrm{m}$를 탄성방정식 $\tau = \dfrac{Tr}{J}$에 대입해, 탄성해가 적용되는 T의 최댓값을 결정할 것이다. 적용된 토크가 해당 값을 초과하지 않으면 탄성해를 사용해 봉의 비틀림각을 결정할 수 있다. 이 값을 초과하면 식 (4.22)에서 r_Y 값을 결정한 다음, 식 (4.23)에서 비틀림각을 결정해야 한다.

(b) 봉이 견딜 수 있는 토크 상한은 $r_Y = R_i$인 식 (4.22)에 의해 주어진다.

풀이

(a) 탄성해가 적용되는 최대 토크를 결정하기 위해 항복응력과 봉의 외부 반지름을 응력 분포에 대한 탄성방정식으로 대체한다.

$$\tau_Y = \frac{TR_o}{J}:$$

$$450\text{E}6\ \mathrm{N/m^2} = \frac{T(0.015\ \mathrm{m})}{(\pi/2)[(0.015\ \mathrm{m})^4 - (0.005\ \mathrm{m})^4]}$$

이를 풀면 $T = 2.36\ \mathrm{kN\cdot m}$이다. 적용 토크 $3\ \mathrm{kN\cdot m}$는 이 값을 초과하므로 탄성-완전소성 해를 사용해야 한다. 식 (4.22)에서 적용된 토크 T와 r_Y 사이의 관계는 다음과 같다.

$$T = \pi(450\text{E}6\ \mathrm{N/m^2})(0.015\ \mathrm{m})^3\left[\frac{2}{3} - \frac{1}{6}\left(\frac{r_Y}{0.015\ \mathrm{m}}\right)^3 - \frac{1}{2}\left(\frac{0.005\ \mathrm{m}}{0.015\ \mathrm{m}}\right)^4 \frac{0.015\ \mathrm{m}}{r_Y}\right] \qquad \textbf{(4.24)}$$

그림 (a)는 $R_i \le r_Y \le R_o$의 범위에서 r_Y의 함수로서 T의 그래프를 보여준다. 그래프에서 $T = 3000\ \mathrm{N\cdot m}$가 $8.1\ \mathrm{mm}$ r_Y 값에 해당한다고 추정할 수 있다. 비선형 대수방정식을 계산할 수 있는 소프트웨어를 이용하면 $r_Y = 8.128\ \mathrm{mm}$를 얻는다.

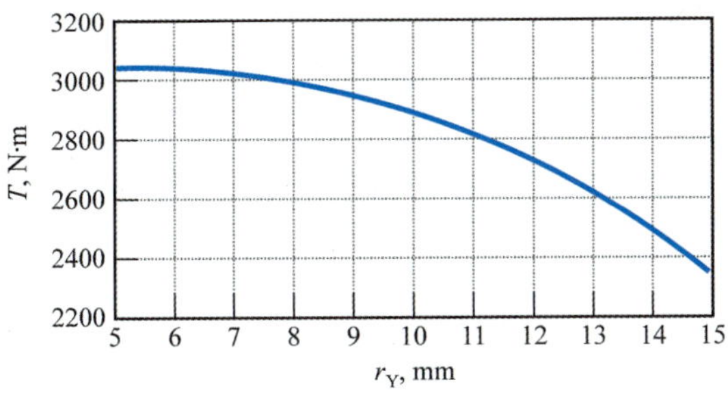

(a) 항복응력에 도달하는 T를 반지름 방향 위치에 대한 함수로 표현한 그래프

식 (4.23)으로부터, 다음과 같이 봉의 비틀림각 163°를 얻을 수 있다.

$$\phi = \frac{\tau_Y L}{r_Y G} = \frac{(450\text{E}6\ \mathrm{N/m^2})(2\ \mathrm{m})}{(0.008128\ \mathrm{m})(39\text{E}9\ \mathrm{N/m^2})} = 2.84\ \mathrm{rad}$$

(b) 봉이 견딜 수 있는 토크 T의 상한값을 결정하기 위해 식 (4.24)에서 $r_Y = R_i = 0.005\ \mathrm{m}$를 대입하면 $T = 3060\ \mathrm{N\cdot m}$를 얻을 수 있다.

토론

3.2절에서 논의했듯이, 재료는 항복응력 이상으로 하중을 받으면 영구적으로 변형된다. 일반적으로 구조 설계자는 재료가 항복응력에 도달하지 않는지 확인한다. 그렇다면 이 예제에서 다룬 해는 학문적 관심만을 위한 것일까? 두 가지 이유로 실질적인 중요성을 가진다. 첫째, 일반적으로 사용하는 경우 하중이 해당 값보다 훨씬 낮더라도 구조 요소가 파손하기 전까지 견디는 최종 하중을 아는 것이 유용하다. 두 번째 이유를 이해하기 위해 그림 (a)에서 봉은 재료가 항복하지 않고 견디는 최대 토크보다 부분적으로 항복될 때 상당히 더 큰 토크를 견딤을 주목하자. 이러한 이유로 구조 요소를, 재료가 정상적인 하중을 받을 때도 부분적으로 항복될 수 있도록 의도적으로 설계한다. 이것은 특정 응용 분야에서 무게 제약을 충족시키기 위해 수행될 수 있지만 분명히 큰 주의가 필요하다. 이러한 경우 설계는 실험을 통해 검증되어야 한다.

연습문제

4.71 강철봉은 그림과 같이 반지름 $R = 20\ \text{mm}$인 원형 단면을 가진다. 강철봉 소재를 항복응력이 $\tau_Y = 400\ \text{MPa}$인 탄성-완전소성으로 가정할 때, 봉의 최대 허용토크 T는 얼마인가?

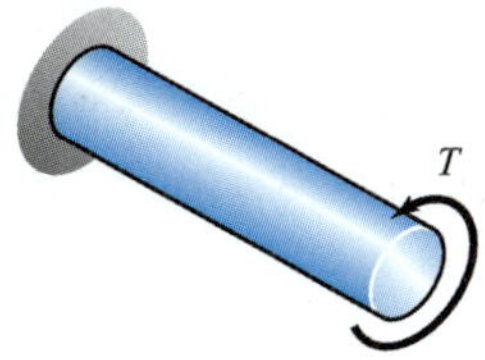

4.72 강철봉은 그림과 같이 반지름 $R = 20\ \text{mm}$인 원형 단면을 가진다. 강철봉 소재를 항복응력이 $\tau_Y = 400\ \text{MPa}$인 탄성-완전소성으로 가정한다. 봉에 작용하는 토크 T가 증가할 때, $r_Y = 10\ \text{mm}$에서 토크 T는 얼마인가? (즉, 전단응력은 $10\ \text{mm} \le r \le 20\ \text{mm}$의 항복응력과 같다.)

[그림 P4.71 ~ 4.72]

4.73 전단계수 $G = 39\ \text{GPa}$, 항복응력 $\tau_Y = 450\ \text{MPa}$인 봉의 단면은 그림과 같다. 봉 소재는 탄성-완전소성으로 가정한다. $r_Y = 12\ \text{mm}$인 경우 봉의 외부반지름에 작용하는 토크 T와 비틀림각(°)은 얼마인가?

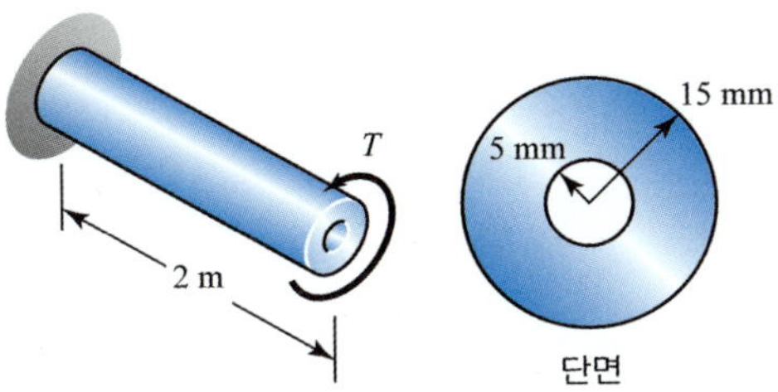

[그림 P4.73 ~ 4.74]

4.74 전단계수 $G = 39\ \text{GPa}$, 항복응력 $\tau_Y = 450\ \text{MPa}$인 봉의 단면은 그림과 같다. 봉 소재는 탄성-완전소성으로 가정한다. 봉에 작용하는 축토크 $T = 2.8\ \text{kN·m}$인 경우 봉의 비틀림각(°)을 구하시오.

4.75 US unit 길이가 48 in인 봉은 지름이 4 in인 그림과 같은 원형 단면을 가진다. 전단계수 $G = 4\text{E}6\ \text{psi}$, 항복응력 $\tau_Y = 60{,}000\ \text{psi}$인 봉을 탄성-완전소성으로 가정한다. $r_Y = 1\ \text{in}$인 경우 봉의 외부반지름에 작용하는 토크 T와 비틀림각(°)은 얼마인가?

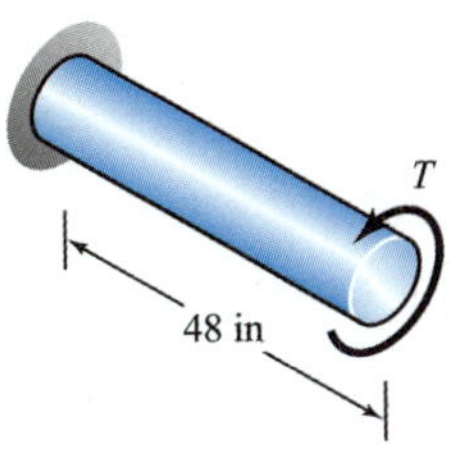

[그림 P4.75 ~ 4.77]

4.76 US unit 길이가 48 in인 봉은 지름이 4 in인 그림과 같은 원형 단면을 가진다. 전단계수 $G = 4E6$ psi, 항복응력 $\tau_Y = 60{,}000$ psi인 봉을 탄성-완전소성으로 가정한다. 봉에 토크 $T = 1E6$ in·lb가 작용할 때, r_Y와 봉의 비틀림각(°)은 얼마인가?

4.77 US unit 길이가 48 in인 봉은 지름이 4 in인 그림과 같은 원형 단면을 가진다. 전단계수 $G = 4E6$ psi, 항복응력 $\tau_Y = 60{,}000$ psi인 봉을 탄성-완전소성으로 가정한다. 봉의 최대 허용토크 T는 얼마인가?

4.78 길이가 4 m인 알루미늄 합금 봉은 그림과 같은 단면을 가진다. 전단계수 $G = 28$ GPa, 항복응력 $\tau_Y = 410$ MPa인 봉을 탄성-완전소성으로 가정한다. 봉의 비틀림각이 $\phi = 130°$ 일 때, 토크 T는 얼마인가?

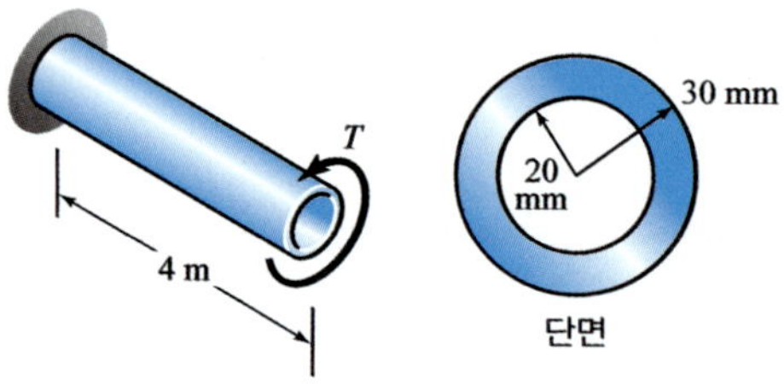

[그림 P4.78 ~ 4.80]

4.79 길이가 4 m인 알루미늄 합금 봉은 그림과 같은 단면을 가진다. 전단계수 $G = 28$ GPa, 항복응력 $\tau_Y = 410$ MPa인 봉을 탄성-완전소성으로 가정한다. 봉에 작용하는 최대 허용토크 T는 얼마인가?

4.80 길이가 4 m인 알루미늄 합금 봉은 그림과 같은 단면을 가진다. 전단계수 $G = 28$ GPa, 항복응력 $\tau_Y = 410$ MPa인 봉을 탄성-완전소성으로 가정한다. 봉에 토크 $T = 16$ kN·m가 작용할 때, 비틀림각은 얼마인가?

연습문제 ▸▸▸

4.81* 길이가 4 m 인 알루미늄 합금 봉은 그림과 같은 단면으로 구성된다. 전단계수 $G=28$ GPa, 항복응력 $\tau_Y=410$ MPa 인 봉을 탄성-완전소성으로 가정한다. 봉의 양끝단은 그림과 같이 고정되고 축토크 T를 받는다. 봉의 비틀림각이 30°일 때, 토크 T는 얼마인가?

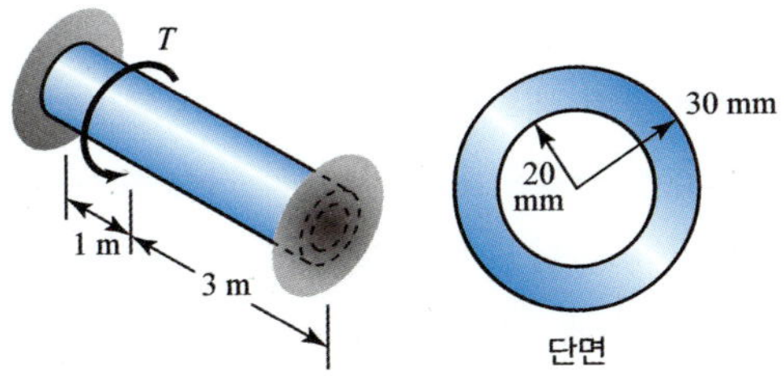

[그림 P4.81]

4.82 식 (4.21)을 이용해 토크 T와 전단응력이 항복응력과 같아지는 반지름 r_Y 간의 관계식 (4.22)를 증명하시오.

SECTION 4.6

두께가 얇은 튜브

Thin-Walled Tubes

비틀림 하중을 받는 봉의 변형 및 응력 상태에 대해 앞서 제시한 결과는 단면이 원형인 봉에만 적용된다. 이 결과를 임의의 단면 모양으로 확장하려면, 일반적으로 고급 분석 기술 또는 유한요소방법 finite element method과 같은 수치 접근방식을 사용해야 한다. 이 절에서는 1896년 독일 공학자 R. Bredt가 제시한 비원형 단면을 갖는 제한된 부류의 봉에 대한 근사 분석법에 대해 설명한다.

4.6.1 응력

[그림 4-32]와 같은, 두께 t가 튜브의 측면 치수에 비해 작은 균일단면 튜브를 고려해보자. 그림에서 알 수 있듯이 두께는 균일할 필요가 없다. [그림 4-33]에서 튜브에 토크 T를 적용하고 축에 수직인 평면을 통과시켜 자유물체도를 얻는다. 원형 봉의 응력 분포는 튜브가 튜브 벽에 평행한 전단응력을 받는다는 가정을 나타낸다. 여기서 τ를 두께에 걸친 전단응력의 평균값으로 해석한다. τ가 튜브 원주 주위에서 균일하다는 가정은 하지 않는다. 실제로 벽 두께 t가 원주를 따라 변하면 그 값이 변해야 함을 보일 예정이다.

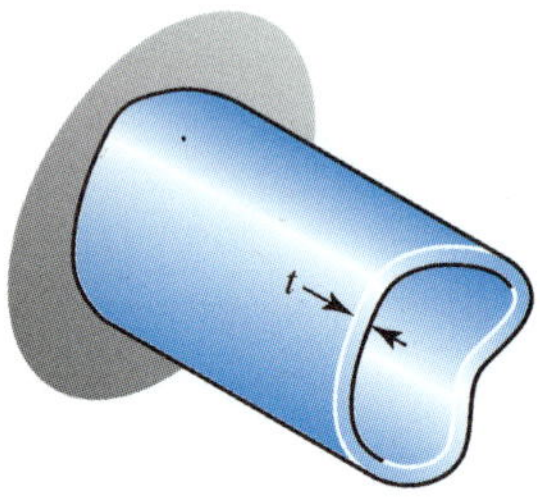

[그림 4-32] 두께가 얇은 균일단면 튜브

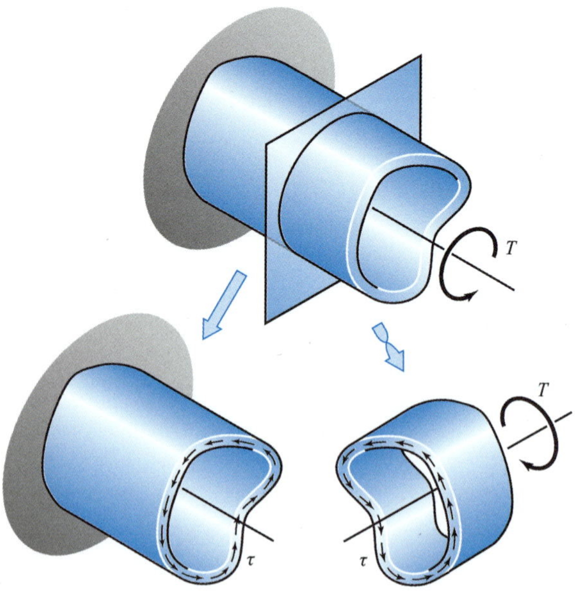

[그림 4-33] 봉축에 수직인 평면에서 가정된 전단응력 분포

τ를 결정하는 첫 번째 단계로 [그림 4-34]와 같은 요소를 고려해보자.

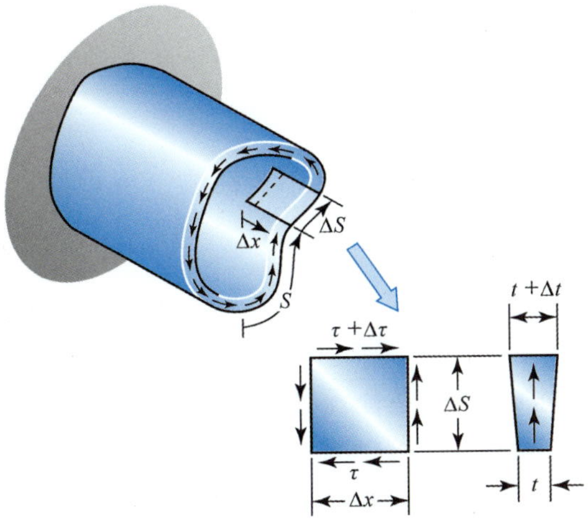

[그림 4-34] 튜브 벽의 요소. 전단응력 τ는 원주 방향으로 다를 수 있다.

좌표 s는 기준점을 기준으로 두께 둘레를 따라 거리를 측정한다. s가 Δs만큼 증가하면 두께는 Δt만큼 변하고, 전단응력은 $\Delta\tau$만큼 변화한다. 봉축에 평행한 방향(x 방향)으로 요소에 가해지는 힘의 합은 다음과 같다.

$$(\tau+\Delta\tau)(\Delta x)(t+\Delta t)-\tau\Delta xt=0$$

이를 $\Delta x\Delta s$로 나눈 뒤 정리하면 다음과 같다.

$$\tau\frac{\Delta t}{\Delta s}+\frac{\Delta\tau}{\Delta s}t+\frac{\Delta\tau}{\Delta s}\frac{\Delta t}{\Delta s}\Delta s=0$$

$\Delta s\to 0$이면 다음과 같다.

$$\tau\frac{dt}{ds}+\frac{d\tau}{ds}t=\frac{d}{ds}(\tau t)=0$$

이는 전단응력과 두께의 곱이 s에 의존하지 않음을 나타낸다. 즉, 원주 방향으로 일정하다.

$$f=\tau t \tag{4.25}$$

f의 양을 **전단흐름**shear flow이라고 한다. 이 용어는 유체 흐름과의 비유에서 비롯된다. 봉의 단면을 일정한 깊이와 너비 t에서 지속적으로 흐르는 비압축성 유체의 경로로 시각화하면 유체 평균속도와 채널 너비의 곱 vt는 일정하다. 따라서 유체속도 v와 전단응력 τ 사이에는 정확한 유사성이 있다(그림 4-35). 유체는 경로가 좁은 곳에서는 더 빠르게 흐르고 넓은 곳에서는 더 느리게 흐른다. 전단응력의 경우, 두께가 좁은 곳에서는 더 크고 넓은 곳에서는 더 작다.

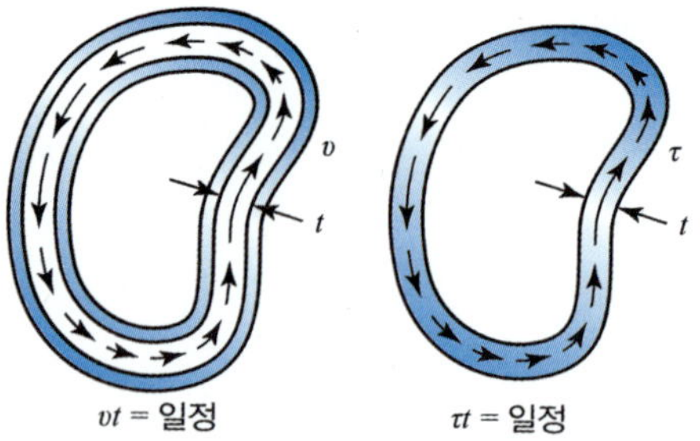

[그림 4-35] 비압축성 유체의 경로 흐름 속도와 전단응력 사이의 비유

이제 전단유동 $f = \tau t$가 튜브 둘레에서 일정함을 알고 있으나 그 값은 알고 있지 않다. 전단응력 분포에 의해 나타나는 우력이 외부 토크 T와 같다고 하여 전단유동을 구할 수 있다([그림 4-33]). 주목할 점은, 튜브 단면의 모양을 지정하지 않고도 전단응력 분포에 의해 가해지는 우력을 확인할 수 있다는 것이다. [그림 4-36(a)]와 같이 길이가 ds인 단면 요소에 전단응력이 가하는 힘은 $\tau t\, ds = f\, ds$이다. 튜브 축에 대한 이 힘으로 인해 발생하는 모멘트는 $hf\, ds$이며, 여기서 h는 힘의 작용선에 대한 수직 거리이다(우력으로 인한 모멘트는 어느 지점에서나 동일하기 때문에 축 위치는 임의로 선택한다). 전체 둘레에 대한 이 식의 적분값이 T와 같아야 한다.

$$T = f \int_s h\, ds$$

h가 단면 모양에 따라 달라지기 때문에 식을 풀기가 난해하다. 그러나 [그림 4-36(b)]에서 삼각형 면적은 $dA = \dfrac{h\, ds}{2}$ 이므로 평형방정식을 다음과 같이 쓸 수 있다.

$$T = 2f \int_A dA = 2fA$$

여기서 A는 [그림 4-36(c)]와 같은 튜브의 단면적이다. 이 결과로부터 전단 흐름 값을 외부 토크로 나타낼 수 있다.

$$f = \tau t = \frac{T}{2A} \tag{4.26}$$

튜브 단면적이 최대이면 전단흐름이 최소화되어 비틀림 하중을 받고 있는 상황에서의 원형 튜브가 널리 쓰이는 이유를 설명하는 데 도움이 된다.

튜브의 응력 분포를 외부 토크 T로 나타내었으며, 식 (4.26)에서 전단흐름을 결정할 수 있다. 튜브 벽의 원주 위치와 두께가 주어지면, 식 (4.25)로부터 평균 전단응력을 계산할 수 있다(두께가 얇은 원형 튜브에 대하여 이 방식으로 얻은 전단응력을 정확한 전단응력과 비교하는 문제 **4.101**을 참조하라). 다음 목표는 튜브의 비틀림각을 T로 나타내는 것이다.

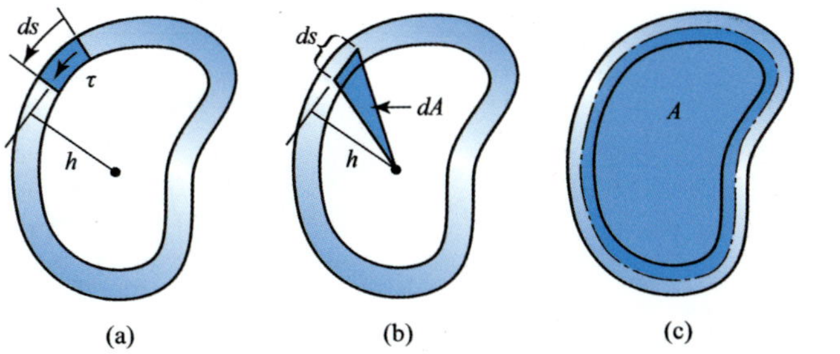

[그림 4-36] (a) 요소 ds에 대해 전단응력으로 인한 모멘트 결정 (b) 모멘트는 면적 dA로 표현할 수 있다. (c) A는 튜브 두께의 중앙선 내부 면적이다.

4.6.2 비틀림각

튜브에 토크 T가 가해지면, ϕ만큼 비틀리고 튜브에 일이 가해진다([그림 4-37]). 각도 ϕ만큼의 토크를 가했을 때 가해진 일은 다음과 같다.

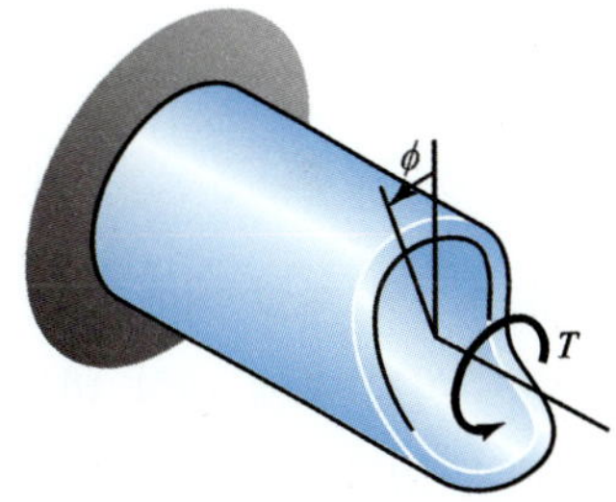

[그림 4-37] 토크 T는 튜브 끝을 각도 ϕ만큼 회전시킨다.

$$일 = \int_0^{\phi} T d\phi$$

[그림 4-38]에서 보듯이 탄성 튜브가 회전하는 각도는 토크에 대한 선형 함수이므로, 일은 토크와 비틀림각의 곱을 2로 나눈 것과 같다.

$$일 = \frac{1}{2} T\phi \tag{4.27}$$

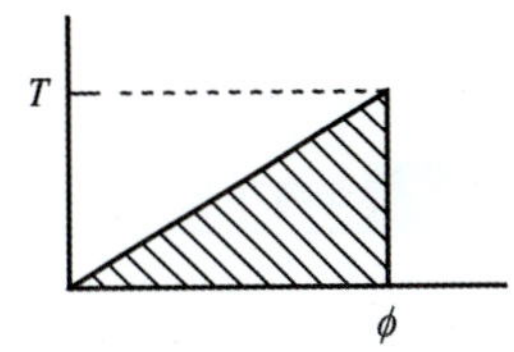

[그림 4-38] 튜브의 비틀림각은 인가된 토크의 선형함수이다. 빗금 친 삼각형 영역은 가해진 일과 같다.

선형 스프링을 늘릴 때 가해진 일은 동일한 양의 위치에너지 형태로 스프링에 저장된다. 같은 방식으로 탄성 튜브를 비틀 때 가해진 일은 변형된 튜브 재료 내에 변형에너지strain energy로 저장된다. 이는 11장에서 설명하도록 하겠다. 가해진 일을 전체 변형에너지와 같다고 두면 튜브의 비틀림각을 결정할 수 있다.

[그림 4-39(a)]와 같이 튜브의 미소요소를 고려해보자. 11.1절에서 순수 전단응력 τ를 받고 있는 요소의 단위부피당 변형에너지가 다음과 같음을 알고 있다.

$$u = \frac{1}{2}\tau\gamma$$

여기서 γ는 전단변형률이다. [그림 4-39(a)]에서 요소의 부피는 $t\,ds\,dx$이고, 전단변형률은 $\gamma = \frac{\tau}{G}$이므로 요소element의 변형에너지는 다음과 같다.

$$U_{\text{element}} = \frac{\tau^2 t\,ds\,dx}{2G}$$

식 (4.26)으로부터, 전단응력은 $\tau = \dfrac{T}{2At}$ 이다. 이를 사용하면 요소의 변형에너지는 다음과 같다.

$$U_{\text{element}} = \frac{T^2 ds\, dx}{8A^2 Gt}$$

이를 [그림 4-39(b)]와 같은 튜브 길이 x에 대해 적분하면, 둘레 치수 ds를 갖는 띠strip 요소의 변형에너지를 얻는다.

$$U_{\text{strip}} = \int_0^L \frac{T^2 ds\, dx}{8A^2 Gt} = \frac{T^2 L\, ds}{8A^2 Gt}$$

튜브의 전체 변형에너지를 얻기 위해서는 튜브 둘레 s에 대해 다음 식을 적분해야 한다.

$$U = \frac{T^2 L}{8A^2 G}\int_s \frac{ds}{t}$$

이제 튜브의 재료 내에 저장된 변형에너지를 방정식 (4.27)에 의해 주어진 봉에 대한 비틀림 일과 같다고 두어 비틀림각을 구할 수 있다.

$$\phi = \frac{TL}{4A^2 G}\int_s \frac{ds}{t} \tag{4.28}$$

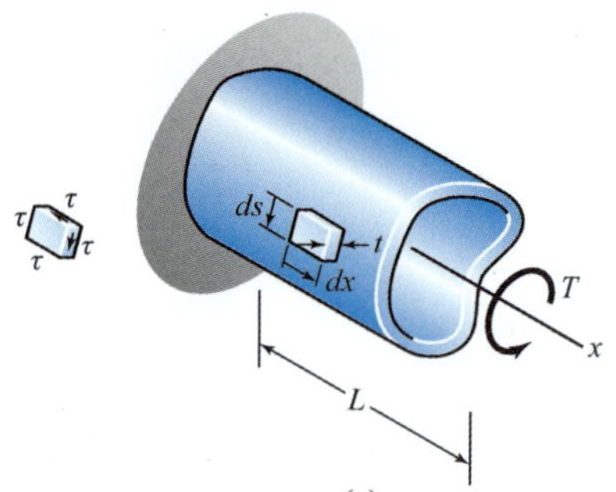

(a)

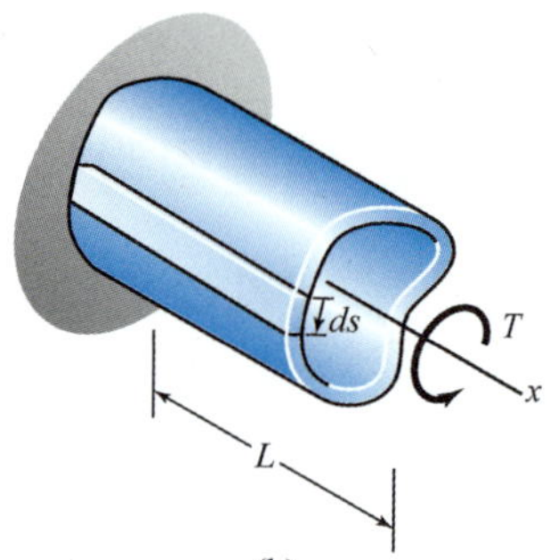

(b)

[그림 4-39] 튜브 변형에너지 결정을 위한 적분

이 식의 적분을 계산하기 위해서는 원주 좌표 s에 대한 튜브 두께 t의 관계를 지정해야 한다.

예제 4.7 두께가 얇은 튜브의 비틀림

[그림 4-40]의 균일단면 튜브는 전단계수 $G = 28$ GPa의 재료이며, 단면은 그림에 표시되어 있다. 튜브 직선부 두께는 4 mm이고 반원부의 두께는 2 mm이다. 튜브는 끝단에서 $T = 800$ N·m 토크를 받고 있다. 튜브의 (a) 최대 전단응력 크기와 (b) 비틀림각을 구하시오.

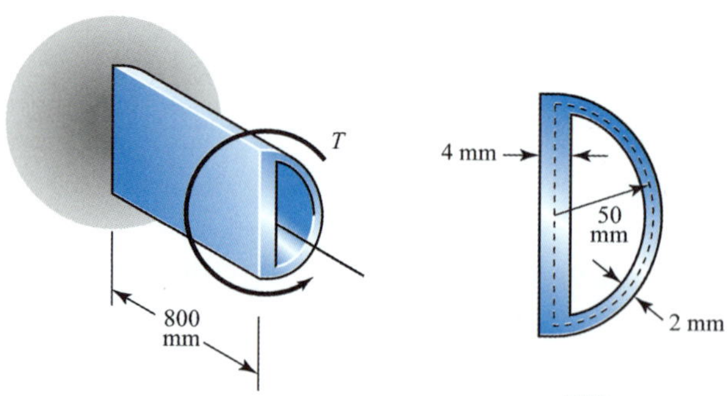

[그림 4.40]

전략

(a) 식 (4.26)에서 전단흐름을 결정하기 위해서는 튜브 두께의 점선 중심선 내의 면적 A를 계산해야 한다. 전단흐름을 알고 나면 식 (4.25)를 사용해 튜브 직선부 및 반원부 전단응력 값을 결정할 수 있다. 전단응력은 두께에 반비례하므로 반원부에서 최대 전단응력이 발생한다.

(b) 비틀림각은 식 (4.28)로 주어진다. 튜브 직선부와 반원부에서 두께가 일정하기 때문에 식 (4.28)의 적분식을 두 부분에 대한 적분의 합으로 표현하면 쉽게 계산할 수 있다.

풀이

(a) 그림 (a)에서 면적 A는 $\dfrac{\pi(0.05\text{ m})^2}{2}=0.00393\text{ m}^2$이므로 전단흐름은 다음과 같다.

$$f=\frac{T}{2A}=\frac{800\text{ N}\cdot\text{m}}{(2)(0.00393\text{ m}^2)}=102{,}000\text{ N/m}$$

그림 (b)와 같이, 튜브 단면이 직선형인 부분을 부분 1이라고 하고 반원형인 부분을 부분 2라고 하자. 부분 1에서 전단응력의 크기는 다음과 같고,

$$\tau_1=\frac{f}{t_1}=\frac{102{,}000\text{ N}\cdot\text{m}}{0.004\text{ m}}=25.5\text{ MPa}$$

부분 2에서 전단응력의 크기는 다음과 같다.

$$\tau_2=\frac{f}{t_2}=\frac{102{,}000\text{ N}\cdot\text{m}}{0.002\text{ m}}=50.9\text{ MPa}$$

직선부 두께가 반원형부 두께의 두 배이므로 직선부 전단응력 크기는 이 값의 절반이다.

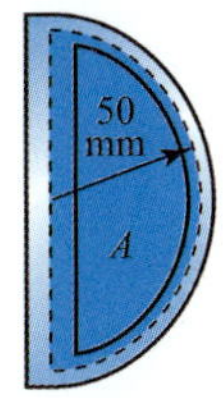

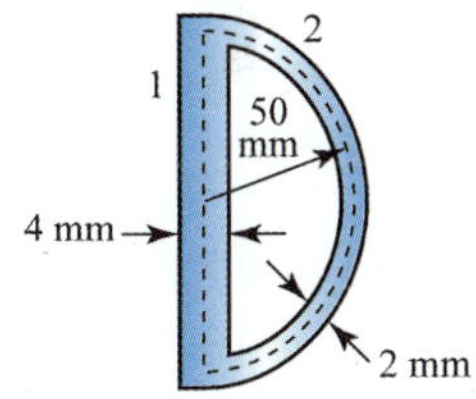

(a) 면적 A의 계산

(b) 부분 1, 2의 튜브 두께 및 단면

(b) 식 (4.28)을 적분하면 다음과 같다.

$$\begin{aligned}\int_s\frac{ds}{t}&=\int_{s_1}\frac{ds}{t}+\int_{s_2}\frac{ds}{t}=\frac{1}{t_1}\int_{s_1}ds+\frac{1}{t_2}\int_{s_2}ds\\&=\frac{s_1}{t_1}+\frac{s_2}{t_2}=\frac{0.1\text{ m}}{0.004\text{ m}}+\frac{\pi(0.05\text{ m})}{0.002\text{ m}}\\&=103.5\end{aligned}$$

봉의 비틀림각은 다음과 같이 얻어지며, 도(°)로 표시하면 2.20°이다.

$$\phi=\frac{TL}{4A^2G}\int_s\frac{ds}{t}=\frac{(800\text{ N}\cdot\text{m})(0.8\text{ m})(103.5)}{(4)(0.00393\text{ m}^2)^2(28\text{E}9\text{ N/m}^2)}=0.0384\text{ rad}$$

토론

비틀림을 받는 두께가 얇은 튜브에서 튜브 단면이 두께가 다른 경우, 두께가 연속적으로 변하는 것보다 일정한 것이 훨씬 더 일반적이다. 두께가 일정하면 식 (4.28)의 적분식은 두께가 일정한 튜브의 각 부분에 대한 적분의 합으로 표현함으로써 쉽게 계산할 수 있다.

연습문제 ▸▸▸

4.83 균일단면을 갖는 튜브는 전단계수 $G = 28$ GPa의 재료로 구성되며, 단면은 그림과 같다. 튜브 직선부의 두께는 4 mm, 반원부의 두께는 2 mm이다. 튜브는 끝단에서 $T = 800$ N·m 토크를 받고 있다. 튜브의 최대 전단응력 크기는 얼마인가?

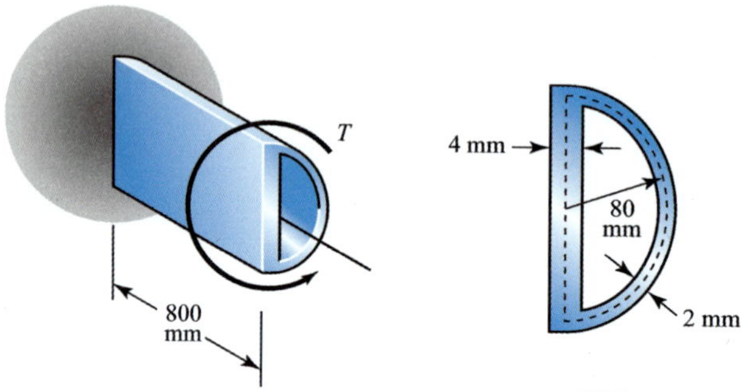

[그림 P4.83 ~ 4.84]

4.84 균일단면을 갖는 튜브는 전단계수 $G = 28$ GPa의 재료로 구성되며, 단면은 그림과 같다. 튜브 직선부의 두께는 4 mm, 반원부의 두께는 2 mm이다. 튜브는 끝단에서 $T = 800$ N·m 토크를 받고 있다. 비틀림각(°)은 얼마인가?

4.85 US unit 얇은 벽을 가진 튜브가 벽두께 $t = \frac{1}{16}$ in, 토크 $T = 12$ in·kip를 받고 있다. 다음과 같은 조건에서 튜브 안에서의 평균 전단응력을 구하시오(두 경우 모두 튜브의 무게는 동일하다고 간주한다).

(a) 단면 형상이 원형 관이고 지름 $R = 2$ in인 경우

(b) (a)의 원형 단면과 벽 길이가 같은 사각형 관인 경우

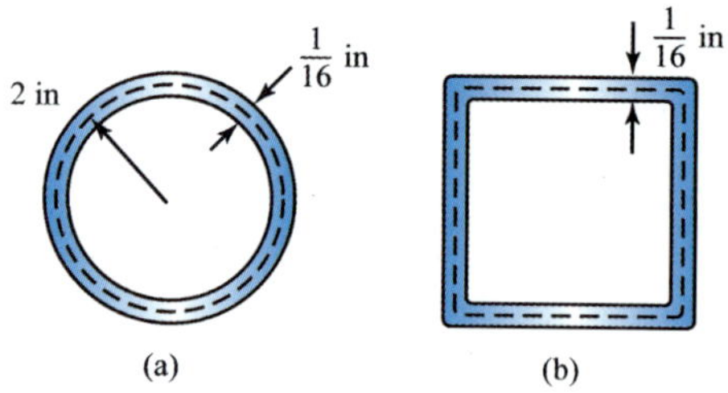

[그림 P4.85]

연습문제 ▸▸▸

4.86 그림 (a), (b)와 같이 두께가 얇은 4 m 길이의 튜브에 8 kN·m 토크가 가해질 때, 전단응력의 크기는 각각 얼마인가? 단, 단면 (a), (b)의 둘레는 동일하다.

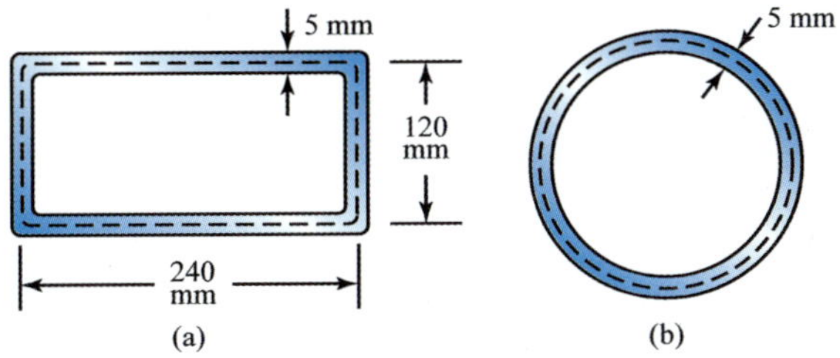

[그림 P4.86 ~ 4.87]

4.87 그림 (a), (b)와 같이 두께가 얇은 4 m 길이의 튜브의 전단계수는 80 GPa이다. 튜브에 8 kN·m 토크가 가해질 때, 비틀림각(°)은 각각 얼마인가? 단, 단면 (a), (b)의 둘레는 동일하다.

4.88 그림과 같은 강철 튜브에 축토크 2 kN·m가 가해질 때, 평균 전단응력의 크기는 얼마인가?

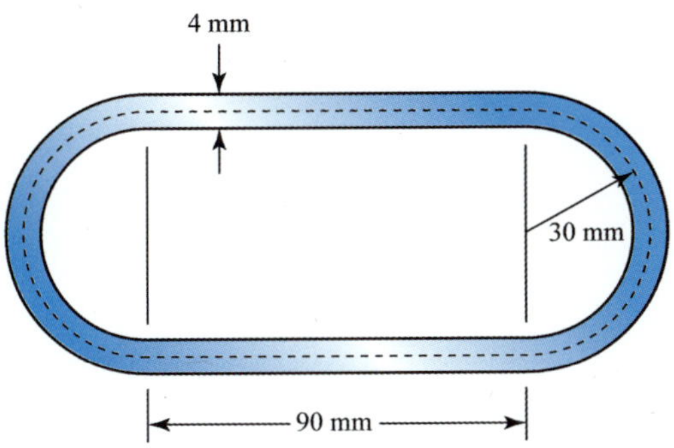

[그림 P4.88 ~ 4.91]

4.89 강철 튜브의 단면이 그림과 같은 모양이 아니고, 원형이지만 두께와 둘레 길이가 같다고 가정해보자. 축토크 2 kN·m가 가해질 때, 평균 전단응력의 크기를 구해 문제 **4.88**의 답과 비교하시오.

연습문제 ▸▸▸

4.90 그림과 같은 단면을 갖는 2 m 길이의 강철 튜브의 전단계수는 80 GPa이다. 축토크 2 kN·m가 가해질 때, 튜브의 비틀림각(°)은 얼마인가?

4.91 강철 튜브의 단면이 그림과 같은 모양이 아니고 원형이지만, 두께와 둘레 길이가 같다고 가정해보자. 축토크 $T=2$ kN·m가 가해질 때, 튜브의 비틀림각을 구해 문제 **4.90**의 답과 비교하시오.

4.92 US unit 그림과 같이 중간선 길이가 2 in, 두께 $t=\frac{1}{16}$ in인 정삼각형 단면의 튜브가 축토크 $T=1200$ in·lb를 받을 때, 최대 전단응력의 크기는 얼마인가?

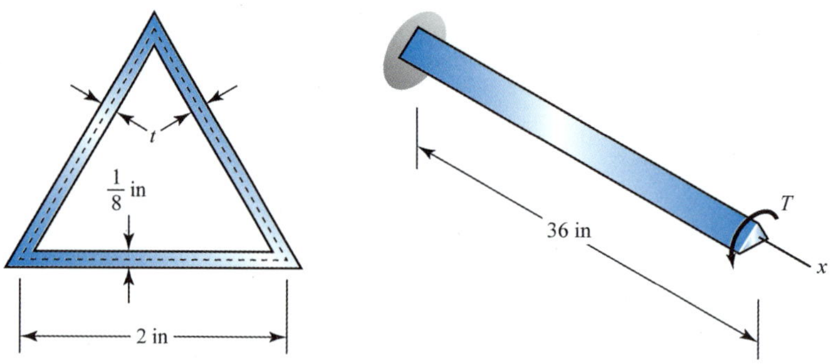

[그림 P4.92 ~ 4.94]

4.93 US unit 그림과 같이 중간선 길이가 2 in, 두께 $t=\frac{1}{16}$ in인 정삼각형 단면 튜브의 전단계수는 5.8E6 psi이다. 튜브가 축토크 $T=1200$ in·lb를 받을 때, 비틀림각(°)은 얼마인가?

4.94 US unit 중간선 길이가 2 in인 정삼각형 튜브의 전단계수는 5.8E6 psi이다. 튜브에 $T=1000$ in·lb의 축토크가 가해질 때, 평균 전단응력이 3600 psi를 초과하지 않아야 한다. 설계 제한을 만족하는 두께 t의 최솟값을 구하시오. 이때 1000 in·lb 토크로 인해 발생되는 비틀림각의 크기는 몇 도(°)인가?

연습문제 ▶▶▶

4.95 US unit 그림과 같이 중간선 길이가 2 in이고 두께 $t=\frac{1}{16}$ in인 정삼각형 단면을 갖는 길이 36 in의 튜브는 왼쪽 끝단이 고정되어 있다. 분포토크 $c=200\left(\frac{x}{36}\right)^2$ in·lb/in일 때, $x=12$ in에서 두께 t의 평균 전단응력은 얼마인가?

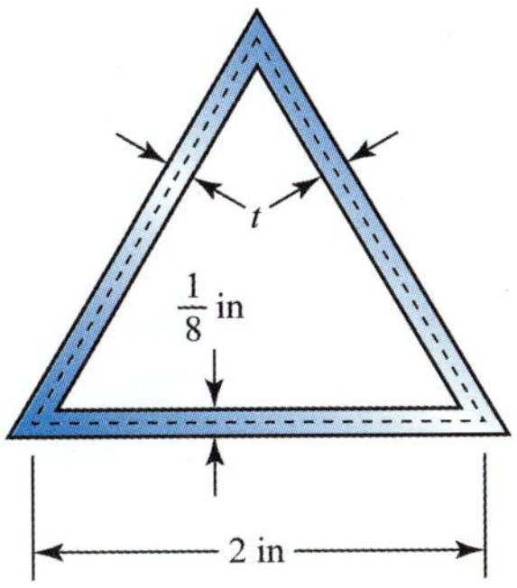

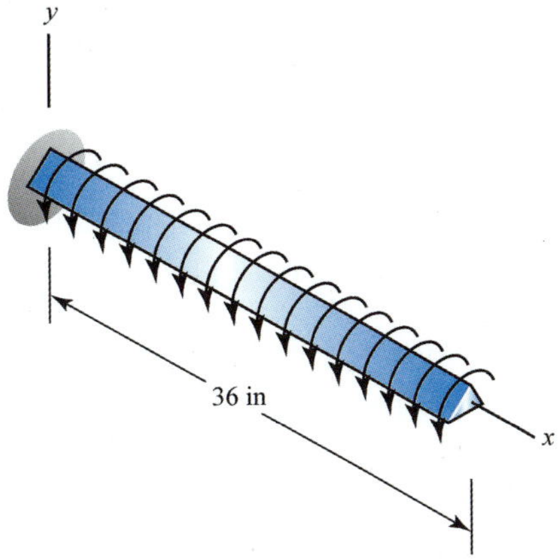

[그림 P4.95 ~ 4.96]

4.96 US unit 그림과 같이 중간선 길이가 2 in이고 두께 $t=\frac{1}{16}$ in인 정삼각형 단면을 갖는 길이 36 in의 튜브는 왼쪽 끝단이 고정되어 있다. 분포토크 $c=200\left(\frac{x}{36}\right)^2$ in·lb/in이며, 전단계수 $G=5.8\text{E}6$ psi일 때, 튜브의 비틀림각은 얼마인가?

4.97 엔지니어링 연수생이 균일한 단면을 갖는 2014-T6 알루미늄 도관의 단면적 A를 측정하고자 한다. 도관의 벽 두께는 $t=2$ mm로 균일하며, 원주는 260 mm, 길이는 1 m이다. 튜브의 한 끝단을 고정시키고 반대쪽 끝단에 1 kN·m 축토크를 가할 때 비틀림각이 5°로 측정된다. 이때 도관 단면적의 크기는 얼마인가?

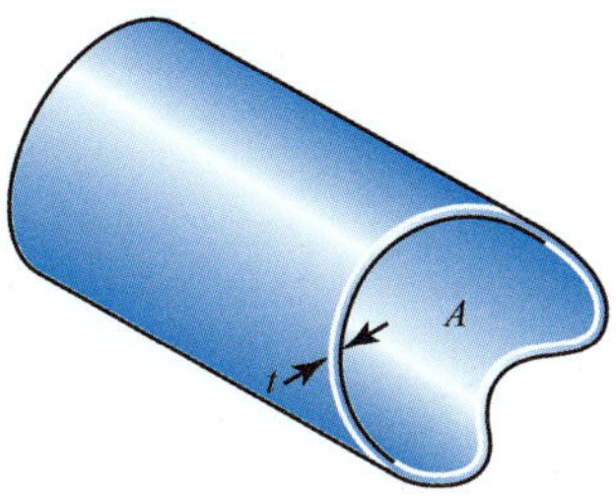

[그림 P4.97 ~ 4.99]

연습문제 ▸▸▸

4.98 문제 **4.97**에서 제시된 재료에 가해지는 평균 전단응력은 얼마인가?

4.99 도관의 단면적 $A = 0.004\ \text{m}^2$이며, 벽두께는 $t = 3\ \text{mm}$이다. 이 도관의 벽은 100 MPa의 전단응력을 안전하게 지지한다. 이 기준에 따라 도관의 한 부분에 안전하게 적용할 수 있는 최대 축토크(T)는 얼마인가?

4.100 US unit 그림과 같이 반지름 $R = 2\ \text{in}$이고, 두께 $t = 0.1\ \text{in}$인 튜브의 한 끝단이 고정되어 있으며, 반대쪽 끝단은 $T = 4000\ \text{in}\cdot\text{lb}$의 축토크가 가해진다.

(a) 식 (4.25), (4.26)을 사용해 튜브의 평균 전단응력의 크기를 구하시오.

(b) 식 (4.9)를 사용해 $r = R$에서 튜브의 전단응력 크기를 구하시오.

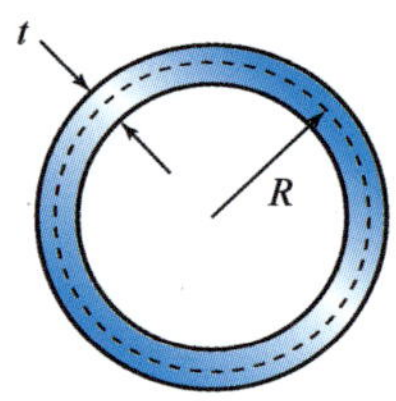

[그림 P4.100 ~ 4.101]

4.101 그림과 같이 원형 단면을 갖는 튜브에 토크 T가 작용할 때, 식 (4.25) 및 (4.26)을 사용해 튜브에서의 평균 전단응력 τ_{av}를 구하고, 식 (4.9)를 사용해 $r = R$에서 튜브의 전단응력 τ_{ex}가 다음 식과 같음을 보이시오.

$$\frac{\tau_{av}}{\tau_{ex}} = 1 + \frac{1}{4}\left(\frac{t}{R}\right)^2$$

4.102 그림과 같은 반원형 단면을 갖는 길이 800 mm인 튜브의 양 끝단이 고정되어 있다. 왼쪽 끝단에서 300 mm 떨어진 지점에서 축토크 $T = 800\ \text{N}\cdot\text{m}$가 작용할 때, 튜브의 최대 전단응력의 크기는 얼마인가?

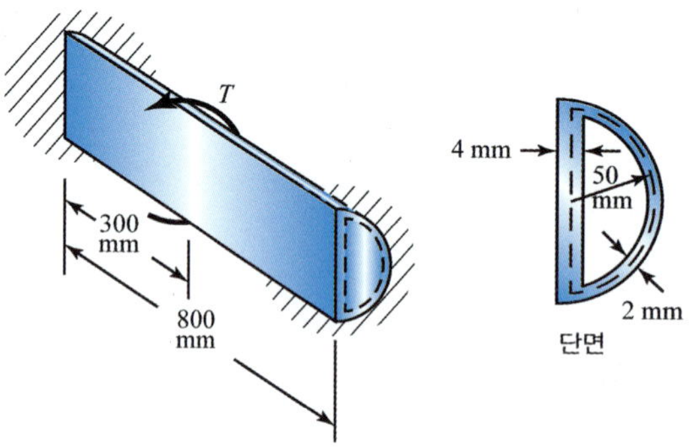

[그림 P4.102]

SECTION 4.7

설계 문제

Design Issues

이 장에서 제시한 결과는 비틀림 하중을 받고 있는 봉 설계에 적용할 수 있다.

4.7.1 단면

4.6절의 두께가 얇은 단면 분석을 제외하고, 비틀림에 대한 연구를 원형 단면을 가진 봉으로 제한했다. 그렇게 제한한 주된 이유는, 다른 단면 모양을 고려하려면 고급 분석 방법, 또는 수치 해, 경험적 정보 등이 필요하기 때문이다. 그러나 이는 설계를 논의하는 데 있어서 심각한 제한사항이 아니다. 그 이유는 정상적인 상황에서 원형 단면이 축 비틀림 하중을 지지하는 봉에 최적이기 때문이다. [그림 4-41]은 동일한 면적의 원형, 타원형, 정사각형 단면을 가진 봉에 가해진 토크로 인해 발생하는 최대 전단응력의 비율을 비교한다.

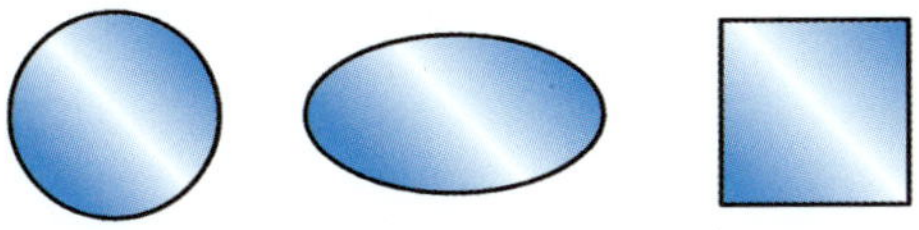

[그림 4-41] 동일 면적의 원형 단면에 대한 최대 전단응력 비

거기에다, 중실 단면보다 중공 원형 단면이 더욱 선호된다. [그림 4-42]에서 토크 T는 중공 및 중실 원형 단면의 봉에 가해진다. 이때 중실 봉solid bar에 걸리는 최대 전단응력은

$$\tau_{\text{solid}} = \frac{TR}{(\pi/2)R^4} \tag{4.29}$$

이고, 중공 봉hollow bar의 최대 전단응력은

$$\tau_{\text{hollow}} = \frac{TR_o}{(\pi/2)(R_o^4 - R_i^4)} \tag{4.30}$$

이다. 두 봉의 단면적이 $\pi R^2 = \pi R_o^2 - \pi R_i^2$으로 동일한 경우, 벽두께를 $t = R_o - R_i$로 표시하면 최대 전단응력의 비율을 다음과 같이 표현할 수 있다.

$$\frac{\tau_{\text{hollow}}}{\tau_{\text{solid}}} = \frac{\left[1+\left(\frac{t}{R}\right)^2\right]\frac{t}{R}}{1+\left(\frac{t}{R}\right)^4}$$

[그림 4-43]에 표시된 이 같은 관계에서 비틀림 하중을 지지하기 위해 중공 봉을 사용하는 것이 분명하다. 주어진 토크에 대해 중공 봉의 최대 전단응력은 동일 단면적(동일 무게)의 중실 봉의 최대 전단응력보다 작다. 주어진 토크에 대한 비틀림각도 중공 봉에서 더 작다.

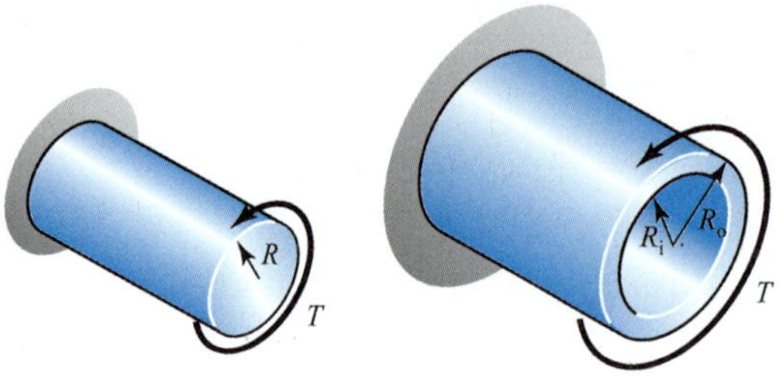

[그림 4-42] 중실 봉과 중공 봉에 동일한 토크 T 적용

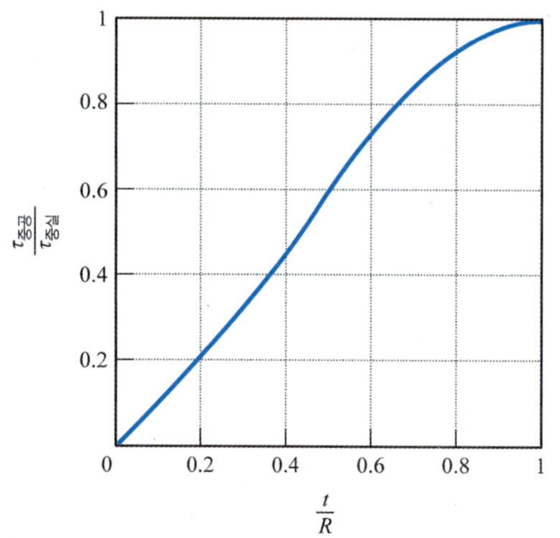

[그림 4-43] 중실 봉과 중공 봉의 최대 응력비

중공 봉의 최대 응력은 두께가 감소함에 따라 계속 감소한다. 그러나 알루미늄 음료수 캔에 토크를 가하는 것처럼 두께를 너무 얇게 제작해서는 안 된다([그림 4-44]). 캔 표면은 주름을 형성하고 기하학적 불안정성으로 인해 좌굴fail된다. 중공 봉이 좌굴되는 경향은 충전재filler를 내부에 넣어 방지할 수도 있다. 이러한 모든 사항을 고려하여, 축 비틀림 하중을 받도록 설계된 봉에는 일반적으로 중공 원형 단면이 사용된다.

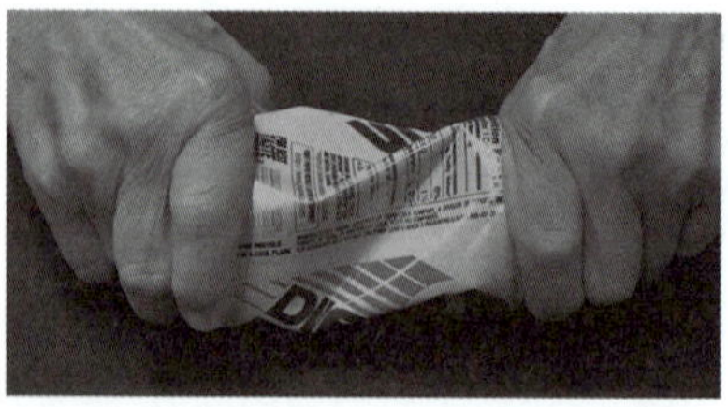

[그림 4-44] 두께가 얇은 봉(여기서는 알루미늄 음료수 캔)에 토크를 가하면 좌굴로 인해 파단이 발생할 수 있다.

4.7.2 허용 응력

비틀림을 받는 원형 봉에서 전단응력이 식 (4.29) 또는 (4.30)에 의해 주어진 값보다 큰 평면이 없으며, 최대 전단응력의 크기는 봉의 외부 표면에서 발생한다. 이러한 봉 설계에 사용할 수 있는 기준은 최대 전단응력의 크기가 전단항복응력shear yield stress τ_{Y} 또는 이 응력의 특정 퍼센트인 **허용전단응력**allowable shear stress τ_{allow}를 초과하지 않도록 하는 것이다. 안전계수factor of safety는 다음과 같이 정의된다.

$$\mathrm{FS} = \frac{\tau_{\mathrm{Y}}}{\tau_{\mathrm{allow}}} \tag{4.31}$$

인장 시험에서 최대 전단응력은 최대 수직응력의 절반이므로, 전단항복응력 τ_{Y}가 $\tau_{\mathrm{Y}} = \frac{1}{2}\sigma_{\mathrm{Y}}$에 의해 인장 시험에서 측정된 수직 항복응력 σ_{Y}의 관점에서 주어진다고 가정한다. 이를 통해 허용전단응력과 〈부록 B〉에 주어진 수직 항복응력 관점에서 안전계수를 표현할 수 있다.

$$\mathrm{FS} = \frac{\sigma_{\mathrm{Y}}}{2\tau_{\mathrm{allow}}} \tag{4.32}$$

파손 기준failure criteria에 대해서는 12장에서 자세히 설명한다. 일반적으로 설계 엔지니어가 보수적으로 큰 안전계수에 대해 균형을 이루어야 하는 제한조건 중 일부는 3.6절에서 설명하였다.

연구문제

1. **비틀림 하중을 견디기 위해 설계된 봉에서 중공 원형 단면hollow circular cross이 유리한 이유는 무엇인가?**
2. **토크를 받는 봉의 중공 원형 단면의 두께가 너무 얇아지면 어떻게 되는가?**
3. **인장 시험에서 측정된 재료의 항복응력 σ_{Y} 측면에서 비틀림을 받는 봉의 안전계수를 정의할 수 있는 이유는 무엇인가?**

예제 4.8 드라이브 샤프트shaft 설계 US unit

회전축이 전달하는 동력(단위시간당 일)은 $P = T\omega$이다. 여기서 T는 축토크, ω는 회전축의 각속도(rad/s)를 의미한다. [그림 4-45]에서 자동차 엔진에 의해 발생되는 최대 토크는 4750 rpm이며, 엔진 출력이 286마력(hp)일 때, 자동차의 구동축을 항복응력 80,000 psi 및 안전계수 FS = 2를 만족하는 강철 재료로 설계하시오(재료가 평형상태라고 가정하여, 구동축이 회전하고 있어도 최대 전단응력을 근사할 수 있다고 가정한다).

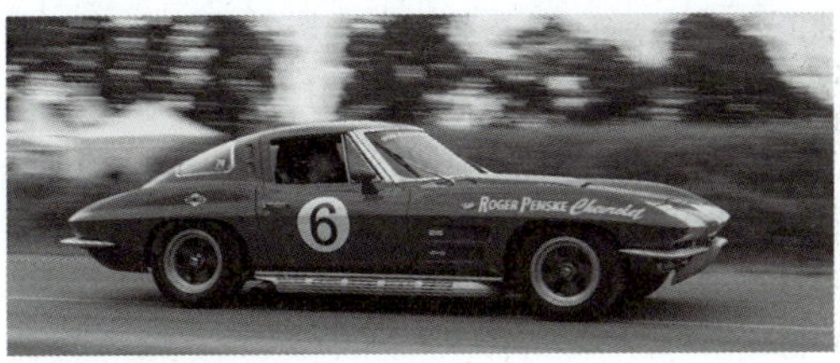

(출처 : iStock by Sjo)

[그림 4-45]

전략

구동축이 전달하는 동력과 각속도를 알면 토크를 결정할 수 있다. 식 (4.32)에서 최대 허용전단응력을 결정한 다음, 식 (4.29) 또는 (4.30)에서 단면의 치수를 결정할 수 있다.

풀이

1마력이 550 ft·lb/s일 때, 다음 식으로 토크 $T=316$ ft·lb$=3790$ in·lb를 얻을 수 있다.

$$P = T\omega :$$

$$(286)(550)\ \text{ft}\cdot\text{lb/s} = T\left[4750\left(\frac{2\pi}{60}\right)\ \text{rad/s}\right]$$

허용 전단응력은 다음과 같다.

$$\tau_{\text{allow}} = \frac{\sigma_{\text{Y}}}{2\text{FS}} = \frac{80{,}000\ \text{psi}}{2(2)} = 20{,}000\ \text{psi}$$

중실 구동축을 사용하는 경우, $\tau_{\text{solid}}=\tau_{\text{allow}}$를 사용해 식 (4.29)에서 축의 반지름 $R=0.494$ in를 얻는다.

$$\tau_{\text{allow}} = \frac{T}{\dfrac{\pi}{2}R^3} :$$

$$20{,}000\ \text{lb/in}^2 = \frac{3790\ \text{in}\cdot\text{lb}}{\dfrac{\pi}{2}R^3}$$

반면에 중공 구동축을 사용하는 경우, 안정성을 위하여 벽두께가 외부반지름의 30%가 되도록 제한을 두기로 한다. 따라서 내부반지름 $R_{\text{i}}=0.7R_{\text{o}}$로 설정하고, $\tau_{\text{hollow}}=\tau_{\text{allow}}$를 사용해 식 (4.30)으로부터 내부 및 외부 반지름 $R_{\text{i}}=0.379$ in, $R_{\text{o}}=0.542$ in를 얻는다.

$$\tau_{\text{allow}} = \frac{TR_{\text{o}}}{\dfrac{\pi}{2}(R_{\text{o}}^4 - R_{\text{i}}^4)} :$$

$$20{,}000\ \text{lb/in}^2 = \frac{(3790\ \text{in}\cdot\text{lb})R_{\text{o}}}{\dfrac{\pi}{2}(R_{\text{o}}^4 - R_{\text{i}}^4)}$$

토론

강철 밀도가 15 slug/ft^{3}임을 고려하면, 중실 구동축의 무게는 2.57 lb/ft이고, 중공 구동축의 무게는 1.58 lb/ft이다. 또한 중공 축의 동적(진동) 특성이 우수함을 보인다.

연습문제 ▶▶▶

4.103 US unit 6061-T6 알루미늄 합금 재료로 구성된 원형 봉이 비틀림 하중 800 N·m를 받고 있을 때, 안전계수 기준 FS = 2를 만족하기 위한 봉의 지름을 구하시오.

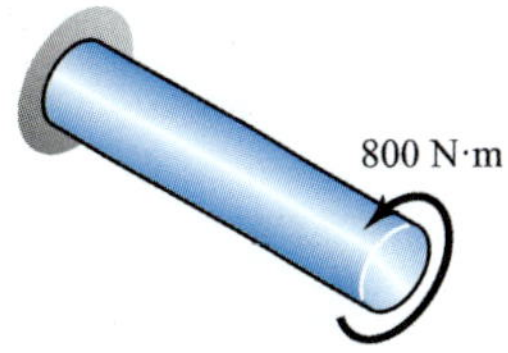

[그림 P4.103]

4.104 비행기 에일러론aileron을 지탱하는 중공 원형 봉의 외부 및 내부지름은 각각 20 mm, 14 mm이다. 토크 520 N·m를 받을 때, 안전계수 4 이상을 만족하기 위해 어떤 재료로 구성되어야 하는가? (〈부록 B〉 참조)

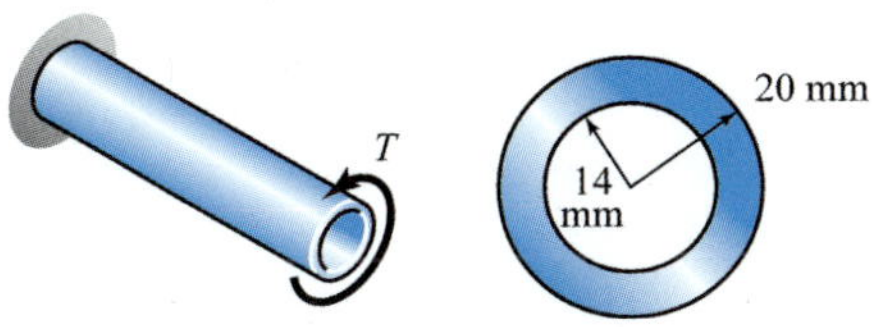

[그림 P4.104]

4.105 US unit 6500 in·lb의 비틀림 하중을 견딜 수 있는 원형 단면을 갖는 중실 봉을 설계한다고 가정하자. 봉은 ASTM-A572 구조용 강(강철)(〈부록 B〉 참조)로 만들어져야 하며, 안전계수는 FS = 1.5를 만족해야 한다. 이 기준에 따르면 봉의 지름은 얼마인가?

4.106 비틀림 하중 1200 N·m를 견딜 수 있는 원형 봉을 제작하고자 한다. 봉의 소재를 정하고, 안전계수 FS = 3을 만족하기 위한 봉의 지름을 구하시오(〈부록 B〉 참조).

4.107 비틀림 하중 1200 N·m를 견딜 수 있는 중공 원형 봉을 제작하고자 한다. 축의 소재를 정하고 안전계수 FS = 3을 만족하기 위한 축의 내부반지름 및 외부반지름을 구하시오(축의 내부반지름은 외부반지름의 절반이다).

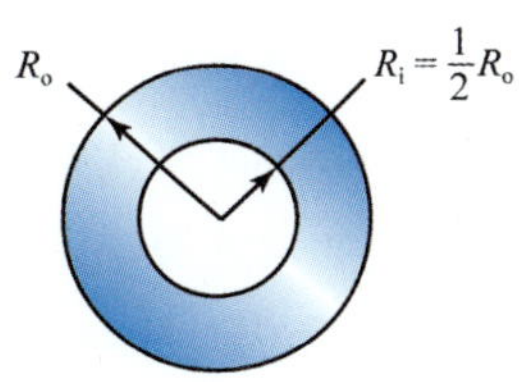

[그림 P4.107]

연습문제 ▶▶▶

4.108 비틀림 하중 8000 in · lb를 견딜 수 있는 원형 봉을 제작하고자 한다. 봉의 소재를 정하고 안전
US unit
계수 FS = 2.5를 만족하기 위한 봉의 지름을 구하시오(〈부록 B〉 참조).

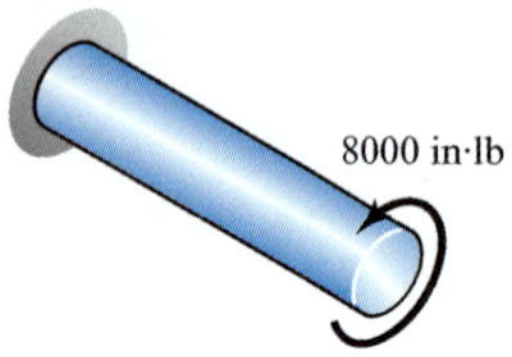

[그림 P4.108]

4.109 비틀림 하중 8000 in · lb를 견딜 수 있는 중공 원형 봉을 제작하고자 한다. 축의 소재를 정하고,
US unit
안전계수 FS = 3을 만족하기 위한 봉의 내부반지름 및 외부반지름을 구하시오(축의 내부반지름은 외부반지름의 60%이다).

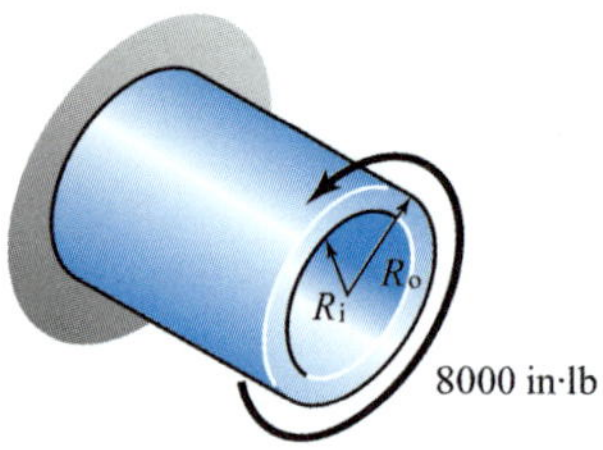

[그림 P4.109]

4.110 터보차저turbocharger가 장착된 후, [예제 4.8]의 자동차 엔진은 320마력일 때 5000 rpm에서
US unit
최대 토크를 가진다. 〈부록 B〉에서 재료를 정하고, 안전계수 FS = 3을 만족하는 자동차용 원형 구동축을 설계하시오.

4.111 Universal 5411 디젤 엔진(11마력)이 장착된 Catalina 30 범선에서 망간 청동 재료로 만들어진
US unit
원형 단면 축 프로펠러 샤프트가 1200 rpm으로 11마력을 전달할 때, 안전계수 FS = 3을 만족하기 위한 지름은 얼마가 되어야 하는가? ([예제 4.8] 참조)

연습문제 ▸▸▸

4.112 수력 발전 장치인 터빈 블레이드를 발전기에 연결하는 원형 단면의 샤프트는 150 rpm에서 160 MW의 전력을 전달한다. 〈부록 B〉에서 재료를 정하고, 안전계수 FS = 2를 만족하도록 샤프트를 설계하시오([예제 4.8] 참조).

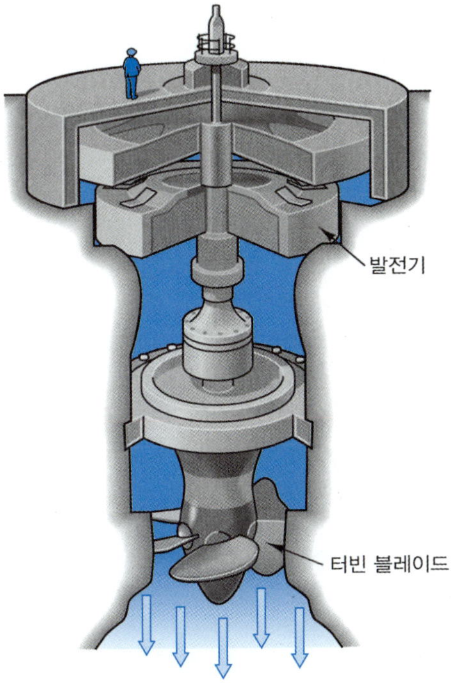

[그림 P4.112]

4.113 풍력 발전기의 프로펠러는 최대 전력일 때, 34 rpm에서 3 MW의 전력을 생산한다. 〈부록 B〉에서 재료를 정하고, 안전계수 FS = 2를 만족하는 원형 단면의 프로펠러 샤프트를 설계하시오(프로펠러 샤프트의 무게로 인한 하중은 고려하지 않는다).

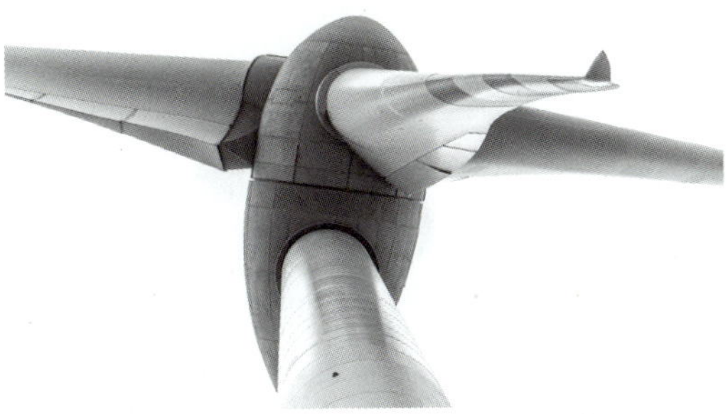

[그림 P4.113 ~ 4.114]

연습문제 ▸▸▸

4.114 풍력 발전기의 중공 축 프로펠러는 최대 전력일 때, 34 rpm에서 3 MW의 전력을 생산한다. 〈부록 B〉에서 재료를 결정하고, 안전계수 FS = 2를 만족하는 중공 원형 프로펠러 샤프트를 설계하시오(프로펠러 샤프트의 내부반지름은 외부반지름의 75%이다)([예제 4.8] 참조).

4.115 두 기어 r_B, r_C의 합은 160 mm이다. A에 적용되는 토크 T_A가 600 N·m일 때 봉 CD에 의해 고정점 D에 토크 200 N·m가 가해진다. 안전계수 FS = 2.5를 만족하기 위한 기어 반지름 r_B, r_C를 구하고, 샤프트 AB와 CD를 설계하시오.

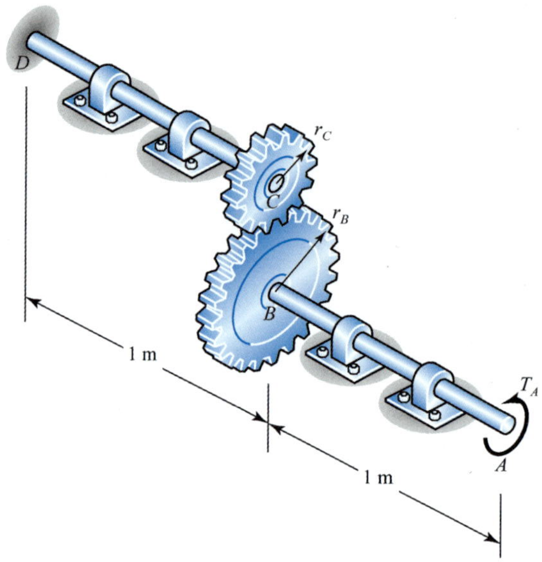

[그림 P4.115]

핵심요약 ▶▶▶

▶ 순수 전단응력

그림 (a)와 같은 정육면체는 순수 전단응력 상태에 있다고 생각할 수 있다. 전단변형률은 전단응력으로 인해 다음과 같이 정의할 수 있다.

$$\gamma = \frac{1}{G}\tau \qquad (4.1)$$

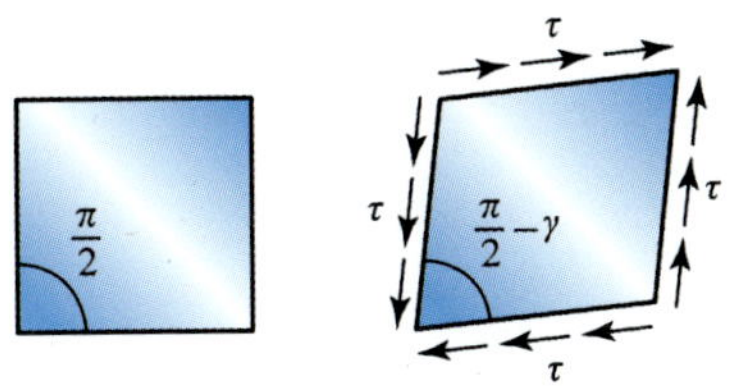

(a)

전단계수 G는 탄성계수 E와 포아송 비 ν로 아래와 같이 주어진다.

$$G = \frac{E}{2(1+\nu)} \qquad (4.2)$$

▶ 경사면에 대한 응력

그림 (b)와 같이 정육면체를 관통하는 평면 P에서의 수직응력 및 전단응력은 다음과 같다.

$$\sigma_\theta = 2\tau \sin\theta \cos\theta \qquad (4.3)$$

$$\tau_\theta = \tau(\cos^2\theta - \sin^2\theta) \qquad (4.4)$$

전단응력이 τ보다 큰 θ 값은 없다. 모든 θ 값에 대해 $\theta = 45°$인 평면에서 최대 인장응력 $\sigma_\theta = \tau$가 발생하고, 최대압축응력은 $\theta = 135°$인 평면에서 발생하며 그 크기는 $\sigma_\theta = -\tau$이다.

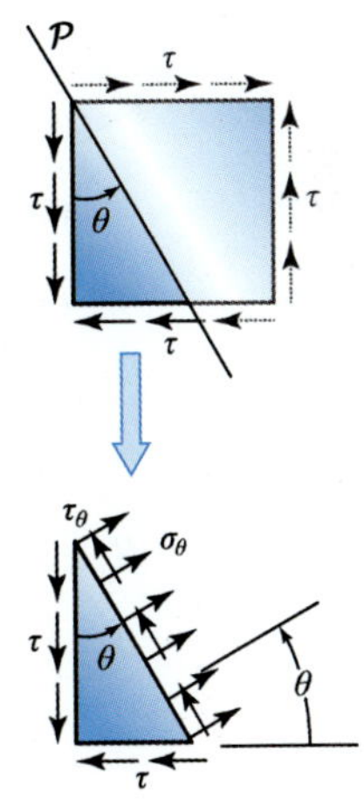

(b)

▶ 균일단면 원형 봉

그림 (c)와 같이 길이 L, 반지름 R인 원형 봉에 작용하는 축토크 T를 고려하면, 봉 끝단의 비틀림각은 다음과 같다.

$$\phi = \frac{TL}{GJ} \qquad (4.7)$$

여기서

$$J=\frac{\pi}{2}R^4 \tag{4.10}$$

이다. J는 축에 대한 봉 단면적의 극관성모멘트이다. 봉축으로부터 거리 r로 표현된 전단응력은 다음과 같다.

$$\tau=\frac{Tr}{J} \tag{4.9}$$

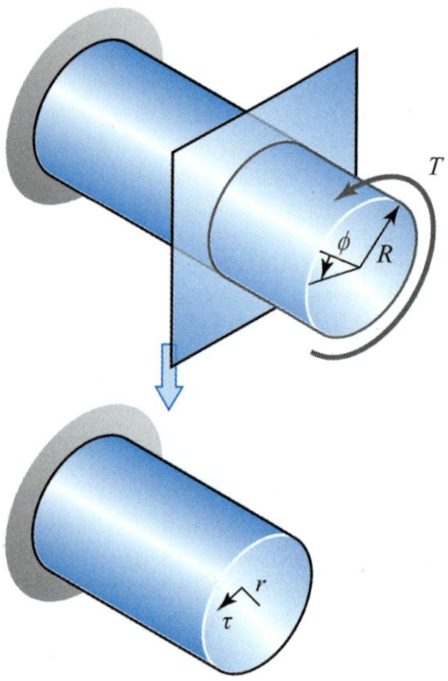

(c)

식 (4.7), (4.9)는 중공 원형 단면 봉에서도 적용되며, 이때의 극관성모멘트 J는 다음과 같이 주어진다.

$$J=\frac{\pi}{2}(R_o^4-R_i^4) \tag{4.11}$$

여기서 R_i, R_o는 각각 봉의 내부반지름, 외부반지름이다.

핵심요약 ▶▶▶

▶ 부정정 문제

비틀림을 받는 봉과 관련된 정적으로 불확정한 문제를 해결하기 위해 세 가지 방식이 문제에 적용된다.

❶ 토크-비틀림각 사이 관계

❷ 비틀림 하중을 받는 봉의 비틀림각에 부과되는 제약 조건

❸ 평형

▶ 점차 변하는 단면을 갖는 봉들

봉에 그림 (d)와 같이 단면의 극관성모멘트가 x 값에 따라 달라지는 함수 $J(x)$ 인 경우, 축 위치 x에서 봉축에 수직인 평면의 응력 분포는 다음과 같이 근사할 수 있다.

$$\tau = \frac{Tr}{J(x)} \quad (4.17)$$

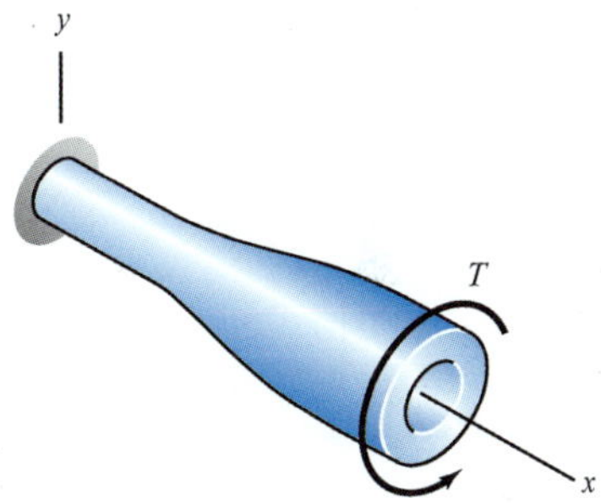

(d)

이때 봉의 비틀림각은 다음과 같다.

$$\phi = \int_0^L \frac{T\,dx}{GJ(x)} \quad (4.18)$$

▶ 분포 비틀림 하중

그림 (e)와 같이 길이가 dx인 각 요소에 대해 축토크가 $c\,dx$가 되도록 정의된 함수 c를 도입해 봉에 작용하는 분포 비틀림 하중을 설명할 수 있다.

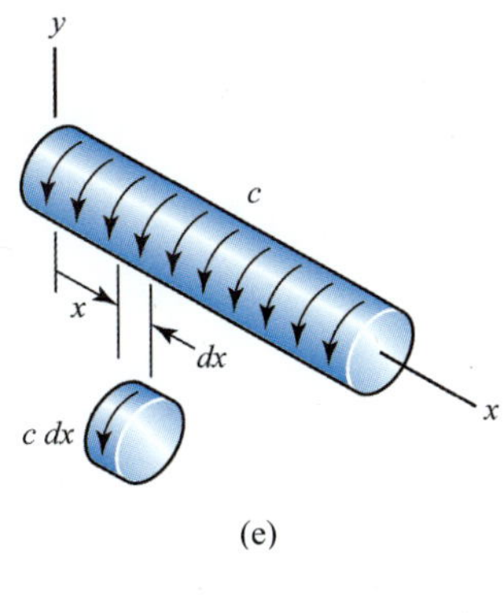

(e)

핵심요약 ▸▸▸

▶ 탄성–완전소성 재료 원형봉의 비틀림

그림 (f)는 전단응력과 전단변형률의 탄성–완전소성 거동이다. 봉의 외부반지름에서 작용하는 전단변형률이 항복응력에 해당하는 γ_Y 값을 초과하지 않으면, 비틀림각 및 전단응력의 분포는 각각 식 (4.7), (4.9)에 의해 주어진다. 전단변형률이 일부 반지름 방향 위치 r_Y에서 항복응력에 해당하는 값을 초과하는 경우, 전단응력 분포는 그림 (g)와 같다. 토크 T와 반지름 방향 위치 r_Y는 다음 방정식을 만족한다.

$$T=\pi\tau_Y R_0^3\left[\frac{2}{3}-\frac{1}{6}\left(\frac{r_Y}{R_0}\right)^3-\frac{1}{2}\left(\frac{R_i}{R_0}\right)^4\frac{R_0}{r_Y}\right] \tag{4.22}$$

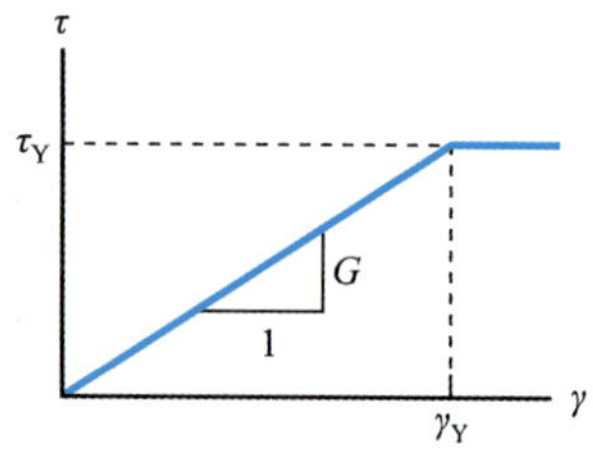

(f)

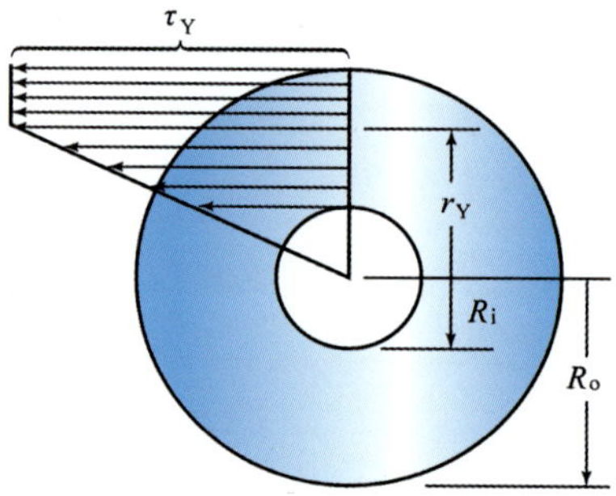

(g)

봉의 최대 허용 토크는 식 (4.22)에서 $r_Y=R_i$를 대입하여 계산할 수 있다. 이때 봉의 비틀림각은 다음과 같다.

$$\phi=\frac{\gamma_Y L}{r_Y}=\frac{\tau_Y L}{r_Y G} \tag{4.23}$$

▶ 두께가 얇은 튜브의 비틀림

그림 (h)와 같이 두께 t가 튜브의 측면 치수에 비해 작은 균일단면 튜브를 고려해보자. f의 양을 전단흐름이라고 할 때, 다음과 같이 정의된다.

$$f=\tau t=\frac{T}{2A} \tag{4.26}$$

여기서 A는 그림 (i)와 같은 튜브의 단면적이다. 튜브의 비틀림각은 다음과 같다.

$$\phi=\frac{TL}{4A^2G}\int_s\frac{ds}{t} \tag{4.28}$$

이때 s는 기준점을 기준으로 두께 둘레를 따라 거리를 측정한다.

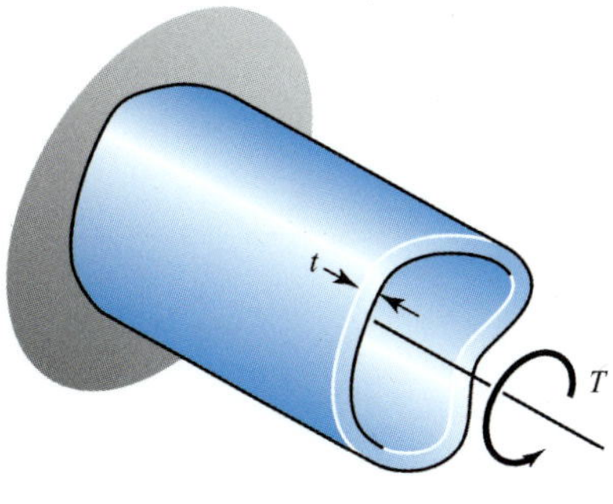

(h)

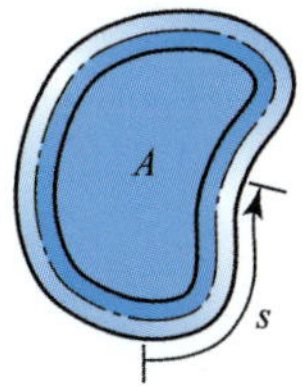

(i)

▶ 설계 문제

비틀림을 받는 원형 봉 설계에서 사용할 수 있는 기준은 최대 전단응력의 크기가 전단항복응력 τ_Y 또는 이 응력의 특정 퍼센트인 허용전단응력 τ_{allow}를 초과하지 않도록 하는 것이다. 안전계수는 다음과 같이 정의된다.

$$FS = \frac{\tau_Y}{\tau_{allow}} \tag{4.31}$$

인장 시험에서 최대 전단응력은 최대 수직응력의 절반이므로, 전단항복응력 τ_Y가 $\tau_Y = \frac{1}{2}\sigma_Y$에 의해 인장 시험에서 측정된 수직 항복응력 σ_Y의 관점에서 주어진다고 가정한다. 이를 통해 허용전단응력과 [부록 B]에 주어진 수직 항복응력 관점에서 안전계수를 표현할 수 있다.

$$FS = \frac{\sigma_Y}{2\tau_{allow}} \tag{4.32}$$

복습문제 ▸▸▸

4.116 US unit 길이가 12 in이고 지름이 1 in인 원형 단면을 갖는 원형 단면 축이 있다. 탄성 특성을 획득하기 위한 시험에서 113 kip 축하중을 받게 된다. 하중을 가한 후, 봉의 길이와 지름이 각각 12.054 in, 0.9986 in로 변화되었을 때 재료의 전단계수는 얼마인가?

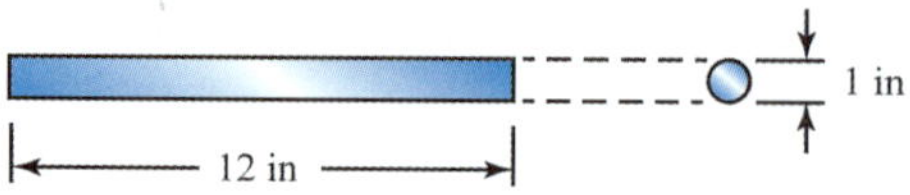

[그림 P4.116]

4.117 US unit 정육면체 재료는 순수 전단응력 τ를 받고 있다. 평면 P의 수직응력이 -20 ksi일 때, τ의 크기는 얼마인가?

4.118 US unit 전단계수 $G=4\text{E}6$ psi인 정육면체 재료가 순수 전단응력 τ를 받고 있다. 평면 P의 수직 응력이 -12 ksi일 때, 정육면체의 전단변형률은 얼마인가?

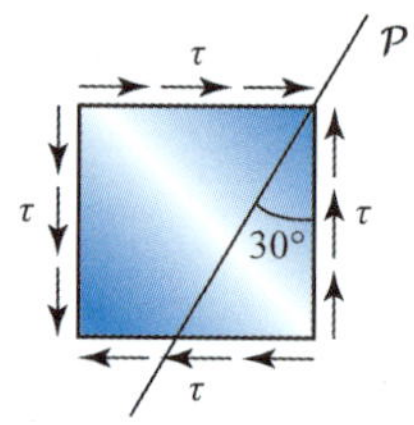

[그림 P4.117 ~ 4.118]

4.119 그림은 프로펠러 샤프트 단면의 일부이다. 엔진이 샤프트에 작용하는 토크가 2200 N·m일 때, 샤프트의 최대 전단응력은 얼마인가?

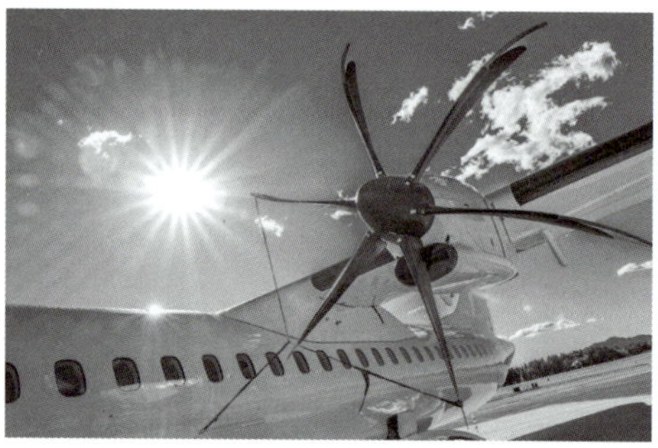

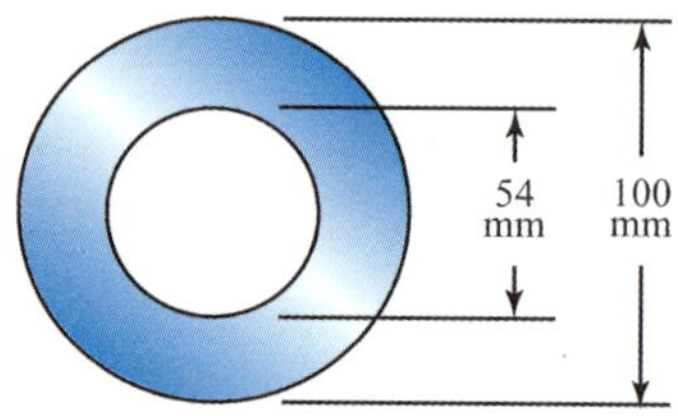

(출처 : iStock by vm)

[그림 P4.119 ~ 4.120]

4.120 전단계수 $G=220$ GPa인 재료로 구성된 프로펠러 샤프트는 엔진에 의해 2200 N·m의 토크를 받고 있다. 샤프트의 길이가 0.6 m일 때, 비틀림각은 얼마인가?

복습문제

4.121 전단계수가 $G=80$ GPa인 봉은 지름과 길이가 서로 다른 세 부분로 구성된다. 부분 AB와 CD는 지름이 25 mm이고 $L_{AB}=L_{BC}=200$ mm이며, 부분 BC는 지름이 50 mm이고 $L_{CD}=240$ mm이다. 토크 $T=2.2$ kN·m가 작용할 때, 축 D에서 비틀림각의 크기는 몇 도(°)인가?

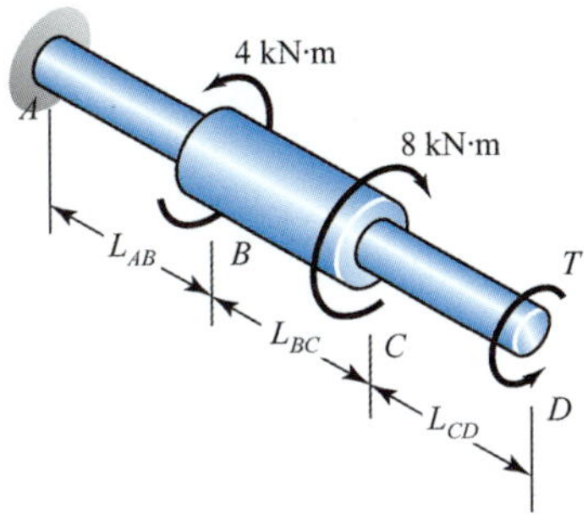

[그림 P4.121 ~ 4.122]

4.122 전단계수가 $G=80$ GPa인 봉은 지름과 길이가 서로 다른 세 부분로 구성된다. 부분 AB와 CD는 지름이 25 mm이고 $L_{AB}=L_{BC}=200$ mm이며, 부분 BC는 지름이 50 mm이고 $L_{CD}=240$ mm이다. 그림의 오른쪽 끝단 D에서 비틀림각이 0이 될 때 토크 T의 크기는 얼마인가?

4.123 그림에서 반지름 $R=200$ mm인 봉축에 평행하고 수직인 면을 갖는 직사각형 미소요소를 고려할 때, 평면 P에 대한 수직응력 및 전단응력의 크기는 얼마인가?

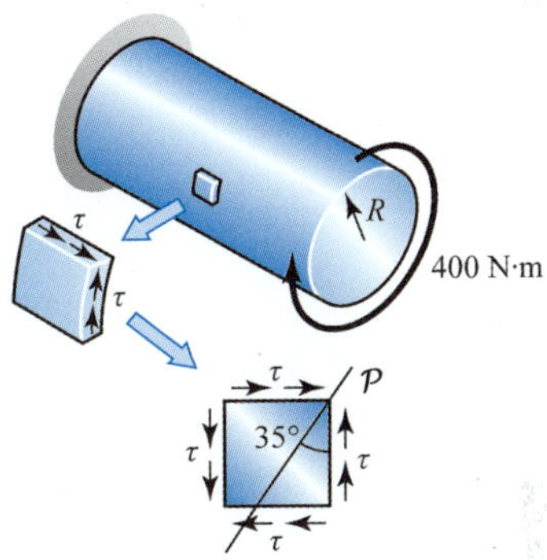

[그림 P4.123]

4.124 그림에서 반지름 $R=200$ mm인 봉축에 평행하고 수직인 면을 갖는 직사각형 미소요소를 고려할 때, 평면 P에 대한 수직응력 및 전단응력의 크기는 얼마인가?

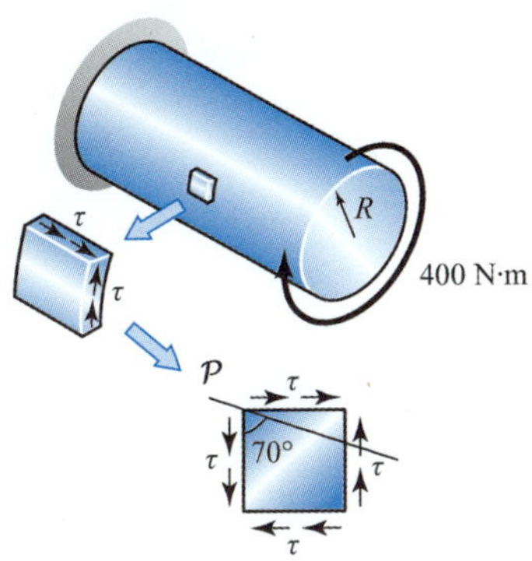

[그림 P4.124]

4.125 US unit 원형 봉의 AB 부분은 중실 단면이고 BC 부분은 중공 단면이며 양 끝단이 고정되어 있다. B에서 축토크 150 in·kip가 작용할 때, A와 C에서 벽에 의해 가해지는 토크의 크기는 얼마인가?

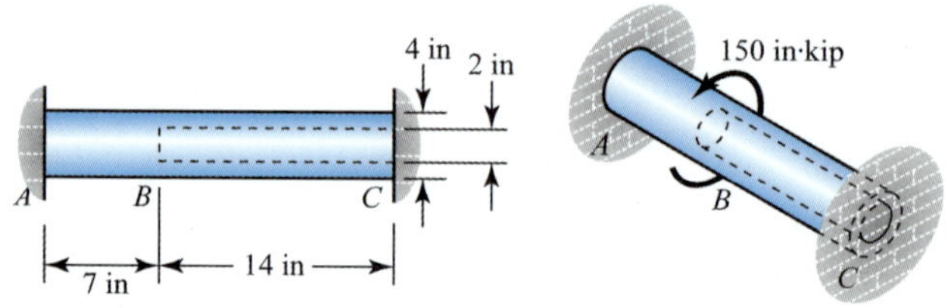

[그림 P4.125 ~ 4.127]

4.126 US unit 원형 봉의 AB 부분은 중실 단면이고 BC 부분은 중공 단면이며 양 끝단이 고정되어 있다. B에서 축토크 150 in·kip가 작용할 때, AB, BC 부분에서의 최대 전단응력을 구하시오.

4.127* US unit 원형 봉의 AB 부분은 중실 단면이고 BC 부분은 중공 단면이며 양 끝단이 고정되어 있다. B에서 축토크 150 in·kip가 작용하며, 최대 허용전단응력은 10 ksi이다. 봉 무게를 줄이고 B의 내부반지름을 증가시킬 때, 내부반지름의 최댓값은 얼마인가?

4.128 지름이 20 mm인 알루미늄 합금으로 이루어진 원형 단면 축이 있다. 이때 전단계수는 28 GPa이다. 봉에 균일한 토크가 분포하고 있을 때, 최대 전단응력의 크기는 얼마인가?

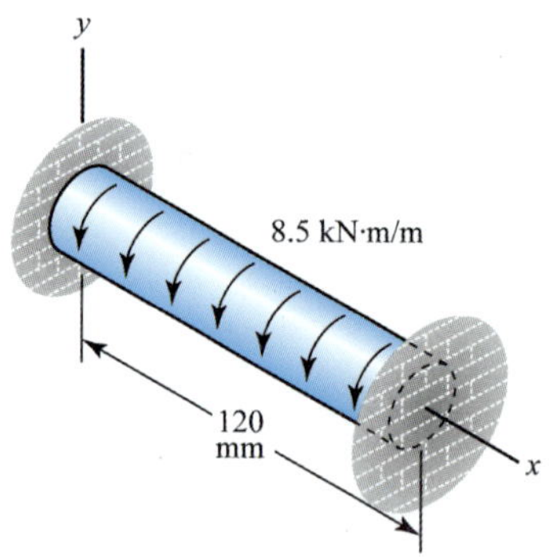

[그림 P4.128 ~ 4.129]

4.129 지름이 20 mm인 알루미늄 합금으로 이루어진 원형 단면 축이 있다. 이때 전단계수는 28 GPa이다. 끝단으로부터 $x = 60$ mm인 지점에서 고정점에 의한 봉의 비틀림각(°)은 얼마인가?

CHAPTER

5

보의 내력과 모멘트

Internal Forces and Moments in Beams

보beam는 가느다란 구조 부재이다. 보는 가장 일반적인 구조 요소로서 자동차, 항공기, 건물의 지지 구조물을 구성한다. 이 장에서는 내력과 모멘트를 분석하여 보에서 응력 및 변형률의 상태를 구할 것이다.

SECTION 5.1

축력, 전단력, 굽힘모멘트

Axial Force, Shear Force, and Bending Moment

[그림 5-1]의 외부 하중과 반력들을 받는 임의의 보[1]에 대해 생각해보자. 보의 내부에 존재하는 내력과 모멘트를 구하기 위해, [그림 5-2(a)]에서 보의 축에 수직인 평면으로 절단하고 그 일부를 분리한다. 분리된 이 부분이 보의 다른 부분과 연결되는 평면에 힘과 모멘트의 영향을 받지 않는다면 평형상태에 있을 수 없다. 우리는 정역학에서, 힘과 모멘트의 모든 시스템은 주어진 지점에서 작용하는 힘과 우력couple으로 구성된 평형상태 시스템으로 표현될 수 있음을 배웠다. 보에 대한 외부 하중과 반력 시스템이 2차원인 경우라면, 내력과 모멘트를 [그림 5-2(b)]와 같은 등가시스템에서 우력과 힘의 두 가지 성분으로 나타낼 수 있다. **축력**axial force P는 보의 축에 평행하다. 보의 축에 수직인 힘 성분 V는 **전단력**shear force이라 하고, 우력 M은 **굽힘모멘트**bending moment라 한다.

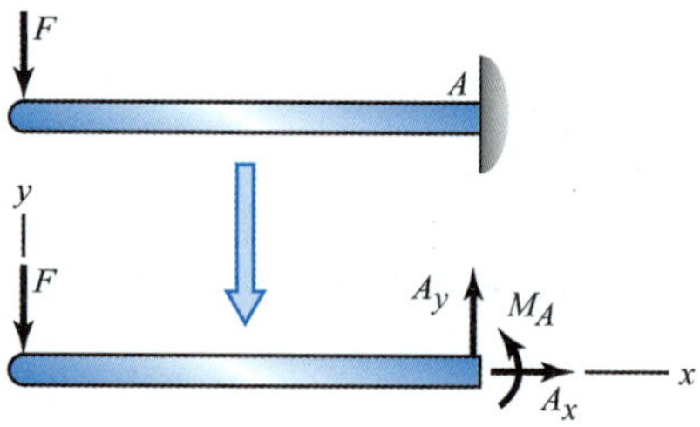

[그림 5-1] 하중과 반력의 영향을 받는 보

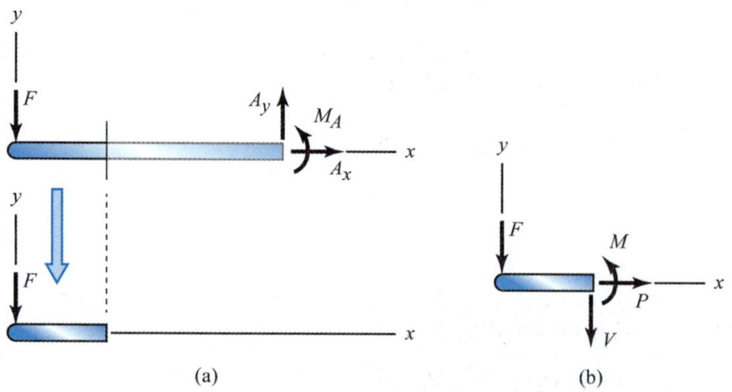

[그림 5-2] (a) 보의 일부분 (b) 축력, 전단력, 굽힘모멘트

[그림 5-2(b)]에 보이는 축력, 전단력, 굽힘모멘트의 방향을 양의 방향으로 정의한다. 양의 축력

1 보(빔, beam)라는 용어는, 어원적으로 현대식 영어가 된 게르만 어로 구조적 부재 또는 나무(tree)를 의미한다. 건물과 선박 제조에 사용되는 보가 나무를 깎아서 만들어지는 데서 유래했다. 이 용어는 현대 독일어로 여전히 나무를 의미하는 바움(baum)이다.

P는 보에 인장력을 가한다는 것이다. 양의 전단력 V는 [그림 5-3(a)]와 같이 보의 수직축을 시계방향으로 회전시키는 경향이 있다. 굽힘모멘트는 [그림 5-3(b)]와 같이 보를 양의 y축 방향으로 휘어지게 할 때 양으로 정의된다.

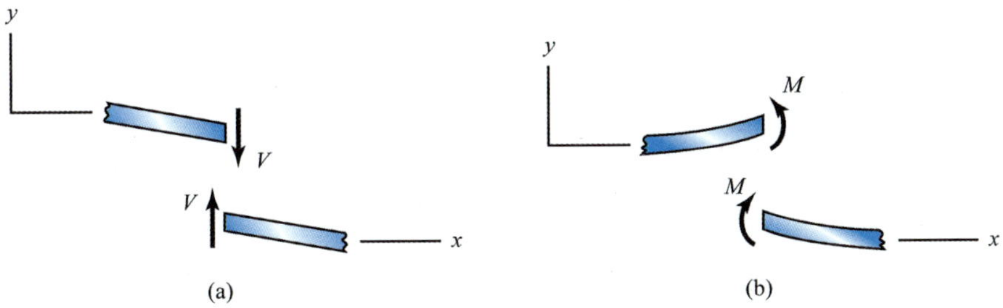

[그림 5-3] (a) 양의 전단력은 보의 축을 시계방향으로 회전시키는 경향을 의미한다.
(b) 양의 굽힘모멘트는 보의 축을 양의 y축 방향으로 구부리는 경향이 있다.

6장과 9장에서, 보의 내력과 모멘트에 대한 지식은 주어진 하중으로 인한 응력과 변형의 상태를 평가하는 데 필수적임을 알았다. 보의 특정 단면에서 내력과 모멘트를 찾으려면 일반적으로 다음과 같은 세 단계가 필요하다.

❶ 전체 보의 자유물체도free-body diagram를 그림으로 나타내고 지지 반력을 구한다.

❷ 내력과 모멘트를 구할 보를 절단하고, 절단된 부분 중 하나의 자유물체도를 그린다. 이렇게 자유물체도로 그린 부분 중 가장 간단하게 나타낸 부분을 선택한다. 절단한 부분이 분포하중으로 나뉜다면, **자유물체도를 얻을 때까지** 등가 힘으로 분포하중을 표현하지 말아야 한다.

❸ 평형방정식을 사용하여 P, V, M을 구한다.

연구문제

1. 축력, 전단력, 굽힘모멘트는 무엇인가?
2. 축력, 전단력, 굽힘모멘트의 양의 방향에 대해 확립된 정의는 무엇인가?

예제 5.1 주어진 단면에서 P, V, M의 결정

[그림 5-4]의 보에 대해 점 C에서의 내력과 모멘트를 구하시오.

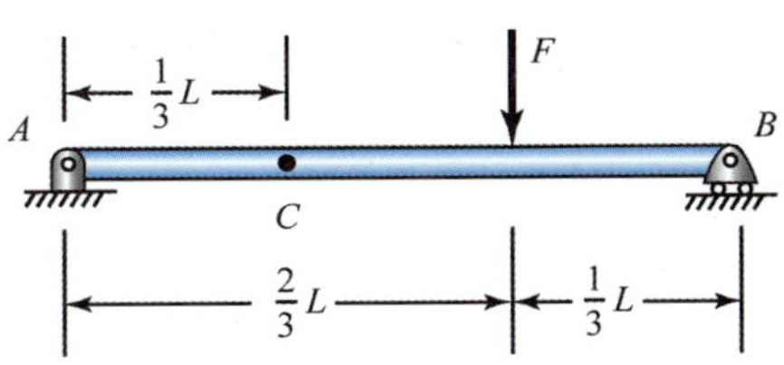

[그림 5-4]

전략

지지점에 의해 보에 가해지는 반력을 구해야 한다. 그런 다음 점 C에서 단면으로 보를 절단하여 자유물체도를 구하고, 내력과 모멘트를 구하기 위해 평형상태를 이용한다.

풀이

외력과 모멘트 결정 첫 번째 단계는 전체 보의 자유물체도를 그림으로 나타내고, 지지점에서의 반력을 구한다. 이 단계의 결과를 그림 (a)에 간단하게 나타내었다.

보의 일부에 대한 자유물체도를 그림으로 나타냄 그림 (a)의 점 C에서 보를 절단하고 왼쪽 부분의 자유물체도를 그림으로 나타낸다. 이 그림에는 그림 (b)와 같이 확정된 양의 방향으로 내력과 모멘트 P_C, V_C, M_C를 포함한다.

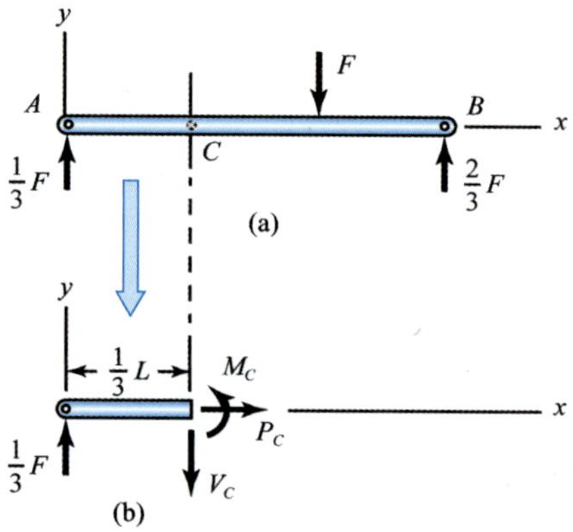

(a) 보의 자유물체도

(b) 점 C를 지나는 평면의 왼쪽 보 부분에 대한 자유물체도

평형방정식의 적용 다음과 같은 평형방정식으로부터

$$\sum F_x = P_C = 0$$

$$\sum F_y = \frac{1}{3}F - V_C = 0$$

$$\sum M_{\text{점 } C} = M_C - \left(\frac{1}{3}L\right)\left(\frac{1}{3}F\right) = 0$$

$P_C = 0$, $V_C = \dfrac{F}{3}$, $M_C = \dfrac{LF}{9}$를 얻는다.

토론

점 C의 오른쪽 부분의 자유물체도로부터 구한 이들 결과를 그림 (c)에서 확인할 수 있다. 이들 평형방정식은 다음 식으로 정의된다.

$$\sum F_x = -P_C = 0$$

$$\sum F_y = V_C - F + \frac{2}{3}F = 0$$

$$\sum M_{\text{점 } C} = -M_C - \left(\frac{1}{3}L\right)F + \left(\frac{2}{3}L\right)\left(\frac{2}{3}F\right) = 0$$

여기서 $P_C = 0$, $V_C = \dfrac{F}{3}$, $M_C = \dfrac{LF}{9}$를 얻는다.

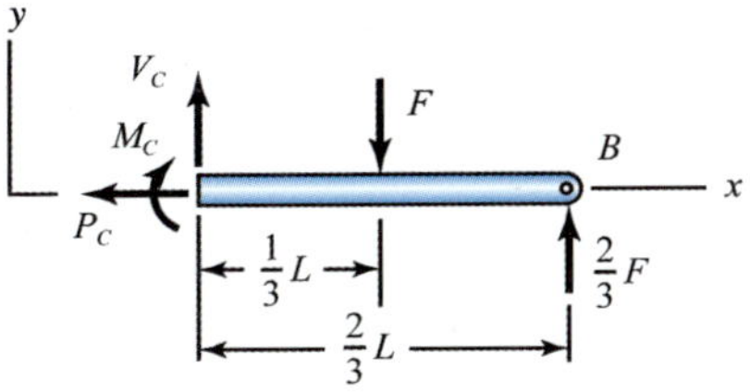

(c)

(c) 점 C를 지나는 평면의 오른쪽 보 부분에 대한 자유물체도

예제 5.2 주어진 단면에서 P, V, M의 결정

[그림 5-5]의 보에 대해 B와 C에서의 내력과 모멘트를 구하시오.

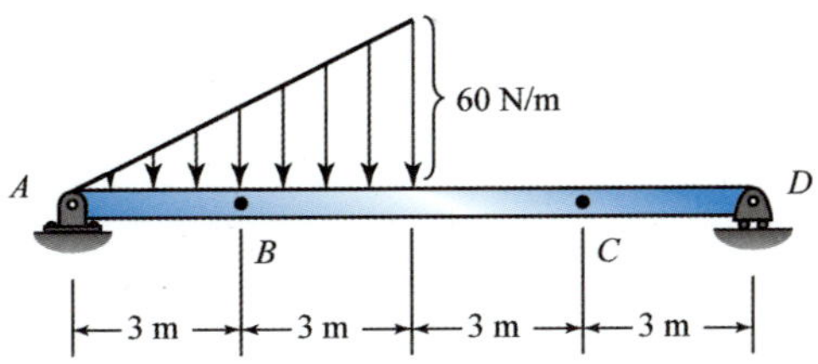

[그림 5-5]

전략

우선 지지점에서의 반력을 구해야 한다. B에서 보를 절단하고 평형상태를 이용하여 B에서의 내력과 모멘트를 구할 수 있다. 그런 후, C에 대해서도 동일한 순서를 적용할 수 있다.

풀이

외력과 모멘트 결정 보의 자유물체도를 그리고, 그림 (a)와 같이 등가 힘equivalent force으로, 분포된 하중을 표현한다. 여기서의 평형방정식은 다음과 같다.

$$\sum F_x = A_x = 0$$

$$\sum F_y = A_y - 180\,\text{N} + D = 0$$

$$\sum M_{\text{점}\,A} = (12\,\text{m})D - (4\,\text{m})(180\,\text{N}) = 0$$

이를 계산하면, $A_x = 0$, $A_y = 120\,\text{N}$, $D = 60\,\text{N}$이다.

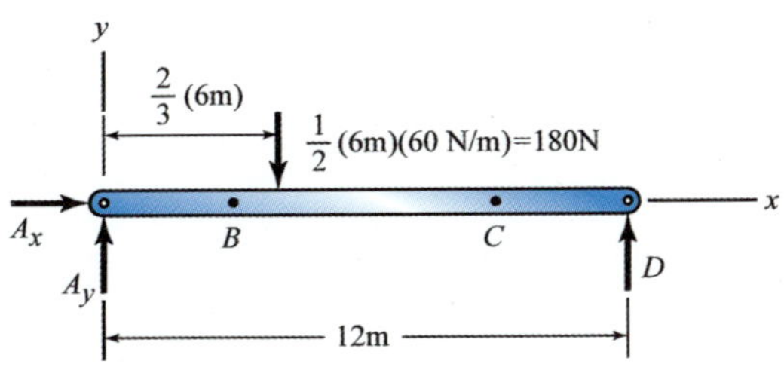

(a) 등가 힘으로 표현되는 분포하중을 갖는 전체 보의 자유물체도

보의 일부에 대한 자유물체도를 그림으로 나타냄 B에서 보를 절단하여 그림 (b)와 같이 자유물체도를 표현한다. 점 B가 삼각형 분포하중의 중간 지점이기 때문에, B에서 분포된 하중 값은 30 N/m이다. 등가 힘으로 그림

(b)에 분포된 하중을 표시함으로써, 그림 (c)와 같은 자유물체도를 얻을 수 있다. 평형방정식은 다음과 같이 정리할 수 있다.

$$\sum F_x = P_B = 0$$

$$\sum F_y = 120\text{ N} - 45\text{ N} - V_B = 0$$

$$\sum M_{\text{점 } B} = M_B + (1\text{ m})(45\text{ N}) - (3\text{ m})(120\text{ N}) = 0$$

이를 계산하면, $P_B = 0$, $V_B = 75\text{ N}$, $M_B = 315\text{ N}\cdot\text{m}$ 이다.

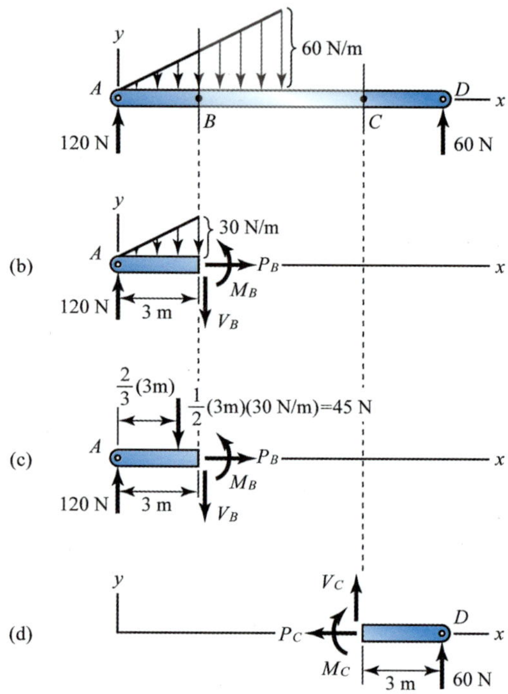

(b), (c) 점 B의 왼쪽 보에 대한 자유물체도
(d) 점 C의 오른쪽 보에 대한 자유물체도

C에서 내력과 모멘트를 구하기 위해, C의 오른쪽 보를 분리하여 그림 (d)와 같이 가장 단순한 자유물체도를 표현한다. 평형방정식은 다음과 같이 정리할 수 있다.

$$\sum F_x = -P_C = 0$$

$$\sum F_y = V_C + 60\text{ N} = 0$$

$$\sum M_{\text{점 } C} = -M_C + (3\text{ m})(60\text{ N}) = 0$$

이를 계산하면, $P_C = 0$, $V_C = -60\text{ N}$, $M_C = 180\text{ N}\cdot\text{m}$ 이다.

토론

그림 (a)의 B에서 절단한 자유물체도에서 B에 존재하는 내력과 모멘트를 구하고자 한다면, **정확한 결과값을 얻지 못한다**(B에서 왼쪽 보에 대한 자유물체도의 결과값들은 $P_B = 0$, $V_B = 120\text{ N}$, $M_B = 360\text{ N}\cdot\text{m}$가 됨을 확인할 수 있다). 그 이유는, 분포된 하중의 영향을 자유물체도에서 제대로 설명하지 않았기 때문이다. 보의 일부에 대한 자유물체도를 찾은 후에 등가 힘에 의한 분포하중을 표시해야 한다.

연습문제 ▸▸▸

5.1 (a) 보를 지지점으로부터 분리하여 보의 자유물체도를 그리시오.

(b) 지지점에서 반력을 구하시오.

(c) 점 C의 왼쪽 보에 대한 자유물체도를 그리고, C에서의 내력과 모멘트를 구하시오.

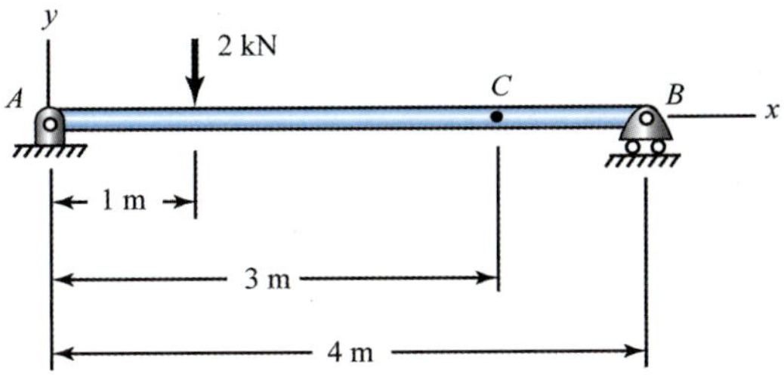

[그림 P5.1～5.2]

5.2 점 C의 오른쪽 보에 대한 자유물체도를 그리고, C에서의 내력과 모멘트를 구하시오.

5.3 (a) 보를 지지점로부터 분리하여 자유물체도를 그리시오.

(b) 지지점에서 반력을 구하시오.

(c) 점 B의 왼쪽 보에 대한 자유물체도를 그리고, B에서의 내력과 모멘트를 구하시오.

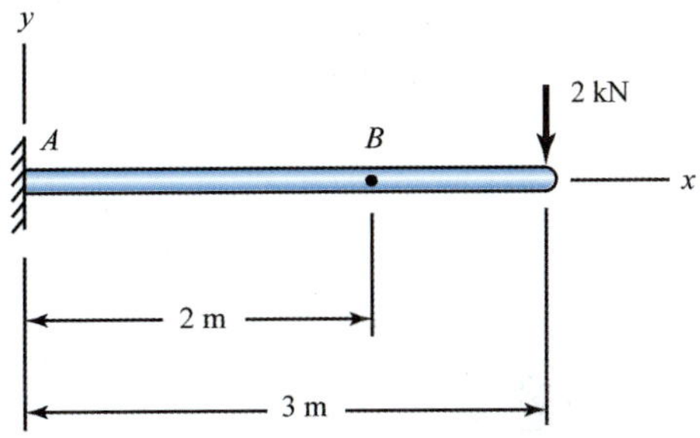

[그림 P5.3～5.4]

5.4 점 B의 오른쪽 보에 대한 자유물체도를 그리고, B에서의 내력과 모멘트를 구하시오.

5.5 점 B에서 다음 경우에 대해 내력과 모멘트를 구하시오.

(a) $x = 250$ mm인 경우 (b) $x = 750$ mm인 경우

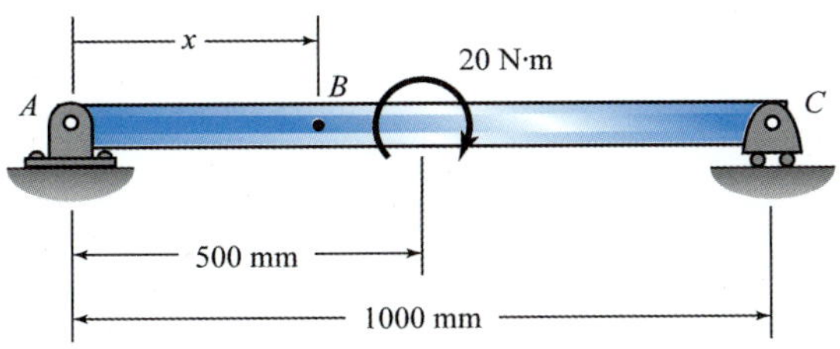

[그림 P5.5]

5.6 (a) 보를 지지점으로부터 분리하여 자유물체도를 그리시오.

(b) 지지점에서 반력을 구하시오.

(c) 점 C의 왼쪽 보에 대한 자유물체도를 그리고, C에서의 내력과 모멘트를 구하시오.

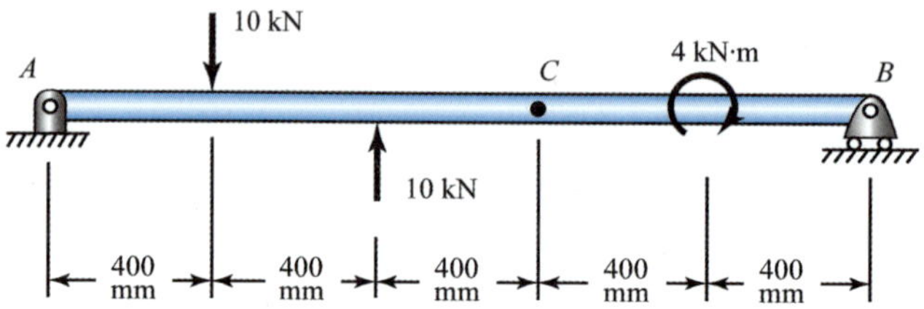

[그림 P5.6 ~ 5.7]

5.7 점 C의 오른쪽 보에 대한 자유물체도를 그리고, C에서의 내력과 모멘트를 구하시오.

5.8 각 하중에 대해 점 A에서의 내력과 모멘트를 구하시오.

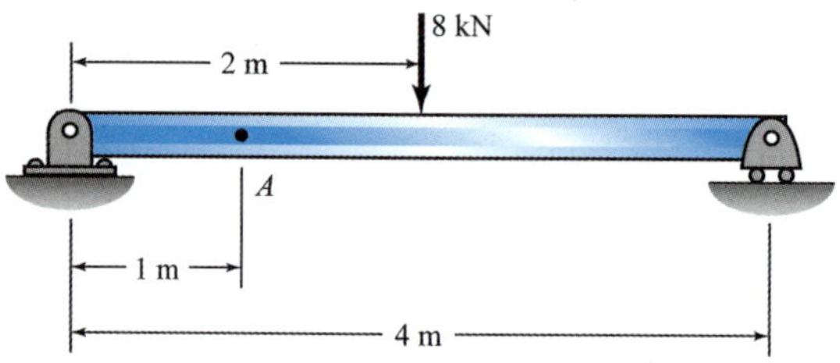

(a)

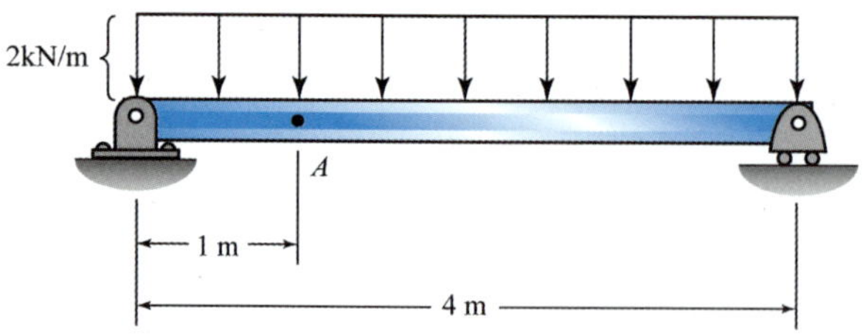

(b)

[그림 P5.8]

연습문제 ▸▸▸

5.9 US unit 사다리 가로대를 단순지지(핀 지지) 보로 설계하여 사람의 신발이 가하는 200 lb 하중이 균일하게 분포되어 있다고 가정한다. 점 A에서의 내력과 모멘트를 구하시오.

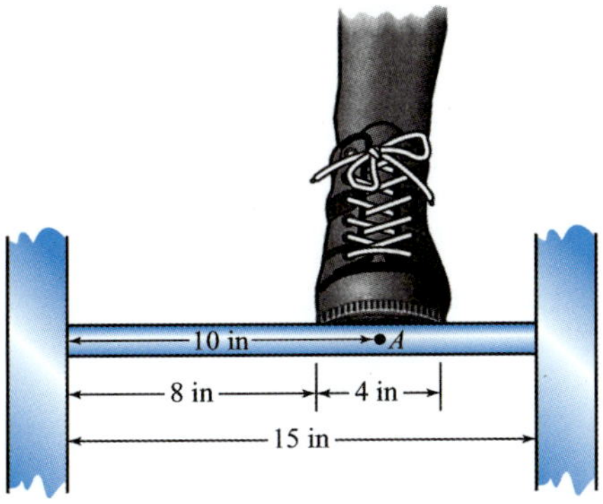

[그림 P5.9 ~ 5.10]

5.10 US unit 사다리 가로대를 단순지지(핀으로 지지된) 보로 설계하여 사람의 신발이 가하는 200 lb 하중이 균일하게 분포되어 있다고 가정한다. 이 사람이 밟고 있는 A부터 가로대의 왼쪽 가장자리까지의 거리가 8 in가 되도록 할 때, 점 A에서의 내력과 모멘트를 구하시오.

5.11 점 A에서의 내력과 모멘트가 다음과 같이 주어졌다. 이를 증명하시오.

$$P_A = 0,\ V_A = \left(\frac{L}{6} - \frac{L^2}{2L}\right)w_0,$$

$$M_A = \left(\frac{bL}{6} - \frac{b^3}{6L}\right)w_0$$

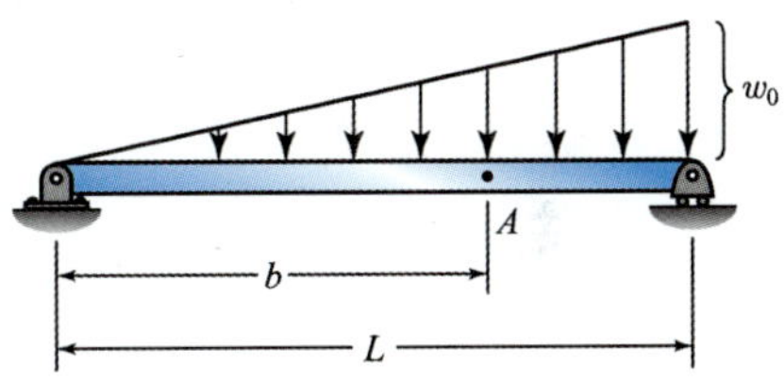

[그림 P5.11]

5.12 US unit $x = 3$ ft일 때, 점 A에서의 내력과 모멘트를 구하시오.

5.13 US unit $x = 9$ ft일 때, 점 A에서의 내력과 모멘트를 구하시오.

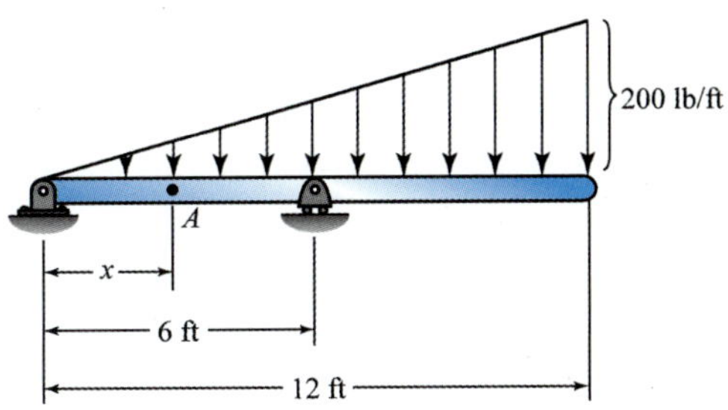

[그림 P5.12 ~ 5.13]

연습문제 ▶▶▶

5.14 점 A에서의 내력과 모멘트를 구하시오.

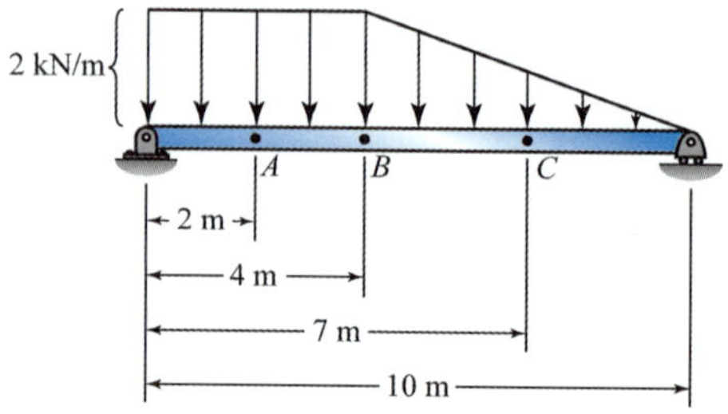

[그림 P5.14 ~ 5.16]

5.15 점 B에서의 내력과 모멘트를 구하시오.

5.16 점 C에서의 내력과 모멘트를 구하시오.

5.17 프레임의 수평 부재의 점 A에서의 내력과 모멘트를 구하시오.

5.18 프레임의 수평 부재의 점 B에서의 내력과 모멘트를 구하시오.

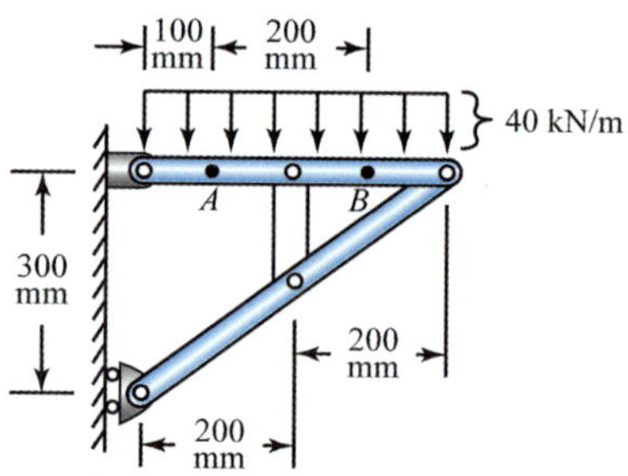

[그림 P5.17 ~ 5.18]

5.19 프레임의 점 A에서의 내력과 모멘트를 구하시오.

5.20 프레임의 점 B에서의 내력과 모멘트를 구하시오.

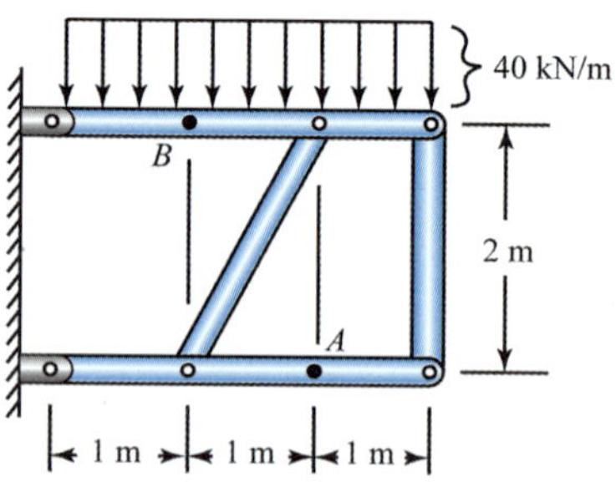

[그림 P5.19 ~ 5.20]

SECTION 5.2 전단력 선도와 굽힘모멘트 선도

Shear Force and Bending Moment Diagrams

보가 주어진 하중 세트를 지지하는지 여부를 구하기 위해, 구조 설계자는 보 전반에 걸친 응력 상태를 알아야 한다. 응력 상태를 계산하려면, 보의 전체 길이 전체에 걸쳐 내력과 모멘트가 결정되어야 한다. 이 절에서는 보의 축에 따른 위치 함수로서 P, V, M 값들을 어떻게 구할 수 있고, 또 전단력 선도shear force diagram와 굽힘모멘트 선도bending moment diagram는 무엇인지 소개한다.

[그림 5-6(a)]의 단순지지보를 고려해보자. 내력과 모멘트를 구하기 위해 특정 단면에서 이 보를 절단하는 대신, [그림 5-6(b)]와 같이 A와 B 사이 임의의 위치 x에서 절단한다. 평형방정식을 이 자유물체도에 적용하면 다음 식으로 정리할 수 있다.

$$\left.\begin{aligned} P &= 0 \\ V &= \frac{1}{3}F \\ M &= \frac{1}{3}Fx \end{aligned}\right\} 0 < x < \frac{2}{3}L$$

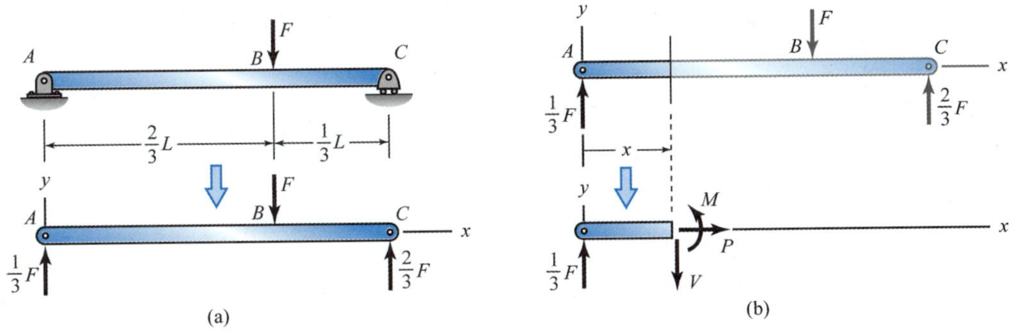

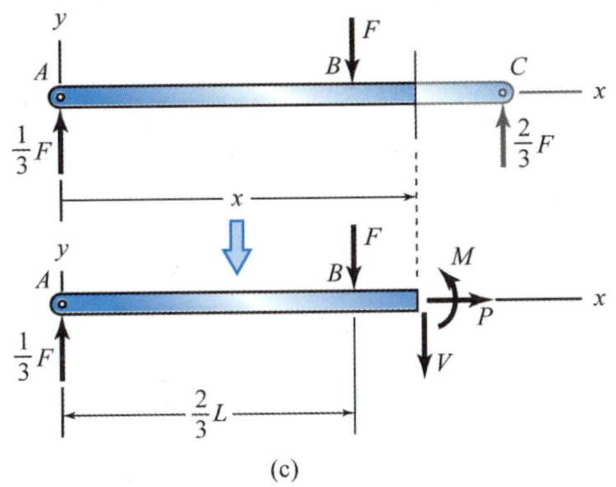

[그림 5-6] (a) 힘 F와 자유물체도에 의해 하중을 받는 보
(b) A와 B 사이 임의의 위치에서 보 절단
(c) B와 C 사이 임의의 위치에서 보 절단

$\frac{2}{3}L$보다 큰 x 값에 대한 내력과 모멘트를 구하려면, [그림 5-6(c)]와 같이 B와 C 사이에 존재하는 임의의 위치 x에서 보를 절단하여 자유물체도를 확인한다. 이 결과는 다음과 같다.

$$\left.\begin{aligned} P &= 0 \\ V &= -\frac{2}{3}F \\ M &= \frac{2}{3}F(L-x) \end{aligned}\right\} \frac{2}{3}L < x < L$$

전단력shear force과 **굽힘모멘트 선도**bending moment diagram는 x의 함수로서 [그림 5-7]과 같이 각각 간단히 V와 M의 그래프로 나타낼 수 있다. 이 그래프를 통해 보의 길이를 따라 발생하는 전단력과 굽힘모멘트의 변화뿐만 아니라 이들의 최대 양수 값과 음수 값들의 변화를 확인할 수 있다.

따라서 보의 끝에서 임의의 거리 x만큼 떨어진 평면을 고려하여, x의 함수로 P, V, M을 풀어 보에서의 내력과 모멘트의 분포를 확인한다. 보에 존재하는 하중의 복잡성에 따라, 보 전체 길이에 걸친 이 힘들의 분포를 구하기 위해 여러 개의 자유물체도가 필요할 수 있다. 이 결과 방정식을 통해 전단력과 굽힘모멘트의 최대 양수 및 음수 값을 쉽게 구할 수 있고, 전단력 선도와 굽힘모멘트 선도도 수월하게 그릴 수 있다.

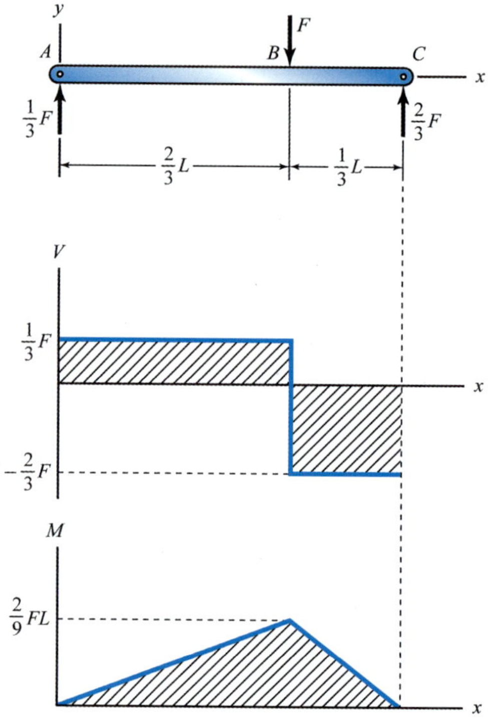

[그림 5-7] V와 M의 최대 양수 값들과 음수 값들을 나타내는 전단력 선도와 굽힘모멘트 선도

예제 5.3 전단력 선도와 굽힘모멘트 선도

[그림 5-8]에 나타낸 보의 전단력 선도와 굽힘모멘트 선도를 그리시오.

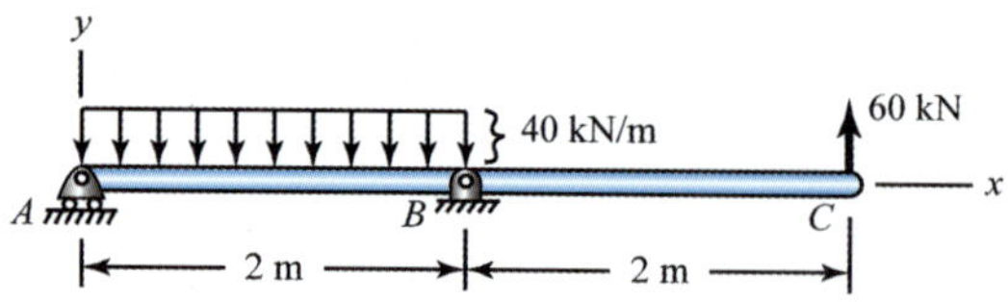

[그림 5-8]

전략

A와 B 사이 임의의 위치에서 보를 절단함으로써 $0 < x < 2$ m 구간의 내력과 모멘트를 구하는 자유물체도를 그릴 수 있다. 같은 방법으로 B와 C 사이 임의의 위치에서 보를 절단함으로써 $2 < x < 4$ m 구간의 내력과 모멘트를 구할 수 있다.

풀이

먼저 그림 (a)와 같이 전체 보의 자유물체도를 그림으로 나타내고, 이들 분산된 힘을 등가 힘으로 표시한다. 다음과 같이 평형방정식으로부터

$$\sum F_x = B_x = 0$$

$$\sum F_y = A + B_y - 80\text{ kN} + 60\text{ kN} = 0$$

$$\sum M_{\text{점 }A} = (2\text{ m})B_y - (1\text{ m})(80\text{ kN}) + (4\text{ m})(60\text{ kN}) = 0$$

반력 $A = 100$ kN, $B_x = 0$, $B_y = -80$ kN을 구할 수 있다. 그림 (b)에서, A와 B 사이 임의의 위치에서 보를 절단함으로써 자유물체도를 정리한다. 다음과 같은 평형방정식으로부터,

$$\sum F_x = P = 0$$

$$\sum F_y = 100 - 40x - V = 0$$

$$\sum M_{\text{오른쪽 끝}} = M - 100x + \left(\frac{1}{2}x\right)(40x) = 0$$

다음 값을 구할 수 있다.

$$\left.\begin{aligned} P &= 0 \\ V &= 100 - 40x \text{ kN} \\ M &= 100x - 20x^2 \text{ kN}\cdot\text{m} \end{aligned}\right\} \; 0 < x < 2\text{ m}$$

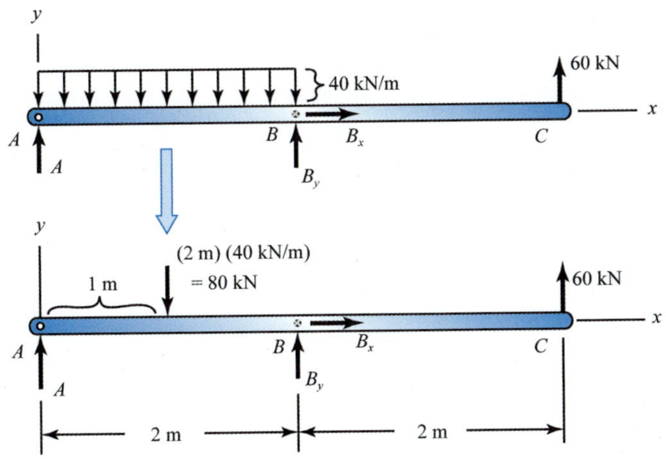

(a) 등가 힘으로 분포하중을 나타내는 보의 자유물체도

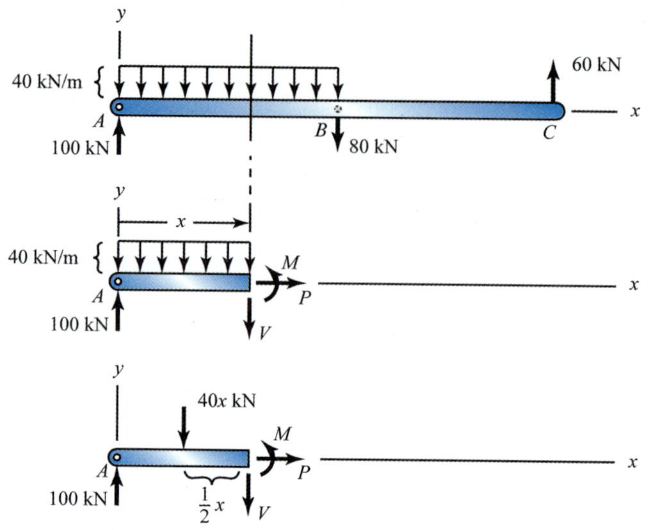

(b) $0 < x < 2$ m 구간에서의 자유물체도

그림 (c)에서, B와 C 사이 임의의 위치에서 보를 절단한다. 그리고 절단면의 오른쪽 보에 대한 자유물체도를 그린다. 다음과 같은 평형방정식으로부터

$$\sum F_x = -P = 0$$

$$\sum F_y = V + 60 = 0$$

$$\sum M_{\text{왼쪽 끝}} = -M + 60(4 - x) = 0$$

다음 값을 구할 수 있다.

$$\left.\begin{aligned} P &= 0 \\ V &= -60 \text{ kN} \\ M &= 60(4-x) \text{ kN}\cdot\text{m} \end{aligned}\right\} 2 < x < 4 \text{ m}$$

x의 두 가지 구간에 대한 V와 M의 방정식을 그래프로 나타내어 얻은 전단력 선도와 굽힘모멘트 선도는 그림 (d)와 같다.

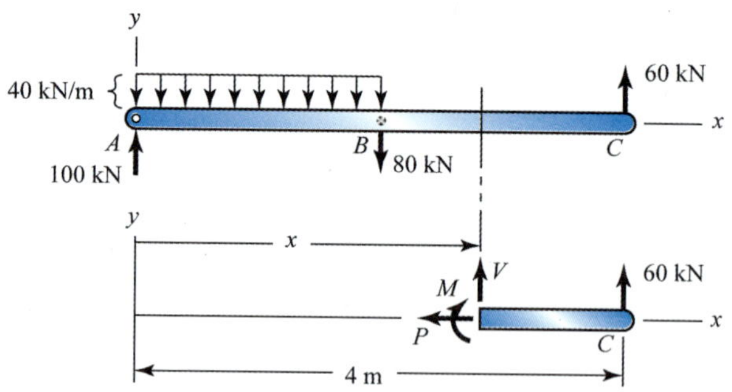

(c) $2 < x < 4$ m 구간에서의 자유물체도

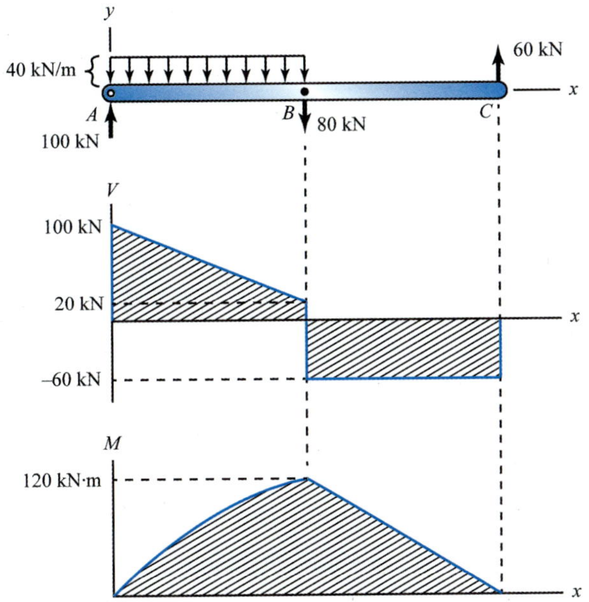

(d) 전단력 선도와 굽힘모멘트 선도

토론

이 예제에서와 같이, 보의 다른 부분에 작용하는 임의의 보에서 전단력과 굽힘모멘트에 대한 방정식을 구할 때, 결과를 확인하는 데 자주 사용되는 두 가지 조건이 있다(다음 절에서 이러한 조건의 기초에 대해 살펴볼 것이다.)

첫 번째는 조건은, **보의 전단력 선도는 보가 점력point force을 받는 지점을 제외하고 연속적이라는 것이다.** 두 번째 조건은, **보의 굽힘모멘트 선도는 보가 점 우력을 받는 지점을 제외하고 연속적이라는 것이다.**

이 예제에서, $0 < x < 2\text{ m}$와 $2 < x < 4\text{ m}$에서 굽힘모멘트 M에 대한 방정식은 $x = 2\text{ m}$에서 일치해야 한다. 확인해보면 다음과 같이 결과값이 일치함을 알 수 있다.

$$100(2\text{ m}) - 20(2\text{ m})^2\text{ kN}\cdot\text{m} = 60(4\text{ m} - 2\text{ m})\text{ kN}\cdot\text{m} \;:$$
$$120\text{ kN}\cdot\text{m} = 120\text{ kN}\cdot\text{m}$$

연습문제 ▸▸▸

5.21 (a) x의 함수로 내력과 모멘트를 구하시오.

(b) 전단력 선도와 굽힘모멘트 선도를 그리시오.

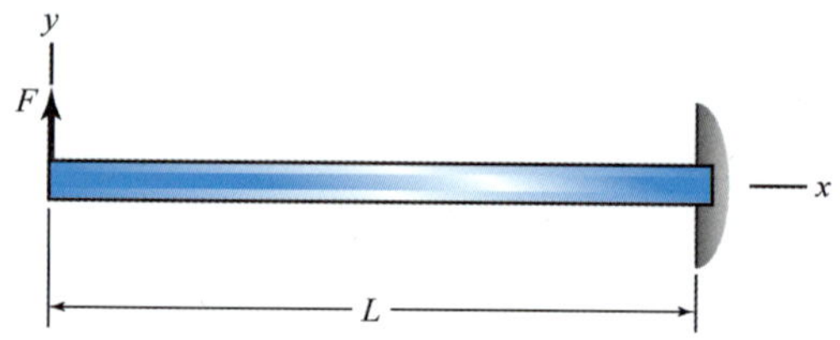

[그림 P5.21]

5.22 (a) x의 함수로 내력과 모멘트를 구하시오.

(b) x의 함수로 V와 M에 대한 방정식은 식 $V = \dfrac{dM}{dx}$을 만족함을 증명하시오.

(c) 전단력 선도와 굽힘모멘트 선도를 그리시오.

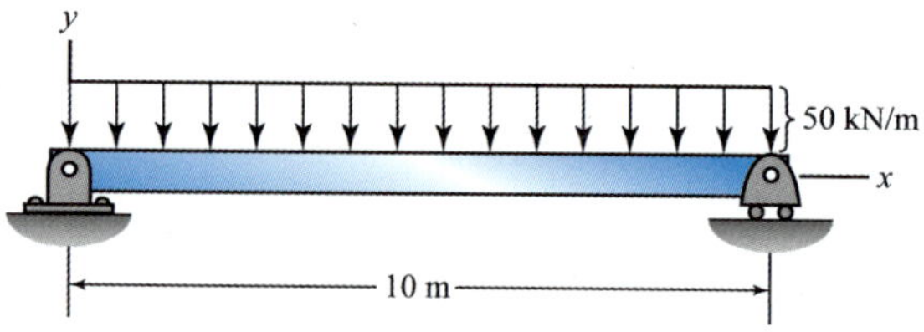

[그림 P5.22 ~ 5.23]

5.23 보는 어떠한 단면에서든지 1 MN·m의 굽힘모멘트를 안전하게 지지할 것이다. 이 기준에 따라, 균일하게 분포된 하중의 가장 큰 안전한 값을 구하시오.

5.24
US unit

(a) x의 함수로 내력과 모멘트를 구하시오.

(b) x의 함수로 V와 M에 대한 방정식은 식 $V = \dfrac{dM}{dx}$을 만족함을 증명하시오.

(c) 이 보의 최대 굽힘모멘트를 구하고, 최대 굽힘모멘트가 일어나는 점의 x 값을 구하시오.

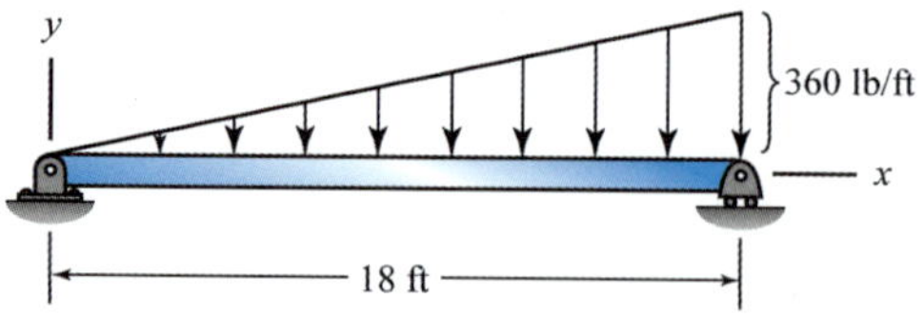

[그림 P5.24]

연습문제 ▸▸▸

5.25 분포하중 w_0가 구조적 보structural beam에 균일하게 작용하고, 반력은 $F_0 = \frac{w_0 L}{2}$, $M_0 = \frac{w_0 L^2}{12}$이다. x의 함수로 내력과 모멘트를 구하시오.

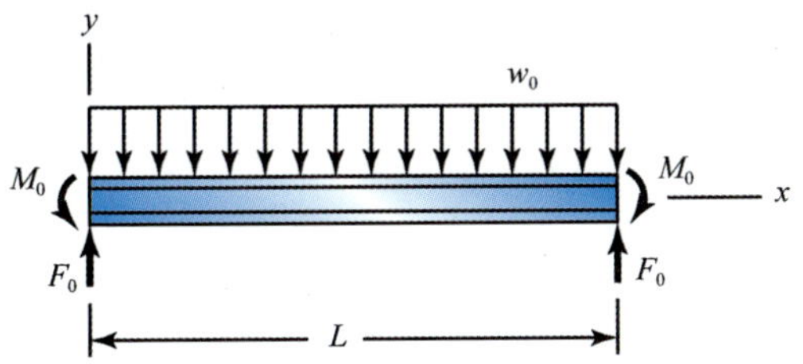

[그림 P5.25]

5.26 $0 < x < \frac{L}{2}$ 구간에서 x의 함수로 내력과 모멘트를 구하시오.

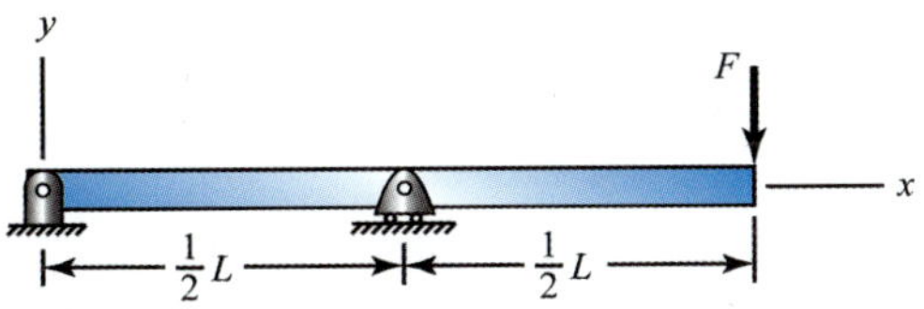

[그림 P5.26 ~ 5.27]

5.27 $\frac{L}{2} < x < L$ 구간에서 x의 함수로 내력과 모멘트를 구하시오.

5.28 $0 < x < 0.5\ \mathrm{m}$ 구간에서 x의 함수로 내력과 모멘트를 구하시오.

5.29 $0.5 < x < 1\ \mathrm{m}$ 구간에서 x의 함수로 내력과 모멘트를 구하시오.

5.30 $0 < x < 6\ \mathrm{ft}$ 구간에서 x의 함수로 내력과 모멘트를 구하시오.
US unit

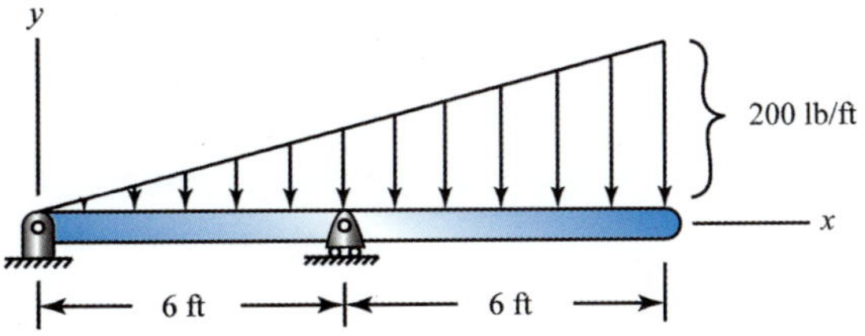

[그림 P5.30 ~ 5.31]

연습문제 ▸▸▸

5.31 US unit
$6 < x < 12$ ft 구간에서 x의 함수로 내력과 모멘트를 구하시오.

5.32 US unit
(a) x의 함수로 내력과 모멘트를 구하시오.
(b) 전단력 선도와 굽힘모멘트 선도를 그리시오.

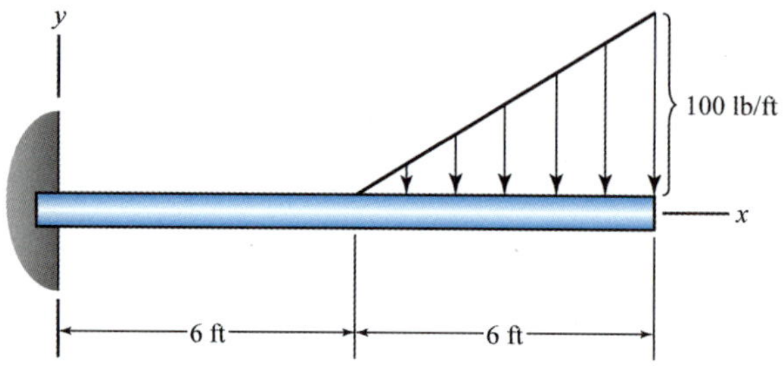

[그림 P5.32]

5.33* US unit
사다리 가로대를 단순지지(핀 지지) 보로 모델링하고, 사람의 신발이 가하는 200 lb 하중이 균일하게 분포되어 있다고 가정한다. 이 사다리 가로대에 대한 전단력 선도와 굽힘모멘트 선도를 그리시오.

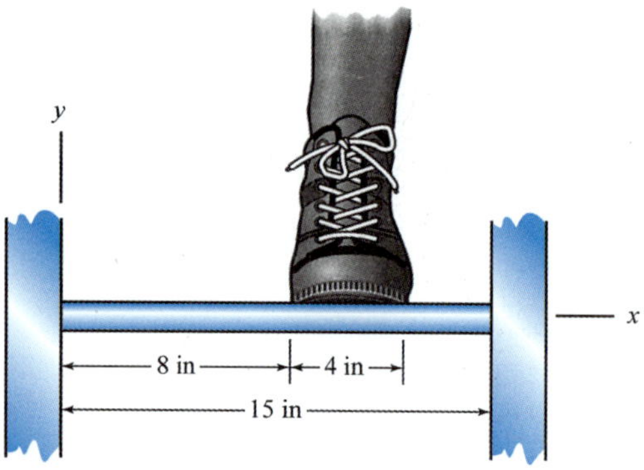

[그림 P5.33 ~ 5.34]

5.34* US unit
사다리 가로대를 단순지지(핀 지지) 보로 모델링하고, 사람의 신발이 가하는 200 lb 하중이 균일하게 분포되어 있다고 가정한다. 사다리 가로대에서 최대 굽힘모멘트는 얼마이며, 이는 어디에서 발생하는가?

연습문제 ▸▸▸

5.35* 보가 놓인 표면에 균일한 분포하중이 가해진다고 가정한다. 전단력 선도와 굽힘모멘트 선도를 그리시오.

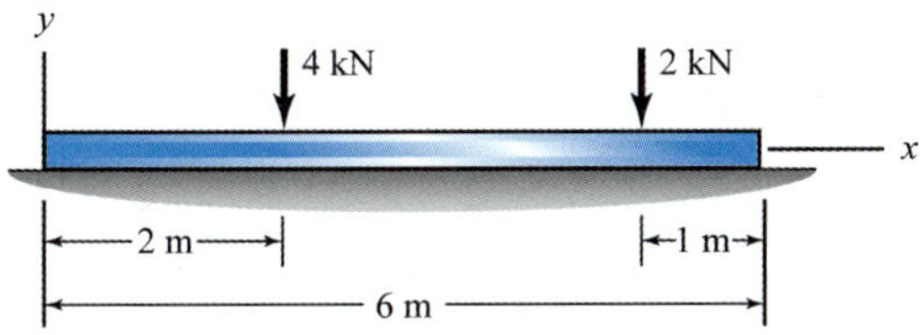

[그림 P5.35]

5.36 US unit 종류가 같은 보 AB와 CD의 무게는 각각 600 lb, 500 lb이다. 보 CD에 대한 전단력 선도와 굽힘모멘트 선도를 그리시오(보의 무게는 분포하중임을 기억하라).

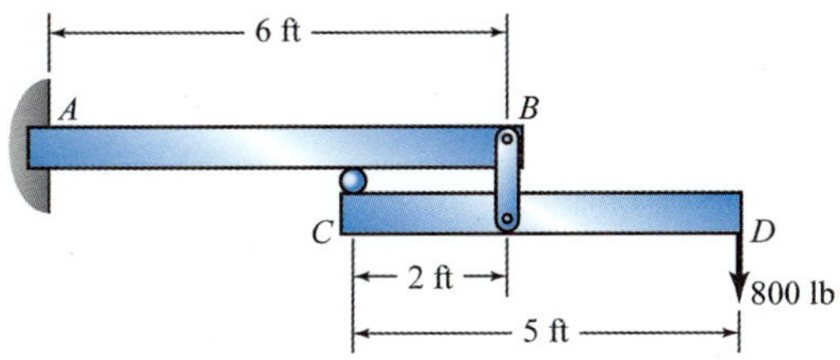

[그림 P5.36 ~ 5.37]

5.37 US unit 균일한 보 AB와 CD의 무게는 각각 600 lb, 500 lb이다. 보 AB에 대한 전단력 선도와 굽힘모멘트 선도를 그리시오(보의 무게는 분포하중임을 기억하라).

5.38* US unit 하중 $F=4650$ lb이다. 보에 대한 전단력 선도와 굽힘모멘트 선도를 그리시오.

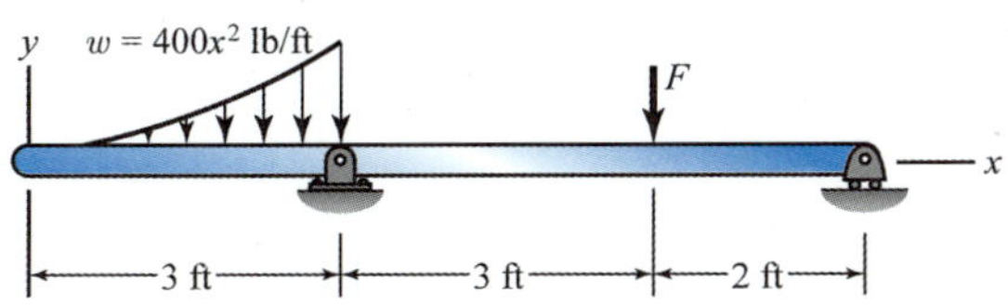

[그림 P5.38 ~ 5.39]

5.39* US unit 하중 $F=2150$ lb일 때, 전단력과 굽힘모멘트의 최대 양수 값과 최대 음수 값을 구하시오. 또 이들이 발생하는 점의 x 값은 얼마인가?

5.40* 보의 전단력 선도와 굽힘모멘트 선도를 그리시오.

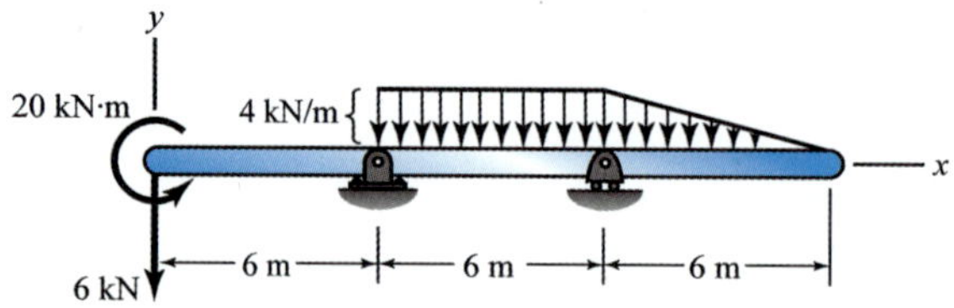

[그림 P5.40 ~ 5.41]

5.41* 전단력과 굽힘모멘트의 최대 양수 값과 음수 값을 구하시오. 또 이들이 발생하는 점의 x 값은 얼마인가?

5.42* 비행기 날개의 양력은 분포하중식 $w = -15(1-0.04x^2)$ kN/m로 주어지고, 날개의 무게는 분포하중식 $w = 5-0.5x$ kN/m로 주어진다. 전단력을 x의 함수로 구하시오.

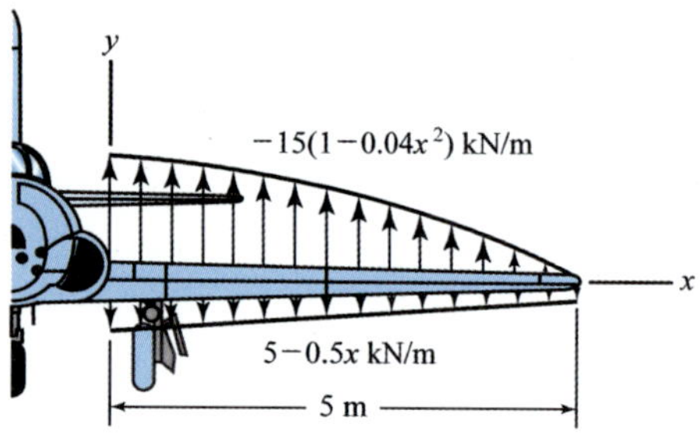

[그림 P5.42]

SECTION 5.3

분포하중, 전단력, 굽힘모멘트 관련 방정식

Equations Relating Distributed Load, Shear Force, and Bending Moment

분포하중distributed load을 받는 보의 전단력과 굽힘모멘트는 간단한 미분방정식에 의해 결정된다. 이 절에서는 이러한 방정식을 도출하고 전단력 선도와 굽힘모멘트 선도를 정의하는 데 이용할 수 있는 방법을 알아볼 것이다. 6장과 9장에서, 응력 상태와 보의 처짐을 결정하는 데 이러한 방정식이 필요함을 알 수 있다.

5.3.1 방정식 유도

[그림 5-9(a)]와 같이 보의 일부가 분포하중 w를 받는다고 가정한다. [그림 5-9(b)]에서와 같이, x와 $x+\Delta x$ 지점에서 보를 절단하여 자유물체도를 구한다. ΔP, ΔV, ΔM은 각각 x부터 $x+\Delta x$까지의 축력, 전단력, 굽힘모멘트의 변화를 의미한다. x 방향의 힘의 합은 다음과 같다.

$$\sum F_x = P + \Delta P - P = 0$$

이 방정식을 Δx로 나누고 극한값을 $\Delta x \to 0$으로 설정하면, 다음 식으로 정리된다.

$$\frac{dP}{dx} = 0$$

이 방정식은 간단히 횡방향 분포하중을 받는 보의 한 요소에 작용하는 축력이 x에 의존하지 않음을 나타낸다. 자유물체도에서 y 방향의 힘의 합을 구하기 위해, 분포하중에 의한 아랫방향 힘downward force을 구해야 한다. [그림 5-9(b)]에서, 자유물체도의 왼쪽 가장 끝부분부터 거리를 측정하여 좌표 $\hat{x}$를 정의한다. 이 좌표에서, 분포하중으로 인해 자유물체도에 가해지는 아랫방향 힘은

$$\int_0^{\Delta x} w(x+\hat{x})d\hat{x} \tag{5.1}$$

이다. 여기서 $w(x+\hat{x})$는 $x+\hat{x}$에서의 w 값을 나타낸다. 이 적분을 계산하기 위해 $w(x+\hat{x})$를 $\hat{x}$에 대해 테일러 급수로 표현하면 다음과 같다.

$$w(x+\hat{x}) = w(x) + \frac{dw(x)}{dx}\hat{x} + \frac{1}{2}\frac{d^2w(x)}{dx^2}\hat{x}^2 + \cdots \tag{5.2}$$

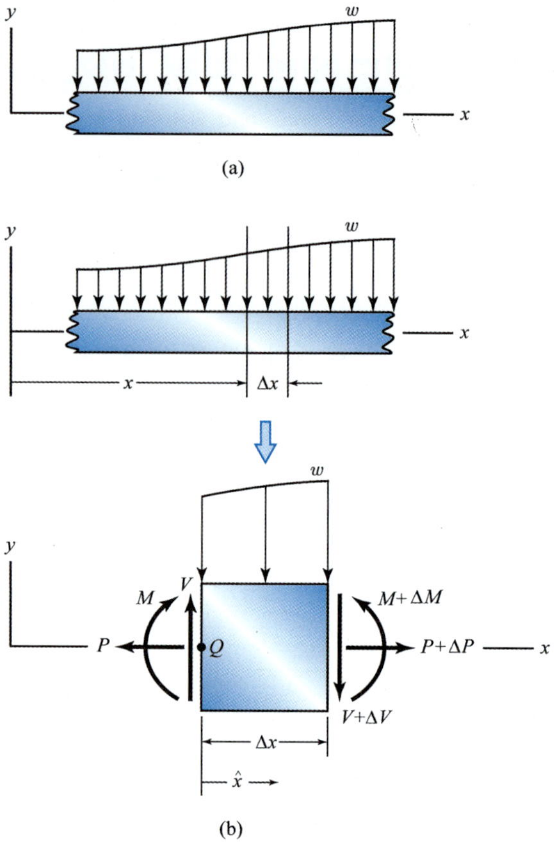

[그림 5-9] (a) 분포력 w를 받고 있는 보의 일부 (b) 보의 한 요소를 자유물체도로 표현함

이 식을 식 (5.1)에 대입하고 각 부분을 적분하면 분포하중에 의해 가해지는 아랫방향 힘은

$$w(x)\Delta x + \frac{1}{2}\frac{dw(x)}{dx}(\Delta x)^2 + \cdots$$

이다. 따라서 y 방향의 [그림 5-9(b)]에 나타낸 자유물체도에서 이 힘들의 합은

$$\sum F_y = V - V - \Delta V - w(x)\Delta x - \frac{1}{2}\frac{dw(x)}{dx}(\Delta x)^2 + \cdots = 0$$

이 된다. Δx로 나누고 극한값을 $\Delta x \to 0$으로 적용하면

$$\frac{dV}{dx} = -w \qquad \textbf{(5.3)}$$

가 된다. 여기서 $w = w(x)$이다.

다음 단계는 Q에 대해 [그림 5-9(b)]의 자유물체도에서 모멘트의 합을 구하는 것이다. 분포하중

때문에 Q에 대한 시계방향 모멘트는

$$\int_0^{\Delta x} \hat{x} w(x+\hat{x}) d\hat{x}$$

이다. 식 (5.2)를 이 식에 대입해서 각 항을 적분하면, 모멘트는

$$\frac{1}{2} w(x)(\Delta x)^2 + \frac{1}{3} \frac{dw(x)}{dx} (\Delta x)^3 + \cdots$$

이다. 따라서 Q에 대한 자유물체도에서 모멘트의 합은 다음과 같이 구할 수 있다.

$$\begin{aligned}\sum M_{\text{점 } Q} &= M + \Delta M - M - (V + \Delta V)\Delta x \\ &\quad - \frac{1}{2} w(x)(\Delta x)^2 - \frac{1}{3} \frac{dw(x)}{dx} (\Delta x)^3 + \cdots \\ &= 0\end{aligned}$$

이 방정식을 Δx로 나누고 극한값을 $\Delta x \to 0$으로 적용하면 다음과 같다.

$$\frac{dM}{dx} = V \qquad \textbf{(5.4)}$$

원칙적으로, 식 (5.3)과 (5.4)는 보의 전단력 선도와 굽힘모멘트 선도를 구하는 데 이용될 수 있다. x의 함수로 V를 구하기 위해 식 (5.3)을 적분한다. 그리고 x의 함수로 M을 구하기 위해 식 (5.4)를 적분한다. 그러나 이들 방정식은 분포하중만 받는 보의 분리된 일부분(분절, 세그먼트)으로 유도된 것이었다. 더 일반적인 하중을 적용하기 위해, 보에 작용하는 모든 점력point force과 우력의 영향도 설명해야 한다.

[그림 5-10(a)]와 같이 보가 양의 y 방향으로 힘 F를 받는 지점에서 전단력과 굽힘모멘트에 어떤 일들이 일어나는지를 살펴보자. 보에서 이 힘이 작용하는 지점의 왼쪽과, 또 바로 오른쪽을 절단함으로써, [그림 5-10(b)]와 같은 자유물체도를 얻을 수 있다. 여기서 첨자 −와 +는 각각 이 힘의 왼쪽과 오른쪽 값을 의미한다. 평형상태가 되기 위해서는 다음 조건이 요구된다.

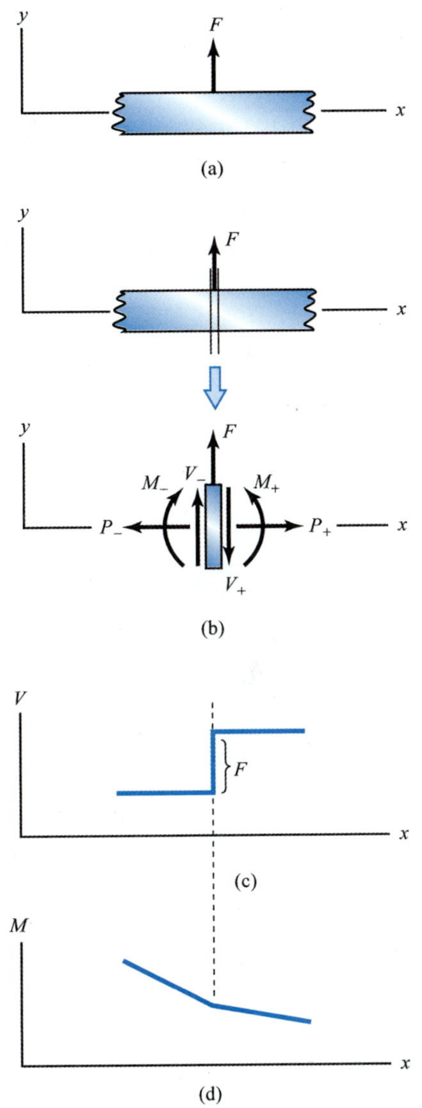

[그림 5-10] (a) 양의 y 방향으로 힘 F를 받는 보의 일부분 (b) 힘 F의 좌우로 보를 절단하여 자유물체도를 얻는다.
(c) 전단력 선도는 F 크기가 증가함을 나타낸다.
(d) 굽힘모멘트 선도는 연속적이다.

$$V_+ - V_- = F$$
$$M_+ - M_- = 0$$

[그림 5-10(c)]의 전단력 선도shear force diagram는 F 크기가 증가함을 나타내지만, 굽힘모멘트 선도는 [그림 5-10(d)]와 같이 연속적이다. 만약 힘 F가 양의 y 방향에 존재한다면, 전단력의 변화는 **양**positive이 된다.

이제 [그림 5-11(a)]와 같이 보가 반시계방향으로 우력 C의 영향을 받는 곳에서 전단력 선도와 굽힘모멘트 선도에 어떤 일이 발생하는지 살펴보자.

[그림 5-11(b)]와 같이 우력의 왼쪽과 오른쪽으로 보를 절단하면 다음과 같이 정리할 수 있다.

$$V_+ - V_- = 0$$
$$M_+ - M_- = -C$$

[그림 5-11(c)]에서 보듯이 전단력 선도는 연속적이지만, 굽힘모멘트 선도는 [그림 5-11(d)]에서 보듯이 C의 크기가 감소함을 보인다. 여기서 보는 반시계방향으로 우력의 영향을 받는다. 우력이 반시계방향인 경우라면 굽힘모멘트의 변화는 **음**negative이다.

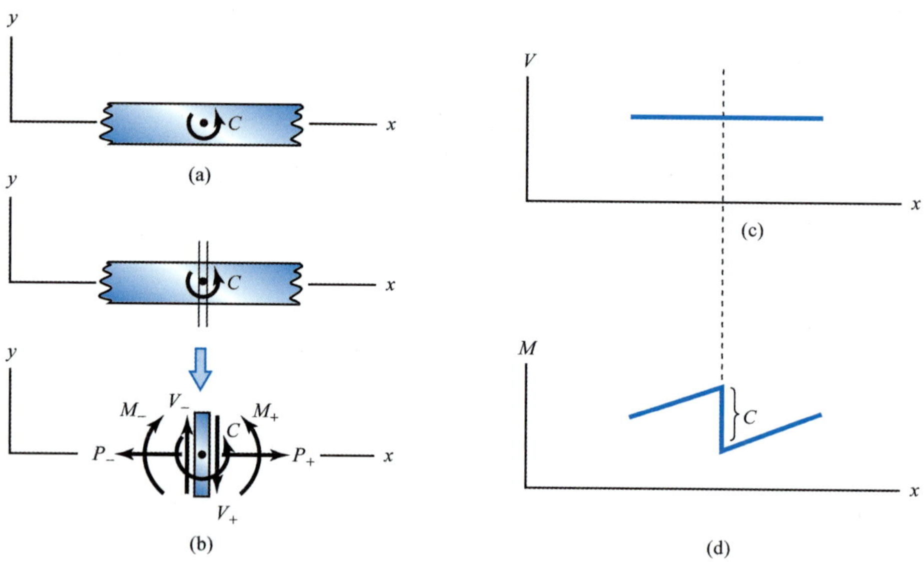

[그림 5-11] (a) 반시계방향으로 우력 C의 영향을 받는 보의 일부분

(b) 우력 C의 좌우로 보를 절단하여 자유물체도를 나타낸다.

(c) 전단력 선도는 연속적이다.

(d) 굽힘모멘트 선도는 우력 C의 크기가 감소함을 나타낸다.

5.3.2 전단력 선도 도식화

분포하중만 받는 보의 일부에서 전단력과 분포하중의 관계는 식 (5.3), 즉 다음과 같다.

$$\frac{dV}{dx} = -w \tag{5.5}$$

이 식은 x에 대한 전단력의 미분 또는 기울기가 음의 분포하중과 같음을 나타낸다. 이 보의 분절 전체에 분포하중이 없는 경우($w=0$), 기울기는 0이고 전단력은 일정하다. w가 분절 전체에 걸쳐 일정하면 전단력의 기울기가 일정하며, 이는 분절에 대한 전단력 선도가 직선임을 의미한다. 점 x_A에서 x_B까지의 x에 대한 식 (5.5)를 적분하면 다음과 같으며,

$$\int_{x_A}^{x_B} \frac{dV}{dx} dx = -\int_{x_A}^{x_B} w dx$$

계산 결과는 다음과 같다.

$$V_B - V_A = -\int_{x_A}^{x_B} w dx$$

[그림 5-12]에서 보듯이, **두 점 간의 전단력 변화는 해당 점 사이의 하중 곡선에 의해 정의된 면적에 음의 부호(−)를 붙인 것과 같다.**

$$V_B - V_A = -(\text{점 } x_A \text{에서 } x_B \text{까지 분포하중으로 정의된 면적}) \tag{5.6}$$

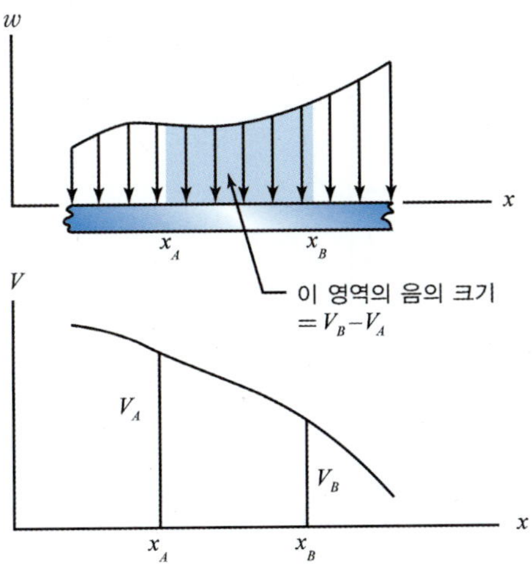

[그림 5-12] 전단력의 변화는 하중 곡선에 의해 정의된 면적의 음(negative)과 같다.

보가 양의 y 방향으로 크기 F의 점력을 받는 경우, 전단력 선도는 크기 F가 증가됨을 보였다. 보가 우력을 받는 곳에서, 전단력 선도는 변함이 없다(연속적임).

[그림 5-13]과 같이 보의 전단력 선도를 결정함으로써 이러한 결과를 입증할 수 있다. 보는 A와 C에서 아랫방향 힘 F를 받아, 그 결과 윗방향 반력이 발생한다. 이 경우에 분포하중이 없다는 점에 주의하라. 전단력 선도를 작성할 때는 보의 왼쪽 끝에부터 시작하여 왼쪽에서 오른쪽으로 진행한다.

[그림 5-14(a)]는 A에서 위로 향하는 반력 때문에 발생된 V 값의 증가를 나타낸다. 분포하중이 없기 때문에 V 값은 A와 B 사이에서 일정하게 유지된다([그림 5-14(b)]). B에서 V 값은 아래 방향으로 작용하는 힘 때문에 감소한다([그림 5-14(c)]). V 값은 B와 C 사이에서 일정하게 유지되며, 이렇게 전단력 선도가 완성된다([그림 5-14(d)]). 자유물체도를 그리고 평형방정식을 적용하여 구한 [그림 5-7]의 전단력 선도와 [그림 5-14(d)]를 비교해보자.

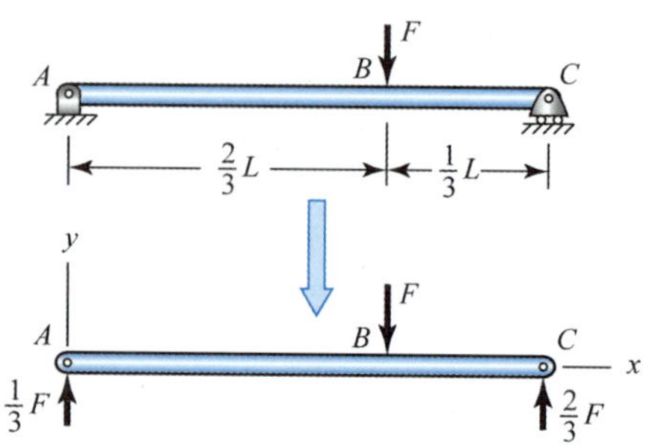

[그림 5-13] 힘 F를 반영한 보와 자유물체도

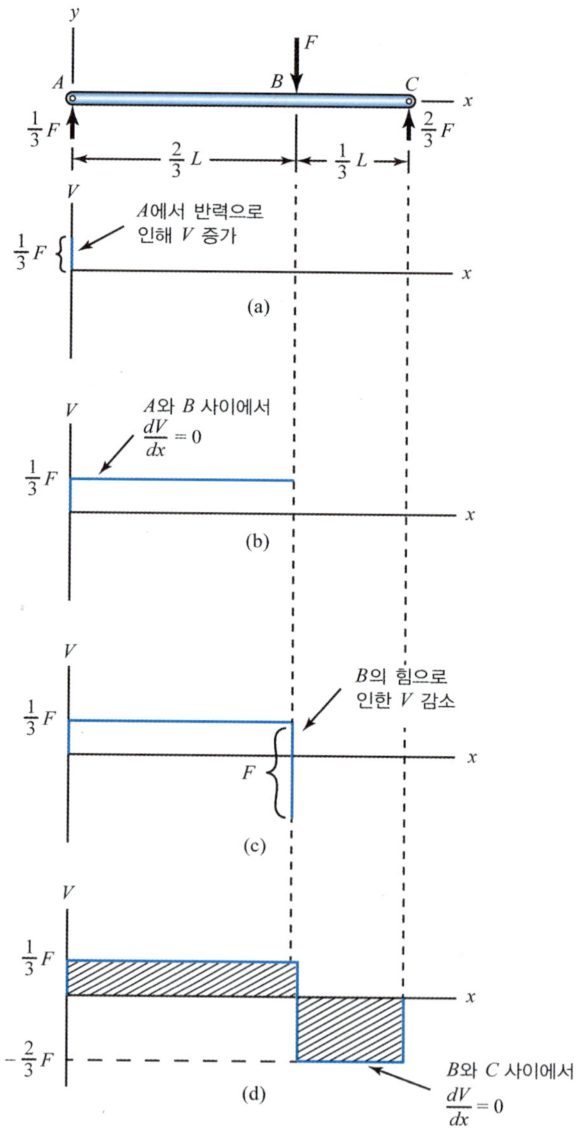

[그림 5-14] [그림 5-13]의 보에 대한 전단력 선도 도식화

5.3.3 굽힘모멘트 선도의 구성

분포하중만 받는 보의 분절에서, 굽힘모멘트와 전단력의 관계는 식 (5.4), 즉 다음과 같다.

$$\frac{dM}{dx} = V \tag{5.7}$$

여기서 x에 대한 굽힘모멘트의 기울기는 전단력과 같다. V가 보의 분절 전체에 걸쳐 일정하면, 각 분절의 굽힘모멘트 선도는 직선이다. 점 x_A에서 x_B까지의 x에 대한 식 (5.7)을 적분하면 다음과 같다.

$$M_B - M_A = \int_{x_A}^{x_B} V dx$$

[그림 5-15]에서 보듯이, **두 점 간의 굽힘모멘트 변화는 해당 점 사이의 전단력 선도로 정의된 면적과 동일하다.**

$$M_B - M_A = (\text{점 } x_A\text{에서 } x_B\text{까지 전단력으로 정의된 면적}) \tag{5.8}$$

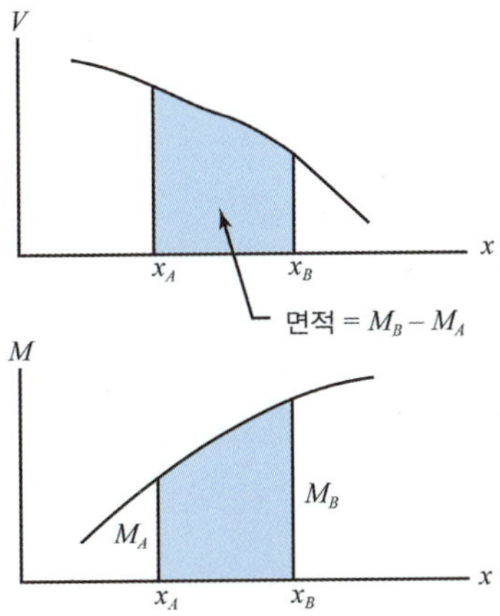

[그림 5-15] 굽힘모멘트의 변화는 전단력 선도로 정의된 면적과 동일하다.

보가 반시계방향으로 크기 C의 우력을 받는 곳에서, 굽힘모멘트 선도는 크기 C가 감소함을 보였다. 보가 점력을 받는 경우, 굽힘모멘트 선도는 변함이 없다.

예를 들어, [그림 5-13]에서 제시한 보의 굽힘모멘트 선도를 구해보자. 먼저 [그림 5-16(a)]와 같이 이미 결정된 전단력 선도부터 시작하여, 왼쪽에서 오른쪽으로 굽힘모멘트 선도가 구성된다. 보는 점 A에서 우력의 영향을 받지 않기 때문에 $M_A = 0$이다. 점 A와 점 B 사이에서 굽힘모멘트의 기울기는 일정하다($\frac{dM}{dx} = V = \frac{F}{3}$), 이것은 점 A와 점 B 사이의 굽힘모멘트 선도가 [그림 5-16(b)]와 같이 직선임을 의미한다. 점 A에서 점 B까지 굽힘모멘트의 변화는 점 A에서 점 B까지 전단력으로 정의된 면적과 동일하다.

$$M_B - M_A = \left(\frac{2}{3}L\right)\left(\frac{1}{3}F\right) = \frac{2}{9}LF$$

그러므로 $M_B = \dfrac{2LF}{9}$이다. 굽힘모멘트의 기울기는 점 B와 점 C 사이에서 일정하므로($\dfrac{dM}{dx} = V = -\dfrac{2F}{3}$), 점 B와 점 C 사이의 굽힘모멘트 선도는 직선이다. 점 B에서 점 C 로의 굽힘모멘트의 변화는 점 B에서 점 C로의 전단력으로 정의된 면적과 동일하다.

$$M_C - M_B = \left(\frac{1}{3}L\right)\left(-\frac{2}{3}F\right) = -\frac{2}{9}LF$$

여기서 $M_C = M_B - \dfrac{2LF}{9} = 0$이 된다. 점 C에서 보에 작용하는 우력이 없기 때문에 $M_C = 0$을 얻기 위해 실제로 계산할 필요는 없었다. 완성된 굽힘모멘트 선도는 [그림 5-16(c)]와 같다. 자유물체도를 그리고 평형방정식을 적용하여 [그림 5-7]에서 얻은 굽힘모멘트 선도와 비교하라.

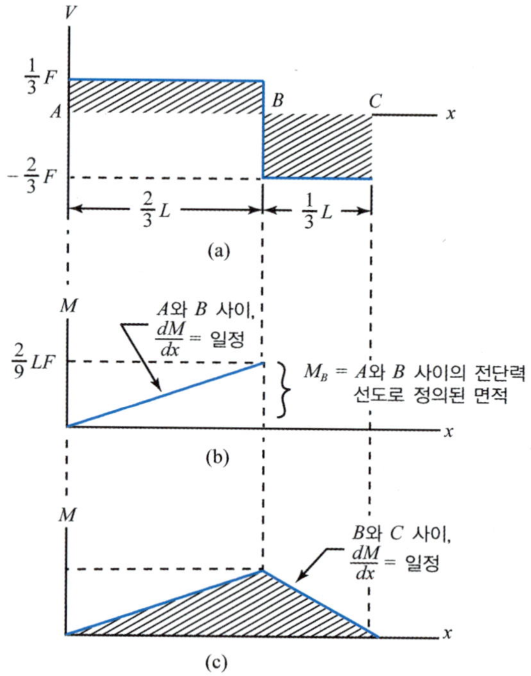

[그림 5-16] [그림 5-13]의 보에 대한 굽힘모멘트 선도 구성

연구문제

1. 보의 분절들이 일정한 분포하중 w만을 받는다면, 식 (5.5)에서 전단력 선도에 대해 무엇을 알 수 있는가?
2. 보의 분절들이 어떠한 하중도 받지 않는다면, 굽힘모멘트 선도에 대해 식 (5.5)와 식 (5.7)로부터 어떤 결론을 얻을 수 있는가?
3. 식 (5.5)~(5.8)을 보의 전단력 선도와 굽힘모멘트 선도를 구하기 위해 사용할 때, 보에 작용하는 점력과 우력을 어떻게 설명할 수 있는가?

예제 5.4 전단력 및 굽힘모멘트 선도 : 식 (5.5) ~ (5.8) 사용

[그림 5-17]에 나타낸 보의 전단력 선도와 굽힘모멘트 선도를 구하시오.

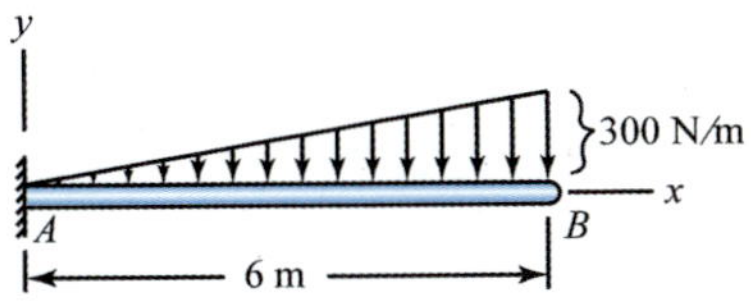

[그림 5-17]

전략

먼저 보의 자유물체도를 그리고, 식 (5.5)와 식 (5.6)을 사용하여 전단력 선도를 작성한다. 그 다음에 전단력 선도와 식 (5.7), 식 (5.8)을 사용하여 굽힘모멘트 선도를 작성할 수 있다. 전단력 선도와 굽힘모멘트 선도를 결정할 때, 보에 작용하는 점력과 우력의 영향을 고려해야 한다.

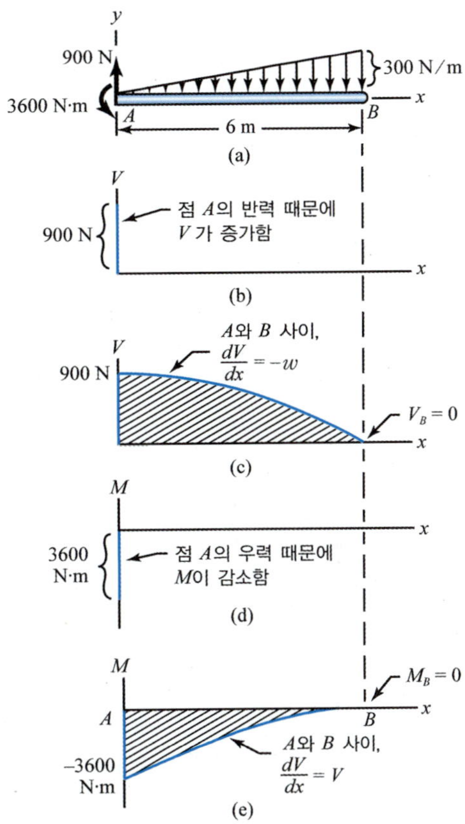

(a) 보의 자유물체도 (b), (c) 전단력 선도 작성
(d), (e) 굽힘모멘트 선도 작성

풀이

전단력 선도 첫 번째 단계는, 보의 자유물체도를 그리고 고정지지점 A에서 반력을 구한다. 그림 (a)에 나타낸 첫 번째 단계의 결과를 사용하여, 왼쪽에서 오른쪽으로 전단력 선도를 그려나간다. 그림 (b)는 점 A에서 위로 향하는 힘 때문에 V 값이 증가한 것을 보여준다. 점 A와 점 B 사이에서, 보의 분포하중은 0부터 300 N/m까지 선형적으로 증가한다. 그러므로 전단력 선도의 기울기는 0에서 −300 N/m까지 선형으로 감소한다. 점 B에서, 전단력은 0이어야 한다, 왜냐하면 점 B에는 어떠한 힘도 작용하기 않기 때문이다. 이 정보를 이용하여, 그림 (c)와 같이 전단력 선도를 정성적으로 그릴 수 있다.

또한 식 (5.5)를 적분함으로써 점 A와 점 B 사이의 전단력에 대한 명시적인 방정식을 구할 수 있다. x의 함수로 분포하중은 $w = \frac{x}{6}$가 되므로 $300 = 50x$ N/m 이다. 식 (5.5)를 다음과 같이 정리하고

$$dV = -w\,dx = -50x\,dx$$

적분하면 다음과 같다.

$$\int_{900}^{V} dV = \int_{0}^{x} -50x\,dx$$

$$[V]_{900}^{V} = \left[-25x^2\right]_0^x$$

$$V - 900 = -25x^2$$

따라서 다음 결과를 얻을 수 있다.

$$V = 900 - 25x^2 \text{ N} \tag{1}$$

굽힘모멘트 선도 굽힘모멘트 선도는 왼쪽에서 오른쪽으로 작성한다. 그림 (d)는 초기단계로서 점 A에서 반시계방향 우력으로 인한 M 값의 감소를 나타낸다. 점 A와 점 B 사이에서, 굽힘모멘트 선도의 기울기는 전단력 V와 같다. 전단력 선도(그림 (c))에서, 점 A에서의 굽힘모멘트 선도의 기울기는 양의 값(900 N)이 된다. x가 증가함에 따라 굽힘모멘트의 기울기는 감소하기 시작하고, 기울기 값이 점 B에서 0에 도달할 때까지 감소율이 증가한다(즉, 기울기 값이 점 B에서 0에 도달할 때까지 꾸준히 감소한다). 점 B에서 굽힘모멘트 값이 0임을 볼 수 있는데, 그 이유는 점 B에서 보에 우력이 작용하지 않기 때문이다. 이 정보를 사용하여, 그림 (e)와 같이 굽힘모멘트 선도를 정성적으로 그릴 수 있다. 주의할 점은, 점 B의 기울기는 점 A에서 양수 값으로 시작해서 점 B에서 0으로 감소하고, x가 증가함에 따라 감소 속도가 증가한다는 것이다.

식 (5.7)을 적분하여 점 A와 점 B 사이의 굽힘모멘트에 대한 식을 정의할 수 있다. x의 함수로 전단력은 식 (1)로 정리할 수 있다. 식 (5.7)을 다음과 같이 정리하고

$$dM = V dx = \left(900 - 25x^2\right) dx$$

적분하면 다음과 같다.

$$\int_{-3600}^{M} dM = \int_{0}^{x} \left(900 - 25x^2\right) dx$$

$$[M]_{-3600}^{M} = \left[900x - \frac{25}{3}x^3\right]_0^x$$

$$M + 3600 = 900x - \frac{25}{3}x^3$$

따라서 다음 결과를 얻을 수 있다.

$$M = -3600 + 900x - \frac{25}{3}x^3 \text{ N} \cdot \text{m}$$

토론

이 예제에서 설명한 것처럼, 식 (5.5)~(5.8)은 두 가지 방식으로 사용될 수 있다. 즉 식 (5.5)~(5.8)을 이용한 결과를 기반으로 전단력 선도와 굽힘모멘트 선도에 대한 정성적인 스케치를 빠르게 얻을 수 있다. 또한, 식 (5.5)와 식 (5.7)을 적분하여 선도에 대한 명시적 방정식을 구할 수 있다.

예제 5.5 전단력 선도와 굽힘모멘트 선도 : 식 (5.5) ~ (5.8) 사용

[그림 5-18]의 보에 대한 전단력 선도와 굽힘모멘트 선도를 구하시오.

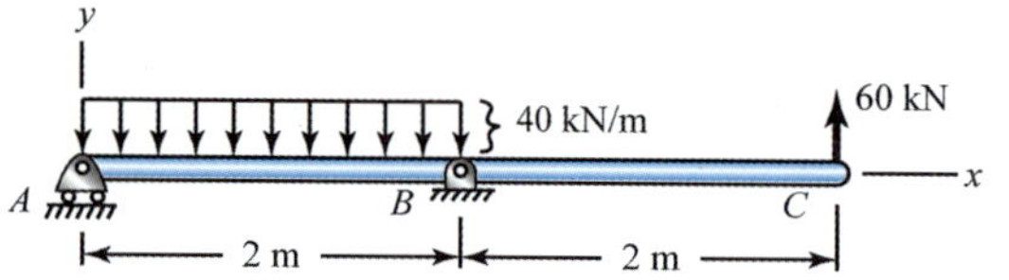

[그림 5-18]

전략

[예제 5.4]에서와 같은 접근 방식으로 먼저 보의 자유물체도를 그리고, 식 (5.5)와 식(5.6)을 사용하여 전단력 선도를 작성한다. 그런 다음, 전단력 선도와 굽힘모멘트 선도를 작성하기 위해 식 (5.7)과 식 (5.8)을 사용한다.

풀이

전단력 선도 [예제 5.3]에서 보의 지지점에서의 반력을 구했다. 그림 (a)의 결과를 이용하여, 왼쪽에서 오른쪽 방향으로 전단력 선도를 작성한다. 그림 (b)와 같이 점 A에서 위쪽으로 100 kN의 힘이 작용하기 때문에, $V_A = 100$ kN이다. 점 A와 점 B 사이에서, 보의 분포하중은 일정하므로 전단력 선도의 기울기는 일정하다. 따라서 점 A와 B 사이의 전단력 선도는 직선이다. 전단력이 점 B에서 불연속적임을 알 수 있다. 이는 80 kN의 힘 때문이다. V_B^-와 V_B^+가 각각 80 kN 힘의 왼쪽과 오른쪽에 있는 V 값을 나타낸다고 가정하자. 식 (5.6)으로부터, 점 A에서 점 B까지 V의 변화는 다음과 같이 정리할 수 있다.

$$V_B^- - V_A = -(2\text{ m})(40\text{ kN/m}) = -80\text{ kN}$$

따라서 $V_B^- = V_A - 80 = 20$ kN이다. 점 A와 점 B 사이의 전단력 선도는 그림 (c)와 같다.

식 (5.5)를 적분하여 점 A와 B 사이의 전단력을 구할 수도 있다. 식 (5.5)를 다음과 같이 작성하고

$$dV = -w\,dx = -40\,dx$$

적분하면

$$\int_{100}^{V} dV = \int_{0}^{x} -40\,dx$$

$$[V]_{100}^{V} = [-40x]_0^x$$

$$V - 100 = -40x$$

이다. 따라서 다음 결과를 얻을 수 있다.

$$V = 100 - 40x\text{ kN} \qquad \textbf{(1)}$$

주의할 점은, $x = 2$ m 지점에서 이 식은 $V_B^- =$

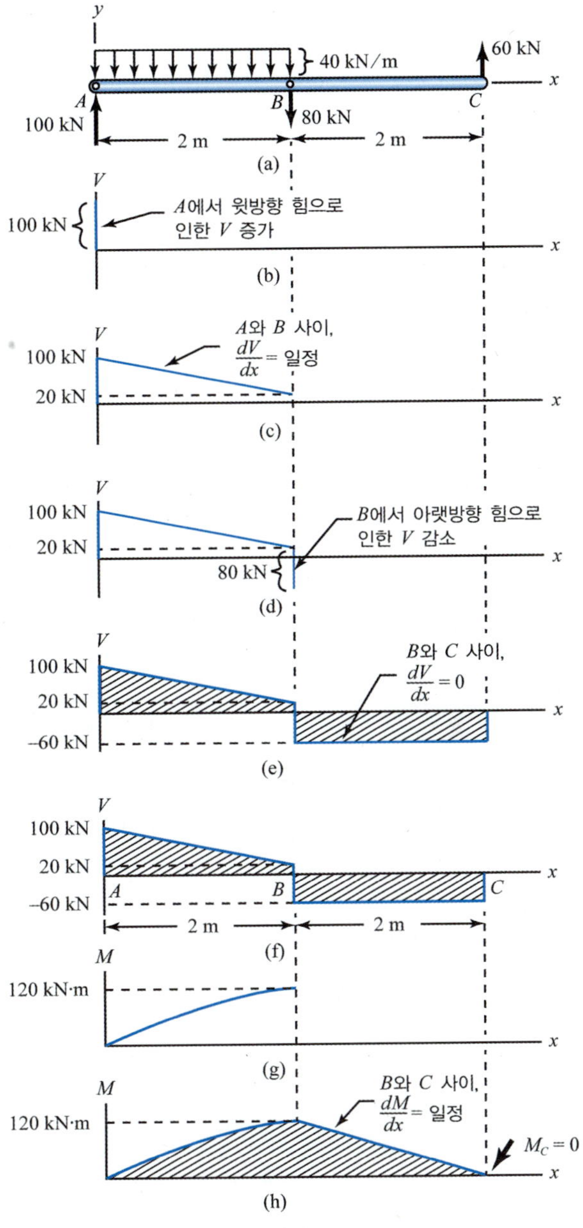

(a) 보의 자유물체도 (b)~(e) 전단력 선도 작성
(d)~(h) 굽힘모멘트 선도 작성

20 kN이 된다는 것이다. 점 B에서 아랫 방향으로 작용하는 80 kN 힘의 효과는 그림 (d)와 같다. 80 kN 힘의 오른쪽 V의 값은

$$V_B^+ = V_B^- - 80 = -60\ \text{kN}$$

이다. 구간 B와 C 사이에 외력(분포하중)이 존재하지 않기 때문에 V 값이 일정하게 유지된다. 이렇게 그림 (e)와 같이 전단력 선도를 완성할 수 있다.

굽힘모멘트 선도 보는 점 A에서 우력을 받지 않는다. 따라서 $M_A = 0$이다. 점 A와 B 사이에서 굽힘모멘트 선도의 기울기는 전단력과 같다. 그림 (f)의 전단력 선도에서, 기울기는 점 A와 B 사이에서 양수이고 점 A에서 B로 선형적으로 감소함을 알 수 있다. 점 A와 B 사이 굽힘모멘트의 변화는 점 A와 B 사이 전단력 선도로 정의된 면적과 동일하다.

$$M_B - M_A = (2\ \text{m})(20\ \text{kN}) + \frac{1}{2}(2\ \text{m})(80\ \text{kN}) = 120\ \text{kN}\cdot\text{m}$$

따라서 $M_B = 120\ \text{kN}\cdot\text{m}$ 이다. 이 정보를 사용하여, 점 A와 B 사이의 선도를 그림 (g)와 같이 정성적으로 그릴 수 있다. 기울기는 양수이지만 점 A에서 B로 감소하는 것을 주의 깊게 보자.

식 (5.7)을 적분하여 점 A와 B 사이의 굽힘모멘트에 대한 방정식을 얻을 수 있다. 전단력은 x의 함수로 식 (1)과 같다. 식 (5.7)을 정리하면

$$dM = V\,dx = (100 - 40x)\,dx$$

이고, 이를 적분하면 다음과 같다.

$$\int_0^M dM = \int_0^x (100 - 40x)\,dx$$
$$[M]_0^M = [100 - 40x]_0^x$$

$$M = 100x - 20x^2\ \text{kN}\cdot\text{m}$$

점 C에는 우력이 없기 때문에 $M_C = 0$이다. 굽힘모멘트의 기울기는 점 B와 C 사이에서 일정하기 때문에 $\left(\dfrac{dM}{dx} = V = -60\ \text{kN}\right)$, 점 B와 C 사이의 굽힘모멘트 선도는 그림 (h)와 같이 직선이다.

토론

이 예제를 [예제 5.3]과 비교해보자. 여기서 보와 하중에 대한 전단력 선도와 굽힘모멘트 선도를 구하기 위해 자유물체도와 평형방정식을 사용한다.

연습문제 ▸▸▸

5.43 US unit V와 M을 다음 방법을 사용하여 x의 함수로 구하시오.

(a) 자유물체도를 그리고 평형방정식을 사용하여

(b) 식 (5.5)~(5.8)을 사용하여

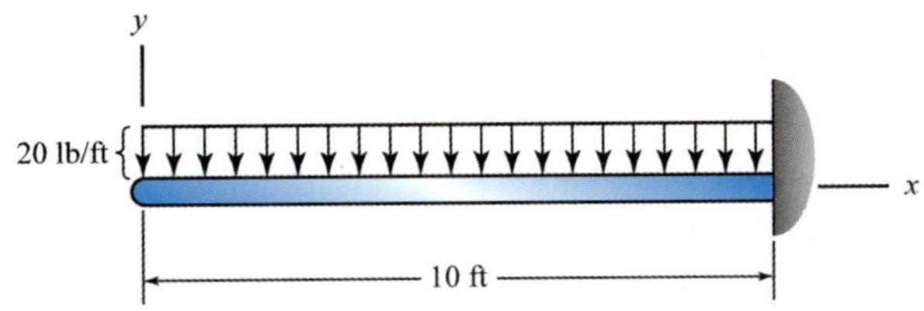

[그림 P5.43]

5.44 보에 작용하는 분포하중은 다음 식으로 정리된다. 식 (5.5)~(5.8)을 사용하여 V와 M을 x의 함수로 구하시오.

$$w = w_0\left(1 - \frac{x}{L}\right)$$

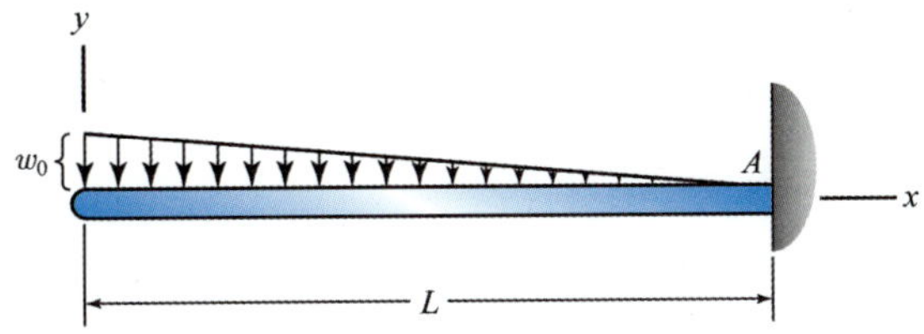

[그림 P5.44]

5.45 식 (5.5)~(5.8)을 사용하여 V와 M을 x의 함수로 구하시오.

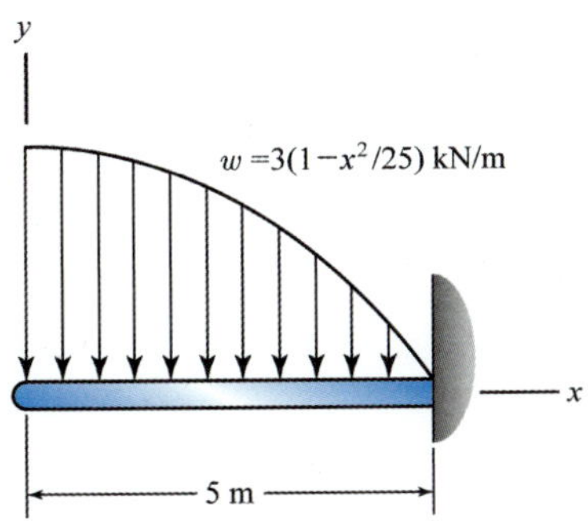

[그림 P5.45]

연습문제 ▸▸▸

5.46 식 (5.5)~(5.8)을 사용하여 V와 M을 x의 함수로 구하시오.

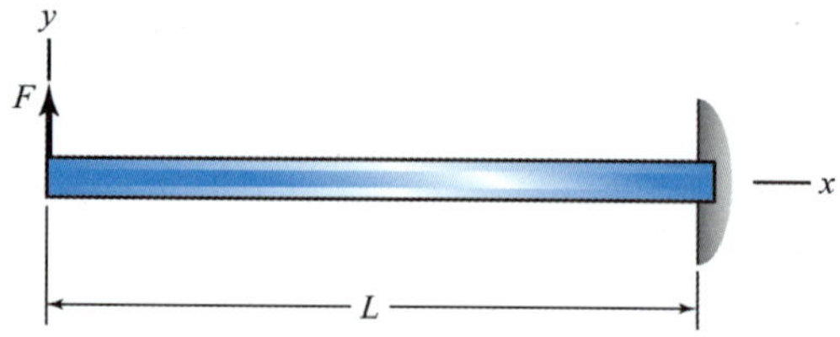

[그림 P5.46]

5.47 식 (5.5)~(5.8)을 사용하여 V와 M을 x의 함수로 구하시오.

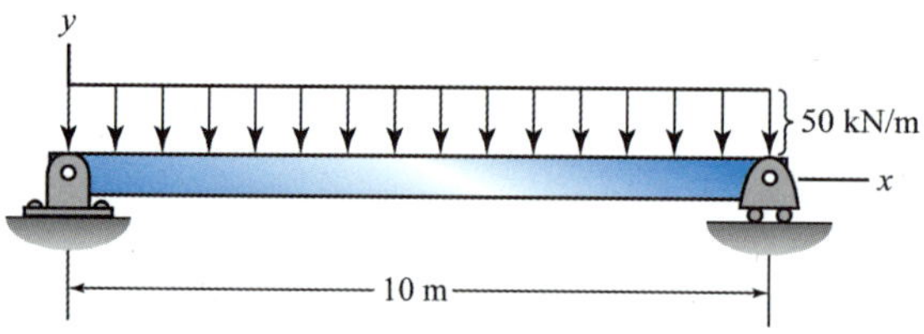

[그림 P5.247]

5.48 식 (5.5)~(5.8)을 사용하여 V와 M을 x의 함수로 구하시오.

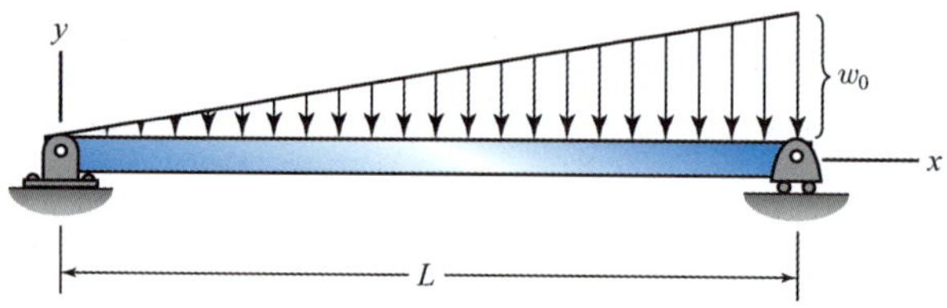

[그림 P5.48]

5.49 식 (5.5)~(5.8)을 사용하여 V와 M을 x의 함수로 구하시오.
US unit

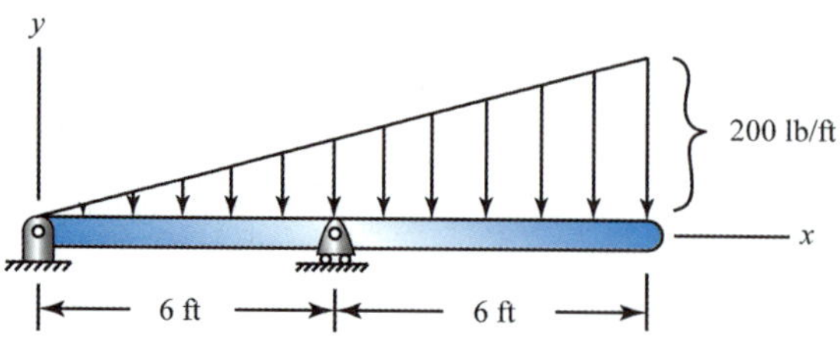

[그림 P5.49]

연습문제 ▸▸▸

5.50 문제 **5.25**의 구조 보의 자유물체도가 제시되었다. 여기서 $F_0 = \frac{wL}{2}$, $M_0 = \frac{wL^2}{12}$이다. 식 (5.5)~(5.8)을 사용하여 x의 함수로 전단력과 굽힘모멘트를 구하시오.

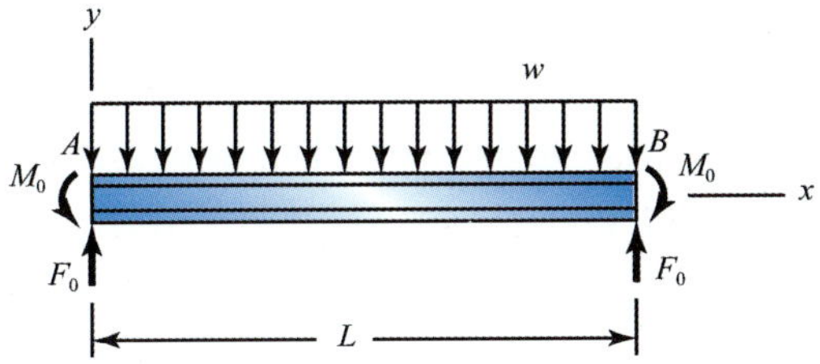

[그림 P5.50]

5.51 (a) 식 (5.5)~(5.8)을 사용하여 V와 M을 x의 함수로 구하시오.
US unit
(b) 전단력 선도와 굽힘모멘트 선도를 그림으로 나타내시오.

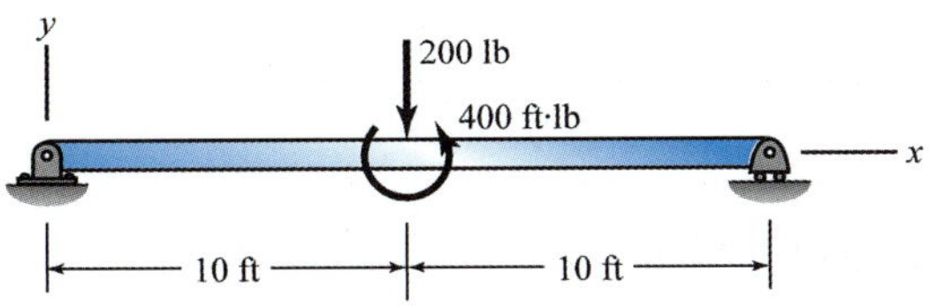

[그림 P5.51]

5.52 식 (5.5)~(5.8)을 사용하여 문제 **5.32**를 계산하시오.
US unit

5.53* 식 (5.5)~(5.8)을 사용하여 문제 **5.33**을 계산하시오.
US unit

5.54* 식 (5.5)~(5.8)을 사용하여 문제 **5.35**에서의 보에 대해, x의 함수로 내력과 모멘트를 구하시오.

5.55* 식 (5.5)~(5.8)을 사용하여 문제 **5.38**을 계산하시오.
US unit

5.56* 식 (5.5)~(5.8)을 사용하여 문제 **5.40**을 계산하시오.

SECTION 5.4

특이함수

Singularity Functions

가장 단순한 경우를 제외하고, 보의 전단력과 굽힘모멘트 분포를 구하기 위해 사용한 방법은 보 축의 부분에 따라 서로 다른 방정식 세트가 만들어지는 결과로 이어졌다. [예제 5.5]를 살펴보면, 보의 왼쪽 절반에 적용된 V와 M의 방정식 세트와 우측 절반에 적용된 다른 방정식 세트를 구할 수 있었다. 만약 전체 보에 적용되는 V와 M에 대한 방정식을 얻을 수 있다면 더욱 편리할 것이다. 이는 **특이함수**singularity function라고 하는 함수의 한 종류를 사용함으로써 얻을 수 있다.

5.4.1 델타함수

[그림 5-19(a)]에서 삼각형 분포하중 w를 정의한다. 이 값은 $x = a - \epsilon$에서 $w = 0$부터, $x = a$에서 $w = \dfrac{1}{\epsilon}$까지 선형적으로 변화한다. 그런 다음 $x = a$에서 $w = \dfrac{1}{\epsilon}$부터, $x = a + \epsilon$에서 $w = 0$까지 선형적으로 변화한다. 이러한 분포하중에 의해 가해지는 총 하중(하중곡선 아래 면적을 계산하여 구해진 분포하중)은 1이다. 이와 같이 우리는 단위 크기의 아랫방향 힘을 가하는 분포하중을 정의했다. [그림 5-19(b)]에서 보듯이, 분포하중은 하중곡선의 도심 $x = a$에서 단위 크기의 아랫방향 힘의 존재로 인해 등가 힘 때문에 발생된다. [그림 5-19(c)]는 $x = 0$부터 x까지의 분포하중 w의 적분 그래프이다. 이는 $x = 0$부터 x까지 하중곡선의 아래 면적에 해당된다. $x = a + \epsilon$에서 적분값은 하중곡선 아래의 총 면적이 되고 이 값은 1이다.

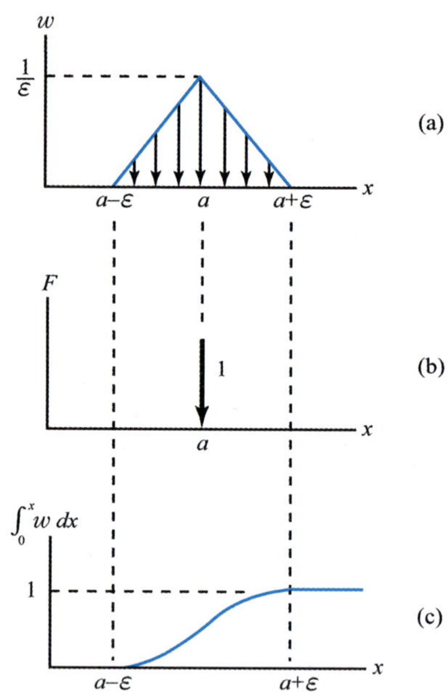

[그림 5-19] (a) 삼각형 분포하중
(b) 분포하중은 단위 크기의 힘을 가한다.
(c) 0부터 x까지 분포하중의 적분

지금부터 매개변수 ϵ이 점진적으로 작아진다고 가정하자. 매개변수 ϵ이 점진적으로 작아짐으써 w가 작용하는 폭의 간격은 점점 더 작아지게 되고, w의 최대 크기는 커지지만 **하중곡선 아래 면적, 즉 분포하중으로 인해 가해지는 등가 힘의 크기는 1로 유지된다.** ϵ이 0에 가까워짐($\epsilon \rightarrow 0$)에 따른 극한상태에서 [그림 5-19]가 어떻게 되는지를 [그림 5-20]에서 볼 수 있다. $\epsilon \rightarrow 0$에 가까워지는 극한상태에서의 분포하중 w를 설명하는 함수를 **델타함수**delta function라고 하고, 다음과 같이 정의한다.

$$\langle x-a\rangle^{-1}=\lim_{\epsilon\to 0} w$$

[그림 5-20(a)]와 같이 델타함수로 표기된 분포하중은 [그림 5-20(b)]와 같이 단위 크기의 아랫방향 힘을 가한다. $\epsilon\to 0$의 극한상태에서 발생한 w의 적분 그래프는 **계단함수**step function이다([그림 5-20(c)]). 이 함수는 다음과 같이 $\langle x-a\rangle^0$으로 표기한다. 즉 다음과 같다.

$$\langle x-a\rangle^0=\begin{cases}0 & \text{if } x<a\\ 1 & \text{if } x\geq a\end{cases}$$

이러한 결과로부터 다음과 같이 **델타함수의 적분은 계단함수임**을 알 수 있다.

$$\int_0^x \langle x-a\rangle^{-1}dx=\langle x-a\rangle^0 \tag{5.9}$$

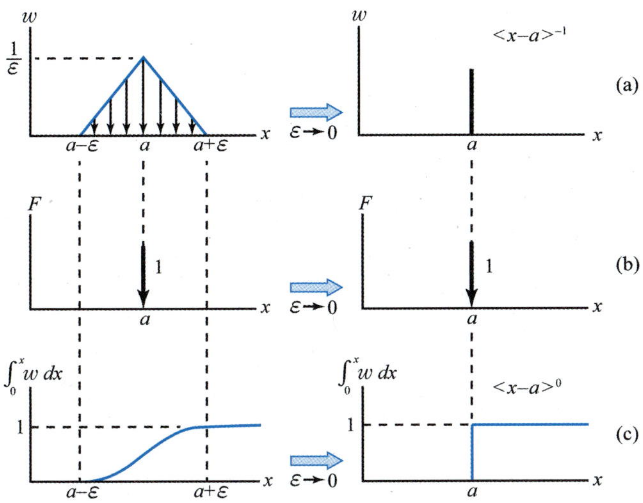

[그림 5-20] $\epsilon\to 0$으로 가까워짐에 따라 [그림 5-19]에서 발생하는 일을 나타낸 그림
(a) 삼각형 분포하중은 델타함수가 된다. (b) 델타함수는 단위 크기의 힘을 가한다.
(c) 분포하중의 적분은 계단함수가 된다.

무슨 일이 일어나는지 생각해보자. 우리는 x의 유한 구간에서 단위 크기의 아랫방향 힘을 가하는 분포하중을 정의하는 것에서 시작했다. 그런 다음 분포하중이 작용하는 구간이 사라질 정도로 작아진다고 가정한다. 이때 분포하중이 가하는 힘이 일정하게 유지되도록 분포하중 크기를 정의했다. 그 결과인 델타함수는 $x=a$에서 단위 크기의 **아랫방향** 힘을 가하는 분포하중을 설명한다. 또한, 델타함수의 적분은 $x=a$에서 단위 크기의 양의 계단함수임을 나타내었다.

이 놀라운 결과를 가지고 무엇을 할 수 있을까? [그림 5-21(a)]는 중간 지점에 하중 F를 받는 핀과 롤러 지지점이 있는 보를 보여준다. 지지점에 작용하는 반력을 보여주는 자유물체도는 [그림

5-21(b)]에서 볼 수 있다. 그리고 보의 전단력 선도는 [그림 5-21(c)]에서 볼 수 있다. 이 보에 작용하는 전단력의 분포를 특이함수를 사용한 단일 방정식으로 표현하여 구할 수 있다. 제일 먼저 할 일은, 보의 자유물체도에 작용하는 힘을 델타함수로 표현하는 것이다. 분포하중 $w = \langle x-a \rangle^{-1}$은 $x=a$에서 단위 크기의 **아랫방향** 하중을 가한다. 따라서 다음과 같이 정의할 수 있다.

$$w = -\frac{F}{2}\langle x \rangle^{-1} + F\left\langle x - \frac{L}{2}\right\rangle^{-1} - \frac{F}{2}\langle x - L \rangle^{-1}$$

이 분포하중 식의 세 개의 항들은 $x=0$에서 윗방향 힘 $\frac{F}{2}$가 되고, $x=\frac{L}{2}$에서 아랫방향 힘 F, 그리고 $x=L$에서 윗방향 힘 $\frac{F}{2}$가 된다. 이제 다음과 같이 식 (5.5)를 적분하여 전단력 분포를 구한다.

$$\begin{aligned} V &= \int_0^x -w\,dx \\ &= \int_0^x \frac{F}{2}\langle x \rangle^{-1}dx - \int_0^x F\left\langle x - \frac{L}{2}\right\rangle^{-1}dx + \int_0^x \frac{F}{2}\langle x - L \rangle^{-1}dx \\ &= \frac{F}{2}\langle x \rangle^{0} - F\left\langle x - \frac{L}{2}\right\rangle^{0} + \frac{F}{2}\langle x - L \rangle^{0} \end{aligned}$$

여기서 델타함수를 적분하기 위해 식 (5.9)를 사용했다. 우리는 [그림 5-21(c)]에서와 같이 전체 보에 대한 전단력 분포를 설명하는 단일 방정식을 얻었다. 지금까지 특이함수를 사용하는 방법을 설명하였지만, 다른 유형의 하중을 받는 보들을 분석하려면 더욱 많은 함수들을 정의할 필요가 있다.

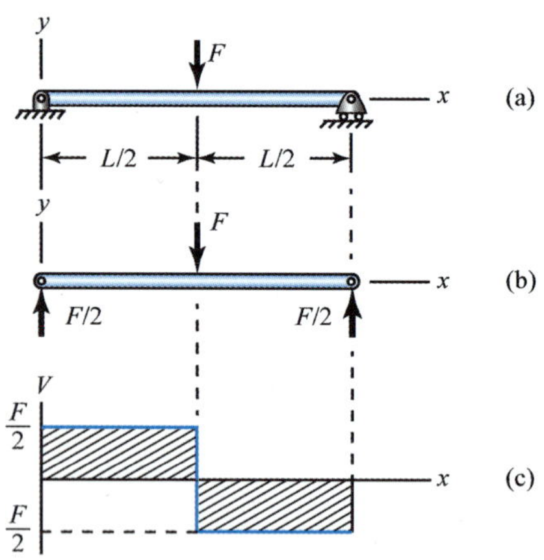

[그림 5-21] (a) 하중 F를 받는 보 (b) 보의 자유물체도 (c) 전단력 선도

5.4.2 쌍극자

[그림 5-22(a)]에서 분포하중 w를, $a-\epsilon \le x < a$ 구간에서 분포하중 값은 $\frac{1}{\epsilon^2}$로, 그리고 $a \le x \le a+\epsilon$ 구간에서 분포하중 값은 $-\frac{1}{\epsilon^2}$로 정의한다. 왼쪽 면적을 계산함으로써 분포하중의 왼쪽 아랫방향 작용 부분의 면적을 계산하면 $\frac{1}{\epsilon}$ 크기의 아랫방향 힘을 가함을 알 수 있다. 오른쪽의 윗방향 작용 부분은 $\frac{1}{\epsilon}$ 크기의 상승력을 가한다. 분포하중의 왼쪽과 오른쪽 부분을 [그림 5-22(b)]와 같이 등가력으로 나타내면, 분포하중 w는 반시계방향으로 단위 크기 두 개만큼의 힘을 가하는 것을 알 수 있다. [그림 5-22(c)]는 0부터 x까지 w의 적분을 나타낸 그래프이다. 이는 [그림 5-19(a)]의 함수와 동일함에 주목하라.

이제 매개변수 ϵ을 점진적으로 작게 만든다고 가정한다. w가 작용하는 간격의 폭이 점점 작아지게 되고, 아랫방향 힘과 윗방향 힘의 크기는 커지지만, **분포하중으로 가해지는 우력은 1과 동일하게 유지된다.** ϵ이 0에 가까워짐($\epsilon \to 0$)에 따른 극한 상태에서 [그림 5-22]가 어떻게 되는지를 [그림 5-23]에서 볼 수 있다. [그림 5-23(a)]와 같이 $\epsilon \to 0$에 가까워지는 극한상태에서의 분포하중 w를 설명하는 함수를 **쌍극자**dipole라고 하고, 다음과 같이 정의한다.

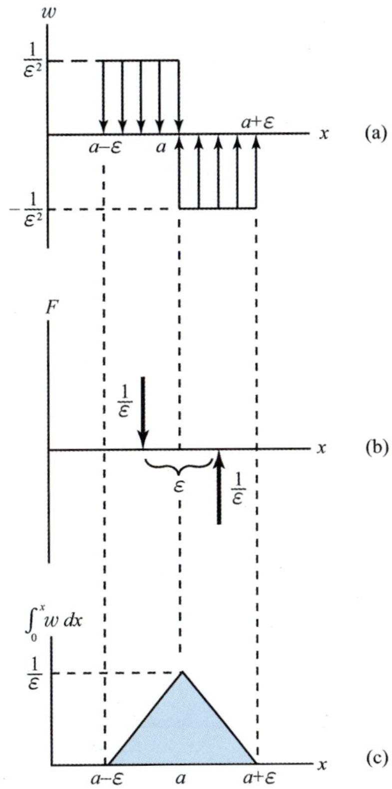

[그림 5-22] (a) 분포하중
(b) 분포하중에 의해 가해지는 힘
(c) 0부터 x까지 분포하중 적분

$$\langle x-a \rangle^{-2} = \lim_{\epsilon \to 0} w$$

쌍극자로 표기된 분포하중은 [그림 5-23(b)]와 같이 $x=a$에서 단위 크기로 반시계방향의 우력을 가한다. [그림 5-22(c)]는 [그림 5-19(a)]와 동일하므로, [그림 5-23(c)]와 같이 $\epsilon \to 0$의 극한상태에서 발생한 분포하중 w의 적분은 델타함수가 된다. 즉 **쌍극자의 적분은 델타함수임**을 알 수 있다.

$$\int_0^x \langle x-a \rangle^{-2} dx = \langle x-a \rangle^{-1} \tag{5.10}$$

우리는 보에 작용하는 힘이 델타함수를 사용해 분포하중으로 표현될 수 있음을 살펴보았다. 동일한 방법으로, 보에 작용하는 우력은 쌍극자를 사용해 분포하중으로 표현될 수 있다.

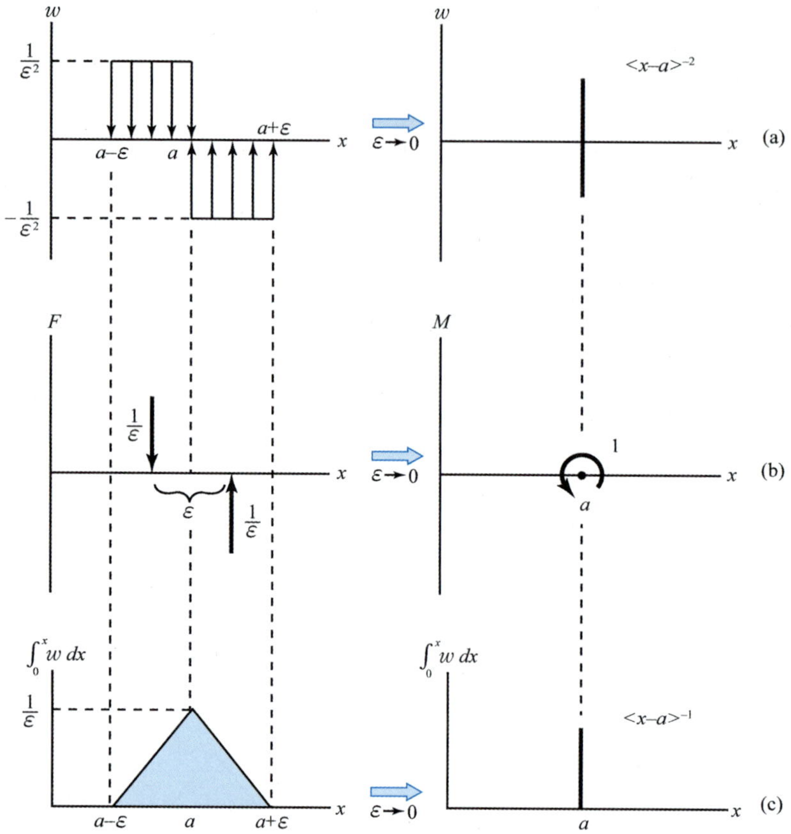

[그림 5-23] $\epsilon \to 0$으로 가까워짐에 따라 [그림 5-22]에서 발생하는 일을 나타낸 그림
(a) 분포하중은 쌍극자가 된다. (b) 쌍극자는 반시계방향의 단위 크기의 우력을 가한다.
(c) 분포하중의 적분은 델타함수가 된다.

5.4.3 마카레이 함수

델타함수와 쌍극자라는 두 가지 특이함수를 정의하여 분포하중으로 보에 작용하는 힘과 우력을 나타낼 수 있다. 우리가 일반적으로 취급하는 보는 분포하중을 받기도 하는데, 이를 표현할 수 있는 특이함수가 필요하다. 단순 분포하중의 상당수는 **마카레이 함수**Macaulay functions로 표현할 수 있다.

$$\langle\, x-a \,\rangle^n = \begin{cases} 0, & x < a \\ (x-a)^n, & x \ge a \end{cases} \tag{5.11}$$

여기서 $n \ge 0$이다. $n=0$(계단함수), $n=1$(**램프함수**ramp function라고 함), $n=2$에 대한 마카레이 함수는 [그림 5-24]와 같다. $x=0$부터 x까지의 마카레이 함수의 적분은 다음과 같다.

$$\int_0^x \langle\, x-a \,\rangle^n \, dx = \frac{1}{n+1} \langle\, x-a \,\rangle^{n+1} \tag{5.12}$$

앞에 설명한 특이함수의 목록과 각각에 대한 적분을 [표 5-1]에 요약하였다. 이러한 결과를 통해 보의 하중을 분포하중으로 표현하고 전단력과 굽힘모멘트 분포를 구할 수 있다.

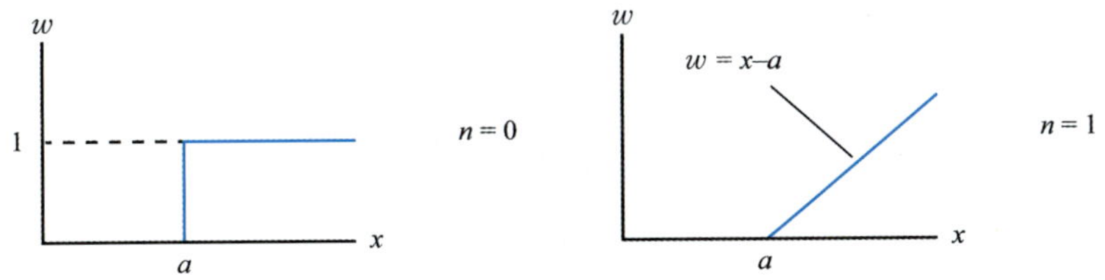

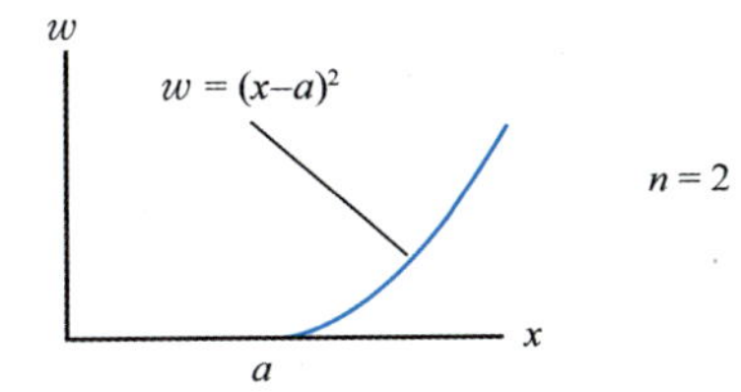

[그림 5-24] 마카레이 함수들

[표 5-1] 특이함수

함수 형태	w	$\int_0^x w\,dx$
계단함수	$\langle x-a \rangle^0$	$\langle x-a \rangle$
델타함수	$\langle x-a \rangle^{-1}$	$\langle x-a \rangle^0$
쌍극자	$\langle x-a \rangle^{-2}$	$\langle x-a \rangle^{-1}$
마카레이 함수($n \ge 0$)	$\langle x-a \rangle^n = \begin{cases} 0, & x < a \\ (x-a)^n, & x \ge a \end{cases}$	$\dfrac{1}{n+1}\langle x-a \rangle^{n+1}$

연구문제

1. 보가 $x = a$에서 크기 F의 아랫방향 힘을 받는 경우, 분포하중으로 표현하기 위해 사용하는 특이함수는 무엇인가?
2. 보가 $x = a$에서 반시계방향으로 작용하는 우력 크기 M을 받는 경우, 분포하중으로 표현하기 위해 사용하는 특이함수는 무엇인가?
3. 보가 $x = a$에서 $x = b$까지 크기가 w_0인 균일하게 분포된 하중을 받는 경우(단, $a < b$), 마카레이 함수를 사용하여 어떻게 분포하중으로 나타낼 수 있는가?

예제 5.6 특이함수를 사용한 전단력과 굽힘모멘트

균일 분포하중이 [그림 5-25]와 같이 외팔보의 일부에 작용하고 있다. x의 함수로 전단력과 굽힘모멘트를 구하시오.

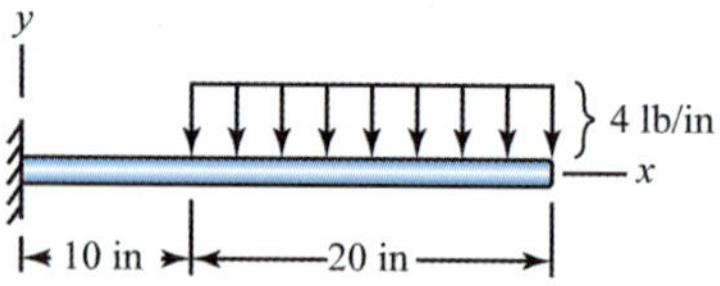

[그림 5-25]

전략

고정 지지점에서 반력을 구한 후, 보의 하중과 반력을 특이함수를 사용해 표현할 것이다. 그런 다음, 식 (5.5)와 (5.7)을 적분하여 전단력과 굽힘모멘트의 분포를 구할 수 있다.

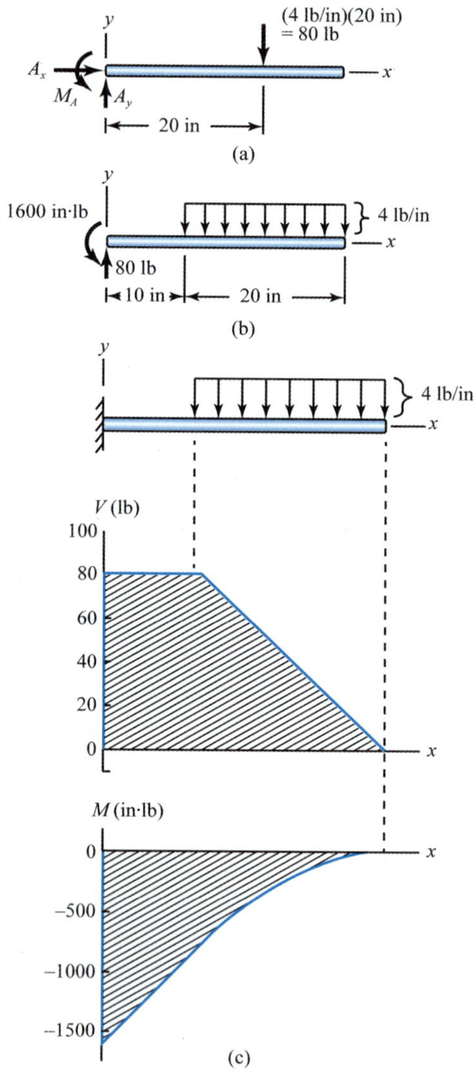

(a) 등가 힘으로 표현된 분포하중을 갖는 보의 자유물체도

(b) 보에 가해지는 하중

(c) 전단력 선도와 굽힘모멘트 선도

풀이

그림 (a)는 분포하중을 등가 힘으로 표시한 보의 자유물체도이다. 평형방정식으로부터 다음과 같이 정리할 수 있다.

$$\sum F_x = A_x = 0$$

$$\sum F_y = A_y - 80\ \text{lb} = 0$$

$$\sum M_{\text{왼쪽 끝}} = M_A - (20\ \text{in})(80\ \text{lb}) = 0$$

이 식을 계산하면 $A_x = 0$, $A_y = 80\ \text{lb}$, $M_A = 1600\ \text{in}\cdot\text{lb}$이다.

반력은 그림 (b)의 자유물체도에서 볼 수 있다. [표 5-1]의 결과를 사용하여 반력과 분포하중을 특이함수로 표현하고자 한다. 델타함수 $\langle x-a \rangle^{-1}$은 $x=a$에서 단위 크기의 **아랫방향** 하중을 가하므로 80 lb의 윗방향 힘을 다음과 같이 표현할 수 있다.

$$-80\langle x \rangle^{-1}\ \text{lb/in}$$

쌍극자 $\langle x-a \rangle^{-2}$은 $x=a$에서 반시계방향 단위 크기의 우력을 발생시키므로 1600 in·lb의 반시계방향 우력은 다음과 같이 나타낼 수 있다.

$$1600\langle x \rangle^{-2}\ \text{lb/in}$$

계단함수로 균일하게 분포된 하중을 다음과 같이 표현할 수 있다.

$$4\langle x - 10\ \text{in} \rangle^{0}\ \text{lb/in}$$

그러므로 보의 하중과 반력을 설명하는 분포하중은 다음과 같다.

$$w = 1600\langle x \rangle^{-2} - 80\langle x \rangle^{-1} + 4\langle x - 10\text{ in}\rangle^{0}\text{ lb/in}$$

전단력 분포 이제 식 (5.5)를 적분하여 x의 함수로 전단력을 구할 수 있다. 이를 위해 [표 5-1]에 주어진 적분 규칙을 사용한다.

$$\begin{aligned} V &= \int_0^x -w\,dx \\ &= -1600\langle x \rangle^{-1} + 80\langle x \rangle^{0} - 4\langle x - 10\text{ in}\rangle\text{ lb} \end{aligned}$$

이 식을 통해 전체 보에 대한 전단력 분포를 알 수 있다.

굽힘모멘트 분포 식 (5.7)을 적분함으로써 x의 함수로 굽힘모멘트를 구할 수 있다.

$$\begin{aligned} M &= \int_0^x V\,dx \\ &= -1600\langle x \rangle^{0} + 80\langle x \rangle - 2\langle x - 10\text{ in}\rangle^{2}\text{ in}\cdot\text{lb} \end{aligned}$$

보에 대한 전단력 선도와 굽힘모멘트 선도는 그림 (c)에 나타내었다.

토론

V에 대한 방정식에 델타함수 $\langle x \rangle^{-1}$이 있음에 유의하라. 델타함수 $\langle x - a \rangle^{-1}$은 **값이 정의되지 않은** $x = a$ 외의 모든 곳에서 0과 같다. 결과적으로 이 예제에서 V에 대한 방정식은 $x = a$에서 정의되지 않지만 $x > 0$에서 정의된다. 이는 새로운 현상이 아니다. 다른 방법으로 얻은 전단력과 굽힘모멘트 분포도 힘과 우력이 작용하는 점에 특이점singularities이 있었으나, 이 예제에서와 같이 명시적으로 표현하지는 않았다.

예제 5.7 특이함수를 사용한 전단력 및 굽힘모멘트

[그림 5-26]의 보는 삼각형 분포하중과 우력의 영향을 받는다. x의 함수로 전단력과 굽힘모멘트를 구하시오.

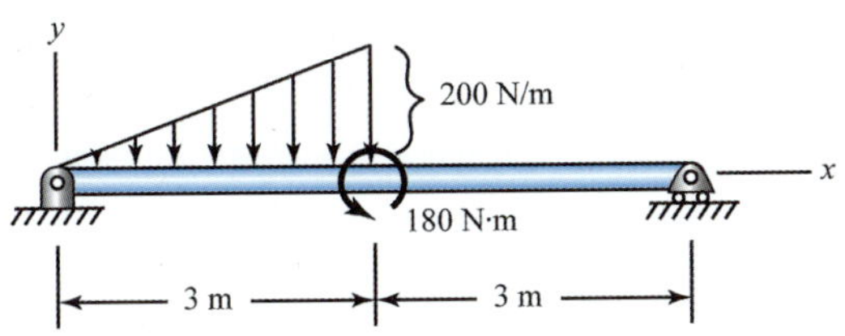

[그림 5-26]

전략

특이함수를 사용해 보의 하중과 반력을 나타내야 한다. 그런 다음, 식 (5.5)와 식 (5.7)을 적분하여 전단력과 굽힘모멘트의 분포를 구한다.

풀이

보의 자유물체도는 그림 (a)에 나타내었으며 이때 분포하중은 등가 힘으로 표시된다. 평형방정식으로부터 다음과 같이 정리할 수 있다.

$$\sum F_x = A_x = 0$$

$$\sum F_y = A_y + B - 300\ \mathrm{N} = 0$$

$$\sum M_{\text{왼쪽 끝}} = (6\ \mathrm{m})B - (2\ \mathrm{m})(300\ \mathrm{N}) + 180\ \mathrm{N \cdot m} = 0$$

이 식을 계산하면 $A_x = 0$, $A_y = 230\ \mathrm{N}$, $B = 70\ \mathrm{N}$이다. 반력을 포함하는 보의 자유물체도는 그림 (b)와 같다.

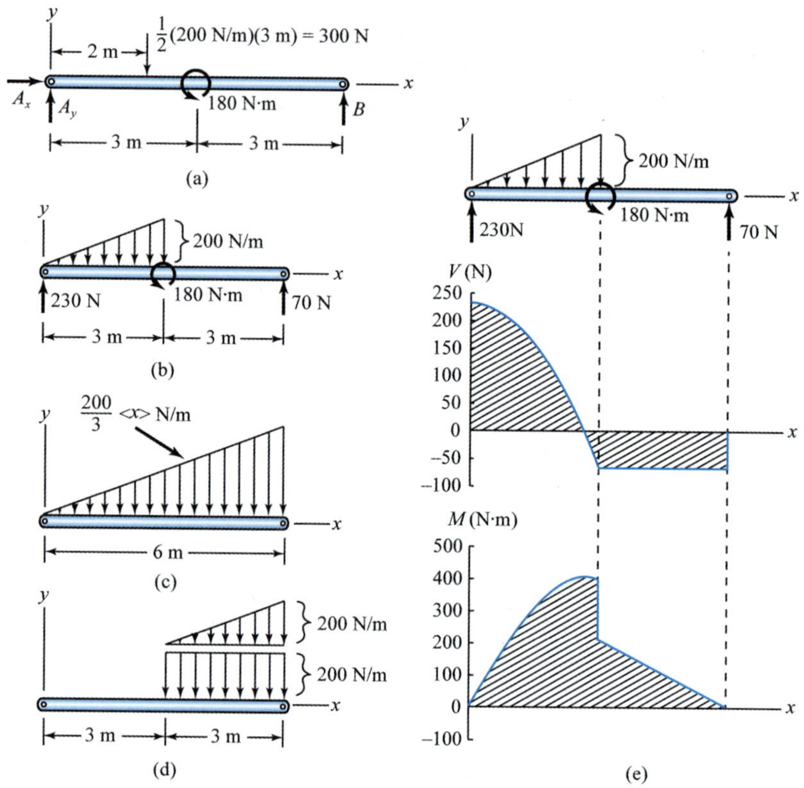

(a) 등가 힘으로 표현되는 분포하중을 갖는 보의 자유물체도 (b) 보에 가해지는 하중
(c) 삼각형 분포하중 (d) 복합 분포하중의 분리 (e) 전단력 선도와 굽힘모멘트 선도

[표 5-1]의 결과를 가지고 하중과 반력을 특이함수를 사용해 분포하중으로 표현하고자 한다. 델타함수 $\langle x-a \rangle^{-1}$은 $x=a$에서 단위 크기의 **아랫방향** 하중을 가하므로 핀과 롤러 지지점에서의 반력에 의한 분포하중은 다음과 같다.

$$-230\langle x \rangle^{-1} - 70\langle x - 6\ \mathrm{m} \rangle^{-1}\ \mathrm{N/m}$$

쌍극자 $\langle x-a \rangle^{-2}$은 $x=a$에서 반시계방향 단위 크기 우력을 발생시킨다. 180 N·m 크기의 반시계방향 우력으로 인한 분포하중은 다음과 같다.

$$180\langle x - 3\ \mathrm{m} \rangle^{-2}\ \mathrm{N/m}$$

마카레이 함수로 $x=a$부터 $x=3\ \mathrm{m}$까지 작용하는 분포하중을 다음과 같이 표현할 수 있다.

$$\frac{200}{3}\langle x \rangle\ \mathrm{N/m}$$

그러나 이 함수는 그림 (c)와 같이 보의 전체 길이에 걸쳐 분포된 하중을 설명한다. $x=3$ m부터 $x=6$ m까지 작용하는 분포하중의 일부를 분리할 필요가 있다. 이를 위해, 그림 (d)와 같이 균일 분포하중과 삼각형 하중의 합을 이용한다. **분리하기 위해** 필요한 마카레이 함수는

$$200\langle x-3\text{ m}\rangle^0+\frac{200}{3}\langle x-3\text{ m}\rangle\ \text{N/m}$$

이다. 그러므로 보의 하중과 반력을 설명하는 총 분포하중은 다음과 같다.

$$\begin{aligned}w=&-230\langle x\rangle^{-1}+\frac{200}{3}\langle x\rangle+180\langle x-3\text{ m}\rangle^{-2}-200\langle x-3\text{ m}\rangle^0\\&-\frac{200}{3}\langle x-3\text{ m}\rangle-70\langle x-6\text{ m}\rangle^{-1}\ \text{N/m}\end{aligned}$$

전단력 분포 [표 5-1]에 요약된 적분 규칙을 사용하여 식 (5.5)를 적분함으로써 x의 함수로 전단력을 구할 수 있다.

$$\begin{aligned}V&=\int_0^x -w\,dx\\&=230\langle x\rangle^0-\frac{200}{6}\langle x\rangle^2-180\langle x-3\text{ m}\rangle^{-1}+200\langle x-3\text{ m}\rangle\\&\quad+\frac{200}{6}\langle x-3\text{ m}\rangle^2+70\langle x-6\text{ m}\rangle^0\ \text{N}\end{aligned}$$

이 식은 전체 보에 대한 전단력 분포를 나타낸다.

굽힘모멘트 분포 식 (5.7)을 적분함으로써 x의 함수로 굽힘모멘트를 구할 수 있다.

$$\begin{aligned}M&=\int_0^x V\,dx\\&=230\langle x\rangle-\frac{200}{18}\langle x\rangle^3-180\langle x-3\text{ m}\rangle^0+\frac{200}{2}\langle x-3\text{ m}\rangle^2\\&\quad+\frac{200}{18}\langle x-3\text{ m}\rangle^3+70\langle x-6\text{ m}\rangle\ \text{N}\cdot\text{m}\end{aligned}$$

보의 전단력 선도와 굽힘모멘트 선도는 그림 (e)에 나타내었다.

토론

이 예제에서 알 수 있듯이, 마카레이 함수를 중복 적용하여 다양한 분포하중을 나타낼 수 있다.

연습문제 ▸▸▸

※ 특이함수를 사용하여 [문제 5.57]~[문제 5.66]을 푸시오.

5.57 보의 굽힘모멘트를 x의 함수로 구하시오.

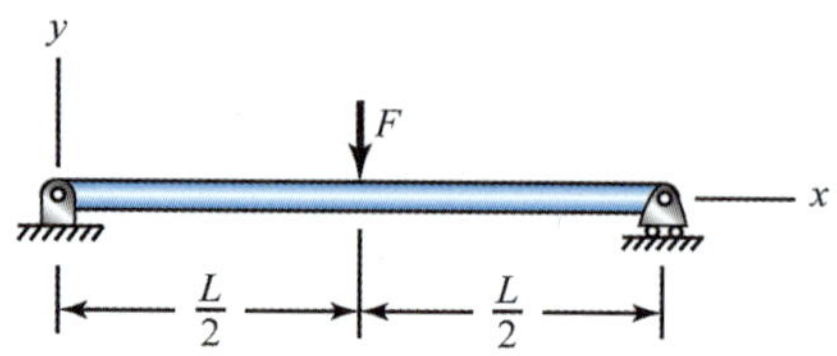

[그림 P5.57]

5.58 (a) 보의 전단력과 굽힘모멘트를 x의 함수로 구하시오.
US unit
(b) (a) 부분의 결과를 이용하여, 전단력 선도와 굽힘모멘트 선도를 그리시오.

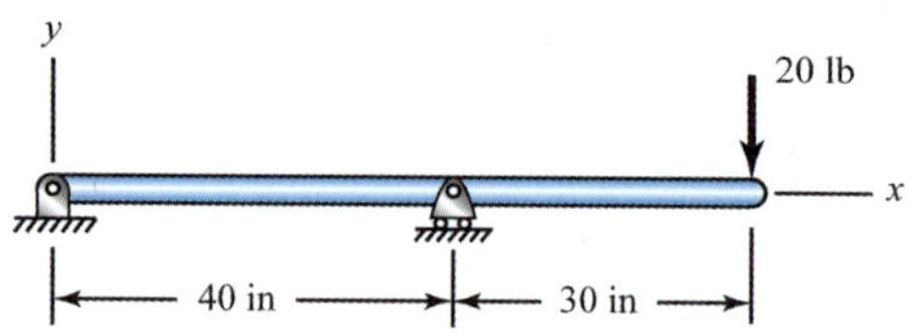

[그림 P5.58]

5.59 보의 굽힘모멘트를 x의 함수로 구하시오.

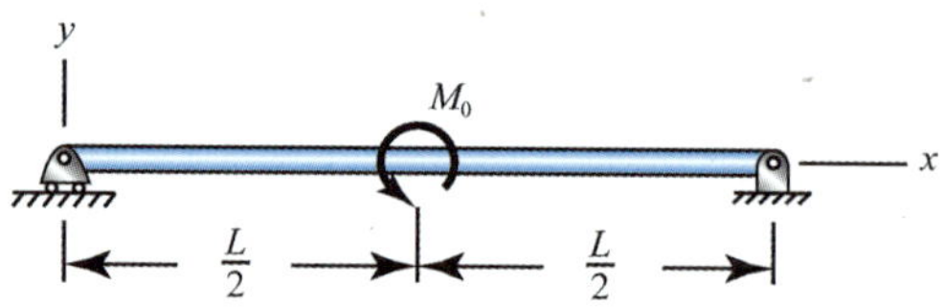

[그림 P5.59]

5.60 보의 굽힘모멘트를 x의 함수로 구하시오.

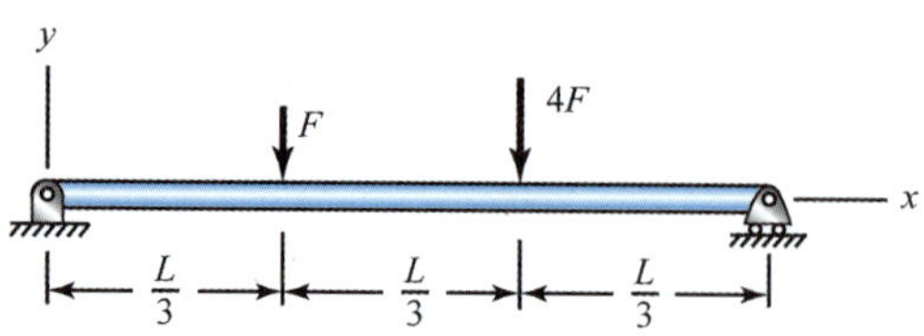

[그림 P5.60]

연습문제 ▸▸▸

5.61 (a) 보의 전단력과 굽힘모멘트를 x의 함수로 구하시오.

(b) (a) 부분의 결과를 이용하여, 전단력 선도와 굽힘모멘트 선도를 그리시오.

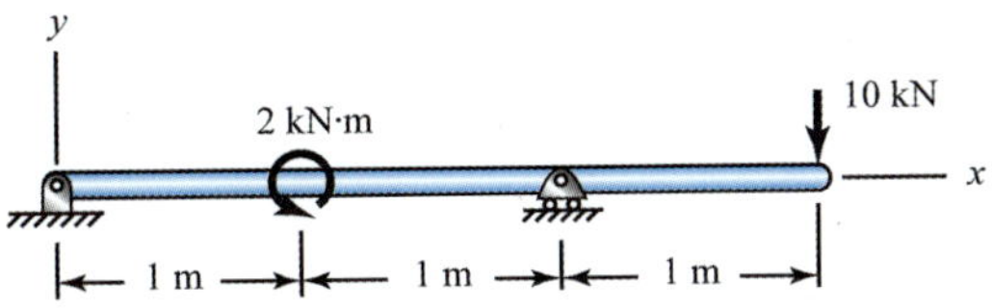

[그림 P5.61]

5.62 (a) 보의 전단력과 굽힘모멘트를 x의 함수로 구하시오.
US unit
(b) (a) 부분의 결과를 이용하여, 전단력 선도와 굽힘모멘트 선도를 그리시오.

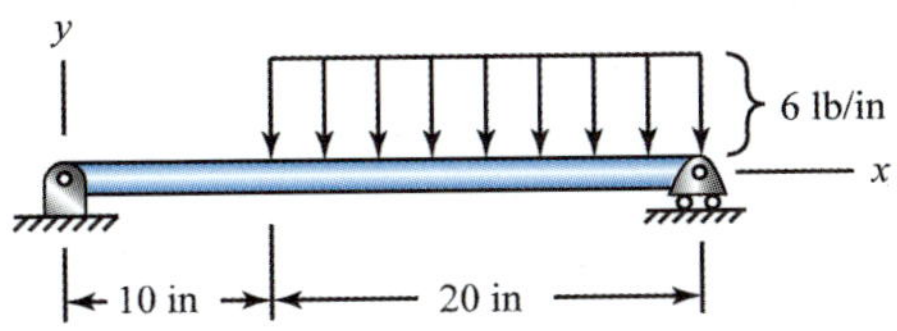

[그림 P5.62]

5.63 보의 굽힘모멘트를 x의 함수로 구하시오.

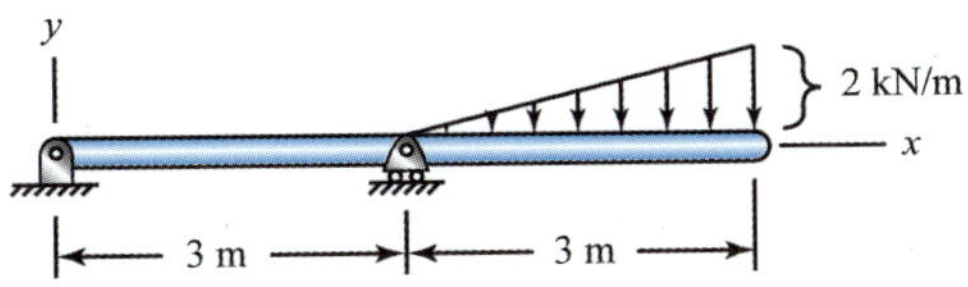

[그림 P5.63]

5.64 (a) 보의 전단력과 굽힘모멘트를 x의 함수로 구하시오.

(b) (a)의 결과를 이용하여, 전단력 선도와 굽힘모멘트 선도를 그리시오.

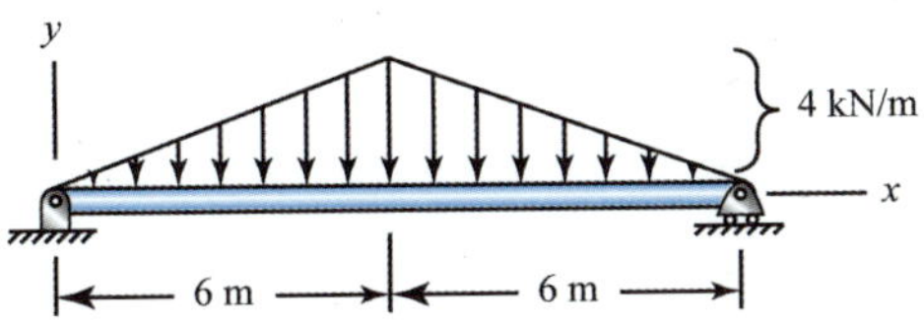

[그림 P5.64]

연습문제 ▸▸▸

5.65 US unit

(a) 보의 전단력과 굽힘모멘트를 x의 함수로 구하시오.

(b) (a)의 결과를 이용하여, 전단력 선도와 굽힘모멘트 선도를 그리시오.

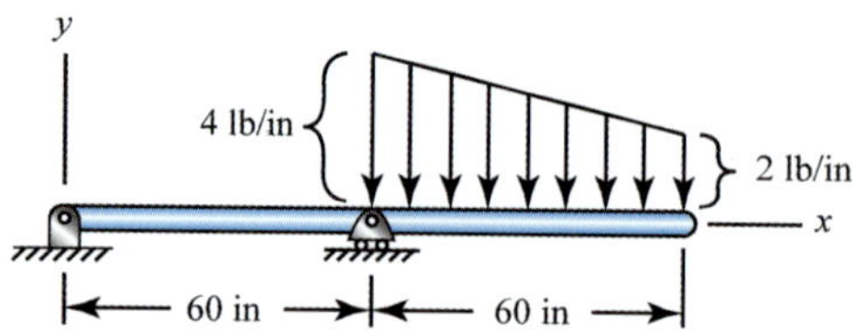

[그림 P5.65]

5.66 (a) 보의 전단력과 굽힘모멘트를 x의 함수로 구하시오.

(b) (a)의 결과를 이용하여, 전단력 선도와 굽힘모멘트 선도를 그리시오.

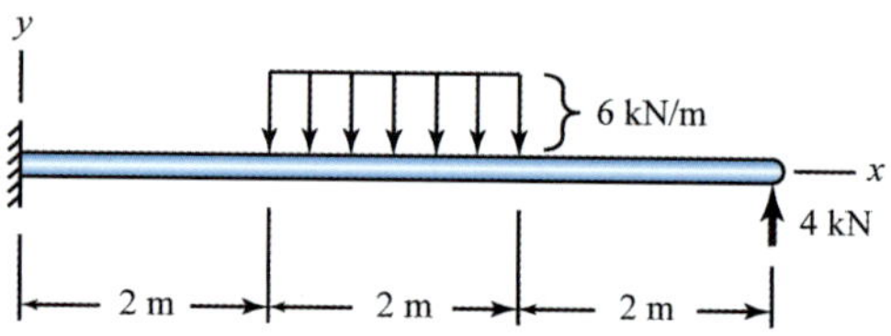

[그림 P5.66]

핵심요약 ▶▶▶

▶ 축력, 전단력, 굽힘모멘트

보에 대한 외부 하중과 반력 시스템이 2차원인 경우, 그림 (a)와 같이 내력과 모멘트는 축력 P, **전단력** V, **굽힘모멘트** M으로 구성된 평형상태 시스템으로 나타낼 수 있다. 그림 (a)에서 P, V, M의 방향은 양의 방향으로 정의되었다. **전단력 선도와 굽힘모멘트 선도**는 간단히 x의 함수인 V와 M의 그래프로 나타낼 수 있다.

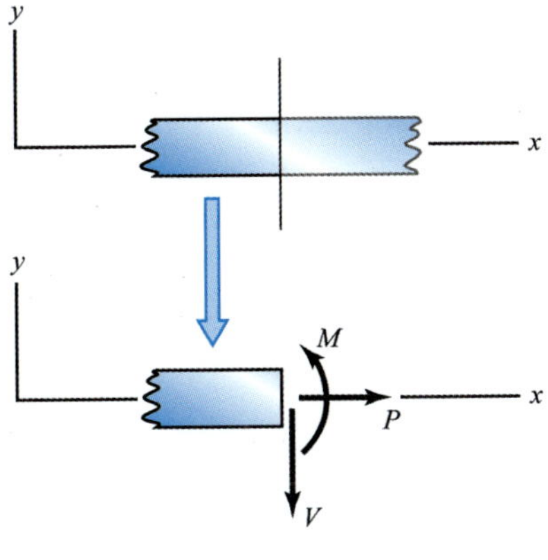

(a)

▶ 분포하중, 전단력, 굽힘모멘트 관련 방정식

그림 (b)와 같이 분포하중에만 받는 보의 일부에서, 전단력과 분포하중의 관계는 다음과 같다.

$$\frac{dV}{dx} = -w \tag{5.5}$$

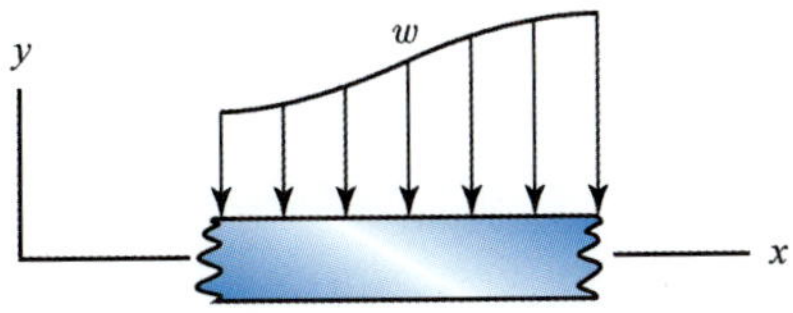

(b)

보의 분절(일부) 전체에 분포하중이 없으면 전단력은 일정하다. w가 보의 분절 전체에 일정하게 작용하면, 보의 분절에 대한 전단력 선도는 직선이다. 두 지점 x_A와 x_B 간의 전단력 변화는 이 지점 사이의 하중 곡선에 의해 정의된 면적의 음의 크기와 같다. 즉 다음과 같다.

$$V_B - V_A = -(\text{점 } x_A\text{에서 } x_B\text{까지 분포하중으로 정의된 면적}) \tag{5.6}$$

핵심요약 ▶▶▶

보가 양의 y 방향으로 크기 F의 점력만 받는 경우, 그림 (c)와 같이 전단력 선도에서 크기 F가 증가한다. 보가 우력만 받는 경우, 전단력 선도는 변함이 없다(연속적임). 분포하중만 받는 보의 분절에서 굽힘모멘트와 전단력의 관계는 다음과 같다.

$$\frac{dM}{dx} = V \tag{5.7}$$

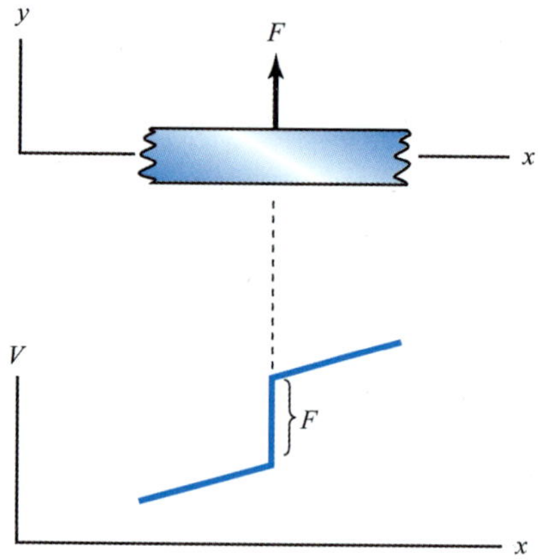

(c)

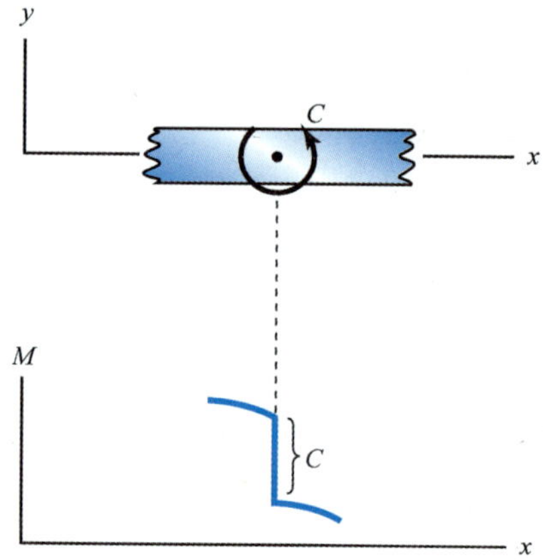

(d)

두 지점 x_A와 x_B 간의 굽힘모멘트의 변화는 이 지점 사이의 전단력 선도에 의해 정의된 면적과 같다.

$$M_B - M_A = (\text{점 } x_A\text{에서 } x_B\text{까지 전단력으로 정의된 면적}) \tag{5.8}$$

보가 반시계방향으로 크기 C의 우력만 받는 경우, 그림 (d)와 같이 굽힘모멘트 선도에서 크기 C가 감소한다. 보에 점력만 가해지는 경우, 굽힘모멘트 선도는 변함이 없다.

▶ 특이함수

보의 하중은 [표 5-1]에 요약된 특이함수를 사용해 분포하중으로 표현할 수 있다. 델타함수는 $x = a$에서 단위 크기의 아랫방향 힘을 가한다. 쌍극자는 $x = a$에서 반시계방향의 단위 크기 우력을 가한다. 가장 일반적인 분포하중은 마카레이 함수로 표현할 수 있다. 보의 하중을 특이함수를 사용하여 분포하중으로 표현하면, 식 (5.5)를 적분하여 전단력을 구할 수 있고, 식 (5.7)을 적분하여 굽힘모멘트를 x의 함수로 구할 수 있다.

복습문제 ▸▸▸

5.67 (a) 보를 지지점에서 분리하여 자유물체도를 그리시오.

(b) 지지점에서의 반력을 구하시오.

(c) 점 C의 왼쪽 보에 대한 자유물체도를 그리고, 점 C에서의 내력과 모멘트를 구하시오.

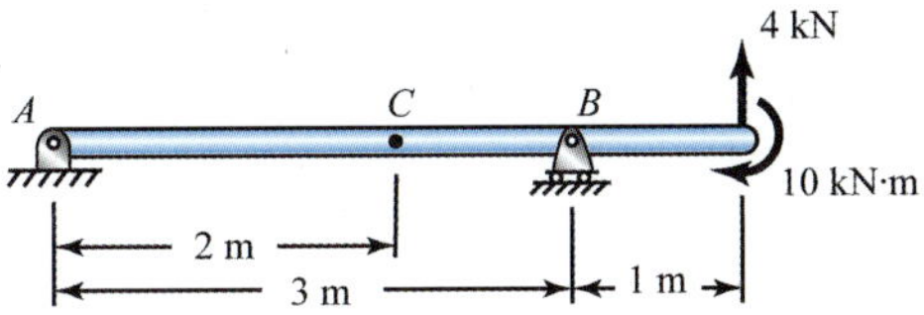

[그림 P5.67 ~ 5.68]

5.68 점 C의 오른쪽 보에 대한 자유물체도를 그리고, 점 C에서의 내력과 모멘트를 구하시오.

5.69 $x = 3$ m이면, 점 C에서의 내력과 모멘트는 얼마가 되는가?

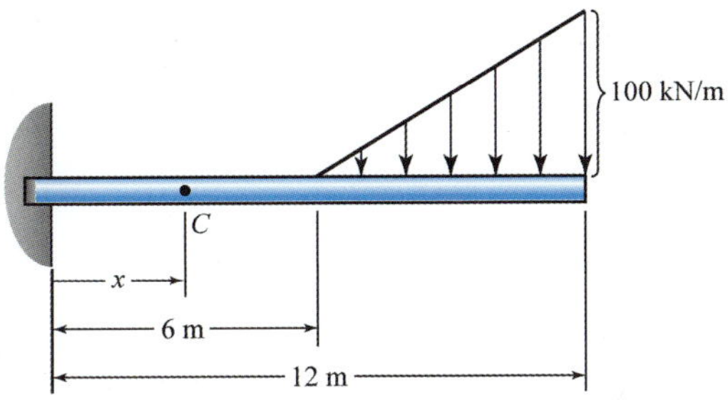

[그림 P5.69 ~ 5.70]

5.70 $x = 9$ m이면, C에서의 내력과 모멘트는 얼마가 되는가?

5.71 하중 $F = 200$ N, 점 $C = 800$ N·m이다.

(a) 자유물체도를 그리고, 평형방정식을 적용하여 x의 함수로 내력과 모멘트를 구하시오.

(b) 전단력 선도와 굽힘모멘트 선도를 그리시오.

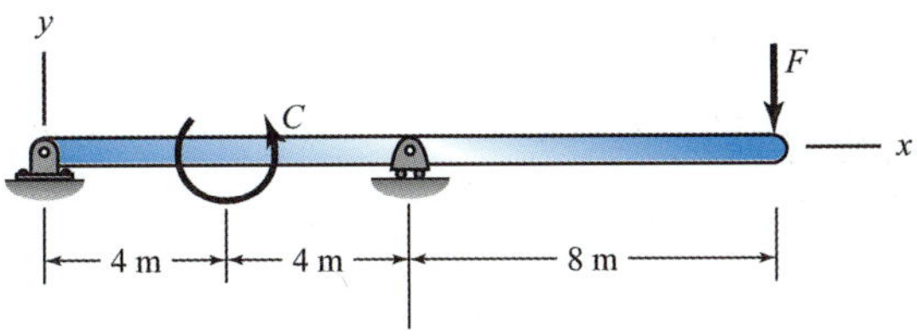

[그림 P5.71 ~ 5.72]

복습문제 ▶▶▶

5.72* 보는 각각 2 kN과 6.5 kN·m 크기의 전단력과 굽힘모멘트를 안전하게 지지한다. 이 기준에 따라, 하중 $F=1$ kN, $C=1.6$ kN·m를 안전하게 받칠 수 있는가?

5.73 US unit 봉 BD는 B에서 보 ABC에 단단히 고정되어 있다. 보 ABC에 대한 전단력 선도와 굽힘모멘트 선도를 그리시오.

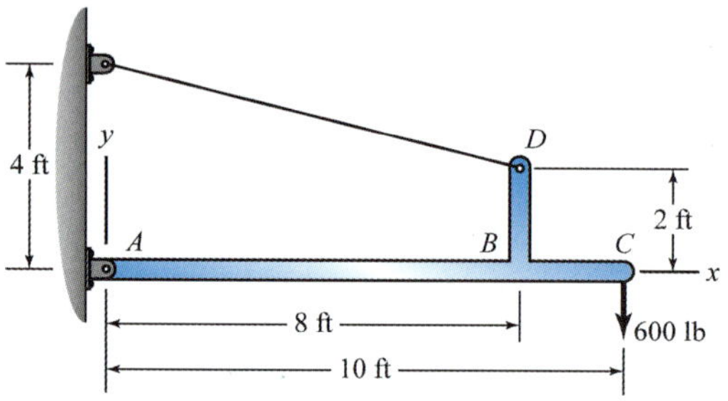

[그림 P5.73]

5.74* (a) 자유물체도를 그리고, 평형방정식을 적용하여 보 ABC에 대해 x의 함수로 내력과 모멘트를 구하시오.

(b) 전단력 선도와 굽힘모멘트 선도를 그리시오.

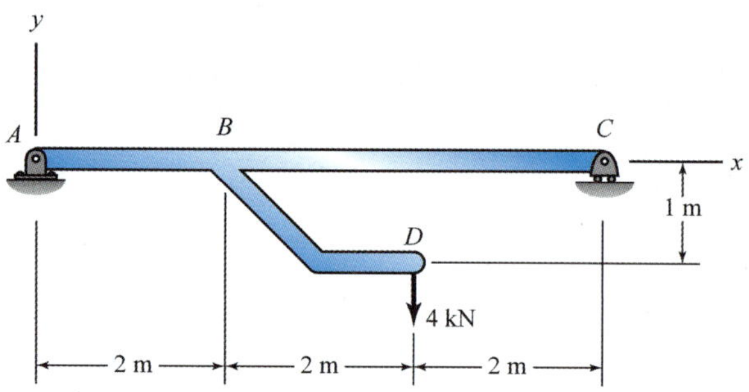

[그림 P5.74]

5.75 문제 **5.71**을 특이함수를 사용하여 계산하시오.

5.76 문제 **5.74**를 특이함수를 사용하여 계산하시오.

CHAPTER

6

보의 응력

Stresses in Beams

보는 다양한 방식으로 매우 많은 유형의 구조물에 활용되므로, 보의 응력 상태를 결정하는 것은 구조해석 및 설계에서 중요한 부분을 차지한다. 이 장에서는 보의 주어진 단면에서의 응력이 축력, 전단력, 굽힘모멘트의 값으로 표현될 수 있음을 보일 것이다.

SECTION 6.1

수직응력 분포

Distribution of the Normal Stress

[그림 6-1(a)]와 같이 작은 나무 조각을 구부리면 부러질 수 있다. 그 이유는 [그림 6-1(b)]와 같이 나무가 파괴되기 때문이다. 이 나무 조각의 끝 부분을 우력으로 구부리면, 내부에 응력stress이 발생하고 이 응력은 파괴의 원인이 된다. 같은 방식으로, 구조물의 부재에 굽힘모멘트로 발생하는 응력은 부재를 영구적으로 변형시키거나 구조물의 붕괴를 일으키는 원인이 된다. 이 장에서는 굽힘모멘트에 의해 보에 발생하는 응력을 해석한다.

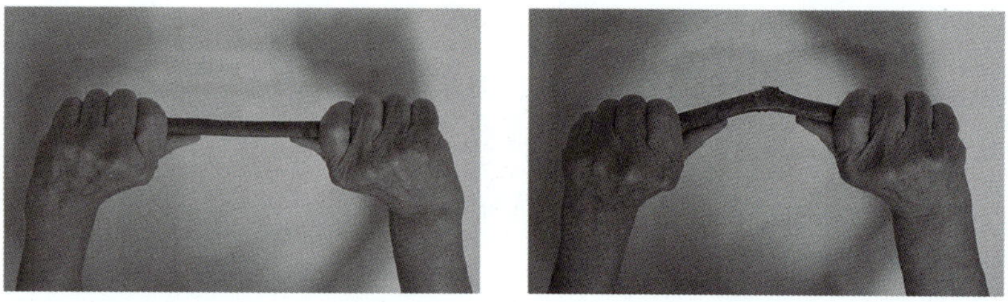

(a) (b)

[그림 6-1] (a) 나뭇가지의 굽힘 (b) 응력 결과는 나뭇가지를 부러뜨리는 원인이 됨

6.1.1 변형의 기하학적 형상

[그림 6-2(a)]와 같은 전형적인 구조 재료로 제작된 균일단면 보를 고려해보자. 좌표계의 x축은 보의 길이 방향 축과 평행하고, 보의 단면이 y축에 대해 대칭이라고 가정한다. [그림 6-2(b)]와 같이 보의 양끝에 같은 우력couple M을 적용하는 실험을 수행한다고 가정한다. 보의 변형 결과는 [그림 6-3]과 같다. (보의 변형beam's deformation에 대한 다음 설명은 일반적으로 우력이 적용되는 보의 끝단에서 가깝지 않은 부분에만 적용된다. 우리는 이 제한사항에 대해 논의할 것이다.) 우력이 적용되기 전에 x축에 평행한 보의 각 길이 방향 선은 원호로 변환된다. 각 단면은 평면을 유지하며 보의 구부러진 길이 방향 축에 수직이다. 후자의 현상(각 단면이 평면을 유지하고 보의 길이 방향 축에 수직이 되는 현상)은 전통적으로 헨리히긴스Henry Higgins의 표현으로 설명할 수 있다: "평면 부분은 평면을 유지한다." 즉, 단면의 평면들은 일직선으로 교차한다.

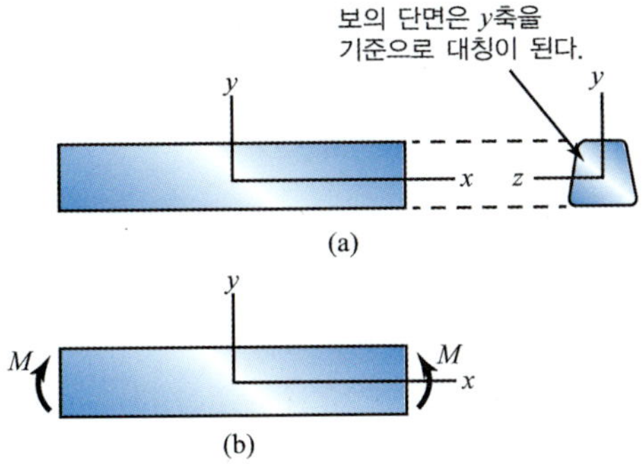

[그림 6-2] (a) 대칭 단면의 균일단면 보 (b) 양끝에 우력이 적용된 보

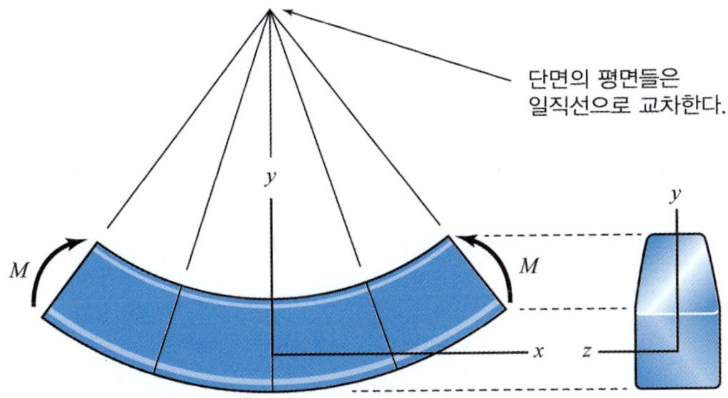

[그림 6-3] 우력 적용으로 인한 변형. 각 단면은 평면을 유지함

[그림 6-4(a)]는 우력이 적용되기 전 x-z축에 평행한 보 내부의 세로 평면을 나타낸다. 우력이 적용되면, 이러한 평면은 [그림 6-4(b)]와 같이 원통형 표면으로 변환된다. 우력이 적용되면, [그림 6-4(c)]와 같이 보 상단 부근의 평면 길이가 줄어든다. 보 하단 부근의 평면 길이는 증가한다. 길이가 변하지 않는 평면을 **중립면**neutral surface이라 한다. [그림 6-4(d)]와 같이 보의 주어진 단면과 중립면의 교차점은 단면의 **중립축**neutral axis이라 불리는 선이다.

좌표계의 원점이 중립축에 있다고 가정하고, [그림 6-5]와 같이 우력이 적용되기 전에 폭이 dx인 보 요소를 고려해보자. [그림 6-6]과 같이 우력을 적용하고 나서, 이 요소를 분리하여 형상을 해석할 수 있다. 보의 중립축 반지름은 ρ로 표기한다. 원점이 중립축에 있다고 가정하기 때문에 우력이 적용된 후 $y=0$에서 요소의 폭은 dx와 같다. 이 요소의 폭은 중립축 아래에서는 증가하고, 중립축 위에서는 감소한다. [그림 6-6]과 같이 dx'을 중립축으로부터 거리 y만큼 떨어진 요소의 폭이라고 하자. 변형 전/후를 폭을 사용하여 정리하면, x방향의 수직변형률은 다음과 같이 나타낼 수 있다.

$$\epsilon_x = \frac{dx' - dx}{dx} = \frac{dx'}{dx} - 1 \tag{6.1}$$

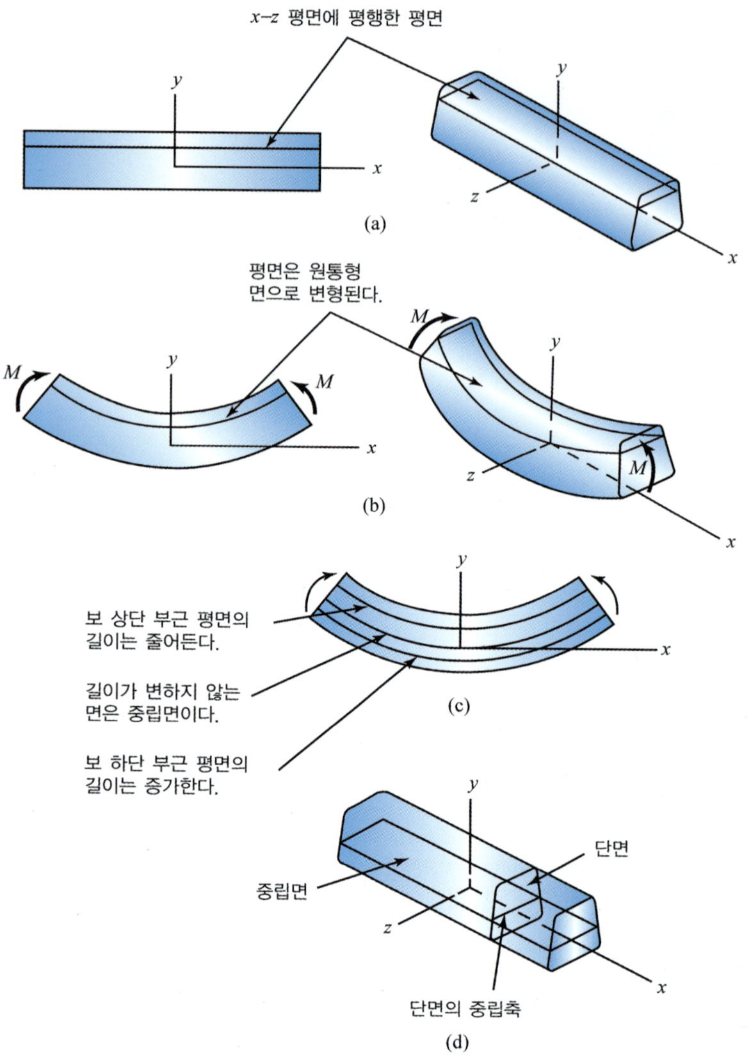

[그림 6-4] (a) 보 내부의 특정 평면 (b) 우력이 끝단에 적용될 때 평면의 변형 (c) 중립면의 정의 (d) 특정 단면의 중립축

[그림 6-6]과 같이 반지름 ρ와 각도 $d\theta$로 dx와 dx'을 표현할 수 있다.

$$dx = \rho\, d\theta$$
$$dx' = (\rho - y)\, d\theta$$

두 번째 방정식을 첫 번째 방정식으로 나누면

$$\frac{dx'}{dx} = 1 - \frac{y}{\rho}$$

이고, 이 결과를 식 (6.1)에 대입하면 다음 식을 얻는다.

$$\epsilon_x = -\frac{y}{\rho} \tag{6.2}$$

보의 축에 평행한 방향으로의 수직변형률은 y의 선형함수이며, 이것은 [그림 6-6]의 보의 요소 모양에서 확인할 수 있다. 식 (6.2)의 음의 부호는 요소의 폭이 양의 y 방향으로 감소하고(중립축 위), 음의 y 방향으로 증가함을 보여준다(중립축 아래).

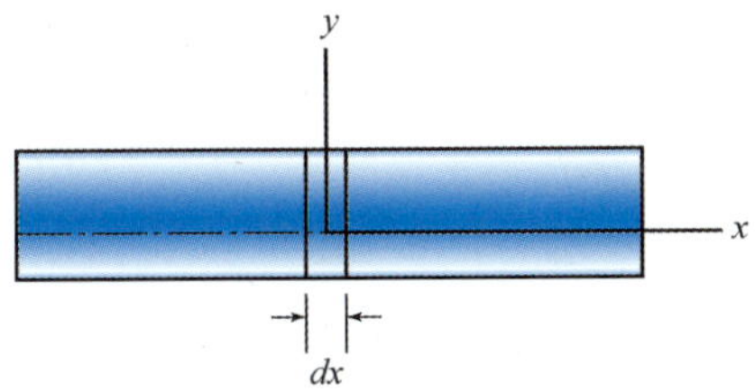

[그림 6-5] 길이 dx로 표시된 보의 요소

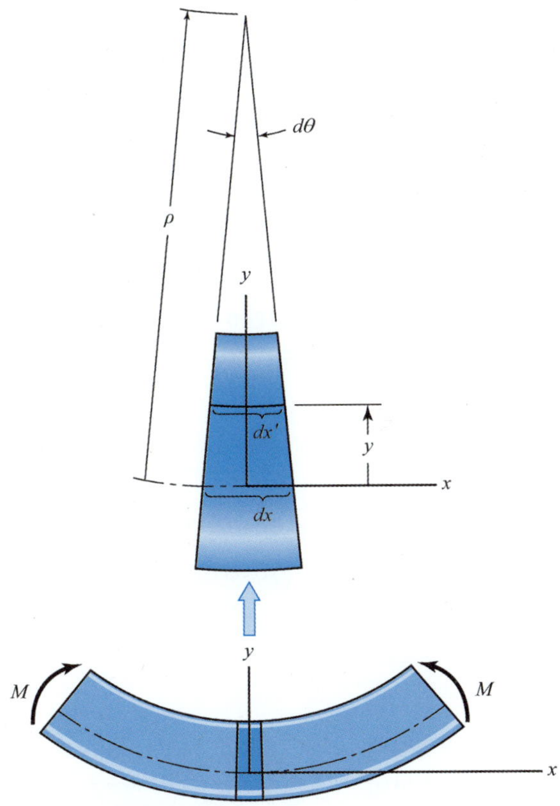

[그림 6-6] 우력이 적용된 후 요소의 기하학적 형상

[그림 6-6]의 요소 변형은 이 요소의 수직면에 수직응력이 존재함을 의미하는데, 이 수직응력은 사용된 재료가 중립축 아래에서는 늘어나고 중립축 위에서는 압축이 되는 원인이 된다. 사용된 재료가 식 (2.7) ~ (2.12)가 적용되는 것들 중 하나라고 가정하면, 수직변형률 ϵ_x는 다음과 같이 응력 성분으로 정리할 수 있다.

$$\epsilon_x = \frac{1}{E}\sigma_x - \frac{\nu}{E}(\sigma_y + \sigma_z) \tag{6.3}$$

우리가 고려하고 있는 이 보는 축에 수직인 하중을 받지 않으므로, 수직응력 σ_y와 σ_z가 0이라고 가정한다. 그러면 식 (6.3)은 다음과 같이 변환된다.

$$\sigma_x = E\epsilon_x \tag{6.4}$$

이 식에 식 (6.2)를 대입하여 정리하면 다음 식을 얻을 수 있다.

$$\sigma_x = -\frac{Ey}{\rho} \tag{6.5}$$

이러한 과정을 통해 재료가 받는 수직응력 σ_x가 y의 선형함수임을 알았다. 이해를 돕기 위해 '원인-효과' 해석 결과를 [그림 6-7]에 나타내었다. 수직응력은 y의 양수 값에 대해 음수(압축)이므로 요소의 폭이 줄어들고, y의 음수 값에 대해 양수(인장)이므로 요소의 폭이 증가한다.[1] 보의 축을 따라 요소의 위치에 상관없이 동일한 해석이 적용되기 때문에 모든 단면에서의 수직응력은 식 (6.5)로 설명된다.

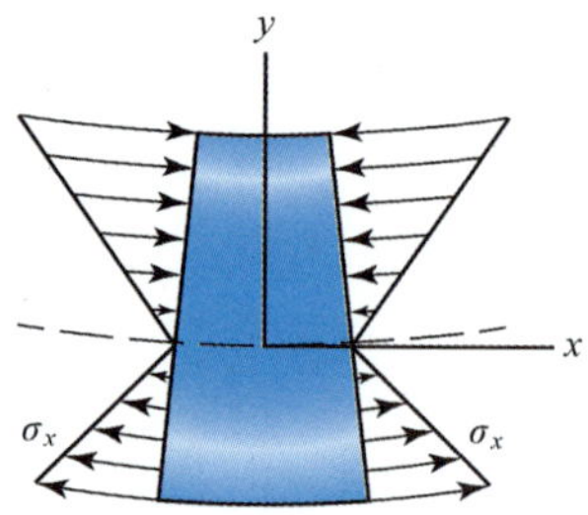

[그림 6-7] 요소의 수직면에서의 수직응력

6.1.2 수직응력과 굽힘모멘트의 관계

식 (6.2)와 (6.5)는 수직변형률 ϵ_x와 수직응력 σ_x가 중립축으로부터의 거리 y의 선형함수이며, 곡률 반지름 ρ에 반비례함을 나타낸다. 그러나 중립축의 위치가 결정되지 않았으며, ρ와 우력 M의 관계도 아직 모른다.

[그림 6-8]에서 보의 축에 수직인 평면을 통과시켜 자유물체도를 구할 수 있다. 우력 M으로 인한 힘의 합이 0이므로, 보가 평형상태에 있다면 자유물체도에 가해진 수직응력 σ_x 분포에 의한 수평력 horizontal force은 0이어야 한다. dA를 보의 단면적 요소로 정의하면 수평력은 다음과 같다.

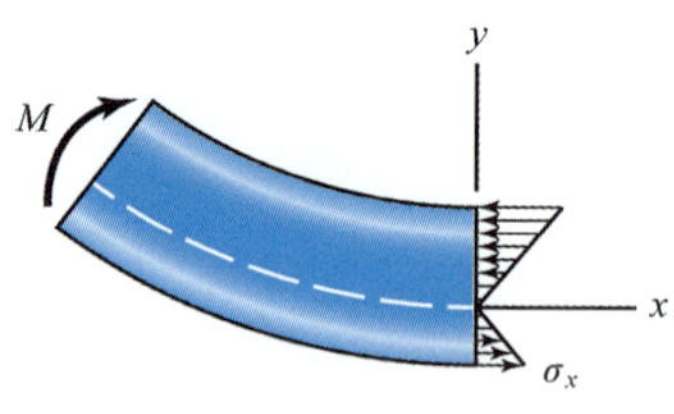

[그림 6-8] 보 축에 수직인 평면을 통과하는 자유물체도

$$\int_A \sigma_x \, dA = 0 \tag{6.6}$$

1 **(역자주)** 중립축을 기준으로, 상단에서는 압축현상이 일어나고 하단에서는 인장현상이 일어난다는 의미이다.

이 식에 식 (6.5)를 적용하면, 자유물체도에 가해지는 수평력은 다음과 같은 경우에만 0이 됨을 알 수 있다.

$$\int_A y\,dA = 0 \tag{6.7}$$

보의 단면 도심 y축에 대한 방정식은 다음과 같다.

$$\bar{y} = \frac{\int_A y\,dA}{\int_A dA}$$

식 (6.7)은 좌표계의 원점이 도심과 일치함을 의미한다. 좌표계의 원점이 중립축에 있다고 가정했으므로, **보 단면의 도심은 중립축 위에 있다.**

[그림 6-8]의 자유물체도에서 힘의 합이 0이 되어야 한다는 조건에 따라 중립축의 위치가 결정되었다. 자유물체도에서 모멘트의 합이 0이 되어야 하는 조건에 따라 중립축의 곡률 반지름 ρ를 우력 M에 연관시킬 수 있으며, 따라서 M에 대한 수직응력 분포를 결정할 수 있다. [그림 6-9]에서 보 단면의 요소 dA에 작용하는 수직응력에 의한 z축 주위의 모멘트는 $-y\sigma_x dA$가 된다. [그림 6-8]의 자유물체도에 작용하는 응력 분포와 우력 M으로 인한 z축의 총 모멘트는 다음과 같다.

$$\int_A -y\sigma_x\,dA - M = 0$$

이 식에 식 (6.5)를 적용하면, 이 식에서 M과 ρ의 관계를 얻을 수 있다. 최종 결과식은 다음과 같다.

$$\frac{1}{\rho} = \frac{M}{EI} \tag{6.8}$$

여기서

$$I = \int_A y^2\,dA$$

이다. 이 식은 z축에 대한 보의 단면적에서의 관성모멘트moment of inertia이다. 이제 식 (6.8)을 식 (6.5)에 대입하여 수직응력 분포를 M으로 나타내면 다음과 같다.

$$\sigma_x = -\frac{My}{I} \tag{6.9}$$

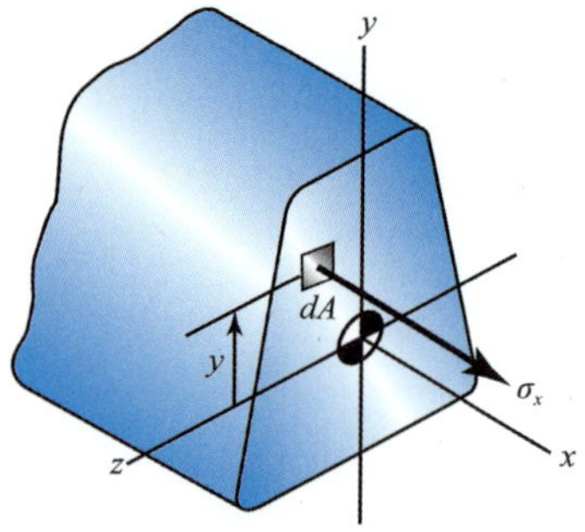

[그림 6-9] 요소 dA에 작용하는 수직응력으로 인한 모멘트 결정

우력이 적용된 보의 결과를 정리하면 다음과 같다.

❶ 곡률 반지름

$$\frac{1}{\rho} = \frac{M}{EI} \tag{6.10}$$

ρ의 부호는 중립축의 곡률 방향을 나타낸다. ρ가 양수이면, 양의 y축은 중립축의 오목한 쪽에 있다. EI를 보의 **굽힘 강성**flexural rigidity이라고 한다.

❷ 수직변형률 분포

$$\epsilon_x = -\frac{y}{\rho} = -\frac{My}{EI} \tag{6.11}$$

❸ 수직응력 분포

$$\sigma_x = -\frac{My}{I} \tag{6.12}$$

6.1.3 임의의 하중을 받는 보

도출한 결과는 단면이 y축에 대해 대칭인 선형 탄성재료의 균일단면 보에 적용된다. 이러한 보에 식 (6.12)와 같은 수직응력을 가함으로써 우력 M을 받을 수 있다고 가정한다. 그러면 보의 각 점에서의 정확한 응력 상태는 식 (6.12)의 수직응력 σ_x의 성분으로 구성되어 있으며, 응력의 다른 성분은 0이 됨을 알 수 있다. 우력 M이 어떻게 적용되든, 생 베낭의 원리Saint-Venant's principle(3.1절 참조)는 이 응력 상태가 끝단 부근을 제외하고 봉의 응력 상태와 비슷하다는 것을 설명해준다.

[그림 6-10]과 같이 힘이 가해진 보의 내부 굽힘모멘트는 모든 단면에서 동일한 값 M을 가진다. 5장에서 임의의 하중을 받는 보의 내부 굽힘모멘트는 보의 축을 따른 위치의 함수임을 살펴보았다. 이러한 보가 가늘면(이 빔의 단면 치수는 길이에 비해 작음), **주어진 단면에서의** 곡률 반지름, 수직변형률과 수직응력의 분포는 식 (6.10) ~ (6.12)를 사용하여 예측할 수 있다. 이 작업이 완료되면 M은 주어진 단면에서 굽힘모멘트의 값이 되고, ρ는 단면 부근에서 보의 중립축 곡률 반지름이 된다.

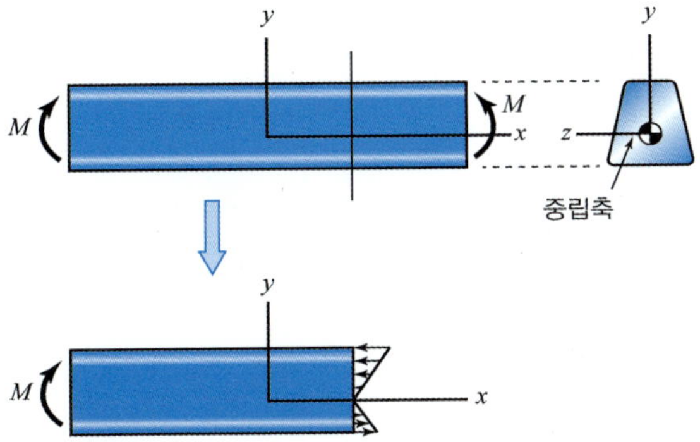

[그림 6-10] 양의 우력 M이 적용된 보

연구문제

1. 보의 중립축은 무엇인가? 그리고 어디에 있는가?
2. 식 (6.10) ~ (6.12)에서 항 I를 무엇이라고 하는가?
3. 굽힘 강성flexural rigidity은 무엇인가?
4. 어떤 보의 단면에 가해진 굽힘모멘트 M을 알고 있다면, 단면에서 최대 인장 및 압축응력을 구하기 위해 식 (6.12)를 어떻게 사용할 수 있는가?

예제 6.1 수직응력 결정

[그림 6-11]의 보에 우력 $M = 4\ \mathrm{kN \cdot m}$가 작용한다. 이 보는 탄성계수 $E = 70\ \mathrm{GPa}$의 알루미늄 합금으로 구성되었다. 이 보의 단면 모양과 치수는 그림과 같다. 이 보에 대한 중립축의 곡률 반지름을 구하시오. 최대 인장 및 압축 수직응력은 무엇이며, 어디에서 발생하는가?

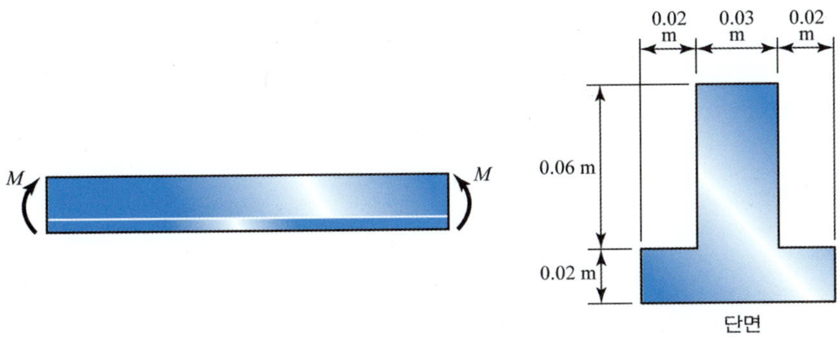

[그림 6-11]

전략

곡률 반지름은 식 (6.10)과 같다. 이 식을 적용하려면, 중립축의 위치(보 단면의 도심이 중립축 위에 있음)를 결정한 다음, 평행축 정리parallel axis theorem를 사용하여 관성모멘트 I를 구해야 한다. 수직응력 분포는 식 (6.12)에 주어져 있으며, 이로부터 최대 인장 및 압축응력을 구할 수 있다.

풀이

그림 (a)와 같은 좌표계를 사용하여 단면의 도심을 찾을 수 있다. 단면을 그림 (a)에 표시된 사각형 1과 2로 나누면 도심의 y 좌표는 다음과 같다.

$$\bar{y}=\frac{\bar{y}_1A_1+\bar{y}_2A_2}{A_1+A_2}=\frac{(0.01\ \mathrm{m})(0.07\ \mathrm{m})(0.02\ \mathrm{m})+(0.05\ \mathrm{m})(0.03\ \mathrm{m})(0.06\ \mathrm{m})}{(0.07\ \mathrm{m})(0.02\ \mathrm{m})+(0.03\ \mathrm{m})(0.06\ \mathrm{m})}=0.0325\ \mathrm{m}$$

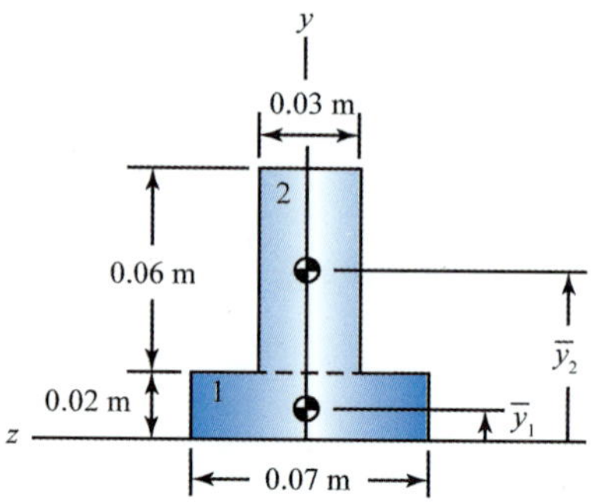

(a) 중립축의 위치를 결정하는 좌표계

그림 (b)와 같이 좌표계의 원점을 중립축 위에 놓고, 평행축 정리를 사각형 1과 2에 적용하여 z축에 대한 단면의 관성모멘트를 구한다.

$$\begin{aligned}I=I_1+I_2&=\left(\frac{1}{12}b_1h_1^3+d_1^2A_1\right)+\left(\frac{1}{12}b_2h_2^3+d_2^2A_2\right)\\&=\left[\frac{1}{12}(0.07\ \mathrm{m})(0.02\ \mathrm{m})^3+(0.0225\ \mathrm{m})^2(0.07\ \mathrm{m})(0.02\ \mathrm{m})\right]\\&\quad+\left[\frac{1}{12}(0.03\ \mathrm{m})(0.06\ \mathrm{m})^3+(0.0175\ \mathrm{m})^2(0.03\ \mathrm{m})(0.06\ \mathrm{m})\right]\\&=1.85\mathrm{E}\text{-}6\ \mathrm{m}^4\end{aligned}$$

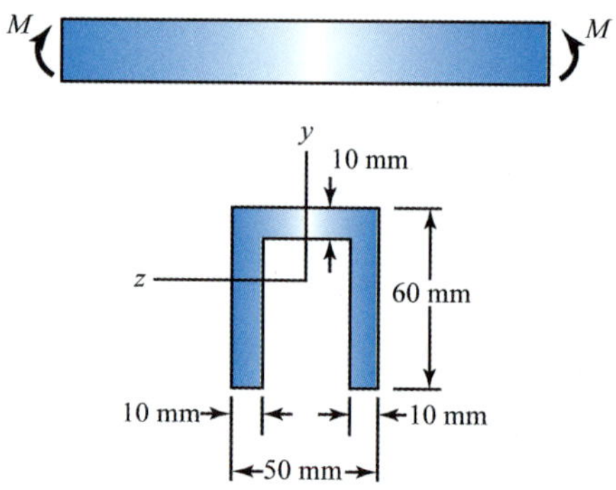

(b) 평행축 정리 적용

식 (6.10)으로부터

$$\frac{1}{\rho}=\frac{M}{EI}=\frac{4000\ \mathrm{N\cdot m}}{(70\mathrm{E}9\ \mathrm{N/m^2})(1.85\mathrm{E}\text{-}6\ \mathrm{m}^4)}$$

이고, $\rho=32.3\ \mathrm{m}$를 구할 수 있다.

식 (6.12)로부터, 수직응력은 다음과 같이 구할 수 있다.

$$\sigma_x=-\frac{My}{I}=-\frac{(4000\ \mathrm{N\cdot m})y}{1.85\mathrm{E}\text{-}6\ \mathrm{m}^4}=-2.17\mathrm{E}9y\ \mathrm{Pa}$$

수직응력의 분포는 그림 (c)에 나타내었다. 최대 인장응력은 보의 중심축 아랫면에서 발생한다.

$$\sigma_x = -(2.17\text{E}9)(-0.0325)\ \text{Pa} = 70.4\ \text{MPa}$$

최대 압축응력은 중립축의 상단면 중 가장 윗면에서 발생한다.

$$\sigma_x = -(2.17\text{E}9)(0.0475)\ \text{Pa} = -102.9\ \text{MPa}$$

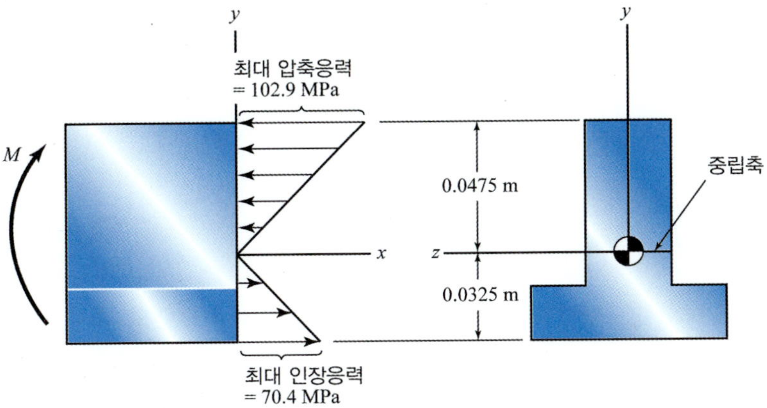

(c) 수직응력 분포

토론

핵심 사항은 최대 인장응력은 최대 압축응력보다 크기가 작다는 것이다. 이 예제에서 이러한 현상이 발생했는데, 이는 단면의 형상 때문에 일어나는 것으로 그림 (c)와 같이 단면의 중립축 위치가 최대 인장응력이 생기는 보의 바닥에 더욱 가깝게 자리하기 때문이다. 이러한 이유로, 이같은 단면의 형상은 콘크리트와 같은 취성 재료를 사용한 보를 설계하는 데 주로 사용된다. 콘크리트는 상대적으로 인장에 약하고 압축에 강하기 때문이다.

예제 6.2 수직응력 결정

[그림 6–12] 보의 점 Q에서 굽힘으로 인한 수직응력을 구하시오.

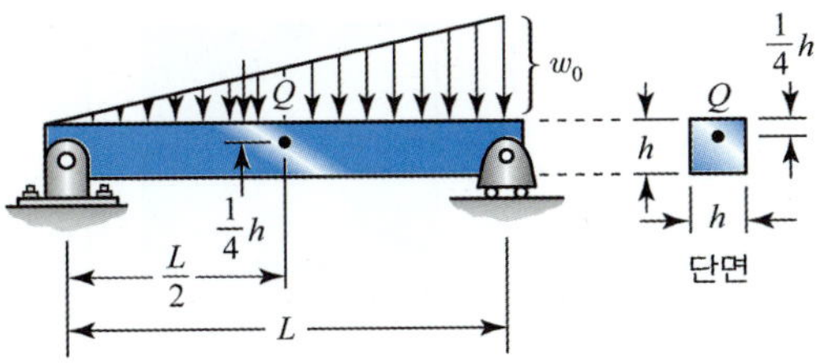

[그림 6–12]

전략

먼저 점 Q를 포함하는 단면에서 굽힘모멘트 M의 값을 구해야 한다. 그러면 식 (6.12)를 통해 수직응력을 얻을 수 있다.

풀이

평형방정식을 전체 보의 자유물체도에 적용하여 그림 (a)에 표시된 반력을 구한다.

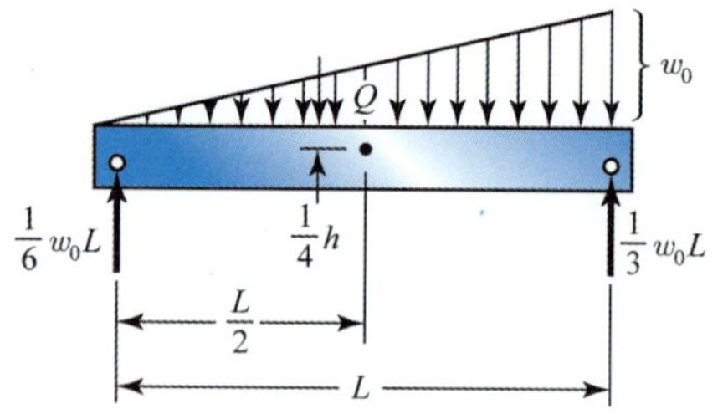

(a) 지지점에서의 반력들

점 Q를 통과하는 평면을 그림 (b)와 같이 자유물체도에 나타내고, 그림 (c)와 같이 등가힘으로 분포하중을 나타낸다.

$$\sum M_{\text{오른쪽 끝단}} = M + \left[\frac{1}{3}\left(\frac{L}{2}\right)\right]\left(\frac{1}{8}w_0L\right) - \left(\frac{L}{2}\right)\left(\frac{1}{6}w_0L\right) = 0$$

위와 같은 평형방정식으로부터 점 Q를 포함하는 단면에서의 굽힘모멘트는 다음과 같이 구할 수 있다.

$$M = \frac{1}{16}w_0L^2$$

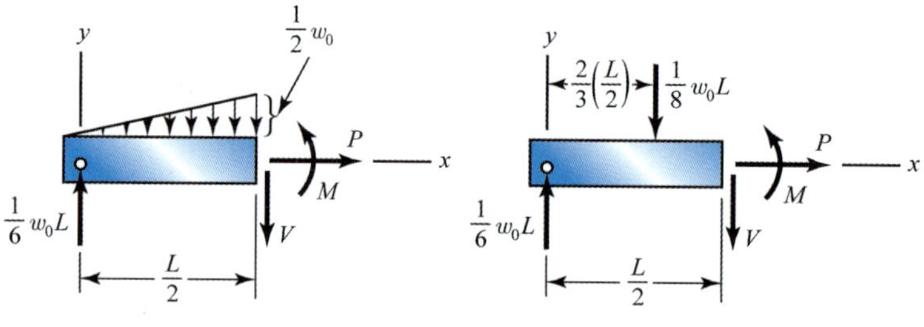

(b) (c)

(b), (c) 점 Q의 왼쪽 보 부분의 자유물체도

그림 (d)와 같이 좌표계의 원점을 중립축에 두면 z축을 기준으로 정의한 단면의 관성모멘트는 $I = \frac{1}{12}h^4$이며, 점 Q의 y좌표는 $y = \frac{h}{4}$이다. Q에서의 수직응력은 다음과 같다.

$$\sigma_x = -\frac{My}{I} = -\frac{\left(\frac{1}{16}w_0L^2\right)\left(\frac{h}{4}\right)}{\frac{1}{12}h^4} = -\frac{3w_0L^2}{16h^3}$$

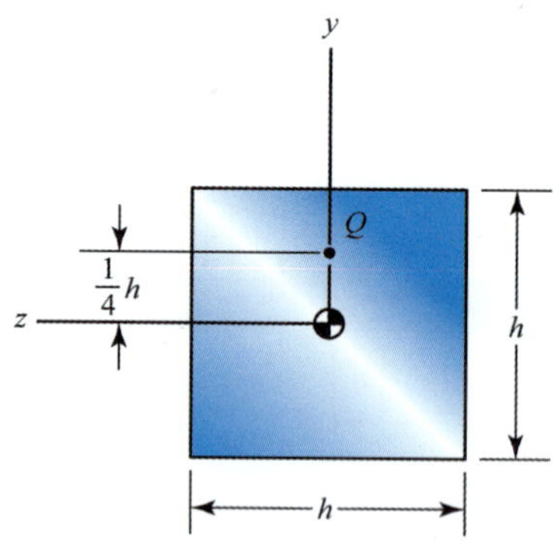

(d) 중립축에 대한 Q의 위치

토론

이 예제는 식 (6.12)의 용어의 의미를 설명하기 위해 설계되었다. 보의 Q 지점에서 수직응력을 구하려면 Q를 포함하는 단면에서 굽힘모멘트 M의 값을 구해야 한다. 좌표계의 원점을 보 단면의 중립축(도심)에 놓고, z축에 대한 단면의 관성모멘트 I를 구한다. 그런 후, 식 (6.12)에 점 Q의 수직좌표 y를 대입하여 수직응력을 구한다.

예제 6.3 **최대 수직응력 결정**

[그림 6-13]의 보에서 굽힘으로 인한 최대 인장응력은 얼마이며, 어디에서 발생하는가?

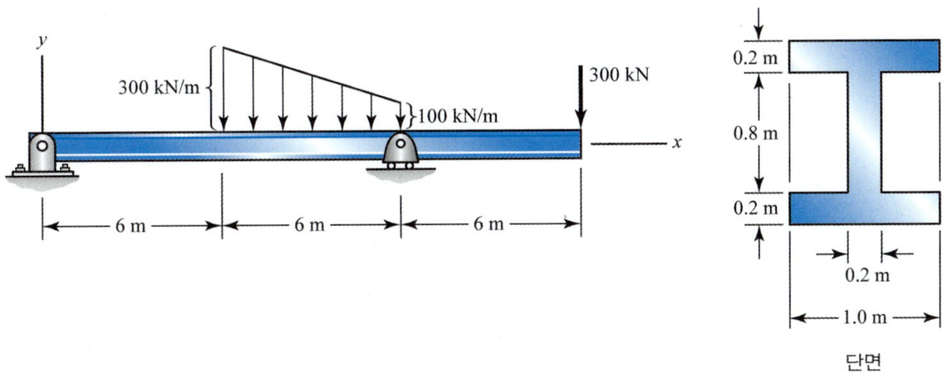

[그림 6-13]

전략

최대 인장응력은 굽힘모멘트 M의 크기가 가장 큰 단면에서 발생한다. 이 단면을 찾고 굽힘모멘트를 계산하려면 M은 x의 함수로 결정되어야 한다. 그런 다음 식 (6.12)에서 최대 인장응력을 구할 수 있다.

풀이

보의 굽힘모멘트 분포와 하중은 다음과 같다.

$$0 < x < 6\text{ m}, \qquad M = 200x\text{ kN·m}$$
$$6 < x < 12\text{ m}, \qquad M = \frac{50}{9}x^3 - 250x^2 + 2600x - 6600\text{ kN·m}$$
$$12 < x < 18\text{ m}, \qquad M = 300x - 5400\text{ kN·m}$$

굽힘모멘트 선도는 그림 (a)에 나타내었다.

굽힘모멘트 선도로부터, M이 $6 < x < 12$ m 간격 내에서 또는 $x = 12$ m에서 최대 양수 값을 가지는 경우 M의 크기가 가장 큰 것을 알 수 있다. 구간 $6 < x < 12$ m 내에서 M의 최댓값을 결정하기 위해 해당 구간의 x에 대한 M의 미분값을 0으로 놓는다.

$$\frac{dM}{dx} = \frac{50}{3}x^2 - 500x + 2600 = 0$$

이 식을 풀면, $x = 6.69$ m에서 최댓값이 발생함을 알 수 있다. 이 x값을 M의 식에 대입하면 $M = 1270$ kN·m가 된다. 따라서 가장 큰 굽힘모멘트는 $x = 12$ m에서 발생함을 알 수 있다. 여기서 $M = -1800$ kN·m $= -1.8\text{E}6$ N·m이다.

그림 (b)와 같이 평행축 정리를 단면에 적용하면, z축에 대한 관성모멘트는 다음과 같다.

$$\begin{aligned} I &= I_1 + 2I_2 \\ &= \frac{1}{12}(0.2\text{ m})(0.8\text{ m})^3 + 2\left[\frac{1}{12}(1.0\text{ m})(0.2\text{ m})^3 + (0.5\text{ m})^2(1.0\text{ m})(0.2\text{ m})\right] \\ &= 0.110\text{ m}^4 \end{aligned}$$

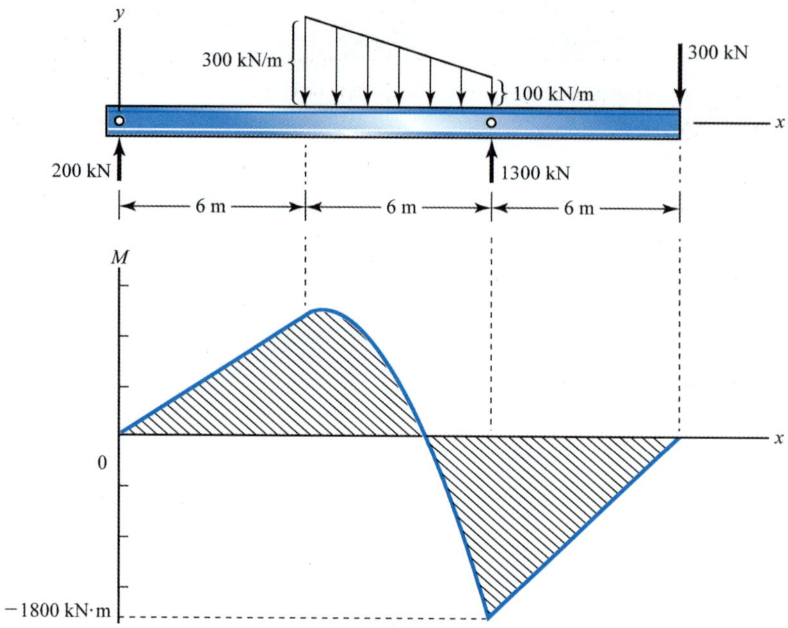

(a) 굽힘모멘트 선도

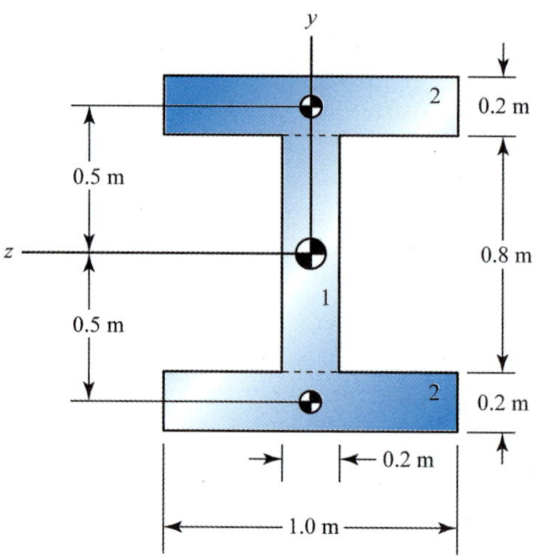

(b) 직사각형으로 단면을 나눔

식 (6.12)로부터 $x = 12$ m에서 수직응력 분포를 다음과 같이 구할 수 있다.

$$\sigma_x = -\frac{My}{I} = \frac{(1.8\text{E}6\ \text{N}\cdot\text{m})y}{0.110\ \text{m}^4}$$

$$= 16.4\text{E}6y\ \text{Pa}$$

최대 인장응력은 그림 (c)와 같이 $y = 0.6$ m에서 발생한다.

$$\sigma_x = (16.4\text{E}6)(0.6)\ \text{Pa} = 9.83\text{E}6\ \text{Pa}$$

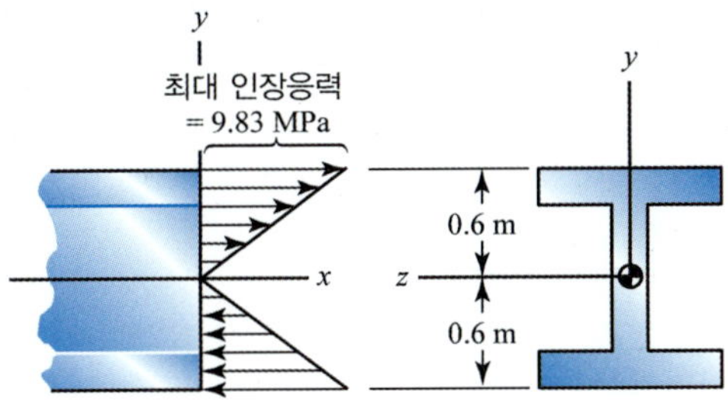

(c) $x = 12$ m에서 수직응력 분포

토론

보를 설계하거나 보에 주어진 하중을 얼마나 지지할 것인지를 결정하는 데 있어 가장 중요한 기준은 주로 이 예제에서와 같이 굽힘으로 인한 최대 수직응력을 결정하는 것이다. 다음 절에서는 이 기준에 따른 보의 설계에 대해 논의한다.

연습문제 ▸▸▸

6.1 US unit 균일단면 보는 탄성계수 $E=12E6$ psi인 알루미늄 합금으로 이루어져 있다. 이 보에 작용하는 우력은 $M=25{,}000$ in·lb이다.

(a) z축에 대한 보 단면의 관성모멘트 I는 얼마인가?

(b) 우력 M으로 인한 중립축의 곡률 반지름은 얼마인가?

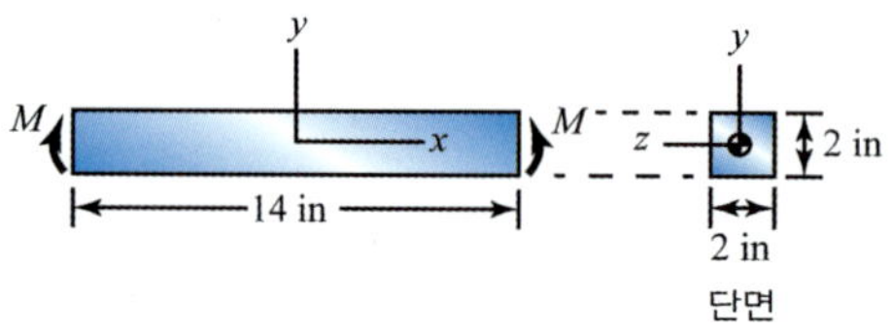

[그림 P6.1 ~ 6.2]

6.2 US unit 균일단면 보에는 우력 $M=25{,}000$ in·lb가 작용한다.

(a) $y=0.5$ in에서 보의 수직응력 σ_x는 얼마인가?

(b) 보의 최대 인장응력은 얼마인가?

6.3 균일단면 보는 탄성계수가 $E=70$ GPa인 재료로 이루어졌다. 이 보에 작용하는 우력은 $M=250$ kN·m이다.

(a) 중립축의 곡률 반지름은 얼마인가?

(b) 우력 M으로 인한 최대 인장응력을 구하시오.

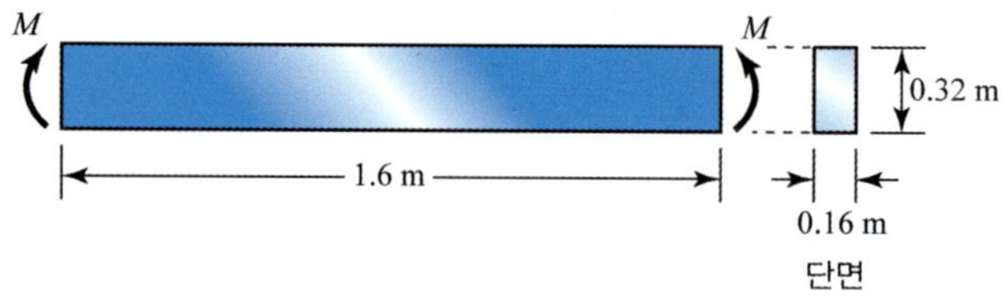

[그림 P6.3 ~ 6.4]

6.4 보의 재료는 180 MPa의 인장응력과 200 MPa의 압축응력을 안전하게 지지할 수 있다. 이 기준에 따라, 보가 받을 수 있는 가장 큰 우력 M을 구하시오.

연습문제

6.5 US unit 보는 탄성계수 $E = 14E6$ psi인 재료로 제작되며, 우력 $M = 150{,}000$ in·lb가 적용된다.

(a) 중립축의 곡률 반지름은 얼마인가?

(b) 보의 최대 인장응력을 구하시오.

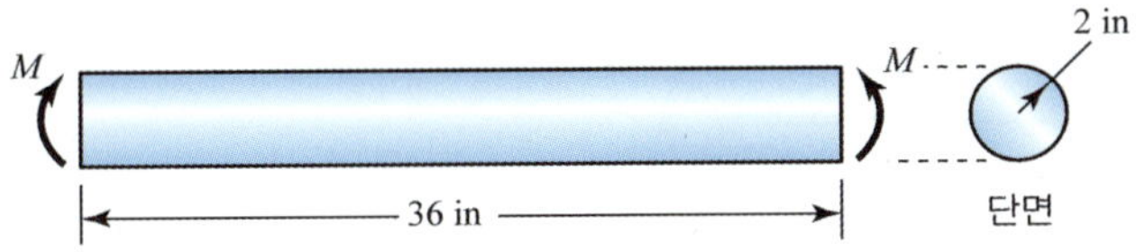

[그림 P6.5]

6.6 US unit 그림과 같이 중공 원형 단면의 보는 30,000 psi의 인장응력 또는 압축응력을 안전하게 지탱할 수 있는 재료로 제작된다. 보가 지지할 수 있는 최대 굽힘모멘트 M을 구하시오.

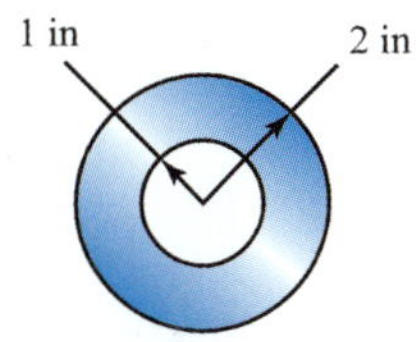

[그림 P6.6]

6.7 균일단면 보는 탄성계수 $E = 190$ GPa인 재료로 제작되었다. 우력 $M = 9000$ N·m인 경우, 중립축의 곡률 반지름을 측정하여 $\rho = 475$ m로 구하였다. 재료의 최대 인장응력과 압축응력을 구하시오.

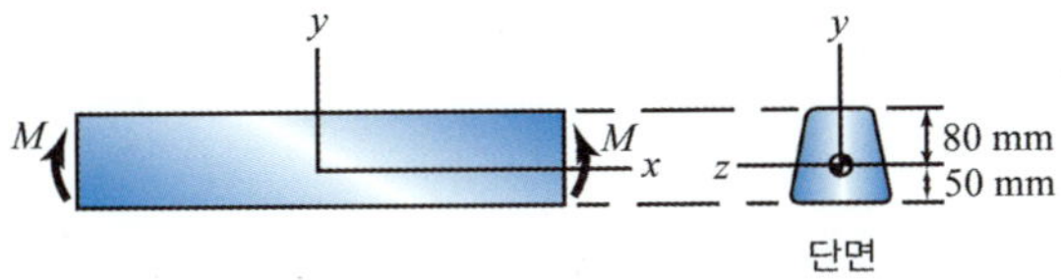

[그림 P6.7]

6.8 그림의 실험 기구는 보의 한 구간에 균일한 굽힘모멘트를 적용하는 데 사용된다. 매달린 각 무게의 질량은 $m = 15$ kg이다.

(a) B와 C 사이에서 보에 균일한 굽힘모멘트 M이 적용됨을 보이시오. M의 값은 얼마인가?

(b) 보의 B와 C 사이에서 최대 인장응력은 얼마인가?

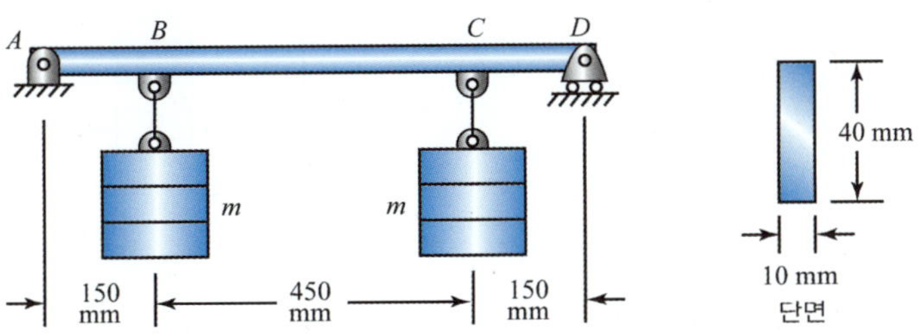

[그림 P6.8]

연습문제 ▶▶▶

6.9* 보는 350 MPa의 인장응력 또는 압축응력을 안전하게 지지할 수 있는 재료로 제작된다. 이 기준에 따라 보의 단면 (a)와 (b) 각각에 대해, 보가 안전하게 지탱할 수 있는 최대 힘 F를 구하시오(두 단면의 면적은 거의 같다).

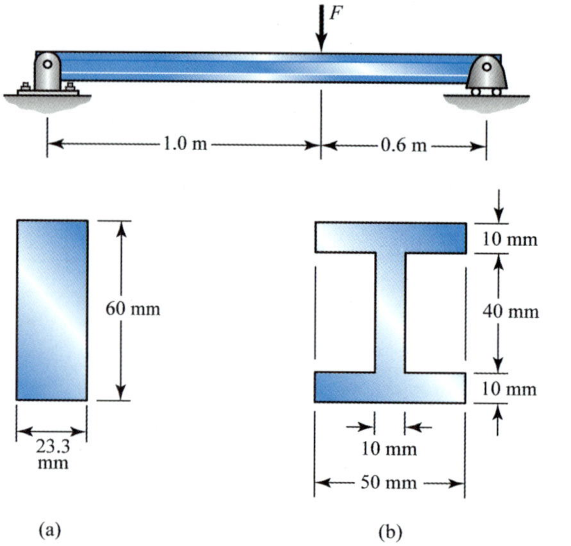

[그림 P6.9 ~ 6.10]

6.10 보는 힘 $F = 6$ kN을 받고 있다. 보의 단면 (a)와 (b) 각각에 대해, 보의 지지점 사이 중간 부분에서 굽힘으로 인한 최대 인장응력을 구하시오.

6.11* 균일단면 보의 단면은 그림과 같다.

(a) z축에 대한 보 단면의 관성모멘트 I는 얼마인가?

(b) 특정 단면에서, 보는 굽힘모멘트 $M = 2000$ kN·m를 받는다. 결과적으로 이 보가 받는 최대 인장응력과 압축응력의 값을 구하시오.

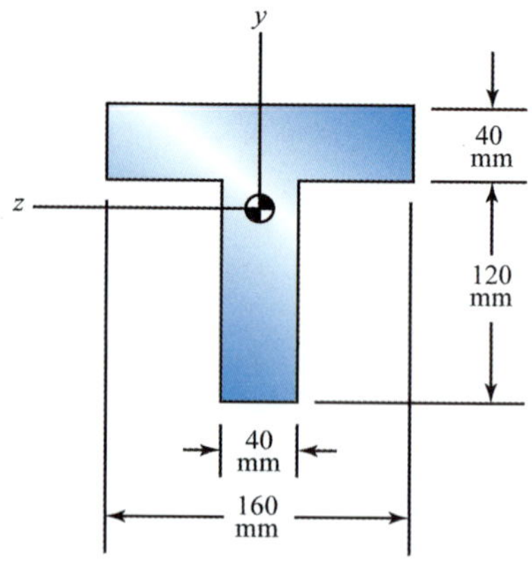

[그림 P6.11]

연습문제 ▶▶▶

6.12* 보가 문제 **6.11**과 같은 단면을 가지고 있다.

(a) 보의 최대 굽힘모멘트는 얼마이며, 어디에서 발생하는가?

(b) 보의 최대 인장응력을 구하시오.

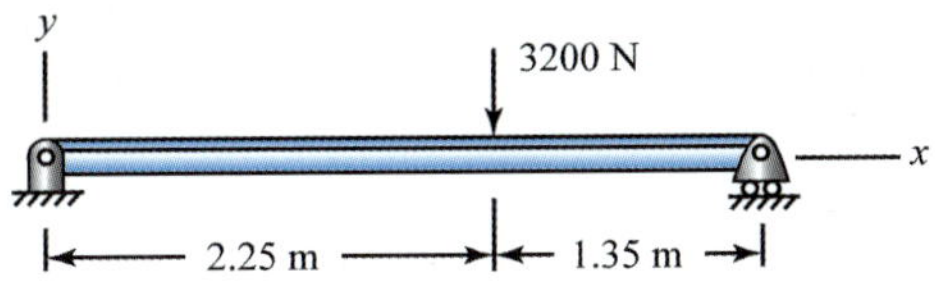

[그림 P6.12]

6.13 보의 단면은 그림과 같다. 점 Q에서 인장응력은 4.6 MPa이다. 분포하중의 크기 w는 얼마인가?

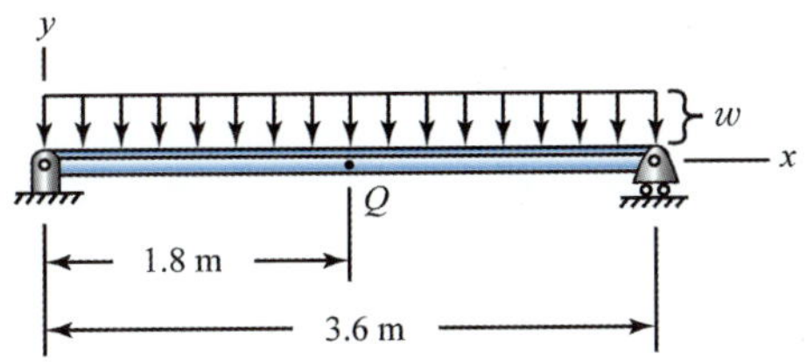

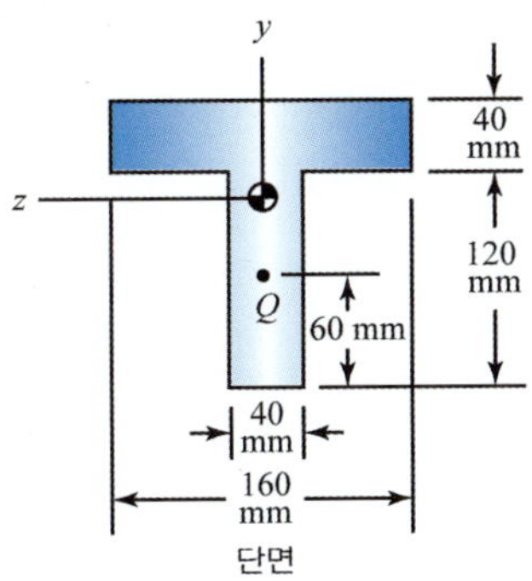

[그림 P6.13]

연습문제 ▶▶▶

6.14 US unit 보에 균일한 분포하중 $w_0 = 300\ \text{lb/in}$ 가 작용한다. 보의 단면 (a)와 (b) 각각에 대해, $x = 20\ \text{in}$ 에서 굽힘으로 인한 최대 인장응력을 구하시오(두 단면의 면적은 거의 같다).

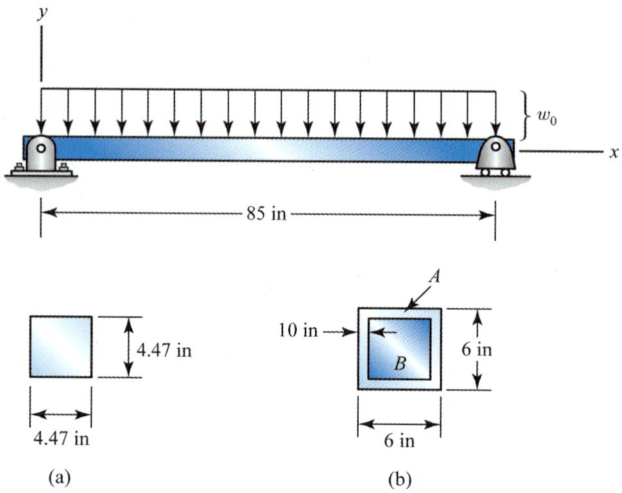

[그림 P6.14 ~ 6.15]

6.15 US unit 보는 30 ksi 의 인장응력 또는 압축응력을 안전하게 지지할 수 있는 재료로 제작되었다. 이 기준에 따라 보의 단면 (a)와 (b) 각각에 대해, 보가 안전하게 지지할 수 있는 최대 분포하중 w_0 (lb/in)를 구하시오.

6.16 두께 2 mm, 폭 20 mm의 띠톱 블레이드bandsaw blade는 반지름이 160 mm인 도르래를 둘러싸고 있다. 블레이드는 탄성계수가 $E = 200$ GPa인 강철로 만들어졌다. 도르래를 감싸는 블레이드에 발생하는 최대 인장응력을 구하시오.

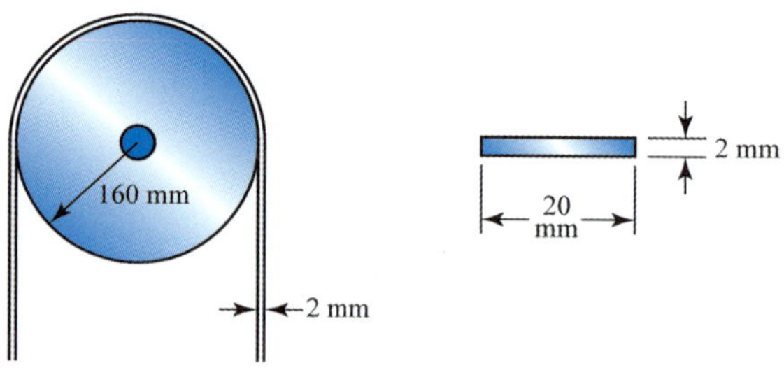

[그림 P6.16]

SECTION 6.2

설계 문제

Design Issues

많은 응용 분야에서 보를 설계할 때 가장 필수적인 요구사항은 굽힘모멘트로 인한 최대 수직응력의 허용 수치를 초과하지 않도록 하는 것이다. 이 장에서는 이러한 기준으로 보를 설계하는 방법에 대해 설명한다.

6.2.1 안전계수 및 단면계수

설계 엔지니어는 보에서 수직응력의 최대 크기가 재료의 항복응력 σ_Y 또는 허용응력 σ_{allow}를 초과하지 않도록 해야 한다. 다음과 같은 허용응력에 대한 항복응력의 비율을 보의 **안전계수**factor of safety라고 한다.

$$\mathrm{FS} = \frac{\sigma_Y}{\sigma_{allow}} \tag{6.13}$$

보에서 수직응력의 분포는 식 (6.12)와 같이 주어지며, 이 식을 다시 쓰면 다음과 같다.

$$\sigma_x = -\frac{My}{I} \tag{6.14}$$

이 식으로부터 균일단면 보의 수직응력의 최대 크기는 축에서 굽힘모멘트의 크기가 가장 큰 위치에서 발생함을 알 수 있다. 이 축의 위치에서, 수직응력의 최대 크기는 y의 크기가 가장 큰 단면의 지점에서 발생한다. 즉, 수직응력의 크기는 중립축에서 가장 먼 단면의 지점에서 가장 크다는 것이다. [그림 6-14]의 예와 같이, 주어진 단면에 대해 가장 큰 y의 크기를 c로 나타내보자. z축에 대한 단면의 관성모멘트 I 대 c의 비율을 z축에 대한 **단면계수**section modulus라고 한다.

$$S = \frac{I}{c} \tag{6.15}$$

식 (6.14)를 단면계수와 굽힘모멘트의 최대 크기 $|M|_{max}$로 표현하면 보의 수직응력의 최대 크기는 다음과 같다.

$$|\sigma_x|_{max} = \frac{|M|_{max}}{S} \tag{6.16}$$

이러한 정의와 방정식을 사용하여 최소 단면계수를 구할 수 있다. 이러한 최소 단면계수는 주어진 재료로 구성되고, 지정된 하중을 받는 보는 수직응력을 고려하여 안전계수를 달성하기 위해 다음 사항을 고려해야 한다.

❶ 주어진 재료의 항복응력 σ_Y와 규정된 안전계수 FS를 사용하여, 허용응력 σ_{allow}에 대해 식 (6.13)을 적용한다.

❷ 보에 작용하는 지지점과 하중이 주어지면, 굽힘모멘트의 분포를 계산하여 굽힘모멘트의 최대 크기 $|M|_{max}$를 구하는 데 사용한다.

❸ 보에서 수직응력의 최대 크기 $|\sigma_x|_{max}$가 허용응력 σ_{allow}와 같다고 가정하고, 단면계수 S에 대한 식 (6.16)을 계산한다.

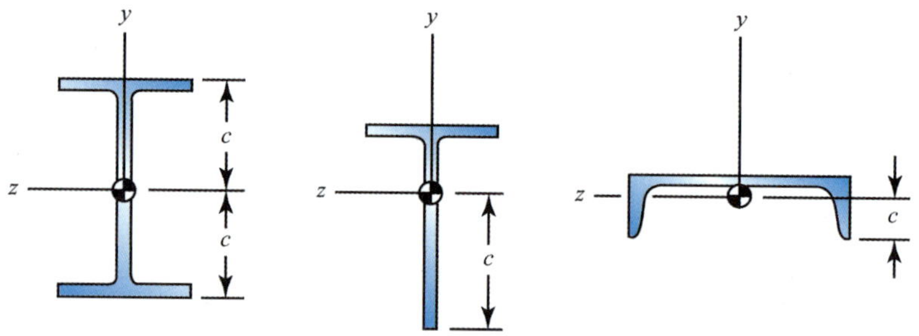

[그림 6-14] 다양한 단면에 대한 치수 c

예제 6.4 보의 안전계수

[그림 6-15]에서 보에 가해지는 하중의 최대 예상 크기는 $w_0 = 150\ \text{kN/m}$이다. 보의 길이는 $L = 3\ \text{m}$이다. 두 개의 후보 단면 (a)와 (b)는 거의 동일한 단면적을 갖는다. 보는 항복응력 $\sigma_Y = 700\ \text{MPa}$인 재료로 만들어져야 한다. 단면적 (a)를 적용한 보의 안전계수를 단면적 (b)의 안전계수와 비교하시오.

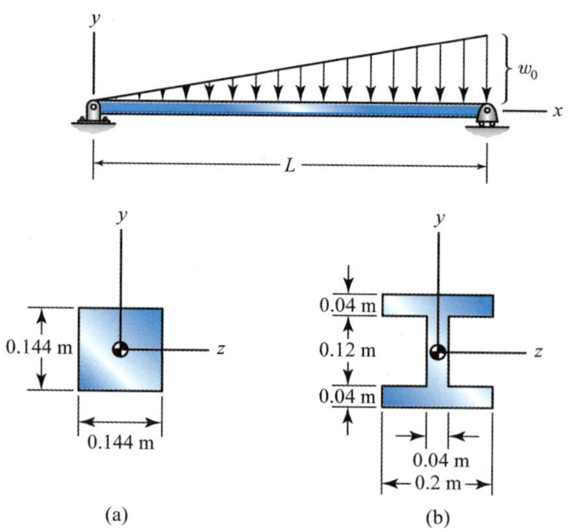

[그림 6-15]

전략

각 단면에 대해 주어진 하중을 이용하여 최대 수직응력을 구해야 한다. 이를 위해서는 보의 최대 굽힘모멘트를 구하고, 각 단면에 대해 식 (6.16)을 적용해야 한다.

풀이

보의 굽힘모멘트 분포는 다음과 같다(문제 **5.48** 참조).

$$M = \frac{1}{6}w_0\left(Lx - \frac{x^3}{L}\right)$$

M의 최댓값이 발생하는 위치를 결정하기 위해 x에 대한 M의 도함수를 0으로 두면

$$\frac{dM}{dx} = \frac{1}{6}w_0\left(L - \frac{3x^2}{L}\right) = 0$$

이고, x를 계산하면 $x = \dfrac{L}{\sqrt{3}}$이다. 이 값을 M의 공식에 대입하면, 굽힘모멘트의 최댓값은 아래의 식을 이용하여 구할 수 있다.

$$|M|_{\max} = \frac{w_0 L^2}{9\sqrt{3}} = \frac{(150{,}000\ \mathrm{N/m})(3\ \mathrm{m})^2}{9\sqrt{3}} = 86{,}600\ \mathrm{N{\cdot}m}$$

(a) **정사각형 단면** z축에 대한 정사각형 단면의 관성모멘트는 다음과 같다.

$$I_z = \frac{1}{12}(0.144\ \mathrm{m})(0.144\ \mathrm{m})^3 = 3.58\mathrm{E}\text{-}5\ \mathrm{m}^4$$

c의 값은 $(0.144\ \mathrm{m})/2 = 0.072\ \mathrm{m}$이고, 따라서 이 단면계수는 다음과 같다.

$$S = \frac{I}{c} = \frac{3.58\mathrm{E}\text{-}5\ \mathrm{m}^4}{0.072\ \mathrm{m}} = 4.98\mathrm{E}\text{-}4\ \mathrm{m}^3$$

이 보의 수직응력의 최대크기는

$$|\sigma_x|_{\max} = \frac{|M|_{\max}}{S} = \frac{86{,}600\ \mathrm{N{\cdot}m}}{4.98\mathrm{E}\text{-}4\ \mathrm{m}^3} = 174\ \mathrm{MPa}$$

이고, 이 보의 안전계수는 다음과 같다.

$$\mathrm{FS} = \frac{\sigma_{\mathrm{Y}}}{\sigma_{\mathrm{allow}}} = \frac{700\ \mathrm{MPa}}{174\ \mathrm{MPa}} = 4.02$$

(b) **I형 보 단면** z축에 대해 수직인 직사각형의 관성모멘트는 다음과 같다.

$$I_{\mathrm{v}} = \frac{1}{12}(0.04\ \mathrm{m})(0.12\ \mathrm{m})^3 = 0.576\mathrm{E}\text{-}5\ \mathrm{m}^4$$

평행축 이론을 적용하면, z축에 대해 수평인 직사각형의 관성모멘트는 다음과 같다.

$$I_{\mathrm{h}} = \frac{1}{12}(0.2\ \mathrm{m})(0.04\ \mathrm{m})^3 + (0.06\ \mathrm{m} + 0.02\ \mathrm{m})(0.2\ \mathrm{m})(0.04\ \mathrm{m}) = 5.227\mathrm{E}\text{-}5\ \mathrm{m}^4$$

따라서 전체 단면의 관성모멘트는 다음과 같다.

$$I = I_{\mathrm{v}} + 2I_{\mathrm{h}} = 11.03\mathrm{E}\text{-}5\ \mathrm{m}^4$$

c의 값은 0.06 m + 0.04 m = 0.1 m이고, 단면계수의 결과는

$$S = \frac{I}{c} = \frac{11.03\text{E-}5 \text{ m}^4}{0.1 \text{ m}} = 11.03\text{E-}4 \text{ m}^3$$

이다. 이 보에 대한 수직응력의 최대 크기는

$$|\sigma_x|_{\max} = \frac{|M|_{\max}}{S} = \frac{86{,}600 \text{ N·m}}{11.03\text{E-}4 \text{ m}^3} = 78.5 \text{ MPa}$$

이다. 이 단면에 대한 안전계수는 다음과 같다.

$$\text{FS} = \frac{\sigma_{\text{Y}}}{\sigma_{\text{allow}}} = \frac{700 \text{ MPa}}{78.5 \text{ MPa}} = 8.91$$

토론

보의 관성모멘트를 증가시키는 단면의 장점을 이 예제에서 확인할 수 있었다. 그러나 특정 응용 분야에서는, 원하는 단면을 보유한 제품의 가용성 또는 제조원가 같은 이외의 요소들이 더 우선적으로 고려될 수도 있다.

6.2.2 표준화된 단면

식 (6.14)에서 알아야 할 점은, 보에서 수직응력의 최대 크기는 관성모멘트 I에 반비례한다는 것이다. 이 사실은 고속도로 육교나 건물의 프레임과 같은 곳에 사용되고 있는 많은 보의 설계를 설명할 수 있다. 이들의 단면은 관성모멘트를 증가시킬 수 있도록 구성된다. [그림 6-16]의 각 단면은 동일한 단면적을 갖는다. 각 단면의 아래에 고체 정사각형 단면의 I 값에 대한 z축 주위 관성모멘트 I의 비율을 나타내었다. 분명한 것은, 수직응력으로 인한 파손 없이 주어진 하중을 지탱할 수 있는 보의 크기는 관성모멘트를 증가시키기 위해 단면을 조정함으로써 증가시킬 수 있다는 것이다.

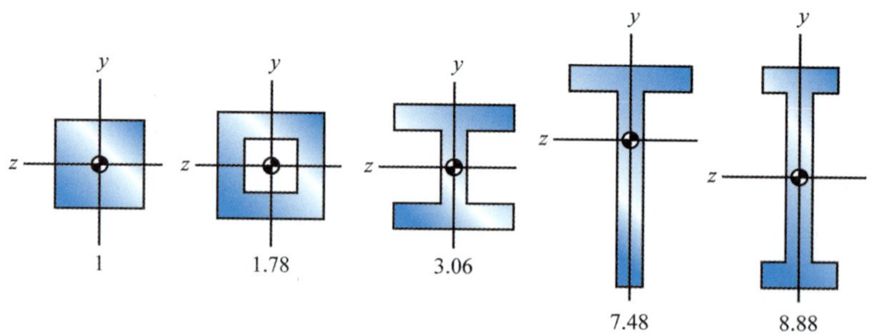

[그림 6-16] 동일한 단면적을 갖는 고체 정사각형 보에 대한 단면과 I의 비율

설계 엔지니어의 편의를 위해 표준화된 관성모멘트를 향상시키고 실제 사용 가능한 단면에 대한 정보들을 표로 나타내었다. 사용 가능한 단면에 대한 정보 및 데이터 종류에 대한 예는 〈부록 E〉에 제시되어 있다. 이 정보들은 미국 철강 건설 협회의 AISC Shapes Database Version 3.0의 허가를

받아 요약했다. 〈부록 E〉의 항목은 [그림 6-17]의 해당 그림과 함께 표기하였다. 횡단면은 W610×82라는 명칭으로 특화되어 구분된다. 여기서 W는 단면 유형(광폭 단면)을 나타내고, 610은 호칭normal 또는 대략적인 깊이 d(mm)를 의미하며, 82는 이 단면을 갖는 강철 보의 단위길이당 질량인 kg/m를 의미한다. 〈부록 E〉의 일부 단면의 유형은 횡단면 정의와는 다른 유형의 정보를 제공하기도 한다는 점에 유의하라. [그림 6-17]에서 표로 정리된 정보는 단면적 A, 단면 d, b_f, t_f, t_w의 정확한 치수, 그리고 y 및 z축에 대한 관성모멘트 및 단면계수를 나타낸다. 이러한 유형의 정보로 설계 엔지니어는 단면을 사용하여 상세 구조 설계를 수행할 수 있고, 보의 최대 수직응력 크기에 기초하여 원하는 안전계수를 정의할 수 있다. 보의 재료와 안전계수를 선택할 때, 구조 설계자가 고려해야 할 설계의 추가적인 사항들은 3.6절에서 설명하였다.

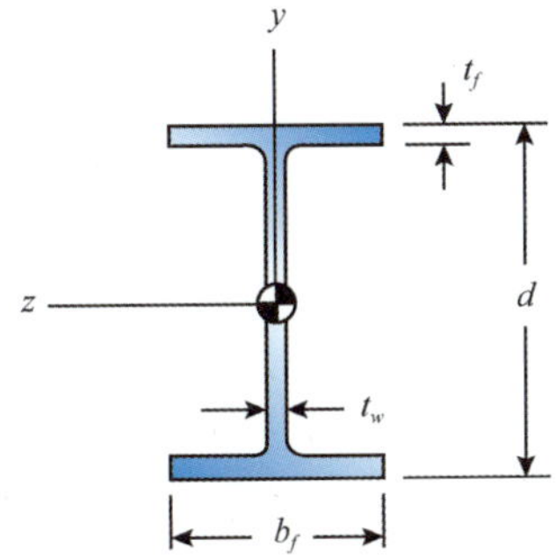

[그림 6-17] 〈부록 E〉의 일반 항목

표기	단면적 A, mm^2	치수, mm				관성모멘트와 단면계수			
						y축		z축	
		d	b_f	t_f	t_w	I_y, $10^6\,mm^4$	S_y, $10^3\,mm^3$	I_z, $10^6\,mm^4$	S_z, $10^3\,mm^3$
W610×82	10500	599	178	12.8	10.0	12.1	136	565	1890

예제 6.5 표준화된 단면을 사용한 보 설계

US unit

지지 구조물에 사용되는 보는 ASTM-A572 강철로 이루어지며, 최대 굽힘모멘트 $|M|_{max} = 3.8E6$ in·lb를 받는다. S(미국 표준) 단면은 [그림 6-18]과 같다. 보의 안전계수가 3 이상이 되도록 호칭 깊이 $d = 24$ in의 S 단면을 〈부록 E〉에서 선택하시오.

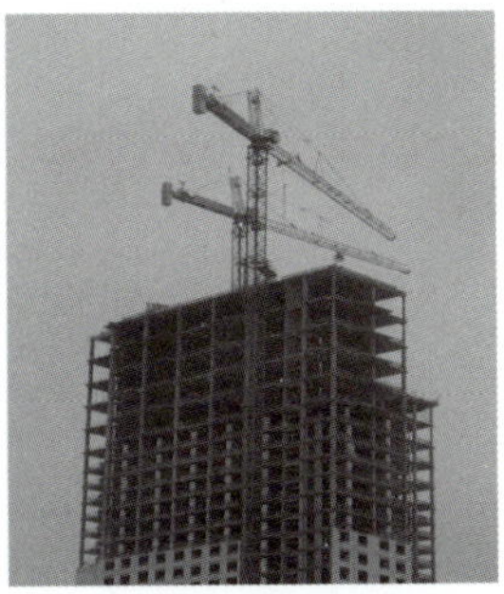

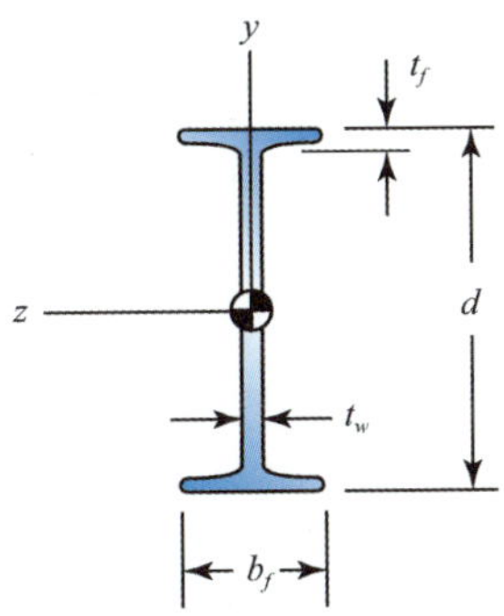

미국 표준 단면

[그림 6-18]

전략

〈부록 B〉에서 ASTM-A572 강철 소재의 항복응력을 찾고, 제시된 안전계수를 이용하여 허용응력은 식 (6.13)을 통해 구할 수 있다. 그런 다음, 보의 최대 수직응력의 크기가 허용응력과 같다고 가정하여 식 (6.16)을 이용하여 요구되는 최소 단면계수를 구할 수 있고, 이 결과를 바탕으로 〈부록 E〉에서 단면을 선택할 수 있다.

풀이

허용응력 결정 〈부록 B〉로부터, ASTM-A572 강철 소재의 항복응력은 $\sigma_{\mathrm{Y}} = 50\mathrm{E}3\ \mathrm{psi}$이다. 식 (6.13)을 이용하면

$$\mathrm{FS} = \frac{\sigma_{\mathrm{Y}}}{\sigma_{\mathrm{allow}}} \quad : \quad 3 = \frac{50\mathrm{E}3\ \mathrm{psi}}{\sigma_{\mathrm{allow}}}$$

이고, 허용응력은 $\sigma_{\mathrm{allow}} = 16.7\mathrm{E}3\ \mathrm{psi}$이다.

최소 단면계수 계산 식 (6.16)에서 허용응력과 최대 수직응력의 크기 $|\sigma_x|_{\mathrm{max}}$는 동일하다고 가정했으므로

$$|\sigma_x|_{\mathrm{max}} = \frac{|M|_{\mathrm{max}}}{S} \quad : \quad 16.7\mathrm{E}3\ \mathrm{lb/in^2} = \frac{3.8\mathrm{E}6\ \mathrm{in{\cdot}lb}}{S}$$

이다. 따라서 필요한 최소 단면계수는 다음과 같다.

$$S = 228\ \mathrm{in^3}$$

단면 선택 〈부록 E〉에서 호칭 깊이 $d = 24$ in인 S 중에서 S24×106과 S24×121은 모두 요구되는 최소 단면계수 값보다 큰 단면계수 값을 갖는다. 이들 중 하나가 적합한 안전계수를 가진 보가 된다. 결과적으로는 단면 S24×106이 적합하고, 이 보를 사용하면 더 가볍고 경제적인 구조가 된다.

토론

정의된 하중을 지지하기 위한 보의 설계를 위해 표준화된 단면을 사용하는 것은 대단히 실제적인 예이다. 연습문제 **6.27~6.30**을 참고하자.

연습문제

6.17 보의 인장 및 압축의 허용응력이 $\sigma_{allow} = 120$ MPa인 재료로 제작될 경우, 우력 M의 최대 허용 크기는 얼마가 되겠는가?

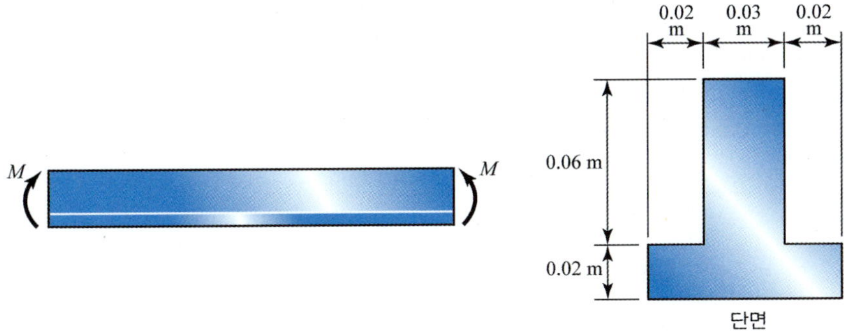

[그림 P6.17 ~ 6.19]

6.18 보가 7075-T6 알루미늄 합금으로 만들어졌다. 10 kN·m 크기의 M이 가해진다고 하면 보의 안전계수는 얼마가 되겠는가? (항복응력은 인장 및 압축 상태에서 동일하다고 가정한다.)

6.19 보가 인장 상태에서 항복응력 160 MPa이 되고, 압축 상태에서 항복응력이 200 MPa이 되는 재료로 제작된다. 보가 4 kN·m 크기의 M의 양수 값이 가해진다고 하면, 보의 안전계수는 얼마가 되겠는가?

6.20 US unit 보의 길이는 $L = 9$ ft 이고, ASTM-A36 구조용 강으로 만들어졌다. 분포하중의 최대 예상 크기는 $w_0 = 2700$ lb/ft 이다. 보의 안전계수가 FS = 3 이 되도록 치수 h를 결정하시오.

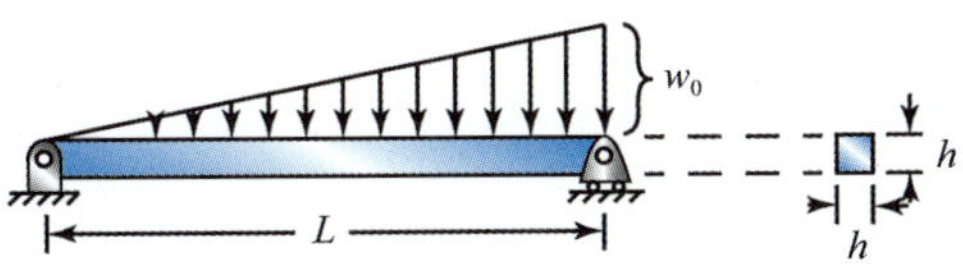

[그림 P6.20]

연습문제 ▶▶▶

6.21 보의 하중은 최대 예상 하중이고, 항복응력 $\sigma_Y = 40$ MPa인 목재로 만들어졌다. 보의 안전계수는 얼마인가? ([예제 6.3] 참조)

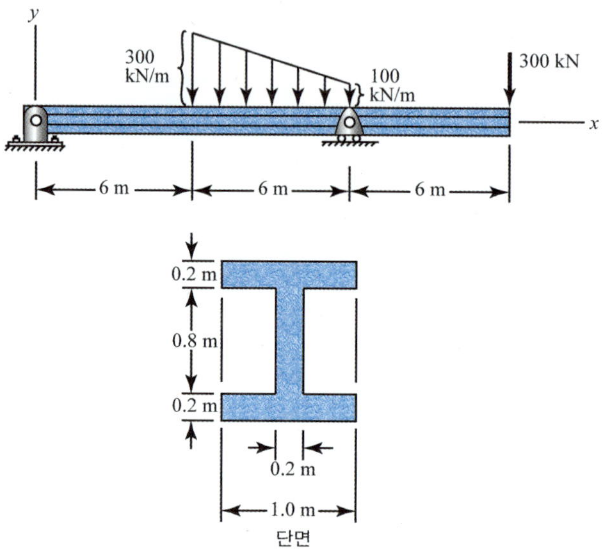

[그림 P6.21]

6.22 7075-T6 알루미늄 합금으로 제작된 보에는 최대 1500 N·m의 예상 굽힘모멘트가 가해진다. 다음 두 가지 경우에 대한 보의 안전계수를 구하시오.

(a) 반지름 20 mm의 원형 단면이다.

(b) 외부반지름이 30 mm이고, (a)의 보와 동일한 무게를 갖도록 내부반지름을 정한 중공 원형 단면이다.

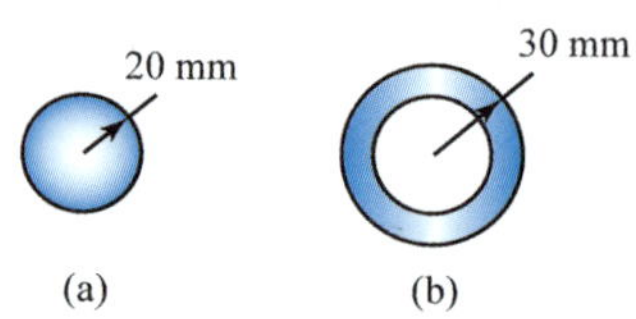

[그림 P6.22]

6.23 보는 항복응력 $\sigma_Y = 700$ MPa의 재료로 만들어지고, 반지름 R인 원형 단면을 가진다. 보의 안전계수가 FS = 2가 되도록 R의 값을 결정하시오([예제 6.4] 참조).

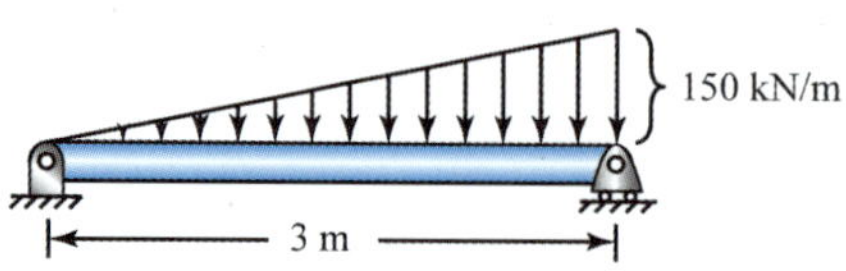

[그림 P6.23]

연습문제 ▶▶▶

6.24 그림의 장치는 운동장에 설치된 시소이다. 사용 시 양끝에 가해질 최대 무게를 보수적으로 추정하시오(예를 들어, 어린이와 어른이 함께 앉아있는 우발적인 상황도 고려한다). 〈부록 B〉에서 재료를 선택하고, 안전계수 FS = 4가 되도록 4.8 m 보의 단면을 설계하시오.

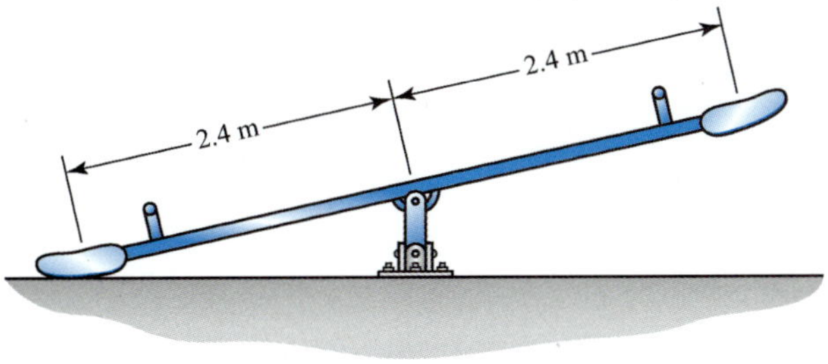

[그림 P6.24]

6.25* (US unit) 건물 프레임의 8 ft 구간에 균일하게 분포된 하중의 최댓값에 대한 보수적 추정값은 2000 lb/ft이다. 보는 ASTM-A572 강철(강)로 만들어졌다. 높이 1 ft, 안전계수 FS = 4가 되도록 I형 보의 단면을 설계하시오. 보의 양끝에 핀 지지점이 있다고 가정한다.

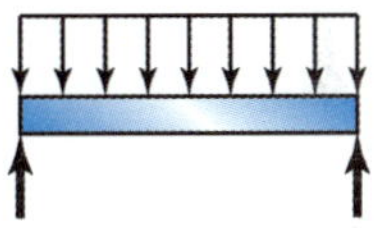

[그림 P6.25]

6.26* 보의 최대 예상 하중이 그림과 같다. 〈부록 B〉에서 재료를 선택하고, 보의 안전계수 FS = 2가 되도록 보의 단면을 설계하시오.

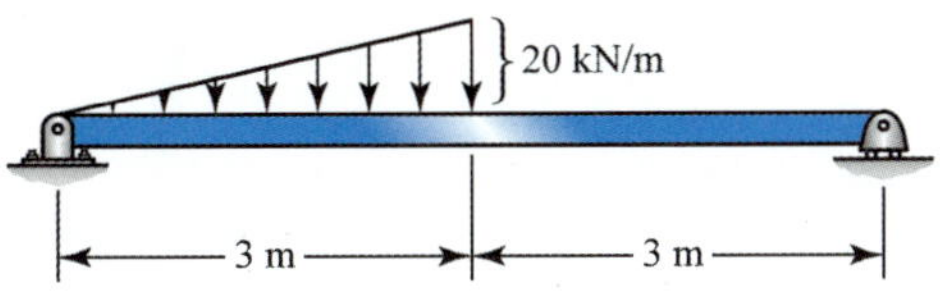

[그림 P6.26]

6.27 건축물 돔의 지지 구조물에 사용된 보는 ASTM-A36 강철(강)(〈부록 B〉 참조)로 제작되었고, 이 보는 W150 × 18의 폭넓은 플랜지 단면(〈부록 E〉 참조)을 가진다. 이 보에는 최대 $|M|_{max} = 6$ kN·m의 예상 굽힘모멘트가 가해진다.

(a) z축에 대한 단면의 단면계수는 얼마인가?

(b) 보가 받는 최대 예상 수직응력의 크기를 구하시오.

(c) 보의 안전계수를 구하시오.

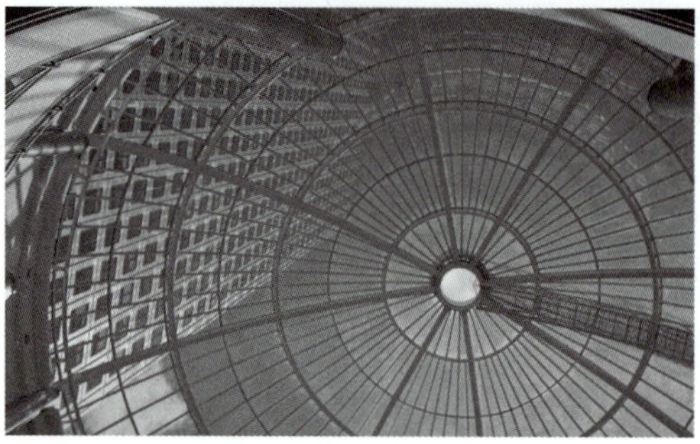

(출처 : iStock by B&M Noskowski)

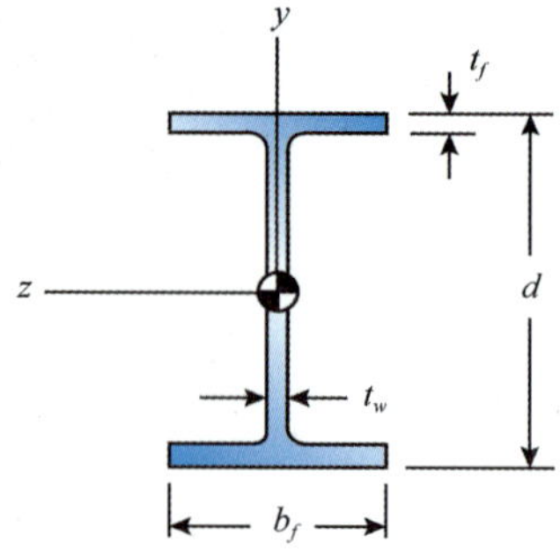

[그림 P6.27 ~ 6.28]

6.28 건축물 돔의 지지 구조물에 사용된 보는 ASTM-A36 강철(〈부록 B〉 참조)로 제작되었다. 보에 가해지는 최대 예상 굽힘모멘트 크기는 $|M|_{max} = 11\ \text{kN·m}$ 이다. 보가 최소 4의 안전계수를 갖도록 호칭 깊이 $d = 150\ \text{mm}$가 되는 폭넓은 플랜지 단면을 〈부록 E〉에서 선택하시오.

6.29 US unit 보행자 통로의 지지 구조물은 ASTM-A36 강철(〈부록 B〉 참조)로 제작되었으며, 이 보는 W6×12의 폭넓은 플랜지 단면(〈부록 E〉 참조)을 가진다. 이 보에는 최대 $|M|_{max} = 65{,}000\ \text{in·lb}$의 예상 굽힘모멘트가 가해진다.

(a) z축에 대한 단면의 단면계수는 얼마인가?

(b) 보가 받는 최대 예상 수직응력의 크기를 구하시오.

(c) 보의 안전계수를 구하시오.

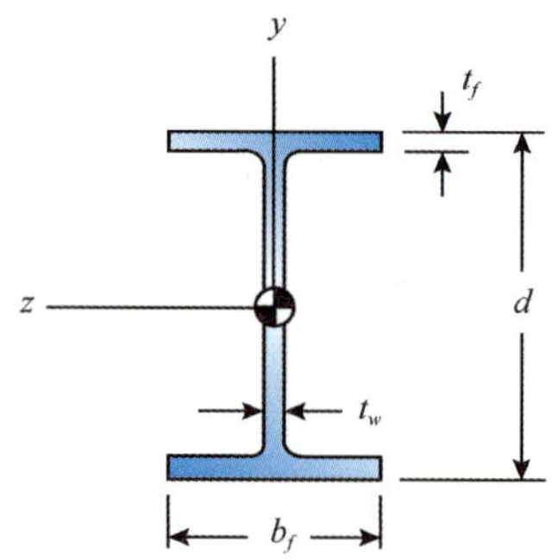

[그림 P6.29 ~ 6.30]

6.30 US unit 보행자 통로의 지지 구조물은 ASTM-A36 강철(〈부록 B〉 참조)로 제작되었으며, 이 보는 W6×12의 폭넓은 플랜지 단면(〈부록 E〉 참조)을 가진다. 이 보에는 최대 $|M|_{max} = 90{,}000\ \text{in·lb}$의 예상 굽힘모멘트가 가해진다. 보가 최소 4의 안전계수를 갖도록 호칭 깊이 $d = 6\ \text{in}$가 되는 폭넓은 플랜지 단면을 〈부록 E〉에서 선택하시오.

SECTION 6.3

합성 보

Composite Beams

박스형 보의 벽은 너무 얇으면 [그림 6-19(a)]와 같이 좌굴buckling로 인해 보가 파손될 수 있다. 벽이 얇은 보의 좌굴을 방지하기 위해 [그림 6-19(b)]와 같이 가벼운 '충전재filler'를 사용할 수 있다. 충전재에 상당한 무게가 추가되는 것은 아니지만, 벽을 안정화시켜 가볍고 강한 보를 생성할 수 있다. 이것은 둘 이상의 재료로 구성된 보인 **합성 보**composite beam의 예이다. 재료의 다양한 특성을 활용하여 구조 엔지니어는 단일 재료로는 불가능한 특성을 가진 합성 보를 설계할 수 있다. 이 절의 목표는 두 가지 재료로 구성된 균일단면 합성 보의 주어진 단면에서 수직응력을 구하는 방법을 설명하는 것이다.

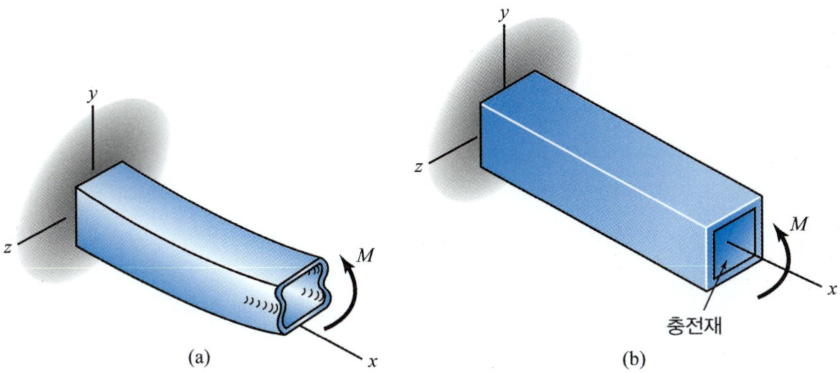

[그림 6-19] (a) 얇은 두께로 된 박스형 보는 좌굴될 수 있다 (b) 얇은 벽면들을 안정화하는 데 사용하는 충전재

6.3.1 수직응력의 분포

균일단면 합성 보의 주어진 단면을 고려하고, 이 재료들을 [그림 6-20]과 같이 A와 B로 표시한다. 재료 A와 B로 구성된 각 부분이 y축에 대해 대칭이라는 점은 제외하고, 단면의 기하학적 구조에 대해서는 어떠한 가정도 하지 않는다. 단일 재료로 구성된 보와 마찬가지로, 중립축의 위치를 알지 못하는 경우에는 해석의 일부로 이를 구해야 한다는 점에 유의하라.

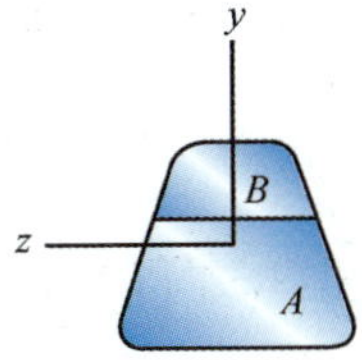

[그림 6-20] 재료 A, B로 구성된 합성 보의 절단면

결합된 두 재료의 단면이 평면으로 유지된다는 기본 가정이 유지되면, 식 (6.2)를 적용하기 위한 기하학적 주장이 유효하게 되고, 이러한 두 재료의 수직변형률은

다음과 같은 관계를 가진다.

$$\epsilon_x = -\frac{y}{\rho}$$

여기서 ρ는 중립축의 곡률 반지름이다. 두 재료의 탄성계수가 다를 수 있기 때문에 각 재료에 대해 식 (6.4)를 별도로 구분하여 적용해야 한다.

$$\sigma_A = E_A \epsilon_A = -\frac{E_A\, y}{\rho}, \quad \sigma_B = E_B \epsilon_B = -\frac{E_B\, y}{\rho} \tag{6.17}$$

식 (6.6)은 수직응력 분포로 인한 힘의 합력이 0이라는 평형 요구조건이며 다음 식과 같이 정리된다.

$$\int_A \sigma_x\, dA = \int_{A_A} \sigma_A\, dA + \int_{A_B} \sigma_B dA = 0$$

여기서 A_A와 A_B는 재료의 단면을 나타낸다. 식 (6.17)을 이 식에 대입하면 다음 식을 얻을 수 있다.

$$E_A \int_{A_A} y\, dA + E_B \int_{A_B} y\, dA = 0$$

이 식은 다음과 같이 정리된다.

$$E_A A_A \bar{y}_A + E_B A_B \bar{y}_B = 0 \tag{6.18}$$

여기서 $\bar{y}_A$와 $\bar{y}_B$는 중립축에 대한 A_A와 A_B의 도심 좌표이다. [예제 6.6]에서 설명한 것처럼 이 방정식을 사용하여 중립축의 위치를 결정할 수 있다.

수직응력으로 인한 z축 주변의 모멘트는 주어진 단면에서 굽힘모멘트 M과 같아야 한다.

$$M = -\int_{A_A} y \sigma_A\, dA - \int_{A_B} y \sigma_B dA$$

이 식에 (6.17)을 대입하면 다음과 같이 정리할 수 있다.

$$\begin{aligned} M &= \frac{1}{\rho}\left(E_A \int_{A_A} y^2\, dA + E_B \int_{A_B} y^2\, dA\right) \\ &= \frac{1}{\rho}(E_A I_A + E_B I_B) \end{aligned}$$

여기서 I_A와 I_B는 z축에 대한 A_A와 A_B의 관성모멘트이다. 곡률 반지름 ρ에 대해 이 방정식을 계산하고, 그 결과를 식 (6.17)에 대입하여, 재료 각각에 대한 수직응력의 분포를 구한다.

$$\sigma_A = -\frac{My}{I_A + \frac{E_B}{E_A} I_B}, \quad \sigma_B = -\frac{My}{\frac{E_A}{E_B} I_A + I_B} \tag{6.19}$$

각 재료에 대한 응력 분포를 구했으므로, 이를 적용하여 각 재료가 지지하는 굽힘모멘트 M을 결정할 수 있다.

$$\begin{aligned} M_A &= -\int_{A_A} y\sigma_A \, dA = \frac{I_A}{I_A + \frac{E_B}{E_A} I_B} M \\ M_B &= -\int_{A_B} y\sigma_B \, dA = \frac{I_B}{\frac{E_A}{E_B} I_A + I_B} M \end{aligned} \tag{6.20}$$

$M_A + M_B = M$이 됨을 확인해보자.

예제 6.6 합성 보의 수직응력

[그림 6-21]은 탄성계수 $E_A = 200$ GPa인 강철(재료 A)과 탄성계수 $E_B = 72$ GPa인 알루미늄 합금(재료 B)으로 제작된 균일단면 보의 단면이다. 주어진 단면에서 $M = 12$ kN·m 일 때, 강철과 알루미늄에서의 수직응력 분포를 구하시오.

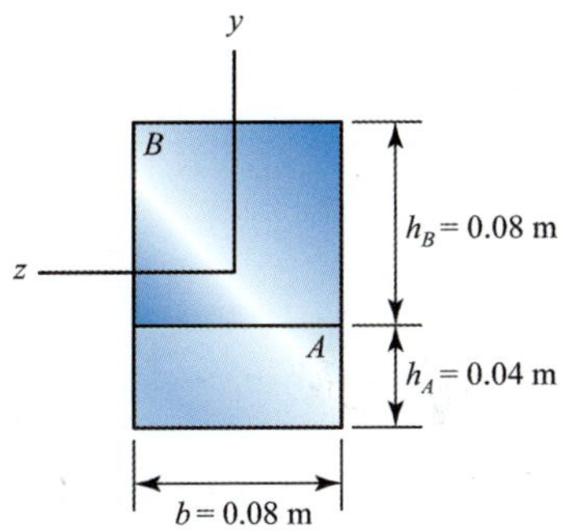

[그림 6-21]

전략

먼저, 식 (6.18)을 이용하여 중립축의 위치를 결정해야 한다. 그런 다음 z축에 대한 두 재료 단면의 관성모멘트 I_A와 I_B를 구할 수 있으며, 수직응력 분포는 식 (6.19)를 사용하여 구할 수 있다.

풀이

그림 (a)와 같이 좌표계를 임의의 위치에 배치하는 것부터 시작한다. 식 (6.18)을 사용하면 다음과 같다.

$$E_A A_A \bar{y}_A + E_B A_B \bar{y}_B = 0 \ :$$

$$(200 \text{ GPa})(0.04 \text{ m})(0.08 \text{ m})\bar{y}_A + (72 \text{ GPa})(0.08 \text{ m})(0.08 \text{ m})\bar{y}_B = 0$$

그림 (a)로부터, 다음 식을 구할 수 있다.

$$\bar{y}_B - \bar{y}_A = \frac{1}{2}(h_A + h_B) = 0.06 \text{ m}$$

이 두 방정식을 풀면 $\bar{y}_A = -0.0251$ m, $\bar{y}_B = 0.0349$ m가 된다. 이 결과는 중립축의 위치좌표이다. 즉 그림 (b)와 같이 A의 도심보다 0.0251 m 높고 B의 도심보다 0.0349 m 낮다는 것이다.

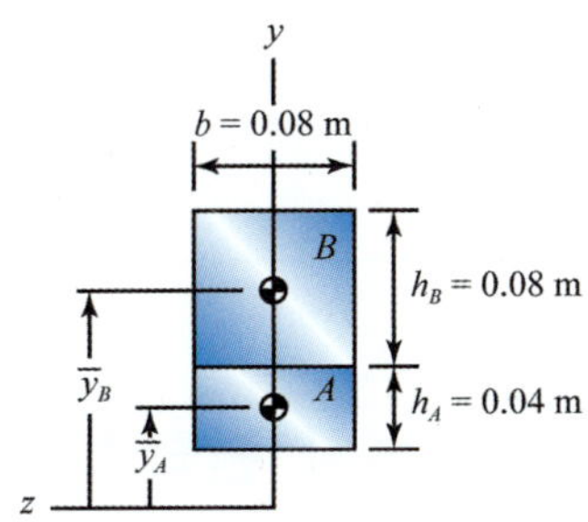

(a) 중립축의 위치를 결정하기 위한 좌표계

이제 평행축 정리를 적용하여 z축에 대한 두 영역의 관성모멘트를 각각 결정할 수 있다.

$$
\begin{aligned}
I_A &= \frac{1}{12} b h_A^3 + \bar{y}_A^2 A_A \\
&= \frac{1}{12}(0.08\ \mathrm{m})(0.04\ \mathrm{m})^3 \\
&\quad + (-0.0251\ \mathrm{m})^2 (0.04\ \mathrm{m})(0.08\ \mathrm{m}) \\
&= 2.45\mathrm{E}\text{-}6\ \mathrm{m}^4
\end{aligned}
$$

$$
\begin{aligned}
I_B &= \frac{1}{12} b h_B^3 + \bar{y}_B^2 A_B \\
&= \frac{1}{12}(0.08\ \mathrm{m})(0.08\ \mathrm{m})^3 \\
&\quad + (0.0349\ \mathrm{m})^2 (0.08\ \mathrm{m})(0.08\ \mathrm{m}) \\
&= 11.2\mathrm{E}\text{-}6\ \mathrm{m}^4
\end{aligned}
$$

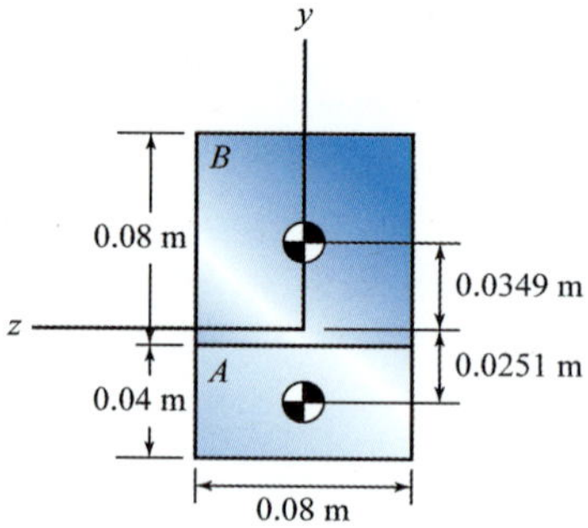

(b) 중립축의 위치

식 (6.19)에서 두 재료의 수직응력 분포는 다음과 같다.

$$
\begin{aligned}
\sigma_A &= -\frac{My}{I_A + (E_B/E_A) I_B} \\
&= -\frac{(12{,}000\ \mathrm{N\cdot m})\, y}{2.45\mathrm{E}\text{-}6\ \mathrm{m}^4 + (72\ \mathrm{GPa}/200\ \mathrm{GPa})\, 11.2\mathrm{E}\text{-}6\ \mathrm{m}^4} \\
&= -1.852\, y\ \mathrm{GPa}
\end{aligned}
$$

$$
\begin{aligned}
\sigma_B &= -\frac{My}{(E_A/E_B) I_A + I_B} \\
&= -\frac{(12{,}000\ \mathrm{N\cdot m})\, y}{(200\ \mathrm{GPa}/72\ \mathrm{GPa})\, 2.45\mathrm{E}\text{-}6\ \mathrm{m}^4 + 11.2\mathrm{E}\text{-}6\ \mathrm{m}^4} \\
&= -0.667\, y\ \mathrm{GPa}
\end{aligned}
$$

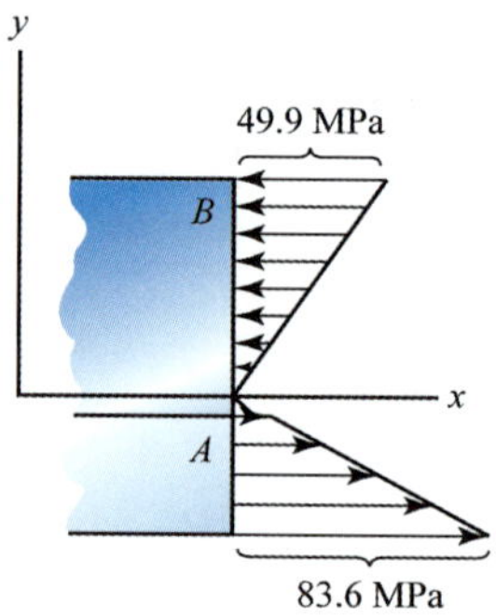

(c) 수직응력의 분포

수직응력의 분포를 그림 (c)에 나타내었다.

토론

합성 보에서 응력 분포를 결정하는 핵심은 중립축의 위치를 결정하고, z축에 대한 영역 A와 B 단면의 관성모멘트를 계산하는 것이다. 이 예제에서 일단 그 과정을 정리하고 나면, 식 (6.19)를 사용하여 두 재료의 응력 분포를 얻는 것은 간단하다.

6.3.2 변환 면적법

6.1절에서 균일단면 보에서의 수직응력 분포를 확인했다. 변환 면적법transformed area method을 사용하면 동일한 굽힘모멘트를 받는 가상의 균일 보에서 수직응력의 분포를 결정할 수 있고, 합성 보의 수직응력 분포를 얻을 수 있다. 가상 보의 단면은 합성 보 단면의 치수를 적절히 변환(변형)함으로써

얻어진다. [그림 6-22(a)]는 재료 A와 재료 B로 구성된 균일단면 합성 보의 단면이다. [그림 6-22(b)]는 **재료 A만으로 구성된 가상의 변환 보**의 단면이다. 합성 보에서 재료 A로 구성된 변환 보의 단면적은 변경되지 않지만, 합성 보에서 재료 B로 구성된 단면 부분의 폭은 다음의 계수를 곱하여 적용된다.

$$n = \frac{E_B}{E_A} \tag{6.21}$$

변환 단면의 축척 부분을 T로 표시하지만, A와 동일한 재료로 이루어져 있다고 가정한다. 변환 보에서 수직응력의 분포는 식 (6.12)로 구할 수 있다. **합성 보의 재료 A에서의 수직응력 분포는 변환 보의 A 부분에서의 수직응력 분포로 결정됨을 볼 것이다.**

$$\sigma_A = -\frac{My}{I} \tag{6.22}$$

여기서 I는 변환된 단면의 관성모멘트이고, y는 변환된 단면의 중립축(도심)에서 측정된 값이다. 또한, **합성 보의 재료 B에서의 수직응력 분포는 변환 보의 T 부분에서의 수직응력 분포에 n을 곱함으로써 구할 수 있다.**

$$\sigma_B = n\sigma_T = -n\frac{My}{I} \tag{6.23}$$

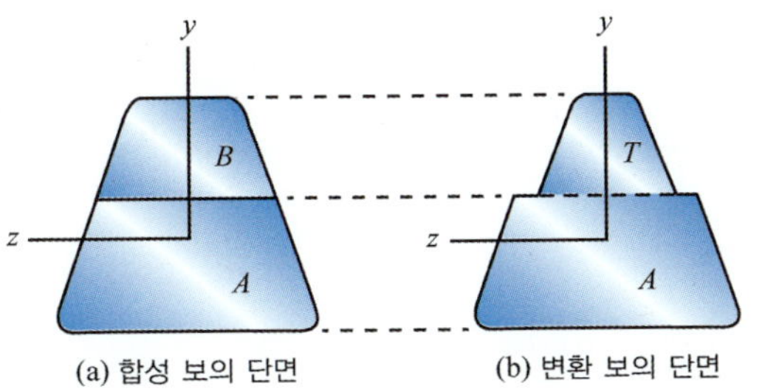

[그림 6-22] 합성 보와 변환 보의 단면. 균일하게 변환된 보의 T 부분의 폭은 $n = E_B/E_A$를 곱한 합성 보의 B 부분의 폭과 동일하다.

변환 면적법의 사용 이유를 설명하기 위해 [그림 6-23(a)]와 같이 재료 A로 구성된 변환 보에 우력 M이 가해진다고 가정한다. 수직변형률은 다음과 같은 식 (6.2)에 의해 주어진다.

$$\epsilon_x = -\frac{y}{\rho}$$

여기서 ρ는 변환 보의 중립축에 대한 곡률 반지름이다. 변환된 단면의 A와 T에 대한 수직응력 분포는 다음과 같다.

$$\sigma_A = E_A\epsilon_A = -\frac{E_A y}{\rho}, \quad \sigma_T = E_A\epsilon_A = -\frac{E_A y}{\rho} \tag{6.24}$$

[그림 6-23(b)]의 자유물체도에서 수직응력에 의한 힘의 합은 0이어야 한다.

$$\int_{A_A} \sigma_A\, dA + \int_{A_A} \sigma_T dA = 0$$

식 (6.24)를 이 식에 대입하여 다음 식을 얻을 수 있다.

$$E_A A_A \bar{y}_A + E_T A_T \bar{y}_T = 0 \tag{6.25}$$

합성 보 단면의 B 부분을 변환 보 단면의 T 부분으로 변환시키는 방법으로, $\bar{y}_T = \bar{y}_B$, $A_T = nA_B = E_B A_B / E_A$이다. 따라서 식 (6.25)를 다음과 같이 쓸 수 있다.

$$E_A A_A \bar{y}_A + E_B A_B \bar{y}_B = 0$$

이 방정식은 식 (6.18)과 동일하며, 이는 **변환 보의 중립축이 합성 보의 중립축과 일치함**을 증명한다. 다음으로 변환 보에 식 (6.10)을 적용한다.

$$\frac{1}{\rho} = \frac{M}{E_A I} \tag{6.26}$$

여기서 ρ는 중립축의 곡률 반지름이고, $I = I_A + I_T$는 변환된 전체 단면의 관성모멘트이다. 합성 보 단면의 B가 변환 보 단면의 T 부분을 변환시키는 방법으로, $I_T = nI_B = E_B I_B / E_A$이다. 따라서 식 (6.26)을 다음과 같이 쓸 수 있다.

$$\frac{1}{\rho} = \frac{M}{E_A I_A + E_B I_B}$$

이 식을 식 (6.24)에 대입하면, 변환된 단면의 A와 T 부분에 대한 수직응력 분포를 구할 수 있다. A 부분의 수직응력에 대한 결과는 다음과 같다.

$$\sigma_A = -\frac{My}{I_A + \dfrac{E_B}{E_A} I_B}$$

이는 합성 보의 재료 A에서 수직응력의 분포에 대한 식 (6.19)와 동일하다. 변환된 단면 T 부분에서의 수직응력에 대한 결과는 다음과 같이 쓸 수 있다.

$$\sigma_T = -\frac{E_A}{E_B}\left(\frac{My}{\dfrac{E_A}{E_B}I_A + I_B}\right)$$

이 식의 오른쪽 항은 $E_A E_B = \dfrac{1}{n}$ 과 식 (6.19)로 주어진 재료 B에서의 수직응력 σ_B와의 곱이다. 따라서 $\sigma_B = n\sigma_T$가 되어 변환 면적법이 증명되었다.

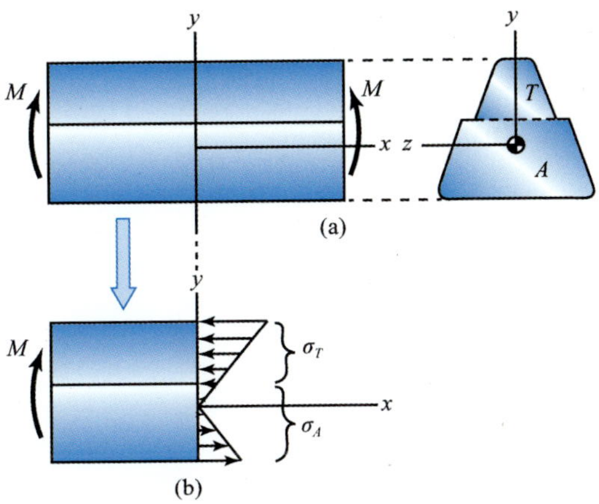

[그림 6-23] (a) 변환 보에 가해지는 우력 (b) 수직응력의 분포

예제 6.7 변환 면적법

[그림 6-24]는 탄성계수 $E_A = 200$ GPa인 강철(재료 A)과 탄성계수 $E_B = 72$ GPa인 알루미늄 합금(재료 B)으로 만들어진 균일단면 보의 단면도이다. 주어진 단면에서 $M = 12$ kN·m라고 한다면, 변환 면적법을 사용하여 강철과 알루미늄의 수직응력 분포를 구하시오.

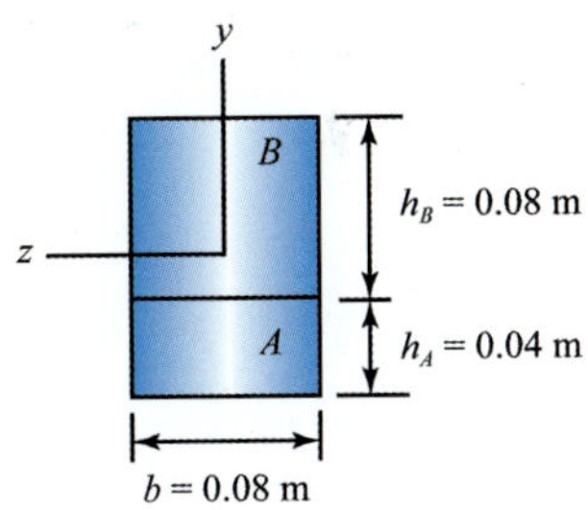

[그림 6-24]

전략

변환된 단면의 치수를 계산한 후 도심을 찾아 중립축의 위치를 결정하고, 관성모멘트를 계산한다. 그런 다음, 합성 보의 A와 B 부분에서 수직응력의 분포는 식 (6.22)와 식 (6.23)으로 구할 수 있다.

풀이

변환된 단면의 치수를 결정한다. 계수 n은 다음과 같이 구할 수 있다.

$$n = \frac{E_B}{E_A} = \frac{72\ \text{GPa}}{200\ \text{GPa}} = 0.36$$

변환된 단면 T 부분의 폭은 합성 보 B 부분의 폭과 n의 곱이다: $(0.36)(0.08\ \text{m}) = 0.0288\ \text{m}$. 변환된 단면은 그림 (a)에 나타내었다.

중립축을 찾아 관성모멘트를 계산한다. 그림 (a)의 좌표계를 사용하여 변환된 단면의 도심 위치를 계산한다.

$$
\begin{aligned}
\bar{y} &= \frac{\bar{y}_A A_A + \bar{y}_T A_T}{A_A + A_T} \\
&= \frac{(0.02\ \mathrm{m})(0.04\ \mathrm{m})(0.08\ \mathrm{m}) + (0.08\ \mathrm{m})(0.08\ \mathrm{m})(0.0288\ \mathrm{m})}{(0.04\ \mathrm{m})(0.08\ \mathrm{m}) + (0.08\ \mathrm{m})(0.0288\ \mathrm{m})} \\
&= 0.0451\ \mathrm{m}
\end{aligned}
$$

이 결과를 사용하여 좌표계의 원점을 변환 보의 중립축에 배치한다. 이 좌표는 그림 (b)와 같이 합성 보의 중립축 위치이기도 하다. 평행축 정리를 적용하면, 변환된 단면의 관성모멘트는 다음과 같다.

$$
\begin{aligned}
I &= \frac{1}{12}(0.08\ \mathrm{m})(0.04\ \mathrm{m})^3 + (0.0251\ \mathrm{m})^2(0.08\ \mathrm{m})(0.04\ \mathrm{m}) \\
&\quad + \frac{1}{12}(0.0288\ \mathrm{m})(0.08\ \mathrm{m})^3 + (0.0349\ \mathrm{m})^2(0.0288\ \mathrm{m})(0.08\ \mathrm{m}) \\
&= 6.48\mathrm{E}\text{-}6\ \mathrm{m}^4
\end{aligned}
$$

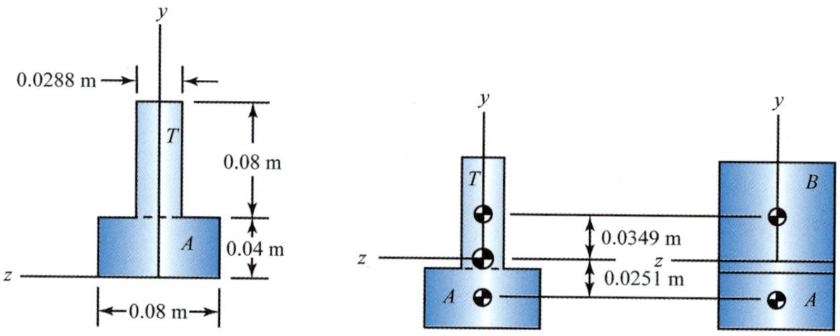

(a) 변환된 단면 (b) 중립축 위치

응력 분포를 결정한다. 합성 보의 A 부분(강철)에 대한 응력 분포는 다음과 같다.

$$
\sigma_A = -\frac{My}{I} = -\frac{(12{,}000\mathrm{N\cdot m})y}{6.48\mathrm{E}\text{-}6\ \mathrm{m}^4} = -1.852y\ \mathrm{GPa}
$$

합성 보의 B 부분(알루미늄)에 대한 응력 분포는 다음과 같다.

$$
\sigma_B = -n\frac{My}{I} = -(0.36)\frac{(12{,}000\ \mathrm{N\cdot m})y}{6.48\mathrm{E}\text{-}6\ \mathrm{m}^4} = -0.667y\ \mathrm{GPa}
$$

응력 분포를 [예제 6.6]에 그래프로 나타내었다.

토론

식 (6.18)과 (6.19)를 사용하여 강철과 알루미늄의 수직응력 분포를 구한 [예제 6.6]과 이 예제를 비교해보자.

연습문제 ▶▶▶

6.31 US unit 합성 보는 두 개의 동축실린더concentric cylinder로 구성된다. 내부실린더 A는 1 in의 반지름을 가지며, 탄성계수 1.6E6 psi인 목재로 만들어졌다. 외부실린더 B는 1 in 내부반지름과 1.2 in 외부반지름을 가지며, 탄성계수 10.4E6 psi인 알루미늄 합금으로 제조된다. 보가 특정 단면에서 $M=2000$ in·lb 굽힘모멘트를 받는 경우, 각 재료의 최대 인장 응력은 얼마인가?

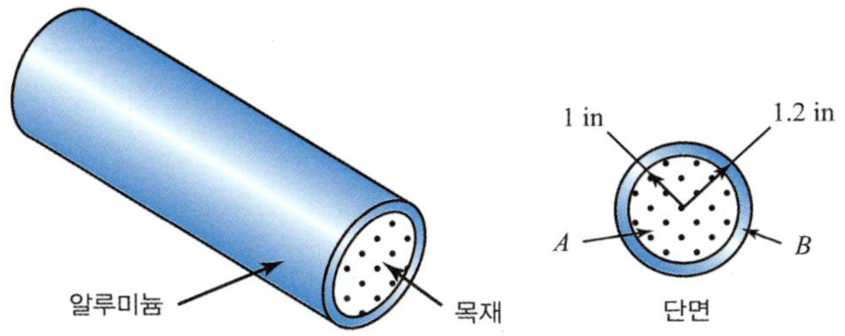

[그림 P6.31]

6.32 US unit 합성 보는 탄성계수 $E_A=30\text{E}6$ psi인 강철(재료 A)과 $E_B=10\text{E}6$ psi인 알루미늄 합금(재료 B)으로 만들어진다. 치수는 $h_A=3$ in, $h_B=6$ in이다. 주어진 단면에서 $M=90$ in·kip이면 각 재료의 최대 응력 크기는 얼마인가?

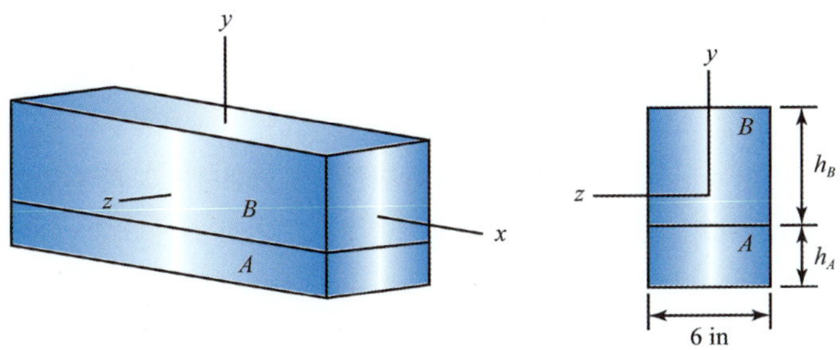

[그림 P6.32 ~ 6.33]

6.33 US unit 문제 **6.32**에서 보의 수직 치수가 $h_A=6$ in, $h_B=3$ in로 변경되었다고 가정한다. 주어진 단면에서 $M=90$ in·kip이면, 각 재료의 최대 응력 크기는 얼마인가?

6.34 그림은 탄성계수 $E_A=80$ GPa인 재료 A와 탄성계수 $E_B=16$ GPa인 재료 B로 만들어진 균일단면 보의 단면이다. 치수는 $b=0.10$ m, $h=0.03$ m이다. 단면의 하단에서 중립축까지의 거리 H를 구하시오.

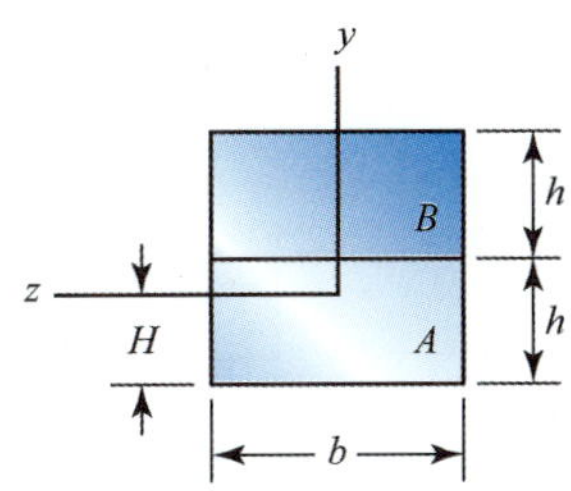

[그림 P6.34 ~ 6.39]

연습문제 ▸▸▸

6.35 그림은 탄성계수 $E_A = 80$ GPa 인 재료 A와 탄성계수 $E_B = 16$ GPa 인 재료 B로 만들어진 균일단면 보의 단면이다. 치수는 $b = 0.10$ m, $h = 0.03$ m이다. 주어진 단면에서 굽힘모멘트 $M = 720$ N·m 이면, 각 재료의 최대 응력 크기는 얼마인가?

6.36 US unit 그림은 탄성계수 $E_A = 12\text{E}6$ psi 인 재료 A와 탄성계수 $E_B = 3\text{E}6$ psi 인 재료 B로 만들어진 균일단면 보의 단면이다. 치수는 $b = 12$ in, $h = 4$ in이다. 단면의 하단에서 중립축까지의 거리 H를 구하시오.

6.37 US unit 그림은 탄성계수 $E_A = 12\text{E}6$ psi 인 재료 A와 탄성계수 $E_B = 3\text{E}6$ psi 인 재료 B로 만들어진 균일단면 보의 단면이다. 치수는 $b = 12$ in, $h = 4$ in이다. 주어진 단면에서 굽힘모멘트 $M = 8000$ in·lb일 때, 각 재료가 지지하는 모멘트의 크기를 구하시오.

6.38 그림은 탄성계수 $E_A = 72$ GPa 인 재료 A와 재료 B로 만들어진 균일단면 보의 단면이다. 치수는 $b = 0.05$ m, $h = 0.02$ m이다. 단면의 하단에서 중립축까지의 거리 H가 0.025 m이면, 재료 B의 탄성계수는 얼마인가?

6.39 그림은 탄성계수 $E_A = 72$ GPa 인 재료 A와 재료 B로 만들어진 균일단면 보의 단면이다. 치수는 $b = 0.05$ m, $h = 0.02$ m이고, 단면의 하단에서 중립축까지의 거리 H는 0.025 m이다. 주어진 단면에서 굽힘모멘트 $M = 100$ N·m 이면, 각 재료의 최대 응력 크기는 얼마인가?

6.40 그림 (a)는 탄성계수 $E = 220$ GPa인 강철 보의 단면이다. 그림 (b)는 탄성계수 $E = 220$ GPa 인 강철 박스형 보(재료 A)의 단면이며, 탄성계수 $E = 6$ GPa 의 가벼운 충전재(재료 B)에 의해 벽이 안정화되어 있다(강철의 단면적은 각 단면에서 거의 동일하다고 가정한다). 굽힘모멘트 $M = 400$ N·m 일 때, 각 단면에 대한 최대 수직응력의 크기를 구하시오.

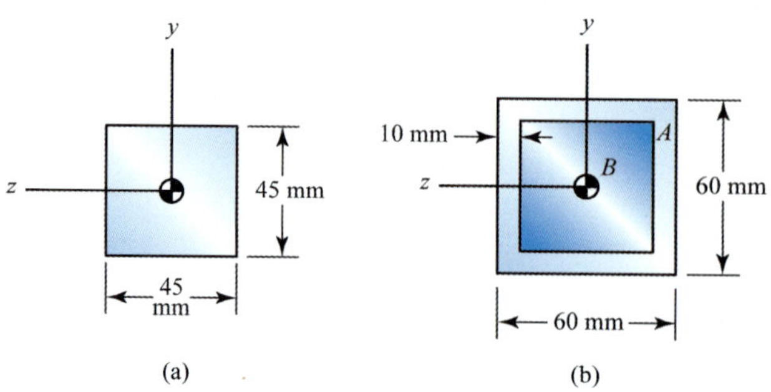

[그림 P6.40]

연습문제 ▸▸▸

6.41 US unit 보는 균일하게 분산된 하중 $w_0 = 600\,\text{lb/in}$를 받는다. (a)의 경우, 단면은 정사각형이며 탄성계수 $E = 30\text{E}6\,\text{psi}$인 강철로 구성된다. (b)의 경우, 단면은 탄성계수 $E_A = 30\text{E}6\,\text{psi}$인 강철 박스형 보(재료 A)와 탄성계수 $E_B = 1.2\text{E}6\,\text{psi}$인 가벼운 충전재(재료 B)로 이루어져 있다(강철의 단면적은 각 단면에서 거의 동일하다고 가정한다). 각각의 경우에 대해 $x = 20\,\text{in}$에서 최대 수직응력의 크기를 구하시오.

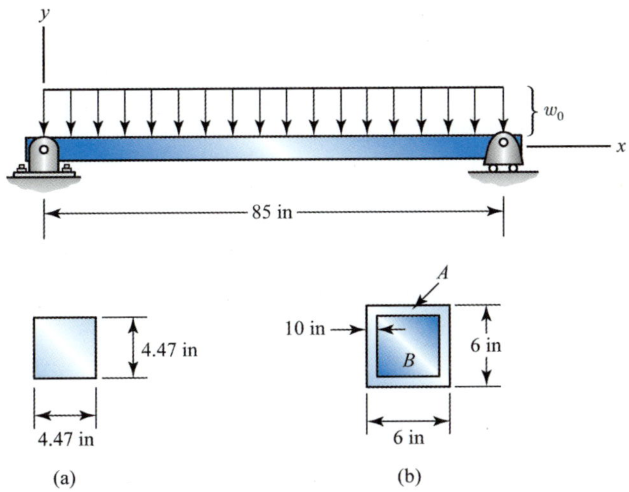

[그림 P6.41 ~ 6.42]

6.42 US unit 보는 크기 w_0의 균일하게 분포된 하중을 받는다. (a)의 경우, 단면은 정사각형이며 탄성계수 $E = 30\text{E}6\,\text{psi}$인 강철로 구성된다. (b)의 경우, 단면은 탄성계수 $E_A = 30\text{E}6\,\text{psi}$인 강철 박스형 보(재료 A)와 탄성계수 $E_B = 1.2\text{E}6\,\text{psi}$인 가벼운 충전재(재료 B)로 이루어져 있다. 강철의 항복응력은 $\sigma_Y = 80\,\text{ksi}$이다. (a)와 (b)의 경우에 강철이 항복현상이 일어나지 않는 최대 w_0 값을 구하시오.

연습문제 ▸▸▸

6.43 그림은 탄성계수 $E_A = 200$ GPa인 재료 A와 탄성계수 $E_B = 120$ GPa인 재료 B로 만들어진 균일단면 보의 단면이다. 단면의 하단에서 중립축까지의 거리 H를 구하시오.

6.44 그림은 탄성계수 $E_A = 200$ GPa인 재료 A와 탄성계수 $E_B = 120$ GPa인 재료 B로 만들어진 균일단면 보의 단면이다. 주어진 단면에서 굽힘모멘트 $M = 400$ N·m이면, 재료 A의 최대 인장응력은 얼마인가?

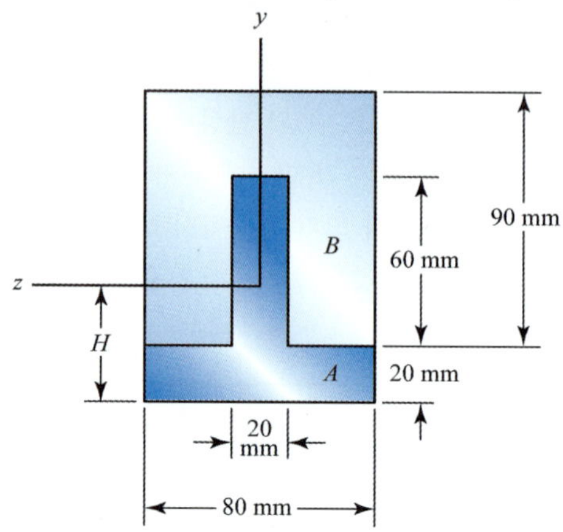

[그림 P6.43 ~ 6.44]

SECTION 6.4

탄성–완전소성 보

Elastic–Perfectly Plastic Beams

주어진 단면에서 보의 굽힘모멘트가 충분히 커지면, 최대 수직응력의 크기는 재료의 항복응력과 같게 된다. 굽힘모멘트의 값이 클수록 재료가 소성변형plastic deformation된다는 것이다. 엔지니어는 일반적으로 항복이 일어나는 값보다 낮게 응력이 유지되도록 구조요소를 설계한다. 그러나 일부의 경우, 보가 의도적으로 일부 항복된 상태에서 구조물의 안전 유지와 구조물의 파괴 해석을 통해 이들 하중이 유지되도록 설계하기도 하는데, 이때 보의 소성 거동plastic behavior을 이해해야만 할 때가 있다.

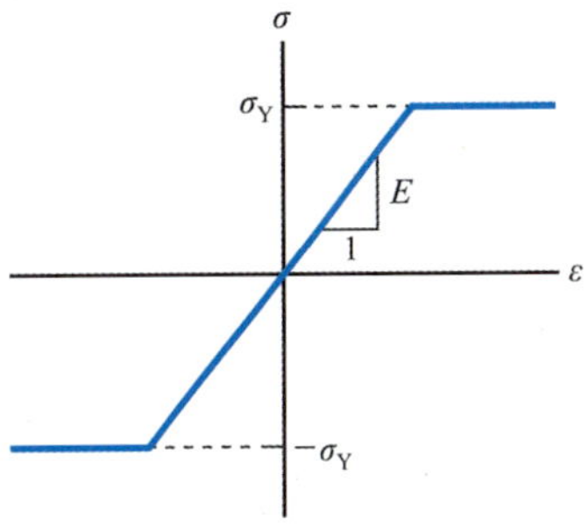

[그림 6-25] 탄성–완전소성 재료의 모델

실제 설계에서는 더 실질적인 모델을 사용해야 하지만, [그림 6-25]와 같이 재료가 **탄성–완전소성**elastic-perfectly plastic이라고 가정하여 보의 소성 거동에 대한 통찰력을 가질 수 있다. [그림 6-26(a)]와 같이 직사각형 단면을 가진 보의 주어진 위치에서 작용하는 M을 굽힘모멘트라고 하자. M이 충분히 크다면, [그림 6-26(b)]와 같이 단면 상단과 하단에서의 수직응력의 크기는 항복응력과 같다. 충분히 큰 M 값에 대한 응력 분포는 어떻게 되겠는가? 단면이 평면으로 유지된다는 가정을 유지하면, 수직변형률 ϵ_x의 분포는 y의 선형함수로 지속된다. 그러나 수직응력의 크기는 항복응력 σ_Y를 초과할 수 없으므로 [그림 6-26(c)]와 같은 응력 분포로 나타낸다. 수직응력의 크기는 중립축으로부터 일정 거리 d만큼 떨어진 지점에서 항복응력에 도달할 때까지 선형으로 증가한 다음 일정하게 유지된다.

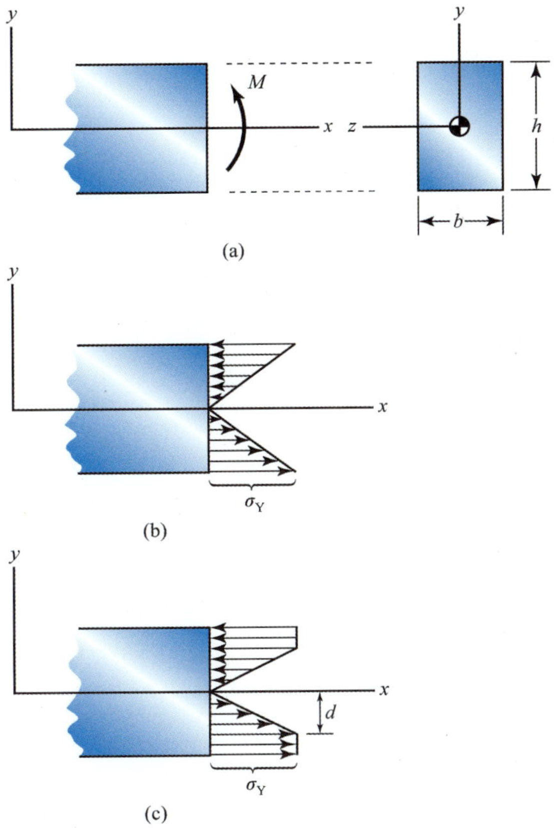

[그림 6-26] (a) 직사각형 보 단면의 굽힘모멘트
(b) 충분히 큰 굽힘모멘트의 최대 응력 크기는 항복응력과 같다.
(c) 굽힘모멘트가 계속 증가함에 따른 응력 분포

주어진 굽힘모멘트에 대해 거리 d를 계산할 수

있고, 따라서 수직응력으로 인해 z축 주위에 작용하는 모멘트와 M이 동일하다는 가정으로 다음과 같이 수직응력의 분포를 결정할 수 있다.

$$M = -\int_A y\sigma_x \, dA \tag{6.27}$$

적분을 계산하려면 면적 dA 요소를 무한 높이의 수평 조각horizontal strip으로 설정한다. 즉 $dA = b\,dy$이다. $-d < y < d$의 범위에서 y 값에 대한 수직응력은 y의 선형함수이다. 즉 $\sigma_x = -\sigma_Y\left(\frac{y}{d}\right)$이다. 따라서 다음과 같이 쓸 수 있다.

$$M = -\int_{-h/2}^{-d} y\sigma_Y b\,dy - \int_{-d}^{d} y\left[-\sigma_Y\left(\frac{y}{d}\right)\right]b\,dy - \int_{d}^{h/2} y(-\sigma_Y)b\,dy \tag{6.28}$$

이 적분을 계산하면 다음을 얻을 수 있고,

$$M = \sigma_Y b\left(\frac{h^2}{4} - \frac{d^2}{3}\right) \tag{6.29}$$

거리 d를 계산한다.

$$d = \sqrt{3\left(\frac{h^2}{4} - \frac{M}{\sigma_Y b}\right)} \tag{6.30}$$

이 식을 통해 M이 증가함에 따른 응력 분포의 변화를 설명할 수 있다. 단면의 상단과 하단에서 수직응력의 크기가 항복응력과 같아지는 M 값은 식 (6.29)에서 $d = \frac{h}{2}$로 설정하여 계산한다. 이렇게 함으로써 [그림 6-27(a)]와 같이 재료의 항복을 일으키지 않고 주어진 단면에 적용될 수 있는 최대 굽힘모멘트를 구할 수 있다.

$$M = \frac{\sigma_Y bh^2}{6} \tag{6.31}$$

[그림 6-27(b)]와 같이 M이 이 값을 초과하면, 항복된 재료의 일부는 식 (6.30)에 의해 결정된다. M이 계속 증가함에 따라 거리 d는 모든 재료가 항복될 때까지 감소한다. 식 (6.29)에서 $d = 0$으로 설정하여 얻은 굽힘모멘트의 크기를 **극한모멘트**ultimate moment M_U라고 하며, 이를 [그림 6-27(c)]에 나타내었다.

$$M_U = \frac{\sigma_Y bh^2}{4} \tag{6.32}$$

주어진 단면에서 모멘트가 이 값에 도달하면 추가 굽힘에 대한 저항이 없다고 하고, 이 보는 **소성힌지**plastic hinge를 형성한다고 한다.

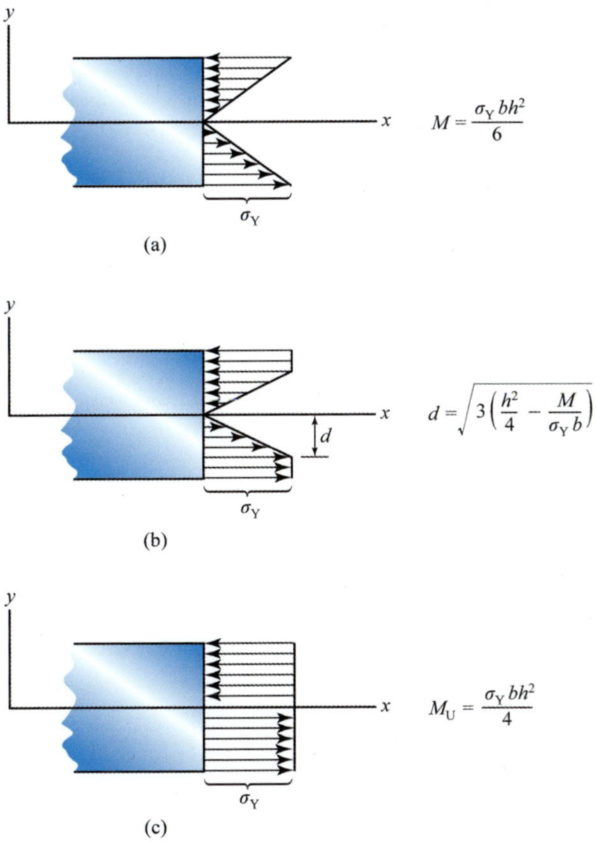

[그림 6-27] (a) 재료의 항복을 유발하지 않는 최대 굽힘모멘트
(b) 재료가 부분적으로 항복될 때의 응력 분포
(c) 재료가 완전히 항복될 때의 굽힘모멘트

보의 해석은 직사각형 단면으로 제한된다. 다른 단면의 경우, 재료가 부분적으로 항복되었을 때의 수직응력의 분포를 결정하려면 일반적으로 수치해석법numerical solution을 사용한다. 그러나 극한모멘트 M_U를 직접 계산하는 것은 간단하다. 주어진 단면의 재료가 완전히 항복되었다고 가정하고, [그림 6-28(a)]와 같이 A_T와 A_C는 인장응력과 압축응력을 받는 단면의 영역이라고 가정한다. 수직응력의 분포는 전체 축력(축방향 힘)을 초과하지 않아야 한다는 평형 조건으로부터 다음과 같이 쓸 수 있다.

$$\int_A \sigma_x \, dA = \int_{A_T} \sigma_Y \, dA + \int_{A_C} (-\sigma_Y) \, dA = \sigma_Y (A_T - A_C) = 0$$

따라서 결과는 다음과 같다.

$$A_T = A_C \tag{6.33}$$

인장응력과 압축응력을 받는 단면의 면적은 같아야 한다. 이 조건은 수직응력의 분포를 결정하는 데 사용할 수 있다. 극한모멘트는 다음 식으로 나타낸다.

$$M_U = -\int_A y\sigma_x \, dA = -\int_{A_T} y\sigma_Y \, dA - \int_{A_C} y(-\sigma_Y) \, dA$$

이 결과를 다음과 같이 표현할 수 있다.

$$M_U = \sigma_Y(\bar{y}_C A_C - \bar{y}_T A_T) \qquad (6.34)$$

여기서 $\bar{y}_T$와 $\bar{y}_C$는 중립축에 대한 A_T와 A_C의 도심 좌표로서 [그림 6-28(b)]에 나타내었다.

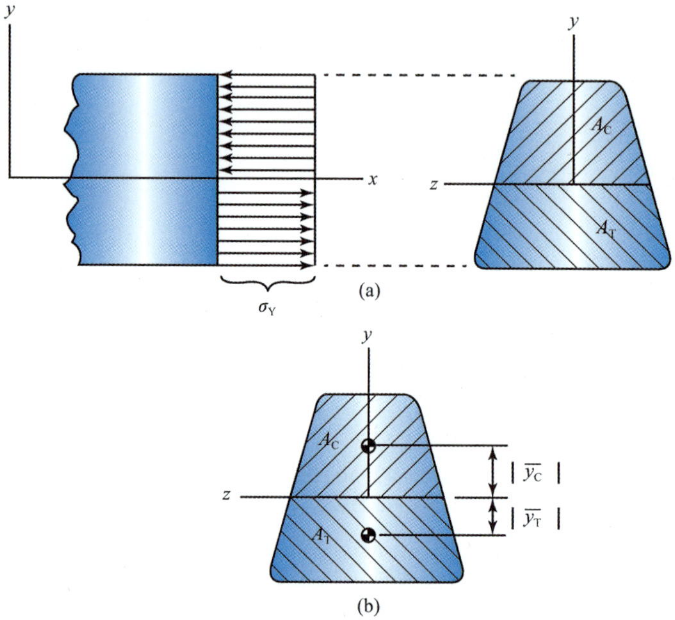

[그림 6-28] (a) 인장응력과 압축응력을 받는 단면의 일부분
(b) 중립축에서 도심 A_C 까지의 거리와 중립축에서 도심 A_T 까지의 거리

예제 6.8 탄성-완전소성 보

[그림 6-29]의 보는 항복응력 $\sigma_Y = 340$ MPa인 탄성-완전소성 재료로 이루어진다.

(a) $w_0 = 70{,}000$ N/m인 경우 $x = 3$ m에서의 수직응력 분포를 그림으로 나타내시오.

(b) w_0가 점진적으로 증가한다면, 어느 값에 도달할 때 소성힌지가 형성되어 보가 파손되는가? 소성힌지는 어디에서 발생하는가?

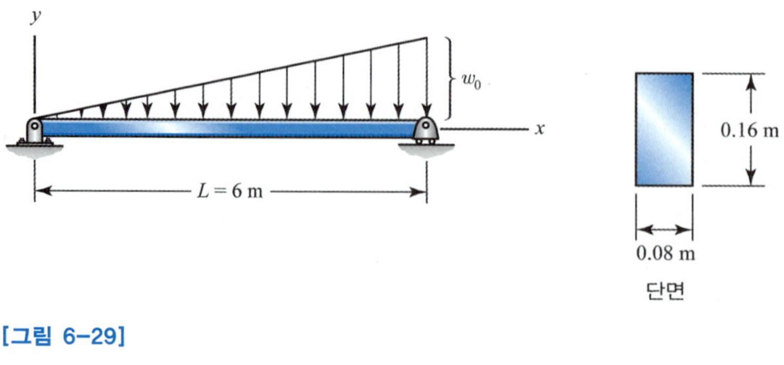

[그림 6-29]

전략

(a) w_0를 알고 있으면, $x = 3\text{ m}$에서의 굽힘모멘트 M을 구할 수 있다. 그런 다음, 식 (6.31)과 (6.32)를 사용하여 재료가 부분적으로 항복되는지 여부를 확인할 수 있다. 부분 항복이 있는 경우, 식 (6.30)에서 거리 d를 계산하면 수직응력의 분포를 구할 수 있다.

(b) w_0가 증가함에 따라 재료는 먼저 완전히 항복되고, 굽힘모멘트의 크기가 최대인 단면에서 소성힌지가 형성될 것이다. 극한모멘트 값은 식 (6.32)로 계산한다.

풀이

(a) x의 함수로 보의 굽힘모멘트를 계산하면 다음과 같다.

$$M = \frac{w_0}{6}\left(Lx - \frac{x^3}{L}\right) \tag{1}$$

$w_0 = 70{,}000\text{ N/m}$인 경우, $x = 3\text{ m}$에서의 굽힘모멘트는 다음과 같다.

$$M = \frac{70{,}000\text{ N/m}}{6}\left[(6\text{ m})(3\text{ m}) - \frac{(3\text{ m})^3}{6\text{ m}}\right] = 157{,}500\text{ N·m}$$

식 (6.31)에서 재료의 수율을 유발하지 않는 최대 모멘트는

$$\frac{\sigma_Y bh^2}{6} = \frac{(340\text{E6 N/m}^2)(0.08\text{ m})(0.16\text{ m})^2}{6} = 116{,}100\text{ N·m}$$

이고, 식 (6.32)에서 재료가 완전히 생산되는 순간은 다음과 같다.

$$M_U = \frac{\sigma_Y bh^2}{6} = \frac{(340\text{E6 N/m}^2)(0.08\text{ m})(0.16\text{ m})^2}{4} = 174{,}100\text{ N·m} \tag{2}$$

재료가 부분적으로 항복된 것을 확인할 수 있다. 식 (6.30)에서 거리 d는 다음과 같다.

$$d = \sqrt{3\left(\frac{h^2}{4} - \frac{M}{\sigma_Y b}\right)} = \sqrt{3\left[\frac{(0.16\text{ m})^2}{4} - \frac{(157{,}500\text{ N·m})}{(340\text{E6 N/m}^2)(0.08\text{ m})}\right]} = 0.0428\text{ m}$$

그림 (a)는 수직응력의 분포를 보여준다.

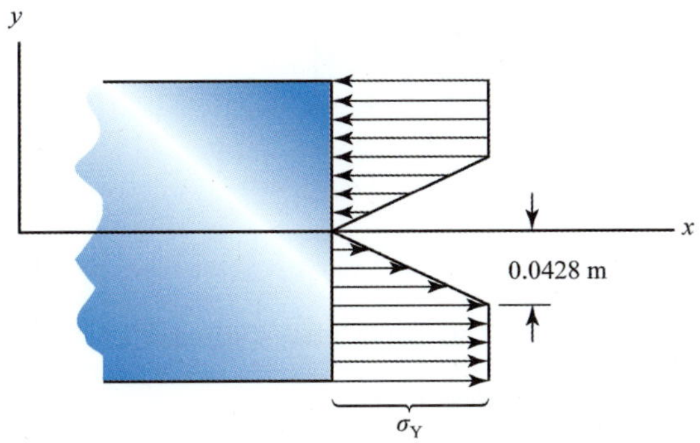

(a) $x = 3\text{ m}$에서의 수직응력

(b) 굽힘모멘트가 최대인 단면을 결정하기 위해 식 (1)의 미분 값이 0이라고 하자.

$$\frac{dM}{dx}=\frac{w_0}{6}\left(L-\frac{3x^2}{L}\right)=0$$

이 방정식을 계산하면, $x=\frac{L}{\sqrt{3}}$에서 굽힘모멘트가 최대이고, 소성힌지가 발생함을 알 수 있다. 이 x 값을 식 (1)에 대입하면, 보에서 최대 굽힘모멘트의 값은 w_0를 기준으로 $M_{\max}=\frac{w_0L^2}{9\sqrt{3}}$ 이다. 소성힌지는 최대 굽힘모멘트와 식 (2)에 주어진 극한모멘트가 일치할 때 형성된다.

$$M_{\max}=M_{\mathrm{U}}\ :\quad \frac{w_0(6\text{ m})^2}{9\sqrt{3}}=174{,}100\text{ N}\cdot\text{m}$$

계산하면, $w_0=75{,}400\text{ N/m}$ 를 구한다.

토론

설계자는 일반적으로 구조물 요소에서 항복을 방지하려 하지만, 구조물 요소가 지지할 극한모멘트를 이해하는 것이 유용할 때가 있다. 예를 들어, 지진과 같은 우발적인 상황에 처했을 때 생존할 수 있는 구조물을 설계한다면, 구조물의 요소에는 수직으로 작용되는 일반 하중과 지지해야 하는 극한모멘트 모두를 설계 사항에 포함시킨다.

예제 6.9 극한모멘트 결정

[그림 6-30]의 보에 모멘트 M이 가해진다. 재료가 항복응력 $\sigma_{\mathrm{Y}}=500\text{ MPa}$로 탄성-완전소성인 경우 극한모멘트 M_{U}를 구하시오.

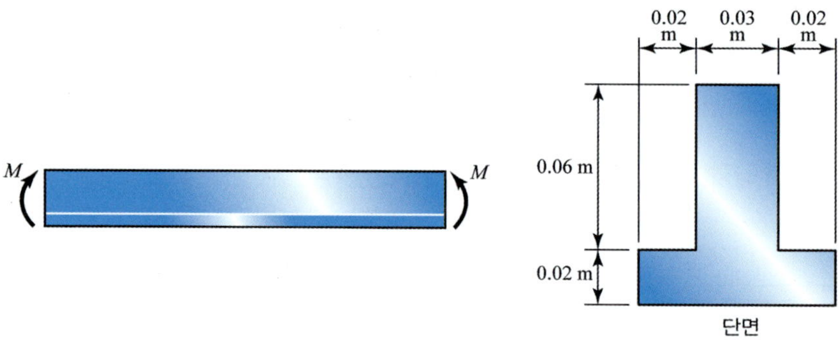

[그림 6-30]

전략

극한모멘트는 인장응력과 압축응력을 받는 단면 A_{T}와 A_{C} 면적과 식 (6.34)에 의해 중립축의 도심 좌표를 결정한다. $A_{\mathrm{T}}=A_{\mathrm{C}}$ 조건에서 중립축의 위치를 결정하는 것부터 시작해야 한다.

풀이

그림 (a)와 같이 단면 상단에서 중립축까지의 거리를 H라고 하자. A_{C}와 A_{T}는 H를 사용하여 다음과 같이 쓸 수 있다.

$$A_C = (0.03\ \mathrm{m})H$$

$$A_T = (0.03\ \mathrm{m})(0.06\ \mathrm{m} - H) + (0.07\ \mathrm{m})(0.02\ \mathrm{m})$$

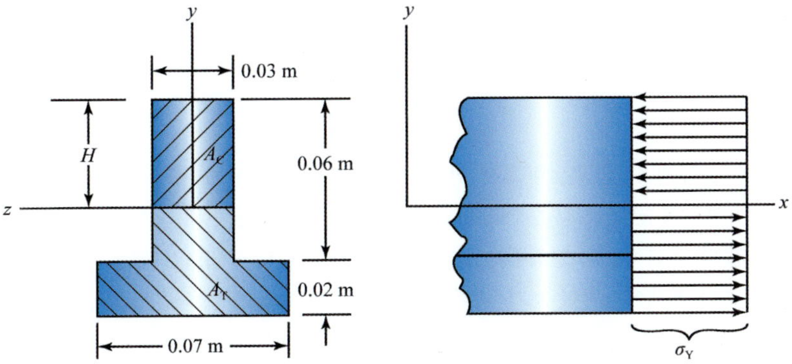

(a) 중립축까지의 거리 H

이러한 조건으로부터 다음과 같이 쓸 수 있다.

$$A_T = A_C\ :$$

$$(0.03\ \mathrm{m})(0.06\ \mathrm{m} - H) + (0.07\ \mathrm{m})(0.02\ \mathrm{m}) = (0.03\ \mathrm{m})H$$

여기서 $H = 0.0533\ \mathrm{m}$이고 $A_T = A_C = 0.00160\ \mathrm{m}^2$임을 확인한다.

도심 A_C의 좌표는 다음과 같다.

$$\bar{y}_C = \frac{H}{2} = \frac{0.0533\ \mathrm{m}}{2} = 0.0267\ \mathrm{m}$$

A_T를 그림 (b)와 같은 두 개의 직사각형 A_1과 A_2의 합성으로 보면, 도심 좌표는 다음과 같다.

$$\bar{y}_T = \frac{\bar{y}_1 A_1 + \bar{y}_2 A_2}{A_1 + A_2}$$

$$= \frac{\left[-\left(\frac{0.06\ \mathrm{m} - H}{2}\right)\right](0.03\ \mathrm{m})(0.06\ \mathrm{m} - H) + \left[-(0.06\ \mathrm{m} - H) - \frac{0.02\ \mathrm{m}}{2}\right](0.07\ \mathrm{m})(0.02\ \mathrm{m})}{(0.03\ \mathrm{m})(0.06\ \mathrm{m} - H) + (0.07\ \mathrm{m})(0.02\ \mathrm{m})}$$

$$= -0.0150\ \mathrm{m}$$

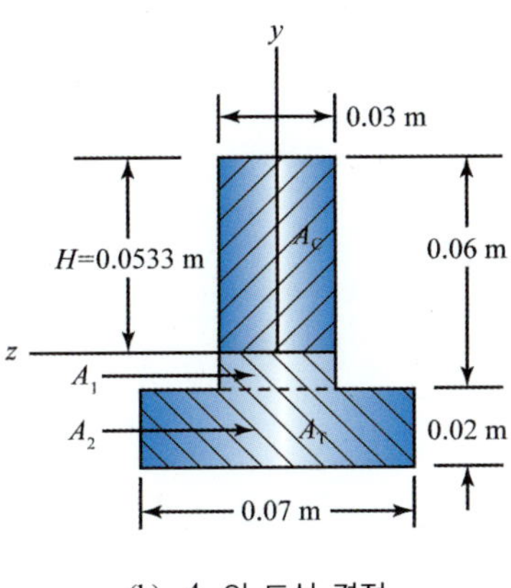

(b) A_T 의 도심 결정

식 (6.34)로부터 극한모멘트는 다음과 같다.

$$\begin{aligned} M_{\mathrm{U}} &= \sigma_{\mathrm{Y}}\left(\bar{y}_{\mathrm{C}}A_{\mathrm{C}} - \bar{y}_{\mathrm{T}}A_{\mathrm{T}}\right) \\ &= \left(500\mathrm{E}6\ \mathrm{N/m^2}\right)\left[(0.0267\ \mathrm{m})(0.00160\ \mathrm{m^2}) - (-0.0150\ \mathrm{m})(0.00160\ \mathrm{m^2})\right] \\ &= 33.3\ \mathrm{kN \cdot m} \end{aligned}$$

토론

이 절에서 깊이 다루지 않았던 어려운 문제에 대해 언급하고자 한다. 보가 완전히 항복될 때(이 예는 그림 (a)와 (b)에 나타냄), 보의 중립축은 직사각형 단면과 같은 대칭적인 경우를 제외하고 단면의 도심과 일치하지 않는다. 굽힘모멘트가 증가하고 재료가 점진적으로 항복됨으로써 항복이 완료될 때 중립축은 단면의 도심으로부터 일정거리의 위치로 이동한다. 이 예제에서처럼 보가 부분적으로 항복될 때 보의 수직응력의 분포를 결정하기 위해, 부분적인 항복이 생기는 중립축의 위치가 결정되어야 한다.

6.45 그림과 같은 단면을 가진 보는 항복응력이 $\sigma_Y = 400$ MPa인 탄성-완전소성 재료로 이루어진다.

(a) 재료의 항복을 일으키지 않고 주어진 단면에 작용할 수 있는 최대 굽힘모멘트를 구하시오.
(b) 주어진 단면에 소성힌지가 형성되도록 하는 극한모멘트를 구하시오.

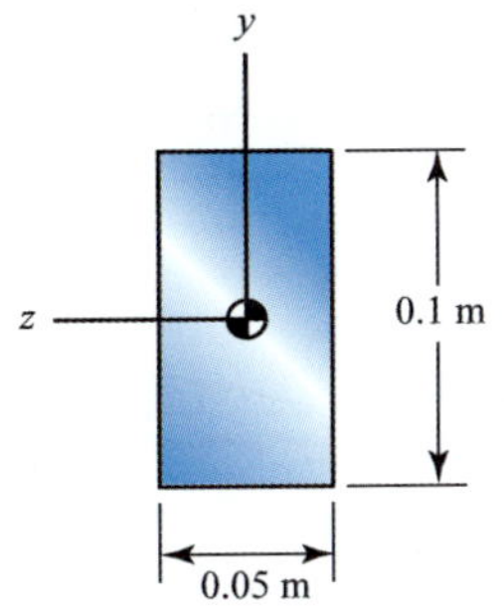

[그림 P6.45 ~ 6.47]

6.46 그림과 같은 단면을 가진 보는 항복응력이 $\sigma_Y = 400$ MPa인 탄성-완전소성 재료로 이루어진다. 굽힘모멘트 $M = 45{,}000$ N·m 일 때, 거리 d를 구하고 주어진 단면에서 수직응력 분포를 그림으로 나타내시오.

6.47 그림과 같은 단면을 가진 보는 항복응력이 $\sigma_Y = 400$ MPa인 탄성-완전소성 재료로 이루어진다. 보 단면의 50 %가 항복되도록 하는 굽힘모멘트 M을 구하시오.

6.48 US unit 그림과 같은 단면을 가진 보는 항복응력이 $\sigma_Y = 60{,}000$ psi인 탄성-완전소성 재료로 이루어진다.

(a) 재료의 항복을 일으키지 않고 주어진 단면에 작용할 수 있는 최대 굽힘모멘트를 구하시오.
(b) 주어진 단면에 소성힌지가 형성되도록 하는 극한모멘트를 구하시오.

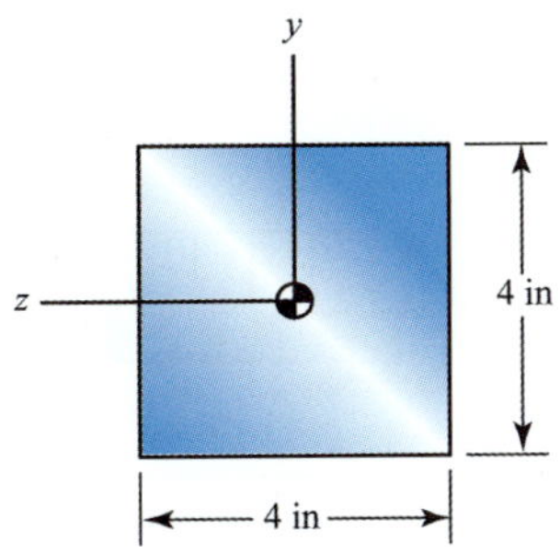

[그림 P6.48 ~ 6.49]

6.49 US unit 그림과 같은 단면을 가진 보는 항복응력이 $\sigma_Y = 60{,}000$ psi인 탄성-완전소성 재료로 이루어진다. 굽힘모멘트 $M = 880{,}000$ in·lb 일 때, 거리 d를 구하고 주어진 단면에서 수직응력 분포를 그림으로 나타내시오.

연습문제

6.50 보는 항복응력이 $\sigma_Y = 340$ MPa인 탄성–완전소성 재료로 이루어진다. 재료의 항복을 일으키지 않는 최대 w_0 값은 얼마인가?

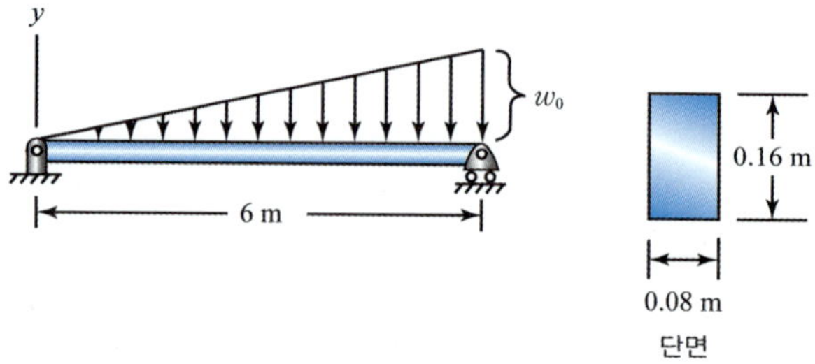

[그림 P6.50 ~ 6.52]

6.51 보는 항복응력이 $\sigma_Y = 340$ MPa인 탄성–완전소성 재료로 이루어진다. $x = 2.2$ m인 지점에서 $w_0 = 70{,}000$ N/m일 때, 수직응력 분포를 그림으로 나타내시오.

6.52 보는 항복응력이 $\sigma_Y = 340$ MPa인 탄성–완전소성 재료로 이루어진다. $w_0 = 72{,}000$ N/m일 때, 거리 d가 최소가 되는 축방향의 위치 x를 구하시오. 또 d의 최솟값은 얼마인가?

6.53 보는 항복응력이 $\sigma_Y = 700$ MPa인 탄성–완전소성 재료로 이루어진다. 보의 각 치수는 $L = 1.2$ m, $b = 18$ mm, $h = 36$ mm이다. 거리 d를 구하고, $x = 0.4$ m인 지점에서 $w_0 = 22{,}500$ N/m일 때 수직응력 분포를 그림으로 나타내시오.

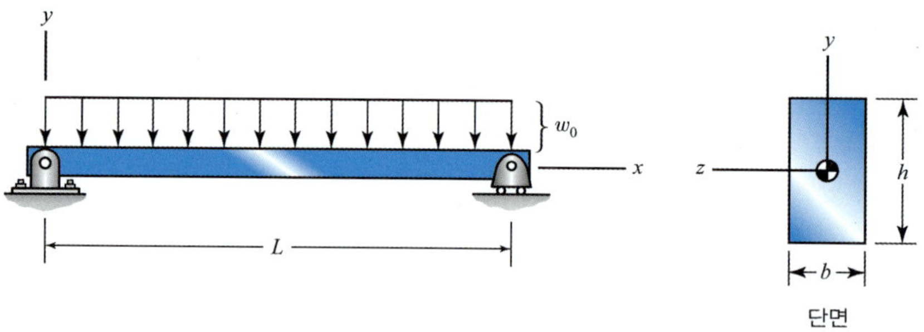

[그림 P6.53 ~ 6.56]

6.54 보는 항복응력이 $\sigma_Y = 700$ MPa인 탄성–완전소성 재료로 이루어진다. 보의 각 치수는 $L = 1.2$ m, $b = 18$ mm, $h = 36$ mm이다. w_0가 점진적으로 증가한다면, 어느 값에 도달할 때 소성힌지가 형성되어 보가 파괴되는가? 소성힌지는 어디에서 발생되는가?

연습문제 ▶▶▶

6.55 보는 항복응력이 $\sigma_Y = 150{,}000\ \text{psi}$ 인 탄성-완전소성 재료로 이루어진다. 보의 각 치수는
US unit
$L = 36\ \text{in}$, $b = \frac{1}{2}\ \text{in}$, $h = 1\ \text{in}$ 이다. 거리 d를 구하고, $x = 12\ \text{in}$ 인 지점에서 $w_0 = 115\ \text{lb/in}$ 일 때 수직응력 분포를 그림으로 나타내시오.

6.56 보는 항복응력이 $\sigma_Y = 150{,}000\ \text{psi}$ 인 탄성-완전소성 재료로 이루어진다. 보의 각 치수는
US unit
$L = 36\ \text{in}$, $b = \frac{1}{2}\ \text{in}$, $h = 1\ \text{in}$ 이다. w_0가 점진적으로 증가한다면, 어느 값에 도달할 때 소성힌지가 형성되어 보가 파괴되는가? 소성힌지는 어디에서 발생되는가?

6.57 식 (6.28)의 적분을 계산함으로써, 수직응력의 크기가 항복응력과 같아지는 중립축부터의 거리에 대한 식 (6.30)을 도출하시오.

6.58 너비 b와 높이 h로 정의된 직사각형 단면의 극한모멘트에 대해 식 (6.34)를 이용하여 식 (6.32)을 증명하시오.

6.59 보에 모멘트 M이 가해진다. 재료가 항복응력 $\sigma_Y = 350\ \text{MPa}$인 탄성-완전소성인 경우, 극한모멘트 M_U를 구하시오.

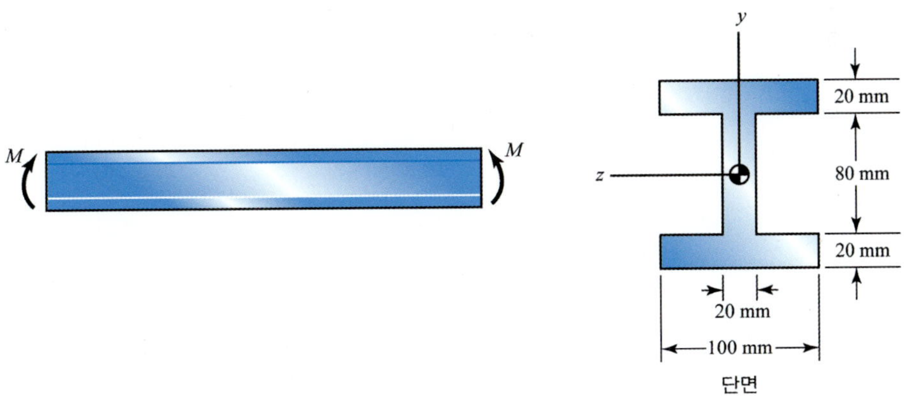

[그림 P6.59]

연습문제 ▶▶▶

6.60 보에 모멘트 M이 가해진다. 재료가 항복응력 $\sigma_Y = 450$ MPa인 탄성-완전소성인 경우, 극한모멘트 M_U를 구하시오.

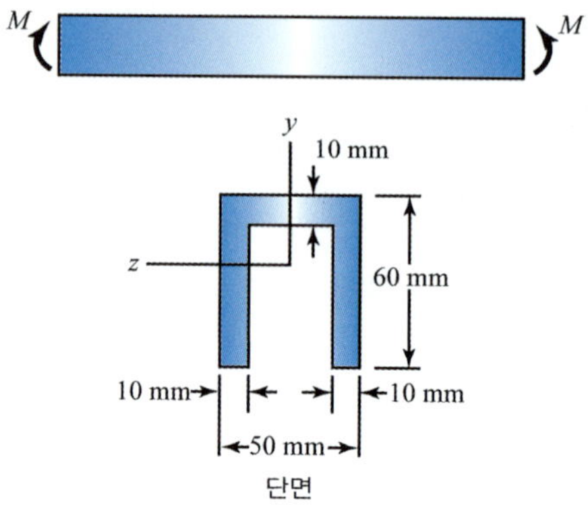

[그림 P6.60]

SECTION 6.5

비대칭 단면

Asymmetric Cross Sections

6.1절에서 보의 단면이 y축에 대해 대칭이라는 가정 하에 굽힘으로 인한 보의 수직응력 분포를 도출했다. 이제 [그림 6-31]과 같이 양끝에 우력을 받는 임의의 단면 보를 고려해보자. 좌표축 x', y', z'을 표시하고, 우력이 z'축에 대해 작용한다고 가정한다.

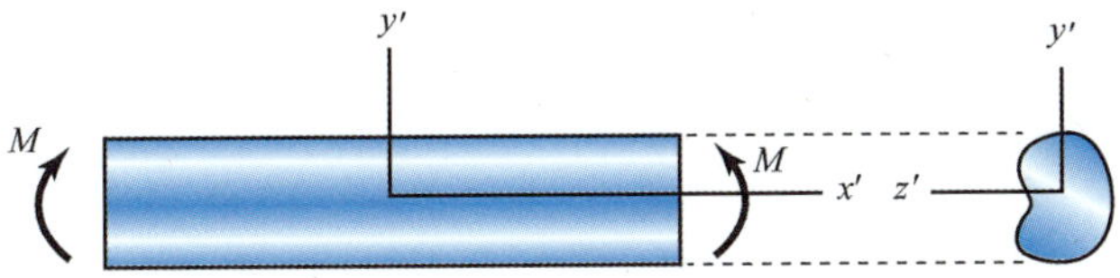

[그림 6-31] 우력 M을 받는 임의의 단면 보

6.5.1 주축에 작용하는 모멘트

6.1장에서 정의한 보의 변형에 대해 동일한 기하학적 가정을 하면, 식 (6.5)로 유도되는 단계는 바뀌지 않고, 주어진 단면에서 수직응력 분포는 다음 식으로 결론지어진다.

$$\sigma_x = -\frac{Ey'}{\rho} \tag{6.35}$$

여기서 E는 탄성계수이고 ρ는 중립축의 곡률 반지름이다. [그림 6-32]에 보의 축에 수직인 평면을 통과시켜서 자유물체도를 구하고, 단면의 요소 dA에 작용하는 수직응력을 나타내었다. 이 자유물체도가 평형상태가 되려면 어떤 조건이 필요할까? x' 방향으로 가해지는 힘은 다음과 같다.

$$\int_A \sigma_x \, dA = 0$$

이 식에 식 (6.35)를 대입하면, 단면의 도심이 중립축에 있어야 함을 확인할 수 있다. z'축에 대한 모멘트의 합은 다음과 같다.

$$-M - \int_A y' \sigma_x \, dA = 0$$

6.1절에서와 같이 이 식에 식 (6.35)를 대입하면 z'축에 대한 단면의 굽힘모멘트와 관성모멘트로

수직응력 분포에 대한 방정식을 유도할 수 있다.

$$\sigma_x = -\frac{My'}{I_{z'}} \tag{6.36}$$

따라서 대칭 단면에 대해 얻은 두 가지 중요한 결과는 비대칭 단면에도 적용된다. 즉, 단면의 도심은 중립축에 있으며 수직응력 분포는 식 (6.36)으로 주어진다. 그러나 [그림 6-32]의 자유물체도에서 평형상태가 되려면 세 번째 조건이 필요하다. y'축에 대한 모멘트의 합은 다음과 같다.

$$\int_A z' \sigma_x \, dA = 0 \tag{6.37}$$

이 식에 식 (6.35)를 대입하면, 결과적으로 다음 식을 얻을 수 있다.

$$\int_A y'z' \, dA = 0 \tag{6.38}$$

이 식은 보의 단면이 y'축에 대해 대칭인 경우에 만족한다. 6.1절에서 살펴본 내용은 이러한 단면으로 한정되었기 때문에, 이 추가 평형 조건을 고려할 필요는 없었다. 단면이 z'축에 대해 대칭이면 식 (6.38)도 만족할 수 있다. 보다 일반적으로, 우력 M이 작용하는 z'축이 **단면의 주축**principal axes **인 경우에만** 식 (6.38)을 만족할 수 있고, 응력 분포는 식 (6.36)으로 주어진다.[2]

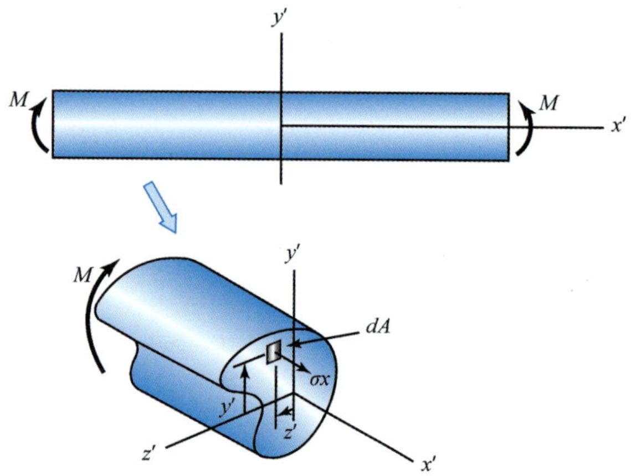

[그림 6-32] 보의 축에 수직인 평면을 통과시켜 얻은 자유물체도

도심을 원점으로 하여 정의된 y축과 z축이 이루는 평면에 대해, 주어진 절단면의 관성모멘트와 관성곱을 안다고 가정하자. [그림 6-33]에서 $y'z'$ 좌표계는 yz 좌표계를 각도 θ만큼 회전한 좌표계이다. $y'z'$ 좌표계에 대한 단면의 한 점의 좌표를 yz 좌표계의 좌표로 표현하면 다음과 같다.

$$y' = y\cos\theta + z\sin\theta \tag{6.39}$$

2 주축은 〈부록 C〉에서 설명한다.

$$z' = -y\sin\theta + z\cos\theta \quad \textbf{(6.40)}$$

$y'z'$ 좌표계에 대한 단면의 관성모멘트와 관성곱은 yz 좌표계에 대한 관성모멘트와 관성곱으로 표현하면 다음과 같다(〈부록 C.5〉 참조).

$$I_{y'} = \frac{I_y + I_z}{2} + \frac{I_y - I_z}{2}\cos 2\theta - I_{yz}\sin 2\theta \quad \textbf{(6.41)}$$

$$I_{z'} = \frac{I_y + I_z}{2} - \frac{I_y - I_z}{2}\cos 2\theta + I_{yz}\sin 2\theta \quad \textbf{(6.42)}$$

$$I_{y'z'} = \frac{I_y - I_z}{2}\sin 2\theta + I_{yz}\cos 2\theta \quad \textbf{(6.43)}$$

y'과 z'이 주축인 θ 값은 θ_p로 표시되며 다음 방정식을 만족한다.

$$\tan 2\theta_p = \frac{2I_{yz}}{I_z - I_y} \quad \textbf{(6.44)}$$

θ_p에 대한 이 방정식을 풀어 주축의 방향을 결정하고, 주축에 대한 관성모멘트를 식 (6.41)과 (6.42)를 이용하여 계산할 수 있다. 그리고 z'축에 가해지는 굽힘모멘트 M으로 인한 수직응력 분포는 식 (6.36)으로 구할 수 있다.

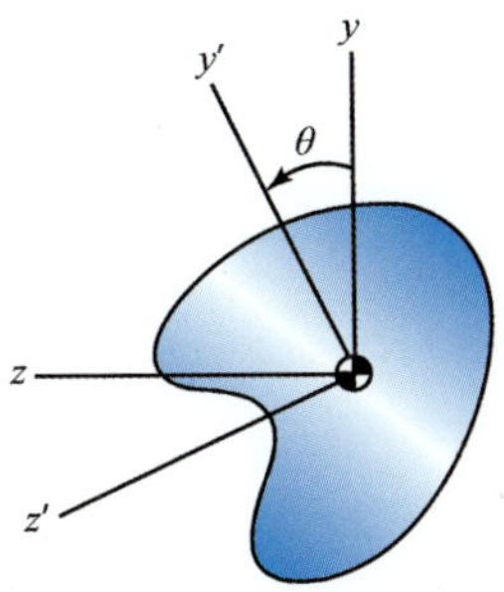

[그림 6-33] yz 좌표계에 대한 $y'z'$ 좌표계의 방향

예를 들어, [그림 6-34(a)]의 비대칭 단면을 고려해보자. y와 z축에 대한 관성모멘트는 $I_y = 64\text{E-}8\ \text{m}^4$, $I_z = 136\text{E-}8\ \text{m}^4$이며, 관성곱은 $I_{yz} = 48\text{E-}8\ \text{m}^4$이다. 식 (6.44)로부터

$$\tan 2\theta_p = \frac{(2)(48\text{E-}8)}{(136\text{E-}8) - (64\text{E-}8)} = 1.33$$

이고, 여기서 $\theta_p = 26.6°$를 얻을 수 있다. 이 각도와 관성모멘트 및 관성곱의 값을 식 (6.41)과 식 (6.42)에 대입하면, $I_{y'} = 40\text{E-}8\ \text{m}^4$과 $I_{z'} = 160\text{E-}8\ \text{m}^4$을 구할 수 있다. [그림 6-34(b)]는 주축의 방향 및 그와 관련한 관성모멘트를 나타낸다. 이 정보를 바탕으로, 식 (6.36)을 사용하여 [그림 6-35]의 보 단면의 각 방향에 대해 z'축에 가해지는 굽힘모멘트 M으로 인한 수직응력을 구할 수

있다. 따라서 우리는 식 (6.36)을 사용하여 굽힘모멘트 M이 가해지는 z'축이 주축일 때의 비대칭 단면을 구할 수 있다. 다음으로 M이 임의의 축에 대해 작용할 때의 수직응력 분포를 고려해보자.

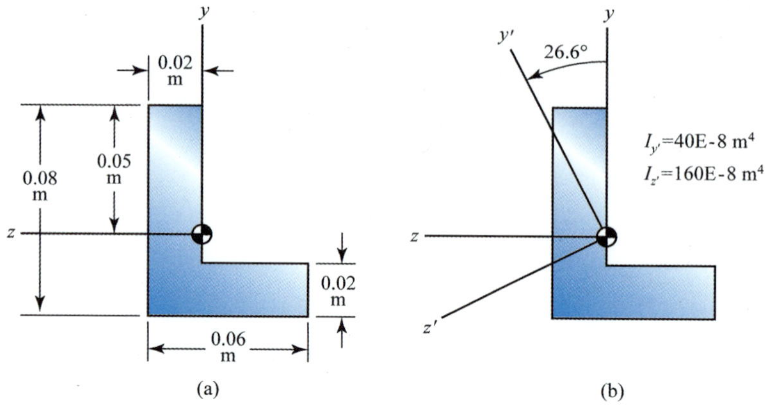

[그림 6-34] (a) 비대칭 단면 (b) 주축의 방향

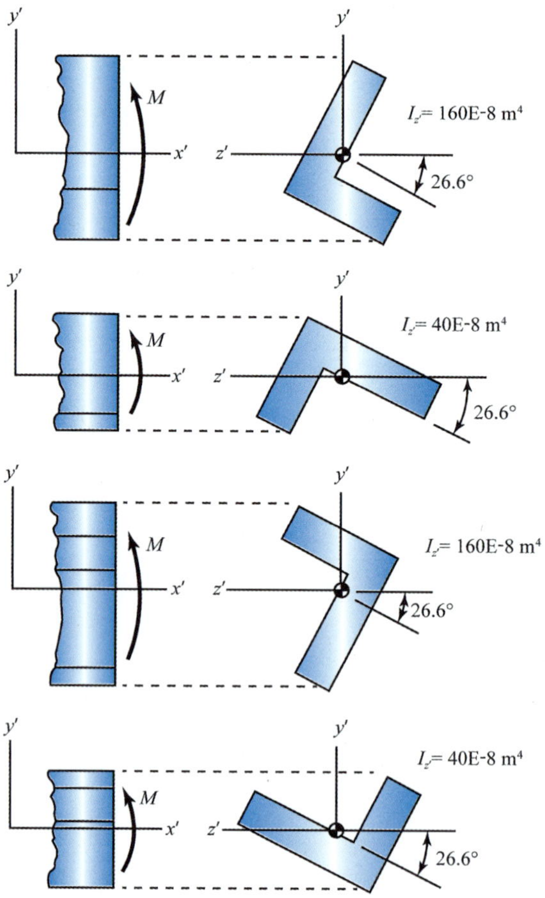

[그림 6-35] 단면의 주축에 작용하는 굽힘모멘트 M

6.5.2 임의의 축에 작용하는 모멘트

[그림 6-36(a)]와 같이 M이 작용하는 축이 단면의 주축이 아니라고 가정한다. [그림 6-36(b)]와 같이 우력 M을 벡터 **M**으로 나타내면, [그림 6-36(c)]와 같이 주축에 정렬된 좌표계 $y'z'$에 대해 모멘트 성분으로 벡터를 분해할 수 있다. 그런 다음 주축에 대한 모멘트로 인한 수직응력을 중첩하여 수직응력 분포를 구할 수 있다.

$$\sigma_x = \frac{M_{y'} z'}{I_{y'}} - \frac{M_{z'} y'}{I_{z'}} \tag{6.45}$$

이 식에서 항의 부호를 이해하기 위해, [그림 6-37(a)]와 같이 모멘트 성분 $M_{z'}$이 양수이면 y'의 양수 값에 대해 음의 수직응력이 발생하고, [그림 6-37(b)]와 같이 모멘트 성분 $M_{y'}$이 양수이면 z'의 양수 값에 대해 양의 수직응력이 발생함에 유의하자.

식 (6.45)에서 $\sigma_x = 0$으로 설정함으로써, 수직응력이 0인 y'-z' 평면에서 직선에 대한 방정식을 구할 수 있다. 이것이 보의 중립축이다.

$$z' = \frac{M_{z'} I_{y'}}{M_{y'} I_{z'}} y' \tag{6.46}$$

중립축은 $I_{y'} = I_{z'}$이 아니면 모멘트 M이 적용되는 축과 일치하지 않는다.

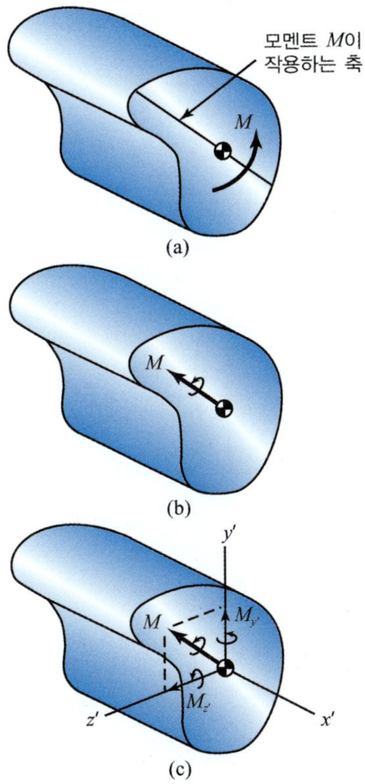

[그림 6-36] (a) 임의의 축에 대한 모멘트 M
(b) 모멘트를 벡터로 나타냄
(c) 주축과 평행한 성분으로 벡터 해석

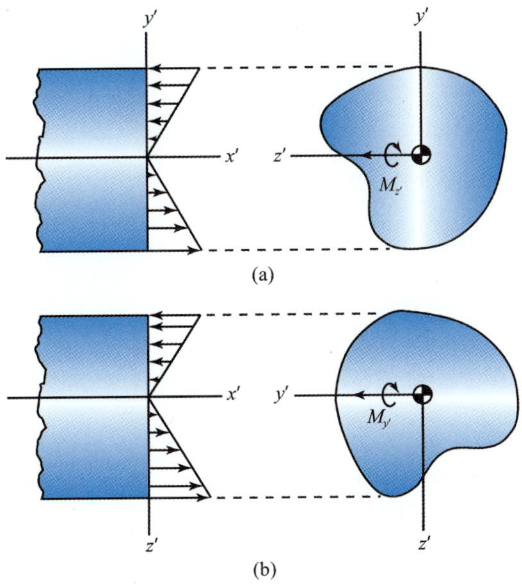

[그림 6-37] (a) 모멘트 성분 $M_{z'}$으로 인한 응력 분포
(b) 모멘트 성분 $M_{y'}$으로 인한 응력 분포

예제 6.10 **비대칭 단면 보**

특정 축의 방향과 위치에서, [그림 6-38]과 같은 단면 보는 z축을 중심으로 모멘트 $M = 400\ \text{N·m}$를 받는다.

(a) 점 P에서 발생하는 수직응력을 구하시오.

(b) 중립축을 찾으시오.

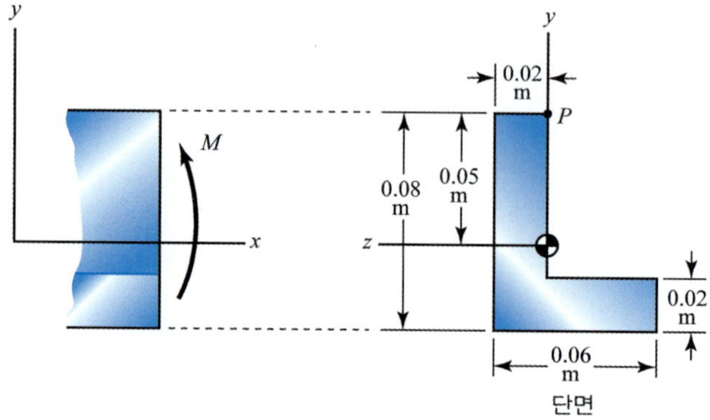

[그림 6-38]

전략

(a) 단면의 주축에 정렬된 $y'z'$ 좌표계와 관련한 관성모멘트는 [그림 6-34(b)]와 같다. 모멘트 M을 벡터로 나타내고, $y'z'$ 좌표계에서 모멘트 성분으로 분해하면 수직응력 분포는 식 (6.45)로 구할 수 있다. 식 (6.39)와 (6.40)을 사용하여 $y'z'$ 좌표계를 기준으로 점 P의 좌표를 결정할 수 있다.

(b) 중립축은 식 (6.46)으로 구할 수 있다.

풀이

(a) 모멘트 M을 그림 (a)와 같이 벡터 $\mathbf{M}$으로 나타낸다. $y'z'$ 좌표계의 모멘트 성분은 다음과 같다.

$$M_{y'} = (400\ \text{N·m})\sin 26.6° = 179\ \text{N·m}$$

$$M_{z'} = (400\ \text{N·m})\cos 26.6° = 358\ \text{N·m}$$

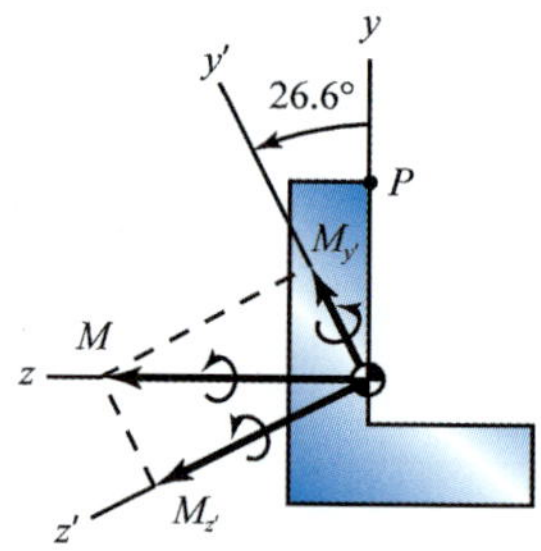

(a) 주축에 평행한 성분의 모멘트 해석

6.5절에서 주축에 대한 관성모멘트가 $I_{y'} = 40\text{E-}8\ \text{m}^4$, $I_{z'} = 160\text{E-}8\ \text{m}^4$임을 확인했다. 식 (6.45)로부터 수직응력 분포는 다음과 같이 구할 수 있다.

$$\sigma_x = \frac{M_{y'}z'}{I_{y'}} - \frac{M_{z'}y'}{I_{z'}} = \frac{(179\ \text{N·m})z'}{(40\text{E-}8\ \text{m}^4)} - \frac{(358\ \text{N·m})y'}{(160\text{E-}8\ \text{m}^4)} \qquad (1)$$

$$= (447z' - 224y')\text{E6 Pa}$$

yz 좌표계를 기준으로 점 P의 좌표는 $y = 0.05\ \text{m}$, $z = 0$이다. 이 값을 식 (6.39)와 (6.40)에 대입하면 다음과 같이 구할 수 있다.

$$y' = y\cos\theta + z\sin\theta = (0.05\ \text{m})\cos 26.6° = 0.0447\ \text{m}$$

$$z' = -y\sin\theta + z\cos\theta = -(0.05\ \text{m})\sin 26.6° = -0.0224\ \text{m}$$

이 값을 식 (1)에 대입하면 점 P의 수직응력은 다음과 같다.

$$\sigma_x = [(447)(-0.0224) - (224)(0.0447)]\,\text{E6 Pa} = -20\text{E6 Pa}$$

(b) 식 (6.46)으로부터 중립축을 나타내는 식을 다음과 같이 구할 수 있다.

$$z' = \frac{M_{z'} I_{y'}}{M_{y'} I_{z'}} y' = \frac{(358\ \text{N}\cdot\text{m})(40\text{E-}8\ \text{m}^4)}{(179\ \text{N}\cdot\text{m})(160\text{E-}8\text{m}^4)} y' = 0.5y'$$

중립축을 그림 (b)에 나타내었다. 각도 $\beta = \arctan(0.5) = 26.6°$ 이다.

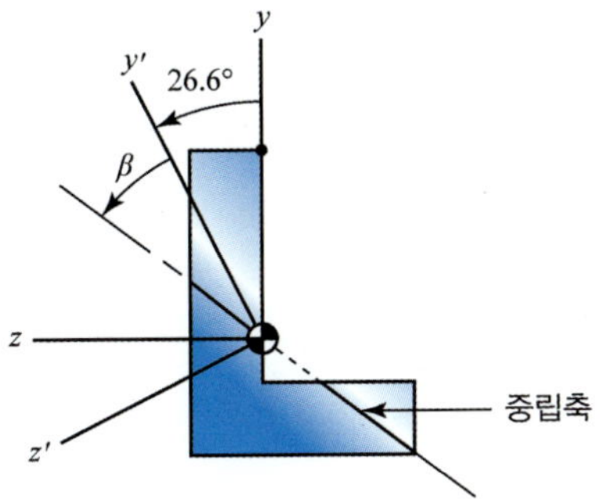

(b) 중립축의 방향

토론

〈부록 E〉에서 표준화된 단면에 대한 데이터 표를 통해 도심의 위치와 주축의 방향을 알 수 있다. 문제 **6.74**를 참고하자.

연습문제 ▸▸▸

6.61 보는 주축인 z'축을 중심으로 굽힘모멘트 $M = 400$ N·m를 받는다. z'에 대한 단면의 관성모멘트는 $I_{z'} = 40\text{E-}8\ \text{m}^4$이다. 좌표 $y' = 0.0313$ m, $z' = -0.0269$ m 인 점 P에서의 수직응력을 구하시오.

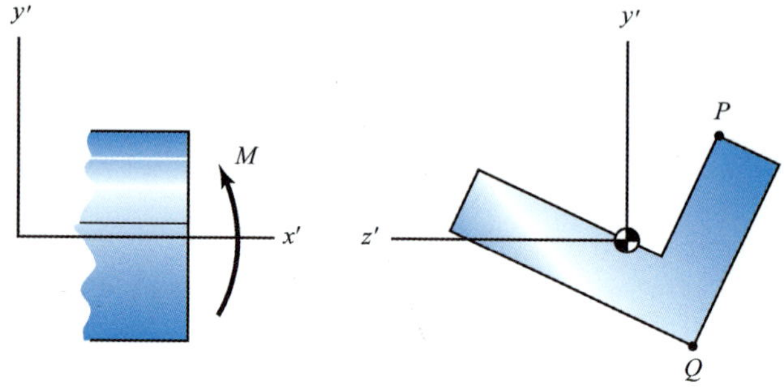

[그림 P6.61 ~ 6.63]

6.62 보는 주축인 z'축을 중심으로 굽힘모멘트 $M = 400$ N·m를 받는다. z'에 대한 단면의 관성모멘트는 $I_{z'} = 40\text{E-}8\ \text{m}^4$이다. 좌표 $y' = -0.0313$ m, $z' = -0.0179$ m 인 점 Q에서의 수직응력을 구하시오.

6.63 그림에 나타낸 것처럼 굽힘모멘트 $M = 400$ N·m가 주축 z'에 작용하지 않고 주축 y'에 대하여 작용하며, 양의 z' 좌표를 갖는 단면에 인장응력이 가해지도록 한다. y'축에 대한 단면의 관성모멘트는 $I_{y'} = 160\text{E-}8\ \text{m}^4$이다. 좌표 $y' = 0.0313$ m, $z' = -0.0269$ m 인 점 P에서의 수직응력을 구하시오.

6.64 보는 z축을 중심으로 $M = 400$ N·m의 모멘트를 받는다. 좌표 $y = 0.05$ m, $z = 0.02$ m인 단면의 점에 가해지는 수직응력을 구하시오([그림 6-34] 및 [예제 6.10] 참조).

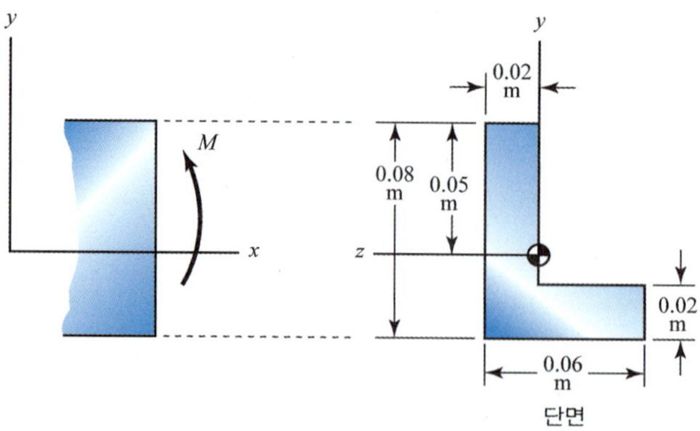

[그림 P6.64 ~ 6.65]

연습문제 ▶▶▶

6.65 보는 z축을 중심으로 $M=400$ N·m 의 모멘트를 받는다. 좌표 $y=-0.03$ m, $z=-0.04$ m 인 단면의 점에서의 수직응력을 구하시오([그림 6-34] 및 [예제 6.10] 참조).

6.66* US unit 그림의 좌표계를 기준으로, 단면의 관성모멘트와 관성곱은 $I_y=I_z=19.6\ \text{in}^4$, $I_{yz}=-11.1\ \text{in}^4$이다. 이 단면 보는 더 큰 관성모멘트가 작용하는 주축에 대한 굽힘모멘트 $M=80{,}000$ in-lb를 받는다. 수직응력 분포의 최대 크기는 얼마인가?

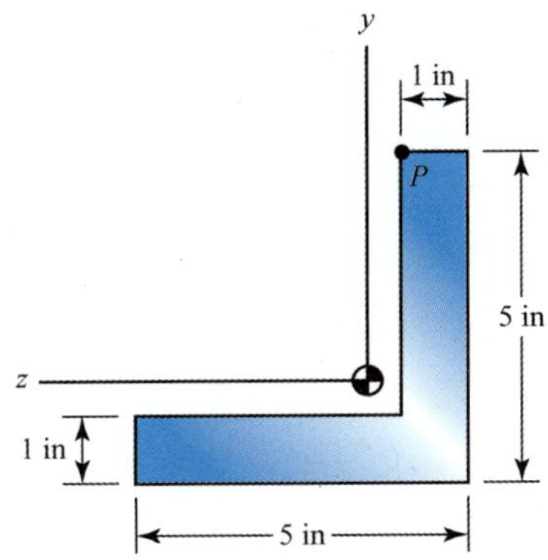

[그림 P6.66 ~ 6.68]

6.67* US unit 그림의 좌표계를 기준으로, 단면의 관성모멘트와 관성곱은 $I_y=I_z=19.6\ \text{in}^4$, $I_{yz}=-11.1\ \text{in}^4$ 이다. 이 단면 보는 더 큰 관성모멘트가 작용하는 주축에 대한 굽힘모멘트 $M=80{,}000$ in-lb를 받는다. 좌표 $y=-1$ in, $z=2$ in인 단면의 점에 가해지는 수직응력의 크기를 구하시오.

6.68* US unit 그림의 좌표계를 기준으로, 단면의 관성모멘트와 관성곱은 $I_y=I_z=19.6\ \text{in}^4$, $I_{yz}=-11.1\ \text{in}^4$이다. 이 단면 보는 더 작은 관성모멘트가 작용하는 주축에 대한 모멘트 $M=80{,}000$ in-lb가 작용한다. 수직응력 분포의 최종 결과값은 얼마인가? 답을 문제 **6.66**의 답과 비교하시오.

6.69 그림의 좌표계를 기준으로, 단면의 관성모멘트와 관성곱은 $I_y=4.633\text{E-}6\ \text{m}^4$, $I_z=7.158\text{E-}6\ \text{m}^4$, $I_{yz}=4.320\text{E-}6\ \text{m}^4$이다. 이 단면 보는 5 MPa의 일반 응력(인장 또는 압축)을 안전하게 지탱할 수 있는 재료로 구성된다. 이 기준에 따라, 관성모멘트가 더 큰 주축에 가해질 수 있는 가장 큰 굽힘모멘트의 크기를 구하시오.

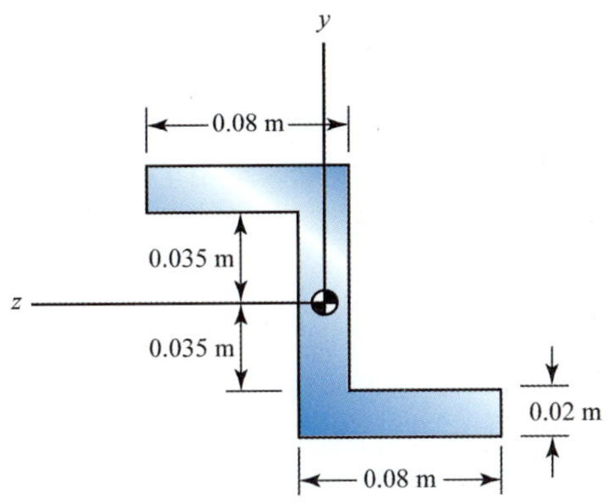

[그림 P6.69 ~ 6.71]

6.70 문제 **6.69**에서 설명한 보에 관성모멘트가 더 큰 주축에 대해 400 N·m의 굽힘모멘트가 가해진다면, 좌표 $y = 0.045$ m, $z = 0.030$ m인 단면의 점에 작용하는 수직응력의 크기를 구하시오.

6.71 그림의 좌표계를 기준으로, 단면의 관성모멘트와 관성곱은 $I_y = 4.633\text{E-}6\ \text{m}^4$, $I_z = 7.158\text{E-}6\ \text{m}^4$, $I_{yz} = 4.320\text{E-}6\ \text{m}^4$이다. 이 단면 보는 5 MPa의 일반 응력(인장 또는 압축)을 안전하게 지탱할 수 있는 재료로 구성된다. 이 기준에 따라, 관성모멘트가 더 작은 주축에 가해질 수 있는 가장 큰 굽힘모멘트의 크기를 구하시오.

6.72* US unit 그림의 좌표계를 기준으로, 단면의 관성모멘트와 관성곱은 $I_y = I_z = 19.6\ \text{in}^4$, $I_{yz} = -11.1\ \text{in}^4$이다. 보에는 z축을 중심으로 굽힘모멘트 $M = 80{,}000$ in·lb가 작용한다. 점 P에서의 수직응력을 구하시오.

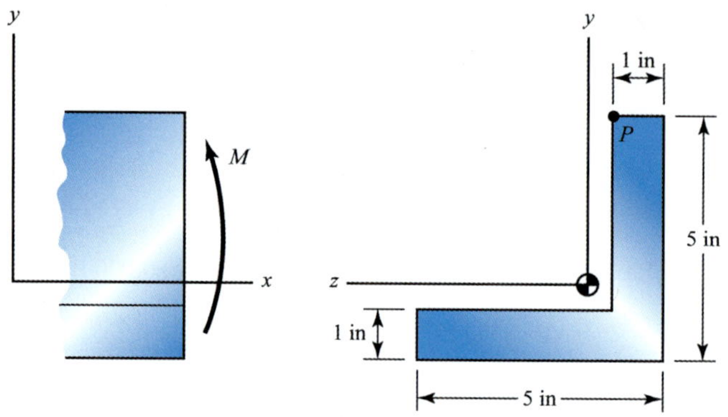

[그림 P6.72 ~ 6.73]

6.73 US unit 그림의 좌표계를 기준으로, 단면의 관성모멘트와 관성곱은 $I_y = I_z = 19.6\ \text{in}^4$, $I_{yz} = -11.1\ \text{in}^4$이다. 보에는 z축을 중심으로 굽힘모멘트가 작용한다. 중립축의 위치를 그림으로 나타내시오.

6.74 단면이 L 152 × 102 × 12.7 인 보(〈부록 E〉 참조)는 z축을 중심으로 $M = 3000$ N·m 의 모멘트를 받는다. 좌표 $y = 101.8$ mm, $z = 24.9$ mm인 점 P에서의 수직응력을 구하시오.

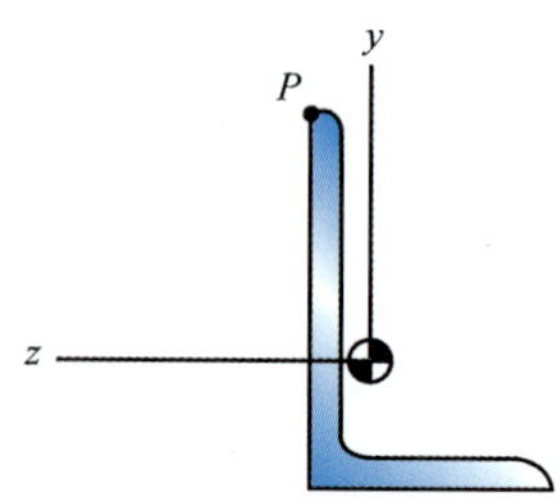

[그림 P6.74]

SECTION 6.6 전단 공식

Shear Formula

보의 내력과 모멘트는 [그림 6-39(a)]와 같이 축력 P, 전단력 V, 굽힘모멘트 M을 포함한다. 3장에서 [그림 6-39(b)]와 같은 축방향 힘(축력)과 관련한 균일한 수직응력 분포에 대해 설명했고, 6.1절에서는 [그림 6-39(c)]와 같은 굽힘모멘트와 관련한 수직응력 분포에 대해 설명했다. 주어진 단면에서 전단력이 0이 아닌 경우, [그림 6-40]과 같이 V와 같은 음의 y 방향으로 힘을 가하는 단면에 전단응력 분포가 있어야 한다. 여기서 보의 전단응력을 해석할 것이다.

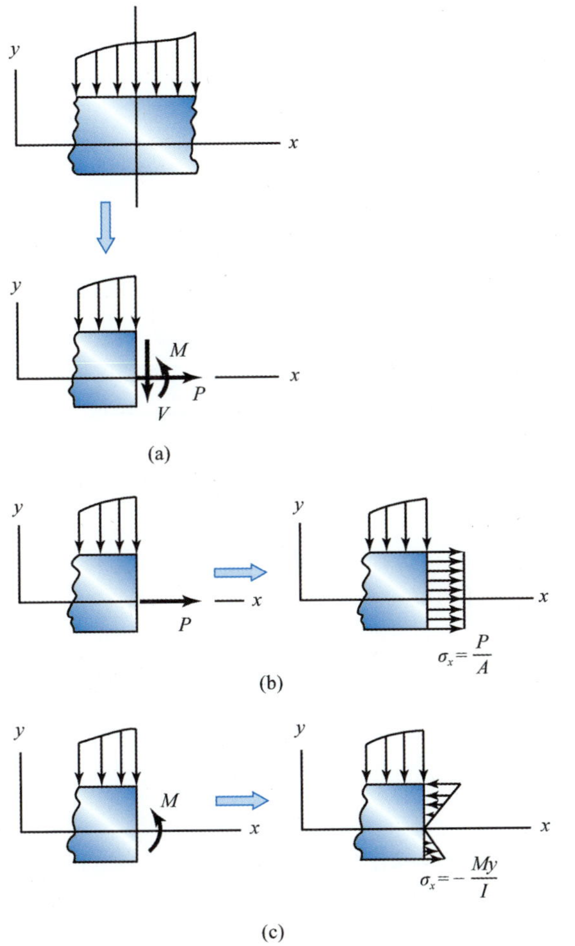

[그림 6-39] (a) 내력과 모멘트 (b) 축방향 하중과 관련한 수직응력 분포 (c) 굽힘모멘트와 관련한 수직응력 분포

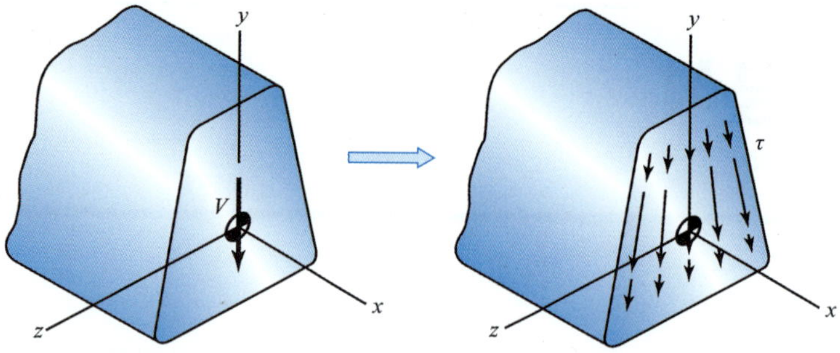

[그림 6-40] 전단응력의 일부 분포에 의해 발생하는 전단하중

보 단면에 대한 전단응력 분포를 구하려면 일반적으로 고급 해석법이나 수치해석법을 사용해야 한다. 그러나 **전단 공식**shear formula이라는 결과로 이어지는 간접추론방식으로 전단응력에 대한 정보를 얻을 수 있다.

식 (5.7)로부터, 전단력은 굽힘모멘트와 관련이 있음을 알 수 있다.

$$\frac{dM}{dx} = V \tag{6.47}$$

이는 주어진 단면에서 전단력이 x에 대한 굽힘모멘트의 변화율과 같음을 나타낸다. 단면이 y축에 대해 대칭인 보를 고려해보자. 길이가 dx인 보 요소를 분리하면, [그림 6-41]과 같이 굽힘모멘트가 x에 따라 변할 때 면에 작용하는 수직응력 분포도 변한다. [그림 6-42]와 같이, 이 요소에 중립축의 y' 위치에서 수평면을 통과시켜서, 평면 위의 요소 부분에 대한 자유물체도를 그린다. [그림 6-42]에서 분리된 요소의 반대 면에 서로 다른 수직응력이 제공되기 때문에, 전단응력이 바닥 표면에 작용하는 경우에만 요소가 평형상태를 이룰 수 있다. 이 전단응력의 평균값을 τ_{av}로 나타낸다. [그림 6-43]과 같이 $y = y' + dy$인 지점에서 두 번째 수평면이 이 요소를 가로지르고 그 결과로 발생하는 요소의 전단응력을 고려하면, 전단응력 τ_{av}가 요소의 수직면에도 작용해야 평형상태를 이룰 수 있음을 알 수 있다. 이러한 상황을 [그림 6-44]의 사면도에 묘사하였다. 이것이 우리가 찾고자 하는 보의 단면에 분포한 전단응력이다.

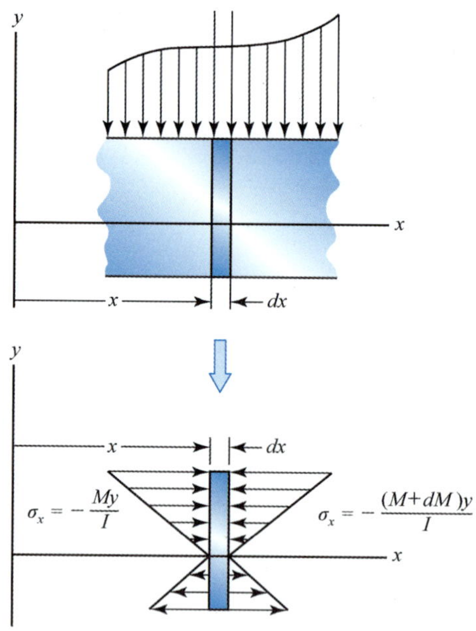

[그림 6-41] 면에 작용하는 수직응력을 나타내는 길이 dx의 보 요소

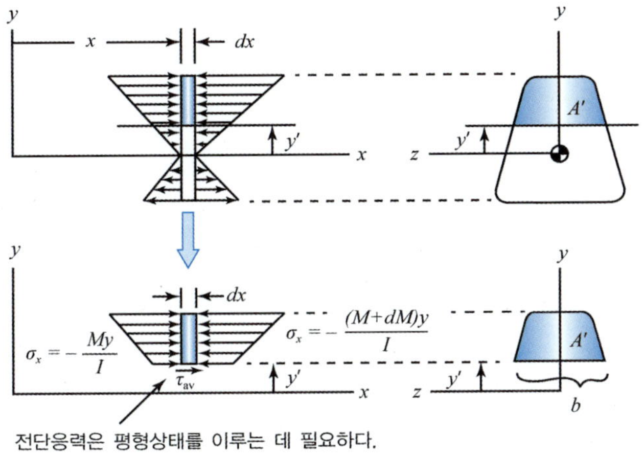

[그림 6-42] y' 위치에서 수평면 위 요소 부분 분리

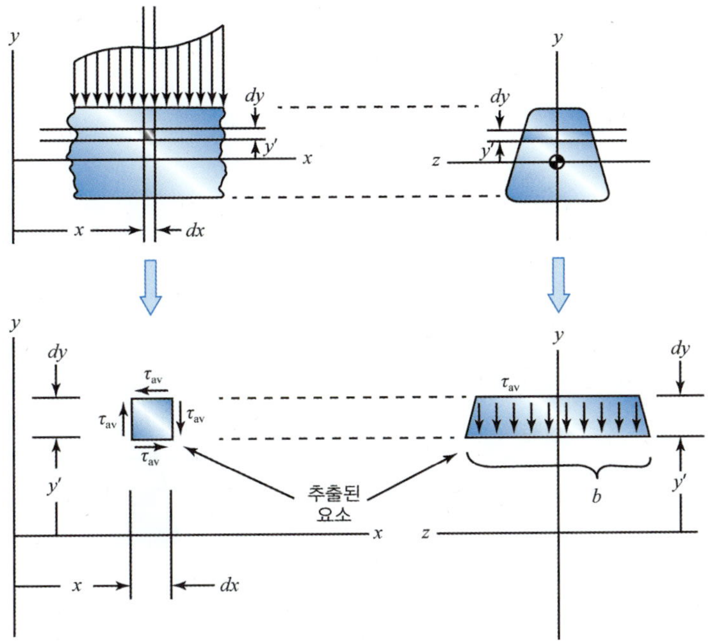

[그림 6-43] 미소높이 dy의 요소에 작용하는 전단응력 상태

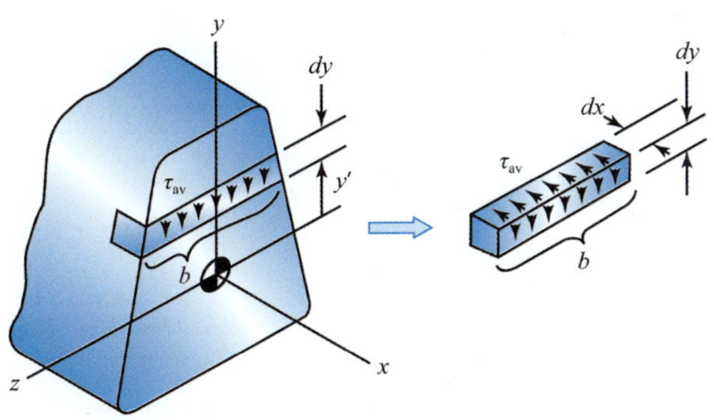

[그림 6-44] 요소에 작용하는 전단응력

이 해석으로는 요소의 폭 b를 가로지르는 전단응력 분포를 구할 수 없다. 그러나 [그림 6-42]의 요소의 자유물체도에서 y'에 대한 τ_{av}의 의존성을 구할 수 있다. τ_{av}가 작용하는 면적은 $b\,dx$이다. A'으로 $y=y'$ 위 보의 단면 부분 면적을 나타내면, 요소의 힘의 합은 다음과 같다.

$$\tau_{av} b\,dx + \int_{A'} \frac{My}{I}\,dA - \int_{A'} \frac{(M+dM)y}{I}\,dA = 0$$

이 방정식을 τ_{av}에 대해 계산하면 다음과 같다.

$$\tau_{av} = \frac{1}{bI}\frac{dM}{dx}\int_{A'} y\,dA$$

식 (6.47)에서 $\dfrac{dM}{dx} = V$이므로, 전단력으로 표현하면 전단응력에 대한 방정식을 찾는다.

$$\tau_{av} = \frac{VQ}{bI} \tag{6.48}$$

여기서

$$Q = \int_{A'} y\,dA$$

이다. 식 (6.48)은 전단 공식이다. 이 식으로 단면의 중립축으로부터 높이가 y'인 지점에서의 τ_{av}를 구할 수 있다. 이를 적용하기 위해서는, 고려하고 있는 단면에서 관성모멘트 I와 전단력 V를 구해야 한다. 또한 b를 구하고 Q도 계산해야 한다.

[그림 6-45(a)]와 같이 중립축에 대한 A'의 도심 위치 $\bar{y}'$과 면적 A'으로 Q를 표현할 수 있다. A'의 도심 위치에 대한 정의는 다음과 같다.

$$y' = \frac{\int_{A'} y\,dA}{A'}$$

따라서 Q는 다음 식으로 정리된다.

$$Q = \bar{y}'A' \tag{6.49}$$

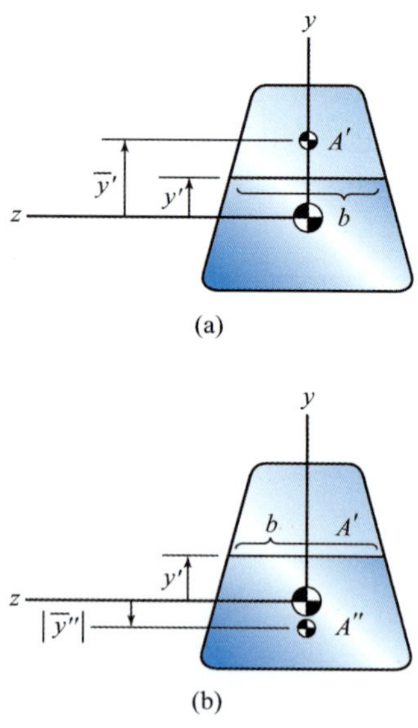

[그림 6-45] (a) 면적 A'으로 Q를 구하는 방법
(b) 상대 면적 A''으로 Q를 구하는 방법

A'에 대한 상대 면적으로 Q를 표현하는 것이 편리할 때가 있다. [그림 6-45(b)]와 같이, 상대 면적을 A''로, 도심 위치를 $\bar{y}''$으로 나타낸다. 좌표계의 원점이 전체

단면의 도심 위치와 일치하기 때문에 다음과 같이 표현할 수 있다.

$$\bar{y} = \frac{\bar{y}'A' + \bar{y}''A''}{A} = 0$$

$\bar{y}''A'' = -\bar{y}'A'$ 으로 정의되므로 Q는 다음과 같이 나타낼 수 있다.

$$Q = |\bar{y}''|A''$$

6.6.1 직사각형 단면

[그림 6-46(a)]의 직사각형 단면과 같이 특별한 형상의 경우, 전단 공식은 y'에 대한 평균 전단응력을 계산하는 데 기준적으로 적용된다. [그림 6-46(b)]에서, 면적 $A' = b\left(\frac{h}{2} - y'\right)$ 이고 A'의 도심 위치 $\bar{y}' = y' + \frac{1}{2}\left(\frac{h}{2} - y'\right)$임을 알 수 있다. 이를 식 (6.49)에 대입하면, y'의 함수로 Q 항을 구할 수 있다.

$$Q = \bar{y}'A' = \frac{b}{2}\left[\left(\frac{h}{2}\right)^2 - (y')^2\right]$$

z축에 대한 직사각형 단면의 관성모멘트는 $I = \frac{1}{12}bh^3$이다. 식 (6.48)로부터 전단응력은 다음과 같이 정리할 수 있다.

$$\tau_{\text{av}} = \frac{VQ}{bI} = \frac{6V}{bh^3}\left[\left(\frac{h}{2}\right)^2 - (y')^2\right], \text{ 직사각형 단면} \tag{6.50}$$

이 식에서 직사각형 단면의 평균 전단응력이 [그림 6-47]과 같은 y'의 포물선 함수임을 알 수 있다. 단면 하단의 값은 0이다($y' = -\frac{h}{2}$). 중립축($y' = 0$)에서 다음과 같이 최대 크기에 도달한다.

$$(\tau_{\text{av}})_{\max} = \frac{3V}{2bh} = \frac{3V}{2A}, \text{ 직사각형 단면} \tag{6.51}$$

이 값은 단면 상단에서 0으로 감소한다($y' = \frac{h}{2}$).

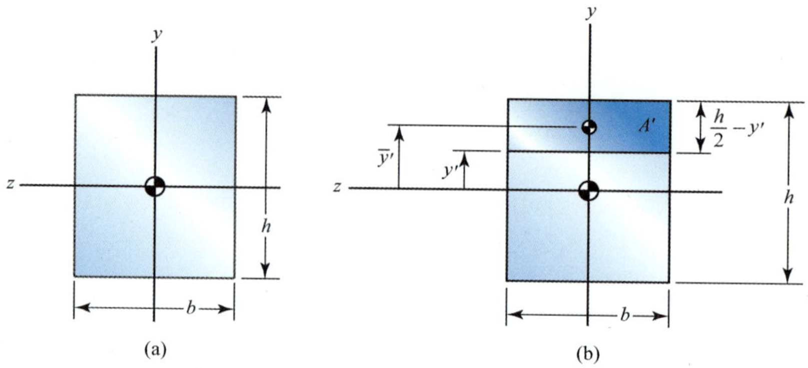

[그림 6-46] (a) 직사각형 단면 (b) Q를 구하는 방법

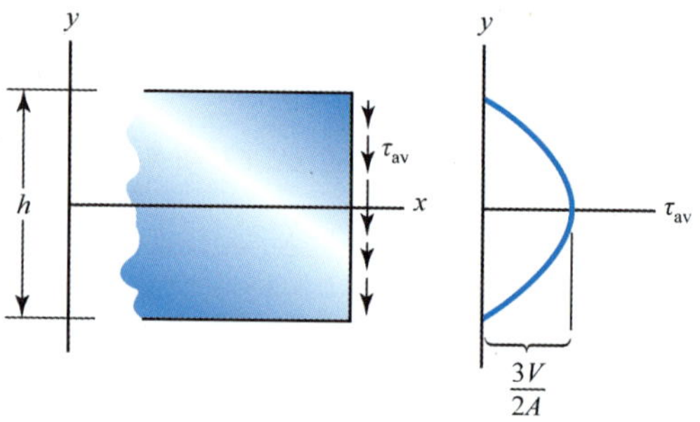

[그림 6-47] 직사각형 단면의 τ_{av} 분포

6.6.2 사선 요소에 작용하는 전단응력

전단 공식은 사실 이전에 도출한 것보다 더 일반적인 결과이다. [그림 6-42]와 같이, 길이 dx인 보 요소에 y' 높이에서 수평면을 통과시켜 자유물체도를 얻었고, [그림 6-44]의 수평 요소에 작용하는 평균 전단응력에 대한 식 (6.48)과 (6.49)를 유도하였다. 길이 dx의 요소를 가로질러 수평면을 통과시키는 대신, x축에 평행하지만 z축과는 임의의 각도로 경사진 평면을 통과시킨다고 가정한다. 요소와 절삭면은 책의 페이지 면에 대해 수직인 x축으로 [그림 6-48(a)]에 나타내었다. 결과를 나타낸 자유물체도에서 전단 공식은 이전과 동일하게 도출할 수 있으므로, [그림 6-48(b)]에 나타낸 사선 요소의 평균 전단응력은 식 (6.48)과 식 (6.49)로 구해진다.

연구문제

1. 전단 공식은 무엇인가?
2. 식 (6.48)에서 항 b와 I를 어떻게 정의할 수 있는가?
3. 주어진 y' 값에 대해, 식 (6.48)에서 항 Q를 어떻게 구할 수 있는가?
4. 직사각형 단면이 있는 보의 주어진 단면에서 전단력 V를 알고 있다면, 중립축에서 τ_{av}의 크기를 어떻게 구할 수 있는가?

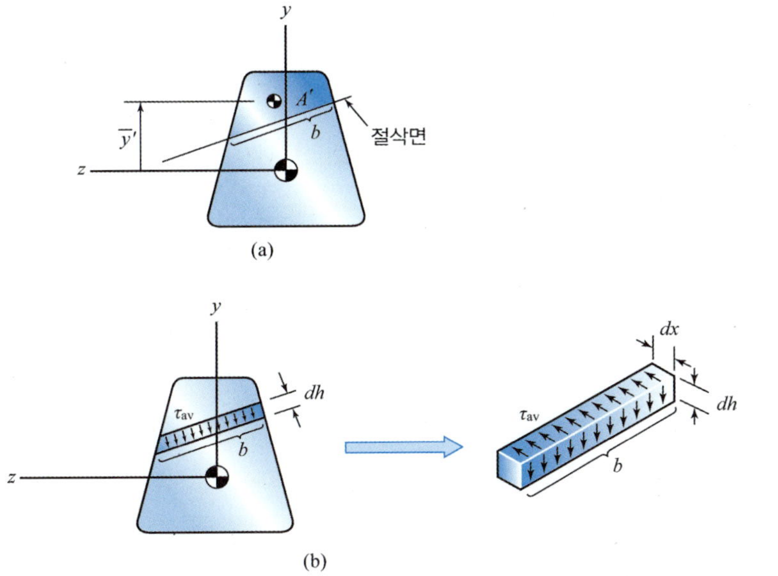

[그림 6-48] (a) z축에 대해 임의 각도로 평면을 통과시킨다. 평면 위의 단면적은 A'이다.
(b) 사선 요소의 평균 전단응력은 전단 공식에 의해 주어진다.

예제 6.11 보의 전단응력

[그림 6-49]의 보는 균일분포하중을 받는다. $x = 2$ m 위치의 단면에 대해,

(a) 중립축에서의 평균 전단응력을 구하시오.

(b) $y' = 0.1$ m에서의 평균 전단응력을 구하시오.

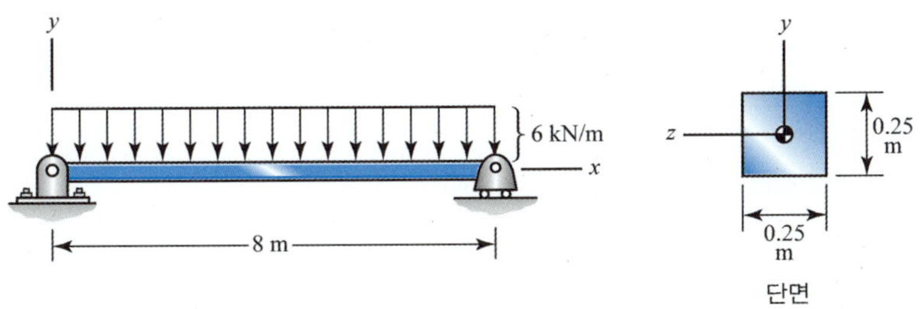

[그림 6-49]

전략

먼저 $x = 2$ m 위치에서 전단력 V를 구해야 한다. 그런 다음, 보의 단면이 정사각형이므로 중립축의 평균 전단응력은 식 (6.51)로 구한다. 전단응력은 식 (6.50)에 의해 y'의 함수로 구할 수 있다.

풀이

그림 (a)와 같이 자유물체도를 그려 $x = 2$ m에서의 전단력을 구하면, $V = 12$ kN이다.

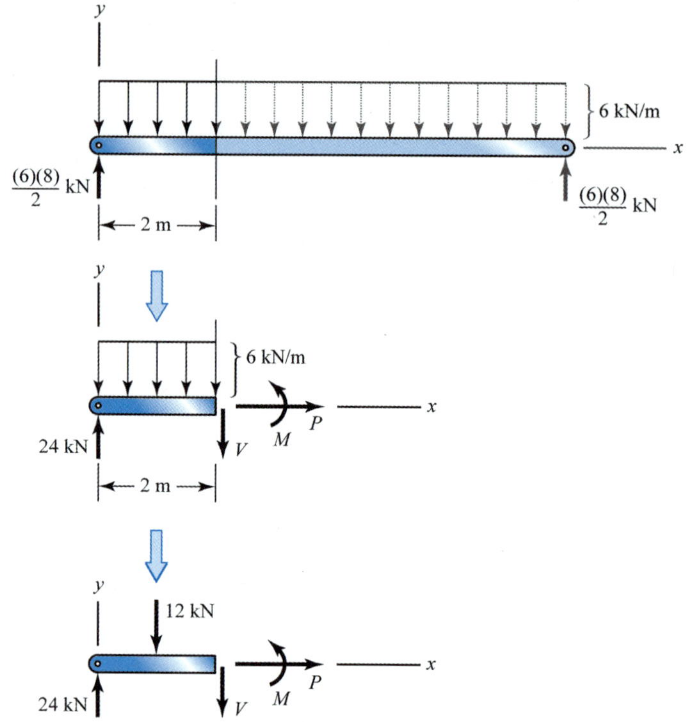

(a) $x = 2\,\text{m}$ 위치에서 보를 가로질러 평면을 통과시킴으로써 얻은 자유물체도

(a) 식 (6.51)로부터, 중립축의 평균 전단응력은 다음과 같다.

$$\begin{aligned}(\tau_{av})_{y'=0} &= \frac{3V}{2A}\\ &= \frac{(3)(12\text{ kN})}{(2)(0.25\text{ m})(0.25\text{ m})}\\ &= 288\text{ kPa}\end{aligned}$$

(b) 식 (6.50)으로부터, $y' = 0.1\,\text{m}$에서의 평균 전단응력은 다음과 같다.

$$\begin{aligned}\tau_{av} &= \frac{6V}{bh^3}\left[\left(\frac{h}{2}\right)^2 - (y')^2\right]\\ &= \frac{6(12\text{ kN})}{(0.25\text{ m})(0.25\text{ m})^3}\left[\left(\frac{0.25\text{ m}}{2}\right)^2 - (0.1\text{ m})^2\right]\\ &= 104\text{ kPa}\end{aligned}$$

토론

이 예제는 식 (6.51)이 직사각형 **단면에만** 적용되고 **중립축에서만** 평균 전단응력을 산출할 수 있음을 강조하기 위해 제시했다. 직사각형 단면의 경우, 중립축에 상대적인 다른 위치에서의 평균 전단응력은 식 (6.50)으로 구할 수 있다. 다른 단면의 경우는 식 (6.48)을 사용해야 한다.

예제 6.12 **보의 전단응력**

[그림 6-50]의 단면을 가진 보는 지하철역 에스컬레이터의 지지 구조의 일부를 나타낸 것이다. 이 단면의 보에 전단력 $V = 2\ \text{kN}$이 가해진다면,

(a) 중립축 $y' = 0$에서의 평균 전단응력을 구하시오.

(b) $y' = 20\ \text{mm}$에서의 평균 전단응력을 구하시오.

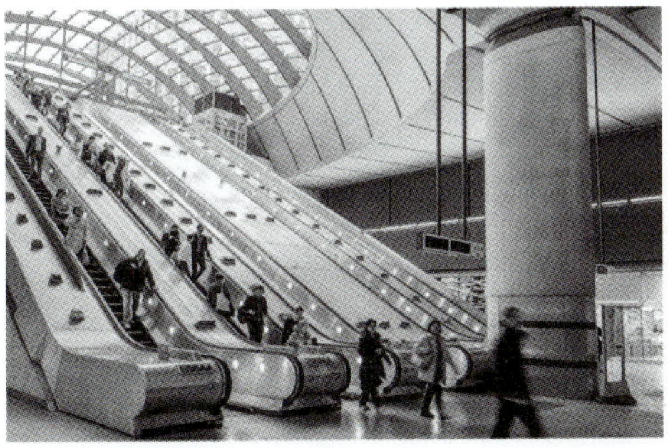

(출처 : iStock by Nikada)

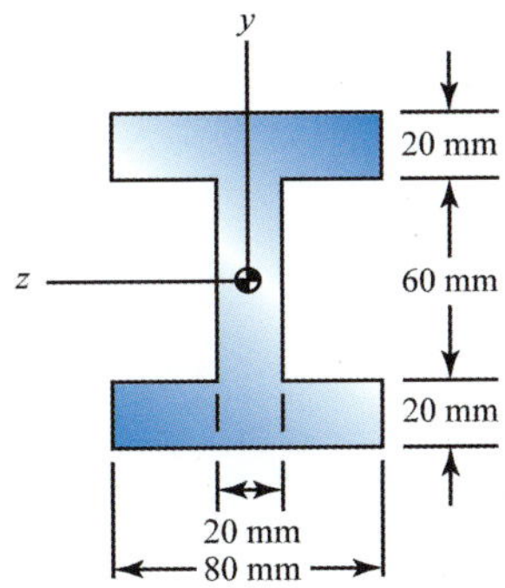

[그림 6-50]

전략

평균 전단응력은 전단 공식 (6.48)로 구할 수 있다. 이를 적용하려면, z축에 대한 보 단면의 관성모멘트를 구하고, Q를 구하기 위해 식 (6.49)를 사용한다.

풀이

단면을 그림 (a)와 같이 3개의 직사각형으로 나누고 평행축 정리를 적용하면, 단면의 관성모멘트는 다음과 같이 구할 수 있다.

$$I = \frac{1}{12}(0.02\ \text{m})(0.06\ \text{m})^3 + 2\left[\frac{1}{12}(0.08\ \text{m})(0.02\ \text{m})^3 + (0.04\ \text{m})^2(0.08\ \text{m})(0.02\ \text{m})\right]$$
$$= 5.59\text{E-}6\ \text{m}^4$$

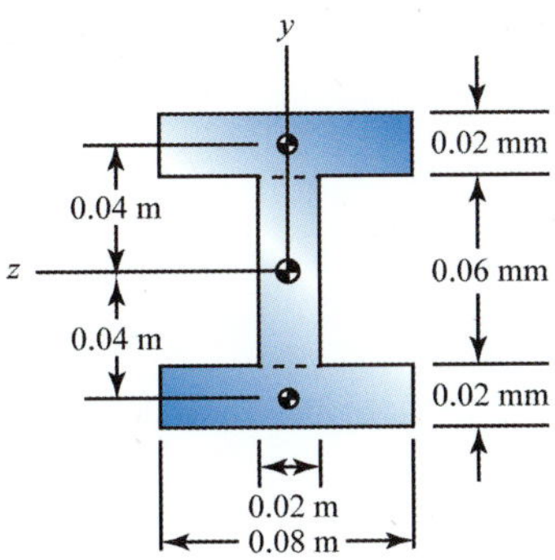

(a) 단면을 직사각형으로 나누기

(a) 그림 (b)에서 면적 A'은 $y' = 0$ 위 단면의 일부이다. A'을 그림 (b)와 같이 사각형 A'_1과 A'_2로 나누면, A'의 도심 위치는 다음과 같다.

$$\bar{y}' = \frac{\bar{y}'_1 A'_1 + \bar{y}'_2 A'_2}{A'_1 + A'_2}$$

항 Q는 다음과 같이 쓸 수 있다.

$$Q = \bar{y}' A' = \bar{y}'(A'_1 + A'_2) = \bar{y}'_1 A'_1 + \bar{y}'_2 A'_2$$

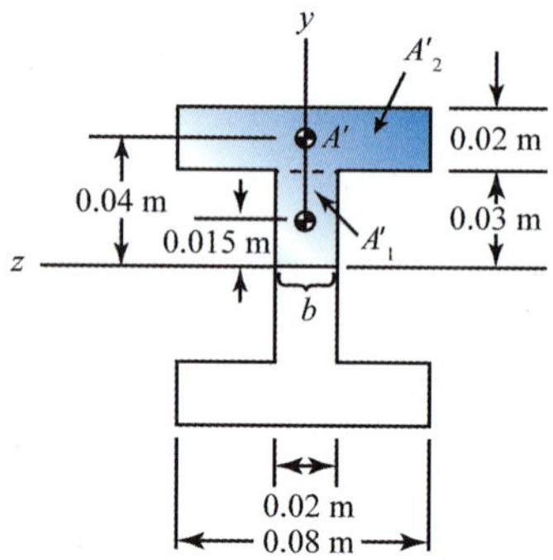

(b) $y' = 0$ 위 면적 A'을 A'_1과 A'_2로 나누기

그러므로 Q의 값은 다음과 같다.

$$\begin{aligned} Q &= \bar{y}'_1 A'_1 + \bar{y}'_2 A'_2 \\ &= (0.015\text{ m})(0.02\text{ m})(0.03\text{ m}) + (0.04\text{ m})(0.08\text{ m})(0.02\text{ m}) \\ &= 73.0\text{E-}6\text{ m}^3 \end{aligned}$$

식 (6.48)로부터, 평균 전단응력을 다음과 같이 구할 수 있다.

$$\tau_{av} = \frac{VQ}{bI} = \frac{(2000\text{ N})(73.0\text{E-}6\text{ m}^3)}{(0.02\text{ m})(5.59\text{E-}6\text{ m}^4)} = 1.31\text{ MPa}$$

(b) 그림 (c)에서 면적 A'은 $y' = 0.02$ m 단면의 일부이다. A'을 그림 (c)와 같이 사각형 A'_1과 A'_2로 나누면, Q 값은 다음과 같다.

$$\begin{aligned} Q &= \bar{y}'_1 A'_1 + \bar{y}'_2 A'_2 \\ &= (0.025\text{ m})(0.02\text{ m})(0.01\text{ m}) + (0.04\text{ m})(0.08\text{ m})(0.02\text{ m}) \\ &= 69.0\text{E-}6\text{ m}^3 \end{aligned}$$

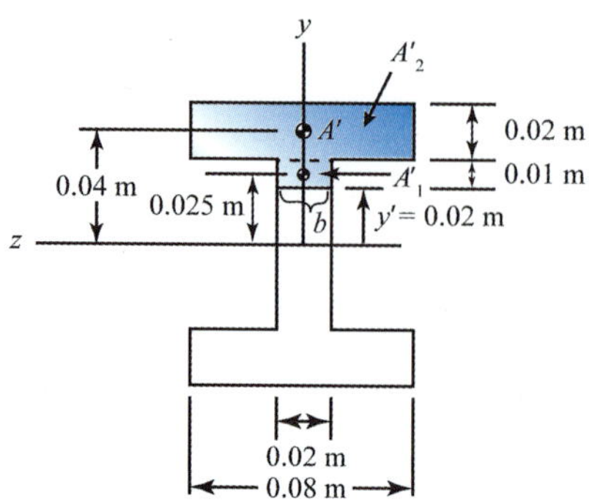

(c) $y' = 0.02$ m 위 면적 A'을 A'_1과 A'_2로 나누기

평균 전단응력은 다음과 같다.

$$\tau_{av} = \frac{VQ}{bI} = \frac{(2000\ \mathrm{N})(69.0\ \mathrm{E\text{-}6\ m^3})}{(0.02\ \mathrm{m})(5.59\mathrm{E\text{-}6\ m^4})} = 1.24\ \mathrm{MPa}$$

토론

이 예제에서 면적 A'을 단순한 부분으로 나누어 Q를 어떻게 계산했는지에 주목하라. 이 기법은 단면이 직사각형이 아닌 보에도 유용하다.

예제 6.13 I형 보의 플랜지에 작용하는 전단응력

[그림 6-51]과 같은 단면 보는 전단력 $V = 2$ kN을 받는다. 그림에 표시된 미소요소에서의 평균 전단응력 τ_{av}를 구하시오.

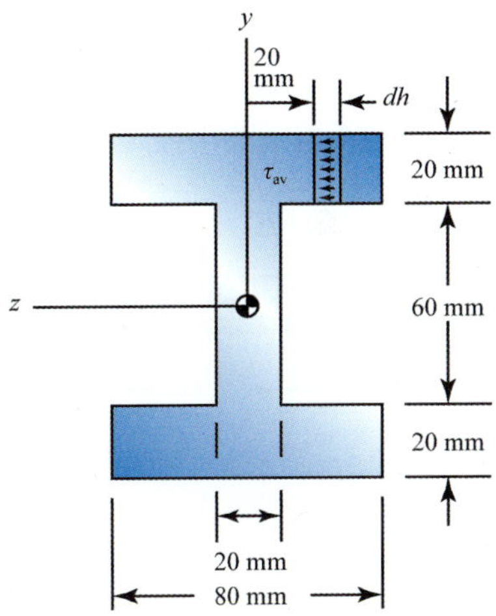

[그림 6-51]

전략

전단 공식 (6.48)로부터 요소의 평균 전단응력을 구할 수 있다.

풀이

[예제 6.12]에서, z축에 대해 [그림 6-51]의 단면 관성모멘트가 $I = 5.59\mathrm{E\text{-}6\ m^4}$임을 확인했다. 미소요소에 작용하는 평균 전단응력을 구하기 위해 면적 A'을 그림 (a)에 나타내었다. Q의 값은 다음과 같다.

$$Q = \bar{y}'A' = (0.04\ \mathrm{m})(0.02\ \mathrm{m})(0.02\ \mathrm{m}) = 16.0\mathrm{E\text{-}6\ m^3}$$

식 (6.48)로부터, 평균 전단응력은 다음과 같이 구할 수 있다.

$$\tau_{av} = \frac{VQ}{bI} = \frac{(2000\ \mathrm{N})(16.0\mathrm{E\text{-}6\ m^3})}{(0.02\ \mathrm{m})(5.59\mathrm{E\text{-}6\ m^4})} = 0.286\ \mathrm{MPa}$$

토론

이 예제에 나타낸 I형 보의 플랜지flange는 단면의 상단과 하단 수평 부분이다(플랜지를 연결하는 단면의 수직 부분을 웹web이라고 한다). 플랜지의 전단응력을 구하기 위해 왜 [그림 6-51]에서 수직 요소를 선택했을까? 이는 $y' = 40$ mm에 위치한 수평 요소에 작용하는 플랜지의 평균 전단응력을 구하기 위함이었다고 예측할 수 있을 것이다.

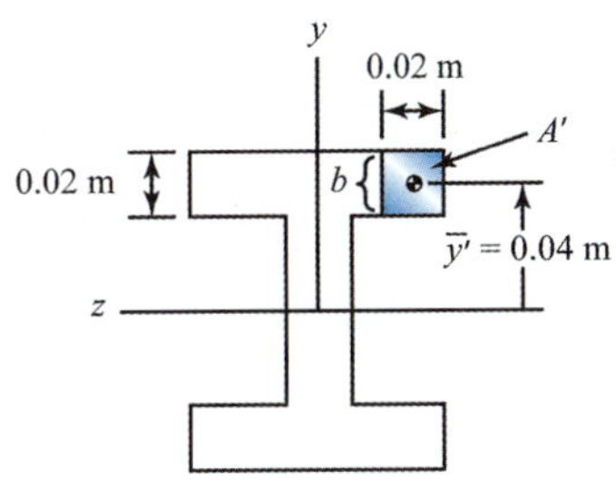

(a) 면적 A'. b의 의미에 주의할 것

연습문제 ▶▶▶

6.75 그림의 단면을 가진 보에 전단력 $V = 8$ kN이 가해진다. 중립축 $(y' = 0)$의 평균 전단응력은 얼마인가?

6.76 그림의 단면을 가진 보에 전단력 $V = 8$ kN이 가해진다.

(a) $y' = 0.01$ m에서의 평균 전단응력을 구하시오.

(b) $y' = -0.02$ m 에서의 평균전단응력을 구하시오.

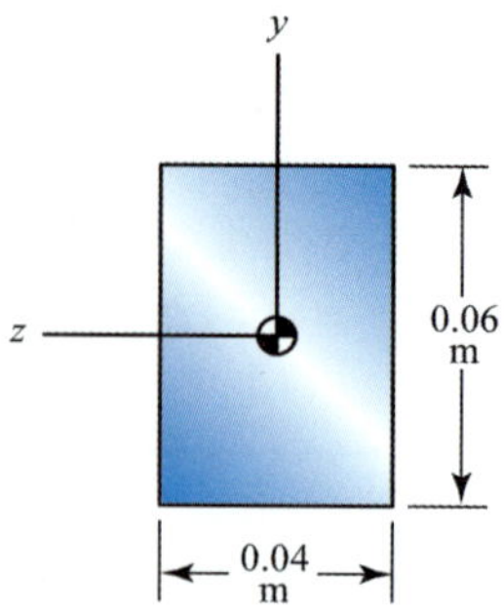

[그림 P6.75 ~ 6.76]

6.77 보는 균일분포하중을 받는다. $x = 3$ m 위치의 단면을 고려하자. $y' = 0.05$ m에서의 평균 전단응력은 얼마인가?

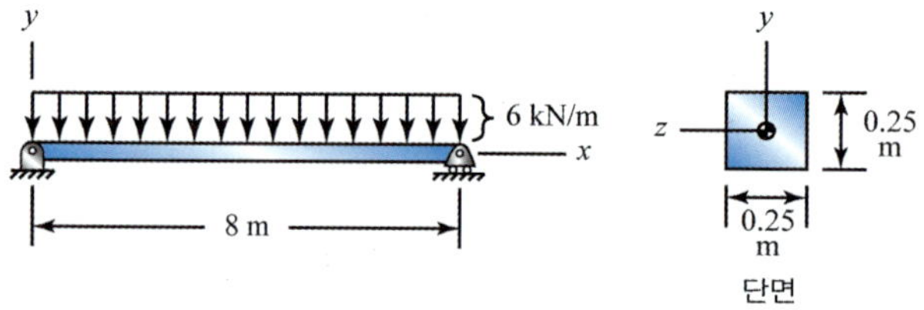

[그림 P6.77 ~ 6.78]

6.78 보는 균일분포하중을 받는다. 보의 평균 전단응력의 최대 크기는 얼마이며, 이는 어디에서 발생하는가?

6.79 $x = 40$ in 위치의 단면에 대해,
US unit

(a) 중립축에서의 평균 전단응력을 구하시오.

(b) $y' = 1.5$ in에서의 평균 전단응력을 구하시오.

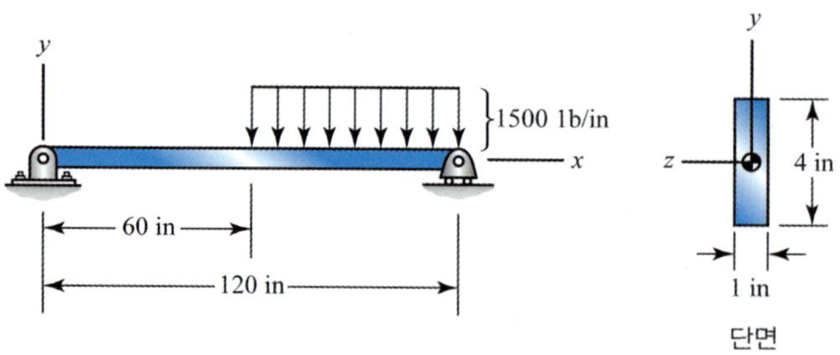

[그림 P6.79 ~ 6.81]

연습문제 ▸▸▸

6.80 US unit $x = 80\text{ in}$ 위치의 단면에 대해,

(a) 중립축에서의 평균 전단응력을 구하시오.

(b) $y' = 1.5\text{ in}$에서의 평균 전단응력을 구하시오.

6.81 US unit 보의 평균 전단응력의 최대 크기는 얼마이며, 이는 어디에서 발생하는가?

6.82 식 (6.50)에 주어진 응력 분포를 적분함으로써 전단응력에 의해 직사각형 단면에 가해지는 총 힘이 V와 동일한지를 확인하시오.

6.83* 식 (6.49)로 정의된 Q는 중립축($y' = 0$)에서 최대이다. y축에 대해 대칭인 임의의 단면을 고려하여 이에 대해 증명하시오.

6.84 특정 축방향 위치에서, 그림의 단면을 가진 보는 전단력 $V = 20\text{ kN}$을 받는다. 기울어진 미소요소에 작용하는 평균 전단응력을 결정하시오.

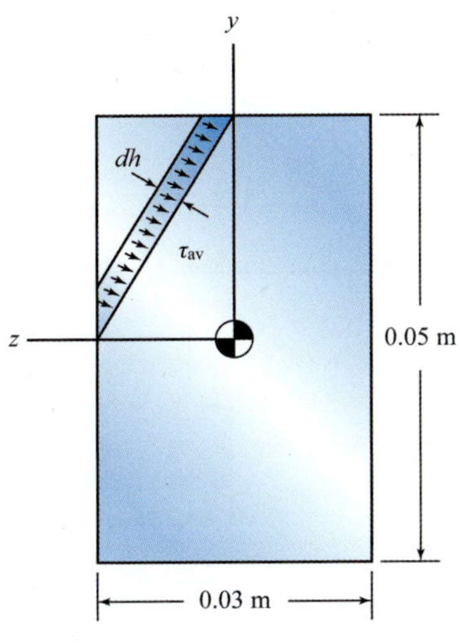

[그림 P6.84]

연습문제 ▸▸▸

6.85 US unit $x = 8$ ft 위치의 단면에 대해,

(a) 중립축에서의 평균 전단응력을 구하시오.

(b) $y' = 2$ in 에서의 평균 전단응력을 구하시오.

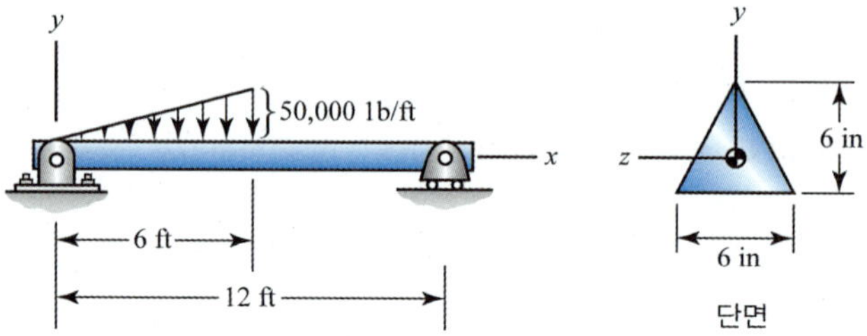

[그림 P6.85 ~ 6.87]

6.86* US unit $x = 8$ ft 위치의 보의 단면에 대해, 평균 전단응력의 크기가 최대가 되는 y' 값을 구하시오(중립축에서는 최대 크기가 발생하지 않음에 유의하라). 최대 크기는 얼마인가?

6.87 US unit $x = 4$ ft 위치의 보의 단면에 대해,

(a) 중립축에서의 평균 전단응력을 구하시오.

(b) $y' = 2$ in 에서의 평균 전단응력을 구하시오.

6.88 특정 축방향 위치에서, 그림의 단면을 가진 보는 전단력 $V = 15$ kN을 받는다. 중립축 $y' = 0$에서의 평균 전단응력을 구하시오.

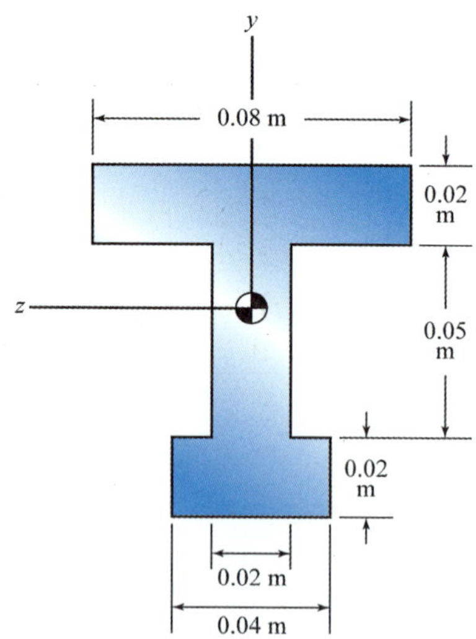

[그림 P6.88]

연습문제 ▶▶▶

6.89 특정 축방향 위치에서, 그림의 단면을 가진 보는 전단력 $V = 15\text{ kN}$을 받는다. 그림에 표시된 미소요소의 평균 전단응력을 구하시오.

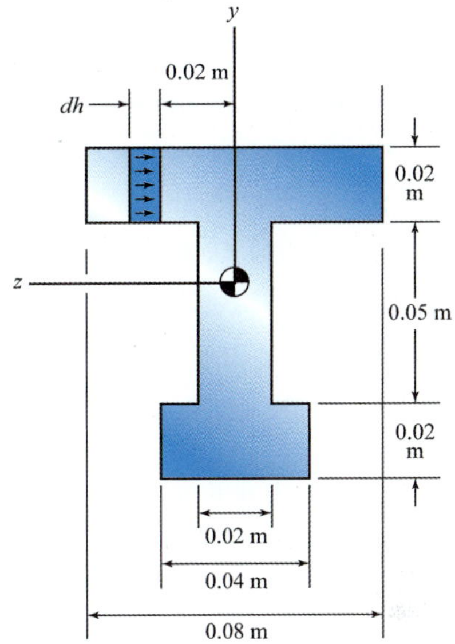

[그림 P6.89]

6.90 특정 축방향 위치에서, 그림의 단면을 가진 보는 전단력 $V = 40\text{ kN}$을 받는다. 중립축 $y' = 0$에서의 평균 전단응력을 구하시오.

6.91* 특정 축방향 위치에서, 그림의 단면을 가진 보는 전단력 $V = 40\text{ kN}$을 받는다. $y' = 50\text{ mm}$에서의 평균 전단응력을 구하시오.

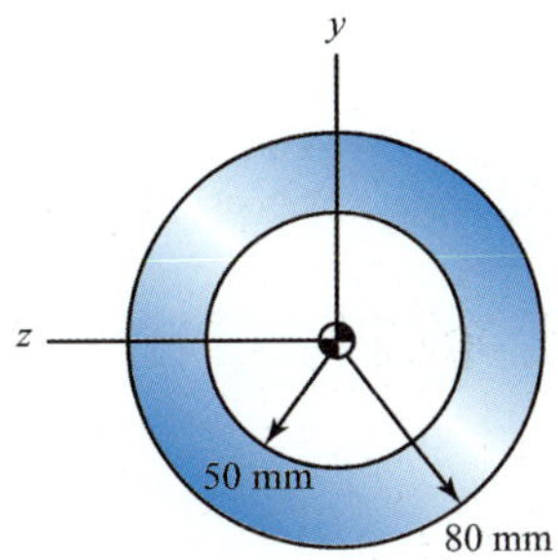

[그림 P6.90 ~ 6.91]

6.92* 특정 축방향 위치에서, 그림의 단면을 가진 보는 전단력 $V = 40\text{ kN}$을 받는다. 그림에 표시한 면적 A'의 평균 전단응력을 구하시오.

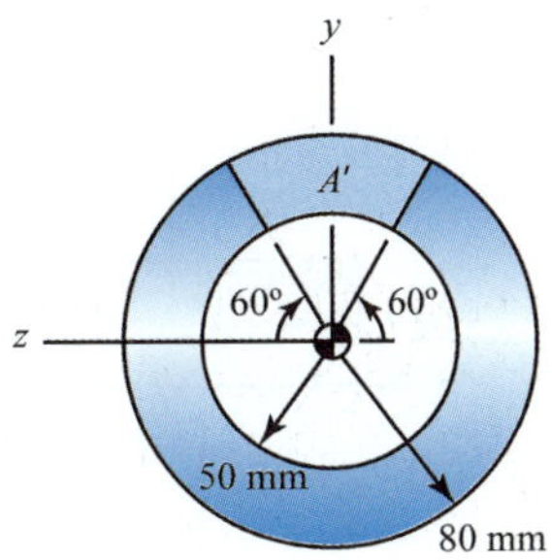

[그림 P6.92]

SECTION 6.7

조립보
Built-Up Beams

[그림 6-52]는 관성모멘트가 강화된 보를 얻기 위해 간단한 균일단면 보를 결합하는 방법을 나타낸다. **조립보**built-up beam라고 하는 보는 개별 보를 서로 접합(접착)하거나 못 또는 볼트로 부착하여 구성할 수 있다. 여기서는 결합된 개별 보가 동일한 재료로 구성된 조립보만 고려한다.

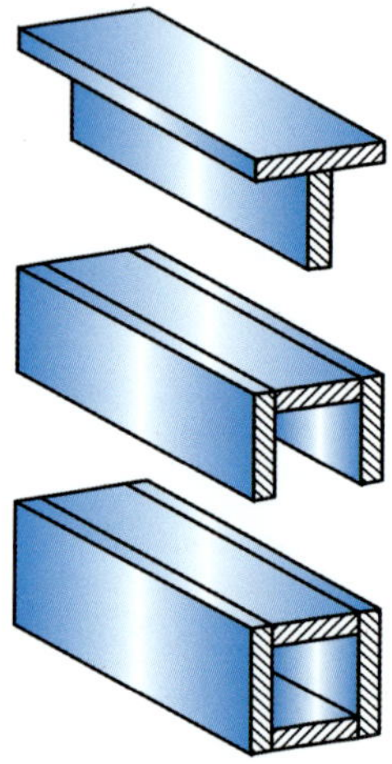

[그림 6-52] 조립보의 예

균일단면 조립보의 개별 보가 서로 접착될 때, 전단 공식을 사용하여 접착 연결부joint가 지지해야 하는 평균 전단응력을 결정할 수 있다. 예를 들어, [그림 6-53(a)]의 조립보에서 특정 단면에 전단력 V가 가해진다고 가정한다. 그런 다음 [그림 6-53(b)]와 같이 전단 공식인 다음과 같은 식 (6.48)을 사용하여 해당 단면에서 접착된 연결부의 평균 전단응력을 구할 수 있다.

$$\tau_{\text{av}} = \frac{VQ}{bI}$$

여기서 Q는 다음과 같은 식 (6.49)로 구할 수 있다.

$$Q = \overline{y}' A'$$

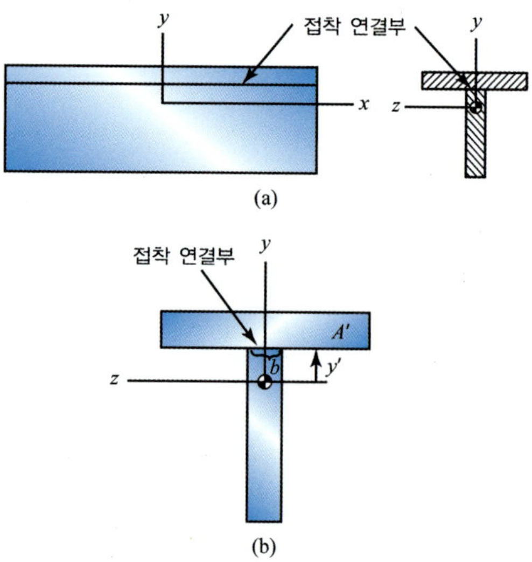

[그림 6-53] (a) 접착 연결부가 있는 조립보 (b) 전단 공식을 적용하여 연결부에 작용하는 평균 전단응력을 구하는 방법

조립보의 개별 보가 보 길이를 따라 동일한 간격으로 못 또는 볼트로 연결되었을 때, 전단 공식을 사용하여 각각의 못 또는 볼트가 지지해야 하는 전단력을 추정할 수 있다. 각각의 보를 [그림 6-54]와 같이 연결하여 [그림 6-53(a)]와 같은 조립보가 되고, 보가 주어진 단면에서 전단력 V를 받는다고 가정하자. 보가 연결부의 전체 면에 걸쳐 결합된 경우, [그림 6-53(b)]에서와 같이 적용된 전단 공식을 통해 각 보 사이의 연결부에서 지지해야 하는 평균 전단응력을 구할 수 있다. 전단 공식에 접합 폭 b를 곱하면 연결부에서 지지해야 하는 보의 단위길이당 전단력을 구할 수 있다.

$$\text{단위길이당 전단력} = \tau_{\text{av}} b = \frac{VQ}{I}$$

보의 단위길이당 못 또는 볼트의 개수를 n이라고 하자($\frac{1}{n}$은 개별 못 또는 볼트 사이의 거리이다). 단위길이당 전단력을 단위길이당 못 또는 볼트의 수로 나눔으로써 주어진 단면 부근에서 각각의 못 또는 볼트로 지지해야 하는 전단력을 얻을 수 있다.

$$\text{못 또는 볼트당 전단력} = \frac{VQ}{nI} \tag{6.52}$$

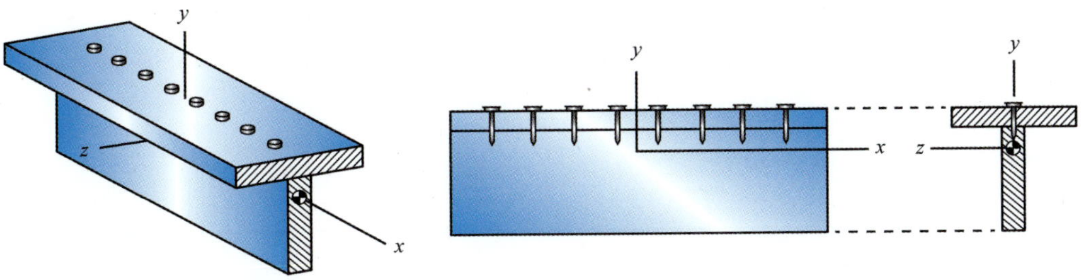

[그림 6-54] 못이 박힌 연결부가 있는 조립보

예제 6.14 **접착 연결부가 있는 조립보** US unit

[그림 6-55]와 같은 단면을 가진 보는 서로 붙어있는 5개의 나무판자로 이루어져 있다. 주어진 축방향 위치에서, 보는 전단력 $V = 6000$ lb를 받는다. 각 접착 연결부에 작용하는 평균 전단응력의 크기를 구하시오.

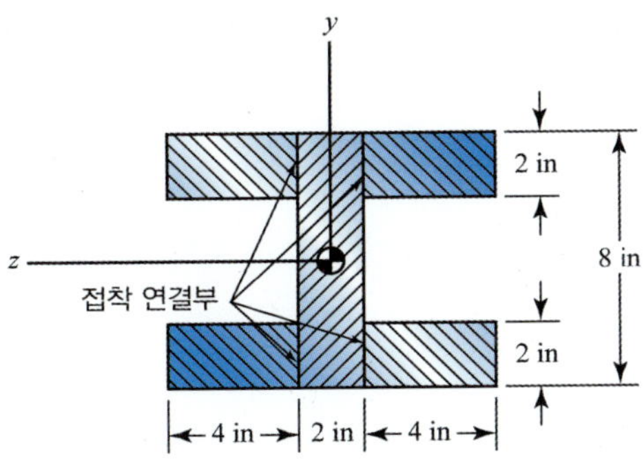

[그림 6-55]

전략

평균 전단응력은 전단 공식인 식 (6.48)로 구할 수 있으며, 여기서 I는 z축에 대한 전체 단면의 관성모멘트이다. 우리는 b와 Q의 적절한 값도 구해야 한다.

풀이

z축에 대한 판자의 관성모멘트를 합하면, z축에 대한 전체 단면의 관성모멘트를 얻을 수 있다.

$$I=\frac{1}{12}(2\text{ in})(8\text{ in})^3+4\left[\frac{1}{12}(4\text{ in})(2\text{ in})^3+(3\text{ in})^2(2\text{ in})(4\text{ in})\right]=384\text{ in}^4$$

그림 (a)의 면적 A'과 치수 b를 사용하여 오른쪽 상단의 접착 연결부에 작용하는 평균 전단응력을 구할 수 있다. Q의 값은 다음과 같다.

$$Q=\bar{y}'A'=(3\text{ in})(4\text{ in})(2\text{in})=24\text{ in}^3$$

평균 전단응력은 다음과 같다.

$$\tau_{\text{av}}=\frac{VQ}{bI}=\frac{(6000\text{ lb})(24\text{ in}^3)}{(2\text{ in})(384\text{ in}^4)}=188\text{ psi}$$

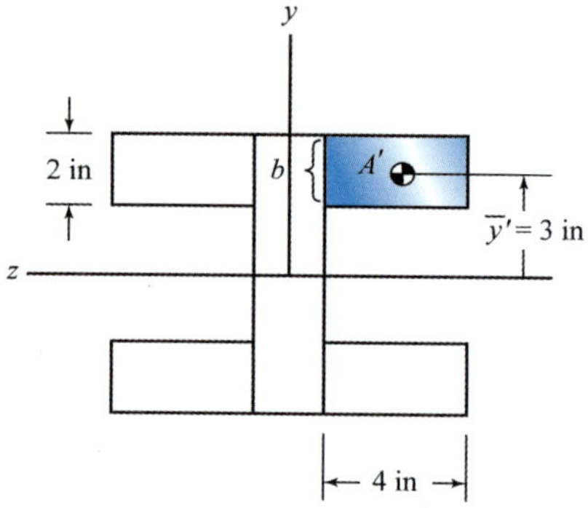

(a) 접착 연결부의 평균 전단응력을 구하기 위한 면적 A'

토론

이 예제에서는 4개의 접착 연결부 중 하나에 대해서만 평균 전단응력을 구했다. 각 연결부에 동일한 전단응력이 가해짐을 쉽게 확인할 수 있다.

예제 6.15 접착 연결부가 있는 조립보

[그림 6-56]의 조립보에 전단력 $V=2500$ N이 가해지면, 접착 연결부에 가해지는 평균 전단응력은 얼마인가?

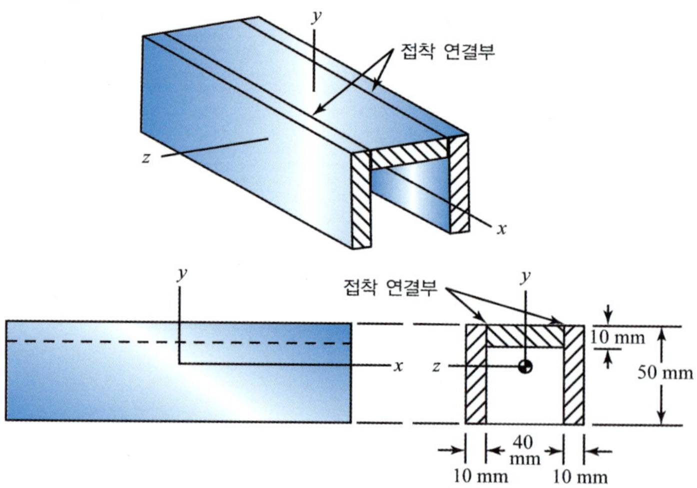

[그림 6-56]

전략

조립보의 중립축 위치와 단면의 관성모멘트를 구해야 한다. 그런 다음 전단 공식을 사용하여 접착 연결부의 평균 전단응력을 구할 수 있다.

풀이

A_1을 단면의 수평 부재 면적이라 하고, A_2를 각 수직 부재의 면적으로 정의한다. 그림 (a)의 좌표계에 대해, 조립보의 도심 위치를 다음과 같이 구할 수 있다.

$$
\begin{aligned}
\bar{y} &= \frac{\bar{y}_1 A_1 + 2\bar{y}_2 A_2}{A_1 + A_2} \\
&= \frac{(0.05\text{ m} - 0.005\text{ m})(0.04\text{ m})(0.01\text{ m}) + 2(0.025\text{ m})(0.01\text{ m})(0.05\text{ m})}{(0.04\text{ m})(0.01\text{ m}) + 2(0.01\text{ m})(0.05\text{ m})} \\
&= 0.0307\text{ m}
\end{aligned}
$$

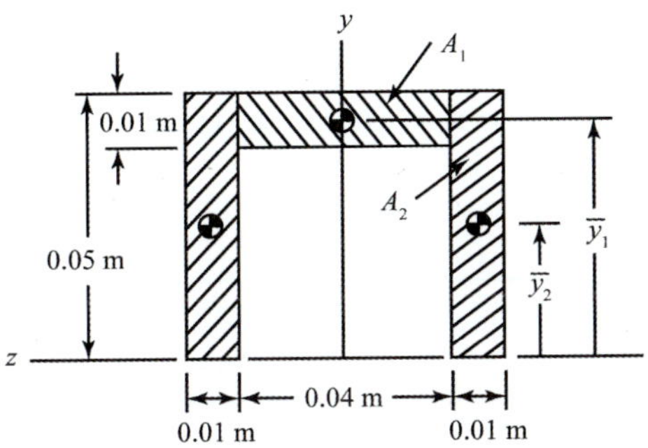

(a) 중립축의 위치를 구하기 위한 좌표계

그림 (b)에 좌표계의 원점을 단면의 중립축(도심)에 놓고, 중립축과 A_1과 A_2의 도심 사이의 거리를 나타내었다. 단면의 관성모멘트는 다음과 같다.

$$
\begin{aligned}
I &= \frac{1}{12}(0.04\text{ m})(0.01\text{ m})^3 + (0.0143\text{ m})^2(0.04\text{ m})(0.01\text{ m}) \\
&\quad + 2\left[\frac{1}{12}(0.01\text{ m})(0.05\text{ m})^3 + (0.00571\text{ m})^2(0.01\text{ m})(0.05\text{ m})\right] \\
&= 0.326\text{E-}6\text{ m}^4
\end{aligned}
$$

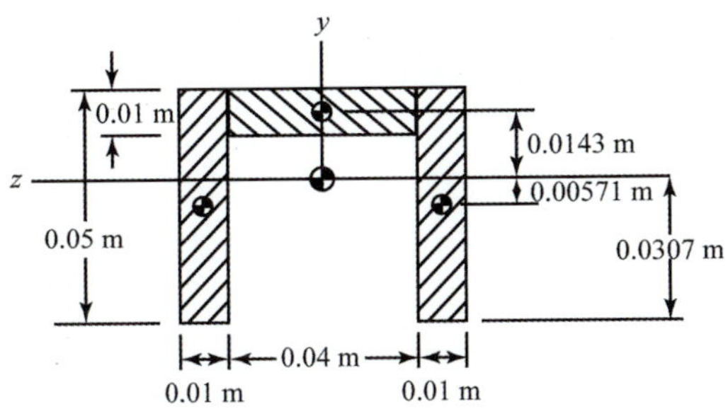

(b) 중립축에 대한 관성모멘트를 구하는 방법

접착 연결부의 평균 전단응력을 결정하기 위해 그림 (c)와 같이 면적 A'를 정의한다. Q 항은 다음과 같다.

$$Q = \bar{y}' A' = (0.0143\text{ m})(0.04\text{ m})(0.01\text{ m}) = 5.71\text{E-}6\text{ m}^3$$

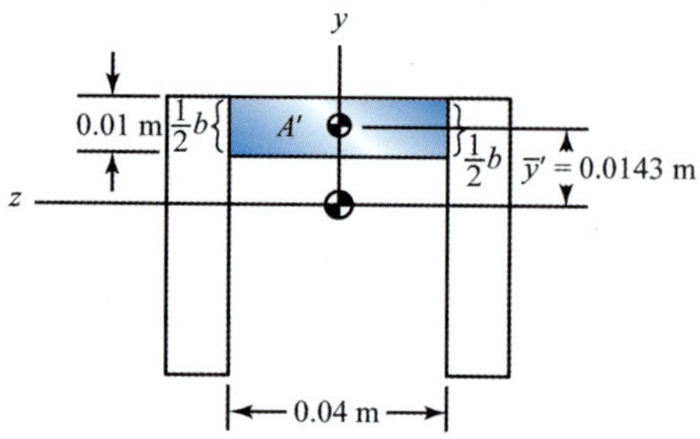

(c) 접착 연결부의 평균 전단응력을 구하기 위한 면적 A'. b의 정의에 주목하자.

전단 공식을 적용하면 접착 연결부의 평균 전단응력은 다음과 같다.

$$\tau_{av} = \frac{VQ}{bI} = \frac{(2500\text{ N})(5.71\text{E-}6\text{ m}^3)}{(0.02\text{ m})(0.326\text{E-}6\text{ m}^4)} = 2.19\text{ MPa}$$

토론

그림 (c)에서 거리 b를 어떻게 정의했는지 주목하자. 6.6절에서의 전단 공식 유도에서 b는 τ_{av}가 작용하는 면적 A' 경계의 길이임을 알 수 있다. 이 예제에서 선택한 면적 A'의 경우 평균 전단응력은 두 개의 접합 연결부에 작용하므로, $b = 0.01\text{ m} + 0.01\text{ m} = 0.02\text{ m}$이다.

예제 6.16 볼트 연결부가 있는 조립보

[그림 6-57]의 조립보의 부재는 그림과 같이 볼트로 연결된다. 단위길이당 볼트 수(단면의 양쪽에 있는 볼트 포함)는 $n = 100$ bolts/m 이다. 보에 전단력 $V = 2500$ N 이 가해질 때, 각 볼트에 가해지는 전단력은 얼마인가?

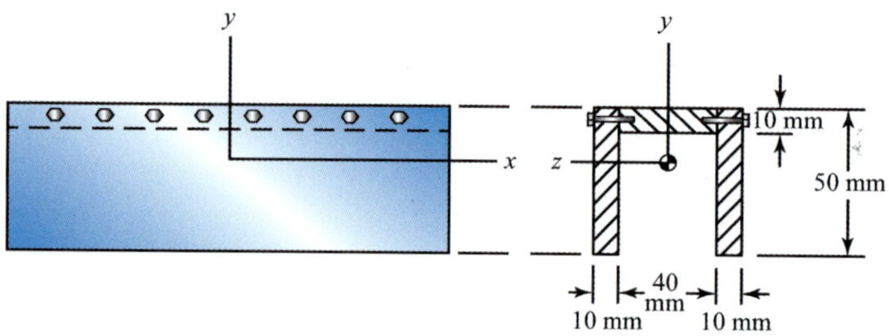

[그림 6-57]

전략

조립보의 중립축 위치와 단면의 관성모멘트를 구해야 한다. 그런 다음 식 (6.52)를 이용하여 각 볼트의 전단력을 구한다.

풀이

이 단면의 중립축 위치는 [예제 6.15]에서 구하였다. 관성모멘트 $I = 0.326\text{E-}6\text{ m}^4$임을 알았다. 각 볼트의 전단력을 구하기 위해 그림 (a)와 같이 면적 A'을 정의한다. Q 항은 다음과 같다.

$$Q = \overline{y}'A' = (0.0143\text{ m})(0.04\text{ m})(0.01\text{ m}) = 5.71\text{E-}6\text{ m}^3$$

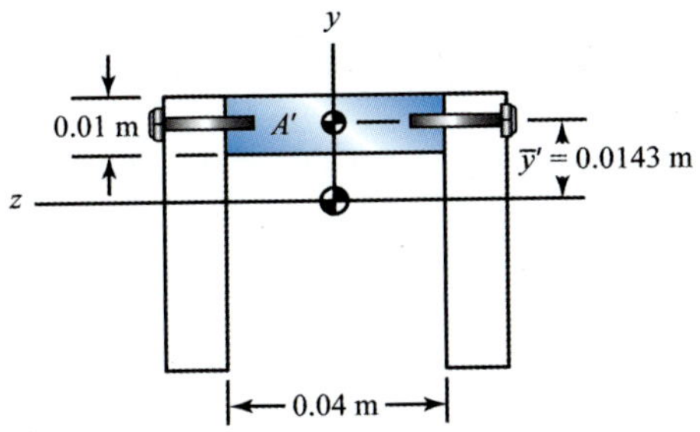

(a) 볼트당 전단력을 구하기 위한 면적 A'

식 (6.52)로부터 다음과 같이 구할 수 있다.

$$\text{볼트당 전단력} = \frac{VQ}{nI} = \frac{(2500\ \text{N})(5.71\text{E-}6\ \text{m}^3)}{(100\ \text{bolts/m})(0.326\text{E-}6\ \text{m}^4)} = 438\ \text{N/bolt}$$

토론

연습으로, 이 예제에서 A'을 조립보의 수직 부재 중 하나의 면적으로 정의하여 볼트당 전단력을 구해보자. 이 경우 볼트 열 개 중 하나만 평균 전단응력을 지지하므로, $n = 50\ \text{bolts/m}$가 된다.

6.93 조립보는 서로 접착된 두 개의 50 mm × 100 mm 보로 이루어져 있다. 보에 전단력 $V = 4$ kN이 가해지면, 접착 연결부에 가해지는 평균 전단응력은 얼마인가?

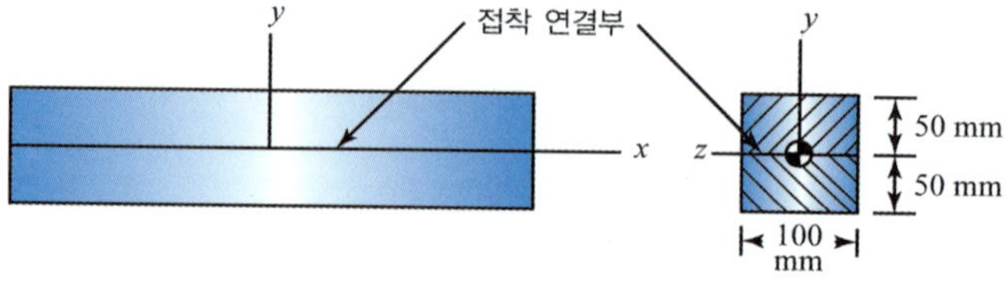

[그림 P6.93]

6.94 조립보는 볼트로 결합된 두 개의 50 mm × 100 mm 보로 이루어져 있다. 단위길이당 볼트 수는 $n = 20$ bolts/m이다. 보에 전단력 $V = 4$ kN이 가해지면, 각 볼트에 가해지는 전단력은 얼마인가?

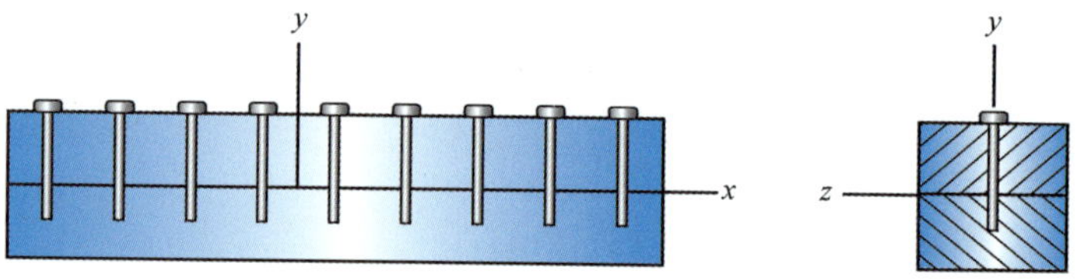

[그림 P6.94]

6.95 조립보에 전단력 $V = 36$ kN이 가해지면, 접착 연결부에 가해지는 평균 전단응력은 얼마인가?

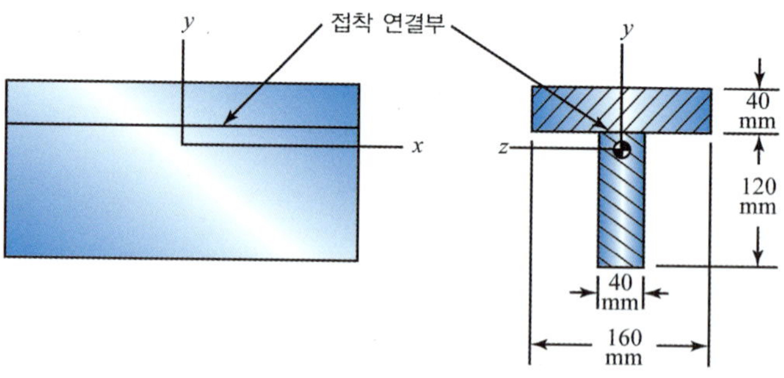

[그림 P6.95]

연습문제 ▸▸▸

6.96 조립보는 볼트로 결합된 두 개의 보로 이루어져 있다. 단위길이당 볼트 수는 $n = 25$ bolts/m 이다. 보에 전단력 $V = 36$ kN이 가해지면, 각 볼트에 가해지는 전단력은 얼마인가?

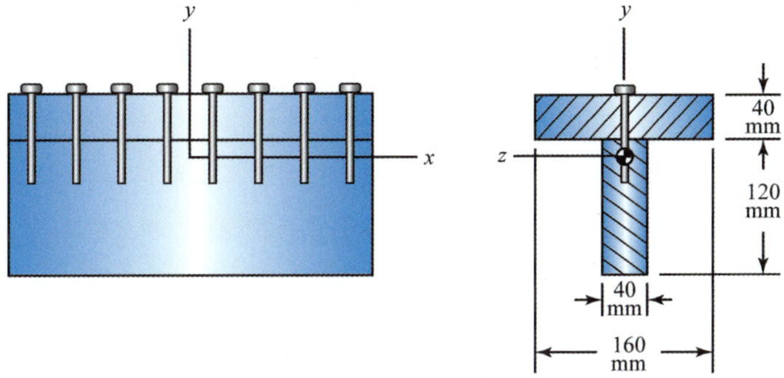

[그림 P6.96]

6.97 조립보에 전단력 $V = 4000$ N이 가해지면, 접착 연결부에 가해지는 평균 전단응력은 얼마인가?

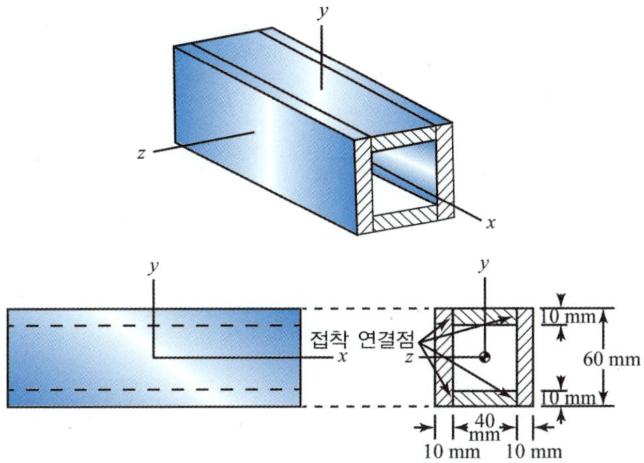

[그림 P6.97]

6.98 조립보의 부재는 그림과 같이 볼트로 연결된다. 단위길이당 총 볼트 수(단면의 각 측면에 있는 두 개의 볼트 열 포함)는 160 bolts/m 이다. 보에 전단력 $V = 4000$ N이 가해지면, 각 볼트에 가해지는 전단력은 얼마인가?

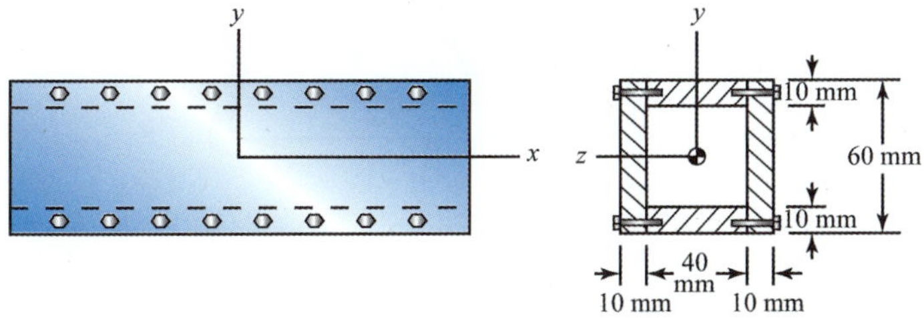

[그림 P6.98]

SECTION 6.8

두께가 얇은 단면

Thin-Walled Cross Sections

6.6절에서 전단 공식을 사용하여 보 단면에 가해지는 전단응력의 평균값을 구하였다. 일반적으로 전단응력의 자세한 분포를 구하기 위해서는 수치계산법을 사용하지만, 두께가 얇은 단면(벽이 얇은 단면)thin-walled cross section의 보에 대해서는 완전히 정확하지는 않은 대략적인 해석해를 얻을 수 있다.

6.8.1 전단응력 분포

이러한 단면의 경우, 전단응력은 벽에 평행하고 절단면의 폭에 균일하게 분포됨을 예측할 수 있다. 이 결과에 대한 증명은 이 책의 범위를 벗어나지만 [그림 6-58]과 같이 벽의 한 요소를 고려하면, 벽에 수직인 전단응력의 요소는 벽의 두께가 감소함에 따라 0에 가까워야 함을 분명히 알 수 있다. 그 이유는 벽의 표면에는 응력이 작용하지 않기 때문이다. 다음과 같은 전단 공식을 사용하여 전단응력의 크기를 결정할 수 있다.

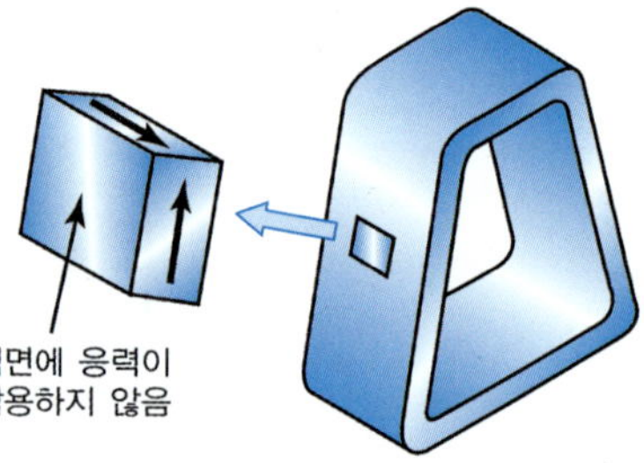

[그림 6-58] 얇은 벽으로 된 보의 전단응력

$$\tau = \frac{VQ}{bI}$$

경험법칙에 따르면, 전단응력의 방향은 V가 양수일 때 [그림 6-59]와 같이 면적 A'에서 바깥으로 나가는 방향이다. 이러한 방식으로 [그림 6-60]과 같이 단면 전체에 걸친 전단응력 분포를 확인할 수 있다. 그 절차는 [예제 6.17]과 [예제 6.18]에서 설명한다.

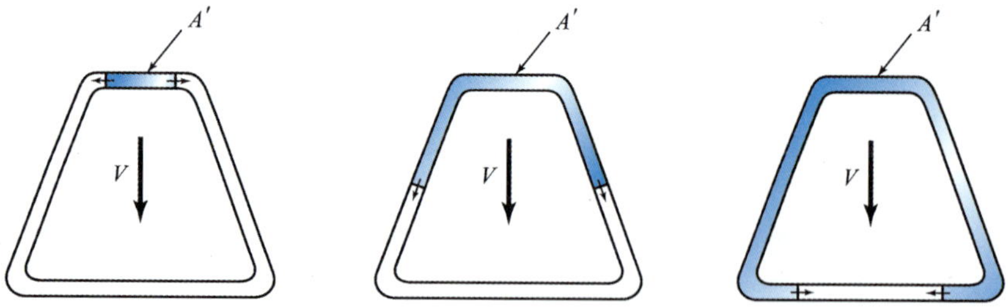

[그림 6-59] V가 양수일 때 전단응력은 A'에서 바깥으로 나가는 방향이다.

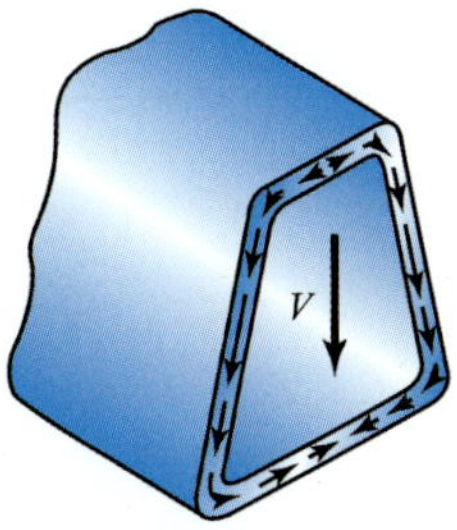

[그림 6-60] 전단응력 분포

예제 6.17 두께가 얇은 단면 보

[그림 6-61]에서 두께가 얇은 단면을 가진 보는 전단력 $V = 5\ \text{kN}$을 받는다(벽 두께의 배율은 무시할 것). 전단응력 분포를 구하시오.

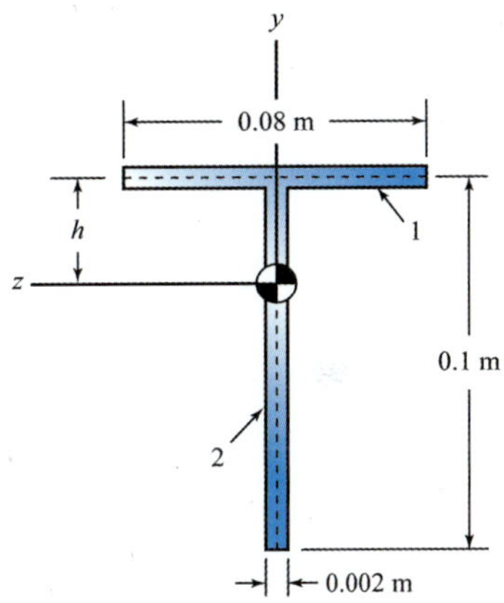

[그림 6-61]

전략

z축에 대한 중립축의 위치와 관성모멘트 I를 구해야 한다. 그런 다음 전단 공식을 사용하여 전단응력 분포를 구할 수 있다.

풀이

단면의 수평 부분 중간선에서 중립축까지의 수직거리 h는 다음과 같다.

$$h = \frac{(0)(0.08\ \text{m})(0.002\ \text{m}) + (0.0505\ \text{m})(0.002\ \text{m})(0.099\ \text{m})}{(0.08\ \text{m})(0.002\ \text{m}) + (0.002\ \text{m})(0.099\ \text{m})}$$

$$= 0.0279\ \text{m}$$

단면의 수평과 수직 부분을 각각 부분 1과 2로 표시하면, z축에 대한 단면의 관성모멘트는 다음과 같다.

$$\begin{aligned} I &= I_1 + I_2 \\ &= \frac{1}{12}(0.08\ \text{m})(0.002\ \text{m})^3 + h^2(0.08\ \text{m})(0.002\ \text{m}) \\ &\quad + \frac{1}{12}(0.002\ \text{m})(0.099\ \text{m})^3 + (0.0505\ \text{m} - h)^2(0.002\ \text{m})(0.099\ \text{m}) \\ &= 3.84\text{E-}7\ \text{m}^4 \end{aligned}$$

먼저 수평 부분의 전단응력 분포를 구한다. 수평 부분의 위치를 지정하기 위해 그림 (a)의 변수 η를 사용한다. 면적 $A' = 0.002\eta$이고, Q는 다음과 같다.

$$Q = \bar{y}' A' = h(0.002\eta) = (5.59\text{E-}5)\eta\ \text{m}^3$$

전단 공식을 적용하여, η의 함수로 수평 부분의 오른쪽 절반에 대한 전단응력을 구한다. 여기서 η의 단위는 미터(m)이다.

$$\tau = \frac{VQ}{bI} = \frac{(5000\ \text{N})(5.59\text{E-}5\eta\ \text{m}^3)}{(0.002\ \text{m})(3.87\text{E-}7\ \text{m}^4)} = (3.60\text{E}8)\eta\ \text{Pa} \qquad (1)$$

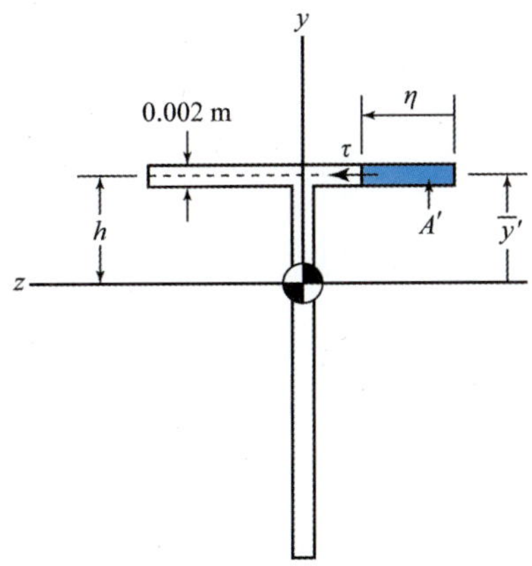

(a) 단면의 수평 부분에 전단 공식 적용

이제 그림 (b)와 같이 단면의 수직 부분에서 중립축으로부터의 거리 y'으로 전단응력 분포를 구한다. A'의 수직 및 수평 부분의 결과를 합산하여 Q를 계산할 수 있다.

$$
\begin{aligned}
Q &= Q_{\text{수평}} + Q_{\text{수직}} \\
&= h(0.08)(0.002) + \left[y' + \frac{1}{2}(h - 0.001 - y')\right](h - 0.001 - y')(0.002) \\
&= 5.19\text{E-}6 - 0.001(y')^2\ \text{m}^3
\end{aligned}
$$

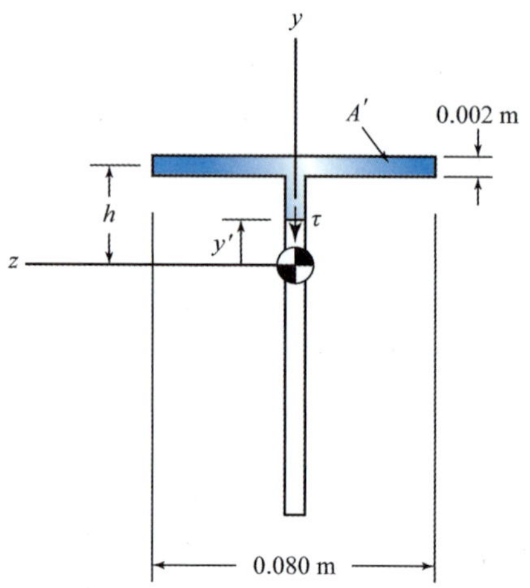

(b) 단면의 수직 부분에 전단 공식 적용

수직 부분의 전단응력은 다음과 같다. 여기서 y'의 단위는 미터(m)이다.

$$
\tau = \frac{VQ}{bI} = \frac{(5000\ \text{N})\left[5.19\text{E-}6 - 0.001(y')^2\ \text{m}^3\right]}{(0.002\ \text{m})\left(3.87\text{E-}7\ \text{m}^4\right)} = \left[33.5 - 6450(y')^2\right]\ \text{MPa} \qquad \textbf{(2)}
$$

식 (1)과 (2)로부터 단면 위치에 따른 전단응력을 구할 수 있다. 그림 (c)는 전단 분포의 방향과 크기를 나타낸다.

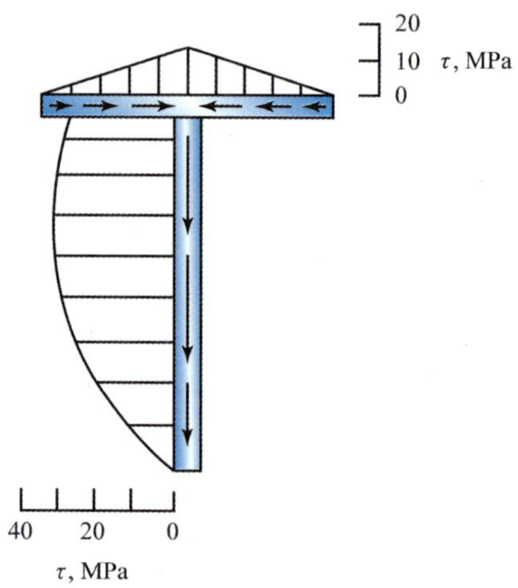

(c) 응력 분포 그래프

토론

6.6절에서 Q 항이 면적 A'의 상대 면적인 면적 A''과 그 도심 위치 $\bar{y}''$으로 표현할 수 있음을 말했다.

$$
Q = |\bar{y}''|A''
$$

가장 간단하게 작업할 수 있는 면적을 선택해보자. 이 예제에서 A''을 사용하여 수직 웹의 Q를 구할 수 있었다. y'의 측면에서 면적 A''은

$$A'' = (0.1 - h + y')(0.002)\ \mathrm{m}^2$$

이고, 도심 위치는

$$\bar{y}'' = y' - \frac{1}{2}(0.1 - h + y') = -\frac{1}{2}(0.1 - h + y')\ \mathrm{m}$$

이다. 따라서 Q는 다음과 같이 구할 수 있다.

$$\begin{aligned} Q &= |\bar{y}''|A'' = \frac{1}{2}(0.1 - h - y')(0.1 - h + y')(0.002) \\ &= 5.19\text{E-}6 - 0.001(y')^2\ \mathrm{m}^3 \end{aligned}$$

예제 6.18 두께가 얇은 단면 보

US unit

[그림 6-62]의 두께가 얇은 원형 단면 보는 전단력 $V = 20{,}000$ lb를 받는다. 반지름 $R = 6$ in, 벽 두께 $t = \frac{1}{4}$ in이다(그림의 배율은 무시할 것). 전단응력 분포를 구하시오.

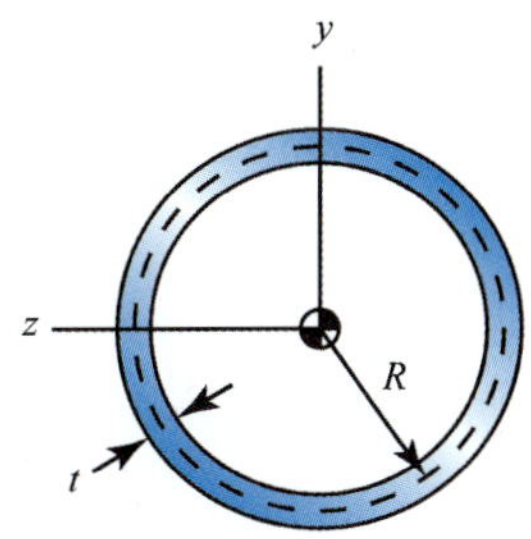

[그림 6-62]

전략

전단응력 분포를 구하기 위해 전단 공식을 사용할 수 있다.

풀이

z축에 대한 단면의 관성모멘트는 다음과 같다.

$$\begin{aligned} I &= \frac{1}{4}\pi(R + 0.5t)^4 - \frac{1}{4}\pi(R - 0.5t)^4 \\ &= \frac{1}{4}\pi\left[(6.125\ \mathrm{in})^4 - (5.875\ \mathrm{in})^4\right] \\ &= 170\ \mathrm{in}^4 \end{aligned}$$

그림 (a)의 면적 A'을 사용하여 각 α의 함수로 전단응력을 구할 수 있다. 〈부록 D〉에서 부채꼴에 대한 공식을 사용하여 A'의 면적과 도심을 구할 수 있다. 이 면적은 다음과 같다.

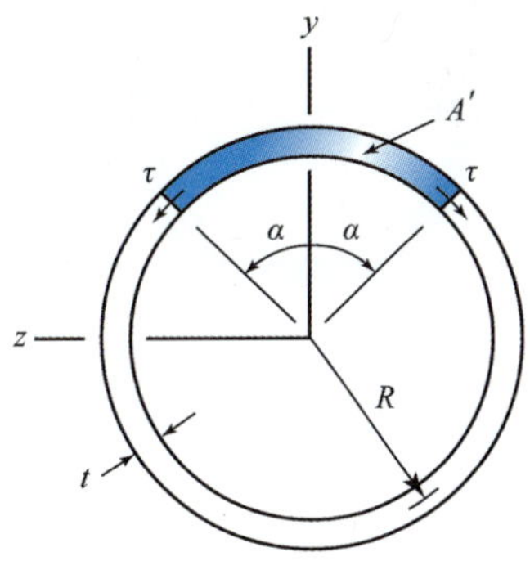

(a) 전단 공식의 적용

$$\begin{aligned} A' &= (R + 0.5t)^2\alpha - (R - 0.5t)^2\alpha \\ &= \left[(6.125\ \mathrm{in})^2 - (5.875\ \mathrm{in})^2\right]\alpha \\ &= 3.00\alpha\ \mathrm{in}^2 \end{aligned}$$

그리고 도심의 y 좌표는 다음과 같다.

$$\bar{y}' = \frac{\dfrac{2(R+0.5t)\sin\alpha}{3\alpha}(R+0.5t)^2\alpha - \dfrac{2(R-0.5t)\sin\alpha}{3\alpha}(R-0.5t)^2\alpha}{(R+0.5t)^2\alpha-(R-0.5t)^2\alpha}$$

$$= \frac{(R+0.5t)^3-(R-0.5t)^3}{(R+0.5t)^2-(R-0.5t)^2}\,\frac{2\sin\alpha}{3\alpha}$$

$$= \frac{(6.125\text{ in})^3-(5.875\text{ in})^3}{(6.125\text{ in})^2-(5.875\text{ in})^2}\,\frac{2\sin\alpha}{3\alpha}$$

$$= \frac{6.00\sin\alpha}{\alpha}\text{ in}$$

그러므로 Q 항은 다음과 같다.

$$Q=\bar{y}'A' = 18.0\ \sin\alpha\ \text{in}^3$$

전단응력 분포는 다음과 같다.

$$\tau = \frac{VQ}{bI}$$

$$= \frac{(20{,}000\text{ lb})(18.0\sin\alpha\text{ in}^3)}{\left[(2)\left(\dfrac{1}{4}\text{ in}\right)\right](170\text{ in}^4)}$$

$$= 4240\sin\alpha\text{ psi}$$

그림 (b)는 전단응력의 방향과 크기를 나타낸다.

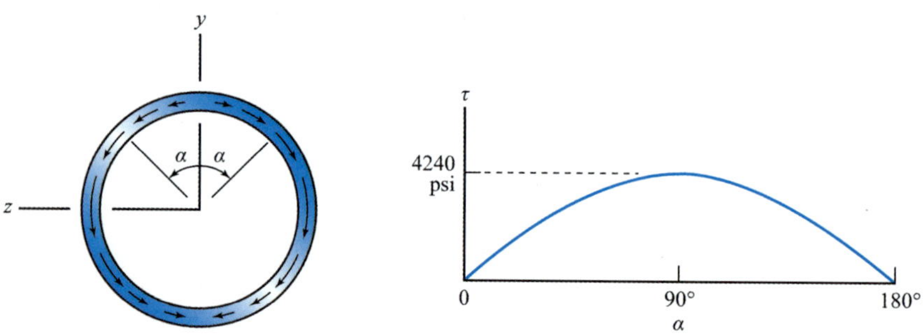

(b) 응력 분포 그래프

토론

이 예제에서와 같은 단면이, 원통 축에 대한 토크로 인해 발생하는 전단응력을 지지하는 데 효과적임을 알고 있다. 이것이 전단하중 V를 지지하는 효과적인 방법일까? 단면적이 원통형 단면적과 동일한 중실solid 정사각형 단면을 갖는 보를 고려해보자. 이 예에서 전단하중 $V=20{,}000$ lb를 받는 경우, 사각 보의 최대 전단응력과 이 예제의 최대 전단응력을 비교해보자.

6.8.2 전단중심

[그림 6-63(a)]에서 횡력 F는 두께가 얇은 외팔보의 끝단에서 작용한다. 주어진 단면에서, 보는 [그림 6-63(b)]와 같이 전단력 $V=F$와 굽힘모멘트 $M=-dF$의 영향을 받는다. 보의 단면이 y축에 대해 대칭은 아니지만, 모멘트 M은 단면의 주축에 대해 작용한다(6.5절 참조). 보의 변형에 대하여 6.1절에서 했던 동일한 기하학적 가정을 해보면, 굽힘모멘트로 인한 수직응력은 익숙한 방정식인 $\sigma_x=-\dfrac{My}{I}$ 로 구할 수 있다. 결과적으로 우리가 유도한 전단 공식이 적용되며, 6.8절에서와 같이 보 단면에 걸친 전단응력 분포를 구하는 데 이 전단 공식을 적용할 수 있다.

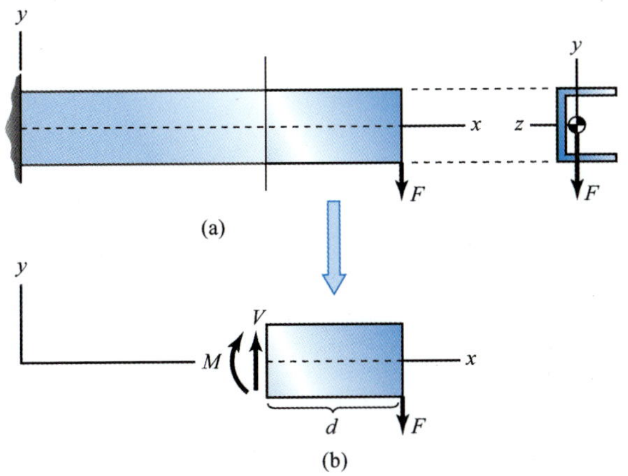

[그림 6-63] (a) 횡하중을 받는 보 (b) 전단력과 굽힘모멘트의 결과

그러나 이러한 해석에는 단점이 있다. [그림 6-63(a)]와 같이 단면의 도심에 힘 F가 가해지면, [그림 6-63(b)]의 자유물체도는 평형상태가 되지 않는다. 이것은 자유물체도의 전단응력을 나타내는 [그림 6-64]의 사면도에서 확인할 수 있다. 전단응력은 중립축에 대해 불균형한 우력을 가한다. 보에 이러한 방식으로 하중이 가해지면 [그림 6-65]와 같이 보의 끝단은 회전하게 되고, 중립축은 x-y 평면 밖으로 구부러져 기하학적 가설을 위반하게 된다. 이러한 현상은 [그림 6-65(a)]와 같이 전단응력에 의해 중립축에 가해지는 모멘트의 균형을 유지하도록 보의 끝단에 토크torque T를 가함으로써 예방할 수 있다. [그림 6-64]의 왼쪽 부분에 가해지는 전단응력의 관점에서 말하면, [그림 6-66(b)]와 같이 **토크 T는 전단응력 중립축에 대하여 작용하는 모멘트와 같아야 한다.** 바꿔 말하면, [그림 6-66(c)]와 같이 끝단에 적절한 플랜지flange를 추가하고, $eF=T$[3]와 같이 도심에서 왼쪽으로 e만큼 떨어진 곳으로 F를 이동시켜 힘 F만으로 보에 하중을 가할 수 있다. 힘 F가 적용되는 지점 S를 보의 **전단중심**shear center이라고 한다. 이러한 방식으로 하중을 가하면, [그림 6-67]과 같이 x-y 평면에서 보가 구부러지고, 기하학적 가설이 유지되며, 앞에서 설명한 대로 수직응력 및 전단응력 분포를 구할 수 있다.

3 **(역자주)** 이 식은, 토크는 힘 F가 도심으로부터 e만큼 이동한 거리와 연계성을 갖는다는 의미이다.

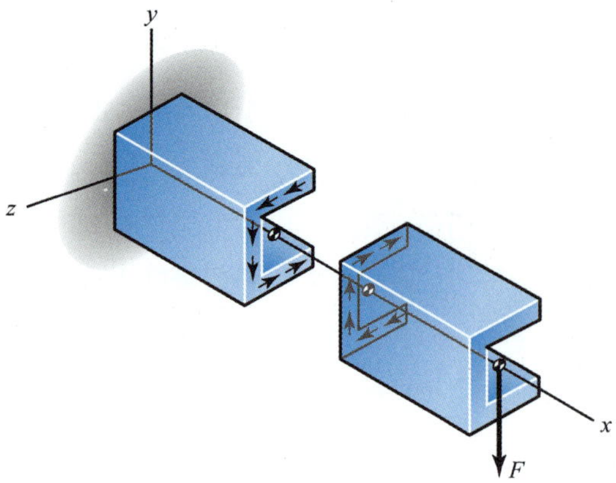

[그림 6-64] 전단응력은 x축에 대해 모멘트를 가한다.

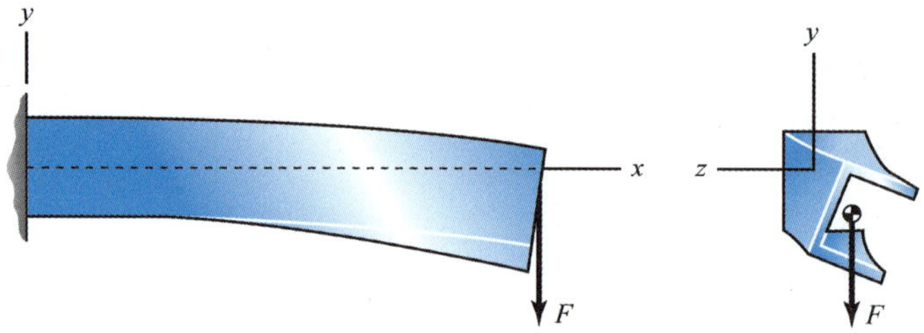

[그림 6-65] 보 끝단의 회전과 x-y 평면 밖으로의 중립축의 비틀림

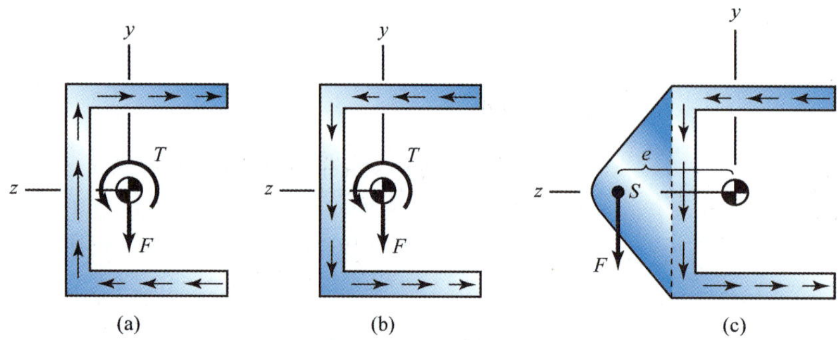

[그림 6-66] (a) 평형을 이루기 위해 토크 T를 추가함. (b) 토크는 도심에 대한 전단응력의 모멘트와 같아야 한다. (c) 전단중심 S에 힘 F를 가함.

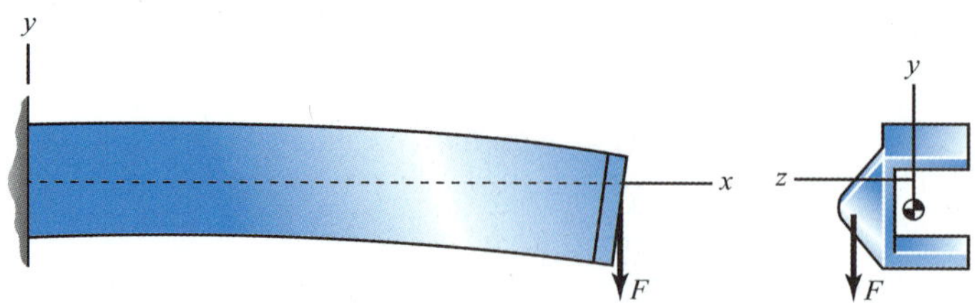

[그림 6-67] F가 전단중심에 가해질 때 보의 변형

전단중심의 위치는, 보 단면에서 전단응력 분포에 의해 임의의 점에 가해지는 모멘트를 계산함으로

써 구할 수 있다. 힘 F는 그 점에 대해 동일한 모멘트가 작용되도록 배치해야 한다. [예제 6.19]와 [예제 6.20]에서 횡력을 받는 보의 전단중심을 구할 것이다. 일반적으로, 전단응력 분포가 등가 힘 equivalent force으로 표현될 때마다 힘이 작용하는 가상의 점을 그 응력 분포의 전단중심이라고 한다.

예제 6.19 보의 전단중심

[그림 6-68]의 외팔보는 전단중심에 가해지는 횡력 F의 영향을 받는다. 단면의 치수는 $d = 0.06\ \text{m}$, $h = 0.08\ \text{m}$, $t = 0.002\ \text{m}$이다. 단면 수직 부분의 중간선에서 중립축까지의 수평 거리 $c = 0.0180\ \text{m}$이며, z축에 대한 단면의 관성모멘트는 $I = 4.696\text{E-}7\ \text{m}^4$이다. 중립축에서 전단중심 S까지의 거리 e를 구하시오.

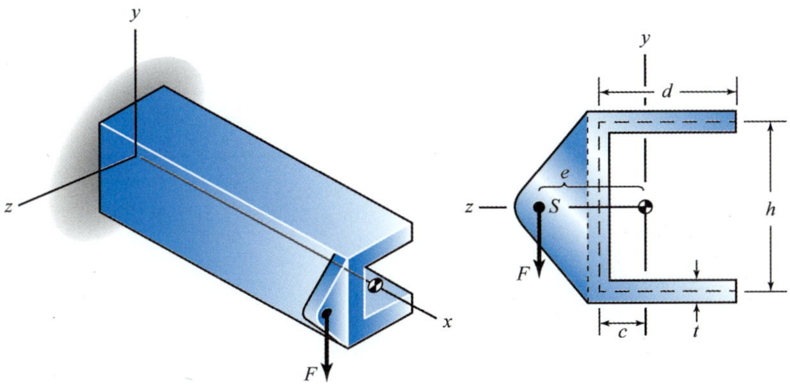

[그림 6-68]

전략

$V = F$와 전단 공식을 사용하여 중립축에 대한 전단응력 분포로 인해 발생하는 모멘트를 구할 수 있다. 중립축에 대한 횡력에 의해 발생하는 모멘트 eF는 중립축의 전단응력로 인해 발생하는 모멘트와 같아야 한다. 이러한 조건으로 e를 구할 수 있다.

풀이

먼저 단면의 상단 수평 부분에서 전단응력을 구한다. 그림 (a)의 변수 η를 사용하면, 면적 $A' = t\eta$이고 Q 항은 다음과 같다.

$$Q = \bar{y}' A' = \frac{h}{2} t\eta$$

전단 공식을 적용하여 η의 함수로 상단 수평 부분의 전단응력을 구한다.

$$\tau = \frac{VQ}{bI} = \frac{F(h/2)t\eta}{tI} = \frac{hF}{2I}\eta$$

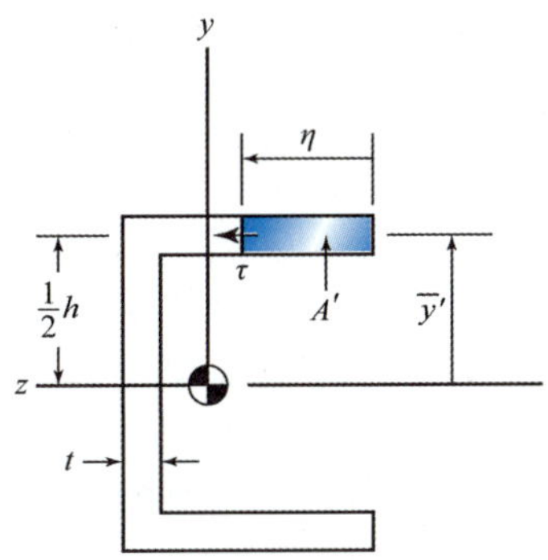

(a) 상단 수평 부분에 전단 공식 적용

폭 $d\eta$의 상단 수평 부분의 요소에 작용하는 전단응력으로 인해 발생하는 힘(왼쪽 방향)은 $\tau t\,d\eta$이다. 따라서 전단응력으로 인한 중립축에 대한 반시계방향 모멘트는 다음과 같다.

$$M_{\text{상단부}} = \int_0^d \frac{h}{2}\tau t\,d\eta = \int_0^d \frac{h^2 tF}{4I}\eta\,d\eta = \frac{h^2 d^2 tF}{8I} = 0.01227F$$

동일한 반시계방향 모멘트가 다음과 같이 하단 수평 부분의 전단응력으로 인해 중립축에서 발생하는데, 이에 대해서는 연습문제로 남겨두겠다(문제 **6.109** 참조).

$$M_{하단부} = 0.01227F$$

이제 단면의 수직 부분에서 발생하는 전단응력을 그림 (b)와 같이 중립축으로부터의 거리 y'으로 구해보자. A'의 수직 및 수평 부분의 결과를 합산하여 Q를 구할 수 있다.

$$\begin{aligned} Q &= Q_{수평} + Q_{수직} \\ &= \frac{h}{2}t\left(d+\frac{t}{2}\right)+\left[y'+\frac{1}{2}\left(\frac{h}{2}-\frac{t}{2}-y'\right)\right]t\left(\frac{h}{2}-\frac{t}{2}-y'\right) \\ &= [D-0.5(y')^2]t \end{aligned}$$

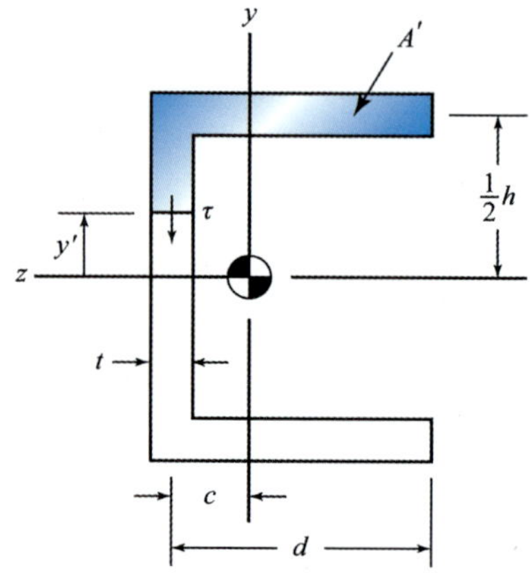

(b) 수직 부분에 전단 공식 적용

여기서

$$D = \frac{1}{2}hd + \frac{1}{8}(h^2+t^2)$$

이다. 수직 부분의 전단응력은 다음과 같다.

$$\tau = \frac{VQ}{bI} = \frac{F[D-0.5(y')^2]t}{tI} = \frac{F[D-0.5(y')^2]}{I}$$

높이 dy'의 수직 웹 요소에 작용하는 전단응력으로 인해 작용하는 (아랫방향)힘은 $\tau t\,dy'$이다. 따라서 전단응력으로 인해 발생하는 중립축에 대한 반시계방향 모멘트는 다음과 같다.

$$\begin{aligned} M_{수직부} &= \int_{-h/2}^{h/2} c\tau t\,dy' = \int_{-h/2}^{h/2} \frac{ctF}{I}[D-0.5(y')^2]\,dy' \\ &= \frac{ctF}{I}\left(Dh - \frac{h^3}{24}\right) = 0.01799F \end{aligned}$$

전단응력에 의해 중립축에 가해지는 총 모멘트는 다음과 같다.

$$M_{하단부} + M_{상단부} + M_{수직부} = 0.0425F$$

이것을 중립축에 대한 힘 F로 인해 발생하는 모멘트 eF와 동일하게 놓으면, 중립축에서 전단중심까지의 거리가 $e = 0.0425\text{ m}$가 됨을 확인할 수 있다.

토론

수직 부분의 전단응력을 구하고 중립축에 대한 모멘트를 계산하여 어떻게 구할 수 있는지를 보여주었지만, 실제로는 그럴 필요가 없었다. z축이 수직 부분의 중간선과 교차하는 점에 대한 전단응력 분포 때문에 발생하는 총 모멘트를 계산하면, 수직 부분의 전단응력은 모멘트를 발생시키지 않는다. 이 점에 대한 횡력 F로 인해 발생한 모멘트를 전단응력으로 인해 발생한 모멘트와 같다고 하면, 다음과 같이 구할 수 있다.

$$(e-c)F = M_{하단부} + M_{상단부} \quad : \quad (e-0.0180)F = 2(0.01227F)$$

계산하면, $e = 0.0425\text{ m}$가 된다.

예제 6.20 보의 전단중심

[그림 6-69]의 외팔보는 반원형의 두께가 얇은 단면을 가지며 전단중심에 가해지는 횡력(F)을 받는다. 반지름은 $R = 0.06$ m이고 벽 두께는 $t = 0.002$ m이다. 반원의 도심에서 중립축까지의 수평 거리는 $c = 0.0382$ m이며, z축을 도심으로 하는 단면의 관성모멘트는 $I = 6.79 \times 10^{-7}$ m^{4}이다. 중립축에서 전단중심 S까지의 거리 e를 구하시오.

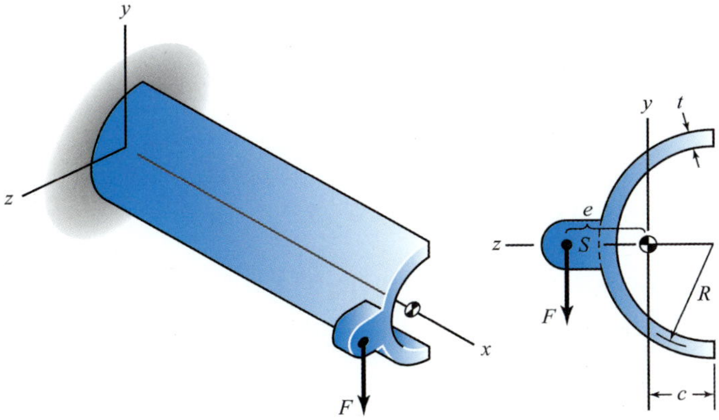

[그림 6-69]

전략

반원형 단면의 도심에 대한 전단응력 분포로 인해 발생되는 모멘트를 구하기 위해 $V = F$와 전단 공식을 사용할 수 있다. 단면 도심에 가해지는 횡력으로 인해 발생하는 모멘트 $(c+e)F$는 전단응력으로 인해 발생하는 모멘트와 같아야 한다.

풀이

각 θ의 함수로 전단응력을 구하기 위해 그림 (a)의 면적 A'을 사용할 수 있다. A'의 Q 항을 구하기 위해, 그림 (b)의 면적 A'_1과 A'_2를 사용하고 〈부록 D〉에서 부채꼴 면적을 적용한다.

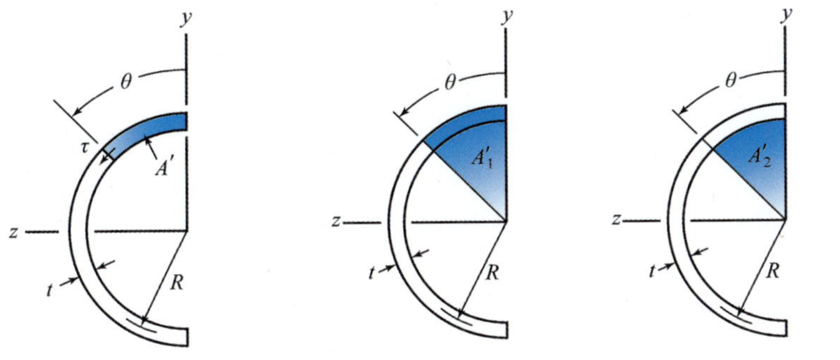

(a) 전단공식 적용 (b) A'에 대한 Q 값을 구하기 위한 면적 A'_1과 A'_2

면적 A'_1과 A'_2는

$$A_1' = \frac{1}{2}\theta\left(R+\frac{t}{2}\right)^2, \quad A_2' = \frac{1}{2}\theta\left(R-\frac{t}{2}\right)^2$$

이고, 도심까지의 반원 거리는 다음과 같다.

$$\bar{r}'_1 = \frac{2\left(R+\frac{t}{2}\right)\sin\frac{1}{2}\theta}{\frac{3}{2}\theta}, \quad \bar{r}'_2 = \frac{2\left(R-\frac{t}{2}\right)\sin\frac{1}{2}\theta}{\frac{3}{2}\theta}$$

따라서 면적 A'의 Q 값은 다음과 같다.

$$\begin{aligned} Q &= \bar{y}'_1 A'_1 - \bar{y}'_2 A'_2 = \left(\bar{r}'_1 \cos\frac{1}{2}\theta\right)A'_1 - \left(\bar{r}'_2 \cos\frac{1}{2}\theta\right)A'_2 \\ &= \frac{2}{3}\left[\left(R+\frac{t}{2}\right)^3 - \left(R-\frac{t}{2}\right)^3\right]\sin\frac{1}{2}\theta\cos\frac{1}{2}\theta \end{aligned}$$

θ의 함수로서 전단응력은 다음과 같다.

$$\tau = \frac{VQ}{bI} = \frac{2F}{3tI}\left[\left(R+\frac{t}{2}\right)^3 - \left(R-\frac{t}{2}\right)^3\right]\sin\frac{1}{2}\theta\cos\frac{1}{2}\theta \tag{1}$$

그림 (c)와 같이 각의 크기 $d\theta$에 작용하는 전단응력으로 인해 발생하는 반원형 단면의 도심에 대한 모멘트는 $R\tau\,dA = R\tau t R\,d\theta$이다. 그러므로 총 모멘트는 다음과 같다.

$$M = \int_0^\pi R^2 \tau t\, d\theta$$

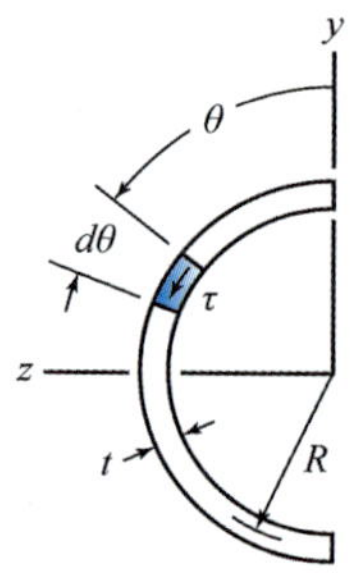

(c) 전단응력으로 인해 발생하는 모멘트 계산을 위한 면적 요소

이 식에 식 (1)을 대입하고 적분하면 다음 식으로 정리할 수 있다.

$$M = \frac{2FR^2}{3I}\left[\left(R+\frac{t}{2}\right)^3 - \left(R-\frac{t}{2}\right)^3\right]$$

이 식은 [그림 6-69]의 전단중심에서 작용하는 횡력 F로 인해 발생하는 반원형 단면의 도심에 대한 모멘트의 다음 식과 같다고 볼 수 있다.

$$(c+e)F = \frac{2FR^2}{3I}\left[\left(R+\frac{t}{2}\right)^3 - \left(R-\frac{t}{2}\right)^3\right]$$

e를 계산하면, $e = 0.0382$ m이다.

토론

이 예제에서 전단중심이 어디에 있는지 신경써야 하는 이유는 무엇일까? [그림 6-69]의 힘 F가 단면의 도심에 가해지면, 보의 끝단이 아래로 움직이면서 오른쪽으로 이동함을 직관적으로 볼 수 있다. x-y 평면 밖으로 보가 휘어지고 그 힘이 충분히 크면, 좌굴buckling 또는 기하학적 불안정성으로 인해 파손된다. 만약 보가 전단중심에서 하중을 받는다면, 보가 휘지 않고 실질적으로 더 큰 하중을 견딜 수 있다.

연습문제 ▶▶▶

6.99 그림의 두께가 얇은 단면 보는 전단력 $V = 5$ kN을 받는다. 중립축에서의 전단응력을 구하시오([예제 6.17] 참조).

6.100 그림의 두께가 얇은 단면 보는 전단력 $V = 5$ kN을 받는다. $y' = -0.02$ m에서의 전단응력을 구하시오.

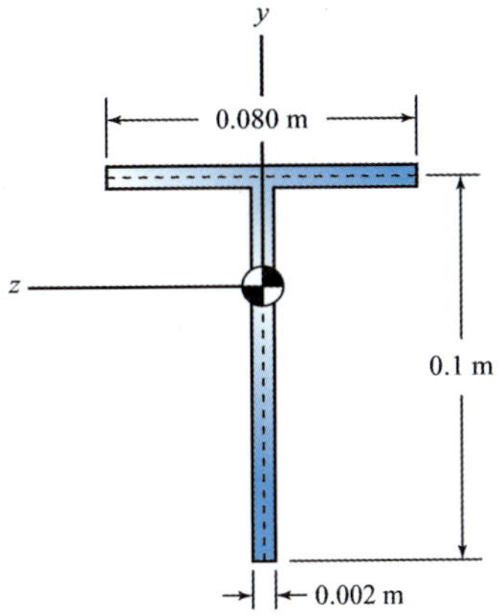

[그림 P6.99 ~ 6.100]

6.101 그림의 두께가 얇은 단면 보는 전단력 $V = 20{,}000$ lb를 받는다.
US unit
단면의 반지름은 $R = 6$ in이고 벽 두께는 $t = \frac{1}{4}$ in이다. $\alpha = 45°$에서의 전단응력을 구하시오([예제 6.18] 참조).

6.102 그림의 두께가 얇은 단면 보는 전단력 $V = 20{,}000$ lb를 받는다.
US unit
단면의 반지름은 $R = 8$ in이고, 벽 두께는 $t = \frac{1}{4}$ in이다. $\alpha = 45°$에서의 전단응력을 구하시오.

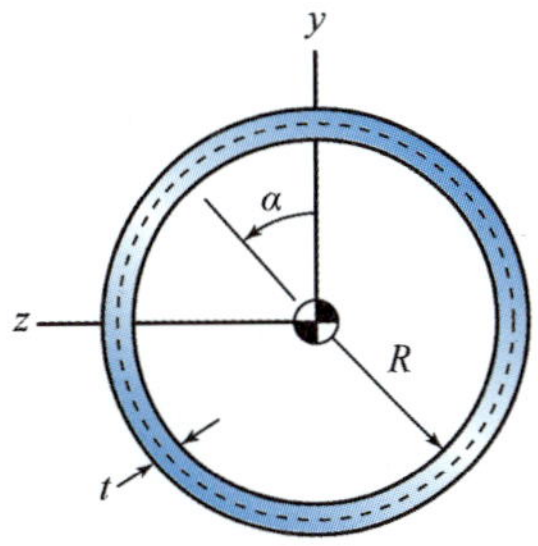

[그림 P6.101 ~ 6.102]

6.103 그림의 두께가 얇은 단면 보는 전단력 $V = 2.4$ kN을 받는다. 그림에 표시한 변수 η의 함수로 단면의 왼쪽 수직 부분에서의 전단응력 크기를 구하시오.

6.104 그림의 두께가 얇은 단면 보는 전단력 $V = 2.4$ kN을 받는다. 그림에 표시한 변수 ζ의 함수로 단면의 수평 부분에서의 전단응력 크기를 구하시오.

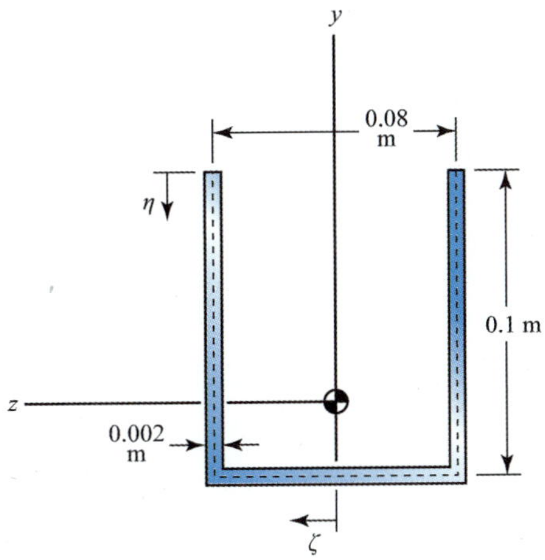

[그림 P6.103 ~ 6.104]

연습문제 ▸▸▸

6.105* 그림의 두께가 얇은 반원형 단면 보는 전단력 $V = 20{,}000\ \mathrm{lb}$를 받는다. 반지름은 $R = 6\ \mathrm{in}$이고, 벽 두께는 $t = \dfrac{1}{4}\ \mathrm{in}$이다. 중립축에서의 전단응력 크기는 얼마이며, 전단응력이 발생하는 점의 각도 α는 얼마인가?
US unit

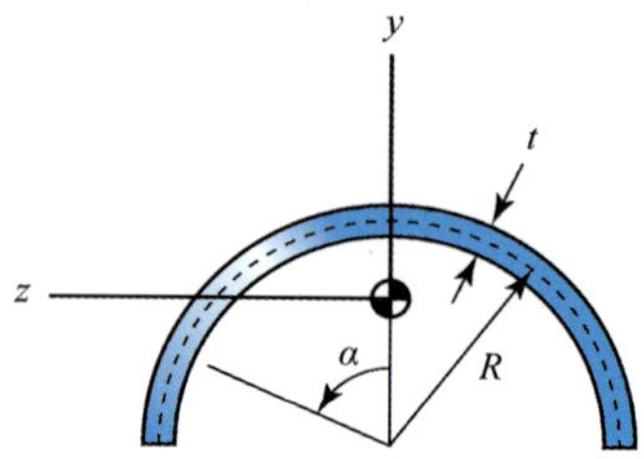

[그림 P6.105 ~ 6.106]

6.106* 그림의 두께가 얇은 단면 보는 전단력 $V = 20{,}000\ \mathrm{lb}$를 받는다. 반지름은 $R = 6\ \mathrm{in}$이고, 벽 두께는 $t = \dfrac{1}{4}\ \mathrm{in}$이다. 각도 α의 함수로 전단응력의 그래프를 그리시오.
US unit

6.107* 그림의 두께가 얇은 단면 보는 전단력 $V = 4.5\ \mathrm{kN}$을 받는다. 그림에 표시한 변수 η의 함수로 단면의 수직 부분에서의 전단응력 크기를 구하시오.

6.108* 그림의 두께가 얇은 단면 보는 전단력 $V = 4.5\ \mathrm{kN}$을 받는다. 단면의 원형 부분에서의 전단응력을 각도 α의 함수로 구하시오.

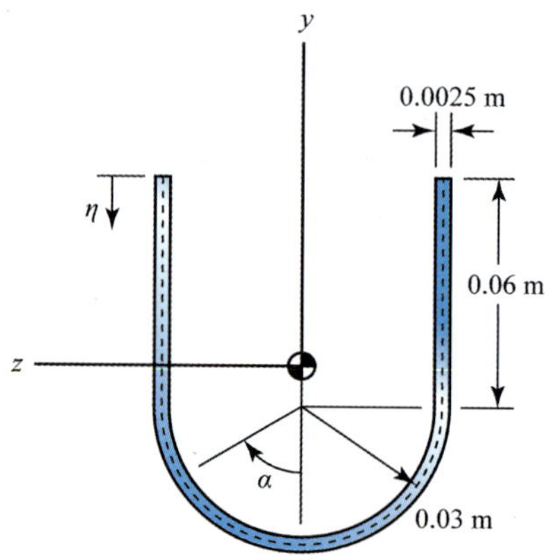

[그림 P6.107 ~ 6.108]

6.109 [예제 6.19]에서, 단면의 하단 수평 부분의 전단응력으로 인해 보 단면의 도심에 가해지는 반시계방향 모멘트가 $M_{\text{하단부}} = 0.0123F\ \mathrm{N \cdot m}$임을 증명하시오.

연습문제 ▸▸▸

6.110 치수 $d=0.50$ m, $h=1.00$ m, $t=0.03$ m의 두께가 얇은 단면에서 수직 부분의 중심선에서 도심까지의 수평 거리는 $c=0.125$ m이다. z축에 대한 단면의 관성모멘트는 $I=0.01$ m^{4}이다. 중립축에서 전단중심 S까지의 거리 e를 구하시오([예제 6.19] 참조).

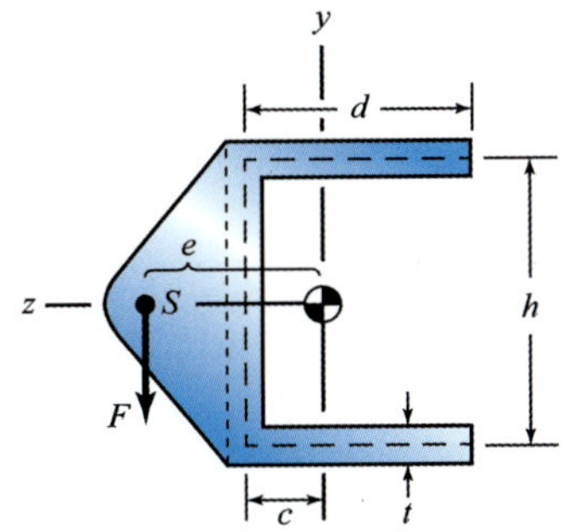

[그림 P6.110 ~ 6.111]

6.111 치수 $d=5$ in, $h=9$ in, $t=\frac{1}{8}$ in의 두께가 얇은 단면에서 수직 부분의 중심선에서 도심까지의 수평 거리 c는 $c=1.316$ in이다. z축에 대한 단면의 관성모멘트는 $I=32.91$ in^{4}이다. 중립축에서 전단중심 S까지의 거리 e를 구하시오([예제 6.19] 참조).

US unit

6.112 치수 $d_L=0.04$ m, $d_R=0.08$ m, $h=0.08$ m, $t=0.002$ m인 두께가 얇은 단면에서 수직 부분의 중심선에서 도심까지의 수평 거리는 $c=0.0151$ m이다. z축에 대한 단면의 관성모멘트는 $I=8.47\text{E-}7$ m^{4}이다. 중립축에서 전단중심 S까지의 거리 e를 구하시오.

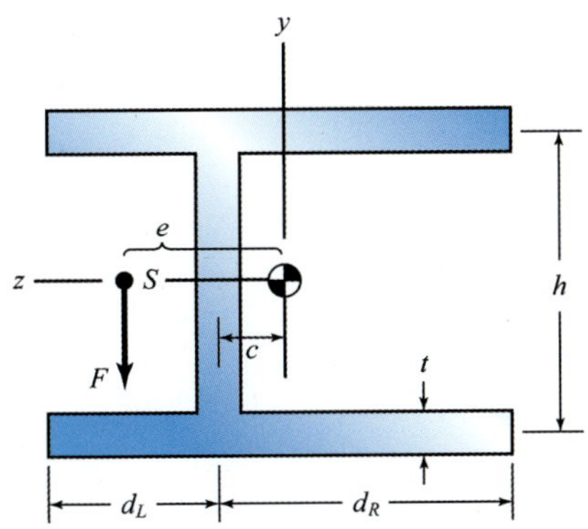

[그림 P6.112 ~ 6.113]

6.113 치수 $d_L=3$ in, $d_R=8$ in, $h=8$ in, $t=\frac{1}{8}$ in인 두께가 얇은 단면에서 수직 부분의 중심선에서 도심까지의 수평 거리는 $c=1.84$ in이다. z축에 대한 단면의 관성모멘트는 $I=49.1$ in^{4}이다. 중립축에서 전단중심 S까지의 거리 e를 구하시오.

US unit

연습문제 ▸▸▸

6.114 US unit 치수 $d=5$ in, $h=9$ in, $t=\frac{1}{8}$ in이다. 수평 거리 c는 4.62 in이고, z축에 대한 단면의 관성모멘트는 $I=117\ \text{in}^4$이다. 중립축에서 전단중심 S까지의 거리 e를 구하시오.

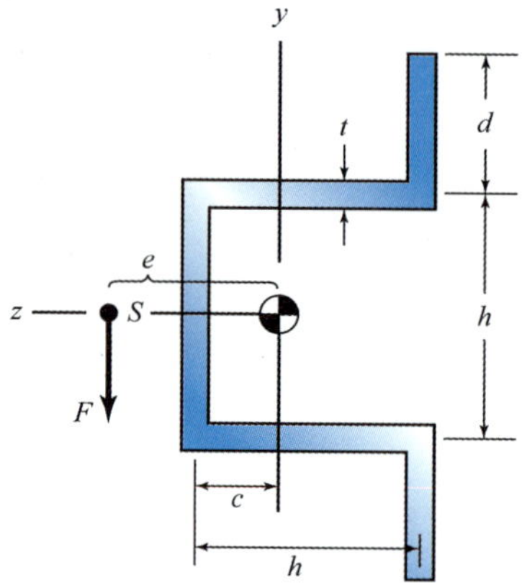

[그림 P6.114 ~ 6.115]

6.115 치수 $d=0.08$ m, $h=0.12$ m, $t=0.004$ m이다. 수평 거리 c는 0.0646 m이고, z축에 대한 단면의 관성모멘트는 $I=1.08\text{E-}5\ \text{m}^4$이다. 중립축에서 전단중심 S까지의 거리 e를 구하시오.

6.116 반지름 $R=0.1$ m, 벽 두께 $t=0.003$ m이다. 반원 중심에서 도심까지의 수평 거리는 $c=0.0637$ m이다. z축에 대한 단면의 관성모멘트는 $I=4.71\text{E-}6\ \text{m}^4$이다. 중립축에서 전단중심 S까지의 거리 e를 구하시오([예제 6.20] 참조).

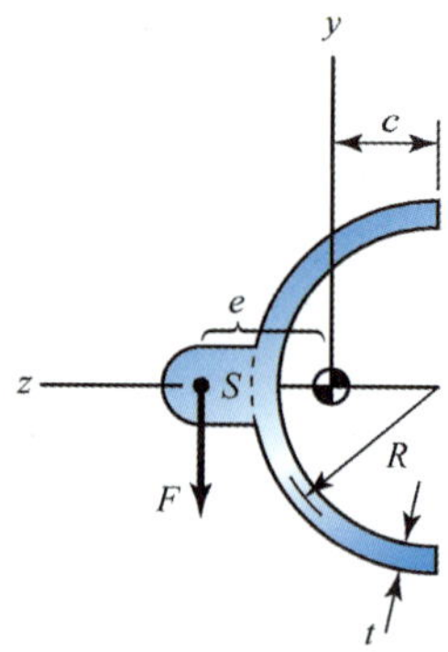

[그림 P6.116 ~ 6.117]

6.117 US unit 반지름 $R=4$ in, 벽 두께 $t=\frac{1}{16}$ in이다. 반원 중심에서 도심까지의 수평 거리는 $c=2.55$ in이다. z축에 대한 단면의 관성모멘트는 $I=6.28\ \text{in}^4$이다. 중립축에서 전단중심 S까지의 거리 e를 구하시오([예제 6.20] 참조).

연습문제 ▸▸▸

6.118 반지름 $R=4$ in, 치수 $d=2$ in, 벽 두께 $t=\frac{1}{8}$ in이다. 반원 중심에서 도심까지의 수평 거리는 $c=1.95$ in이다. z축에 대한 단면의 관성모멘트는 $I=25.0$ in^{4}이다. 중립축에서 전단중심 S까지의 거리 e를 구하시오([예제 6.20] 참조).
US unit

6.119 반지름 $R=0.035$ m, 치수 $d=0.020$ m, 벽 두께 $t=0.003$ m이다. 반원 중심에서 도심까지의 수평 거리는 $c=0.0163$ m이다. z축에 대한 단면의 관성모멘트는 $I=4.66\text{E-}7$ m^{4}이다. 중립축에서 전단중심 S까지의 거리 e를 구하시오([예제 6.20] 참조).

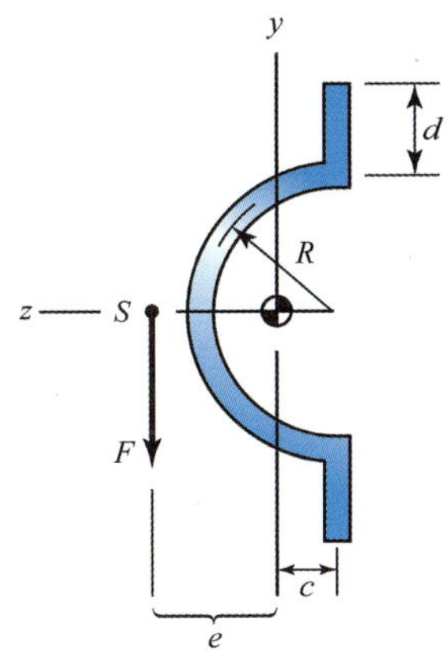

[그림 P6.118 ~ 6.119]

6.120 반지름 $R=0.035$ m, 치수 $d=0.020$ m, 벽 두께 $t=0.003$ m이다. 반원 중심에서 도심까지의 수평 거리는 $c=0.0137$ m이다. z축에 대한 단면의 관성모멘트는 $I=3.5\text{E-}7$ m^{4}이다. 중립축에서 전단중심 S까지의 거리 e를 구하시오([예제 6.20] 참조).

6.121 반지름 $R=4$ in, 치수 $d=2$ in, 벽 두께 $t=\frac{1}{8}$ in이다. 반원 중심에서 도심까지의 수평 거리는 $c=1.69$ in이다. z축에 대한 단면의 관성모멘트는 $I=20.6$ in^{4}이다. 중립축에서 전단중심 S까지의 거리 e를 구하시오([예제 6.20] 참조).
US unit

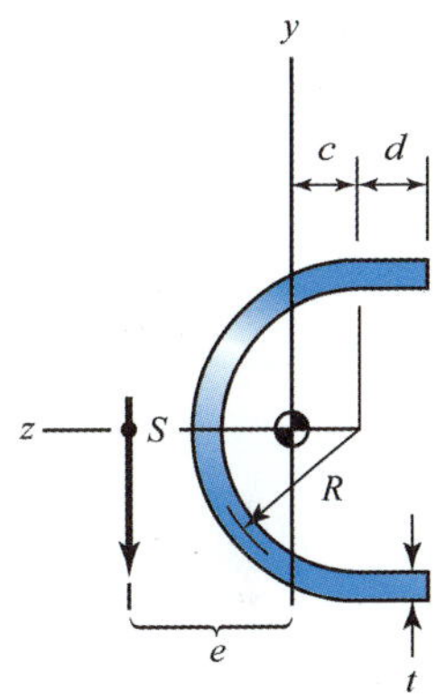

[그림 P6.120 ~ 6.121]

핵심요약 ▸▸▸

▶ 수직응력

■ 수직응력 분포

임의의 하중을 받는 등방성 선형 탄성재료의 가느다란 균일단면 보를 고려해보자. 그림 (a)와 같이 축 좌표 x를 포함한 단면에서 보의 중립축 곡률 반지름은 다음 식으로 구할 수 있다.

$$\frac{1}{\rho} = \frac{M}{EI} \tag{6.10}$$

여기서 I는 z축에 대한 보 단면의 관성모멘트이고, M은 x에서의 굽힘모멘트 값이다. ρ가 양수이면, 양의 y축은 중립축의 오목한 면에 있다. 곱 EI는 보의 **굽힘 강성**flexural rigidity이다. 수직변형률의 분포는 다음과 같다.

$$\epsilon_x = -\frac{y}{\rho} = -\frac{My}{EI} \tag{6.11}$$

그리고 수직응력 분포는 다음과 같다.

$$\sigma_x = -\frac{My}{I} \tag{6.12}$$

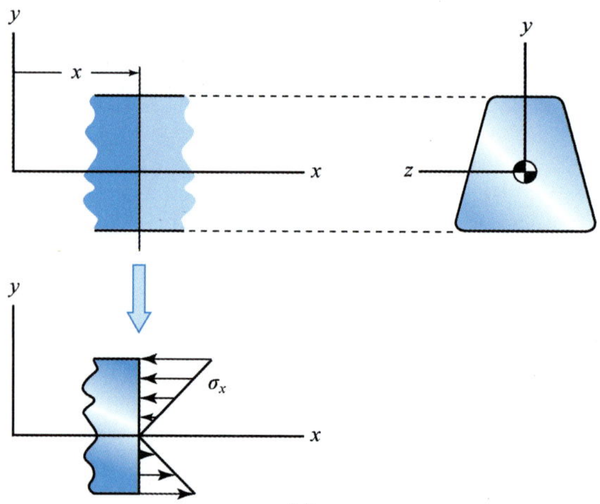

(a)

핵심요약 ▸▸▸

■ 설계 문제

다음과 같이 정의된 허용응력에 대한 재료의 항복응력의 비율을 보의 **안전계수**factor of safety라고 한다.

$$FS = \frac{\sigma_Y}{\sigma_{allow}} \tag{6.13}$$

보의 주어진 단면에서, 수직응력의 크기는 중립축에서 가장 먼 단면의 지점에서 가장 크다. [그림 6-14]의 예와 같이, c는 주어진 단면에 대해 가장 큰 y의 크기를 나타낸다. z축에 대한 단면의 관성모멘트 I 대 c의 비율을 z축에 대한 **단면계수**section modulus라고 한다.

$$S = \frac{I}{c} \tag{6.15}$$

■ 합성 보

그림 (b)와 같이 y축에 대해 각각 대칭인 재료 A와 B로 구성된 균일단면 합성 보의 주어진 단면을 고려하자. 중립축의 위치는 다음과 같은 관계식으로 구할 수 있다.

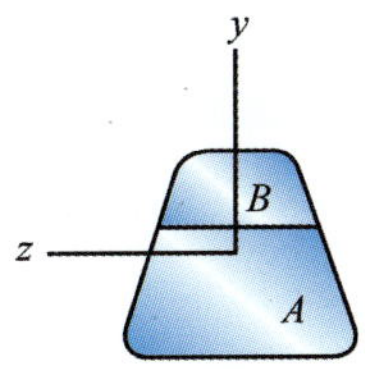

(b)

$$E_A A_A \bar{y}_A + E_B A_B \bar{y}_B = 0 \tag{6.18}$$

여기서 $\bar{y}_A$와 $\bar{y}_B$는 중립축에 대한 면적 A_A와 A_B의 도심 좌표이다. 재료 각각에 대한 수직응력 분포는 다음과 같다.

$$\sigma_A = \frac{My}{I_A + \dfrac{E_B}{E_A} I_B}, \quad \sigma_B = \frac{My}{\dfrac{E_A}{E_B} I_A + I_B} \tag{6.19}$$

변환 면적법transformed area method을 사용하면 동일한 굽힘모멘트를 받는 가상의 균일한 보에서 수직응력 분포를 결정할 수 있고, 합성 보의 수직응력 분포를 얻을 수 있다. 그림 (c)는 재료 A와 재료 B로 구성된 균일단면 합성 보의 단면과, 재료 A로만 구성된 가상의 **변환 보**transformed beam의 단면을 보여준다. 합성 보에서 재료 A로 구성된 변환 보의 단면적은 변경되지 않지만, 합성 보에서 재료 B로 구성된 단면 부분의 폭은 계수에 따라 비례 적용(곱셈)된다.

$$n = \frac{E_B}{E_A} \tag{6.21}$$

핵심요약 ▸▸▸

변형 단면의 축척 부분은 T로 표시된다. 합성 보의 재료 A에서의 수직응력 분포는 변환된 보의 A 부분에서의 수직응력 분포로 구할 수 있다.

$$\sigma_A = -\frac{My}{I} \tag{6.22}$$

여기서 I는 변환된 단면의 관성모멘트이고, y는 변환된 단면의 중립축(중심)에서 측정된다. 합성 보의 재료 B에서 수직응력 분포는 변환된 보의 T 부분에서의 수직응력 분포에 n을 곱하여 계산한다.

$$\sigma_B = n\sigma_T = -n\frac{My}{I} \tag{6.23}$$

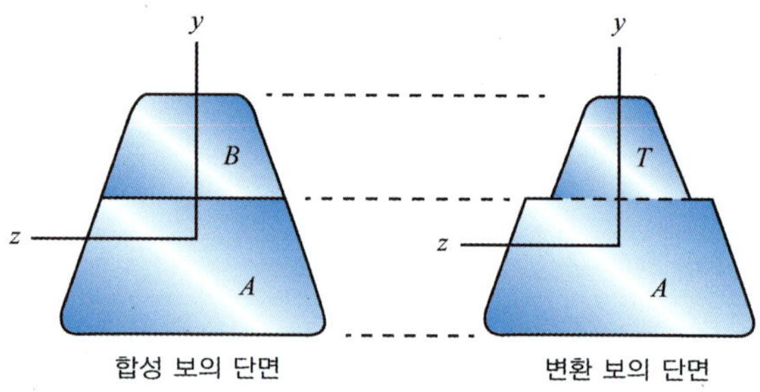

(c)

■ 탄성-완전소성 보

직사각형 단면을 갖는 탄성-완전소성elastic-perfectly plastic 재료로 만들어진 보의 주어진 위치에서의 M을 굽힘모멘트라고 하자. M이 최대 수직응력이 항복응력과 같게 되는 값을 초과하면, 그림 (d)와 같이 수직응력은 중립축으로부터 일정 거리 d에서 항복응력에 도달할 때까지 선형적으로 증가하다가 일정하게 유지된다. 거리 d는 다음과 같다.

$$d = \sqrt{3\left(\frac{h^2}{4} - \frac{M}{\sigma_Y b}\right)} \tag{6.30}$$

재료의 항복을 일으키지 않고 적용할 수 있는 최대 굽힘모멘트는 다음과 같다.

$$M = \frac{\sigma_Y b h^2}{6} \tag{6.31}$$

모든 재료가 항복되는($d=0$) 굽힘모멘트의 크기를 **극한모멘트**ultimate moment라고 한다.

$$M_U = \frac{\sigma_Y b h^2}{4} \tag{6.32}$$

모멘트가 이 값에 도달하면 추가 굽힘에 대한 저항은 없으며, 보는 **소성힌지**plastic hinge를 형성한다.

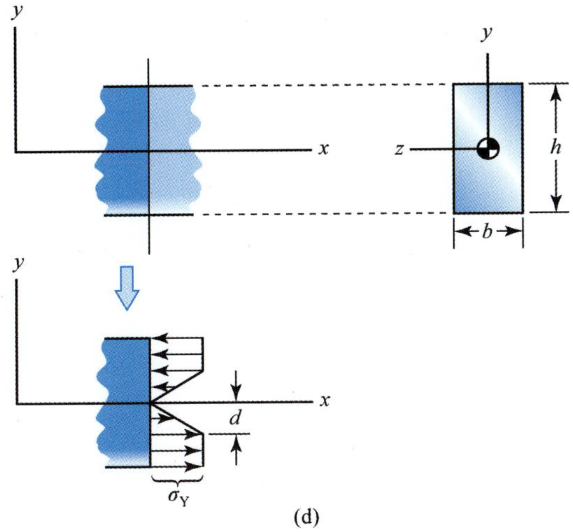

(d)

직사각형이 아닌 단면의 경우, 재료가 완전히 항복될 때 수직응력 분포는 인장응력과 압축응력을 받는 면적 A_T와 A_C가 동일하다는 조건에서 구할 수 있다. 극한모멘트는 다음과 같다.

$$M_U = \sigma_Y(\bar{y}_C A_C - \bar{y}_T A_T) \quad \textbf{(6.34)}$$

여기서 $\bar{y}_T$와 $\bar{y}_C$는 그림 (e)와 같이 중립축과 상관관계가 있는 A_T와 A_C의 도심 좌표이다.

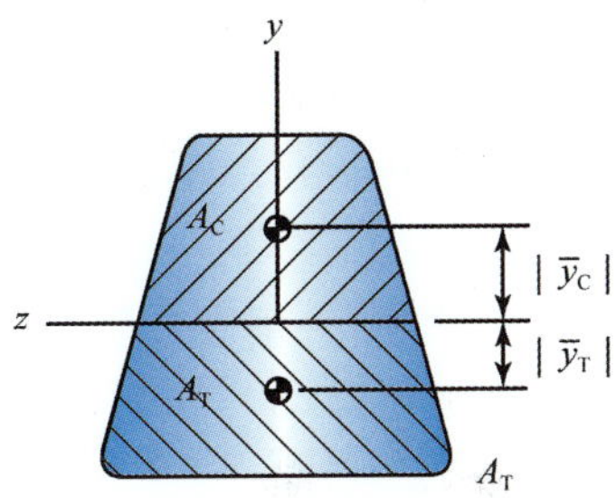

(e)

■ 비대칭 단면

그림 (f)에서 $y'z'$ 좌표계에 대한 단면의 관성모멘트와 관성곱은 yz 좌표계에 대한 관성모멘트와 관성곱으로 주어진다.

$$I_{y'} = \frac{I_y + I_z}{2} + \frac{I_y - I_z}{2}\cos 2\theta - I_{yz}\sin 2\theta \quad \textbf{(6.41)}$$

$$I_{z'} = \frac{I_y + I_z}{2} - \frac{I_y - I_z}{2}\cos 2\theta + I_{yz}\sin 2\theta \quad \textbf{(6.42)}$$

$$I_{y'z'} = \frac{I_y - I_z}{2}\sin 2\theta + I_{yz}\cos 2\theta \quad \textbf{(6.43)}$$

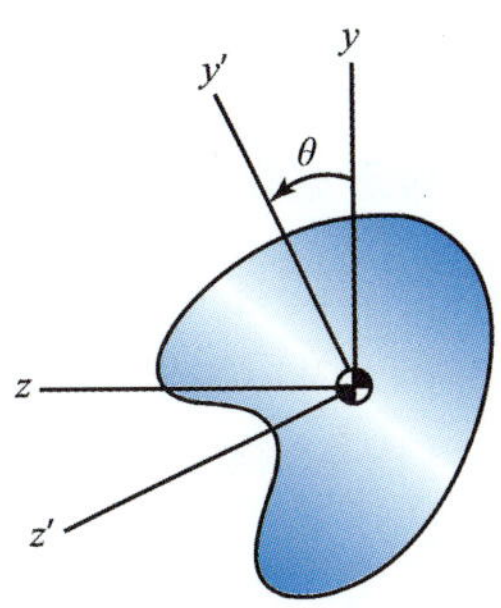

(f)

핵심요약 ▸▸▸

y'과 z'이 주축인 θ 값은 다음 방정식을 만족한다.

$$\tan 2\theta_p = \frac{2I_{yz}}{I_z - I_y} \tag{6.44}$$

z'이 주축인 경우, 그림 (g)와 같이 z'에 대해 작용하는 굽힘모멘트 M으로 인해 발생하는 수직응력 분포는 다음과 같다.

$$\sigma_x = -\frac{My'}{I_{z'}} \tag{6.36}$$

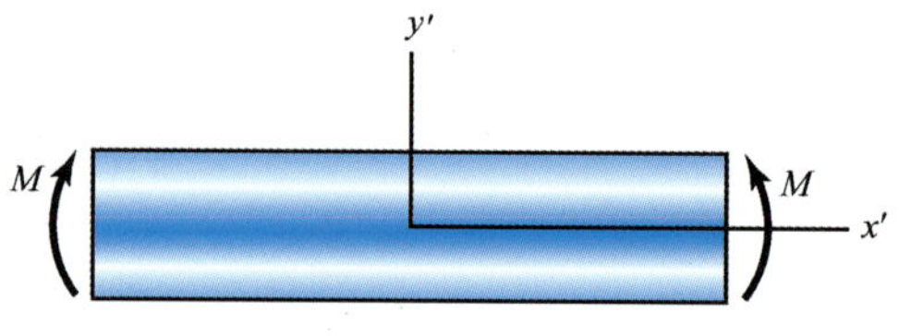

(g)

M이 작용하는 축이 주축이 아닌 경우, 그림 (h)와 같이 주축과 정렬된 $y'z'$ 좌표계에 대해 M을 나타내는 벡터를 성분으로 분해할 수 있다. 결과적인 수직응력 분포는 다음과 같다.

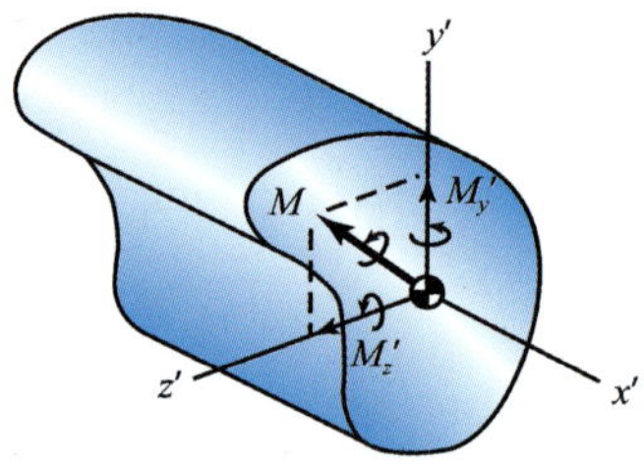

(h)

$$\sigma_x = \frac{M_{y'}z'}{I_{y'}} - \frac{M_{z'}y'}{I_{z'}} \tag{6.45}$$

보의 중립축은 다음 식으로 정리된다.

$$z' = \frac{M_{z'}I_{y'}}{M_{y'}I_{z'}}y' \tag{6.46}$$

▶ 전단응력

■ 평균 응력 분포

임의의 하중을 받는 등방성 선형 탄성재료의 가느다란 균일단면 보를 고려해보자. 주어진 단면에서, 그림 (i)의 길이 b의 선에 수직인 전단 응력 성분의 평균은 다음과 같은 **전단 공식**shear formular으로 구할 수 있다.

$$\tau_{av} = \frac{VQ}{bI} \tag{6.48}$$

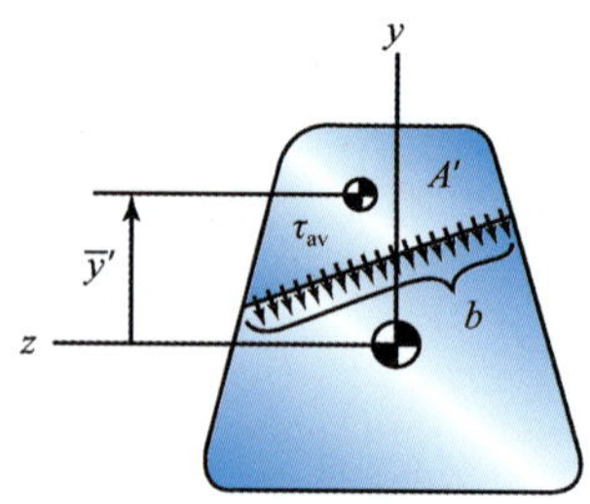

(i)

핵심요약 ▸▸▸

여기서 z축에 대한 보 단면의 관성모멘트 V는 주어진 단면에서의 전단력 값이고, Q는 다음 식으로 주어진다.

$$Q = \bar{y}'A' \qquad (6.49)$$

직사각형 단면을 갖는 보의 경우, y'의 함수로 구한 그림 (j)의 수평선에 작용하는 전단응력의 평균은 다음과 같다.

$$\tau_{av} = \frac{VQ}{bI} = \frac{6V}{bh^3}\left[\left(\frac{h}{2}\right)^2 - (y')^2\right] \qquad (6.50)$$

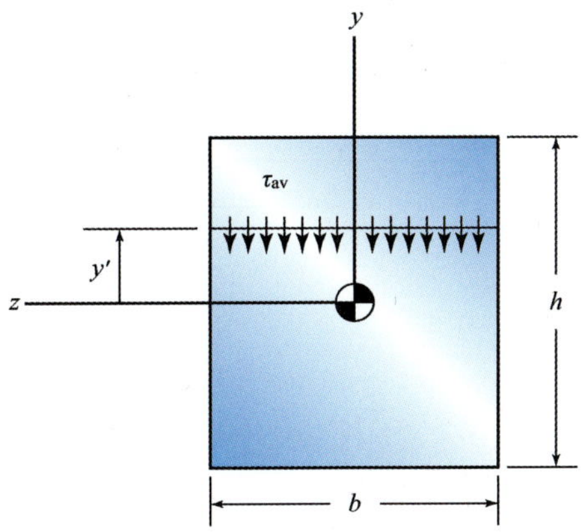

(j)

■ **조립보**

길이를 따라 둘 이상의 보를 연결하여 구성된 보를 **조립보**built-up beam라고 한다. 각각의 보가 서로 접착될 때, 전단 공식을 사용하여 접착 연결부가 지지해야 하는 평균 전단응력을 구할 수 있다. 각 보는 길이를 따라 균등한 간격으로 못이나 볼트로 연결되기도 한다. 이 경우 전단 공식을 사용하여 단위길이당 못 또는 볼트 수 n으로 각각의 못 또는 볼트로 지지해야 하는 전단력을 구할 수 있다.

$$\text{못 또는 볼트당 전단력} = \frac{VQ}{nI} \qquad (6.52)$$

복습문제

6.122 그림의 단면을 가진 보에 우력 M이 가해진다. 보의 최대 인장응력은 3000 psi이다. M을 구하시오.
US unit

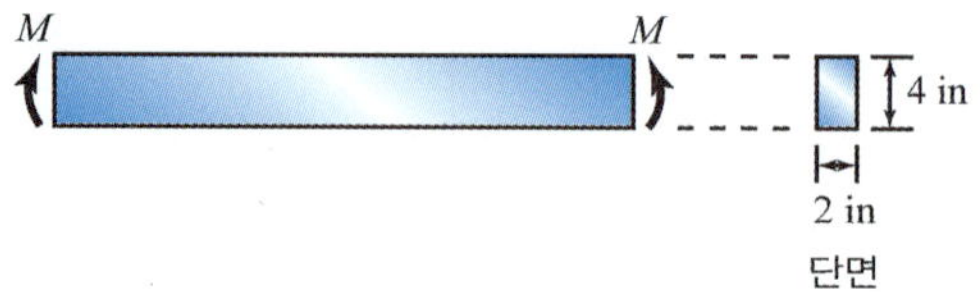

[그림 P6.122]

6.123 보가 놓인 표면에 균일하게 분산하중을 가한다고 가정한다. $x = 3$ m 지점에서 굽힘으로 인한 최대 인장응력과 압축응력을 구하시오.

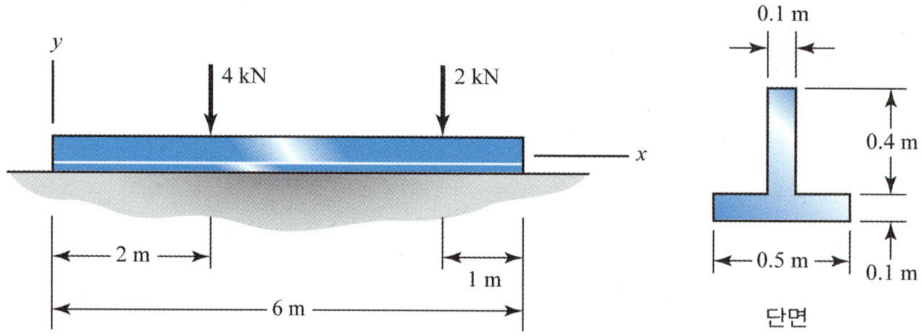

[그림 P6.123]

6.124 사다리 가로대의 예비 해석을 위해, 1.2 kN의 점력을 가진 단순지지보 AB로 모델링하시오. 가로대에서 수직응력의 최대 크기는 얼마인가?

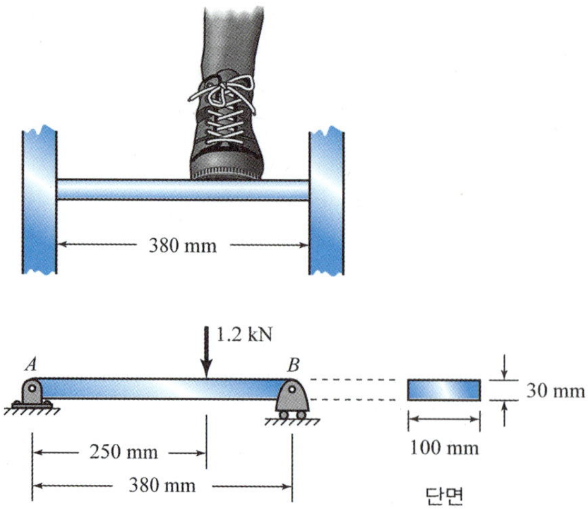

[그림 P6.124]

복습문제 ▸▸▸

6.125 보는 그림과 같이 C 200×20.5 미국 표준 채널 단면(〈부록 E〉 참조)을 가지며 항복응력 $\sigma_Y = 360$ MPa인 강철로 구성된다. 보는 **보의 무게를 포함한** 균일분포하중 $w_0 = 1250$ N/m를 받는다.

(a) z축에 대한 단면계수를 구하시오.

(b) 보의 안전계수는 얼마인가?

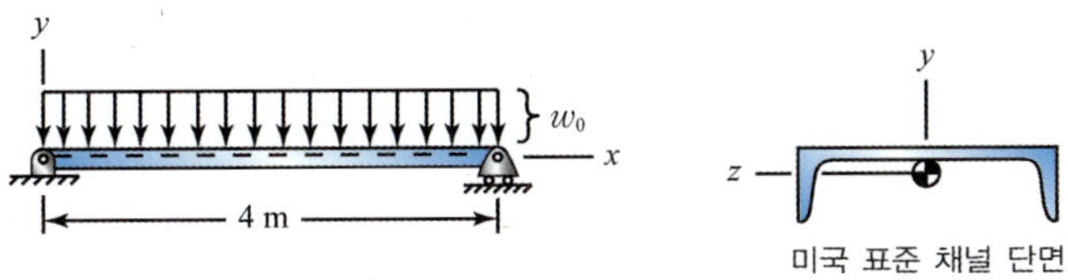

[그림 P6.125]

6.126 문제 **6.125**의 보의 C 200×20.5 미국 표준 채널 단면이 그림과 같이 방향이 바뀐다면, 안전계수 2로 보를 지지할 수 있는 균일분포하중 w_0(보 무게 포함)는 얼마가 되는가?

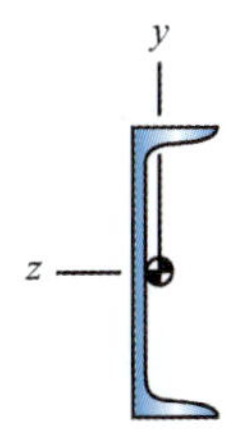

[그림 P6.126]

6.127* $x = 4$ m 지점에서 삼각 분포하중의 값은 $w_0 = 2$ kN/m이다. 합성 보는 탄성계수 $E_A = 70$ GPa인 두 개의 알루미늄 합금 보(재료 A)로 구성되며, 탄성계수 $E_B = 12$ GPa인 목재 보(재료 B)와 연결된다. 알루미늄 합금 및 목재에서, $x = 2$ m 지점에서의 최대 수직응력 크기는 얼마인가?

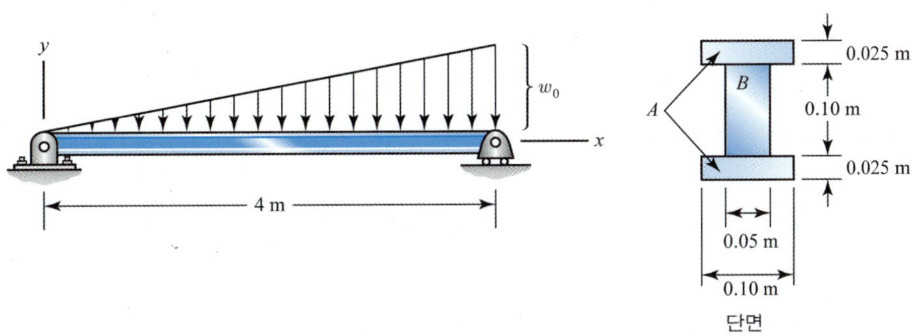

[그림 P6.127 ~ 6.128]

복습문제 ▸▸▸

6.128* 합성 보는 탄성계수 $E_A = 70$ GPa인 두 개의 알루미늄 합금 보(재료 A)로 구성되며, 탄성계수 $E_B = 12$ GPa인 목재 보(재료 B)와 연결된다. 알루미늄 합금의 항복응력은 35 MPa이고 목재의 항복응력은 14 MPa이다. 어느 재료에서도 항복이 발생하지 않는 최대 w_0 값은 얼마인가?

6.129 보는 항복응력이 $\sigma_Y = 250$ MPa인 탄성–완전소성 소재로 구성된다. 힘 $F = 80$ kN이다. 거리 d를 구하고, $x = 2$ m 지점에서의 수직응력 분포를 그림으로 나타내시오.

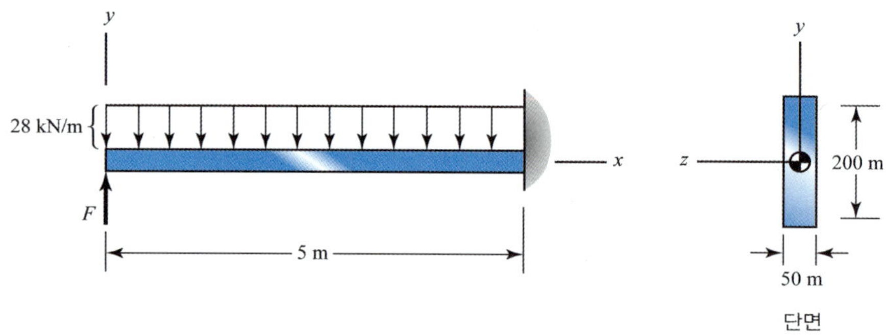

[그림 P6.129 ~ 6.131]

6.130 보는 항복응력이 $\sigma_Y = 250$ MPa인 탄성–완전소성 소재로 구성된다. 힘 $F = 80$ kN이다. 축방향 위치 x의 어느 지점에서 거리 d가 최소가 되는가? 또 d의 최솟값은 얼마인가?

6.131 보는 항복응력이 $\sigma_Y = 250$ MPa인 탄성–완전소성 소재로 구성된다. 힘 F가 초깃값 80 kN에서 점진적으로 증가한다면, 보가 파손되는 소성힌지의 값은 얼마인가? 또 소성힌지는 어디에서 발생하는가?

복습문제

6.132* 그림의 좌표계에 대해, 단면의 관성모멘트와 관성곱은 $I_y = 4.633\text{E-}6\ \text{m}^4$, $I_z = 7.158\text{E-}6\ \text{m}^4$, $I_{yz} = 4.320\text{E-}6\ \text{m}^4$이다. 보는 z축에 대해 $M = 200\ \text{N·m}$의 모멘트를 받는다. 점 P에서의 수직응력을 구하시오.

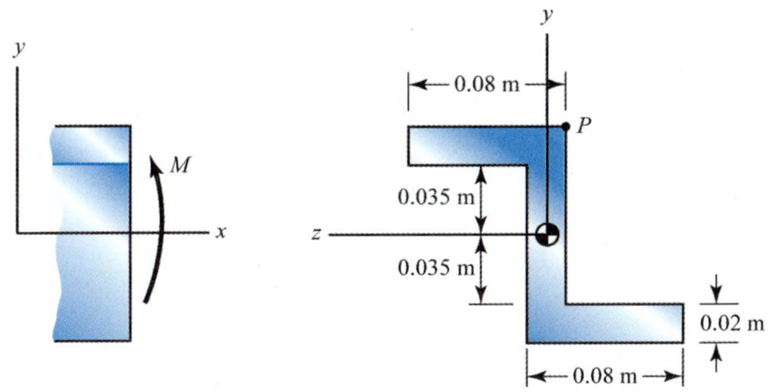

[그림 P6.132 ~ 6.133]

6.133* 그림의 좌표계에 대해, 단면의 관성모멘트와 관성곱은 $I_y = 4.633\text{E-}6\ \text{m}^4$, $I_z = 7.158\text{E-}6\ \text{m}^4$, $I_{yz} = 4.320\text{E-}6\ \text{m}^4$이다. 보는 z축에 대해 굽힘모멘트를 받는다. 중립축의 위치를 그림으로 표현하시오.

6.134 보에 분포하중이 가해진다. $x = 0.6\ \text{m}$의 단면에 대해, 다음 위치에서의 평균 전단응력을 구하시오.

(a) 중립축에서 (b) $y' = 0.02\ \text{m}$에서

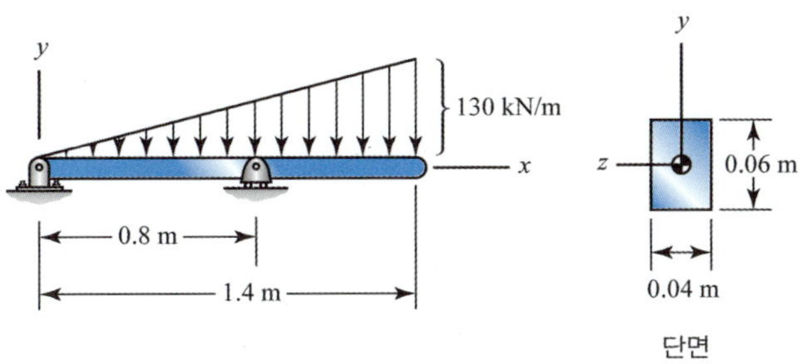

[그림 P6.134 ~ 6.135]

6.135 보에 분포하중이 가해진다. $x = 1.0\ \text{m}$ 단면에 대해, 다음 위치에서의 평균 전단응력을 구하시오.

(a) 중립축에서 (b) $y' = 0.02\ \text{m}$에서

복습문제 ▸▸▸

6.136 US unit 주어진 축방향 위치에서, 그림의 단면을 가진 보는 전단력 $V = 2400$ lb를 받는다. 중립축 $(y' = 0)$에서의 평균 전단응력은 얼마인가?

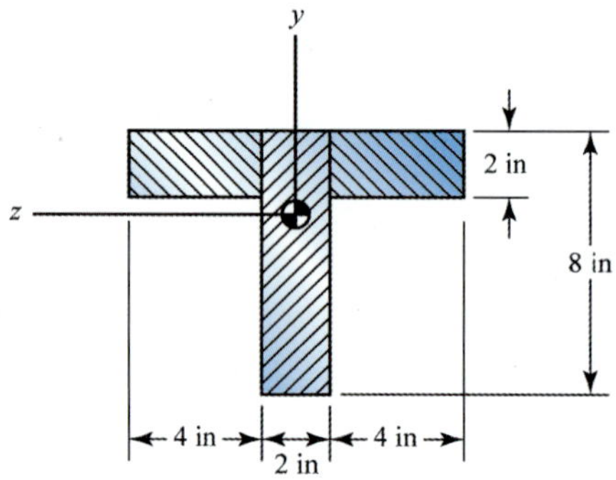

[그림 P6.136 ~ 6.137]

6.137 US unit 그림의 단면을 가진 보는 서로 붙어있는 3개의 나무판자로 구성된다. 주어진 축방향 위치에서 전단력 $V = 2400$ lb를 받는다. 각 접착 연결부에 작용하는 평균 전단응력의 크기는 얼마인가?

CHAPTER

7

응력 상태

State of Stress

재료의 내력은 응력 상태states of stress로 나타낸다. 이전 장에서 축력과 비틀림 하중을 받는 봉bar과 횡하중을 받는 보beam에서의 응력을 나타내고 분석하였다. 이 장에서는 임의의 응력 상태에 대해 고려하여, 한 점에서의 응력 상태가 그 점을 지나는 임의의 평면에 작용하는 수직응력과 전단응력을 결정하는 데 사용될 수 있음을 보일 것이다. 설계 시 수직응력과 전단응력의 최댓값이 중요하기 때문에, 최대 응력의 크기와 이 응력이 작용하는 방향을 구하는 방법을 설명하고자 한다. 먼저 응력 상태에 대한 정의를 복습해보자.

SECTION 7.1

응력 성분

Components of Stress

어떤 물체 내부의 한 점 p를 생각해보자. 먼저 좌표계를 나타내고, 물체 내의 점 p를 통과하면서 x축과 수직인 평면을 [그림 7-1(a)]에 나타내었다. [그림 7-1(b)]에는 이 평면의 왼쪽에 있는 물체만을 분리하여 나타내었다. 개념적으로, 제거된 오른쪽 물체가 분리되어 남아있는 물체의 자른 면에 힘을 가하게 된다. 점 p에서의 수직응력(자른 면에 수직방향으로 작용하는 단위면적당 힘)은 [그림 7-1(b)]에서 응력 성분component of stress σ_x이다. 점 p에서 y축 방향의 전단응력(자른 면에 접선 방향으로 작용하는 단위면적당 힘)은 응력 성분 τ_{xy}이고, 점 p에서의 z 방향의 전단응력은 응력 성분 τ_{xz}이다. 다음으로, [그림 7-2(a)]에 물체 내의 점 p를 통과하면서 y축과 수직인 평면을 나타내었고, [그림 7-2(b)]에는 이 평면의 아래 부분의 물체만 분리하여 나타내었다. 이 평면에서의 수직응력은 응력 성분 σ_y이고, 전단응력은 τ_{yx}와 τ_{yz}이다. 마지막으로, [그림 7-3(a)]에 점 p를 통과하면서 z축과 수직인 평면을 나타내고, [그림 7-3(b)]에는 평면 뒷부분의 물체만 분리하여 나타내었다. 이 평면에서의 수직응력은 응력 성분 σ_z이고, 전단응력은 τ_{zx}와 τ_{zy}이다. 전단응력은 $\tau_{xy}=\tau_{yx}$, $\tau_{yz}=\tau_{zy}$, $\tau_{xz}=\tau_{zx}$이므로, 독립적인 응력 성분은 6개이다. 응력 성분 σ_x, σ_y, σ_z, τ_{xy}, τ_{yz}, τ_{zx}는 주어진 좌표계로 나타낸 점 p에서의 **응력 상태**states of stress를 일컫는다. 이것은 응력 성분으로 구성된 한 개의 행렬로 다음과 같이 간결하게 표현될 수 있다.

$$\begin{bmatrix} \sigma_x & \tau_{xy} & \tau_{xz} \\ \tau_{yx} & \sigma_y & \tau_{yz} \\ \tau_{zx} & \tau_{zy} & \sigma_z \end{bmatrix} \tag{7.1}$$

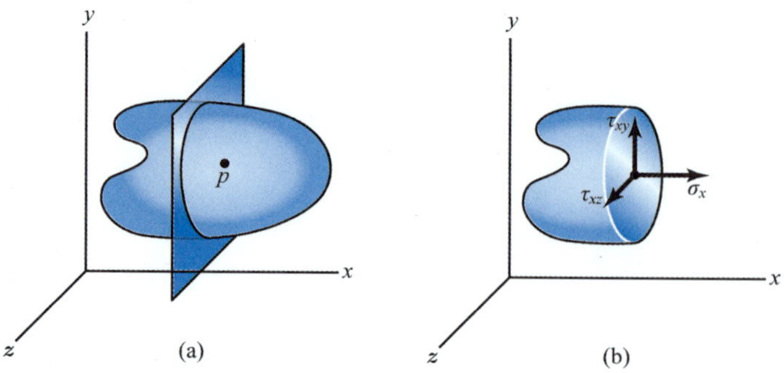

[그림 7-1] (a) x축에 수직으로 평면을 통과시킴 (b) 점 p에서의 수직응력과 전단응력 성분

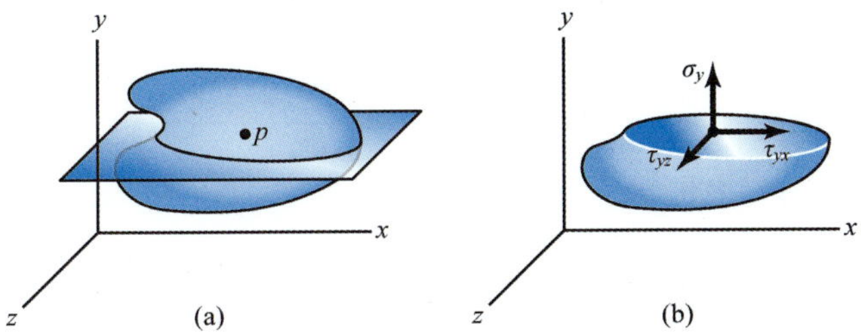

[그림 7-2] (a) y축에 수직으로 평면을 통과시킴 (b) 점 p에서의 수직응력과 전단응력 성분

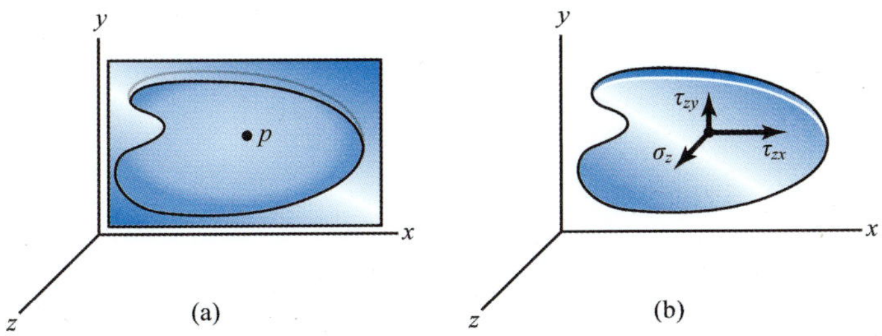

[그림 7-3] (a) z축에 수직으로 평면을 통과시킴 (b) 점 p에서의 수직응력과 전단응력 성분

[그림 7-4]는 좌표축에 수직인 면을 가진 한 요소의 응력 성분을 보여준다. 응력 상태가 그 점 주위의 한정된 구역에서 **균일**homogeneous하다고 하면, [그림 7-4]의 응력은 점 p를 포함하는 유한한 크기의 요소에 가해지는 응력으로 간주될 수 있다. 반면에 균일하지 않다면, 이 응력은 점 p를 포함하는 요소에 가해지는 응력 성분의 평균으로 해석되어야 한다.

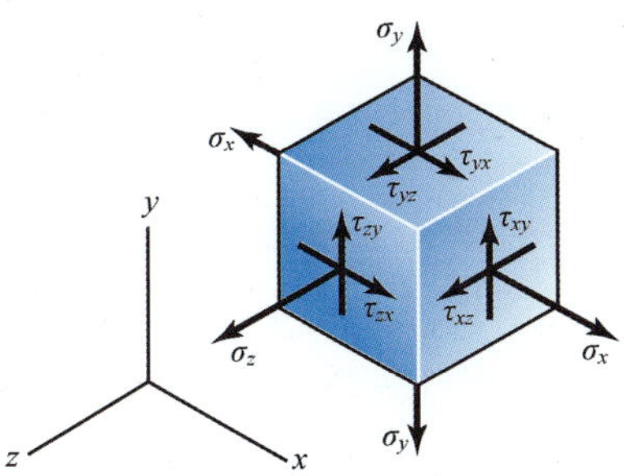

[그림 7-4] 점 p를 포함하는 요소의 응력 성분

한 예로, 축하중을 받고 있는 균일단면봉prismatic bar을 생각해보자. 만일 x축이 [그림 7-5]처럼 봉의 축과 평행한 좌표계라면, 영(0)이 아닌 응력 성분은 $\sigma_x = \dfrac{P}{A}$이다. 여기서 A는 봉의 단면적이다. 응력의 균일한 상태는 다음과 같다.

$$\begin{bmatrix} \sigma_x & \tau_{xy} & \tau_{xz} \\ \tau_{yx} & \sigma_y & \tau_{yz} \\ \tau_{zx} & \tau_{zy} & \sigma_z \end{bmatrix} = \begin{bmatrix} \sigma_x & 0 & 0 \\ 0 & 0 & 0 \\ 0 & 0 & 0 \end{bmatrix}$$

[그림 7-6]에 비틀림을 받는 원형봉의 미소 요소를 분리하였다. x축이 봉과 평행하고 요소가 xy 평면에 놓이도록 좌표축을 잡으면, 그 요소는 다음과 같이 순수 전단 상태에 있다.

$$\begin{bmatrix} \sigma_x & \tau_{xy} & \tau_{xz} \\ \tau_{yx} & \sigma_y & \tau_{yz} \\ \tau_{zx} & \tau_{zy} & \sigma_z \end{bmatrix} = \begin{bmatrix} 0 & \tau_{xy} & 0 \\ \tau_{yx} & 0 & 0 \\ 0 & 0 & 0 \end{bmatrix}$$

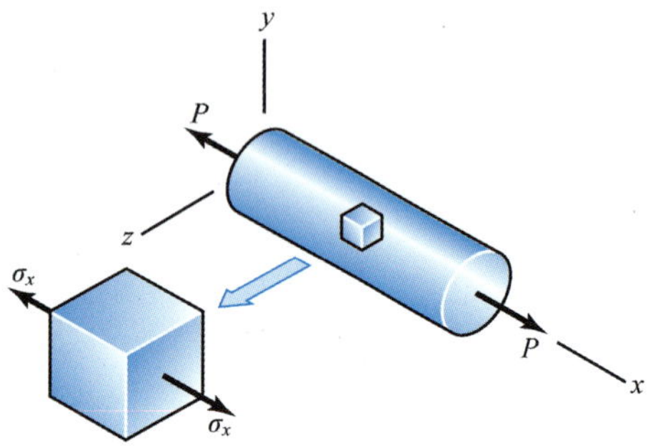

[그림 7-5] 축력을 받는 봉의 요소에 작용하는 응력

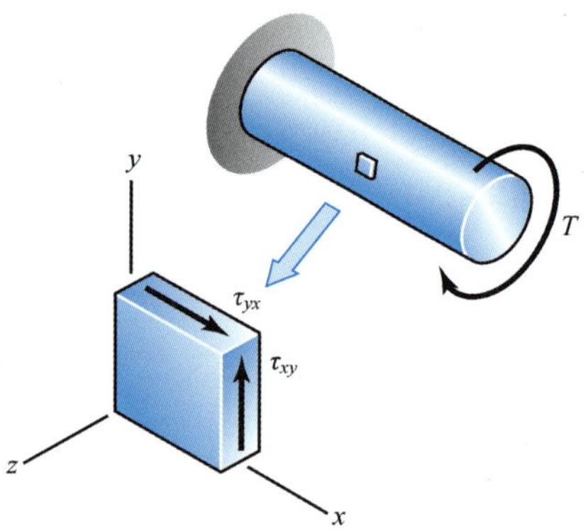

[그림 7-6] 비틀림을 받는 봉의 요소에 작용하는 응력

위의 예에서 응력 성분의 값은 좌표계의 방향에 의존함을 강조하였다. 만일 좌표계가 회전한다면 축에 수직인 평면의 방향이 바뀌며, 또한 일반적으로 이 평면에 작용하는 수직응력과 전단응력이 변화한다. 점 p를 지나는 다른 평면에 작용하는 수직응력과 전단응력을 구하는 또다른 방법이 있는데, 이에 대해서는 평면응력plane stress이라고 부르는 응력 상태를 논의하는 다음 절에서 다룰 것이다.

연구문제

1. 한 점에 작용하는 응력 성분을 정의하시오.
2. 한 점에서 응력 상태를 정의하기 위해 몇 개의 응력 성분을 알아야 하는가?
3. 한 점에서의 응력 성분을 xyz 좌표계에서 알고 있다고 가정한다. x'축이 y축과 일치하고, y'축이 z축과 일치하고, z'축이 x축과 일치하는 새로운 $x'y'z'$ 좌표계를 정의한다. 그 점에서의 응력 성분을 $x'y'z'$ 좌표계에서의 응력 성분으로 나타내면 무엇인가?

SECTION 7.2

평면응력의 변환

Transformations of Plane Stress

한 점에서의 응력이 다음과 같으면 **평면응력**plane stress 상태라고 한다.

$$\begin{bmatrix} \sigma_x & \tau_{xy} & \tau_{xz} \\ \tau_{yx} & \sigma_y & \tau_{yz} \\ \tau_{zx} & \tau_{zy} & \sigma_z \end{bmatrix} = \begin{bmatrix} \sigma_x & \tau_{xy} & 0 \\ \tau_{yx} & \sigma_y & 0 \\ 0 & 0 & 0 \end{bmatrix} \tag{7.2}$$

즉 [그림 7-7]처럼 응력 성분 σ_z, τ_{yz}, τ_{zx}가 모두 0이다. 이 말은 σ_x, σ_y, τ_{xy}가 반드시 0이 아닌 값을 가져야 된다는 것은 아니지만, 평면응력 상태에서 0이 아닌 값을 가질 수 있는 세 응력 성분이라는 의미이다.

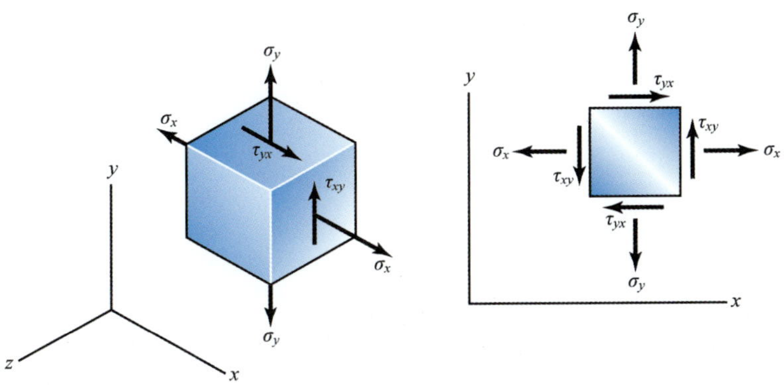

[그림 7-7] 평면응력

축하중과 비틀림을 받는 봉의 응력 상태를 [그림 7-5]와 [그림 7-6]에 나타내었는데, 이들이 평면응력이라는 점에 주목하라. 응력 해석의 중요한 응용 예에는 평면응력 상태인 경우가 많다. 이 절에서는 재료의 한 점에서 응력 상태를 알고 있다고 가정하고, 현재의 좌표계와 수직인 세 평면과 다른 평면에서의 응력을 구하고자 한다. 또한, 설계 관점에서 다음과 같은 중대한 문제를 제시하고자 한다. 최대 수직응력과 최대 전단응력은 얼마인가? 그리고 이 최대 응력이 나타나는 평면의 방향은 어떻게 되는가?

7.2.1 좌표변환

재료의 한 점 p가 [그림 7-8(a)]의 좌표계에서와 같이 평면응력 상태임을 알고 있다고 가정하고,

점 p의 응력 상태를 [그림 7-8(b)]와 같은 $x'y'z'$ 좌표계에서 나타내고자 한다(z축과 z'축은 일치한다). [그림 7-8(a)]의 요소를 한 평면으로 나누어 [그림 7-9]와 같은 요소를 만든다. 자유물체도의 경사면은 x'축에 수직이므로, 경사면에 작용하는 수직응력과 전단응력은 각각 $\sigma_{x'}$과 $\tau_{x'y'}$이다. 이 자유물체도에 대한 평형방정식으로부터 $\sigma_{x'}$과 $\tau_{x'y'}$을 구할 수 있다.

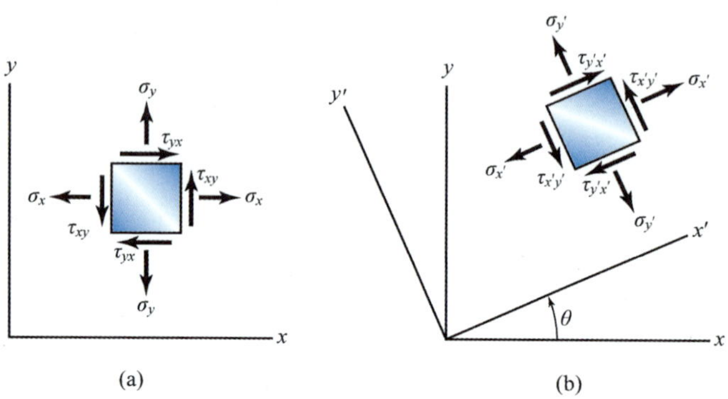

[그림 7-8] (a) xyz 좌표계로 나타낸 p에서의 응력 성분 (b) $x'y'z'$ 좌표계로 나타낸 p에서의 응력 성분

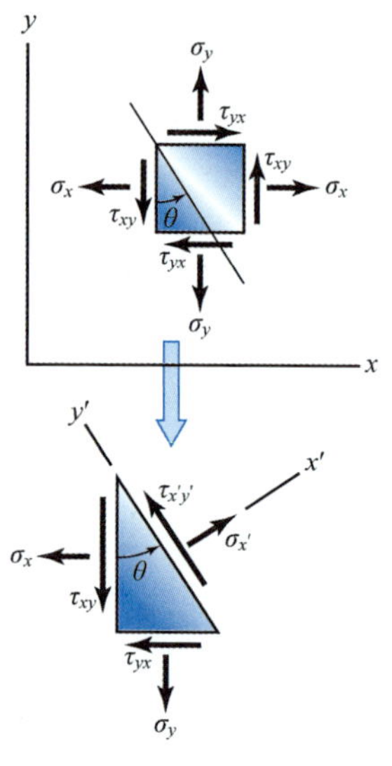

[그림 7-9] $\sigma_{x'}$과 $\tau_{x'y'}$을 구하기 위한 자유물체도

자유물체도의 경사면의 면적을 ΔA라 한다. x' 방향의 힘의 합은 다음과 같다.

$$\sigma_{x'}\Delta A-(\sigma_x\Delta A\cos\theta)\cos\theta-(\sigma_y\Delta A\sin\theta)\sin\theta$$
$$-(\tau_{xy}\Delta A\cos\theta)\sin\theta-(\tau_{yx}\Delta A\sin\theta)\cos\theta=0$$

$\sigma_{x'}$에 대하여 풀면 다음 식을 구할 수 있다.

$$\sigma_{x'}=\sigma_x\cos^2\theta+\sigma_y\sin^2\theta+2\tau_{xy}\sin\theta\cos\theta \tag{7.3}$$

y' 방향의 힘의 합은 다음과 같다.

$$\tau_{x'y'}\Delta A + (\sigma_x \Delta A \cos\theta)\sin\theta - (\sigma_y \Delta A \sin\theta)\cos\theta \\ - (\tau_{xy}\Delta A \cos\theta)\cos\theta + (\tau_{yx}\Delta A \sin\theta)\sin\theta = 0$$

$\tau_{x'y'}$의 해는 다음과 같다.

$$\tau_{x'y'} = -(\sigma_x - \sigma_y)\sin\theta\cos\theta + \tau_{xy}(\cos^2\theta - \sin^2\theta) \tag{7.4}$$

다음과 같은 삼각함수 정리를 사용하여

$$\begin{aligned} 2\cos^2\theta &= 1 + \cos 2\theta \\ 2\sin^2\theta &= 1 - \cos 2\theta \\ 2\sin\theta\cos\theta &= \sin 2\theta \\ \cos^2\theta - \sin^2\theta &= \cos 2\theta \end{aligned} \tag{7.5}$$

식 (7.3)과 식 (7.4)를 다음과 같이 유용한 다른 형태로 나타낼 수 있다.

$$\sigma_{x'} = \frac{\sigma_x + \sigma_y}{2} + \frac{\sigma_x - \sigma_y}{2}\cos 2\theta + \tau_{xy}\sin 2\theta \tag{7.6}$$

$$\tau_{x'y'} = -\frac{\sigma_x - \sigma_y}{2}\sin 2\theta + \tau_{xy}\cos 2\theta \tag{7.7}$$

$\sigma_{x'}$에 대한 표현에서 θ를 $\theta + 90°$로 바꾸어 $\sigma_{y'}$에 대한 방정식을 얻을 수 있다. 그 결과는 다음과 같다.

$$\sigma_{y'} = \frac{\sigma_x + \sigma_y}{2} - \frac{\sigma_x - \sigma_y}{2}\cos 2\theta - \tau_{xy}\sin 2\theta \tag{7.8}$$

[그림 7-8(a)]로 주어진 평면응력 상태에서 식 (7.6) ~ (7.8)을 적용하면 임의의 각 θ에 대한 평면응력 상태를 구할 수 있다. 다시 말하면, 평면응력 상태인 점 p에서 좌표축에 수직인 세 평면이 아닌 다른 평면에서의 수직응력과 전단응력을 구할 수 있다. 그렇지만 z축에 평행한 평면에서의 응력만 구할 수 있음을 주목하라.

연구문제

1. 평면응력 상태는 무엇인가?
2. 한 점이 평면응력 상태인지를 결정하기 위해 얼마나 많은 응력 성분을 알아야 하는가?
3. 식 (7.6) ~ (7.8)에서 각도 θ를 정의하면 무엇인가?

예제 7.1 명시된 평면에서의 응력

US unit

[그림 7-10]에서 재료의 점 p에서의 평면응력 성분은 $\sigma_x = 4\,\text{ksi}$, $\sigma_y = -2\,\text{ksi}$, $\tau_{xy} = 2\,\text{ksi}$이다. 점 p에서 평면 $\mathcal{P}$에 작용하는 수직응력과 전단응력을 구하시오.

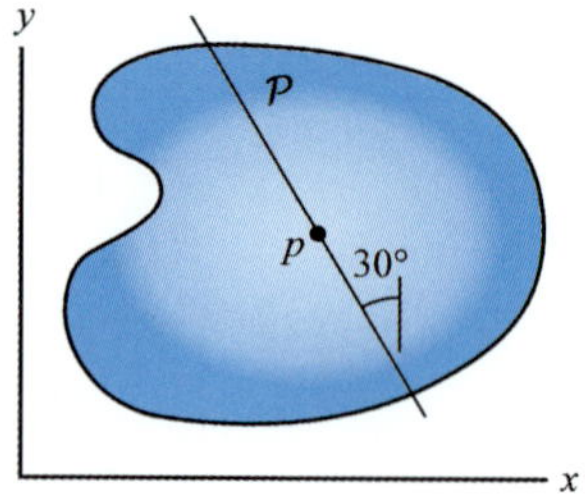

[그림 7-10]

전략

x'축이 평면 $\mathcal{P}$에 수직이 되도록 $x'y'$ 좌표계의 방향을 설정하면, [그림 7-9]에서와 같이 $\sigma_{x'}$과 $\tau_{x'y'}$은 평면 $\mathcal{P}$에 작용하는 수직응력과 전단응력이 된다. 식 (7.6)과 (7.7)을 사용하여 $\sigma_{x'}$과 $\tau_{x'y'}$을 구할 수 있다.

풀이

그림 (a)에서 $\theta = 30°$이면 x'축은 평면 $\mathcal{P}$에 수직이다.

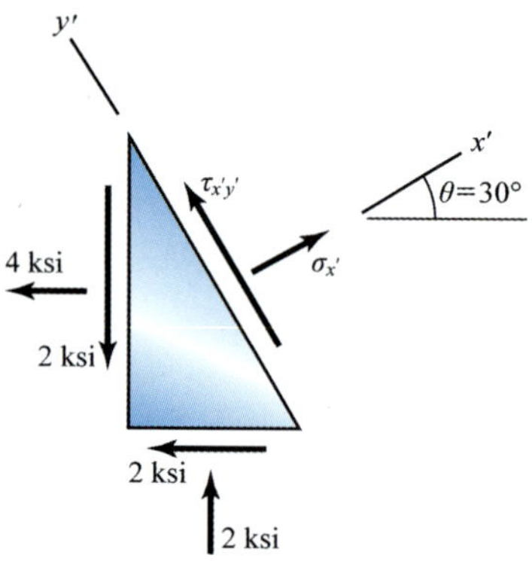

(a) x'축이 평면 $\mathcal{P}$에 수직이 되도록 $x'y'$ 좌표계의 방향을 정함

식 (7.6)로부터 다음과 같이 구할 수 있으며,

$$\begin{aligned}\sigma_{x'} &= \frac{4\text{ksi} + (-2\,\text{ksi})}{2} + \frac{4\,\text{ksi} - (-2\,\text{ksi})}{2}\cos 60° + (2\,\text{ksi})\sin 60° \\ &= 4.23\,\text{ksi}\end{aligned}$$

또한 식 (7.7)로부터 다음과 같이 구할 수 있다.

$$\tau_{x'y'} = -\frac{4\,\text{ksi} - (-2\,\text{ksi})}{2}\sin 60° + (2\,\text{ksi})\cos 60° = -1.60\,\text{ksi}$$

평면 $\mathcal{P}$에서 점 p에 작용하는 수직응력은 4.23ksi이고, 전단응력의 크기는 1.60ksi이다.

토론

[그림 7-8]은 평면응력의 양의 방향을 나타내고 있는데, 응력 성분의 양의 방향에 대한 정의에 익숙해져야 한다. 식 (7.6)~(7.8)은 이러한 정의를 기반으로 하여 유도되었으며, 식을 통해 얻은 결과를 해석하는 방법을 알 필요가 있다. 이 예제에서는 식 (7.6)과 (7.7)을 사용하여 그림 (a)에 나타낸 평면에 작용하는 수직응력과 전단응력을 구하였다. $\sigma_{x'}$과 $\tau_{x'y'}$의 양의 방향 성분이 표현되어 있다. 계산하여 얻은 $\sigma_{x'}$이 양수이므로 수직응력은 인장tensile임을 알 수 있다. 얻어진 $\tau_{x'y'}$이 음수라면 전단응력의 방향은 그림 (a)에 나타난 방향과 반대이다.

예제 7.2 θ의 함수로 나타낸 응력

점 p에서의 평면응력 상태를 [그림 7-11]의 왼쪽에 나타내었다.

(a) θ가 60°일 때 그림의 오른쪽에 있는 요소의 점 p에 작용하는 평면응력 상태를 구하시오. 이 요소에 작용하는 응력을 나타내시오.

(b) θ가 0에서 360°까지 변할 때, $\sigma_{x'}$과 $\tau_{x'y'}$을 θ의 함수로 그리시오.

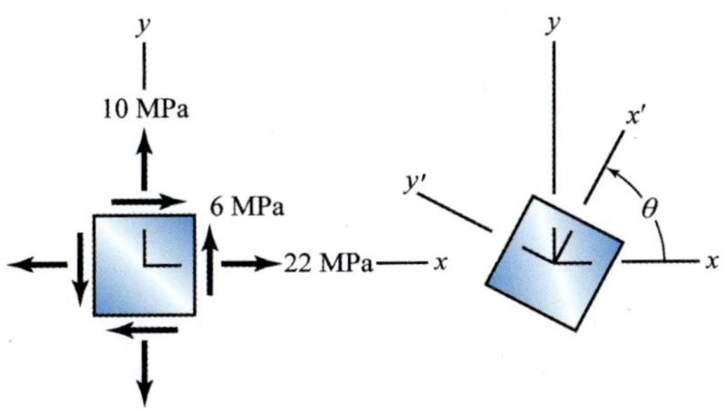

[그림 7-11]

전략

[그림 7-11]의 왼쪽 요소에 작용하는 평면응력 성분은 $\sigma_x = 22\,\text{MPa}$, $\sigma_y = 10\,\text{MPa}$, $\tau_{xy} = 6\,\text{MPa}$이다. [그림 7-11]의 오른쪽 요소에 작용하는 평면응력 성분은 식 (7.6) ~ (7.8)로 주어진다.

풀이

(a) $\theta = 60°$일 때, 응력 성분은 다음과 같다.

$$\sigma_{x'} = \frac{22\text{MPa} + 10\text{MPa}}{2} + \frac{22\text{MPa} - 10\text{MPa}}{2}\cos 120° + (6\text{MPa})\sin 120° = 18.20\text{MPa}$$

$$\sigma_{y'} = \frac{22\text{MPa} + 10\text{MPa}}{2} - \frac{22\text{MPa} - 10\text{MPa}}{2}\cos 120° - (6\text{MPa})\sin 120° = 13.80\text{MPa}$$

$$\tau_{x'y'} = -\frac{22\text{MPa} - 10\text{MPa}}{2}\sin 120° + (6\text{MPa})\cos 120° = -8.20\text{MPa}$$

그림 (a)의 요소에 작용하는 응력 성분을 나타내었다. $\tau_{x'y'}$이 음수이므로 전단응력의 방향이 바뀌었음을 주목하라.

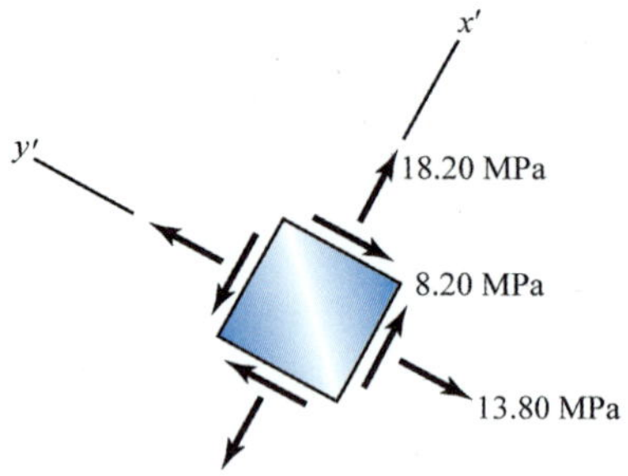

(a) $\theta = 60°$일 때의 응력 상태

(b) $\sigma_{x'}$과 $\tau_{x'y'}$을 θ의 함수로 나타내면 다음과 같다.

$$\sigma_{x'} = \frac{22\text{ MPa} + 10\text{ MPa}}{2} + \frac{22\text{ MPa} - 10\text{ MPa}}{2}\cos 2\theta + (6\text{ MPa})\sin 2\theta$$
$$= 16\text{ MPa} + (6\text{ MPa})\cos 2\theta + (6\text{ MPa})\sin 2\theta$$

$$\tau_{x'y'} = -\frac{22\text{ MPa} - 10\text{ MPa}}{2}\sin 2\theta + (6\text{ MPa})\cos 2\theta$$
$$= -(6\text{ MPa})\sin 2\theta + (6\text{ MPa})\cos 2\theta$$

이 식을 그림 (b)에 그래프로 나타내었다.

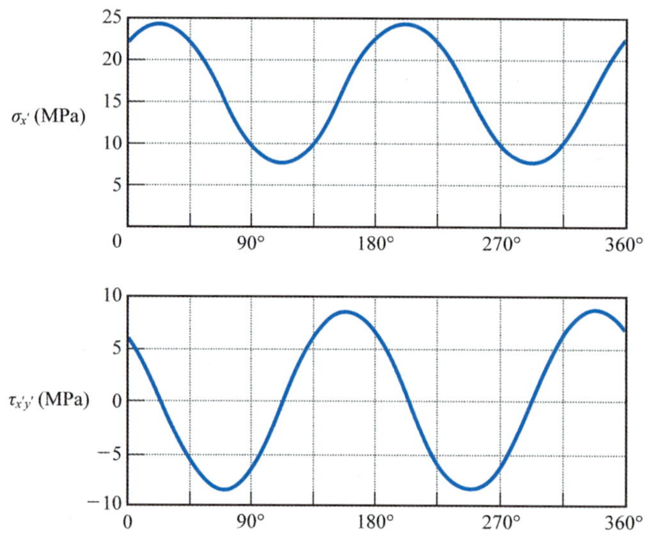

(b) θ의 함수로 나타낸 $\sigma_{x'}$과 $\tau_{x'y'}$

토론

$\sigma_{x'}$과 $\tau_{x'y'}$ 그래프는 특정한 각 θ에서 수직응력과 전단응력이 최댓값과 최솟값을 가짐을 보여준다(그러나 동일한 θ는 아니다. 수직응력이 최대 또는 최소인 각도에서 전단응력이 0임을 주목하라). 설계의 관점에서 최대응력은 매우 중요하기 때문에 이 그래프를 사용하여 최대응력의 크기와 최대응력이 일어나는 평면의 방향을 구한다. 다음 절에서 이 정보를 얻기 위한 더 효과적인 방법을 소개할 것이다.

예제 7.3 요소의 방향 결정

US unit

점 p에서의 평면응력 상태를 [그림 7-12]의 왼쪽 요소에 나타내었으며, 회전한 요소에 작용하는 $\sigma_{x'}$과 $\tau_{x'y'}$의 값을 오른쪽에 나타내었다. $\sigma_{y'}$과 각도 θ를 구하시오.

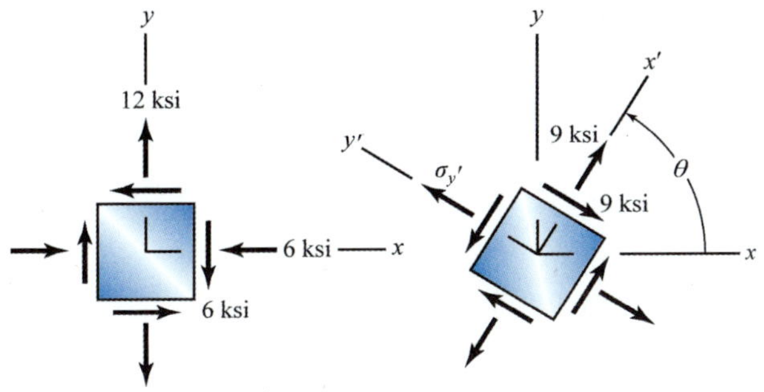

[그림 7-12]

전략

식 (7.6) ~ (7.8)은 회전한 요소의 응력 성분을 θ로 나타내고 있다. $\sigma_{x'}$과 $\tau_{x'y'}$을 알고 있으므로, 식 (7.6)과 (7.7)을 풀어서 θ를 구하고, 식 (7.8)에 대입하여 $\sigma_{y'}$을 구한다.

풀이

왼쪽 요소의 응력 성분은 $\sigma_x = -6\,\text{ksi}$, $\tau_{xy} = -6\,\text{ksi}$, $\sigma_y = 12\,\text{ksi}$이다. 회전한 요소에서 $\sigma_{x'} = 9\,\text{ksi}$이고, $\tau_{x'y'} = -9\,\text{ksi}$이다. 식 (7.6)을 풀면 다음과 같다.

$$\sigma_{x'} = \frac{\sigma_x + \sigma_y}{2} + \frac{\sigma_x - \sigma_y}{2}\cos 2\theta + \tau_{xy}\sin 2\theta \;:$$

$$\begin{aligned} 9 &= \frac{(-6)+12}{2} + \frac{(-6)-12}{2}\cos 2\theta + (-6)\sin 2\theta \\ &= 3 - 9\cos 2\theta - 6\sin 2\theta \end{aligned}$$

그리고 식 (7.7)을 풀면 다음과 같다.

$$\tau_{x'y'} = -\frac{\sigma_x - \sigma_y}{2}\sin 2\theta + \tau_{xy}\cos 2\theta \;:$$

$$\begin{aligned} -9 &= -\frac{(-6)-12}{2}\sin 2\theta + (-6)\cos 2\theta \\ &= 9\sin 2\theta - 6\cos 2\theta \end{aligned}$$

이 두 방정식을 풀어서 $\sin 2\theta$와 $\cos 2\theta$를 구할 수 있다. 푼 결과는 $\sin 2\theta = -1$이고 $\cos 2\theta = 0$이며, 이 두 식에서 $\theta = 135°$를 구할 수 있다. 이 결과를 식 (7.8)에 대입하여 $\sigma_{y'}$을 구하면 다음과 같다.

$$\begin{aligned} \sigma_{y'} &= \frac{\sigma_x + \sigma_y}{2} - \frac{\sigma_x - \sigma_y}{2}\cos 2\theta - \tau_{xy}\sin 2\theta \\ &= \frac{(-6\,\text{ksi}) + 12\,\text{ksi}}{2} - \frac{(-6\,\text{ksi}) - 12\,\text{ksi}}{2}\cos 2(135°) - (-6\,\text{ksi})\sin 2(135°) \\ &= -3\,\text{ksi} \end{aligned}$$

회전한 요소의 응력을 그림 (a)에 나타내었다.

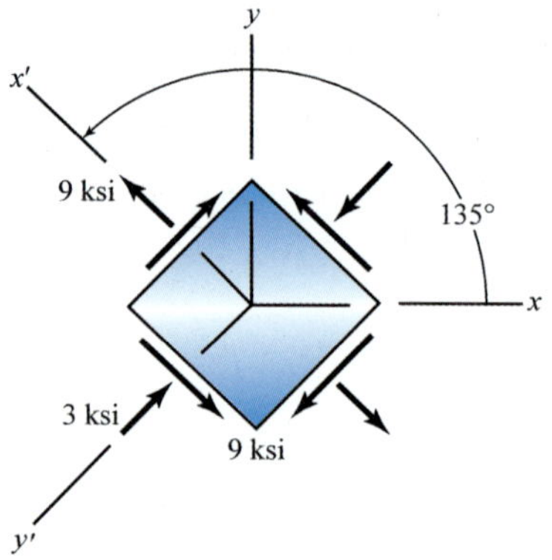

(a) 적절히 회전한 요소의 응력

토론

이 문제에서는 회전한 요소의 방향이 주어질 때 응력 성분을 구하는 질문이 아니라, 응력 성분을 주고 요소의 방향을 구하는 질문이 주어졌다. 다음 목표는 수직응력과 전단응력이 최댓값 또는 최솟값을 갖는 요소의 방향을 구하는 것이다.

7.2.2 최대응력과 최소응력

점 p가 평면응력 상태에 있다, [그림 7-13]에 보인 경사면에서의 수직응력과 전단응력은 식 (7.6)과 (7.7)로 주어진다.

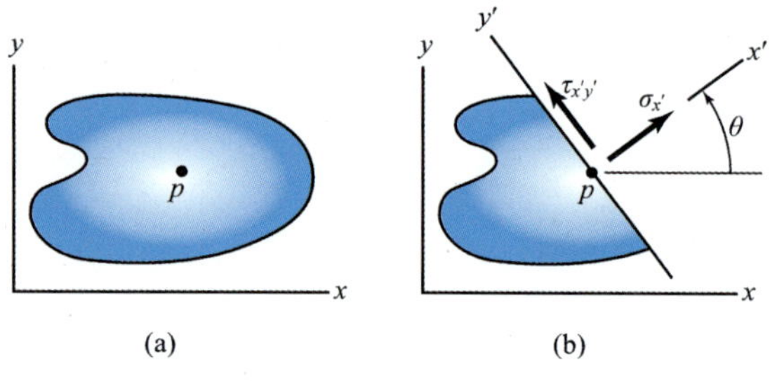

[그림 7-13] (a) 재료의 한 점 p (b) 점 p에서의 수직응력과 전단응력

$$\sigma_{x'} = \frac{\sigma_x + \sigma_y}{2} + \frac{\sigma_x - \sigma_y}{2}\cos 2\theta + \tau_{xy}\sin 2\theta \tag{7.9}$$

$$\tau_{x'y'} = -\frac{\sigma_x - \sigma_y}{2}\sin 2\theta + \tau_{xy}\cos 2\theta \tag{7.10}$$

즉, 점 p에서 임의의 각 θ에 대한 수직응력과 전단응력을 구할 수 있다. 그러나 주어진 응력 상태에서 재료가 파손이 일어날지를 결정하는 것은 응력의 최댓값이다. 점 p에서의 최대 응력과 이 응력이 작용하는 평면의 방향을 어떻게 구할 수 있는가?

7.2.2.1 주응력

수직응력 $\sigma_{x'}$이 최대 또는 최솟값을 가지는 각 θ를 θ_{p}라 하자. 이 각을 구하기 위해 식 (7.9)를 2θ에 대하여 미분하면 다음과 같다.

$$\frac{d\sigma_{x'}}{d(2\theta)} = -\frac{\sigma_x - \sigma_y}{2}\sin 2\theta + \tau_{xy}\cos 2\theta \tag{7.11}$$

이것을 0으로 하여 방정식을 구하면 다음과 같다.

$$\tan 2\theta_{\mathrm{p}} = \frac{2\tau_{xy}}{\sigma_x - \sigma_y} \tag{7.12}$$

σ_x, σ_y, τ_{xy}를 알면, 이 방정식을 풀어서 $\tan 2\theta_{\mathrm{p}}$를 구할 수 있고, 결국 θ_{p}를 구하게 된다. 구한 θ_{p}를 식 (7.9)에 대입하여 수직응력의 최대 또는 최솟값을 구한다.

탄젠트 함수의 주기성 때문에 식 (7.12)는 θ_{p}에 대해 한 개 이상의 해를 가질 수 있다. [그림 7-14]를 보면, $2\theta_{\mathrm{p}}$가 식 (7.12)의 해이면 $2\theta_{\mathrm{p}} + 180°$, $2\theta_{\mathrm{p}} + 2(180°)$, … 등도 해가 됨을 알 수 있다. 이 말은 [그림 7-15(a)]와 같이 $\theta_{\mathrm{p}} + 2(90°)$, …에서 수직응력이 최대 또는 최소가 됨을 의미한다. **최대와 최소 수직응력이 나타나는 평면은 [그림 7-15(b)]에서 보듯이 사각형 요소의 면과 일치한다.**

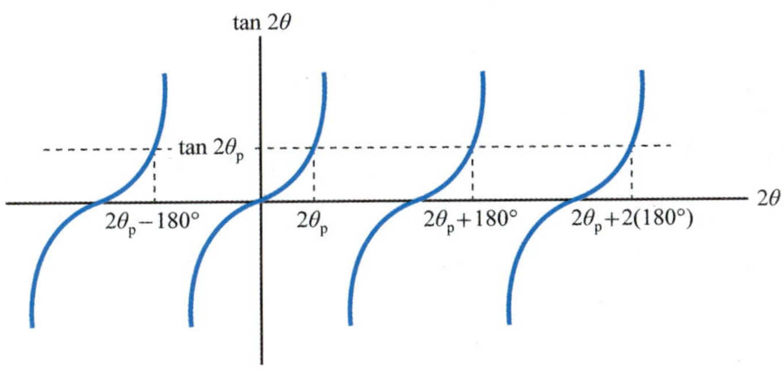

[그림 7-14] 탄젠트 함수의 주기성이 다중근을 생성함

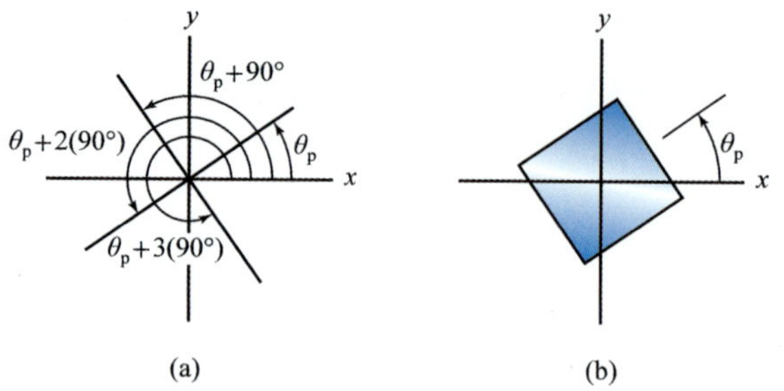

[그림 7-15] (a) 최대 또는 최소 수직응력이 일어나는 각도 (b) 직사각형 면과 일치하는 평면

최대응력과 최소응력이 직사각형 요소의 특정한 면에 나타남을 알고 있으므로 이러한 응력이 작용하는 평면을 구하고 나타내는 것은 쉽다. 식 (7.12)에서 θ_p를 구해서 직사각형 요소의 방향을 설정하기만 하면 된다. 다음으로, 식 (7.9)에서 최대응력과 최소응력을 구할 수 있다. 이를 **주응력**principal stress이라고 부르며, [그림 7-16]과 같이 σ_1과 σ_2로 나타낸다.

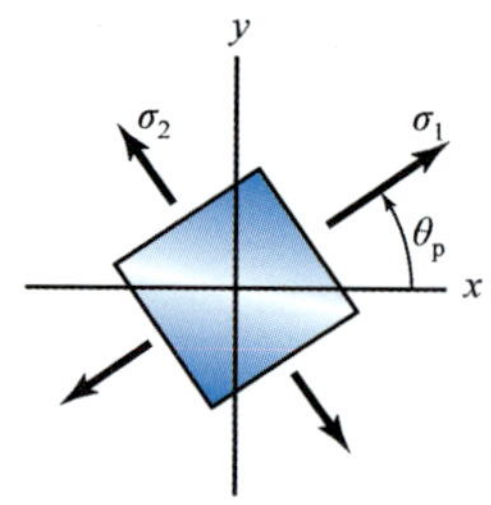

[그림 7-16] 주응력과 주평면

주응력에 대한 해석적인 식을 구할 수 있는데, 이는 주응력이 일어나는 평면에 관심이 없을 때 유용하다. 다음의 두 방정식을 $\sin 2\theta_p$와 $\cos 2\theta_p$에 대해 푼다.

$$\frac{\sin 2\theta_p}{\cos 2\theta_p} = \tan 2\theta_p = \frac{2\tau_{xy}}{\sigma_x - \sigma_y} \tag{7.13}$$

$$\sin^2 2\theta_p + \cos^2 2\theta_p = 1 \tag{7.14}$$

얻은 결과를 식 (7.9)에 대입하면 다음과 같다.

$$\sigma_1,\ \sigma_2 = \frac{\sigma_x + \sigma_y}{2} \pm \sqrt{\left(\frac{\sigma_x - \sigma_y}{2}\right)^2 + \tau_{xy}^2} \tag{7.15}$$

$\sin 2\theta_p$와 $\cos 2\theta_p$의 해를 식 (7.10)에 대입하면 $\tau_{x'y'} = 0$ 을 얻게 된다. **전단응력은 주응력이 작용하는 평면에서 0이다.**

주응력은 점 p에서 z축에 평행한 평면에 작용하는 최대응력과 최소응력이다. **점 p에서 주응력보다 큰 크기를 갖는 수직응력은 없음**을 보여줄 수 있다. 그러나 최대 전단응력의 경우에는 상황이 좀 더 복잡함을 보게 될 것이다.

7.2.2.2 최대 전단응력

최대 수직응력을 구할 때와 같은 방법을 사용하여 최대 또는 최소 전단응력을 구한다. 전단응력이 최대 또는 최소를 가지는 각 θ를 θ_s라 하자. 식 (7.10)을 2θ에 대해 미분한 것을 0으로 하면 다음 식을 얻을 수 있다.

$$\tan 2\theta_s = -\frac{\sigma_x - \sigma_y}{2\tau_{xy}} \tag{7.16}$$

이 식에서 θ_s를 구하고, 이를 식 (7.10)에 대입하여 전단응력의 최댓값 또는 최솟값을 구한다.

수직응력의 경우와 마찬가지로 θ_s에서 전단응력이 최대 또는 최소라면 $\theta_s+90°$, $\theta_s+2(90°)$, … 인 각도에서도 역시 최대 또는 최소이다. **최대 및 최소 전단응력이 작용하는 평면은 직사각형 요소의 면과 일치한다.** 직사각형 요소의 각 면에 작용하는 전단응력의 크기가 같으므로, 최대 및 최소 전단응력의 크기는 같다. 게다가 이 직사각형 요소의 방향은 주응력이 작용하는 직사각형 요소의 방향과 간단한 관계에 놓여있다. 식 (7.12)와 (7.16)에서 $\tan 2\theta_s$는 $\tan 2\theta_p$의 역수에 음의 부호를 붙인 것임을 알 수 있다. 이 말은 [그림 7-17]과 같이 $2\theta_s$와 $2\theta_p$ 각도의 방향이 서로 수직임을 말하며, **최대 및 최소 전단응력이 작용하는 직사각형 요소가 주응력이 작용하는 요소를 45° 회전시키면 됨**을 의미한다. 일단 [그림 7-18(a)]와 같이 주응력이 작용하는 요소의 방향을 구하면, [그림 7-18(b)]와 같이 최대 및 최소 전단응력이 작용하는 요소의 방향도 알게 된다.

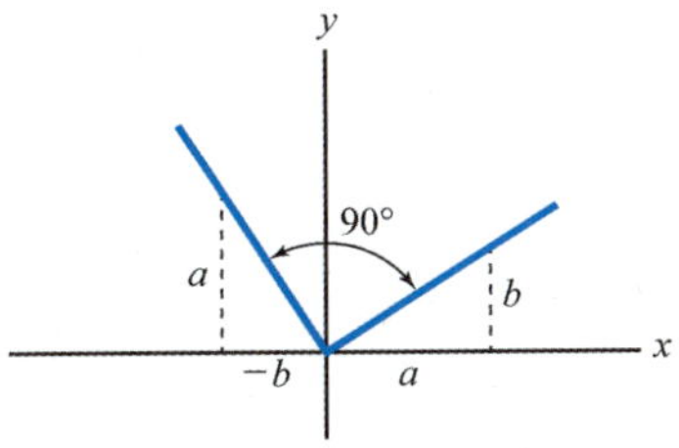

[그림 7-17] 서로 수직인 두 방향이 x축과 이루는 각도의 탄젠트는 $\frac{b}{a}$와 $-\frac{a}{b}$이다. 한 탄젠트는 다른 탄젠트의 역수의 음이다.

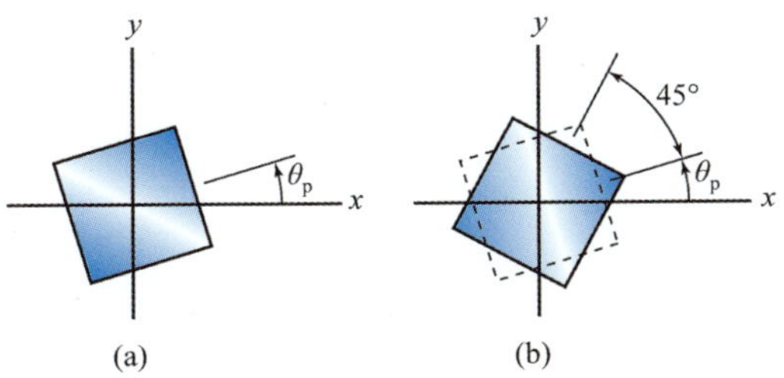

[그림 7-18] 두 요소의 방향 간의 관계
(a) 주응력이 작용하는 요소
(b) 최대 및 최소 전단응력이 작용하는 요소

최대 전단응력의 크기를 해석적 방법으로 구하기 위해, 다음 방정식들을 $\sin 2\theta_s$와 $\cos 2\theta_s$에 대해 풀어서 식 (7.10)에 대입한다.

$$\frac{\sin 2\theta_s}{\cos 2\theta_s} = \tan 2\theta_s = -\frac{\sigma_x - \sigma_y}{2\tau_{xy}} \tag{7.17}$$

$$\sin^2 2\theta_s + \cos^2 2\theta_s = 1 \tag{7.18}$$

그 결과는 다음과 같다.

$$\tau_{\max} = \sqrt{\left(\frac{\sigma_x - \sigma_y}{2}\right)^2 + \tau_{xy}^2} \tag{7.19}$$

이 응력은 z축에 평행한 모든 평면에 발생하는 전단응력 중 가장 큰 전단응력이므로 **최대 면내 전단응력**maximum in-plane shear stress이라고 부른다. 그러나 점 p를 지나는 다른 평면에 더 큰 전단응력이 발생할 수도 있다.

최대 면내 전단응력이 작용하는 직사각형 요소의 평면응력 상태를 구하기 위해 수직응력을 계산해야 한다. $\sin 2\theta_s$와 $\cos 2\theta_s$에 대한 결과를 식 (7.6)과 (7.8)에 대입하면 다음 식을 얻는다.

$$\sigma'_x = \sigma_y{}' = \frac{\sigma_x + \sigma_y}{2}$$

최대 면내 전단응력이 작용하는 요소의 수직응력은 같다. 이 수직응력을 σ_s라고 부른다.

$$\sigma_s = \frac{\sigma_x + \sigma_y}{2} \tag{7.20}$$

[그림 7-19]는 응력의 모든 상태를 보여준다.

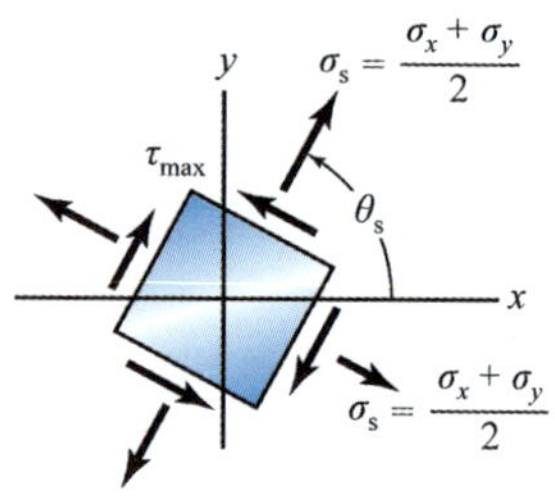

[그림 7-19] 최대 및 최소 면내 전단응력이 작용하는 요소

7.2.2.3 절대 최대 전단응력

이제는 식 (7.19)에서 얻은 값보다 큰 전단응력이 점 p를 통과하는 다른 평면에서 발생할 수 있음을 고려할 것이다. 먼저 [그림 7-20(a)]와 같이 주응력이 일어나는 요소에 대해 요소의 면이 좌표계와 일치하도록 좌표계를 조정한다. 이 새로운 좌표계에서 평면응력 성분은 $\sigma_x = \sigma_1$, $\sigma_y = \sigma_2$, $\tau_{xy} = 0$이다. 이 성분을 식 (7.19)에 대입하여 최대 면내 전단응력의 크기에 대한 새로운 식을 얻는다.

$$\sqrt{\left(\frac{\sigma_x - \sigma_y}{2}\right)^2 + \tau_{xy}^2} = \sqrt{\left(\frac{\sigma_1 - \sigma_2}{2}\right)^2 + 0} = \left|\frac{\sigma_1 - \sigma_2}{2}\right| \tag{7.21}$$

이 방정식은 주응력으로 표현되었지만, 식 (7.19)와 같은 결과를 얻게 된다. 아직까지 원래의 z축에 평행한 평면만을 고려하였다. 이제는 주응력이 작용하는 요소에 대하여 [그림 7-20(b)]처럼 좌표계의 방향을 바꾼다. 이 좌표계에서 $\sigma_x = 0$, $\sigma_y = \sigma_1$, $\tau_{xy} = 0$이다. 이 성분을 식 (7.19)에 대입하면 새로운 z축에 평행한 평면에서의 최대 전단응력을 구할 수 있다.

$$\sqrt{\left(\frac{\sigma_x - \sigma_y}{2}\right)^2 + \tau_{xy}^2} = \sqrt{\left(\frac{0 - \sigma_1}{2}\right)^2 + 0} = \left|\frac{\sigma_1}{2}\right| \tag{7.22}$$

다음으로, [그림 7-20(c)]에 나타낸 좌표계로 다시 좌표계를 바꾼다. 이 좌표계에서는 $\sigma_x = \sigma_2$, $\sigma_y = 0$, $\tau_{xy} = 0$이다. 이 성분을 식 (7.19)에 대입하여 z축에 평행한 평면에서의 최대 전단응력을 구한다.

$$\sqrt{\left(\frac{\sigma_x - \sigma_y}{2}\right)^2 + \tau_{xy}^2} = \sqrt{\left(\frac{\sigma_2 - 0}{2}\right)^2 + 0} = \left|\frac{\sigma_2}{2}\right| \tag{7.23}$$

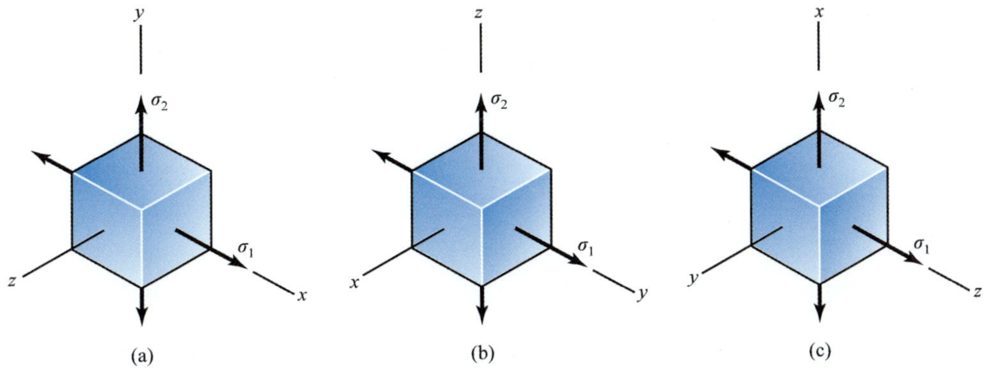

[그림 7-20] 주응력이 작용하는 요소. (a) 조정된 좌표계 (b), (c) 좌표계의 다른 방향

주응력의 값에 따라, 식 (7.22) 또는 식 (7.23)을 통해 최대 면내 전단응력보다 큰 크기를 갖는 전단응력 값을 산출할 수 있다. 점 p를 통과할 수 있는 평면의 일부에 대해서 고려하였으나, 점 p를 통과하는 어떠한 평면에도 식 (7.21) ~ (7.23)에서 주어진 가장 큰 값보다 더 큰 크기의 전단응력이 발생하지 않는다. 이 값이 **절대 최대 전단응력**absolute maximum shear stress이며, 다음 식으로 나타낸다.

$$\tau_{\text{abs}} = \text{Max}\left(\left|\frac{\sigma_1}{2}\right|, \left|\frac{\sigma_2}{2}\right|, \left|\frac{\sigma_1 - \sigma_2}{2}\right|\right) \tag{7.24}$$

7.2.2.4 요약 : 주응력과 최대 전단응력의 결정

점 p에서 평면응력 상태에 있을 때, 최대 응력과 최소 응력, 그리고 최대 응력이 작용하는 면의 방향을 구하는 단계는 다음과 같다.

❶ 식 (7.12)를 사용하여 θ_{p}를 구하고, 주응력이 작용하는 직사각형 요소의 방향을 정한다.

❷ θ_p를 식 (7.9)에 대입하여 주응력 중 하나를 구하고, 나머지 주응력은 $\theta_p + 90°$를 식 (7.9)에 대입하여 구한다. 주응력이 작용하는 요소에는 전단응력이 작용하지 않으므로 요소의 모든 응력이 결정된다. 식 (7.15)에서 주응력을 구할 수 있지만, 이 방법은 어느 주응력이 요소의 어느 면에 작용하는지를 알려주지 않는다.

❸ 식 (7.16)을 사용하여 θ_s를 구하고, 최대 및 최소 면내 전단응력이 작용하는 요소의 방향을 정한다. 다른 방법으로, 이 요소는 주응력이 작용하는 요소를 45° 회전한 것이므로 간단하게 $\theta_s = \theta_p + 45°$를 사용할 수 있다.

❹ θ_s를 식 (7.10)에 대입하여 요소의 전단응력을 구한다. 이 결과로 요소의 한 면에 작용하는 전단응력의 크기와 방향을 구할 수 있고, 다른 면에서의 전단응력의 크기와 방향도 구할 수 있다([그림 7-19]). 이 요소의 각 면에서의 수직응력은 $\dfrac{\sigma_x + \sigma_y}{2}$가 되며, 결과적으로 요소의 모든 응력 상태가 결정된다.

❺ 절대 최대 전단응력(점 p를 지나는 모든 면에 작용하는 전단응력 중 가장 큰 것의 크기)은 식 (7.24)로 주어진다.

연구문제

1. 주응력은 무엇인가?
2. 주응력 중 하나가 작용하는 평면의 방향을 알고 있다면, 나머지 주응력이 작용하는 평면의 방향은 어떻게 되는가?
3. 주응력이 작용하는 평면에는 어떠한 전단응력이 작용하는가?
4. 주응력이 작용하는 요소의 방향을 알고 있다면, 최대 면내 전단응력이 작용하는 요소의 방향은 어떻게 되는가?

예제 7.4 최대응력과 최소응력 구하기

점 p에서 평면응력 상태에 있는 요소를 [그림 7-21]에 나타내었다. 주응력과 최대 면내 전단응력을 구하고, 이들을 적절한 방향의 요소를 그려서 나타내시오. 또, 절대 최대 전단응력을 구하시오.

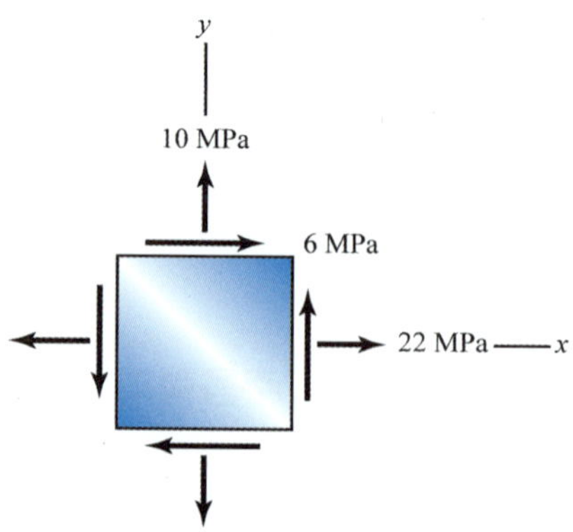

[그림 7-21]

전략

요소의 평면응력 성분은 $\sigma_x = 22\,\text{MPa}$, $\sigma_y = 10\,\text{MPa}$, $\tau_{xy} = 6\,\text{MPa}$이다. 앞에서 언급한 단계에 따라 최대 전단응력을 구할 수 있다.

풀이

단계 1 식 (7.12)에서

$$\tan 2\theta_P = \frac{2\tau_{xy}}{\sigma_x - \sigma_y} = \frac{2(6\text{ Mpa})}{22\text{ Mpa} - 10\text{ Mpa}} = 1$$

이다. 이 방정식을 풀면 $\theta_p = 22.5°$를 구할 수 있다. 이 각은 주응력이 작용하는 요소의 방향이다.

단계 2 θ_p를 식 (7.9)에 대입하여 첫 번째 주응력을 구한다.

$$\begin{aligned}\sigma_1 &= \frac{\sigma_x + \sigma_y}{2} + \frac{\sigma_x - \sigma_y}{2}\cos 2\theta_p + \tau_{xy}\sin 2\theta_p \\ &= \frac{22\text{ MPa} + 10\text{ MPa}}{2} + \frac{22\text{ MPa} - 10\text{ MPa}}{2}\cos 45° + (6\text{ MPa})\sin 45° \\ &= 24.49\text{ MPa}\end{aligned}$$

$\theta_p + 90°$를 식 (7.9)에 대입하여 두 번째 주응력을 구한다.

$$\begin{aligned}\sigma_2 &= \frac{\sigma_x + \sigma_y}{2} + \frac{\sigma_x - \sigma_y}{2}\cos 2(\theta_p + 90°) + \tau_{xy}\sin 2(\theta_p + 90°) \\ &= \frac{22\text{ MPa} + 10\text{ MPa}}{2} + \frac{22\text{ MPa} - 10\text{ MPa}}{2}\cos 225° + (6\text{ MPa})\sin 225° \\ &= 7.51\text{ MPa}\end{aligned}$$

주응력을 그림 (a)와 같이 적절한 방향을 가진 요소에 나타내었다. 이 요소에는 전단응력이 작용하지 않는다. 주응력의 값은 식 (7.15)에서 구할 수도 있다.

$$\begin{aligned}\sigma_1,\ \sigma_2 &= \frac{\sigma_x + \sigma_y}{2} \pm \sqrt{\left(\frac{\sigma_x - \sigma_y}{2}\right)^2 + \tau_{xy}^2} \\ &= \frac{22\text{ MPa} + 10\text{ MPa}}{2} \pm \sqrt{\left(\frac{22\text{ MPa} - 10\text{ MPa}}{2}\right)^2 + (6\text{ MPa})^2} \\ &= 24.49\text{ MPa},\ 7.51\text{ MPa}\end{aligned}$$

그러나 이 식으로 풀면, 요소의 어느 면에 어느 응력이 작용하는지 알 수 없다.

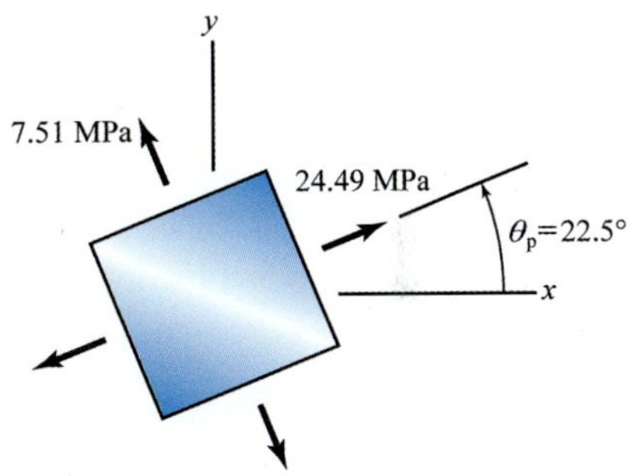

(a) 주응력

단계 3 식 (7.16)에서

$$\tan 2\theta_s = -\frac{\sigma_x - \sigma_y}{2\tau_{xy}} = -\frac{22\text{ MPa} - 10\text{ MPa}}{2(6\text{ MPa})} = -1$$

이다. 이 식에서 $\theta_s = -22.5°$를 구할 수 있다. 최대 면내 전단응력이 작용하는 요소는 주응력이 작용하는 요소를 45° 회전한 것임을 이용하여 θ_s를 구할 수도 있다. 이 방법으로 구하면 $\theta_s = \theta_p + 45° = 67.5°$이다. 이 각은 식 (7.16)으로 구한 결과와 90°의 차이가 나므로 요소의 최종 방향은 같게 된다. 즉 각도 θ_s는 식 (7.16)과 90° 배수를 합하여 구할 수 있다.

단계 4 θ_s를 식 (7.10)에 대입하여 최대 면내 전단응력을 구한다.

$$\begin{aligned}\tau_{\max} &= -\frac{\sigma_x - \sigma_y}{2}\sin 2\theta_s + \tau_{xy}\cos 2\theta_s \\ &= -\frac{22\text{ MPa} - 10\text{ MPa}}{2}\sin(-45°) \\ &\quad + (6\text{ MPa})\cos(-45°) \\ &= 8.49\text{ MPa}\end{aligned}$$

이 요소의 각 면에 작용하는 수직응력은 다음과 같다.

$$\sigma_s = \frac{\sigma_x + \sigma_y}{2} = \frac{22\text{ MPa} + 10\text{ MPa}}{2} = 16\text{ MPa}$$

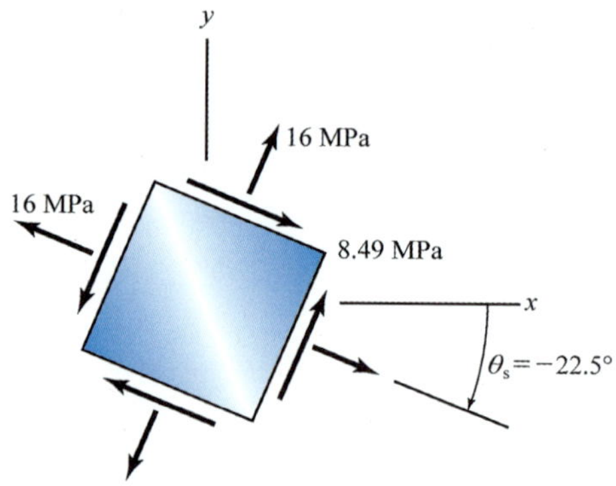

(b) 최대 면내 전단응력 및 연관된 수직응력

그림 (b)와 같이 최대 면내 전단응력 및 연관된 수직응력을 적절한 방향을 가진 요소에 나타내었다.

단계 5 절대 최대 전단응력은 다음 세 값 중에서 가장 큰 값이다.

$$\left|\frac{\sigma_1 - \sigma_2}{2}\right| = \left|\frac{24.49\text{ MPa} - 7.51\text{ MPa}}{2}\right| = 8.49\text{ MPa}$$

$$\left|\frac{\sigma_1}{2}\right| = \left|\frac{24.49\text{ MPa}}{2}\right| = 12.24\text{ MPa}$$

$$\left|\frac{\sigma_2}{2}\right| = \left|\frac{7.51\text{ MPa}}{2}\right| = 3.76\text{ MPa}$$

토론

이 예제는 절대 최대 전단응력의 개념이 중요하다는 것을 보여주고 있다. 주어진 평면응력 상태에서 최대 면내 전단응력은 [그림 7-13(b)]에 나타내었듯이 θ의 모든 값에 대하여 그 평면에 작용하는 최대 전단응력이다. **그러나 그 평면은 그 점을 지나는 모든 평면 중에서 일부(z축에 평행한 평면)에 불과하다.** 이 예제의 최대 면내 전단응력은 8.49 MPa인데, 절대 최대 전단응력은 12.24 MPa이다. 이것은 최대 전단응력이 z축과 평행하지 않은 평면에서 나타남을 의미한다.

연습문제 ▸▸▸

7.1 100mm 지름의 원형 단면을 갖는 균일한 봉이 있다. 탄성계수를 구하기 위한 실험으로 봉에 4.8MN의 힘을 가하였다. 그림과 같은 좌표계에서 힘을 가한 끝부분을 제외한 봉의 한 점에서의 응력 상태 여섯 성분을 구하시오.

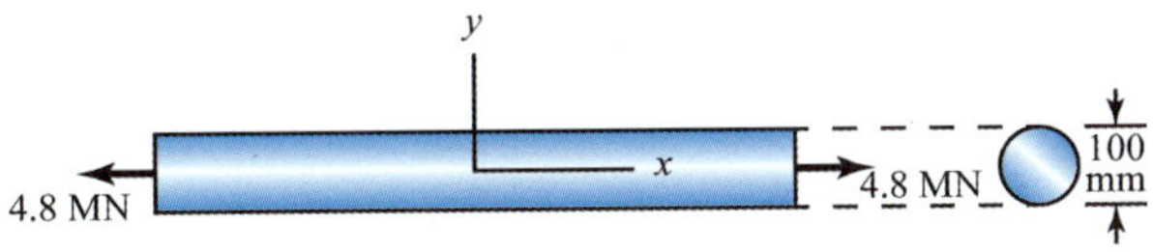

[그림 P7.1]

7.2 그림 (a)의 점 p에서의 응력 성분은 $\sigma_x = 2\text{MPa}$, $\sigma_y = -4\text{MPa}$, $\sigma_z = 4\text{MPa}$, $\tau_{xy} = 1.5\text{MPa}$, $\tau_{yz} = -3\text{MPa}$, $\tau_{zx} = -2\text{MPa}$이다. 평면 $\mathcal{P}$는 점 p를 지나고 y축에 수직이다. 평면 아래의 물체를 분리하여 그림 (b)에 나타내었다.

(a) 점 p에서 평면 $\mathcal{P}$에 작용하는 수직응력은 얼마인가?

(b) 점 p에서 평면 $\mathcal{P}$에 작용하는 전단응력의 크기는 얼마인가?

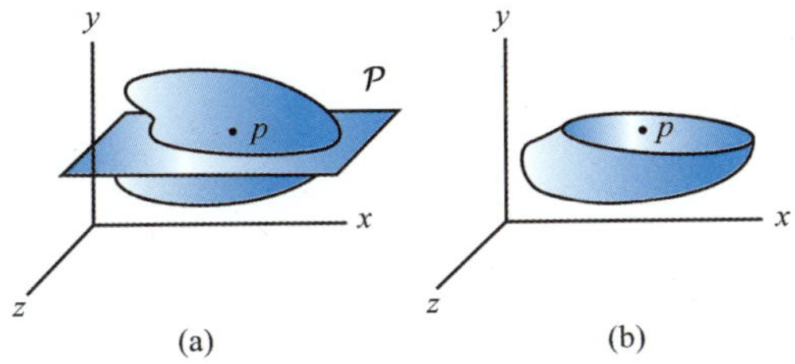

[그림 P7.2]

7.3 US unit

그림 (a)의 좌표계에서, 물체의 점 p에서의 응력 성분은 $\sigma_x = -30\text{ksi}$, $\sigma_y = 65\text{ksi}$, $\sigma_z = 40\text{ksi}$, $\tau_{xy} = 50\text{ksi}$, $\tau_{yz} = 35\text{ksi}$, $\tau_{zx} = -45\text{ksi}$이다. 그림 (b)의 $x'y'z'$ 좌표계는 그림 (a)의 좌표계를 회전하여 얻는다. 점 p에서의 응력 성분을 $x'y'z'$ 좌표계에서 구하시오.

전략 응력 성분의 정의를 이용한다. 방정식을 사용할 필요는 없다.

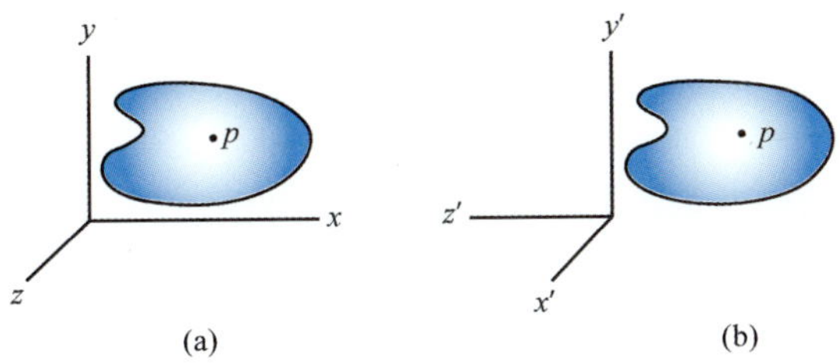

[그림 P7.3]

연습문제 ▸▸▸

7.4
US unit

물체의 점 p에서의 응력 성분이 그림 (a)와 같다.

(a) 점 p에서의 응력 성분 σ_x, σ_y, σ_z, τ_{xy}, τ_{yz}, τ_{zx}를 구하시오.

(b) 그림 (a)의 요소는 같은 점 p에 위치한다. 점 p에서의 응력 성분 $\sigma_{x'}$, $\sigma_{y'}$, $\tau_{x'y'}$을 구하시오.

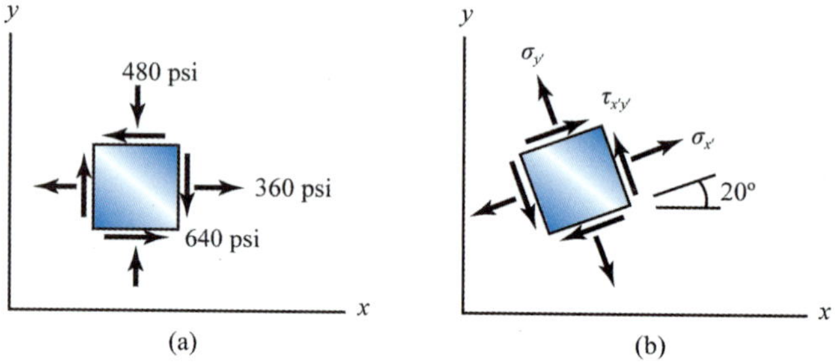

[그림 P7.4]

7.5 물체의 점 p에서의 응력 성분은 $\sigma_x = 20\,\text{MPa}$, $\sigma_y = 0$, $\tau_{xy} = 0$이다. $\theta = 45°$일 때 점 p에서의 응력 성분 $\sigma_{x'}$, $\sigma_{y'}$, $\tau_{x'y'}$을 구하시오.

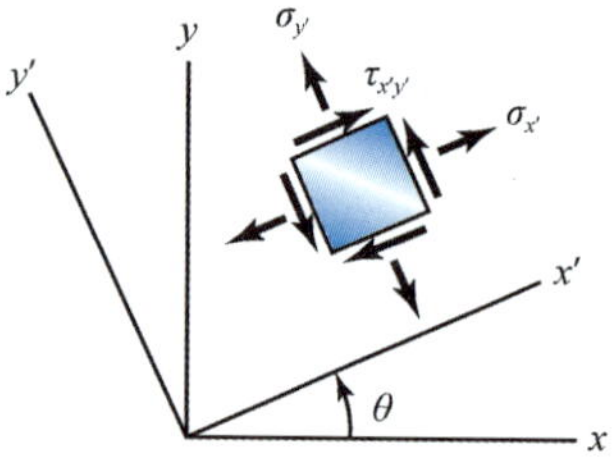

[그림 P7.5 ~ 7.9]

7.6
US unit

물체의 점 p에서의 응력 성분은 $\sigma_x = 0$, $\sigma_y = 0$, $\tau_{xy} = 25\,\text{ksi}$이다. $\theta = 45°$일 때 점 p에서의 응력 성분 $\sigma_{x'}$, $\sigma_{y'}$, $\tau_{x'y'}$을 구하시오.

7.7
US unit

물체의 점 p에서의 응력 성분은 $\sigma_x = -8\,\text{ksi}$, $\sigma_y = 6\,\text{ksi}$, $\tau_{xy} = -6\,\text{ksi}$이다. $\theta = 25°$일 때 점 p에서의 응력 성분 $\sigma_{x'}$, $\sigma_{y'}$, $\tau_{x'y'}$을 구하시오.

7.8 $\theta = 20°$일 때 로켓 엔진의 노즐에 부착된 스트레인 게이지가 $\sigma_{x'} = 66.46\,\text{MPa}$, $\sigma_{y'} = 82.54\,\text{MPa}$, $\tau_{x'y'} = 6.75\,\text{MPa}$을 나타낸다. 그 점에서의 σ_x, σ_y, τ_{xy}를 구하시오.

연습문제 ▸▸▸

7.9* 물체의 점 p에서의 응력 성분은 $\sigma_x = 240\,\text{MPa}$, $\sigma_y = -120\,\text{MPa}$, $\tau_{xy} = 240\,\text{MPa}$이고, $x'y'z'$ 좌표계에서의 성분은 $\sigma_{x'} = 347\,\text{MPa}$, $\sigma_{y'} = -227\,\text{MPa}$, $\tau_{x'y'} = -87\,\text{MPa}$이다. 각도 θ를 구하시오.

7.10 자동차 차체의 한 점 p에서의 응력 성분은 $\sigma_{x'} = 32\,\text{MPa}$, $\sigma_{y'} = -16\,\text{MPa}$, $\tau_{x'y'} = -24\,\text{MPa}$이다. $\theta = 35°$일 때 점 p에서의 σ_x, σ_y, τ_{xy}를 구하시오.

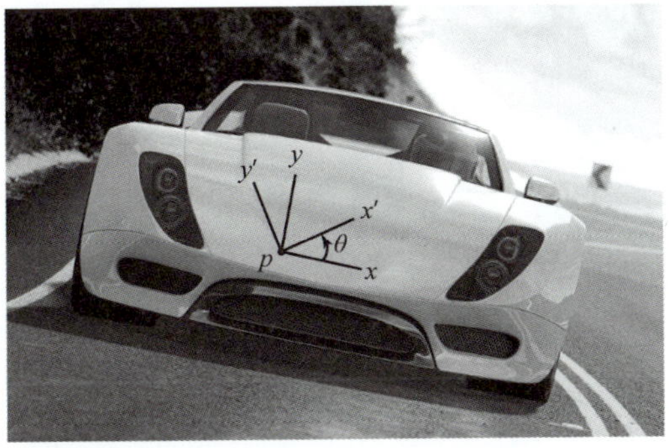

[그림 P7.10 ~ 7.11]

(출처 : iStock by mevans)

7.11 자동차 차체의 한 점 p에서의 응력 성분은 $\sigma_{x'} = 32\,\text{MPa}$, $\sigma_{y'} = -16\,\text{MPa}$, $\tau_{x'y'} = -24\,\text{MPa}$이다. $\theta = -40°$일 때 점 p에서의 σ_x, σ_y, τ_{xy}를 구하시오.

7.12 US unit 물체의 점 p에서의 응력 성분은 $\sigma_x = 4\,\text{ksi}$, $\sigma_y = -2\,\text{ksi}$, $\tau_{xy} = 2\,\text{ksi}$이다. 점 p에서 평면 $\mathcal{P}$에 작용하는 수직응력과 전단응력의 크기를 구하시오.

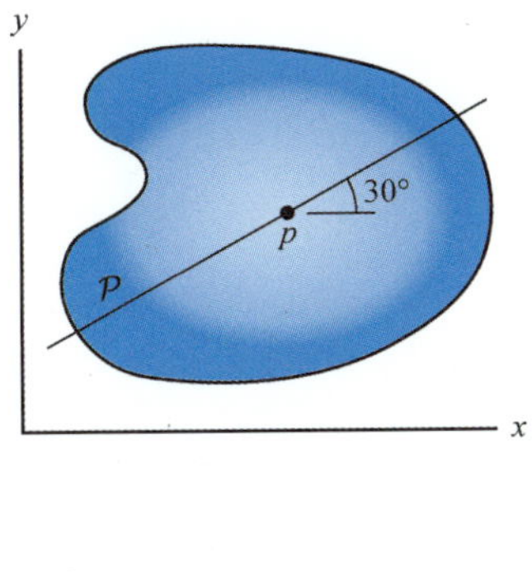

[그림 P7.12 ~ 7.13]

7.13 물체의 점 p에서의 응력 성분은 $\sigma_x = -10.5\,\text{MPa}$, $\sigma_y = 60\,\text{MPa}$, $\tau_{xy} = -4.5\,\text{MPa}$이다. 점 p에서 평면 $\mathcal{P}$에 작용하는 수직응력과 전단응력의 크기를 구하시오.

7.14 건축물의 기둥이 800 kN 의 압축 축하중을 받고 있다. 기둥의 단면은 그림과 같다. 식 (7.6)을 사용하여 평면 (a), (b), (c)에 작용하는 수직응력을 구하시오.

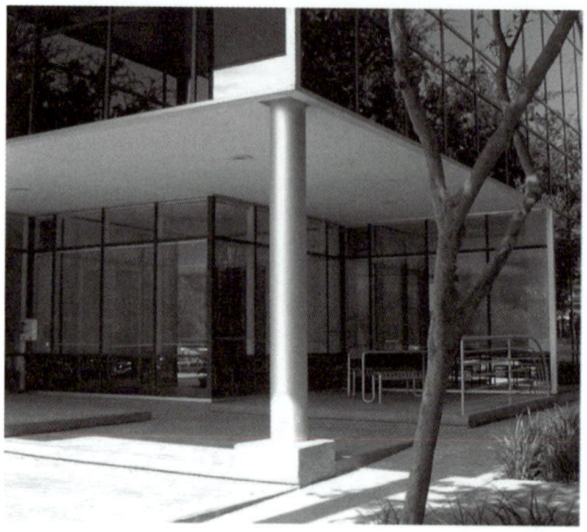

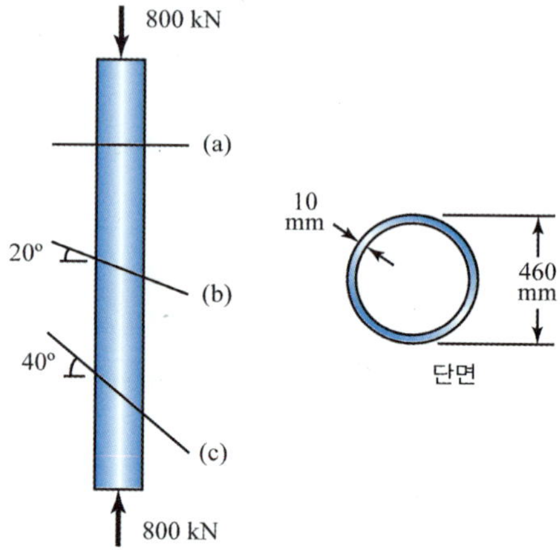

[그림 P7.14 ~ 7.15]

7.15 건축물의 기둥이 800 kN 의 압축 축하중을 받고 있다. 기둥의 단면은 그림과 같다. 식 (7.7)을 사용하여 평면 (a), (b), (c)에 작용하는 전단응력의 크기를 구하시오.

7.16 그림의 평판에서 다음의 방법으로 응력 σ와 τ를 구하시오.

(a) 평형방정식 사용

(b) 식 (7.6)과 (7.7) 사용

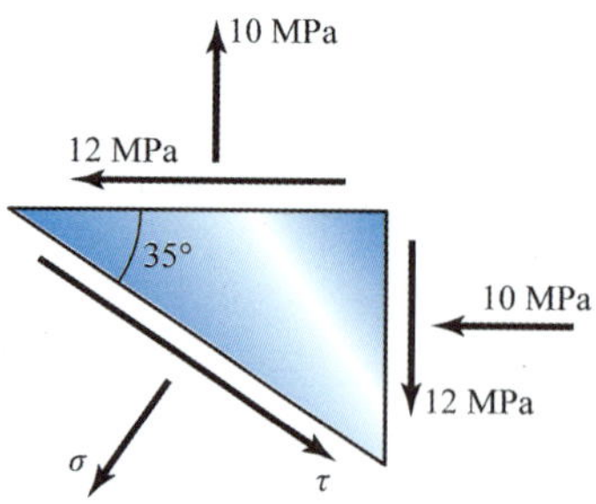

[그림 P7.16]

연습문제 ▸▸▸

7.17 응력 $\tau_{xy}=14\,\text{MPa}$이고 각도 $\theta=25°$이다. 그림에서 오른쪽 요소의 응력 성분을 구하시오.

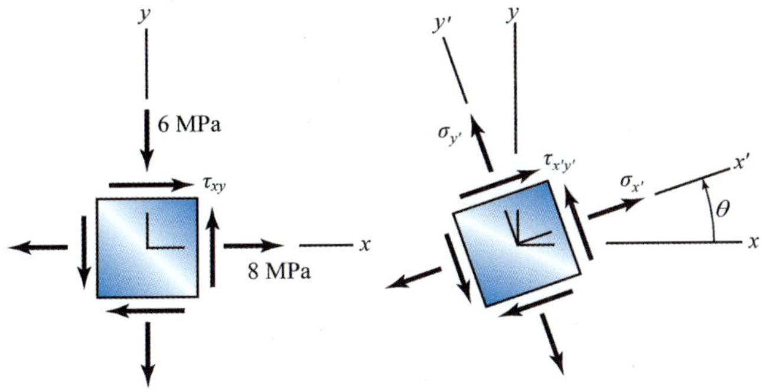

[그림 P7.17 ~ 7.19]

7.18* $\tau_{xy}=12\,\text{MPa}$, $\sigma_{x'}=14\,\text{MPa}$, $\sigma_{y'}=-12\,\text{MPa}$ 이다. 응력 $\tau_{x'y'}$과 각도 θ를 구하시오.

7.19 응력 $\tau_{x'y'}=12\,\text{MPa}$이고 $\theta=35°$이다. $\sigma_{x'}$, $\sigma_{y'}$, τ_{xy}를 구하시오.

7.20 US unit 비행기 날개의 한 점 p가 평면응력을 받고 있다. $\theta=55°$, $\sigma_x=100\,\text{psi}$, $\sigma_y=-200\,\text{psi}$, $\sigma_{x'}=-175\,\text{psi}$이다. 점 p에서 응력 τ_{xy}와 $\tau_{x'y'}$을 구하시오.

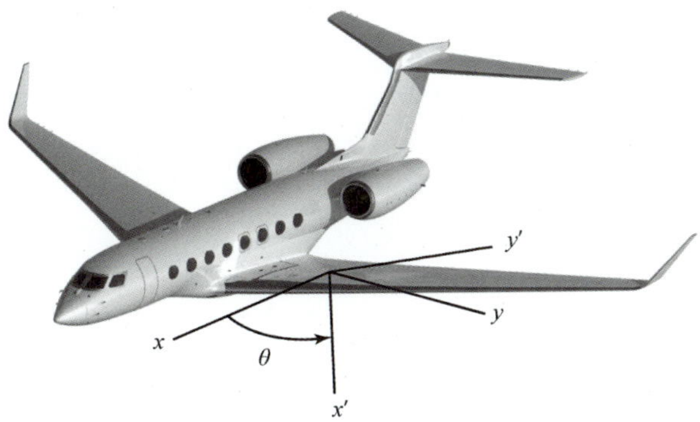

(출처 : iStock by silycruiser)

[그림 P7.20 ~ 7.21]

7.21* US unit 비행기 날개의 한 점 p가 평면응력을 받고 있다. 응력 성분은 $\sigma_x=80\,\text{psi}$, $\sigma_y=-120\,\text{psi}$, $\tau_{xy}=-100\,\text{psi}$, $\sigma_{x'}=-80\,\text{psi}$, $\sigma_{y'}=40\,\text{psi}$이다. 응력 $\tau_{x'y'}$와 각도 θ를 구하시오.

7.22 식 (7.6)~(7.8)은 평면응력에 적용되지만, 다음과 같은 응력 상태에도 적용된다.

$$\begin{bmatrix} \sigma_x & \tau_{xy} & \tau_{xz} \\ \tau_{yx} & \sigma_y & \tau_{yz} \\ \tau_{zx} & \tau_{zy} & \sigma_z \end{bmatrix} = \begin{bmatrix} \sigma_x & \tau_{xy} & 0 \\ \tau_{yx} & \sigma_y & 0 \\ 0 & 0 & \sigma_z \end{bmatrix}$$

즉 τ_{xy}와 τ_{yz}가 0일 때이다. 정지 상태에 있는 유체의 한 점에서의 응력 상태는 다음과 같다.

$$\begin{bmatrix} \sigma_x & \tau_{xy} & \tau_{xz} \\ \tau_{yx} & \sigma_y & \tau_{yz} \\ \tau_{zx} & \tau_{zy} & \sigma_z \end{bmatrix} = \begin{bmatrix} -P & 0 & 0 \\ 0 & -P & 0 \\ 0 & 0 & -P \end{bmatrix}$$

여기서 P는 그 점에서의 유체의 압력이다. 식 (7.6)과 (7.7)을 사용하여 정지상태의 유체의 한 점에서 $\sigma_{x'} = -P$이고 $\tau_{x'y'} = 0$임을 보이시오. 즉 각도 θ에 관계없이 수직응력은 압력의 음이고 면내 전단응력은 0이다.

7.23 식 (7.5)로 표현된 삼각함수 공식을 식 (7.3)과 (7.4)에 대입하여 식 (7.6)과 (7.7)을 유도하시오.

7.24 축하중을 받는 봉의 한 요소에 작용하는 평면응력 성분을 그림에 나타내었다. 응력 σ_x를 안다고 가정할 때, 주응력과 최대 면내 전단응력을 구하고, 이 응력들을 적절한 방향을 갖는 요소에 나타내시오.

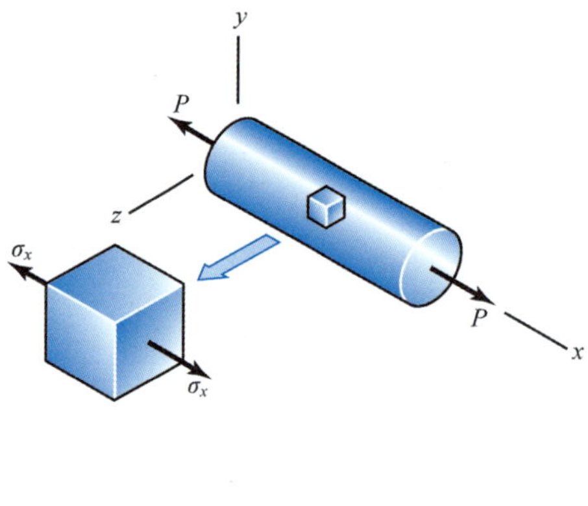

[그림 P7.24]

연습문제 ▸▸▸

7.25 비틀림을 받는 봉의 한 요소에 작용하는 평면응력 성분을 그림에 나타내었다. 응력 τ_{xy}를 안다고 가정할 때, 주응력과 최대 면내 전단응력을 구하고, 이 응력들을 적절한 방향을 갖는 요소에 나타내시오.

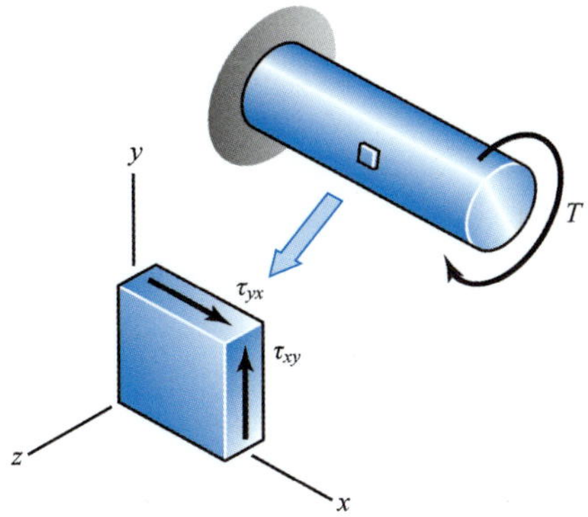

[그림 P7.25]

※ [문제 7.26] ~ [문제 7.29]에 나타낸 평면응력 상태에서 주응력과 최대 면내 전단응력을 구하고, 이 응력들을 적절한 방향을 갖는 요소에 나타내시오.

7.26

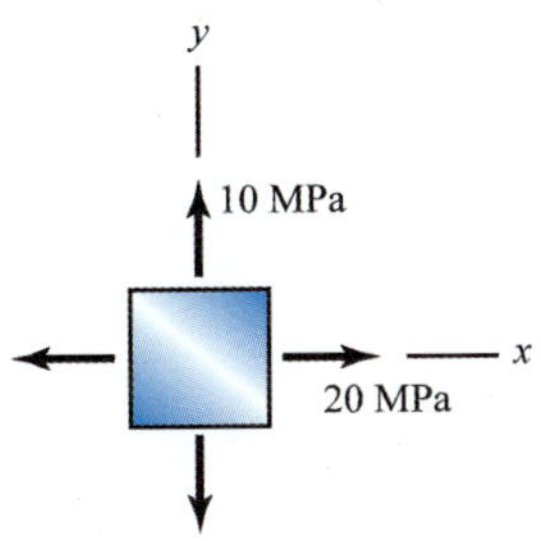

[그림 P7.26]

7.27
US unit

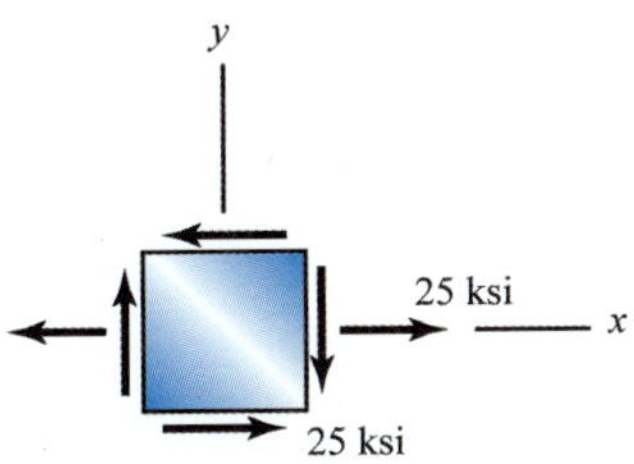

[그림 P7.27]

7.28
US unit

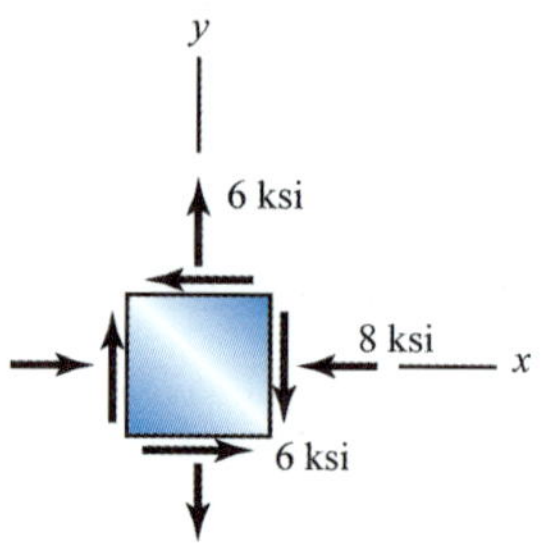

[그림 P7.28]

7.29

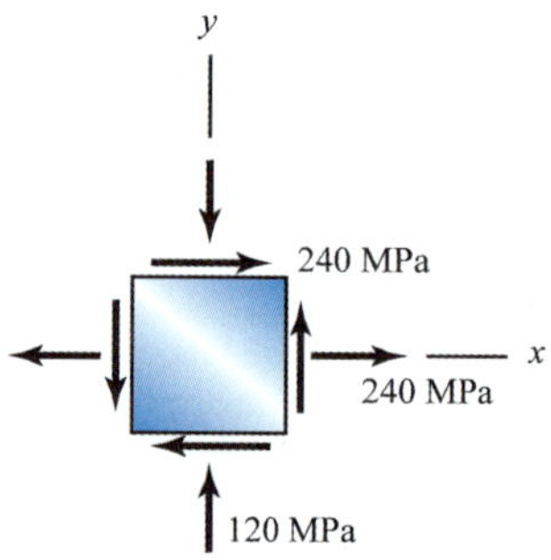

[그림 P7.29]

7.30 평면응력 상태에서 $\sigma_x = 20\,\text{MPa}$, $\sigma_y = 10\,\text{MPa}$, $\tau_{xy} = 0$일 때, 절대 최대 전단응력을 구하시오.

7.31 평면응력 상태에서 $\sigma_x = 25\,\text{ksi}$, $\sigma_y = 0$, $\tau_{xy} = -25\,\text{ksi}$일 때, 절대 최대 전단응력을 구하시오.
US unit

7.32 안테나를 지지하는 구조물의 한 점이 평면응력 상태에서 $\sigma_x = 40\,\text{MPa}$, $\sigma_y = -20\,\text{MPa}$, $\tau_{xy} = 30\,\text{MPa}$일 때, 절대 최대 전단응력을 구하시오.

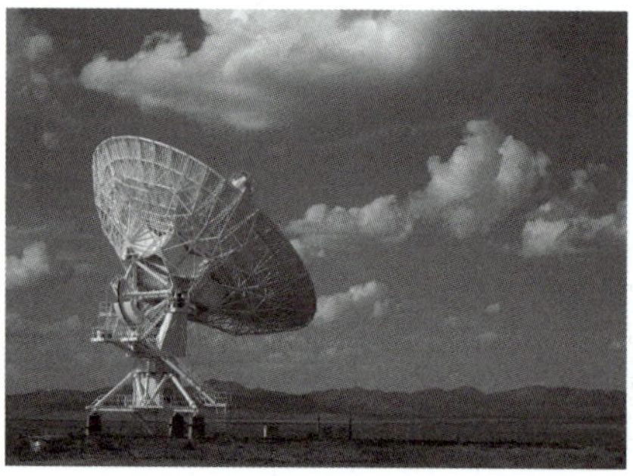

[그림 P7.32 ~ 7.33]

(출처 : iStock by Loren Klein)

연습문제 ▶▶▶

7.33* 안테나를 지지하는 구조물의 한 점이 평면응력 상태이다. 응력 성분은 $\sigma_y = -20\,\text{MPa}$, $\tau_{xy} = 30\,\text{MPa}$이다. 재료의 인장 및 압축에 대한 허용 수직응력은 80 MPa이다. 이 기준에 근거하여 응력 성분 σ_x의 허용범위를 구하시오.

7.34 식 (7.6)에서 θ를 $\theta + 90°$로 대치하여 식 (7.8)을 유도하시오.

7.35 절대 최대 전단응력 170 MPa을 받을 수 있는 재료로 커넥팅 로드connecting rod를 만들었다. 특정 작동조건에서 로드의 한 점이 $\sigma_x = -160\,\text{MPa}$, $\sigma_y = 120\,\text{MPa}$, $\tau_{xy} = -80\,\text{MPa}$의 평면응력 상태라는 유한요소해석 결과를 얻었다. 이 기준에 따라, 작동조건이 허용될지 결정하시오.

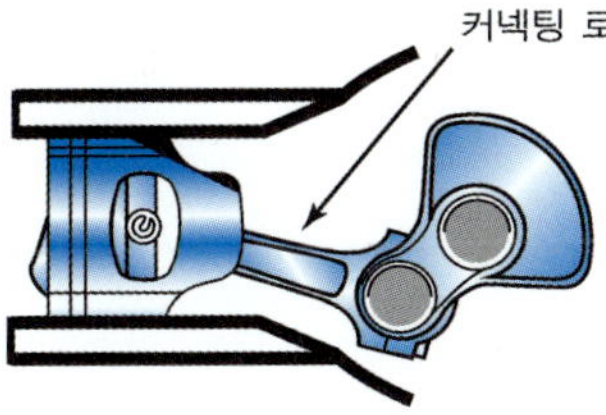

[그림 P7.35 ~ 7.36]

7.36 절대 최대 전단응력 170 MPa을 받을 수 있는 재료로 커넥팅 로드를 만들었다. 특정 작동조건에서 로드의 한 점이 $\sigma_x = -180\,\text{MPa}$, $\sigma_y = 150\,\text{MPa}$, $\tau_{xy} = -55\,\text{MPa}$의 평면응력 상태라는 유한요소해석 결과를 얻었다. 이 기준에 따라, 작동조건이 허용될지 결정하시오.

SECTION 7.3

평면응력에 대한 모어 원

Mohr's Circle for Plane Stress

모어 원 Mohr's circle은 식 (7.6)~(7.8)을 푸는 도식적인 방법이다. [그림 7-22(a)]의 평면응력 상태에서 [그림 7-22(b)]처럼 특정 각도 θ만큼 회전한 좌표계에서의 응력 성분을 모어 원으로 구할 수 있다. 컴퓨터의 발달로 인해 대부분의 도식적인 방법이 구식이 된 현 시대에 우리가 이런 방법을 공부하는 이유는 무엇일까? 그 이유는 모어 원이 식 (7.6)~(7.8)로 표현되는 해를 시각적으로 나타내주어 다른 방법으로는 불가능한 것까지 이해할 수 있게 해주기 때문이다. 먼저 모어 원을 적용하는 방법을 보여주고, 그것이 어떻게 작용하는지 설명하겠다.

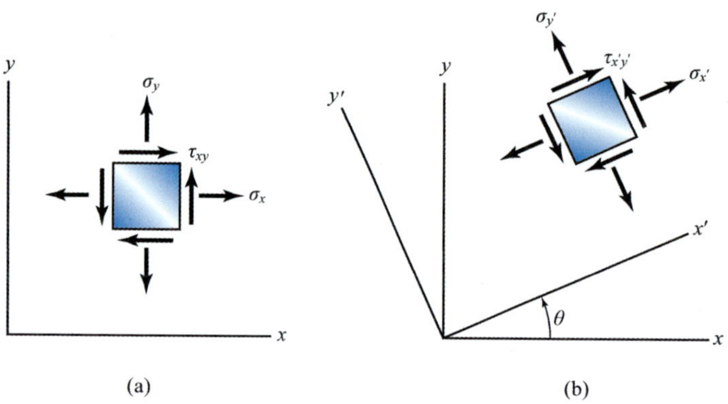

[그림 7-22] (a) 평면응력 상태 (b) 회전된 좌표계에서의 성분

7.3.1 모어 원의 작도

[그림 7-22(a)]의 응력 성분 σ_x, σ_y, τ_{xy}를 알고 있으며 [그림 7-22(b)]에 주어진 각 θ에서의 성분 $\sigma_{x'}$, $\sigma_{y'}$, $\tau_{x'y'}$을 구하고자 한다. 모어 원을 그려서 이들을 구하는 네 단계는 다음과 같다.

❶ [그림 7-23(a)]와 같이 수직응력을 수평축으로, 전단응력을 수직축으로 하는 좌표축을 그린다. 수직응력의 양의 방향은 오른쪽이고, 전단응력의 양의 방향은 **아래쪽**이다.

❷ 점 P의 좌표 (σ_x, τ_{xy})와 점 Q의 좌표 $(\sigma_y, -\tau_{xy})$를 [그림 7-23(b)]처럼 표시한다.

❸ 점 P와 Q를 연결하는 직선을 그린다. [그림 7-23(c)]와 같이 그 직선과 수평축이 교차하는 점을 중심으로 두 점을 지나는 원을 그린다.

❹ [그림 7-23(d)]와 같이 점 P를 원의 중심에서 반시계방향으로 2θ만큼 회전한 점과 원의 중심을 연결하는 직선을 그린다. 이 직선과 원이 교차하는 점이 P'이고 이는 좌표 $(\sigma_{x'},\ \tau_{x'y'})$을 가지며, 점 Q'의 좌표는 $(\sigma_{y'},\ -\tau_{x'y'})$이다.

이러한 작도법으로 임의의 각도 θ에 대한 응력 성분 $\sigma_{x'}$, $\sigma_{y'}$, $\tau_{x'y'}$을 모어 원의 두 점의 좌표로부터 구할 수 있다. 우리는 이 결과를 증명할 것이다.

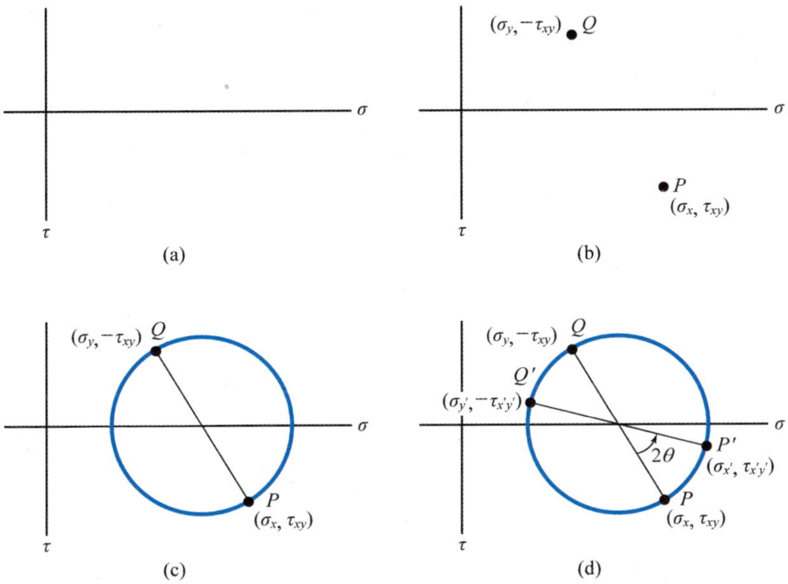

[그림 7-23] (a) 두 축을 그린다. 전단응력은 아래쪽이 양(+)이다. (b) 점 P와 Q를 표시한다.
(c) 모어 원을 그린다. 원의 중심은 P와 Q를 잇는 직선과 수평축과의 교점이다. (d) 응력을 구한다.

7.3.2 모어 원이 성립되는 이유

모어 원으로 식 (7.6)~(7.8)을 풀 수 있음을 증명할 것이다.

$$\sigma_{x'} = \frac{\sigma_x + \sigma_y}{2} + \frac{\sigma_x - \sigma_y}{2}\cos 2\theta + \tau_{xy}\sin 2\theta$$

$$\tau_{x'y'} = -\frac{\sigma_x - \sigma_y}{2}\sin 2\theta + \tau_{xy}\cos 2\theta$$

$$\sigma_{y'} = \frac{\sigma_x + \sigma_y}{2} - \frac{\sigma_x - \sigma_y}{2}\cos 2\theta - \tau_{xy}\sin 2\theta$$

[그림 7-24(a)]는 점 P와 Q, 그리고 모어 원을 보여준다. 원의 중심의 수평좌표는 $\dfrac{\sigma_x + \sigma_y}{2}$ 이고, 원의 반지름 R은 다음과 같이 주어진다.

$$R = \sqrt{\left(\frac{\sigma_x - \sigma_y}{2}\right)^2 + (\tau_{xy})^2}$$

각 β의 사인과 코사인은

$$\sin\beta = \frac{\tau_{xy}}{R}, \quad \cos\beta = \frac{\sigma_x - \sigma_y}{2R}$$

이다. [그림 7-24(b)]에서 점 P'의 수평 좌표는

$$\frac{\sigma_x - \sigma_y}{2} + R\cos(\beta - 2\theta) = \frac{\sigma_x + \sigma_y}{2} + R(\cos\beta\cos 2\theta + \sin\beta\sin 2\theta)$$
$$= \frac{\sigma_x + \sigma_y}{2} + \frac{\sigma_x - \sigma_y}{2}\cos 2\theta + \tau_{xy}\sin 2\theta = \sigma_{x'}$$

이고, 점 Q'의 수평 좌표는

$$\frac{\sigma_x - \sigma_y}{2} - R\cos(\beta - 2\theta) = \frac{\sigma_x + \sigma_y}{2} - R(\cos\beta\cos 2\theta + \sin\beta\sin 2\theta)$$
$$= \frac{\sigma_x + \sigma_y}{2} - \frac{\sigma_x - \sigma_y}{2}\cos 2\theta - \tau_{xy}\sin 2\theta = \sigma_{y'}$$

이다. 점 P'의 수직 좌표는

$$R\sin(\beta - 2\theta) = R(-\cos\beta\sin 2\theta + \sin\beta\cos 2\theta)$$
$$= -\frac{\sigma_x - \sigma_y}{2}\sin 2\theta + \tau_{xy}\cos 2\theta = \tau_{x'y'}$$

이다. 이 식은 Q'의 수직 좌표가 $-\tau_{x'y'}$임을 의미한다. 이와 같이 점 P'의 좌표가 $(\sigma_{x'}, \tau_{x'y'})$이고, 점 Q'의 좌표가 $(\sigma_{y'}, -\tau_{x'y'})$임을 보여주었다.

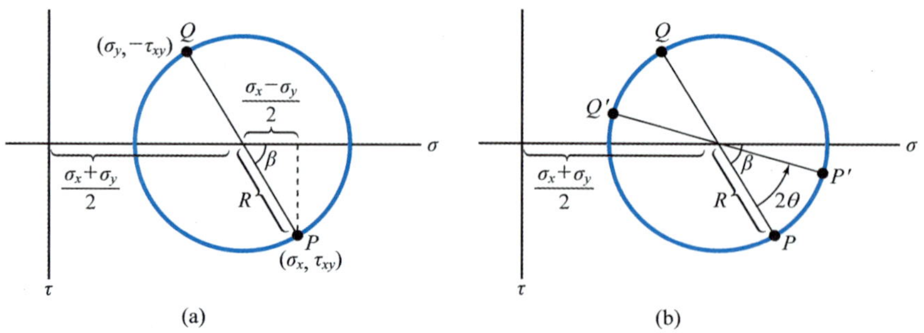

[그림 7-24] (a) 모어원의 치수 (b) 점 P'과 Q'을 포함한 치수

7.3.3 최대 및 최소 응력의 결정

모어 원은 모든 각도 θ에 대하여 응력 $\sigma_{x'}$, $\tau_{x'y'}$, $\sigma_{y'}$을 구하는 지도이므로, 일단 원이 그려지면 최대 및 최소 수직응력과 최대 면내 전단응력의 크기는 명확하게 나타난다. [그림 7-25]와 같이 **원과 수평축이 교차하는 두 점의 좌표가 주응력을 결정한다.** 원의 제일 아랫점과 윗점의 좌표가 최대 및 최소 면내 전단응력을 결정하므로, **원의 반지름은 최대 면내 전단응력의 크기와 같다.** 주응력이 작용하는 면에서 전단응력이 0이고, 최대 및 최소 면내 전단응력이 작용하는 면에서의 수직응력이 같음을 모어 원은 매우 명백히 보여주고 있다.

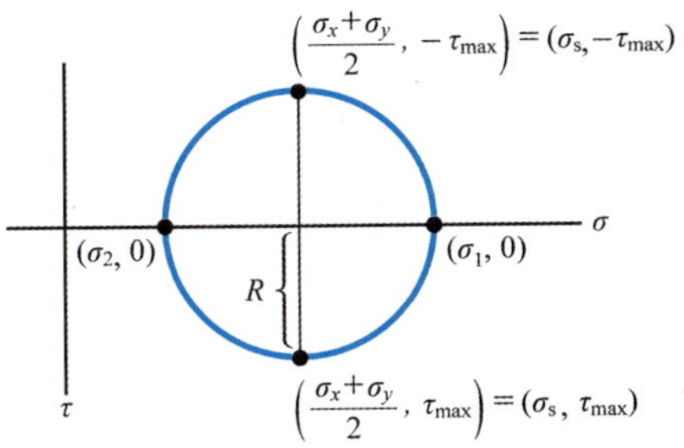

[그림 7-25] 모어 원은 주응력과 최대 면내 전단응력의 크기를 알려준다.

모어 원을 사용하여 주응력과 최대 면내 전단응력이 작용하는 요소의 방향을 구할 수 있다. [그림 7-26(a)]와 같이 점 P'이 주응력 중 하나와 일치하는 점이라 한다면, [그림 7-26(b)]와 같이 각 $2\theta_p$를 측정하여 주응력이 작용하는 면의 방향을 구할 수 있다.

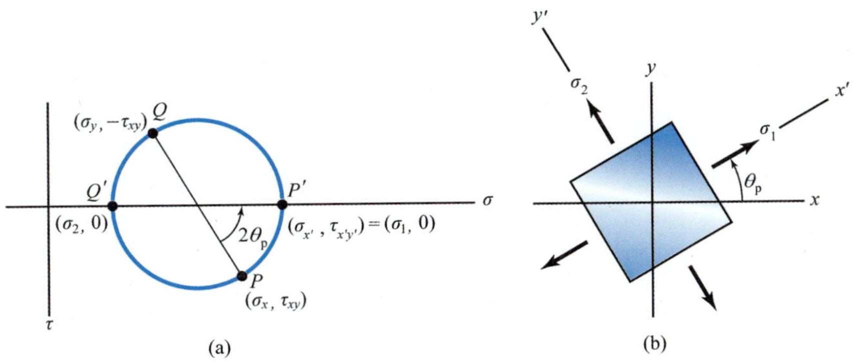

[그림 7-26] 모어 원을 사용하여 주응력이 작용하는 요소의 방향을 구함

[그림 7-27(a)]와 같이 점 P'이 최대 또는 최소 전단응력 중 하나와 일치하는 점이라 한다면, [그림 7-27(b)]와 같이 각도 $2\theta_s$를 측정하여 최대 또는 최소 전단응력이 작용하는 면의 방향을 구할 수 있다. [그림 7-27]에서 보인 예에서는 점 P'이 최소 전단응력과 일치하므로 $\tau_{x'y'} = -\tau_{max}$이다.

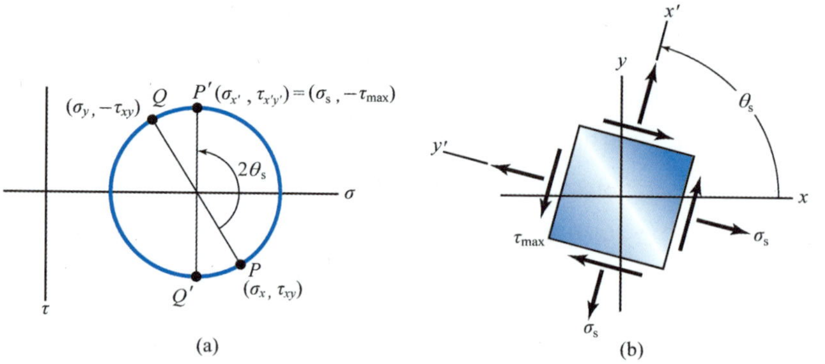

[그림 7-27] 모어 원을 사용하여 최대 면내 전단응력이 작용하는 요소의 방향을 구함

예제 7.5 모어 원을 사용하여 응력 구하기

어느 물체의 점 p에서의 평면응력 상태를 [그림 7-28]의 왼쪽 요소에 나타내었다. 모어 원을 사용하여 [그림 7-28]의 오른쪽 요소의 평면응력 상태를 구하시오. 또 작용하는 응력을 보여주는 요소를 그리시오.

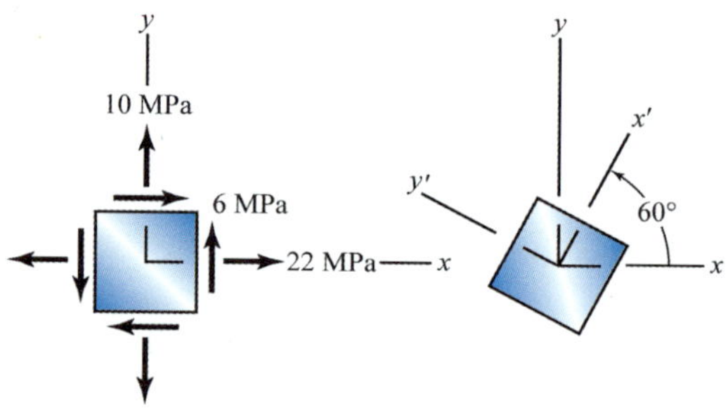

[그림 7-28]

전략

[그림 7-28]의 왼쪽 요소에 작용하는 평면응력 성분은 $\sigma_x = 22\,\text{MPa}$, $\sigma_y = 10\,\text{MPa}$, $\tau_{xy} = 6\,\text{MPa}$이다.

모어 원을 그리는 단계를 따라가면 [그림 7-28]의 오른쪽 요소에 작용하는 응력 $\sigma_{x'}$, $\sigma_{y'}$, $\tau_{x'y'}$을 구할 수 있다.

풀이

단계 1 그림 (a)와 같이 수직응력을 수평축으로, 전단응력을 수직축으로 하는 좌표축을 그린다. 전단응력의 양의 방향은 아래쪽이다. 수직응력과 전단응력의 눈금은 같아야 하며, 원이 페이지에 전부 들어가면서도 적절한 정밀도를 가질 만큼 충분한 크기를 가져야 한다(이 일은 약간의 시행착오가 필요할 것이다).

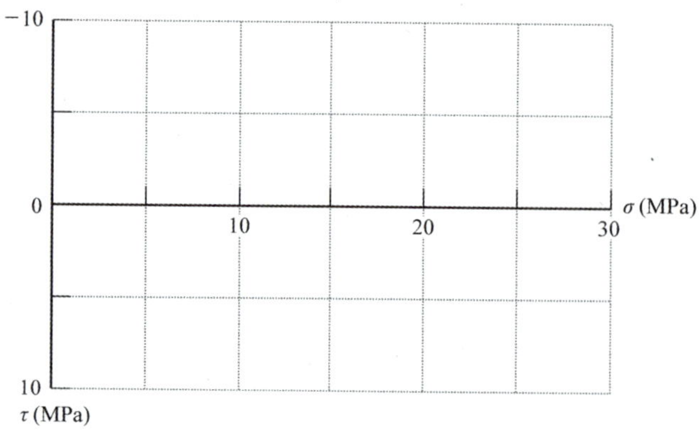

(a) 축을 그린다.

단계 2 점 P의 좌표 $(\sigma_x,\ \tau_{xy})=(22,\ 6)$과 점 Q의 좌표 $(\sigma_y,\ -\tau_{xy})=(10,\ -6)$을 그림 (b)처럼 표시한다.

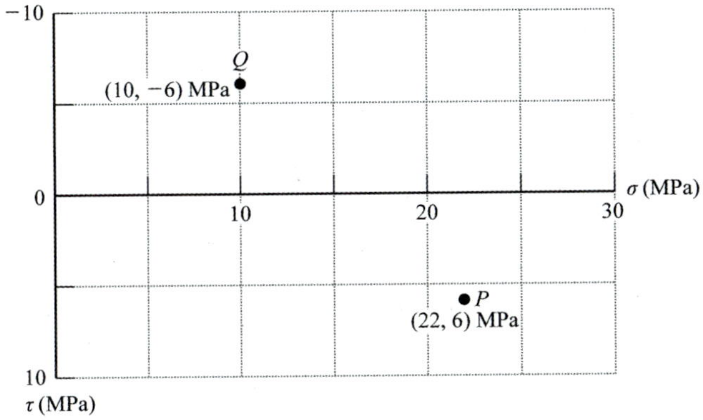

(b) 점 P와 Q를 표시한다.

단계 3 점 P와 Q를 연결하는 직선을 그린다. 그림 (c)와 같이 그 직선과 수평축이 교차하는 점을 중심으로 하고 두 점을 지나는 원을 그린다.

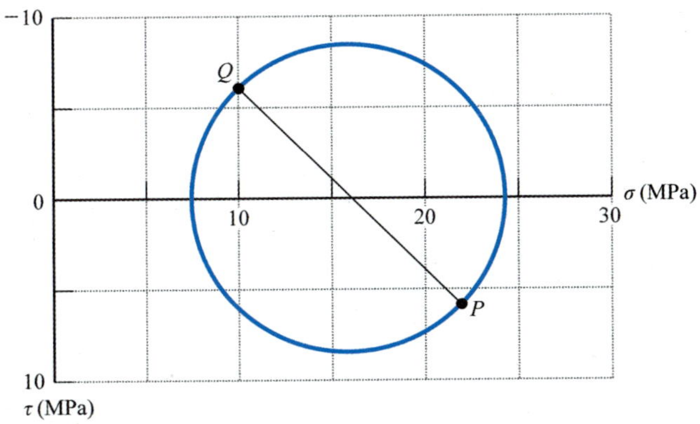

(c) 원을 그린다.

단계 4 그림 (d)와 같이 점 P를 원의 중심에서 반시계방향으로 각 $2\theta=120°$만큼 회전한 점과 원의 중심을 연결하는 직선을 그린다. 이 직선과 원이 교차하는 점이 P'이고 좌표 $(\sigma_{x'},\ \tau_{x'y'})$을 가진다. 그래프로부터 얻은 값은 $\sigma_{x'}=18.3\,\mathrm{MPa}$이고 $\tau_{x'y'}=-8.3\,\mathrm{MPa}$이다. 점 Q'의 좌표는 $(\sigma_{y'},\ -\tau_{x'y'})$이고, 계산하여 얻은 값은 $\sigma_{y'}=13.8\,\mathrm{MPa}$이다. 그림 (e)에 응력을 나타내었다.

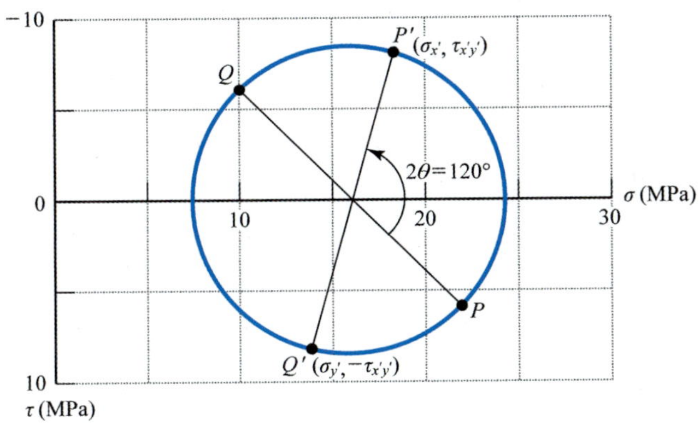

(d) 점 P'과 Q'을 표시한다.

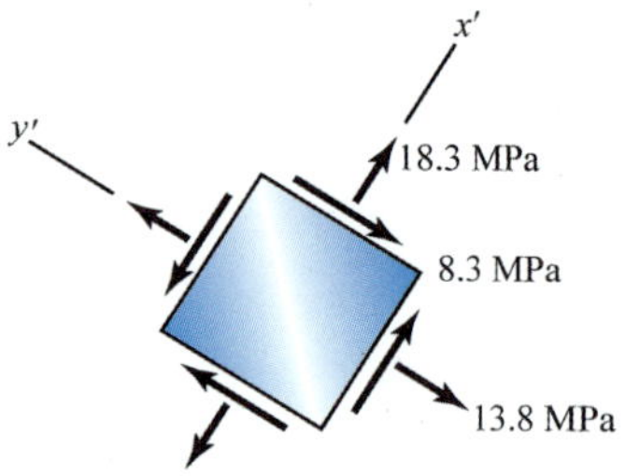

(e) 회전한 요소의 응력

토론

모어 원을 사용한 이 결과를 [예제 7.2]에서 다룬 이론적 풀이와 비교하시오.

예제 7.6 모어 원을 사용하여 최대 및 최소 응력 구하기

어느 물체의 점 p에서의 평면응력 상태를 [그림 7-29]의 요소에 나타내었다. 모어 원을 사용하여 주응력과 최대 면내 전단응력을 구하고, 이들을 적절한 방향을 가진 요소 위에 나타내시오.

전략

[그림 7-29]의 요소에 작용하는 평면응력 성분은 $\sigma_x = 22\,\text{MPa}$, $\sigma_y = 10\,\text{MPa}$, $\tau_{xy} = 6\,\text{MPa}$이다. 모어 원을 그려서 주응력과 최대 및 최소 면내 전단응력을 구할 수 있다. 먼저 점 P'을 주응력 중 한 점으로 놓고, 다음에는 최대 또는 최소 면내 전단응력이라고 놓은 후, 이러한 응력이 작용하는 방향을 구할 수 있다.

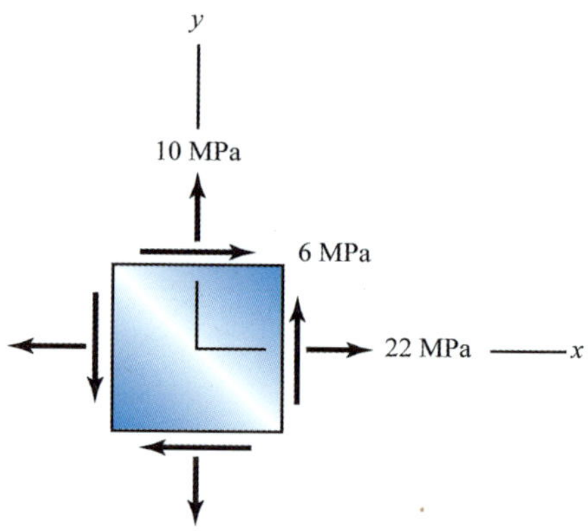

[그림 7-29]

풀이

먼저 그림 (a)와 같이 점 P와 Q를 표시하고 모어 원을 그린다. 다음에 그림 (b)와 같이 점 P'을 주응력의 하나와 일치하게 놓는다. 원에서 $\sigma_1 = 24.5\,\text{MPa}$과 $\sigma_2 = 7.5\,\text{MPa}$을 얻는다. $2\theta_\text{p}$를 측정하여 $\theta_\text{p} = 22.5°$를 구할 수 있는데, 이 각이 그림 (c)와 같이 주응력 σ_1이 작용하는 면의 방향이다.

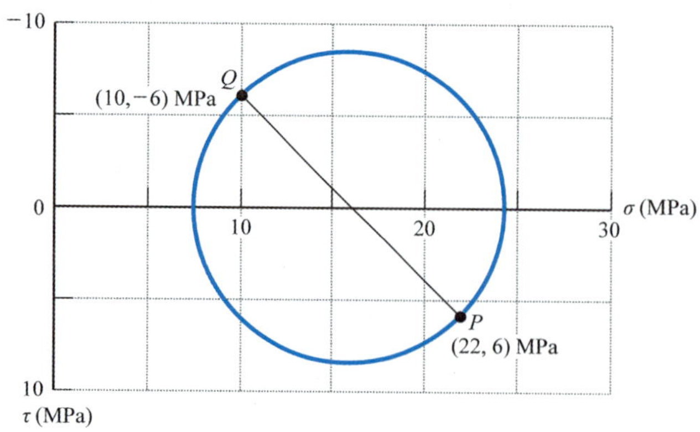

(a) 모어 원

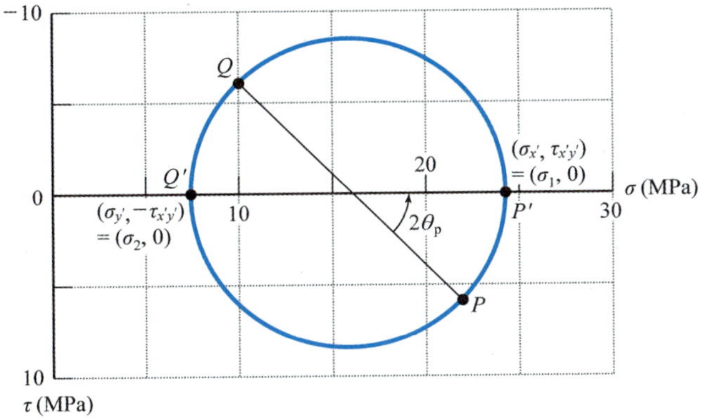

(b) P'이 주응력 σ_1과 일치하도록 놓는다.

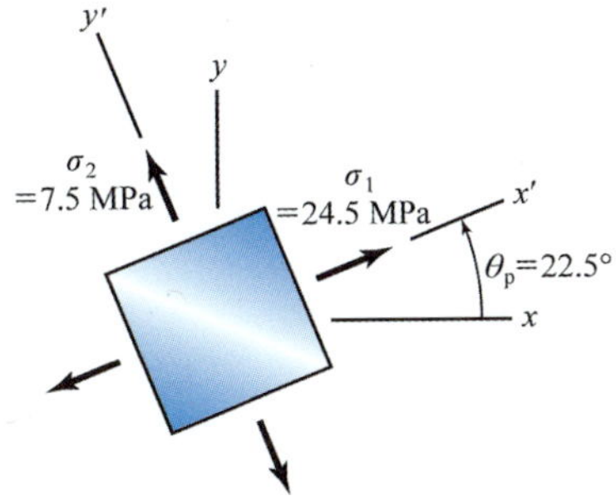

(c) 주응력이 작용하는 요소

다음으로 P'을 최대 또는 최소 면내 전단응력과 일치하는 점이라고 가정한다. 이번 경우에는 그림 (d)와 같이 최소 응력에 해당하는 점으로 한다. 계산하면, $\tau_{max} = 8.5\,\text{MPa}$이고 수직응력 $\sigma_s = 16\,\text{MPa}$이다. 각 $2\theta_s$를 측정하여 $\theta_s = 67.5°$를 구할 수 있는데, 이는 그림 (e)와 같이 최소 면내 전단응력이 작용하는 면의 방향이다.

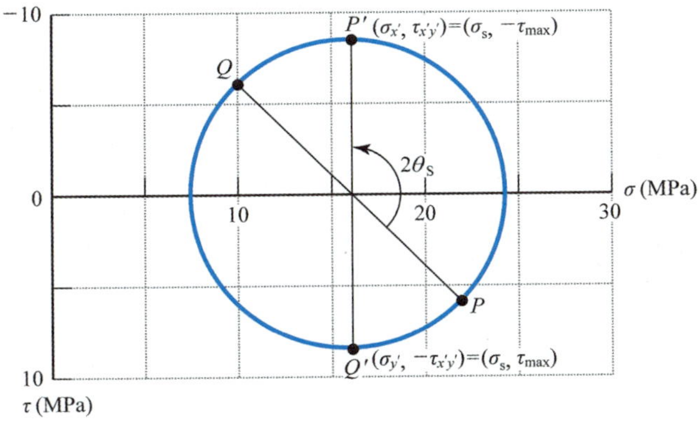

(d) P'을 최소 면내 전단응력과 일치하게 한다.

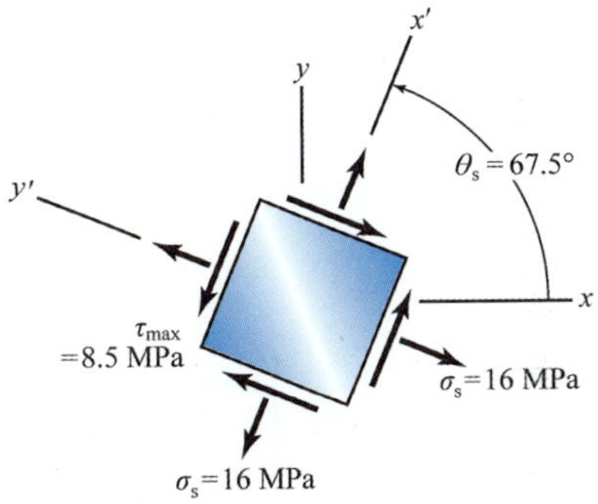

(e) 최대 및 최소 면내 전단응력이 작용하는 요소. $\tau_{x'y'} = -\tau_{max}$ 임을 주목할 것.

토론

식 (7.6)~(7.8)의 해가 모어 원 위의 점에 나타남을 보았다. 역으로, 모어 원 위의 모든 점은 [그림 7-13(b)]에 나타낸 면의 응력 성분과 일치한다. 이 예제에서 그림 (a)에 모어 원을 그리자마자 [그림 7-13(b)]에 나타낸 방향의 면에 모든 응력 상태를 표현할 수 있었다. 특히 주응력 값(σ가 최대 및 최솟값을 갖는 점)과 최대 면내 전단응력의 크기(τ가 최댓값에 해당되는 점)를 즉시 볼 수 있었다. 주어진 평면응력 상태에서 모든 응력(특히 최대 및 최소 응력)상태를 빠르게 눈으로 볼 수 있게 해주는 것이 모어 원의 가장 유용한 특징 중 하나이다.

예제 7.7 모어 원을 사용하여 요소의 방향 구하기

US unit

어느 물체의 점 p에서의 평면응력 상태가 [그림 7-30]의 왼쪽에 주어졌고, 응력 $\sigma_{x'}$과 $\tau_{x'y'}$의 값이 오른쪽 요소에 주어졌다. $\sigma_{y'}$과 각 θ를 구하시오.

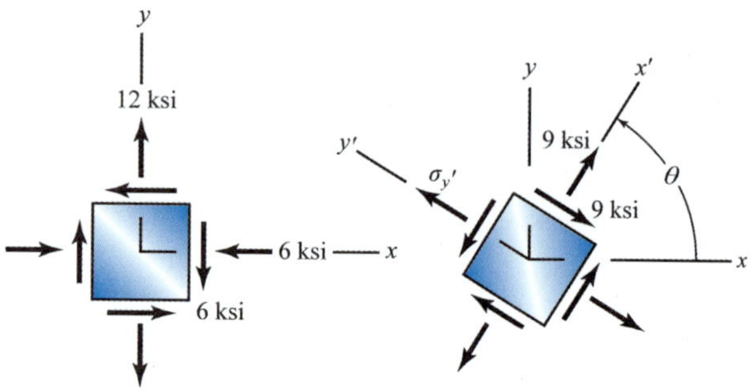

[그림 7-30]

전략

왼쪽 요소의 응력 성분은 $\sigma_x = -6\,\text{ksi}$, $\tau_{xy} = -6\,\text{ksi}$, $\sigma_y = 12\,\text{ksi}$이다. 이 정보를 토대로 점 P와 Q를 표시하고 모어 원을 그릴 수 있다. 회전한 요소에서 $\sigma_{x'} = 9\,\text{ksi}$, $\tau_{x'y'} = -9\,\text{ksi}$이며 점 P'을 표시할 수 있다. 이제 각 2θ를 측정하고, 점 Q' 좌표로부터 수직응력 $\sigma_{y'}$을 구할 수 있다.

풀이

그림 (a)는 점 P, Q, 그리고 모어 원을 보여준다. 점 P'을 그림 (b)에 표시하고, 점 P'으로부터 원의 중심을 지나는 직선을 그린다. 점 Q'의 좌표로부터 $\sigma_{y'} = -3\,\text{ksi}$를 구한다. 각 2θ를 측정하여 $\theta = 135°$를 구한다. 적절한 방향을 갖는 요소의 응력을 그림 (c)에 나타내었다.

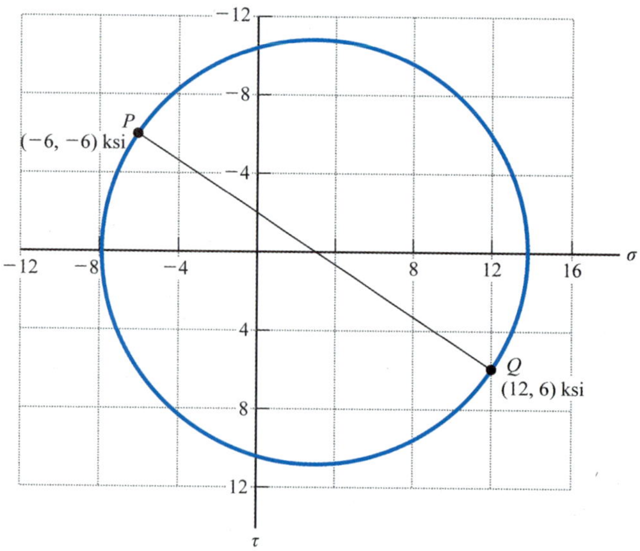

(a) 점 P와 Q를 표시하고 모어 원을 그린다.

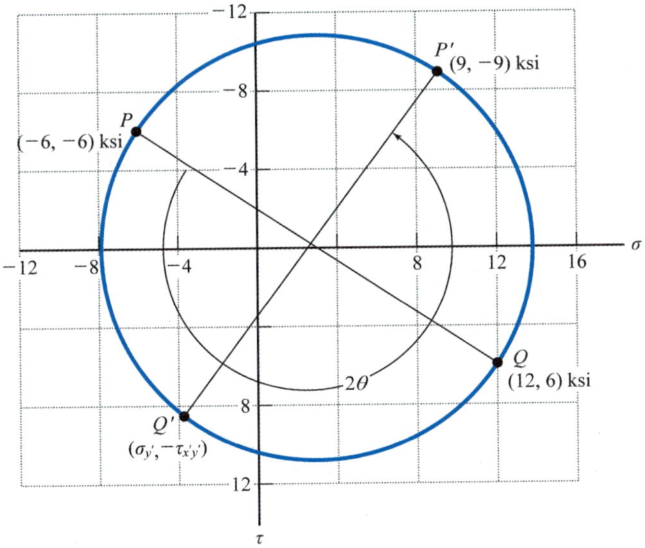

(b) P'을 표시한다.

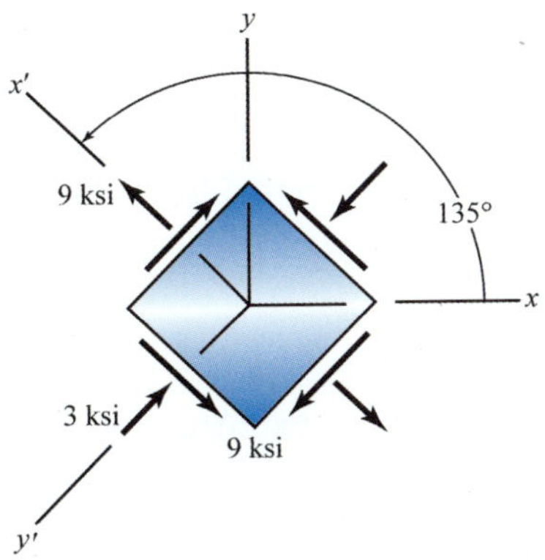

(c) 적절한 방향의 요소에 작용하는 응력

토론

이 풀이를 해석적으로 푼 [예제 7.3]과 비교하시오.

연습문제 ▸▸▸

※ 모어 원을 사용하여 얻은 결과는 보통 유효숫자 3자리로 나타낸다. 얻은 결과의 정확도는 그래프 용지와 그림 크기에 따라 달라진다.

7.37 어느 재료의 점 p에 작용하는 평면응력 성분은 $\sigma_x = 20\,\text{MPa}$, $\sigma_y = 0$, $\tau_{xy} = 0$이고, 각 $\theta = 45°$이다. 모어 원을 사용하여 점 p에서의 응력 $\sigma_{x'}$, $\sigma_{y'}$, $\tau_{x'y'}$을 구하시오.

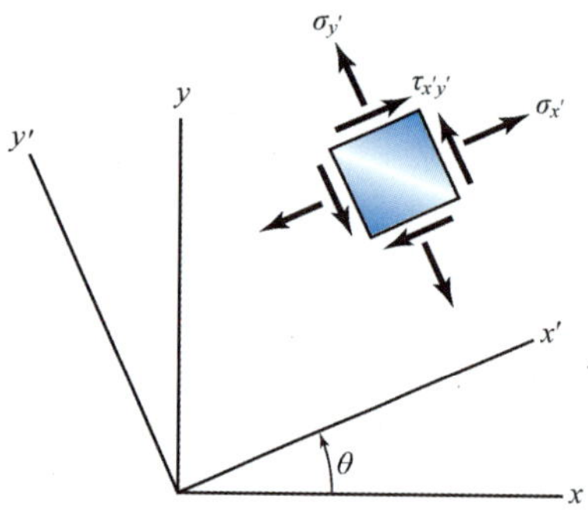

[그림 P7.37 ~ 7.42]

7.38 US unit 어느 재료의 점 p에 작용하는 평면응력 성분은 $\sigma_x = 0$, $\sigma_y = 0$, $\tau_{xy} = 25\,\text{ksi}$ 이고, 각 $\theta = 45°$이다. 모어 원을 사용하여 점 p에서의 응력 $\sigma_{x'}$, $\sigma_{y'}$, $\tau_{x'y'}$을 구하시오.

7.39 어느 재료의 점 p에 작용하는 평면응력 성분은 $\sigma_x = 240\,\text{MPa}$, $\sigma_y = -120\,\text{MPa}$, $\tau_{xy} = 240\,\text{MPa}$이고, $x'y'z'$ 좌표계에서의 성분은 $\sigma_{x'} = 347\,\text{MPa}$, $\sigma_{y'} = -227\,\text{MPa}$, $\tau_{x'y'} = -87\,\text{MPa}$이다. 모어 원을 사용하여 각 θ를 구하시오.

7.40 로켓 엔진에 부착된 스트레인 게이지로 평면응력 성분을 구하였으며 $\theta = 20°$에서 $\sigma_{x'} = 66.46\,\text{MPa}$, $\sigma_{y'} = 82.54\,\text{MPa}$, $\tau_{x'y'} = 6.75\,\text{MPa}$이다. 모어 원을 사용하여 그 점에서의 응력 σ_x, σ_y, τ_{xy}를 구하시오.

7.41 어느 재료의 점 p에 작용하는 $x'y'z'$ 좌표계에서의 평면응력 성분은 $\theta = 20°$일 때 $\sigma_{x'} = -8\,\text{MPa}$, $\sigma_{y'} = 6\,\text{MPa}$, $\tau_{x'y'} = -16\,\text{MPa}$이다. 모어 원을 사용하여 점 p에서의 응력 σ_x, σ_y, τ_{xy}를 구하시오.

연습문제 ▸▸▸

7.42 US unit 드릴 비트의 한 점 p에 작용하는 평면응력 성분은 $\sigma_x = 40\,\text{ksi}$, $\sigma_y = -30\,\text{ksi}$, $\tau_{xy} = 30\,\text{ksi}$이고, $x'y'z'$ 좌표계에서의 성분은 $\sigma_{x'} = 12.5\,\text{ksi}$, $\sigma_{y'} = -2.5\,\text{ksi}$, $\tau_{x'y'} = 45.5\,\text{ksi}$이다. 모어 원을 사용하여 각 θ를 구하시오.

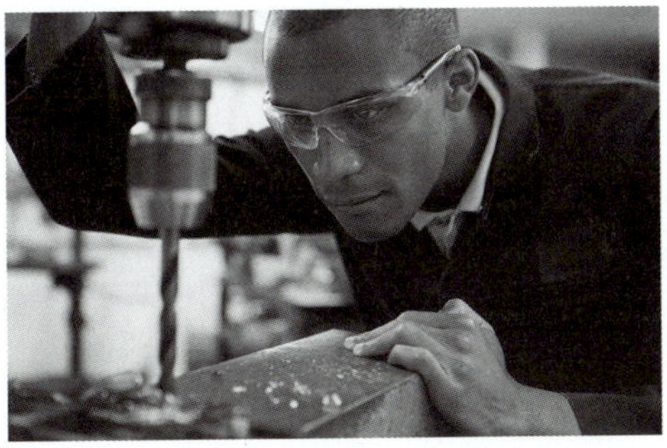

[그림 P7.42]

(출처 : iStock by monkeybusinessimages)

7.43 US unit 어느 재료의 점 p에 작용하는 평면응력 성분은 $\sigma_x = 4\,\text{ksi}$, $\sigma_y = -2\,\text{ksi}$, $\tau_{xy} = 2\,\text{ksi}$이다. 모어 원을 사용하여 점 p에서 평면 $\mathcal{P}$에 작용하는 수직응력과 전단응력을 구하시오.

7.44 어느 재료의 점 p에 작용하는 평면응력 성분은 $\sigma_x = -10.5\,\text{MPa}$, $\sigma_y = 6.0\,\text{MPa}$, $\tau_{xy} = -4.5\,\text{MPa}$이다. 모어 원을 사용하여 점 p에서 평면 $\mathcal{P}$에 작용하는 수직응력과 전단응력을 구하시오.

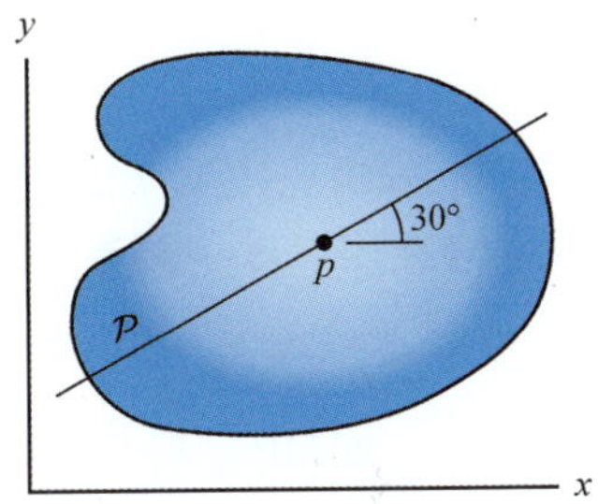

[그림 P7.43 ~ 7.44]

7.45 US unit 다음 방법으로 응력 σ와 τ를 구하시오.

(a) 모어 원을 사용 (b) 식 (7.6)과 (7.7)을 사용

7.46 US unit 문제 **7.45**에서 요소에 작용하는 300 psi의 압축응력 대신에 인장응력이 작용할 때의 해를 구하시오.

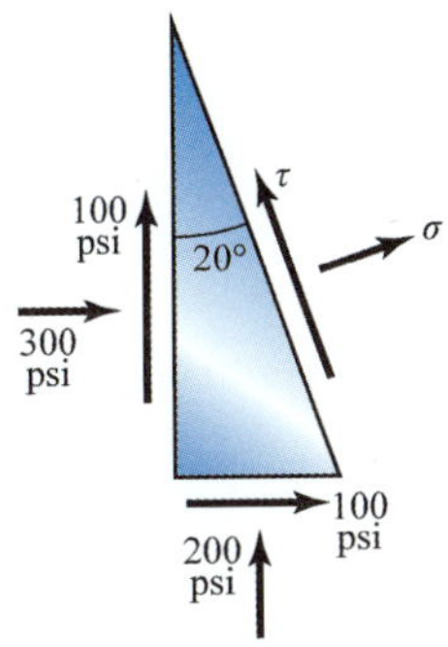

[그림 P7.45 ~ 7.46]

7.47 산업용 로봇의 한 요소에 작용하는 평면응력 성분이 주어졌다. 다음 방법으로 응력 σ와 τ를 구하시오.

(a) 모어 원을 사용 (b) 식 (7.6)과 (7.7)을 사용

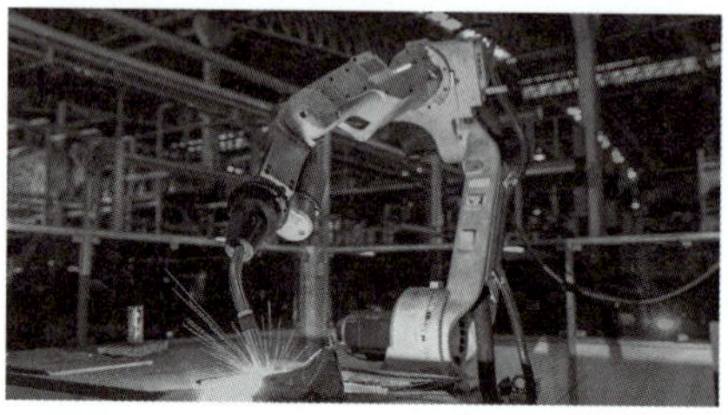

(출처 : iStock by Thossaphol)

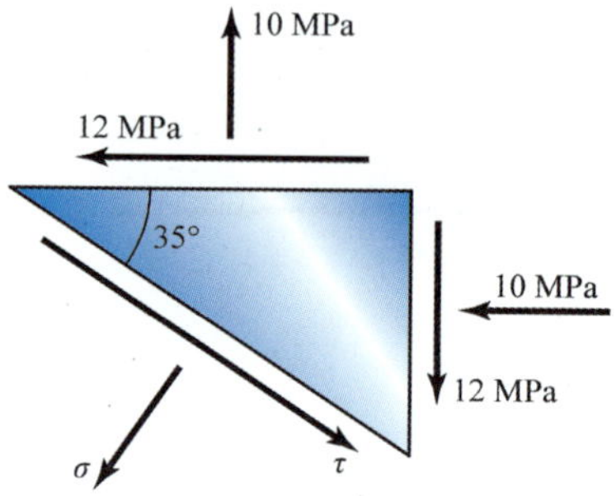

[그림 P7.47]

※ [문제 7.48] ~ [문제 7.51]에 주어진 평면응력 상태에서, 모어 원을 사용하여 주응력과 최대 면내 전단응력을 구하고, 이들을 적절한 방향의 요소에 나타내시오.

7.48 $\sigma_x = 20\,\text{MPa}$, $\sigma_y = 10\,\text{MPa}$, $\tau_{xy} = 0$

7.49 US unit $\sigma_x = 25\,\text{ksi}$, $\sigma_y = 0$, $\tau_{xy} = -25\,\text{ksi}$

7.50 US unit $\sigma_x = -8\,\text{ksi}$, $\sigma_y = 6\,\text{ksi}$, $\tau_{xy} = -6\,\text{ksi}$

7.51 $\sigma_x = 240\,\text{MPa}$, $\sigma_y = -120\,\text{MPa}$, $\tau_{xy} = 240\,\text{MPa}$

연습문제 ▸▸▸

7.52 안테나를 지지하는 구조물 위의 한 점이 평면응력 상태이고, $\sigma_x = 40\,\text{MPa}$, $\sigma_y = -20\,\text{MPa}$, $\tau_{xy} = 30\,\text{MPa}$이다. 모어 원을 사용하여 그 점에서의 주응력과 최대 면내 전단응력을 구하시오.

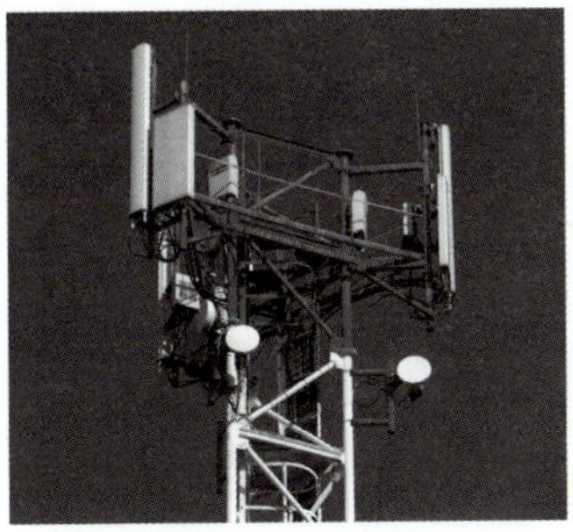

[그림 P7.52]

(출처 : iStock by sasha85ru)

7.53 비행기가 착륙하는 동안 비행기의 랜딩 기어landing gear를 지지해주는 버팀대 위의 한 점이 평면응력 상태이고, $\sigma_x = -120\,\text{MPa}$, $\sigma_y = 80\,\text{MPa}$, $\tau_{xy} = -50\,\text{MPa}$이다. 모어 원을 사용하여 그 점에서의 주응력과 최대 면내 전단응력을 구하시오.

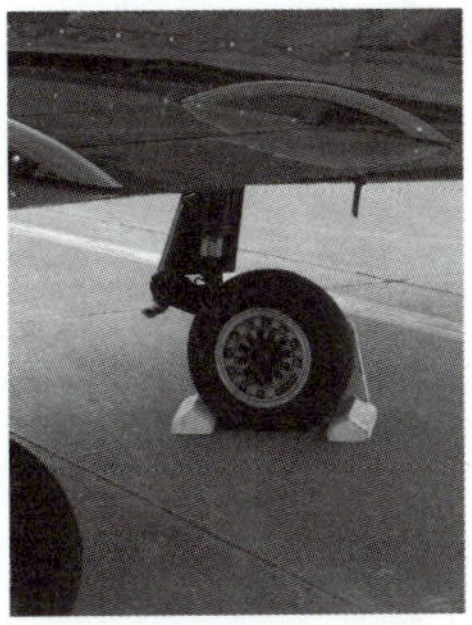

[그림 P7.53]

7.54 US unit 평면응력 상태에서 $\sigma_x = 8\,\text{ksi}$, $\sigma_y = 6\,\text{ksi}$, $\tau_{xy} = -6\,\text{ksi}$이다. 모어 원을 사용하여 절대 최대 전단응력을 구하시오.

전략 모어 원을 사용하여 주응력을 구하고, 식 (7.24)에서 절대 최대 전단응력을 구한다.

SECTION 7.4

3차원에서 최대 및 최소응력

Maximum and Minimum Stresses in Three Dimensions

많은 중요한 응용 예를 보면 평면응력보다는 더 일반적인 응력 상태를 포함한다. 설계에서 최대 응력은 매우 중요하므로, 이 절에서는 일반 응력 상태와 3차원 응력 상태 중 하나인 **3축 응력**triaxial stress 상태에서 주응력과 절대 최대 전단응력을 구하는 방법을 설명한다.

7.4.1 일반 응력 상태

응력 상태 성분은 그것들이 표현되는 좌표계의 방향에 따라 결정됨을 평면응력에 대해 설명할 때 다루었다. 점 p에서의 다음과 같은 응력 성분을 특정 좌표계 xyz에서 알고 있다고 가정한다.

$$[I]=\begin{bmatrix}\sigma_x & \tau_{xy} & \tau_{xz}\\ \tau_{yx} & \sigma_y & \tau_{yz}\\ \tau_{zx} & \tau_{zy} & \sigma_z\end{bmatrix}$$

이 성분을 [그림 7-31]과 같이 다른 방향을 갖는 좌표계 $x'y'z'$에 나타내면 일반적으로 다른 값을 가질 것이다. **어떠한**any 응력 상태에서도 다음 식과 같은 모양의 응력 상태를 갖는 좌표계 $x'y'z'$이 적어도 하나 존재한다.

$$\begin{bmatrix}\sigma_{x'} & \tau_{x'y'} & \tau_{x'z'}\\ \tau_{y'x'} & \sigma_{y'} & \tau_{y'z'}\\ \tau_{z'x'} & \tau_{z'y'} & \sigma_{z'}\end{bmatrix}=\begin{bmatrix}\sigma_1 & 0 & 0\\ 0 & \sigma_2 & 0\\ 0 & 0 & \sigma_3\end{bmatrix}$$

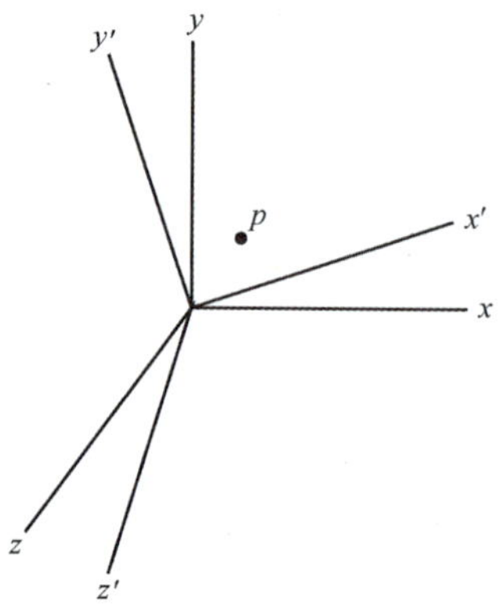

[그림 7-31] xyz 좌표계와 다른 방향을 가진 $x'y'z'$ 좌표계

x', y', z'축을 **주축**principal axes이라고 부르며, σ_1, σ_2, σ_3가 주응력principal stress이다. [그림 7-32]와 같이 점 p에서 주축 방향으로 위치한 아주 작은 요소는 주응력을 받고 전단응력을 받지 않는다. 주응력은 다음 3차 방정식의 해이다.

$$\sigma^3 - I_1\sigma^2 + I_2\sigma - I_3 = 0 \tag{7.25}$$

여기서,

$$\begin{aligned} I_1 &= \sigma_x + \sigma_y + \sigma_z \\ I_2 &= \sigma_x\sigma_y + \sigma_y\sigma_z + \sigma_z\sigma_x - \tau_{xy}^2 - \tau_{yz}^2 - \tau_{zx}^2 \\ I_3 &= \sigma_x\sigma_y\sigma_z - \sigma_x\tau_{yz}^2 - \sigma_y\tau_{zx}^2 - \sigma_z\tau_{xy}^2 + 2\tau_{xy}\tau_{yz}\tau_{zx} \end{aligned} \tag{7.26}$$

이다.

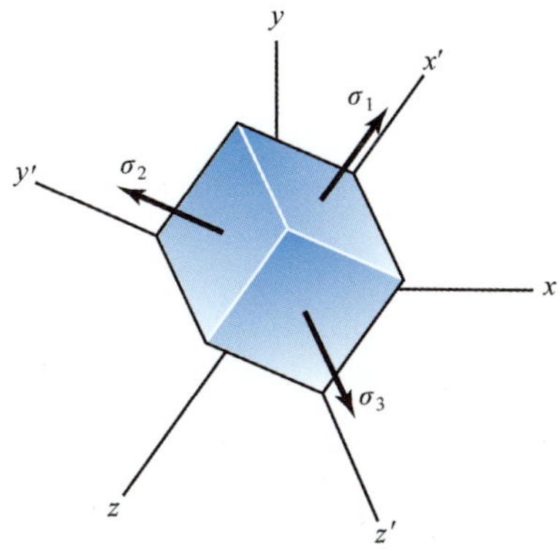

[그림 7-32] 주축 방향으로 위치한 요소에 작용하는 응력

응력 상태 성분은 표현되는 좌표계의 방향에 따라 달라지지만, 이 세 계수의 값은 그렇지 않다. 이 말은 식 (7.25)의 근인 주응력이 좌표계의 방향에 관계없이 얻어진다는 사실로부터 추론할 수 있다. 이러한 이유로 I_1, I_2, I_3를 **응력불변량**stress invariants이라고 부른다. 따라서 주어진 응력 상태에서 계수 I_1, I_2, I_3를 계산하고 식 (7.25)에 대입하여 주응력을 구할 수 있다.

절대 최대 전단응력은 7.2절의 평면응력에서 적용한 것과 같은 방법으로 구할 수 있다. 먼저 주응력이 작용하는 요소에서 시작하여 좌표계를 [그림 7-33]의 세 가지 방향으로 요소의 면 방향을 조정한다. 식 (7.19)를 이 방향의 각각에 대해 적용하여 다음 식으로 주어진 절대 최대 전단응력을 구한다.

$$\tau_{\text{abs}} = \text{Max}\left(\left|\frac{\sigma_1 - \sigma_2}{2}\right|, \left|\frac{\sigma_1 - \sigma_3}{2}\right|, \left|\frac{\sigma_2 - \sigma_3}{2}\right|\right) \tag{7.27}$$

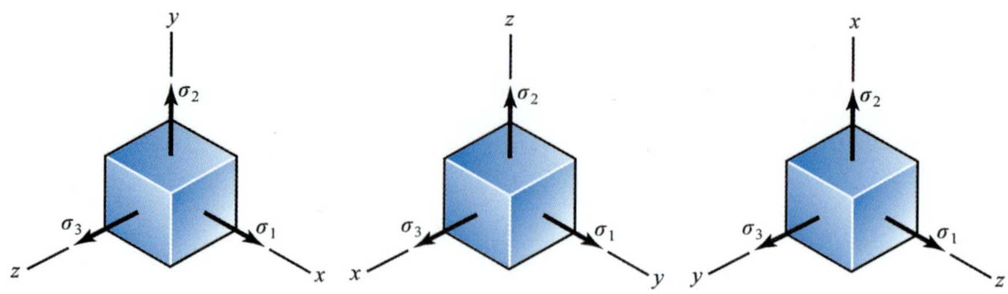

[그림 7-33] 주응력이 작용하는 요소와 관계있는 다른 방향의 좌표계

비록 이 해석이 점 p를 통과할 수 있는 평면 중 일부만을 고려하고 있지만, 더 큰 크기의 전단응력이 작용하는 면은 없다. [그림 7-34]는, 이렇게 구한 절대 최대 전단응력을 [그림 7-33]의 세 좌표계 방향으로부터 얻은 모어 원들을 겹쳐 그림으로써 절대 최대응력을 매우 명확하게 시각화한 것이다. $\sigma_1 > \sigma_2 > \sigma_3$이면, 절대 최대 전단응력은 $\tau_{\text{abs}} = \left|\dfrac{\sigma_1 - \sigma_3}{2}\right|$이다.

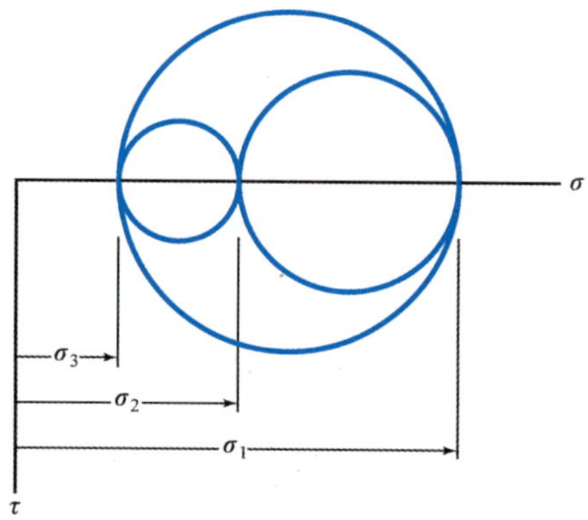

[그림 7-34] 모어 원을 겹쳐 그려서 절대 최대 전단응력을 보여줌

7.4.2 3축 응력

한 점에서의 응력 상태가 다음과 같은 형태이면 **3축 응력**triaxial stress 상태이다.

$$\begin{bmatrix} \sigma_x & 0 & 0 \\ 0 & \sigma_y & 0 \\ 0 & 0 & \sigma_z \end{bmatrix} \tag{7.28}$$

[그림 7-35]와 같이 전단응력 성분인 τ_{xy}, τ_{zx}, τ_{yz}는 모두 0이다. 3축 응력에서 x, y, z는 주축이고, σ_x, σ_y, σ_z는 주응력이다. 3축 응력 상태에서 절대 최대 전단응력은 식 (7.27)로부터 다음과 같이 구할 수 있다.

$$\tau_{\text{abs}} = \text{Max}\left(\left|\frac{\sigma_x - \sigma_y}{2}\right|, \left|\frac{\sigma_x - \sigma_z}{2}\right|, \left|\frac{\sigma_y - \sigma_z}{2}\right|\right) \tag{7.29}$$

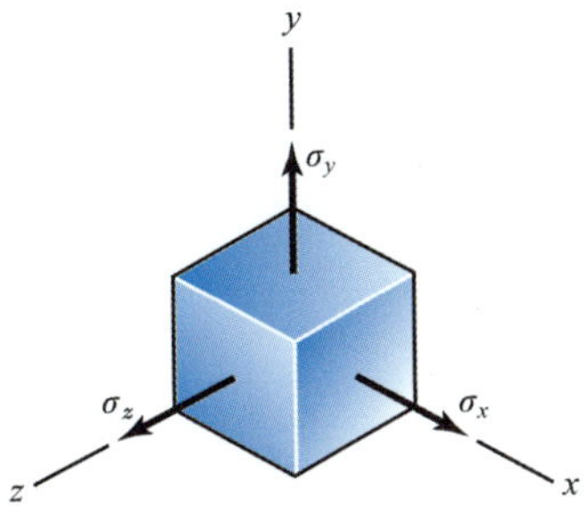

[그림 7-35] 3축 응력

연구문제

1. 일반 응력 상태에서 주응력을 어떻게 구할 수 있는가?
2. 주축은 무엇인가? 주축 방향을 어떻게 구할 수 있는가?
3. 식 (7.25)에서 계수 I_1, I_2, I_3가 응력불변량stress invariants으로 불리는 이유는 무엇인가?
4. 3축 응력은 무엇인가? 3축 응력 상태에서 주응력은 무엇인가?

예제 7.8 3차원에서 최대 및 최소 응력

[그림 7-36]에서 자동차 프레임의 한 점 p의 응력 상태가 다음과 같으며, 단위는 MPa이다.

$$\begin{bmatrix} \sigma_x & \tau_{xy} & \tau_{xz} \\ \tau_{yx} & \sigma_y & \tau_{yz} \\ \tau_{zx} & \tau_{zy} & \sigma_z \end{bmatrix} = \begin{bmatrix} 4 & 2 & 1 \\ 2 & 2 & 1 \\ 1 & 1 & 3 \end{bmatrix}$$

점 p에서의 주응력과 절대 최대 전단응력을 구하시오.

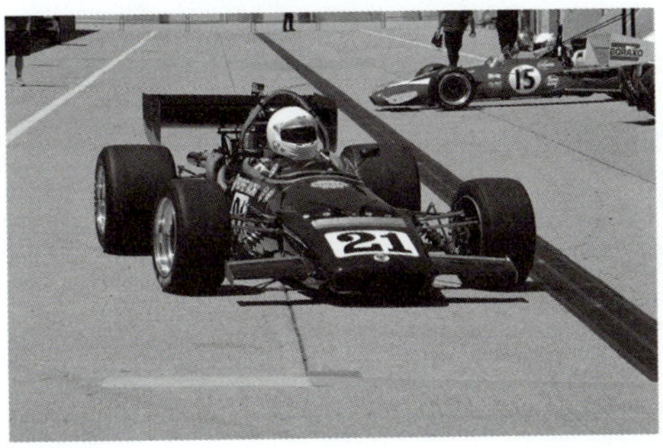

[그림 7-36]

전략

응력 상태를 알고 있으므로 식 (7.26)을 사용하여 계수 I_1, I_2, I_3를 구할 수 있고, 식 (7.25)를 풀어 주응력을 구한다. 절대 최대 전단응력은 식 (7.27)로 주어진다.

풀이

주응력 MPa 단위로 주어진 응력 성분을 식 (7.26)에 대입하면 $I_1 = 9$, $I_2 = 20$, $I_3 = 10$을 얻을 수 있다. 따라서 식 (7.25)는 다음과 같다.

$$\sigma^3 - 9\sigma^2 + 20\sigma - 10 = 0$$

그림 (a)와 같이 이 방정식의 좌변인 σ의 함수를 그래프로 그려서 3차 방정식의 해를 추정할 수 있다. 비선형 대수방정식의 해를 구하는 소프트웨어를 사용하여 $\sigma_1 = 5.895\,\text{MPa}$, $\sigma_2 = 2.397\,\text{MPa}$, $\sigma_3 = 0.708\,\text{MPa}$을 구하였다.

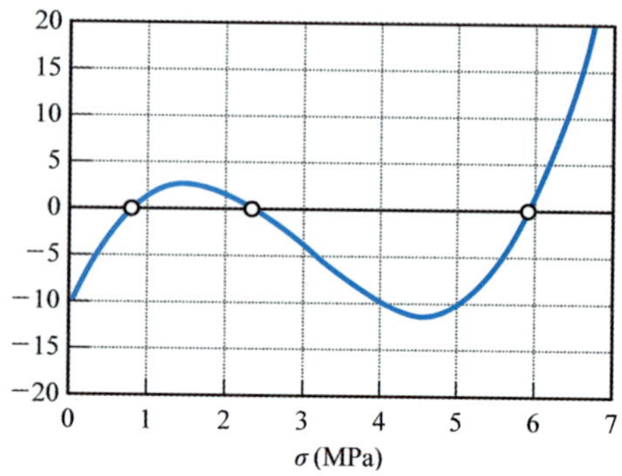

(a) $\sigma^3 - 9\sigma^2 + 20\sigma - 10$의 그래프

절대 최대 전단응력 식 (7.27)에서 세 변수는 다음과 같다.

$$\left|\frac{\sigma_1 - \sigma_2}{2}\right| = \left|\frac{5.895\,\text{MPa} - 2.397\,\text{MPa}}{2}\right| = 1.749\,\text{MPa}$$

$$\left|\frac{\sigma_1 - \sigma_3}{2}\right| = \left|\frac{5.895\,\text{MPa} - 0.708\,\text{MPa}}{2}\right| = 2.594\,\text{MPa}$$

$$\left|\frac{\sigma_2 - \sigma_3}{2}\right| = \left|\frac{2.397\,\text{MPa} - 0.708\,\text{MPa}}{2}\right| = 0.845\,\text{MPa}$$

절대 최대 전단응력은 $\tau_{\text{abs}} = 2.594\,\text{MPa}$이다.

토론

7.2절에서 평면응력 상태에서의 최대 및 최소 수직응력, 그리고 절대 최대 전단응력을 구하는 방법을 기술하였다. 이번 예제에서는 이들을 일반 응력 상태에서 구하였다. 최대 응력을 구하기 위해 많은 관심을 쏟는 이유는 무엇일까? 그 이유는, 구조물이 받는 하중 때문에 구조물의 요소에 파손이 일어날지를 결정하는 데 최대 응력이 사용되기 때문이다. 12장에서는 파손 기준에 대해 다룰 것이다.

연습문제 ▸▸▸

7.55 어느 재료가 점 p에서 **평면**응력 상태이고, $\sigma_x = 20\,\text{MPa}$, $\sigma_y = 10\,\text{MPa}$, $\tau_{xy} = 0$이다. 식 (7.25)를 사용하여 주응력을 구하고, 식 (7.27)을 사용하여 절대 최대 전단응력을 구하시오. [그림 7-34]와 같은 모어 원을 그려서, 절대 최대 전단응력을 확인하시오.

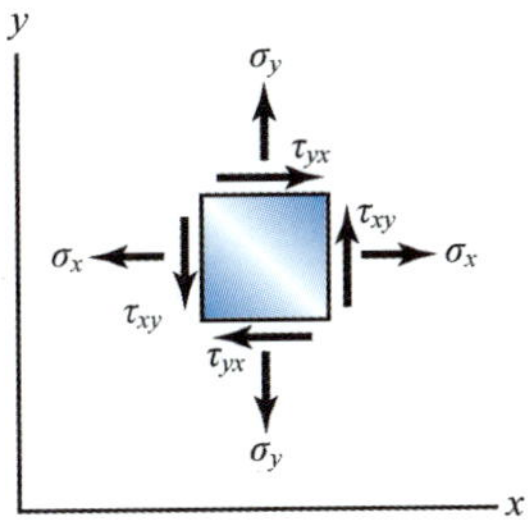

[그림 P7.55 ~ 7.58]

7.56 US unit 어느 재료가 점 p에서 **평면**응력 상태이고, $\sigma_x = 25\,\text{ksi}$, $\sigma_y = 0$, $\tau_{xy} = -25\,\text{ksi}$이다. 식 (7.25)를 사용하여 주응력을 구하고, 식 (7.27)을 사용하여 절대 최대 전단응력을 구하시오.

7.57 어느 재료가 점 p에서 **평면**응력 상태이고, $\sigma_x = 240\,\text{MPa}$, $\sigma_y = -120\,\text{MPa}$, $\tau_{xy} = 240\,\text{MPa}$이다. 식 (7.25)를 사용하여 주응력을 구하고, 식 (7.27)을 사용하여 절대 최대 전단응력을 구하시오.

7.58 터널을 뚫는 드릴에 부착된 스트레인 게이지로 구한 **평면**응력 성분은 $\sigma_x = 67.34\,\text{MPa}$, $\sigma_y = 82.66\,\text{MPa}$, $\tau_{xy} = 6.43\,\text{MPa}$이다. 식 (7.25)를 사용하여 주응력을 구하고, 식 (7.27)을 사용하여 절대 최대 전단응력을 구하시오.

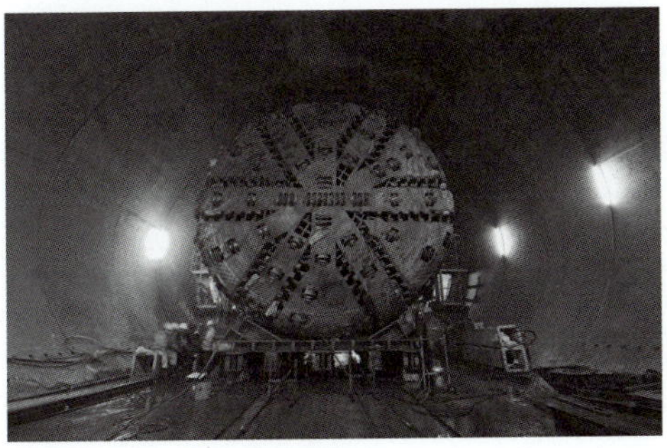

[그림 P7.58]

(출처 : iStock by PixHouse)

연습문제 ▶▶▶

7.59 식 (7.25)를 사용하여 임의의 **평면**응력 상태 σ_x, σ_y, τ_{xy}에 대한 주응력을 구하고, 식 (7.15)를 확인하시오.

7.60 어느 재료가 점 p에서 **3축** 응력 상태이고, $\sigma_x = 240\,\text{MPa}$, $\sigma_y = -120\,\text{MPa}$, $\sigma_z = 240\,\text{MPa}$이다. 주응력과 절대 최대 전단응력을 구하시오.

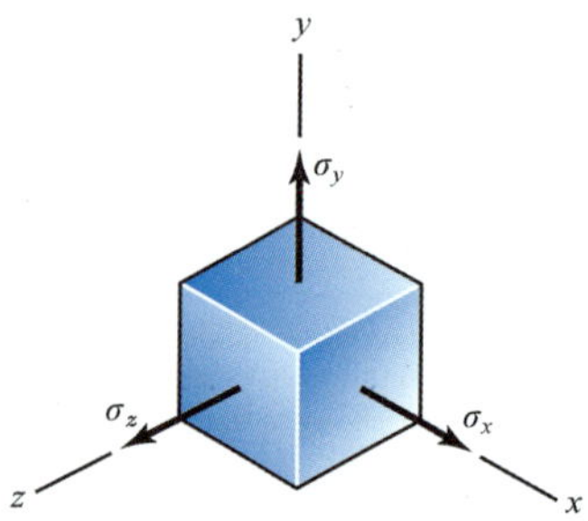

[그림 P7.60 ~ 7.61]

7.61* US unit 어느 재료가 점 p에서 **3축** 응력 상태이고, $\sigma_x = 40\,\text{ksi}$, $\sigma_z = -20\,\text{ksi}$이다. 최대 전단응력 $\tau_{\text{abs}} = 60\,\text{ksi}$이다. 응력 σ_y를 구하시오.

7.62* US unit 어느 재료의 한 점 p에서의 응력 상태는 아래와 같으며, 단위는 ksi이다.

$$\begin{bmatrix} \sigma_x & \tau_{xy} & \tau_{xz} \\ \tau_{yx} & \sigma_y & \tau_{yz} \\ \tau_{zx} & \tau_{zy} & \sigma_z \end{bmatrix} = \begin{bmatrix} 300 & 150 & -100 \\ 150 & 200 & 100 \\ -100 & 100 & -200 \end{bmatrix}$$

주응력과 절대 최대 전단응력을 구하시오.

연습문제 ▸▸▸

7.63* 베어링 하우징bearing housing을 유한요소 해석하여 한 점 p에서의 응력 상태를 다음과 같이 구하였으며, 단위는 MPa이다.

$$\begin{bmatrix} \sigma_x & \tau_{xy} & \tau_{xz} \\ \tau_{yx} & \sigma_y & \tau_{yz} \\ \tau_{zx} & \tau_{zy} & \sigma_z \end{bmatrix} = \begin{bmatrix} 20 & 20 & 0 \\ 20 & -30 & -10 \\ 0 & -10 & 40 \end{bmatrix}$$

주응력과 절대 최대 전단응력을 구하시오.

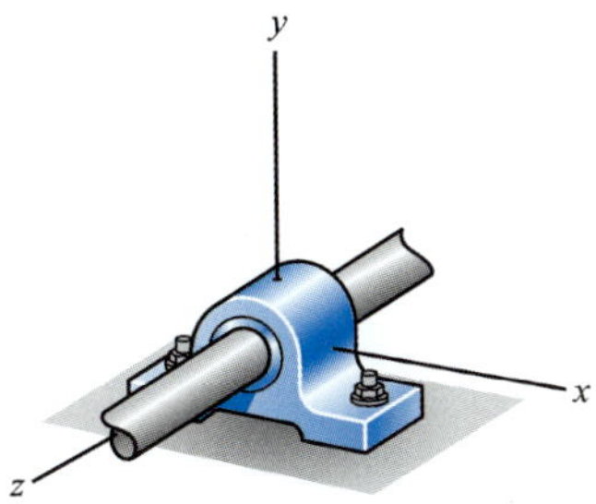

[그림 P7.63]

7.64 US unit 어느 재료가 점 p에서 **평면**응력 상태이고, $\sigma_x = -8\,\text{ksi}$, $\sigma_y = 6\,\text{ksi}$, $\tau_{xy} = -6\,\text{ksi}$이다. 식 (7.6)~(7.8)을 사용하여 $\theta = 30°$의 방향을 갖는 $x'y'z'$ 좌표계에서의 응력 성분 $\sigma_{x'}$, $\sigma_{y'}$, $\tau_{x'y'}$을 구하시오.

(a) 응력 성분 σ_x, σ_y, τ_{xy}를 사용하여 식 (7.25)에서 주응력을 구하시오.

(b) 응력 성분 $\sigma_{x'}$, $\sigma_{y'}$, $\tau_{x'y'}$을 사용하여 식 (7.25)에서 주응력을 구하시오.

7.65 7.2절의 결과를 이용하여, **평면**응력 상태에서 식 (7.25)로 나타낸 계수 I_1은 사용한 좌표계의 방향에 무관함을 증명하시오.

7.66 7.2절의 결과를 이용하여, **평면**응력 상태에서 식 (7.25)로 나타낸 계수 I_2는 사용한 좌표계의 방향에 무관함을 증명하시오.

SECTION 7.5

응용 : 조합하중을 받는 봉

Application : Bars Subjected to Combined Loads

이전 장에서 세 가지 기본 형태의 하중을 받는 단순 구조물의 요소에 작용하는 응력 상태를 다루었다. 세 가지 하중이란, 축하중을 받는 봉, 비틀림 하중을 받는 봉, 그리고 횡하중을 받는 보이다. 이 특정한 형태의 하중은 많은 응용 예에서 볼 수 있다. 그런데 이러한 하중을 동시에 받는 상황도 일어난다. 여기서는 조합하중combined loads에 대한 몇 가지 중요한 예제를 다룰 것이며, 이 장에서 익힌 방법을 사용하여 최종 응력 상태를 분석할 것이다.

7.5.1 기본 하중

조합하중을 다루기 전에 개별 하중에 대한 응력 상태를 간단히 복습하고자 한다.

7.5.1.1 축하중을 받는 봉

[그림 7-37(a)]와 같이 단면의 도심에 축하중을 받는 임의의 단면의 봉을 고려한다. 그림에서 봉의 요소는 균일한 수직응력 $\sigma = \dfrac{P}{A}$를 받고 있으며, 여기서 A는 봉의 단면적이다. [그림 7-37(b)]와 같이 x축이 봉축과 평행한 좌표계에서, 양 끝에서 가깝지 않은 봉의 각 점은 평면응력 상태이고, $\sigma_x = \dfrac{P}{A}$, $\sigma_y = 0$, $\tau_{xy} = 0$이다.

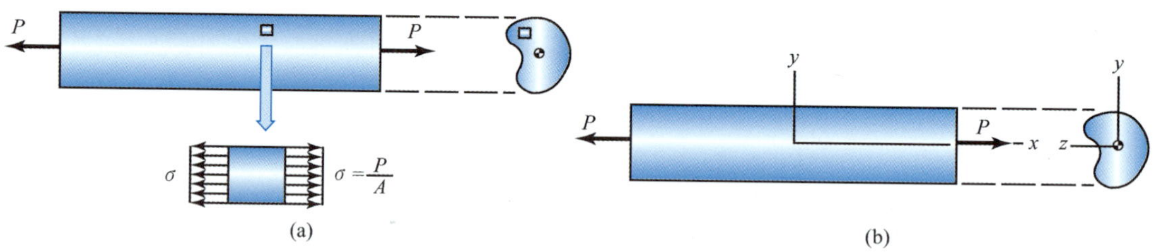

[그림 7-37] (a) 축하중을 받는 봉의 한 요소에 작용하는 수직응력 (b) x축이 봉의 축과 일치하는 좌표계

7.5.1.2 비틀림을 받는 봉

양 끝에서 토크를 받는 원형 단면을 갖는 균일한 봉은 [그림 7-38(a)]와 같다. 그림과 같은 방향을 가지며 축에서 반지름 방향으로 r만큼 떨어진 곳에서의 **미소**infinitesimal 요소는 식 (4.9)로 주어진 전

단응력 $\tau = \dfrac{Tr}{J}$ 을 받고 있는데, 여기서 J는 원형 단면의 극관성 모멘트이다. [그림 7-38(b)]의 방향의 좌표계에서 축에서 반지름 방향으로 r인 곳에 있는 점 p는 평면응력 상태이며, $\sigma_x = 0$, $\sigma_y = 0$, $\tau_{xy} = \dfrac{Tr}{J}$ 이다. [그림 7-38(b)]의 좌표계에서 최종 전단응력 τ_{xy}가 양이 되도록 토크 T의 방향을 미리 선택하였다.

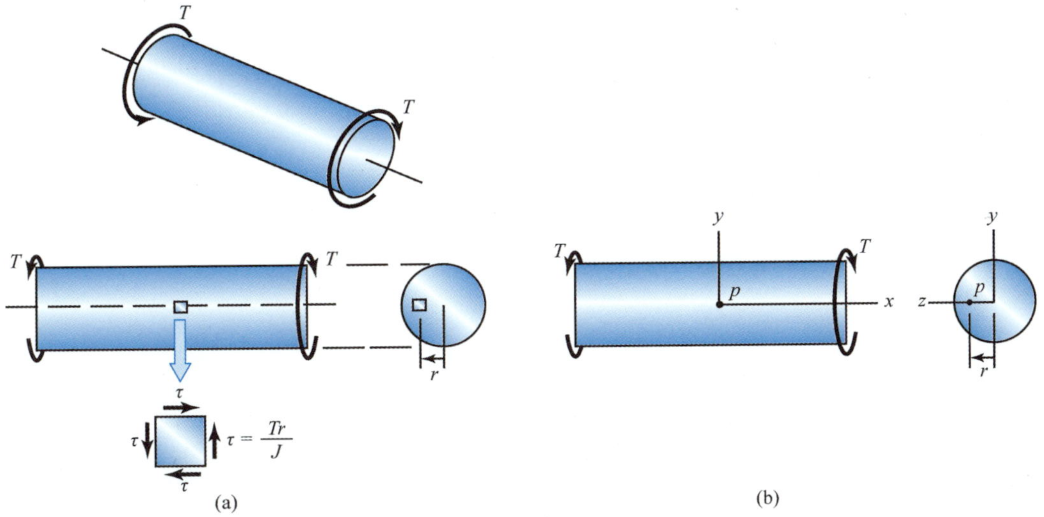

[그림 7-38] (a) 비틀림을 받는 보의 한 요소에 작용하는 전단응력 (b) 점 p는 봉의 축에서 반지름 방향 거리 r에 위치한다.

7.5.1.3 굽힘모멘트를 받는 보

[그림 7-39(a)]의 균일단면 보prismatic beam가 양 끝에서 우력couple을 받고 있다. 단면은 y축에 대칭이다. 좌표계의 x축은 보의 중립축과 일치하며, 중립축은 단면의 도심에 위치한다. 임의의 위치에서 축과 수직인 평면 $\mathcal{P}$를 통과시켜서 자유물체도를 얻으면 $\mathcal{P}$에 작용하는 수직응력의 분포는 식 (6.12), 즉 $\sigma_x = -\dfrac{My}{I}$ 이고, 여기서 I는 z축에 대한 단면 관성모멘트이다. 중립축에서 수직방향으로 y 높이에 있는 점 p는 평면응력을 받으며, $\sigma_x = -\dfrac{My}{I}$, $\sigma_y = 0$, $\tau_{xy} = 0$이다.

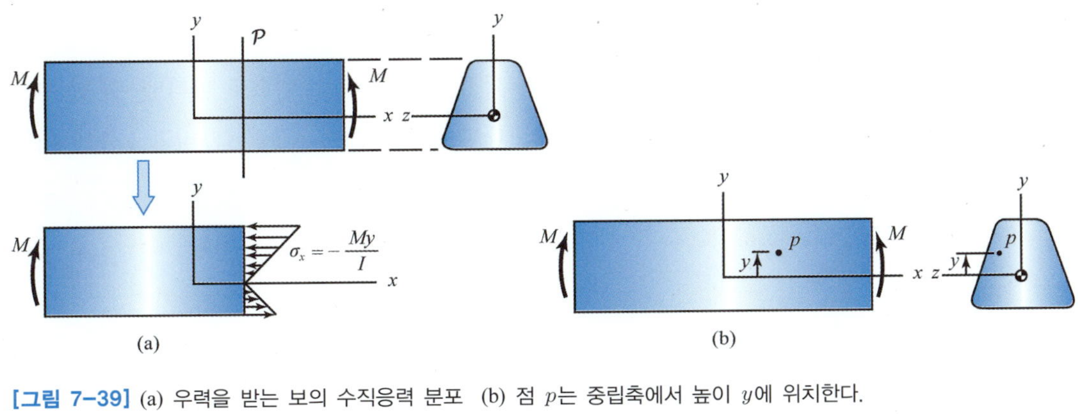

[그림 7-39] (a) 우력을 받는 보의 수직응력 분포 (b) 점 p는 중립축에서 높이 y에 위치한다.

7.5.2 조합하중

기본 형태의 하중이 결합된 응력 상태는 각 개별 하중에 의한 응력 상태를 중첩하여 구할 수 있다. 예를 들어 [그림 7-40(a)]의 봉이 축하중과 비틀림을 모두 받고 있다. 축하중을 받을 때 봉의 양끝 주변을 제외한 모든 점의 응력 상태를 [그림 7-40(b)]의 좌표계로 나타내면 $\sigma_x = \dfrac{P}{A}$, $\sigma_y = 0$, $\tau_{xy} = 0$이며, 여기서 A는 봉의 단면적이다. [그림 7-40(b)]와 같이 봉의 축에서 반지름 방향으로 r 위치에 있는 점 p에서, 토크에 의한 응력 상태는 $\sigma_x = 0$, $\sigma_y = 0$, $\tau_{xy} = \dfrac{Tr}{J}$이며, 여기서 J는 원형 단면의 극관성 모멘트이다. 따라서 축하중과 비틀림 하중이 모두 작용할 때 점 p의 응력 상태는 다음과 같다.

$$\sigma_x = \frac{P}{A},\ \sigma_y = 0,\ \tau_{xy} = \frac{Tr}{J}$$

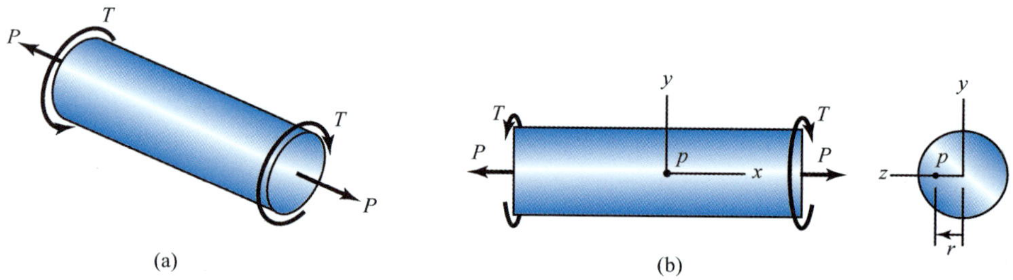

[그림 7-40] (a) 축하중과 토크를 받는 봉 (b) 점 p는 봉의 축에서 반지름 방향 거리 r에 위치한다.

직사각형 단면의 균일 보가 [그림 7-41(a)]처럼 왼쪽 끝이 고정되어 있다. 오른쪽 끝은 단면의 도심이 아닌 곳에 축하중 P가 작용한다. 그 결과 하중 P는 단면의 도심에 대한 모멘트를 발생시킨다. 하중으로 생기는 y축에 대한 모멘트의 크기는 $\dfrac{1}{2}bP$이고, z축에 대한 모멘트의 크기는 $\dfrac{1}{2}hP$임을 [그림 7-41(b)]에서 알 수 있다. [그림 7-41(c)]와 같이 크로스 프로덕트cross product를 적용하여 확인하면, 축하중에 의한 단면의 도심에 대한 모멘트는 다음과 같다.

$$\left(-\frac{1}{2}h\mathbf{j} + \frac{1}{2}b\mathbf{k}\right) \times P\,\mathbf{i} = \frac{1}{2}bP\,\mathbf{j} + \frac{1}{2}hP\,\mathbf{k}$$

따라서 [그림 7-41(a)]에 보인 축하중 P를 [그림 7-41(d)]의 등가 시스템으로 나타낼 수 있는데, 이 등가 시스템은 도심에 작용하는 축하중 P, y축에 대한 우력 $M_y = \dfrac{1}{2}bP$, 그리고 z축에 대한 우력 $M_z = \dfrac{1}{2}hP$로 구성된다.

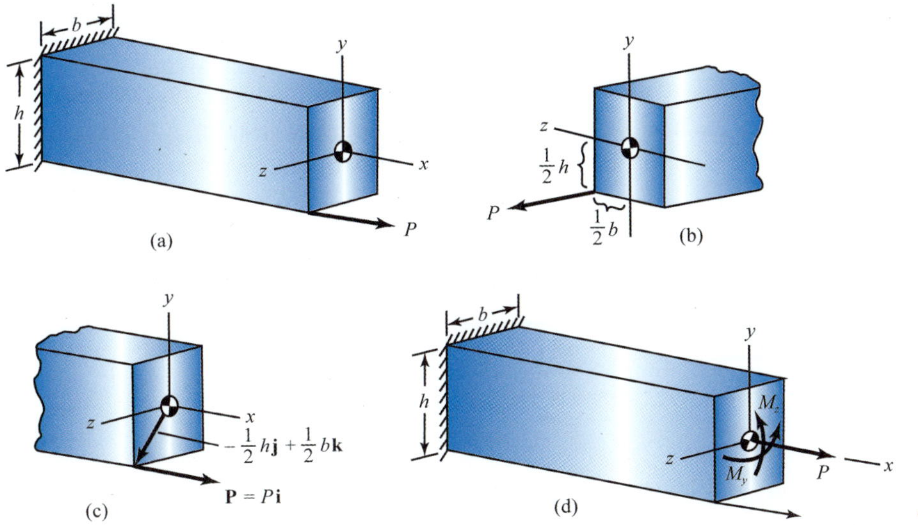

[그림 7-41] (a) 도심이 아닌 곳에 축하중을 받는 보 (b), (c) 축하중으로 생긴 도심에 대한 모멘트의 결정
(d) (a)의 축하중과 동등한 등가시스템의 축하중 및 우력

도심centroid에 작용하는 축하중 P, 우력 M_y 및 M_z로 인한 개별 응력들을 중첩하여 보의 임의의 점에서의 응력 상태를 얻을 수 있다. [그림 7-41(c)]의 좌표계에서 축하중 P로 인한 응력 상태는 $\sigma_x = \dfrac{P}{A} = \dfrac{P}{bh}$, $\sigma_y = 0$, $\tau_{xy} = 0$이다. 식 (6.12)를 적용하면 우력 M_y로 인한 응력 상태는 $\sigma_x = \dfrac{M_y z}{I_y}$, $\sigma_y = 0$, $\tau_{xy} = 0$이다. 여기서 I_y는 y축에 대한 단면의 관성 모멘트이고, 우력 M_z로 인한 응력 상태는 $\sigma_x = -\dfrac{M_z y}{I_z}$, $\sigma_y = 0$, $\tau_{xy} = 0$이다. 여기서 I_z는 z축에 대한 단면의 관성 모멘트이다(M_y와 M_z로 σ_x를 나타낼 때 나오는 부호를 이해하기 위해 [그림 7-41(c)]를 살펴보자. 그림에서 z가 양일 때 M_y가 양의 수직응력을 나오게 하며, 반면에 y가 음일 때 M_z가 양의 수직응력을 만드는 것을 알 수 있다). 이 개별 응력 상태를 중첩하여 보의 임의의 점에서의 응력 상태는 다음과 같이 나타낼 수 있다.

$$\sigma_x = \frac{P}{A} + \frac{M_y z}{I_y} - \frac{M_y y}{I_z}, \quad \sigma_y = 0, \quad \tau_{xy} = 0$$

이 결과에 대해 두 가지를 관찰할 필요가 있다. 한 점에서의 응력 상태 성분은 좌표계의 방향에 의존한다. 따라서 우리가 얻은 응력 상태를 중첩하기 위하여 **개별 응력 상태는 반드시 같은 방향을 갖는 좌표계로 나타내어야 한다.** 일단 한 점에서의 응력 상태를 알면, 응력 상태를 분석하기 위해 이 장에서 전개하는 모든 방법을 적용할 수 있다. 또한, 설계에 특히 중요한 주응력과 절대 최대 전단응력을 구할 수 있다([예제 7.10] 참조).

예제 7.9 조합하중을 받는 보

US unit

[그림 7-42]의 보는 직사각형 단면을 갖고 있다. 축하중이 $P = 60$ kips 이고 y축에 대한 우력이 그림과 같이 $M_y = 18$ in·kips 이다. 조합하중으로 $x = 9$ in, $y = 1.5$ in, $z = 3$ in에 위치한 점 p에서의 응력 상태를 구하시오.

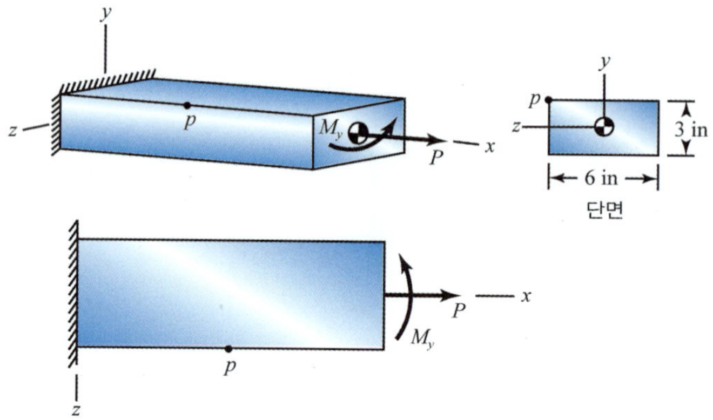

[그림 7-42]

전략

점 p에서의 응력 상태는 축하중과 우력에 의한 응력 상태를 중첩하여 구할 수 있다.

풀이

축하중이 단독으로 작용할 때의 수직응력은 다음과 같다.

$$\sigma_x = \frac{P}{A} = \frac{60{,}000\ \text{lb}}{(6\ \text{in})(3\ \text{in})} = 3330\ \text{psi}$$

따라서 축하중이 단독으로 작용할 때의 평면응력 상태는

$$\sigma_x = 3330\ \text{psi}, \quad \sigma_y = 0, \quad \tau_{xy} = 0$$

이다. 우력이 단독으로 작용할 때 수직응력의 분포는 다음과 같다.

$$\sigma_x = \frac{M_y z}{I_y} = \frac{(18{,}000\ \text{in}\cdot\text{lb})(3\ \text{in})}{\frac{1}{12}(3\ \text{in})(6\ \text{in})^3} = 1000\ \text{psi}$$

따라서 우력이 단독으로 작용할 때의 평면응력 상태는

$$\sigma_x = 1000\ \text{psi}, \quad \sigma_y = 0, \quad \tau_{xy} = 0$$

이다. 응력 상태를 중첩하면, 축하중과 우력이 함께 작용할 때의 평면응력 상태는 다음과 같다.

$$\sigma_x = 4330\ \text{psi}, \quad \sigma_y = 0, \quad \tau_{xy} = 0$$

토론

우력 M_y로 인한 수직응력을 구할 때 $\sigma_x = \dfrac{M_y z}{I_y}$ 인지 또는 $\sigma_x = -\dfrac{M_z z}{I_y}$ 인지 어떻게 아는가? M_y가 어떻게

보를 휘게 하는지를 잘 관찰한다면, z가 양일 때 보가 늘어나고 z가 음일 때 압축이 됨을 볼 수 있다. 이것은 양의 z 값에서 수직응력이 양이고, 음의 z 값에서 수직응력이 음이라는 것을 의미한다.

예제 7.10 프로펠러 샤프트의 응력 상태

헬리콥터의 로터 샤프트rotor shaft가 [그림 7-43]과 같은 중공 단면을 가진다. 샤프트는 축하중 $P = 34{,}000\,\mathrm{N}$과 토크 $T = 600\,\mathrm{N \cdot m}$를 받고 있다. 샤프트 축의 바깥쪽 표면 위의 한 점 p에서의 주응력과 절대 최대 전단응력을 구하시오.

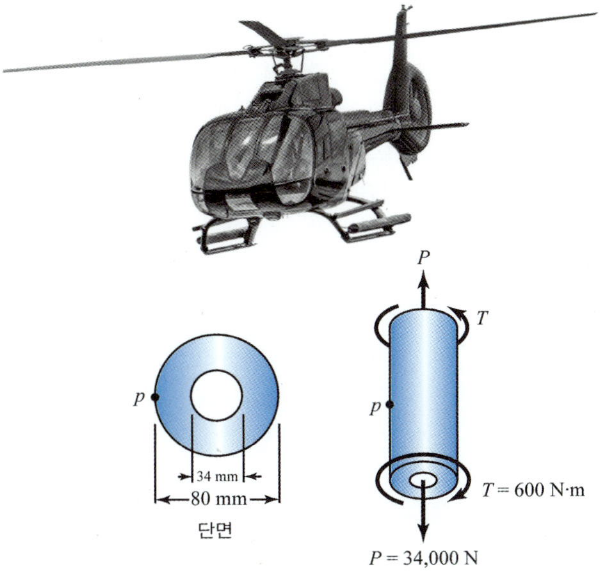

[그림 7-43]

전략

좌표계를 세우고, 축하중과 비틀림에 의한 응력 상태를 중첩하여 점 p에서의 응력 상태를 구할 것이다. 그리고 7.2절의 결과를 사용하여 주응력과 절대 최대 전단응력을 구할 수 있다.

풀이

① 응력의 조합 상태를 구한다

축하중에 의한 수직응력은 그림 (a)의 좌표계에서

$$\sigma_x = \frac{P}{A} = \frac{34{,}000\ \mathrm{N}}{\pi\left[(0.040\ \mathrm{m})^2 - (0.017\ \mathrm{m})^2\right]} = 8.26\ \mathrm{MPa}$$

이고, 비틀림 하중이 단독으로 작용할 때의 전단응력은

$$\tau_{xy} = \frac{Tr}{J} = \frac{(600\ \mathrm{N \cdot m})(0.040\ \mathrm{m})}{\frac{\pi}{2}\left[(0.040\ \mathrm{m})^4 - (0.017\ \mathrm{m})^4\right]} = 6.17\ \mathrm{MPa}$$

이다. 따라서 축하중과 비틀림 하중이 모두 작용할 때의 응력 상태는 다음과 같다.

$$\sigma_x = 8.26\ \text{MPa}\ ,\ \ \sigma_y = 0,\ \ \tau_{xy} = 6.17\ \text{MPa}$$

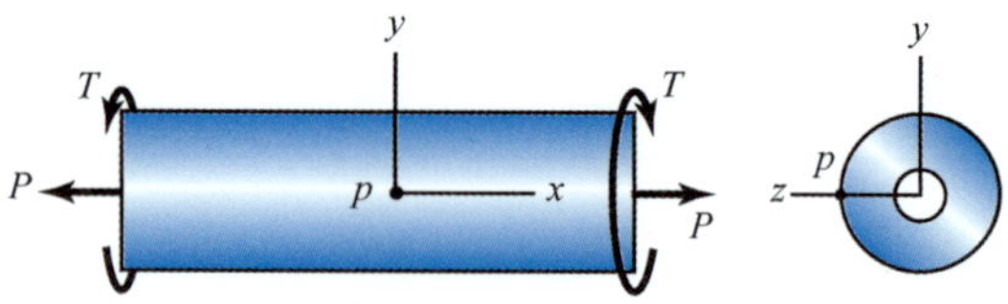

(a) 좌표계 소개

② 주응력과 절대 최대 전단응력을 구한다

식 (7.15)에서 점 p에서의 주응력은 다음과 같다.

$$\begin{aligned}\sigma_1,\ \sigma_2 &= \frac{\sigma_x + \sigma_y}{2} \pm \sqrt{\left(\frac{\sigma_x - \sigma_y}{2}\right)^2 + \tau_{xy}^2}\\ &= \frac{8.26\ \text{MPa}}{2} \pm \sqrt{\left(\frac{8.26\ \text{MPa}}{2}\right)^2 + (6.17\ \text{MPa})^2}\\ &= 11.55\ \text{MPa},\ -3.30\ \text{MPa}\end{aligned}$$

식 (7.24)에서 점 p에서의 절대 최대 전단응력은 다음과 같다.

$$\begin{aligned}\tau_{\text{abs}} &= \text{Max}\left(\left|\frac{\sigma_1}{2}\right|, \left|\frac{\sigma_2}{2}\right|, \left|\frac{\sigma_1 - \sigma_2}{2}\right|\right)\\ &= \text{Max}\left(\left|\frac{11.55\ \text{MPa}}{2}\right|, \left|\frac{-3.30\ \text{MPa}}{2}\right|, \left|\frac{[11.55-(-3.30)]\ \text{MPa}}{2}\right|\right)\\ &= 7.42\ \text{MPa}\end{aligned}$$

토론

이 예제는 지금까지 제시한 문제 중에서 난이도가 가장 높다. 프로펠러 샤프트는 축하중과 비틀림 하중을 지지하도록 설계되어야 한다. 극한 응력은 샤프트의 표면에서 발생하며, 이 지점에서는 비틀림으로 인한 전단응력의 크기가 가장 크다. 이 장에서 전개된 방법으로 샤프트에 작용하는 최대 수직 및 전단응력을 구할 수 있다. 파손 기준에 대해서는 12장에서 더 자세히 다룰 것이다.

연습문제 ▶▶▶

7.67 원통형 봉이 축하중 $P = 600\,\text{kN}$과 토크 $T = 10\,\text{kN}\cdot\text{m}$를 받고 있다. 점 p는 봉의 표면에 위치한다. 축하중과 토크의 조합하중으로 인한 점 p의 응력 상태를 그림의 좌표계에서 구하시오.

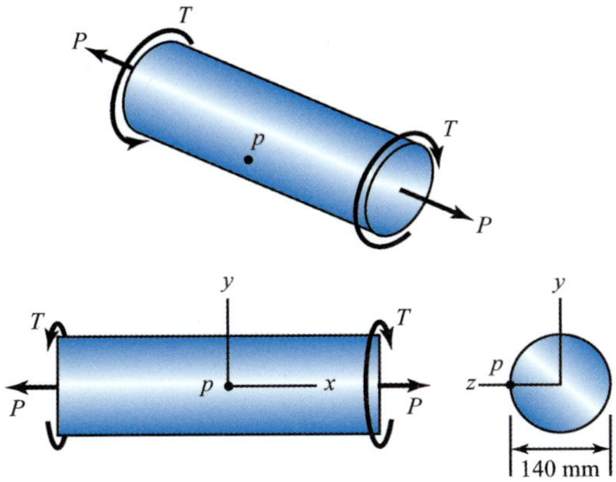

[그림 P7.67 ~ 7.68]

7.68 원통형 봉이 축하중 $P = 600\,\text{kN}$과 토크 $T = 10\,\text{kN}\cdot\text{m}$을 받고 있다. 점 p는 봉의 표면에 위치한다. 점 p에서의 주응력을 구하시오([예제 7.10] 참조).

7.69 US unit 고강도 드릴 파이프 단면이 22,000 lb의 **압축** 축하중과 36,000 in·lb의 토크를 받고 있다. 파이프의 바깥 표면 위의 한 점 p에서의 응력 상태를 그림의 좌표계에서 구하시오.

7.70 US unit 고강도 드릴 파이프 단면이 22,000 lb의 **압축** 축하중과 36,000 in·lb의 토크를 받고 있다. 점 p에서의 주응력과 최대 면내 전단응력을 구하시오.

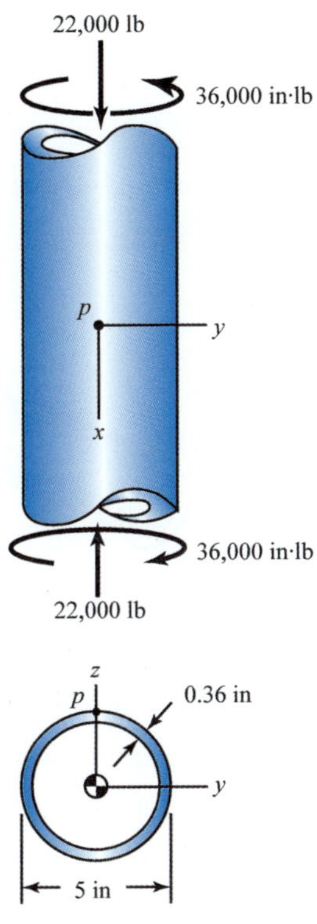

[그림 P7.69 ~ 7.70]

연습문제 ▸▸▸

7.71 헬리콥터의 로터 샤프트가 그림과 같은 중공 원형 단면을 가진다. 축은 축하중 $P=34{,}000\,\text{N}$과 토크 $T=600\,\text{N}\cdot\text{m}$를 받고 있다. 샤프트의 축에서 반지름 방향으로 $r=30\,\text{mm}$에 위치한 점 p에서의 주응력과 절대 최대 전단응력을 구하시오([예제 7.10] 참조).

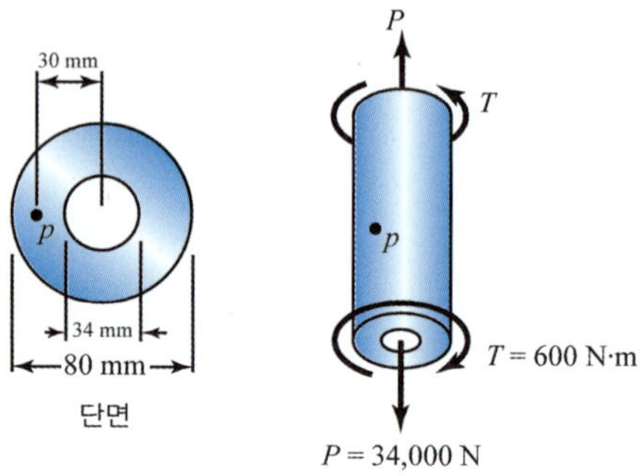

[그림 P7.71 ~ 7.72]

7.72 헬리콥터의 로터 샤프트가 그림과 같은 중공 원형 단면을 가진다. 재료의 허용 전단응력은 15 MPa이다. 샤프트가 축하중 $p=40{,}000\,\text{N}$을 받고 있다면, 동시에 받을 수 있는 최대 토크 T는 얼마인가?

7.73 US unit 원통 봉의 반지름이 $R=2\,\text{in}$이다. 이 봉은 그림과 같이 $T=12\,\text{in}\cdot\text{kip}$의 토크와 $M_y=16\,\text{in}\cdot\text{kip}$인 y축에 대한 우력을 받고 있다. $x=6\,\text{in}$, $y=0$, $z=2\,\text{in}$에 위치한 점 p에서의 응력 상태를 그림의 좌표계에서 구하시오.

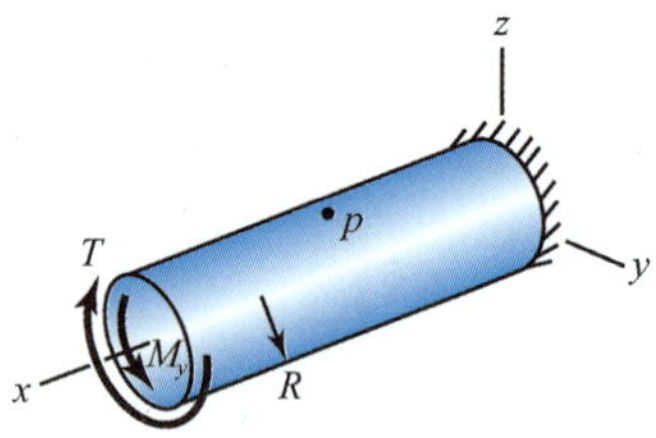

[그림 P7.73 ~ 7.74]

7.74 US unit 원통 봉의 반지름이 $R=2\,\text{in}$이다. 이 봉은 그림과 같이 $T=12\,\text{in}\cdot\text{kip}$의 토크와 $M_y=16\,\text{in}\cdot\text{kip}$인 y축에 대한 우력을 받고 있다. $x=6\,\text{in}$, $y=0$, $z=2\,\text{in}$에 위치한 점 p에서의 주응력과 최대 면내 전단응력을 구하시오([예제 7.10] 참조).

연습문제 ▸▸▸

7.75 C 클램프가 원반에 60 lb 의 힘을 주고 있다. 그림과 같은 C 클램프 단면에서의 최대 인장응력과 최대 압축응력을 구하시오. 단면의 면적은 $0.3\,\text{in}^2$ 이고, z축에 대한 관성모멘트는 $I_z = 0.03125\,\text{in}^4$ 이다.
US unit

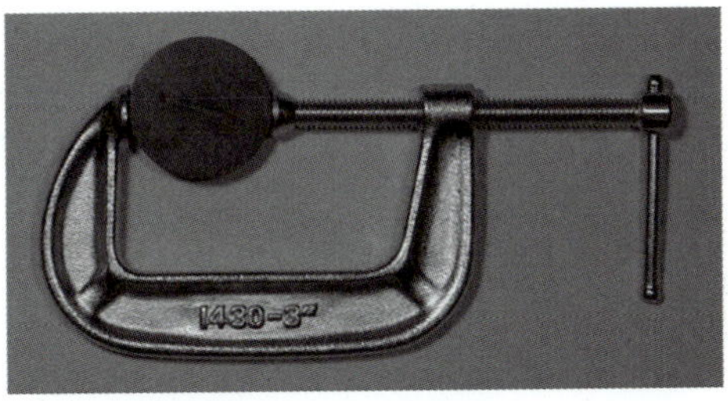

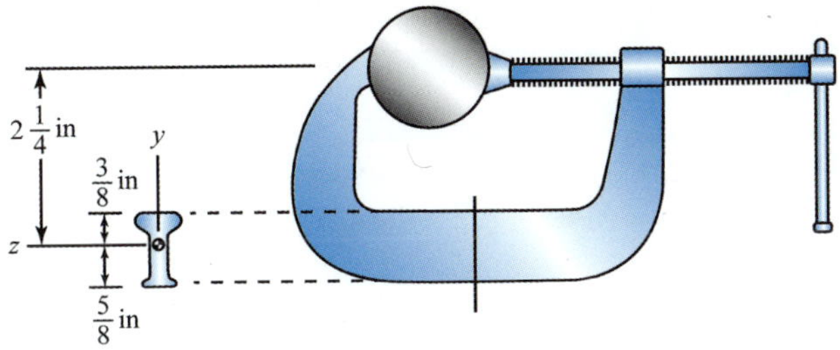

[그림 P7.75]

7.76* 단면의 도심에 작용하지 않는 축하중 $P = 2\,\text{kN}$ 을 받는 보가 있다. 단면의 치수는 $b = 60\,\text{mm}$, $h = 30\,\text{mm}$이다. $y = \frac{1}{2}h$, $z = \frac{1}{2}b$에 위치한 점 p에서의 응력 상태를 주어진 좌표계에서 구하시오.

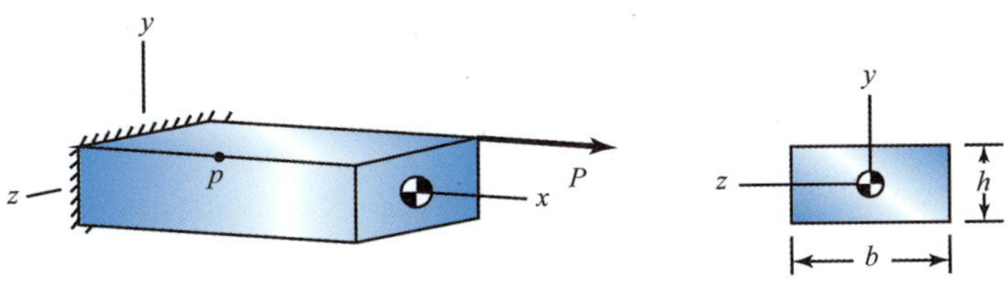

[그림 P7.76]

7.77 L형 봉 BCD가 D에서 아랫방향 힘 $F=850\,\text{N}$을 받고 있다. 점 p에서의 응력 상태를 주어진 좌표계에서 구하시오.

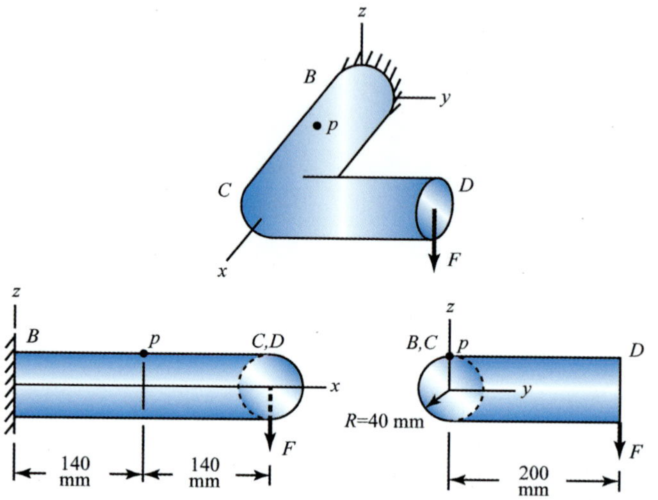

[문제 7.77 ~ 7.78]

7.78* L형 봉 BCD가 D에서 아랫방향 힘을 받고 있다. 점 p에서의 절대 최대 전단응력이 $3\,\text{MPa}$이라면, F의 값은 얼마인가?

SECTION 7.6 응용 : 압력용기

Application : Pressure Vessels

초창기 증기기관 시대부터 아폴로 13호의 압력용기 사고까지, 공학에서는 압력용기에 대한 중요성이 강조되어 왔다. 이 장에서는 압력용기와 관련해, 3축 응력 상태에 관한 흥미있는 예제를 살펴볼 수 있다.

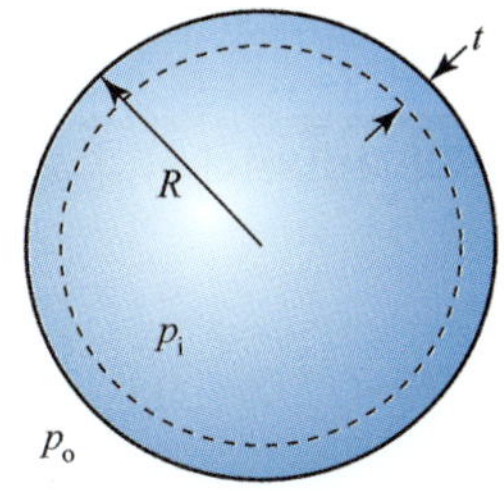

[그림 7-44] 구형 압력용기. 벽 두께는 과장되었다.

7.6.1 구형 용기

[그림 7-44]와 같이 반지름이 R이고 두께가 t이며 $t \ll R$ 인 구형 압력용기spherical pressure vessel를 고려해보자. 용기의 내부는 균일한 압력 p_i의 가스로 채워져 있고, 바깥 벽은 균일한 압력 p_o를 받고 있다고 가정한다. 내부와 외부 압력의 차이는 $p = p_i - p_o$이다. 실제 응용할 때 p_o는 보통 대기압(약 10^5Pa 또는 14.7psi)이다.

만일 내부 및 외부 압력을 제외한 하중의 영향을 무시할 수 있다고 가정하면 얇은 벽의 구형 압력용기의 응력 상태를 근사할 수 있다. [그림 7-45]에서 압력용기를 평면으로 분할하고, 분할된 반쪽에 대해 **내부의 가스를 포함한** 자유물체도를 그린다. 자유물체도의 수평방향 힘의 평형으로부터 응력 σ를 구하고자 하는데, 압력 p_o에 의해 생기는 수평력은 얼마인가? 반지름 R인 중실 반구가 [그림 7-46]과 같이 균일한 압력 p_o를 받고 있다고 가정한다. 압력의 균일한 분포로 물체에 가해진 알짜 힘net force은 없으므로, 반구의 표면에 오른쪽으로 작용하는 수평력은 평평한 원형면에 왼쪽에서 가해진 힘인 $p_o(\pi R^2)$과 같아야 한다. 따라서 [그림 7-45]의 자유물체도에 작용하는 수평력의 합은 다음과 같다.

$$p_o(\pi R^2) + \sigma(2\pi R t) - p_i(\pi R^2) = 0$$

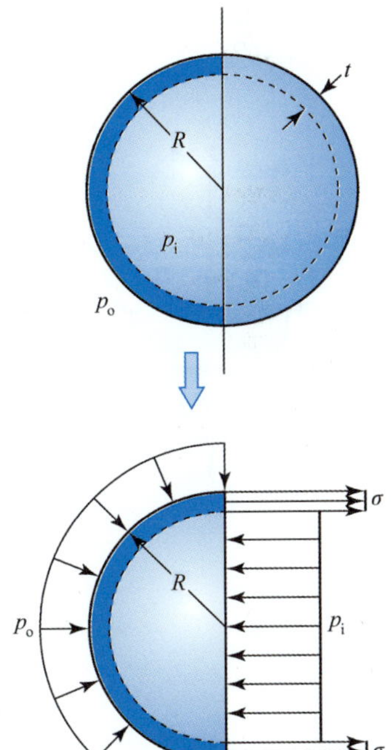

[그림 7-45] 내부에 가스를 포함한 압력용기 반쪽에 대한 자유물체도

이 방정식에서 $t \ll R$ 이라고 가정했음에 주목하라. 이 방정식으로부터 수직응력 σ를 용기의 치수와 압력 차이 p로 나타낼 수 있다.

$$\sigma = \frac{(p_i - p_o)R}{2t} = \frac{pR}{2t} \tag{7.30}$$

용기의 바깥면에서 분리하여 얻은 요소는 [그림 7-47]과 같은 응력을 받는다. 그림의 좌표계(z축이 벽과 수직)로 나타낸 3축 응력은 다음과 같다.

$$\begin{bmatrix} \sigma_x & \tau_{xy} & \tau_{xz} \\ \tau_{yx} & \sigma_y & \tau_{yz} \\ \tau_{zx} & \tau_{zy} & \sigma_z \end{bmatrix} = \begin{bmatrix} \sigma & 0 & 0 \\ 0 & \sigma & 0 \\ 0 & 0 & -p_o \end{bmatrix} \tag{7.31}$$

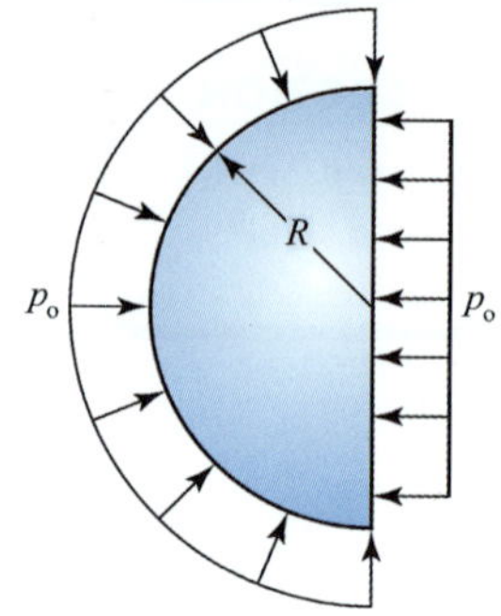

[그림 7-46] 균일한 압력 p_o를 받는 반구

7.4절에서 다루었듯이 이러한 응력 상태에서 주응력은 σ, σ, $-p_o$이고, 절대 최대 전단응력은 식 (7.29)에서 $\left|\dfrac{\sigma+p_o}{2}\right|$이다. [그림 7-48]과 같이 용기의 안쪽면에서 분리하여 얻은 요소의 3축 응력은 다음과 같다.

$$\begin{bmatrix} \sigma_x & \tau_{xy} & \tau_{xz} \\ \tau_{yx} & \sigma_y & \tau_{yz} \\ \tau_{zx} & \tau_{zy} & \sigma_z \end{bmatrix} = \begin{bmatrix} \sigma & 0 & 0 \\ 0 & \sigma & 0 \\ 0 & 0 & -p_i \end{bmatrix} \tag{7.32}$$

이 경우에 주응력은 σ, σ, $-p_i$이고, 절대 최대 전단응력은 $\tau_{abs} = \left|\dfrac{\sigma+p_i}{2}\right|$이다.

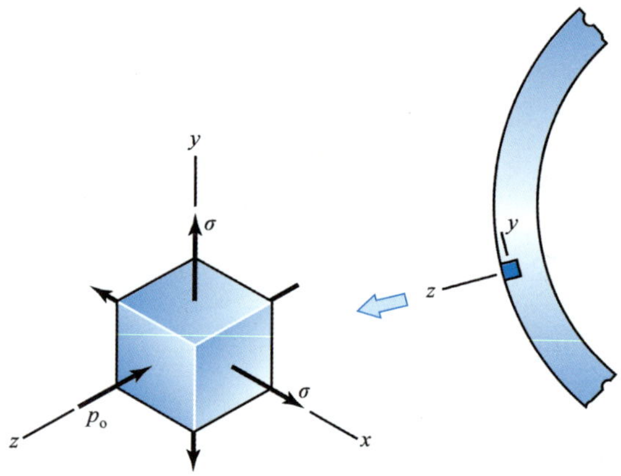

[그림 7-47] 바깥면의 요소에 작용하는 응력

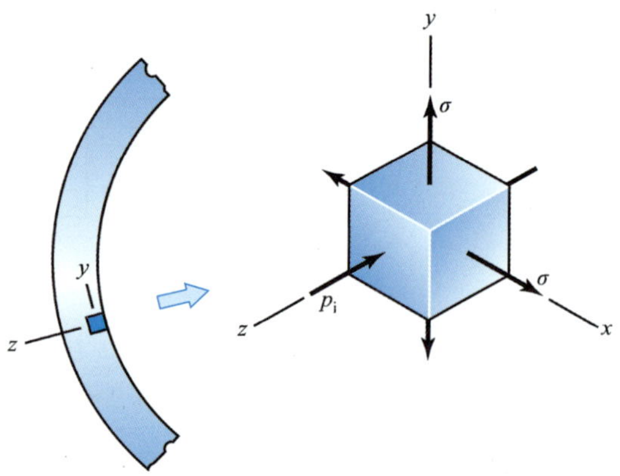

[그림 7-48] 안쪽 면의 요소에 작용하는 응력

7.6.2 원통 용기

반지름이 R이고 벽 두께가 t인 [그림 7-49]와 같은 원통 용기를 고려한다. 그림의 용기는 양쪽 끝이 반구이지만, 원통 용기 벽에서의 응력 상태 결과를 구해보면 양쪽 끝의 형상에 의존하지 않음을 알게 될 것이다. 용기의 내부는 균일한 압력 p_i의 가스로 채워져 있고, 바깥 벽은 균일한 압력 p_o를 받고 있다고 가정한다.

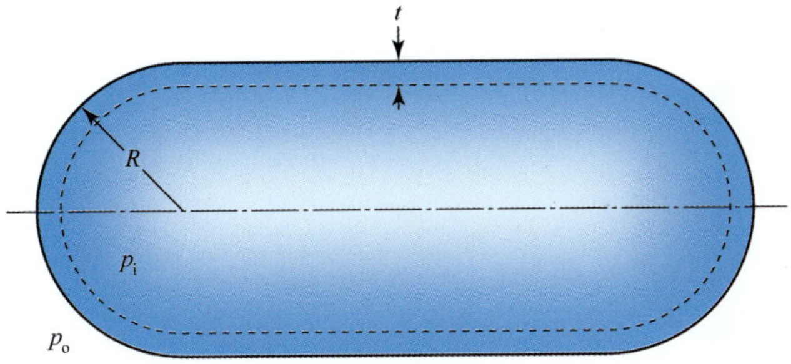

[그림 7-49] 원통형 압력 용기

원통의 축에 수직인 평면을 원통에 통과시켜 구한 자유물체도를 [그림 7-50]에 나타내었다. 벽에서의 수직응력을 σ로 나타내었다. 이 자유물체도에서 수평력은 [그림 7-45]의 구형 용기의 자유물체도에서의 수평력과 같으므로, 수직응력 σ는 식 (7.30)으로 구해진다.

$$\sigma = \frac{(p_i - p_o)R}{2t} = \frac{pR}{2t} \tag{7.33}$$

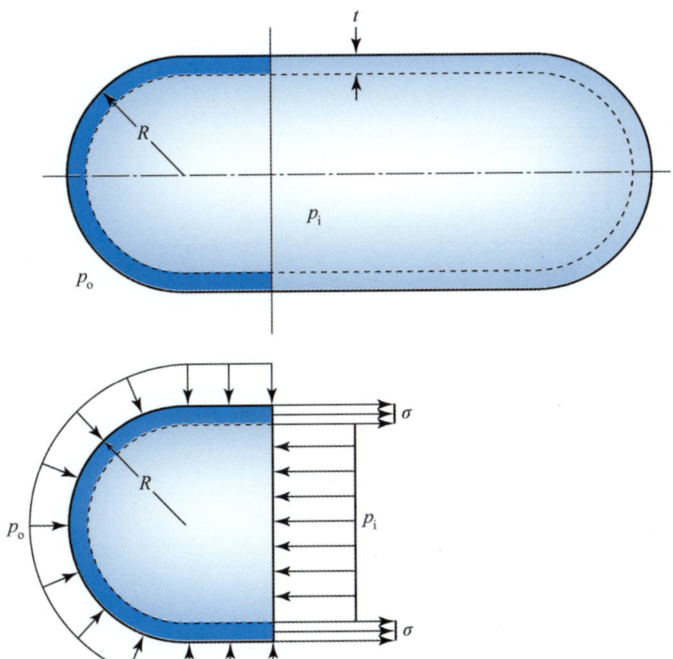

[그림 7-50] 원통의 축에 수직한 평면을 통과시켜 얻은 자유물체도

그런데 원통 용기의 응력 상태는 구형 용기의 응력 상태보다 약간 더 복잡하다. [그림 7-51]과 같이 먼저 길이 Δx만큼 원통 벽 일부분을 분리하고, 이것을 원통 축에 평행한 평면으로 나누어서 자유물체도를 얻는다. 얻어진 자유물체도의 수직응력 σ_h를 **원주응력**hoop stress이라고 부른다(나무로 만든 통의 둘레를 감아서 고정시키기 위해 사용되는 금속 원주hoop가 인장응력을 받은 것으로부터 '원주응력'이라는 이름이 유래했다). [그림 7-52]에서 보듯이, σ_h가 작용하는 면은 수직응력 σ가 작용하는 면과 수직이다.

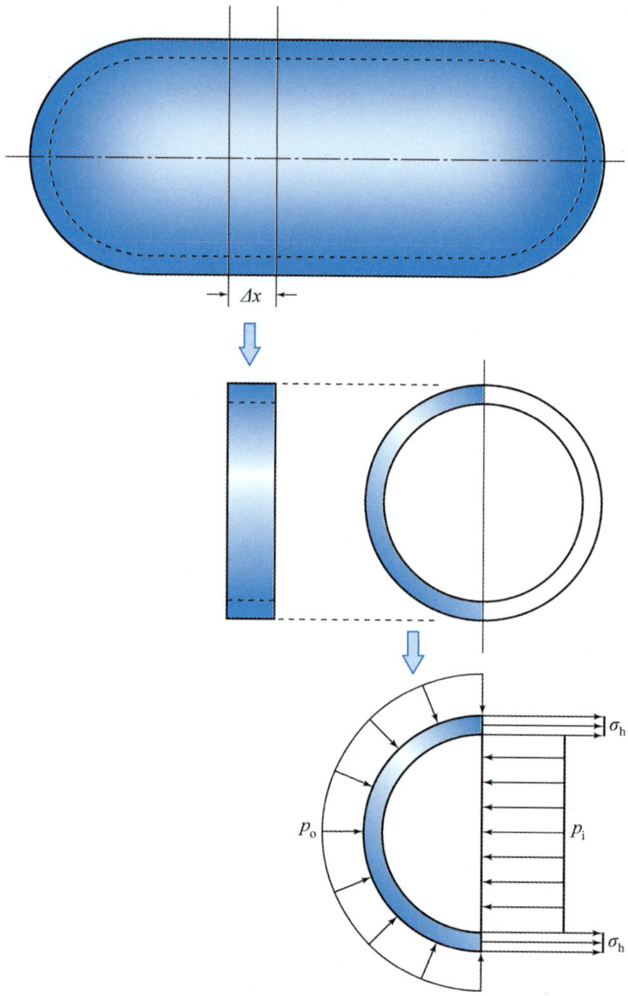

[그림 7-51] 원주응력 σ_h를 구하는 자유물체도

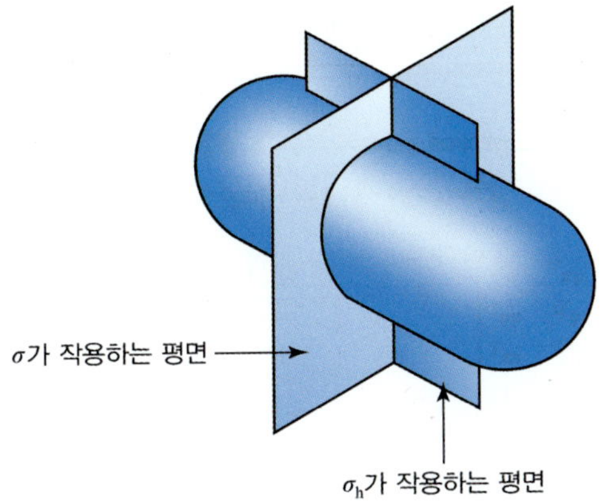

[그림 7-52] 수직응력과 원주응력이 작용하는 평면

[그림 7-51]의 자유물체도의 수평력의 합은

$$p_o(2R\,\Delta x)+\sigma_h(2t\,\Delta x)-p_i(2R\,\Delta x)=0$$

이다. 이를 원주응력에 대하여 풀면 다음과 같다.

$$\sigma_h=\frac{(p_i-p_o)R}{t}=\frac{pR}{t} \tag{7.34}$$

$\sigma_h=2\sigma$를 관찰해 보면, 이 식에는 구형 압력용기가 선호되는 중요한 이유가 있다.

원통벽의 바깥쪽에서 분리된 요소가 [그림 7-53]처럼 응력을 받고 있다. 그림에서 보이는 좌표계(z축이 벽에 수직이고 x축이 원통축에 평행)에서 응력의 3축 상태는 다음과 같다.

$$\begin{bmatrix}\sigma_x & \tau_{xy} & \tau_{xz}\\ \tau_{yx} & \sigma_y & \tau_{yz}\\ \tau_{zx} & \tau_{zy} & \sigma_z\end{bmatrix}=\begin{bmatrix}\sigma & 0 & 0\\ 0 & \sigma_h & 0\\ 0 & 0 & -p_o\end{bmatrix} \tag{7.35}$$

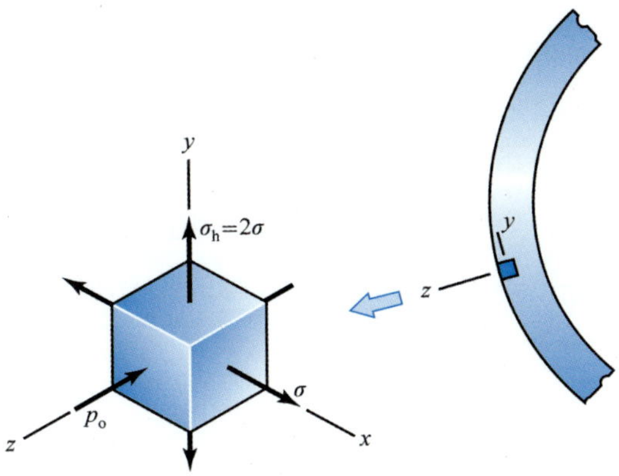

[그림 7-53] 바깥면의 요소에 작용하는 응력

주응력은 σ_h, σ, $-p_o$이고, 절대 최대 전단응력은 식 (7.29)로부터 다음 세 값 중 최댓값이 된다.

$$\tau_{abs} = \text{Max}\left(\left|\frac{\sigma}{2}\right|, \left|\frac{\sigma + p_o}{2}\right|, \left|\frac{\sigma_h + p_o}{2}\right|\right) \quad (7.36)$$

[그림 7-54]와 같이 용기의 안쪽 면에서 분리된 요소의 3축 응력 상태는 다음과 같다.

$$\begin{bmatrix} \sigma_x & \tau_{xy} & \tau_{xz} \\ \tau_{yx} & \sigma_y & \tau_{yz} \\ \tau_{zx} & \tau_{zy} & \sigma_z \end{bmatrix} = \begin{bmatrix} \sigma & 0 & 0 \\ 0 & \sigma_h & 0 \\ 0 & 0 & -p_i \end{bmatrix} \quad (7.37)$$

이 경우 주응력은 σ_h, σ, $-p_i$이고, 절대 최대 전단응력은 다음과 같다.

$$\tau_{abs} = \text{Max}\left(\left|\frac{\sigma}{2}\right|, \left|\frac{\sigma + p_i}{2}\right|, \left|\frac{\sigma_h + p_i}{2}\right|\right) \quad (7.38)$$

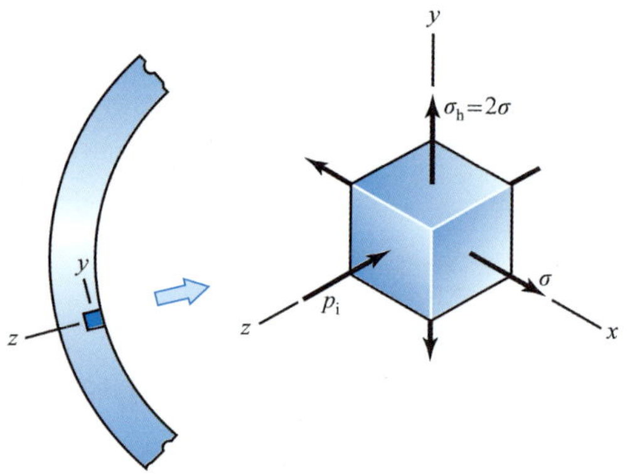

[그림 7-54] 안쪽 면의 요소에 작용하는 응력

7.6.3 설계 문제

압력용기 설계 시 가장 중요한 것은, 용기 벽에 걸리는 응력이 재료가 견딜 수 있는 응력을 초과하지 말아야 한다는 점이다. 이제까지 구형 및 원통형 용기의 벽에 작용하는 주응력과 절대 최대 전단응력을 구하였다. 예제와 문제에서 사용한 설계 기준은 절대 최대 전단응력이 전단 항복응력yield stress τ_Y 나 명시된 허용 전단응력 τ_{allow} 보다 작음을 확인시키는 것이다. 이를 **트레스카 기준**Tresca criterion이라 부르며, 12장에서 더 자세히 다룰 것이다. 안전계수factor of safety는 다음 식으로 정의된다.

$$\text{FS} = \frac{\tau_Y}{\tau_{allow}} \quad (7.39)$$

인장시험에서 최대 전단응력은 가한 수직응력의 절반이므로, 전단 항복응력 τ_Y는 [부록 B]의 표에 나와 있는 수직 항복응력으로 나타낼 수 있으며, 그 관계식은 다음과 같다.

$$\tau_Y = \frac{1}{2}\sigma_Y \tag{7.40}$$

물론 〈부록 B〉의 값은 대표적인 값이고, 실제 설계에서는 사용되는 특정 재료에 대해 항복응력이 결정되어야 한다.

연구문제

1. 구형 압력용기 안쪽 면의 한 점에서의 주응력은 무엇인가?
2. 원주응력hoop stress이란 무엇인가?
3. 응력의 관점에서 구형 압력용기가 원통형 용기보다 우월한 이유는 무엇인가?
4. 트레스카 기준은 무엇인가? 압력용기 설계에서 그 기준이 어떻게 사용될 수 있는가?

예제 7.11 원통형 압력용기의 설계

반지름이 2m이고 양끝이 반구로 된 원통형 압력용기를, 내압 $p_i = 8E5\,Pa$(8기압)과 외압 $p_o = 1E5\,Pa$을 견디도록 설계하고자 한다. 용기의 재료는 ASTM-A514 강철이다. 안전계수 FS = 4가 되도록 벽 두께를 구하시오.

전략

ASTM-A514 강철에 대한 수직 항복응력을 〈부록 B〉에서 구하고, 식 (7.40)과 (7.39)를 사용하여 절대 최대 전단응력 τ_{allow}를 구할 수 있다. 식 (7.36)과 (7.38)을 비교하고 $\sigma_h = 2\sigma$를 적용하면, 절대 최대 전단응력은 $\frac{\sigma_h + p_i}{2}$이다. 이것이 τ_{allow}에 대한 표현식이고, 식 (7.34)를 사용하여 필요한 벽 두께를 구할 수 있다.

풀이

ASTM-A514 강철에 대한 수직 항복응력 σ_Y는 〈부록 B〉에서 700 MPa이므로 식 (7.40)에서 $\tau_Y = 350\,MPa$이다. 절대 최대 전단응력의 허용값은 식 (7.39)로부터

$$\tau_{allow} = \frac{\tau_Y}{FS} = \frac{350\ MPa}{4} = 87.5\ MPa$$

이다. 절대 최대 전단응력을 허용값으로 놓으면

$$\frac{\sigma_h + p_i}{2} = \tau_{allow}$$

이다. 식 (7.34)를 이 식에 대입하고 벽 두께에 대해서 풀면 다음과 같다.

$$t = \frac{(p_i - p_o)R}{2\tau_{allow} - p_i}$$
$$= \frac{(7E5\ Pa)(2\ m)}{2(87.5\,E6\ Pa) - 8E5\ Pa}$$
$$= 0.00804\ m$$

필요한 벽 두께는 8.04 mm이다.

토론

안전계수는 이론적 개념이 아니다. 안전계수는 실험을 통해 확인할 수 있고, 또 확인되어야만 한다. 본 예제에서는 재료가 설계값의 4배인 350 MPa이라는 절대 최대 전단응력을 받도록 압력용기를 시험하여(적절한 안전조치와 함께) 행할 수 있다. 대기압이 $p_o = 1E5\,Pa$이면, (절대 최대 전단응력을 받도록 할 때—역자 주) 용기의 내압이 $p_i = 2.9E6\,Pa$에 달할 것임을 확인하라.

연습문제 ▸▸▸

7.79 반지름이 2.5m이고, 벽 두께가 5mm인 구형 압력용기가 있다. 용기는 압력 $p_i = 6E5\,Pa$인 가스를 담고 있고, 바깥벽은 $p_o = 1E5\,Pa$인 대기압을 받고 있다. 용기 벽에서의 최대 수직응력을 구하시오.

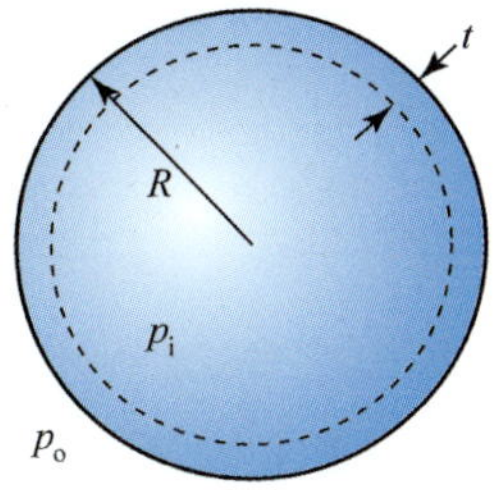

[그림 P7.79 ~ 7.81]

7.80 US unit 반지름이 24in이고, 벽 두께가 $\frac{1}{64}$in인 구형 압력용기가 있다. 용기는 압력 $p_i = 200\,psi$의 가스를 담고 있고, 바깥벽은 $p_o = 14.7\,psi$인 대기압을 받고 있다. 용기의 안쪽 벽에서의 최대 수직응력과 절대 최대 전단응력을 구하시오.

7.81 US unit 반지름이 24in이고, 벽 두께가 $\frac{1}{64}$in인 구형 압력용기가 있다. 용기는 항복 전단응력이 $\tau_Y = 100\,ksi$인 재료로 만들어졌다. 용기가 최대 압력 $p_i = 150\,psi$의 가스를 담고 있고, 바깥벽은 $p_o = 14.7\,psi$인 대기압을 받고 있다면, 안전계수는 얼마인가?

7.82 양끝이 반구로 된 원통형 압력용기의 반지름이 2.5m이고 5mm인 벽 두께를 가진다. 용기는 압력 $p_i = 6E5\,Pa$인 가스를 담고 있고, 바깥벽은 $p_o = 1E5\,Pa$인 대기압을 받고 있다. 용기 벽에서의 최대 수직응력을 구하시오. 구한 답을 문제 **7.79**의 답과 비교하시오.

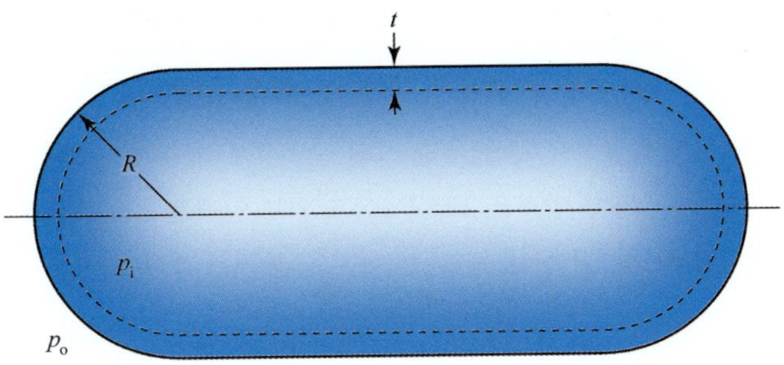

[그림 P7.82 ~ 7.86]

7.83 양끝이 반구로 된 원통형 압력용기의 반지름이 2m이다. 바깥벽은 $p_o = 1E5\,Pa$인 대기압을 받을 때 $p_i = 8E5\,Pa$(8기압)인 내압을 견디도록 용기가 설계되었다. 용기 벽이 140MPa보다 큰 수직응력을 받지 않게 하기 위해 필요한 최소 벽 두께는 얼마인가?

연습문제

7.84 원통형 압력용기의 반지름이 600 mm이고 8 mm인 벽 두께를 가진다. 용기는 압력 $p_i = 3E5$ Pa인 가스를 담고 있고, 바깥벽은 $p_o = 1E5$ Pa인 대기압을 받고 있다. 용기의 안쪽 면에서의 최대 수직응력과 절대 최대 전단응력을 구하시오.

7.85 US unit 천연가스를 보관하는 데 사용되는 원통형 압력용기의 반지름이 6 ft이고 $\frac{1}{2}$ in인 벽 두께를 가진다. 용기는 압력 $p_i = 80$ psi인 가스를 담고 있고, 바깥벽은 $p_o = 14.7$ psi인 대기압을 받고 있다. 원통벽 안쪽 면에서의 최대 수직응력과 절대 최대 전단응력을 구하시오.

7.86 양끝이 반구로 된 원통형 압력용기의 반지름이 2 m이다. 용기는 ASTM-A514 강철로 만들어졌다. 바깥벽이 $p_o = 1E5$ Pa인 대기압을 받을 때 $p_i = 8E5$ Pa(8기압)인 내압을 견디도록 용기가 설계되었다. 안전계수 FS = 3이 되도록 용기의 벽 두께를 구하시오.

7.87 여러분이 인공위성에 동력을 공급할 연료전지에 사용되는 200 mm 반지름의 구형 압력용기를 설계하고 있다고 가정한다. 최대 내부 압력은 16 MPa이고, 외부 압력은 무시할 수 있다. 〈부록 B〉에서 알루미늄 합금 하나를 선택하여 안전계수 FS = 1.5를 얻는 데 필요한 벽 두께를 구하시오.

7.88 문제 **7.87**의 구형 압력용기와 내부 부피가 같고, 양끝이 반구이고 150 mm의 반지름을 가진 원통형 압력용기를 설계한다면, 안전계수 FS = 1.5를 얻는 데 필요한 벽 두께는 얼마인가?

7.89 양끝이 반구이고, 1.5 m 반지름의 원통형 몸체를 가진 심해 잠수정에 대한 예비설계 계산을 하고 있다고 가정한다. 작동 수심에서 내부 압력은 1E5 Pa이고 외부 압력은 330E5 Pa이다. 〈부록 B〉에서 강철 하나를 선택하고, 안전계수 FS = 2가 되도록 몸체의 필요 두께를 구하시오.

7.90 양끝이 반구이고, 1.5 m 반지름의 원통형 몸체를 가진 심해 잠수정에 대한 예비설계 계산을 하고 있다고 가정한다. 작동 수심에서 내부 압력은 1E5 Pa이고 외부 압력은 330E5 Pa이다. 〈부록 B〉에서 알루미늄 합금 하나를 선택하고, 안전계수 FS = 2가 되도록 몸체의 필요 두께를 구하시오.

SECTION 7.7

사면체 개요

Tetrahedron Argument

어느 재료의 점 p를 통과하는 평면에 작용하는 수직응력과 전단응력은 일반적으로 평면의 방향에 따라 달라짐을 보았다. 방정식을 유도하고, 도식적인 해를 구할 수 있는 모어 원Mohr's circle을 그려서 수직응력과 전단응력을 구하였다. 그러나 이는 점 p를 통과하는 평면의 일부와 평면응력이라는 특별한 경우에 대해서만 행한 것이다. 일반적인 응력 상태에서 점 p를 통과하는 모든 평면에 대하여 수직응력과 전단응력을 구할 수 있음을 보여주면서 이 장을 마치려 한다.

7.7.1 트랙션의 결정

[그림 7-55]와 같이 재료의 한 점 p와 p를 포함하는 사면체 요소를 고려해보자. 사면체의 세 면은 좌표축에 수직이다. 네 번째 면은 방향이 명시된 단위벡터 $\mathbf{n}$에 수직이다. [그림 7-56]과 같이 $\mathbf{n}$에 수직인 면의 면적을 ΔA라 하고, x, y, z축에 수직인 면의 면적을 ΔA_x, ΔA_y, ΔA_z라 한다.

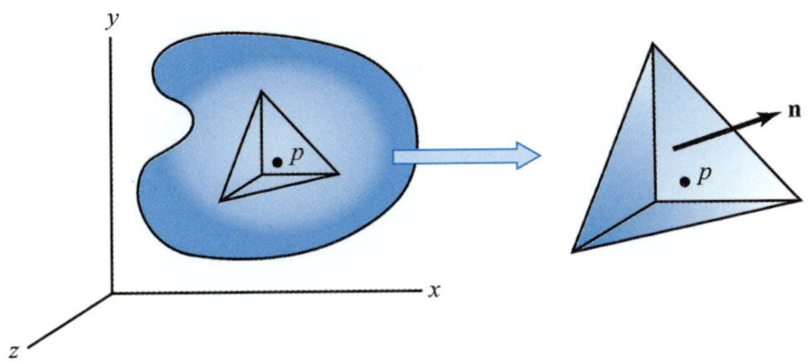

[그림 7-55] 재료 내의 한 점 p와 점 p를 포함하는 사면체

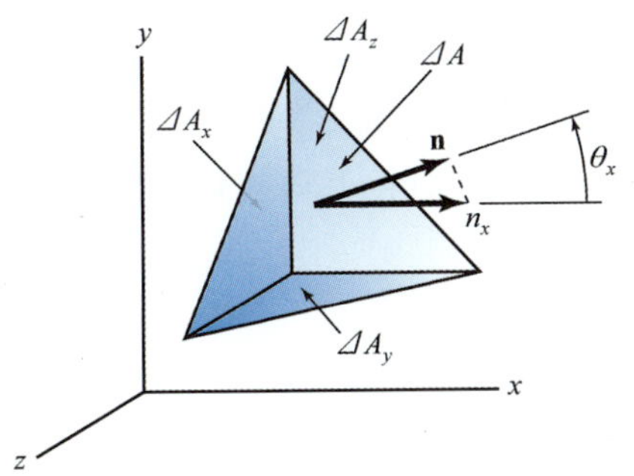

[그림 7-56] 사면체 각 면의 면적. 벡터 $\mathbf{n}$과 x 방향 성분 n_x 사이의 각도는 θ_x

벡터 $\mathbf{n}$과 x축 사이의 각도를 θ_x라 하면 $\mathbf{n}$의 x 성분은 $n_x = \cos\theta_x$ 이다. $\mathbf{n}$이 ΔA면에 수직이고 x축이 ΔA_x면에 수직이므로, 이 두 면 사이의 각도는 θ_x이다. 면적 ΔA_x는 ΔA를 y-z 평면에 투영한 것이다.

$$\begin{aligned} \Delta A_x &= \Delta A \cos\theta_x \\ &= \Delta A n_x \end{aligned} \tag{7.41}$$

y축에 수직인 A_y면과, z축에 수직인 A_z면에도 같은 방법을 적용하여 다음 식을 얻는다.

$$\Delta A_y = \Delta A\, n_y, \quad \Delta A_z = \Delta A\, n_z \tag{7.42}$$

면적 ΔA를 가진 면에 작용하는 트랙션traction의 평균값을 $\mathbf{t}$라 하겠다. $\mathbf{t}$의 x성분과 ΔA_x, ΔA_y, ΔA_z면에서 x방향 힘을 주는 응력 성분의 평균값을 [그림 7-57]에 나타내었다. 사면체에 작용하는 x방향 힘의 합은 다음과 같다.

$$t_x \Delta A - \sigma_x \Delta A_x - \tau_{xy} \Delta A_y - \tau_{xz} \Delta A_z = 0$$

이 식을 ΔA로 나누고 식 (7.41)과 (7.42)를 사용하면 다음 식을 얻는다.

$$t_x - \sigma_x n_x - \tau_{xy} n_y - \tau_{xz} n_z = 0$$

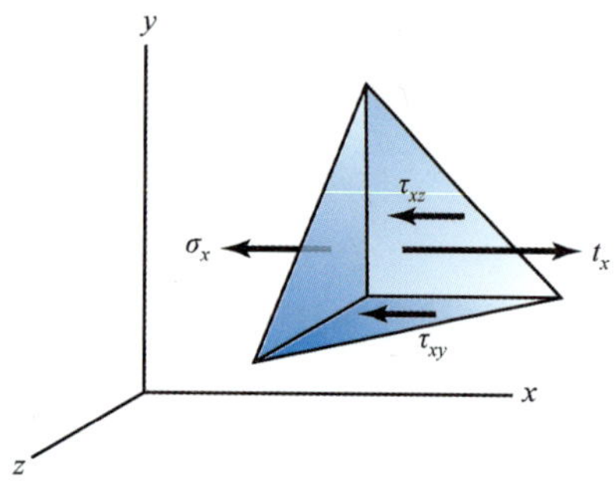

[그림 7-57] x 방향의 힘을 유발하면서 사면체 면에 작용하는 평균 트랙션의 성분과 평균 응력

사면체의 크기가 줄어들수록 평균 트랙션과 평균 응력이 점 p에서의 값에 접근한다. y축과 z축 방향으로 사면체에 작용하는 힘을 각각 더하여 상응하는 식들을 구할 수 있다. 트랙션 $\mathbf{t}$의 각 성분에 대하여 얻은 방정식은

$$\begin{aligned} t_x &= \sigma_x n_x + \tau_{xy} n_y + \tau_{xz} n_z \\ t_y &= \tau_{yx} n_x + \sigma_y n_y + \tau_{yz} n_z \\ t_z &= \tau_{zx} n_x + \tau_{zy} n_y + \sigma_z n_z \end{aligned} \tag{7.43}$$

이다. 이 식을 행렬식으로 표현하면 다음과 같다.

$$\begin{bmatrix} t_x \\ t_y \\ t_z \end{bmatrix} = \begin{bmatrix} \sigma_x & \tau_{xy} & \tau_{xz} \\ \tau_{yx} & \sigma_y & \tau_{yz} \\ \tau_{zx} & \tau_{zy} & \sigma_z \end{bmatrix} \begin{bmatrix} n_x \\ n_y \\ n_z \end{bmatrix} \tag{7.44}$$

이 식을 유도할 때 재료가 평형 상태라고 가정하였지만, 이 식은 재료가 평형이 아닐 때에도 성립한다. 점 p의 응력 상태를 알고 있다면, 점 p를 통과하는 면에 작용하는 트랙션 $\mathbf{t}$의 성분([그림 7-58]에서 보듯이 방향은 단위벡터 $\mathbf{n}$에 의해 정의됨)을 식 (7.43) 또는 (7.44)로 구할 수 있다.

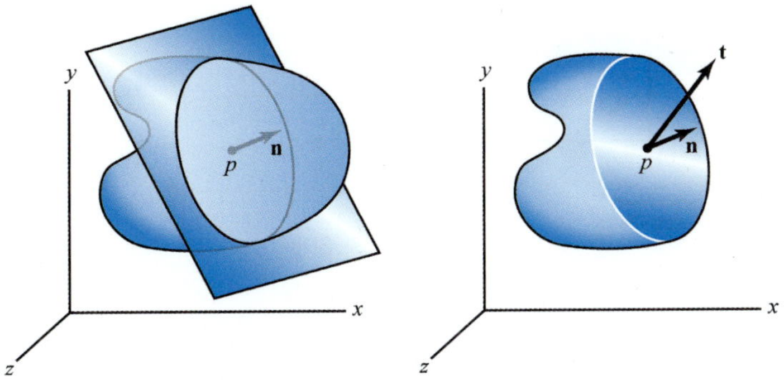

[그림 7-58] 면에 작용하는 트랙션 $\mathbf{t}$의 방향은 단위벡터 $\mathbf{n}$에 의해 특정된다.

7.7.2 수직응력과 전단응력의 결정

일단 트랙션 $\mathbf{t}$의 성분을 알면 수직응력과 전단응력의 크기를 쉽게 구할 수 있다. [그림 7-59]에서 보듯이 점 p에서의 수직응력과 전단응력은 주어진 평면에서 수직인 성분과 평행인 성분이다. 수직응력은 다음 관계식으로 구할 수 있다.

$$\sigma = \mathbf{t} \cdot \mathbf{n} = t_x n_x + t_y n_y + t_z n_z \tag{7.45}$$

벡터 $\mathbf{t}$는 면에 수직인 벡터 성분 $\sigma\mathbf{n}$과 면에 평행한 벡터 성분의 합이므로, 전단응력의 크기는 평행한 벡터 성분인 $\mathbf{t} - \sigma\mathbf{n}$을 구하면 얻을 수 있다.

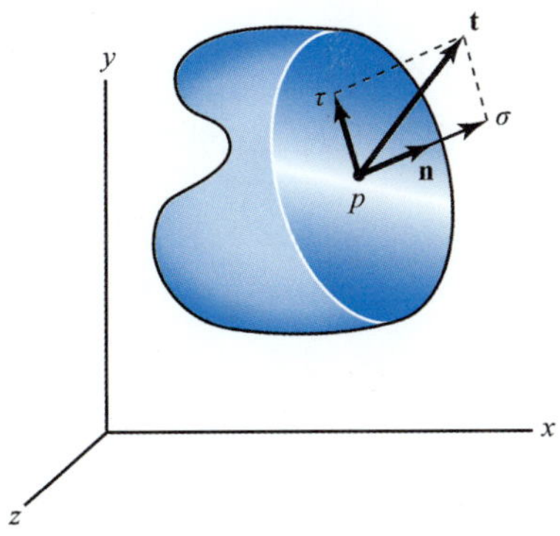

[그림 7-59] 수직응력과 전단응력

$$|\tau| = |t - \sigma\mathbf{n}| \tag{7.46}$$

이 결과는 응력 상태를 소개하면서 언급한 다음 내용을 확인시켜준다. 즉 재료의 한 점에서의 응력 상태를 알면, 그 점을 통과하는 모든 평면에서의 수직 및 전단응력을 구할 수 있다.

예제 7.12 평면에 작용하는 응력의 결정

어느 재료의 한 점 p에서의 응력 상태는 다음과 같고, 단위는 MPa이다.

$$\begin{bmatrix} \sigma_x & \tau_{xy} & \tau_{xz} \\ \tau_{yx} & \sigma_y & \tau_{yz} \\ \tau_{zx} & \tau_{zy} & \sigma_z \end{bmatrix} = \begin{bmatrix} 4 & -2 & 3 \\ -2 & 2 & 0 \\ 3 & 0 & -2 \end{bmatrix}$$

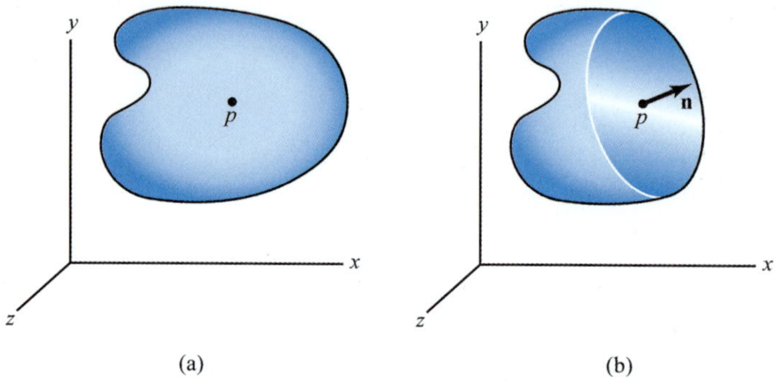

[그림 7-60]

(a) $\mathbf{n} = 0.818\mathbf{i} + 0.545\mathbf{j} + 0.181\mathbf{k}$라면, [그림 7-60(b)]의 평면에 작용하는 점 p에서의 트랙션을 구하시오.

(b) [그림 7-60(b)]의 평면에 작용하는 점 p에서의 수직응력과 전단응력의 크기를 구하시오.

전략

(a) 트랙션의 성분은 식 (7.43) 또는 (7.44)에 의해 $\mathbf{n}$의 성분으로 주어진다.

(b) 수직응력과 전단응력의 크기는 식 (7.45)와 (7.46)에 의해 주어진다.

풀이

(a) 응력 성분은 $\sigma_x = 4\,\text{MPa}$, $\sigma_y = 2\,\text{MPa}$, $\sigma_z = -2\,\text{MPa}$, $\tau_{xy} = -2\,\text{MPa}$, $\tau_{xz} = 3\,\text{MPa}$, $\tau_{yz} = 0$이다. 식 (7.43)에서 트랙션의 성분은 다음과 같다.

$$\begin{aligned} t_x &= \sigma_x n_x + \tau_{xy} n_y + \tau_{xz} n_z \\ &= (4\text{ MPa})(0.818) + (-2\text{ MPa})(0.545) + (3\text{ MPa})(0.181) \\ &= 2.725\text{ MPa} \end{aligned}$$

$$\begin{aligned} t_y &= \tau_{yx} n_x + \sigma_y n_y + \tau_{yz} n_z \\ &= (-2\text{ MPa})(0.818) + (2\text{ MPa})(0.545) + (0)(0.181) \\ &= -0.546\text{ MPa} \end{aligned}$$

$$\begin{aligned} t_z &= \tau_{zx} n_x + \tau_{zy} n_y + \sigma_z n_z \\ &= (3\text{ MPa})(0.818) + (0)(0.545) + (-2\text{ MPa})(0.181) \\ &= 2.092\text{ MPa} \end{aligned}$$

트랙션은 $\mathbf{t} = 2.725\mathbf{i} - 0.546\mathbf{j} + 2.092\mathbf{k}$ MPa이다.

(b) 식 (7.45)에서 수직응력은

$$\begin{aligned}\sigma = \mathbf{t}\cdot\mathbf{n} &= t_x n_x + t_y n_y + t_z n_z \\ &= (2.275\ \text{MPa})(0.818) + (-0.546\ \text{MPa})(0.545) + (2.092\ \text{MPa})(0.181) \\ &= 2.31\ \text{MPa}\end{aligned}$$

이고, 평면에 평행한 $\mathbf{t}$의 성분은 다음과 같다.

$$\begin{aligned}\mathbf{t} - \sigma\mathbf{n} &= 2.725\mathbf{i} - 0.546\mathbf{j} + 2.092\mathbf{k} - (2.310)(0.818\mathbf{i} + 0.545\mathbf{j} + 0.181\mathbf{k}) \\ &= 0.835\mathbf{i} - 1.805\mathbf{j} + 1.674\mathbf{k}\ (\text{MPa})\end{aligned}$$

따라서 전단응력의 크기는 다음과 같다.

$$\begin{aligned}|\tau| &= |\mathbf{t} - \sigma\mathbf{n}| \\ &= \sqrt{(0.835)^2 + (-1.805)^2 + (1.674)^2}\ \text{MPa} \\ &= 2.60\ \text{MPa}\end{aligned}$$

토론

(a)에서는 응력 성분과 단위벡터 $\mathbf{n}$의 성분을 사용하여 트랙션 벡터 $\mathbf{t}$의 성분을 구하였다. 수학적인 용어로 말하면, 응력 성분이 $\mathbf{n}$의 성분을 $\mathbf{t}$의 성분으로 **변환시켰다**transformed, 그리고 이 변환은 **선형**linear이다. 한 점에서의 응력 상태 성분이 **벡터 $\mathbf{n}$을 벡터 $\mathbf{t}$로 선형변환**시킨다. 한 벡터를 다른 벡터로 선형변환하는 것을 **2차 텐서**second order tensor라 한다. 이러한 이유로 한 점에서의 응력 상태는 **응력 텐서**stress tensor라 부른다. 다음 장에서는 한 점에서의 변형률 상태를 다룬다. 그것 역시 2차 텐서이고 **변형률 텐서**strain tensor라 부른다.

예제 7.13 식 (7.44)를 평면응력에 적용

[그림 7-61]에 있는 재료의 한 점 p에서의 응력 상태는 다음과 같다.

$$\begin{bmatrix}\sigma_x & \tau_{xy} & 0 \\ \tau_{yx} & \sigma_y & 0 \\ 0 & 0 & 0\end{bmatrix}$$

전단응력 $\tau_{x'y'}$은 다음과 같은 식 (7.4)로 주어진다.

$$\tau_{x'y'} = -(\sigma_x - \sigma_y)\sin\theta\cos\theta + \tau_{xy}(\cos^2\theta - \sin^2\theta)$$

식 (7.44)를 사용하여 위 식을 유도하시오.

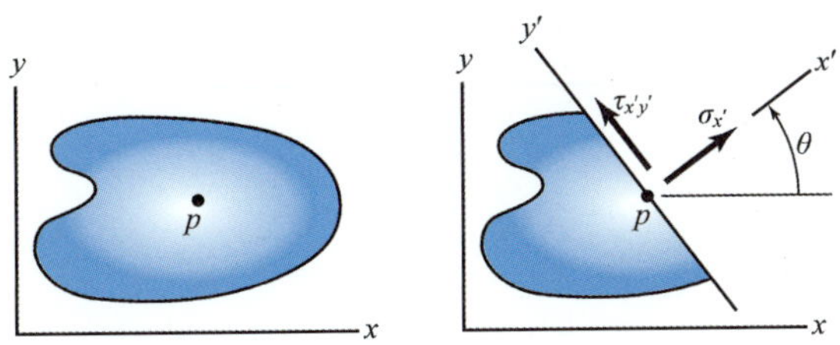

[그림 7-61]

전략

[그림 7-61]의 오른쪽 그림에서 평면의 트랙션 성분을 식 (7.44)로 구할 수 있다. 다음으로, 평면에 평행한 트랙션 성분을 계산하여 응력 $\tau_{x'y'}$을 구할 수 있다.

풀이

그림 (a)와 같이 평면에 수직인 단위벡터는 $\mathbf{n} = \cos\theta\,\mathbf{i} + \sin\theta\,\mathbf{j}$이다. 평면에 가해진 트랙션 성분은 다음과 같다.

$$\begin{bmatrix} t_x \\ t_y \\ t_z \end{bmatrix} = \begin{bmatrix} \sigma_x & \tau_{xy} & 0 \\ \tau_{yx} & \sigma_y & 0 \\ 0 & 0 & 0 \end{bmatrix} \begin{bmatrix} \cos\theta \\ \sin\theta \\ 0 \end{bmatrix} = \begin{bmatrix} \sigma_x\cos\theta + \tau_{xy}\sin\theta \\ \tau_{xy}\cos\theta + \sigma_y\sin\theta \\ 0 \end{bmatrix}$$

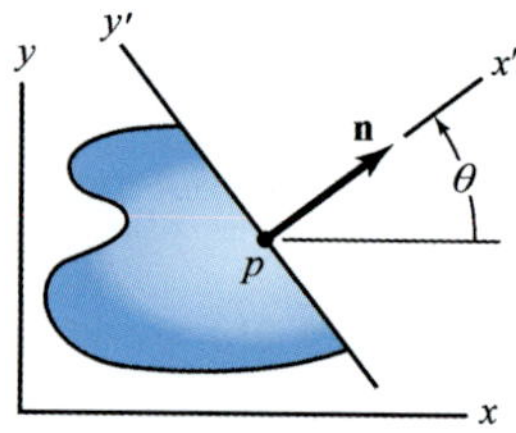

(a) 평면에 수직인 단위벡터 n

(결과를 얻기 위해 식 (7.43)을 사용할 수 있다.) 트랙션의 성분을 그림 (b)에 나타내었다. 평면에 평행한 t_x와 t_y 성분을 더하여 전단응력을 구한다.

$$\begin{aligned} \tau_{x'y'} &= t_y\cos\theta - t_x\sin\theta \\ &= (\tau_{xy}\cos\theta + \sigma_y\sin\theta)\cos\theta - (\sigma_x\cos\theta + \tau_{xy}\sin\theta)\sin\theta \\ &= -(\sigma_x - \sigma_y)\sin\theta\cos\theta + \tau_{xy}(\cos^2\theta - \sin^2\theta) \end{aligned}$$

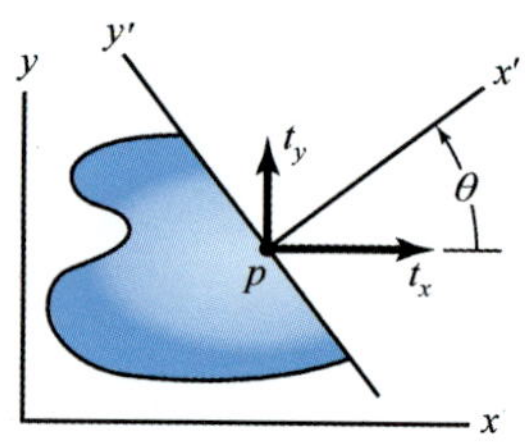

(b) 트랙션의 x, y 성분

토론

이 예제는 이 절과 7.2절의 평면응력 해석 간의 관계를 알려준다. 평면응력이라는 특별한 경우에 식 (7.44)를 사용하여 전단응력 $\tau_{x'y'}$에 대한 식 (7.4)를 구하였다. 또한 문제 **7.104**를 참고하자.

연습문제 ▸▸▸

7.91 어느 재료의 한 점 p에서의 응력 상태는 아래와 같고, 단위는 MPa이다.

$$\begin{bmatrix} \sigma_x & \tau_{xy} & \tau_{xz} \\ \tau_{yx} & \sigma_y & \tau_{yz} \\ \tau_{zx} & \tau_{zy} & \sigma_z \end{bmatrix} = \begin{bmatrix} 8 & 0 & 0 \\ 0 & 4 & 0 \\ 0 & 0 & 6 \end{bmatrix}$$

방향이 단위벡터 $\mathbf{n} = -0.857\mathbf{i} + 0.429\mathbf{j} + 0.286\mathbf{k}$로 주어지는 평면에 작용하는 트랙션 $\mathbf{t}$를 구하시오.

전략 트랙션 성분은 식 (7.43)과 (7.44)에 의해 $\mathbf{n}$의 성분으로 주어진다.

7.92 어느 재료의 한 점 p에서의 응력 상태는 아래와 같고, 단위는 MPa이다.

$$\begin{bmatrix} \sigma_x & \tau_{xy} & \tau_{xz} \\ \tau_{yx} & \sigma_y & \tau_{yz} \\ \tau_{zx} & \tau_{zy} & \sigma_z \end{bmatrix} = \begin{bmatrix} 8 & 0 & 0 \\ 0 & 4 & 0 \\ 0 & 0 & 6 \end{bmatrix}$$

방향이 단위벡터 $\mathbf{n} = -0.857\mathbf{i} + 0.429\mathbf{j} + 0.286\mathbf{k}$로 주어지는 평면에 작용하는 수직응력 σ와 전단응력의 크기 $|\tau|$를 구하시오.

7.93 어느 재료의 한 점 p에서의 응력 상태는 아래와 같고 단위는 ksi이다.
US unit

$$\begin{bmatrix} \sigma_x & \tau_{xy} & \tau_{xz} \\ \tau_{yx} & \sigma_y & \tau_{yz} \\ \tau_{zx} & \tau_{zy} & \sigma_z \end{bmatrix} = \begin{bmatrix} -30 & 20 & 0 \\ 20 & 45 & -20 \\ 0 & -20 & 60 \end{bmatrix}$$

방향이 단위벡터 $\mathbf{n} = 0.381\mathbf{i} - 0.889\mathbf{j} - 0.254\mathbf{k}$로 주어지는 평면에 작용하는 수직응력 σ와 전단응력의 크기 $|\tau|$를 구하시오.

연습문제 ▸▸▸

7.94 US unit 어느 재료의 한 점 p에서의 응력 상태는 아래와 같고 단위는 ksi 이다.

$$\begin{bmatrix} \sigma_x & \tau_{xy} & \tau_{xz} \\ \tau_{yx} & \sigma_y & \tau_{yz} \\ \tau_{zx} & \tau_{zy} & \sigma_z \end{bmatrix} = \begin{bmatrix} 2 & 2 & 1 \\ 2 & -3 & -1 \\ 1 & -1 & 4 \end{bmatrix}$$

단위벡터는 $\mathbf{n} = 0.667\mathbf{i} + 0.333\mathbf{j} + 0.667\mathbf{k}$이다. 그림에 나타낸 면에서 트랙션 $\mathbf{t}$를 구하시오.

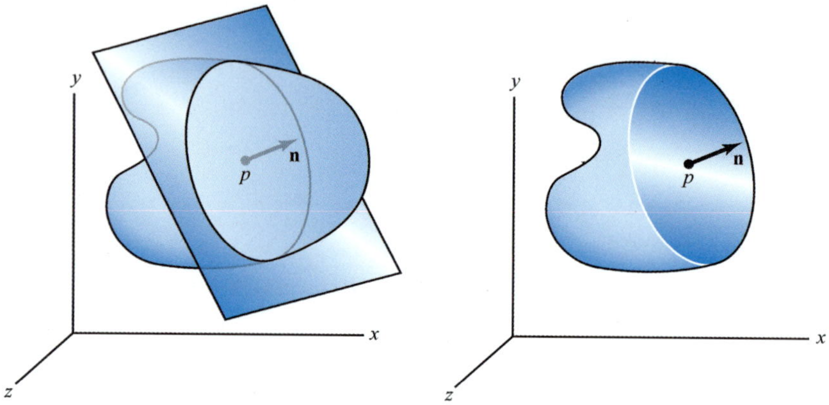

[그림 P7.94 ~ 7.96]

7.95 US unit 어느 재료의 한 점 p에서의 응력 상태는 아래와 같고 단위는 ksi 이다.

$$\begin{bmatrix} \sigma_x & \tau_{xy} & \tau_{xz} \\ \tau_{yx} & \sigma_y & \tau_{yz} \\ \tau_{zx} & \tau_{zy} & \sigma_z \end{bmatrix} = \begin{bmatrix} 2 & 2 & 1 \\ 2 & -3 & -1 \\ 1 & -1 & 4 \end{bmatrix}$$

단위벡터는 $\mathbf{n} = 0.667\mathbf{i} + 0.333\mathbf{j} + 0.667\mathbf{k}$이다. 그림에 나타낸 면에서 수직응력과 전단응력의 크기를 구하시오.

7.96 어느 재료의 한 점 p에서의 응력 상태는 아래와 같고 단위는 Gpa 이다.

$$\begin{bmatrix} \sigma_x & \tau_{xy} & \tau_{xz} \\ \tau_{yx} & \sigma_y & \tau_{yz} \\ \tau_{zx} & \tau_{zy} & \sigma_z \end{bmatrix} = \begin{bmatrix} 6 & -2 & 3 \\ -2 & 2 & 1 \\ 3 & 1 & 4 \end{bmatrix}$$

그림에 나타낸 평면은 세 점 (3, 0, 0), (0, 6, 0), (0, 0, 2)를 지나며, 단위는 m 이다. 면에 작용하는 수직응력과 전단응력의 크기를 구하시오(먼저 단위벡터 $\mathbf{n}$을 구해야 한다).

연습문제 ▸▸▸

7.97 어느 재료의 한 점 p에서의 응력 상태는 아래와 같고, 단위는 MPa이다.

$$\begin{bmatrix} \sigma_x & \tau_{xy} & \tau_{xz} \\ \tau_{yx} & \sigma_y & \tau_{yz} \\ \tau_{zx} & \tau_{zy} & \sigma_z \end{bmatrix} = \begin{bmatrix} 20 & -15 & 30 \\ -15 & -40 & 25 \\ 30 & 25 & \sigma_z \end{bmatrix}$$

단위벡터 $\mathbf{n} = -0.857\mathbf{i} + 0.429\mathbf{j} + 0.286\mathbf{k}$로 방향이 명시된 평면에 작용하는 수직응력은 $\sigma = 12.6\,\text{MPa}$이다. 응력 성분 σ_z를 구하시오.

7.98 어느 재료의 한 점 p에서의 응력 상태는 아래와 같고, 단위는 MPa이다.

$$\begin{bmatrix} \sigma_x & \tau_{xy} & \tau_{xz} \\ \tau_{yx} & \sigma_y & \tau_{yz} \\ \tau_{zx} & \tau_{zy} & \sigma_z \end{bmatrix} = \begin{bmatrix} 20 & -15 & 30 \\ -15 & -40 & 25 \\ 30 & 25 & \sigma_z \end{bmatrix}$$

단위벡터 $\mathbf{n} = -0.857\mathbf{i} + 0.429\mathbf{j} + 0.286\mathbf{k}$로 방향이 명시된 평면에 작용하는 수직응력은 $\sigma = 12.6\,\text{MPa}$이다. 명시된 평면에 작용하는 전단응력의 크기를 구하시오.

7.99 정지 상태에 있는 액체나 가스 속의 한 점 p에서의 응력 상태는 아래와 같다.

$$\begin{bmatrix} \sigma_x & \tau_{xy} & \tau_{xz} \\ \tau_{yx} & \sigma_y & \tau_{yz} \\ \tau_{zx} & \tau_{zy} & \sigma_z \end{bmatrix} = \begin{bmatrix} -P & 0 & 0 \\ 0 & -P & 0 \\ 0 & 0 & -P \end{bmatrix}$$

여기서 P는 압력이다. 그 점을 지나는 모든 평면에서 수직응력 $\sigma = -P$이고, 전단응력은 0임을 보이시오.

7.100 점 p에서의 **어떠한** 응력 상태에서도, 응력 상태가 아래와 같은 좌표계 xyz가 적어도 하나 존재한다.

$$\begin{bmatrix} \sigma_x & \tau_{xy} & \tau_{xz} \\ \tau_{yx} & \sigma_y & \tau_{yz} \\ \tau_{zx} & \tau_{zy} & \sigma_z \end{bmatrix} = \begin{bmatrix} \sigma_1 & 0 & 0 \\ 0 & \sigma_2 & 0 \\ 0 & 0 & \sigma_3 \end{bmatrix}$$

여기서 σ_1, σ_2, σ_3는 주응력이다(7.4절 참조). 식 (7.43), (7.45), (7.46)을 사용하여 x축에 수직인 점 p를 통과하는 평면에 작용하는 수직응력과 전단응력의 크기를 구하시오. (여러분의 답은 주응력으로 표현될 것이다.)

연습문제 ▸▸▸

7.101 점 p에서의 **어떠한** 응력 상태에서도, 응력 상태가 아래와 같은 좌표계 xyz가 적어도 하나 존재한다.

$$\begin{bmatrix} \sigma_x & \tau_{xy} & \tau_{xz} \\ \tau_{yx} & \sigma_y & \tau_{yz} \\ \tau_{zx} & \tau_{zy} & \sigma_z \end{bmatrix} = \begin{bmatrix} \sigma_1 & 0 & 0 \\ 0 & \sigma_2 & 0 \\ 0 & 0 & \sigma_3 \end{bmatrix}$$

여기서 σ_1, σ_2, σ_3는 주응력이다(7.4절 참조). 점 p를 통과하는 평면의 방향이 단위벡터 $\frac{1}{\sqrt{3}}(\mathbf{i}+\mathbf{j}+\mathbf{k})$로 특정될 때, 이 평면에 작용하는 수직응력의 크기를 구하시오.

7.102 US unit 그림과 같은 평면응력 상태에 대하여, 식 (7.45)와 (7.46)을 사용하여 수직응력 σ와 전단응력 τ의 크기를 구하시오.

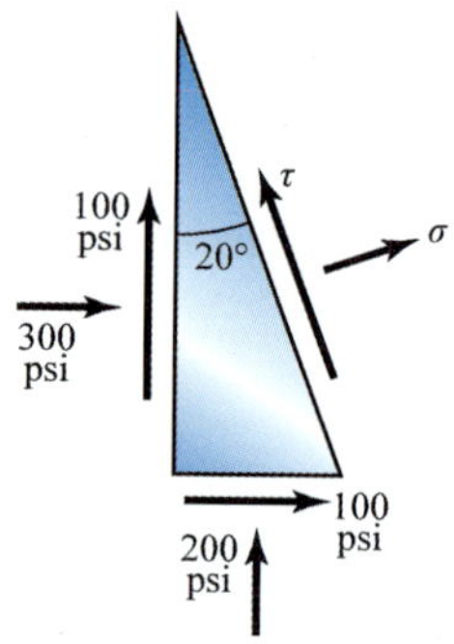

[그림 P7.102]

7.103 그림과 같은 평면응력 상태에 대하여, 식 (7.45)~(7.46)을 사용하여 수직응력 σ와 전단응력 τ의 크기를 구하시오.

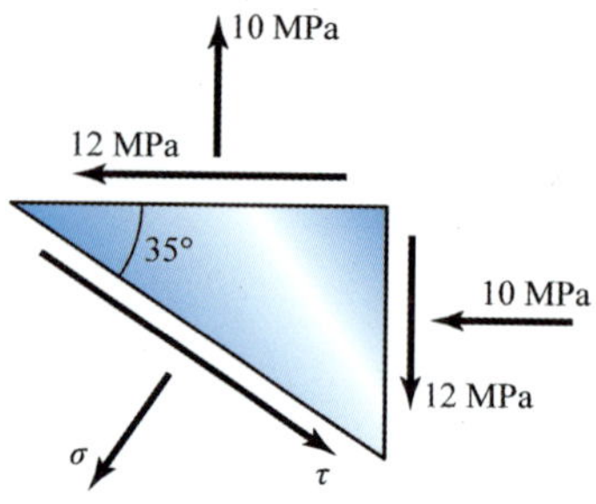

[그림 P7.103]

연습문제 ▸▸▸

7.104 그림 (a)의 재료가 한 점 p에서 다음과 같은 평면응력 상태이다.

$$\begin{bmatrix} \sigma_x & \tau_{xy} & 0 \\ \tau_{yx} & \sigma_y & 0 \\ 0 & 0 & 0 \end{bmatrix}$$

그림 (b)의 수직응력 $\sigma_{x'}$은 아래와 같은 식 (7.4)로 주어진다.

$$\sigma_{x'} = \sigma_x \cos^2\theta + \sigma_y \sin^2\theta + 2\tau_{xy} \sin\theta \cos\theta$$

식 (7.43)과 (7.45)를 사용하여 이 식을 유도하시오([예제 7.13] 참조).

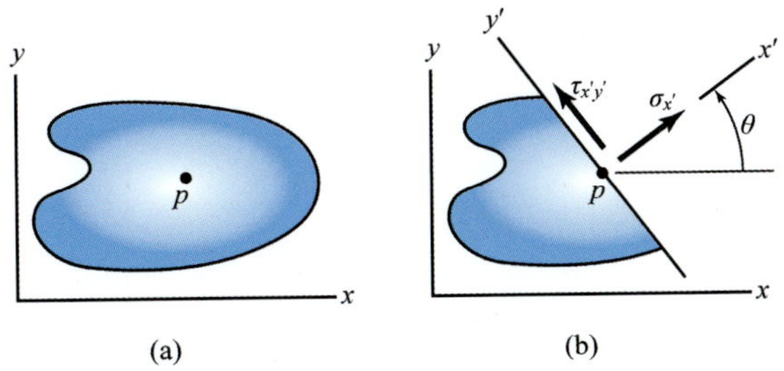

[그림 P7.104 ~ 7.105]

7.105 그림 (a)의 재료가 한 점 p에서 다음과 같은 평면응력 상태이다.

$$\begin{bmatrix} \sigma_x & \tau_{xy} & 0 \\ \tau_{yx} & \sigma_y & 0 \\ 0 & 0 & 0 \end{bmatrix}$$

그림 (b)의 전단응력 $\tau_{x'y'}$은 아래와 같은 식 (7.4)로 주어진다.

$$\tau_{x'y'} = -(\sigma_x - \sigma_y)\sin\theta\cos\theta + \tau_{xy}(\cos^2\theta - \sin^2\theta)$$

식 (7.43)을 사용하여 이 식을 유도하시오.

핵심요약

▶ 응력 성분

주어진 좌표계에서 어느 재료의 한 점 p의 **응력 상태**state of stress는 **응력 성분**components of stress에 의해 명시된다.

$$\begin{bmatrix} \sigma_x & \tau_{xy} & \tau_{xz} \\ \tau_{yx} & \sigma_y & \tau_{yz} \\ \tau_{zx} & \tau_{zy} & \sigma_z \end{bmatrix} \tag{7.1}$$

이 응력의 방향과 작용하는 평면의 방향을 그림 (a)에 나타내었다. 전단응력은 $\tau_{xy}=\tau_{yx}$, $\tau_{yz}=\tau_{zy}$, $\tau_{zx}=\tau_{xz}$이다.

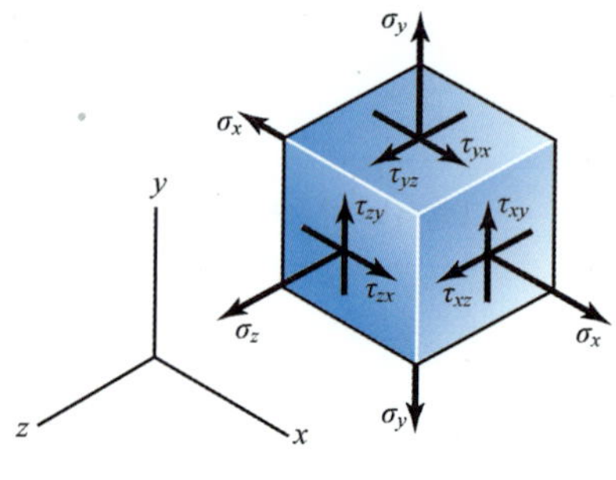

(a)

▶ 평면응력의 변환

한 점에서의 응력 성분이 아래와 같으면 평면응력 상태라고 한다.

$$\begin{bmatrix} \sigma_x & \tau_{xy} & 0 \\ \tau_{yx} & \sigma_y & 0 \\ 0 & 0 & 0 \end{bmatrix} \tag{7.3}$$

그림 (b)와 같은 방향을 가진 $x'y'z'$ 좌표계로 나타내면 응력 성분은 다음과 같다.

$$\sigma_{x'}=\frac{\sigma_x+\sigma_y}{2}+\frac{\sigma_x-\sigma_y}{2}\cos 2\theta+\tau_{xy}\sin 2\theta \tag{7.6}$$

$$\sigma_{x'y'}=-\frac{\sigma_x-\sigma_y}{2}\sin 2\theta+\tau_{xy}\cos 2\theta \tag{7.7}$$

$$\sigma_{y'}=\frac{\sigma_x+\sigma_y}{2}-\frac{\sigma_x-\sigma_y}{2}\cos 2\theta-\tau_{xy}\sin 2\theta \tag{7.8}$$

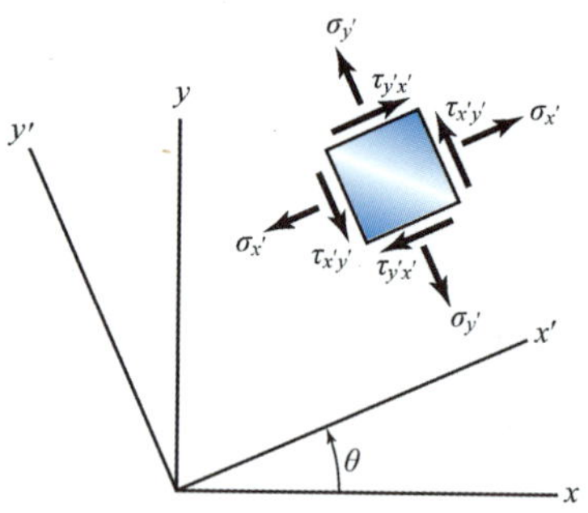

(b)

핵심요약 ▶▶▶

▶ 평면응력에서 최대응력과 최소응력

그림 (c)와 같이 주응력이 작용하는 요소의 방향은 다음 식으로 구한다.

$$\tan 2\theta_p = \frac{2\tau_{xy}}{\sigma_x - \sigma_y} \qquad \textbf{(7.12)}$$

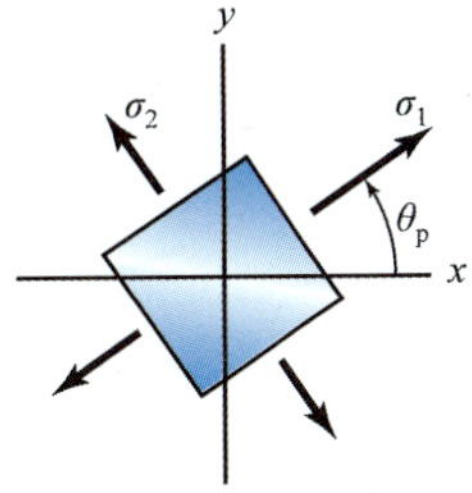

(c)

θ_p를 식 (7.6)과 (7.8)에 대입하여 주응력 값을 구할 수 있다. 이 값은 다음 식으로도 구할 수 있지만 주응력이 작용하는 면을 알려주지는 못한다.

$$\sigma_1,\ \sigma_2 = \frac{\sigma_x + \sigma_y}{2} \pm \sqrt{\left(\frac{\sigma_x - \sigma_y}{2}\right)^2 + \tau_{xy}^2} \qquad \textbf{(7.15)}$$

그림 (d)와 같이 최대 면내 전단응력이 작용하는 요소의 방향은 다음 식으로 구하거나 $\theta_s = \theta_p + 45°$로 구한다.

$$\tan 2\theta_s = -\frac{\sigma_x - \sigma_y}{2\tau_{xy}} \qquad \textbf{(7.16)}$$

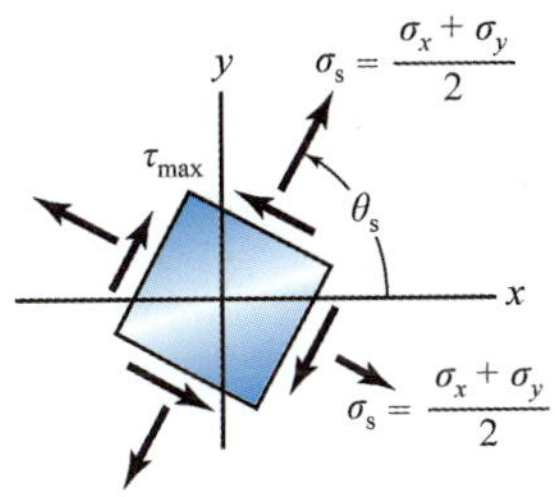

(d)

이 요소에 작용하는 수직응력 θ_s를 그림 (d)에 나타내었다. θ_s를 식 (7.7)에 대입하여 최대 면내 전단응력 값을 구할 수 있다. 이 값은 다음 식으로도 구할 수 있지만 최대 면내 전단응력이 작용하는 면을 알려주지는 못한다.

$$\tau_{max} = \sqrt{\left(\frac{\sigma_x - \sigma_y}{2}\right)^2 + \tau_{xy}^2} \qquad \textbf{(7.19)}$$

평면응력 상태에서 얻은 **절대 최대 전단응력**absolute maximum shear stress은 점 p를 통과하는 모든 평면 중에서 가장 큰 전단응력이며 다음과 같이 나타낸다.

$$\tau_{abs} = \text{Max}\left(\left|\frac{\sigma_1}{2}\right|, \left|\frac{\sigma_2}{2}\right|, \left|\frac{\sigma_1 - \sigma_2}{2}\right|\right) \qquad \textbf{(7.24)}$$

▶ 평면응력에 대한 모어 원

평면응력 σ_x, σ_y, τ_{xy}가 주어질 때 수평축과 수직축을 그리는데, 수직응력은 수평축을 따라 오른쪽으로, 전단응력은 수직축을 따라 아래쪽으로 측정한다. 이때 두 점 P와 Q를 표시하는데, 점 P는 좌표 $(\sigma_x,\ \tau_{xy})$이고, 점 Q는 좌표 $(\sigma_y,\ -\tau_{xy})$이다. 점 P와 Q를 연결하는 직선을 그린다. 이 직선과 수평축과의 교차점을 중심으로 그림 (e)와 같이 두 점을 지나는 원을 그린다. 직선 PQ를 반시계방향으로 각도 2θ만큼 회전한 직선을 그린다. 이 직선이 원과 만나는 점 P'의 좌표는 $(\sigma_{x'},\ \tau_{x'y'})$이고, 점 Q'의 좌표는 $(\sigma_{y'},\ -\tau_{x'y'})$으로서 그림 (f)에 보인다.

핵심요약 ▶▶▶

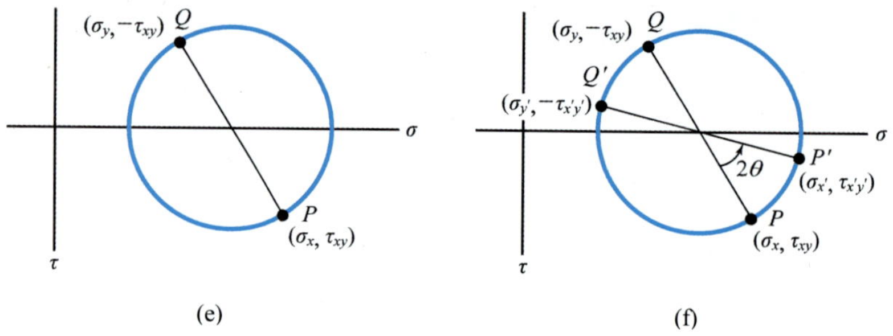

▶ 3차원에서의 주응력

일반 응력 상태에서 주응력은 다음 3차 방정식의 근이다.

$$\sigma^3 - I_1\sigma^2 + I_2\sigma - I_3 = 0 \tag{7.25}$$

여기서 **응력불변량**stress invariant은 다음과 같다.

$$\begin{aligned} I_1 &= \sigma_x + \sigma_y + \sigma_z \\ I_2 &= \sigma_x\sigma_y + \sigma_y\sigma_z + \sigma_z\sigma_x - \tau_{xy}^2 - \tau_{yz}^2 - \tau_{zx}^2 \\ I_3 &= \sigma_x\sigma_y\sigma_z - \sigma_x\tau_{yz}^2 - \sigma_y\tau_{zx}^2 - \sigma_z\tau_{xy}^2 + 2\tau_{xy}\tau_{yz}\tau_{zx} \end{aligned} \tag{7.26}$$

일반 응력 상태에서 얻은 절대 최대 전단응력은 다음과 같다.

$$\tau_{abs} = \text{Max}\left(\left|\frac{\sigma_1 - \sigma_2}{2}\right|, \left|\frac{\sigma_1 - \sigma_3}{2}\right|, \left|\frac{\sigma_2 - \sigma_3}{2}\right|\right) \tag{7.27}$$

어느 점의 응력 상태는 응력 성분이 아래 형태일 때, **3축**triaxial 응력 상태라 한다.

$$\begin{bmatrix} \sigma_x & 0 & 0 \\ 0 & \sigma_y & 0 \\ 0 & 0 & \sigma_z \end{bmatrix} \tag{7.28}$$

3축 응력에서 x, y, z는 주축이고, σ_x, σ_y, σ_z는 주응력이다. 3축 응력에서 절대 최대 전단응력은 다음과 같다.

$$\tau_{abs} = \text{Max}\left(\left|\frac{\sigma_x - \sigma_y}{2}\right|, \left|\frac{\sigma_x - \sigma_z}{2}\right|, \left|\frac{\sigma_y - \sigma_z}{2}\right|\right) \tag{7.29}$$

핵심요약 ▶▶▶

▶ 사면체 개요

점 p에서의 응력 상태가 주어질 때, 점 p를 지나는 면에 작용하는 p에서의 트랙션 성분을 면에 수직인 단위벡터(그림 (g))로 정의된 방향으로 나타내면 다음과 같다.

$$\begin{aligned} t_x &= \sigma_x n_x + \tau_{xy} n_y + \tau_{xz} n_z \\ t_y &= \tau_{yx} n_x + \sigma_y n_y + \tau_{yz} n_z \\ t_z &= \tau_{zx} n_x + \tau_{zy} n_y + \sigma_z n_z \end{aligned} \qquad (7.43)$$

점 p에서의 수직응력은

$$\sigma = \mathbf{t}\cdot\mathbf{n} = t_x n_x + t_y n_y + t_z n_z \qquad (7.45)$$

이고, 전단응력의 크기는 다음과 같다.

$$|\tau| = |\mathbf{t} - \sigma \mathbf{n}| \qquad (7.46)$$

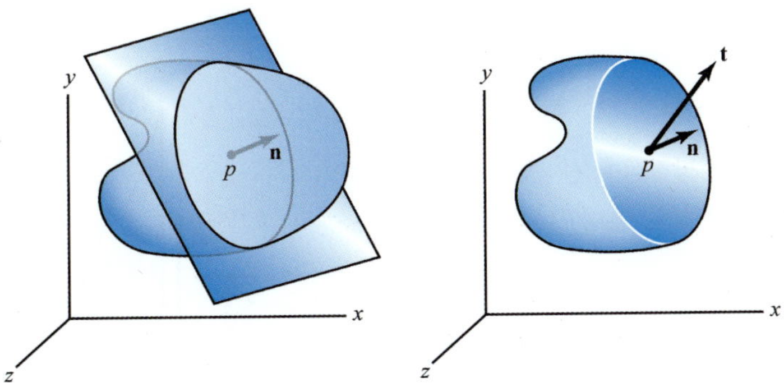

(g)

복습문제 ▶▶▶

7.106* 점 p에서의 평면응력 성분은 $\sigma_x = 40\,\text{ksi}$, $\sigma_y = -30\,\text{ksi}$, $\tau_{xy} = 30\,\text{ksi}$이고, $x'y'z'$ 좌표계에서의 성분은 $\sigma_{x'} = 12.5\,\text{ksi}$, $\sigma_{y'} = -2.5\,\text{ksi}$, $\tau_{x'y'} = 45.5\,\text{ksi}$이다. 각도 θ를 구하시오.
US unit

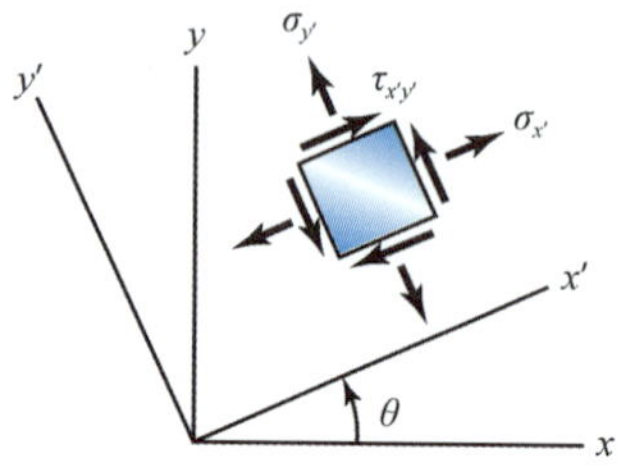

[그림 P7.106 ~ 7.107]

7.107 드릴 비트의 한 점 p에서의 평면응력 성분은 $x'y'z'$ 좌표계에서 $\sigma_{x'} = -8\,\text{MPa}$, $\sigma_{y'} = 6\,\text{MPa}$, $\tau_{x'y'} = -16\,\text{MPa}$이다. $\theta = 20°$라고 할 때, 점 p에서의 응력 σ_x, σ_y, τ_{xy}는 얼마인가?

7.108 다음의 두 방법으로 응력 σ와 τ를 구하시오.
US unit

(a) 그림에 나타난 요소의 평형방정식을 사용한다.

(b) 식 (7.6)과 (7.7)을 사용한다.

7.109 문제 **7.108**에서 요소에 걸리는 300 psi 응력이 압축이 아니라 인장인 경우의 해를 구하시오.
US unit

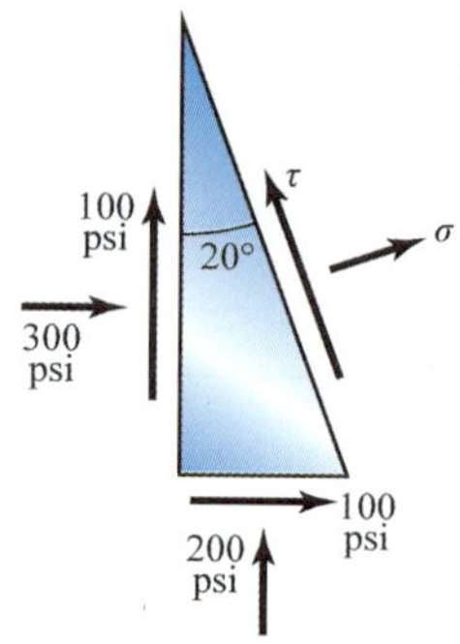

[그림 P7.108 ~ 7.109]

7.110 $\sigma_x = 8\,\text{ksi}$, $\sigma_y = 6\,\text{ksi}$, $\tau_{xy} = -6\,\text{ksi}$인 평면응력 상태에서 절대 최대 전단응력을 구하시오.
US unit

7.111 $\sigma_x = 240\,\text{MPa}$, $\sigma_y = -120\,\text{MPa}$, $\tau_{xy} = 240\,\text{MPa}$인 평면응력 상태에서 절대 최대 전단응력을 구하시오.

복습문제 ▸▸▸

7.112 축하중을 받는 봉의 한 요소에 작용하는 평면응력 성분을 그림에 나타내었다. 응력 $\sigma_x = 4000\,\text{psi}$
US unit
이다. 평면에 수직인 방향이 x축과 $20°$인 평면을 고려한다. 모어 원을 사용하여 평면에 작용하는 수직응력과 전단응력의 크기를 구하시오.

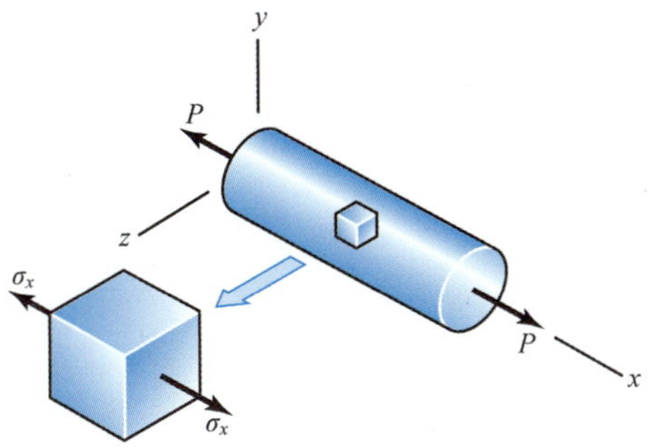

[그림 P7.112]

7.113 비틀림을 받는 봉의 한 요소에 작용하는 평면응력 성분을 그림에 나타내었다. 응력 $\tau_{xy} = 4000\,\text{psi}$
US unit
이다. 모어 원을 사용하여 재료에 작용하는 주응력을 구하시오.

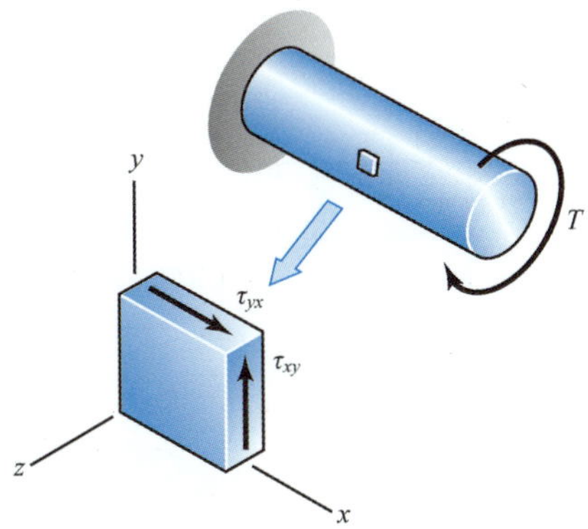

[그림 P7.113]

7.114 기계의 한 요소가 **3축** 응력 상태에 있으며, $\sigma_x = 300\,\text{MPa}$, $\sigma_y = -200\,\text{MPa}$, $\sigma_z = -100\,\text{MPa}$이다. 절대 최대 전단응력을 구하시오.

7.115* 점 p에서 한 재료의 응력 상태는 아래와 같고, 단위는 MPa이다.

$$\begin{bmatrix} \sigma_x & \tau_{xy} & \tau_{xz} \\ \tau_{yx} & \sigma_y & \tau_{yz} \\ \tau_{zx} & \tau_{zy} & \sigma_z \end{bmatrix} = \begin{bmatrix} 4 & 2 & 1 \\ 2 & -2 & 1 \\ 1 & 1 & -3 \end{bmatrix}$$

주응력과 절대 최대 전단응력을 구하시오.

7.116 원통형 봉의 반지름이 $R = 20\,\mathrm{mm}$ 이다. 이 봉이 $T = 60\,\mathrm{N \cdot m}$ 인 축방향 토크와 그림과 같이 y축에 대한 우력 $M_y = 85\,\mathrm{N \cdot m}$ 를 받고 있다. 그림의 좌표계에서 $x = 60\,\mathrm{mm}$, $y = 0$, $z = 20\,\mathrm{mm}$ 인 위치에 있는 점 p의 응력 상태를 구하시오.

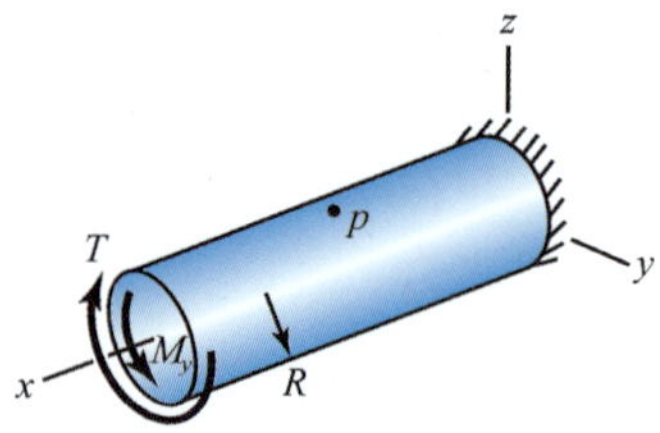

[그림 P7.116 ~ 117]

7.117 원통형 봉의 반지름이 $R = 20\,\mathrm{mm}$ 이다. 이 봉이 $T = 60\,\mathrm{N \cdot m}$ 인 축방향 토크와 그림과 같이 y축에 대한 우력 $M_y = 85\,\mathrm{N \cdot m}$ 를 받고 있다. $x = 60\,\mathrm{mm}$, $y = 0$, $z = 20\,\mathrm{mm}$ 인 위치의 점 p에서 주응력과 최대 면내 전단응력을 구하시오.

7.118 US unit 단면의 도심이 아닌 곳에 작용하는 축력 $P = 1200\,\mathrm{lb}$를 받는 보가 있다. 단면의 치수는 $b = 4\,\mathrm{in}$ 이고 $h = 2\,\mathrm{in}$ 이다. $y = \frac{1}{2}h$, $z = \frac{1}{4}b$에 위치한 점 p에서의 응력 상태를 주어진 좌표계에서 구하시오.

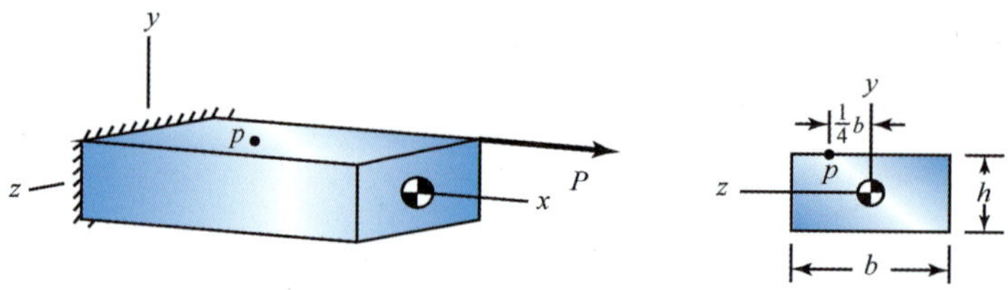

[그림 P7.118]

7.119 반지름 $1\,\mathrm{m}$ 이고, 벽 두께가 $0.002\,\mathrm{m}$ 인 구형 압력용기가 있다. 담고 있는 가스의 압력은 $p_i = 1.8\mathrm{E}5\,\mathrm{Pa}$ 이고, 바깥벽은 $p_o = 1\mathrm{E}5\,\mathrm{Pa}$ 인 대기압을 받고 있다. 용기의 안쪽 면에서 최대 수직응력과 절대 최대 전단응력을 구하시오.

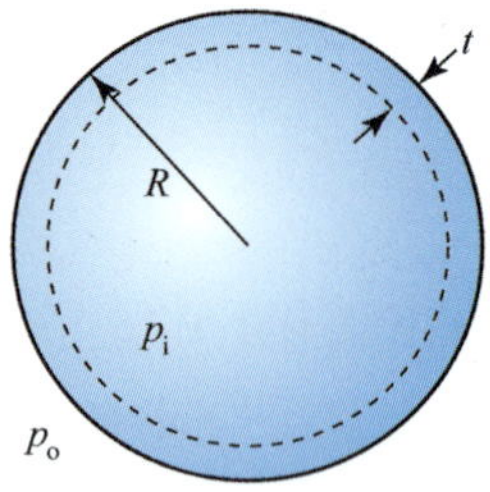

7.120 반지름 $1\,\mathrm{m}$ 이고, 벽 두께가 $0.002\,\mathrm{m}$ 인 구형 압력용기가 있다. 절대 최대 전단응력의 허용값은 $\tau_{\mathrm{allow}} = 14\,\mathrm{MPa}$ 이다. 만일 바깥벽이 $p_o = 1\mathrm{E}5\,\mathrm{Pa}$ 인 대기압을 받고 있다면, 최대 허용 내압은 얼마인가?

[그림 P7.119 ~ 7.120]

CHAPTER

8

변형률 상태와 응력-변형률 관계

States of Strain and Stress-Strain Relations

이 장에서는 물체의 한 점에서의 변형률 상태state of strain를 검토하고, 변형률이 그 점 부근에 있는 재료의 변형을 명시하고 있음을 보여주고자 한다. 그런 다음, 작은 변형률을 받는 탄성재료에서 응력 상태와 변형률 상태 간의 관계를 다룰 것이다.

SECTION 8.1

변형률 성분

Components of Strain

변형률의 두 가지 형태, 수직변형률normal strain과 전단변형률shear strain에 대하여 알아보았다. 수직변형률 ϵ은 기준 상태에서 길이가 dL인 선 요소line element의 길이 변화의 척도이다. [그림 8-1]과 같이 변형 상태의 선 요소의 길이를 dL'이라고 하면, 수직변형률은 길이 변화를 원래의 길이로 나눈 값으로 정의된다.

$$\epsilon = \frac{dL' - dL}{dL}$$

한 점의 수직변형률 값은 일반적으로 선 요소의 방향에 따라 달라진다. ϵ을 dL 방향의 수직변형률이라고 한다.

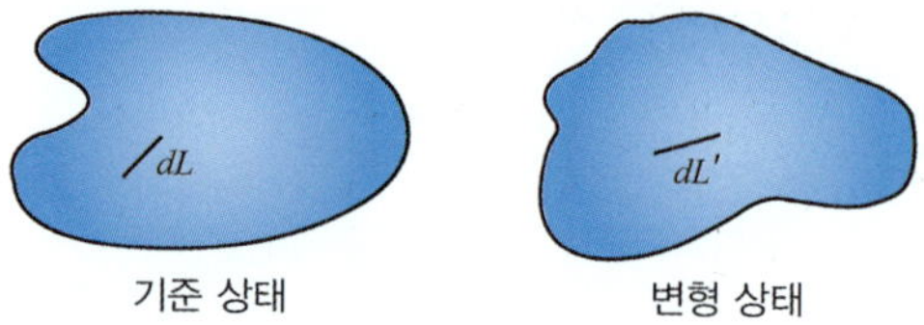

[그림 8-1] 기준 상태와 변형 상태에서 재료의 선 요소

전단변형률 γ는 기준 상태에서 수직인 두 선 요소 dL_1과 dL_2 사이 각도 변화에 대한 척도가 된다. [그림 8-2]와 같이 변형 상태에 있는 두 요소 사이의 각도는 $\frac{\pi}{2} - \gamma$로 정의된다. 한 점에서의 γ 값은 일반적으로 두 요소의 방향에 따라 달라진다. γ를 dL_1과 dL_2의 방향에 따른 전단변형률이라 한다.

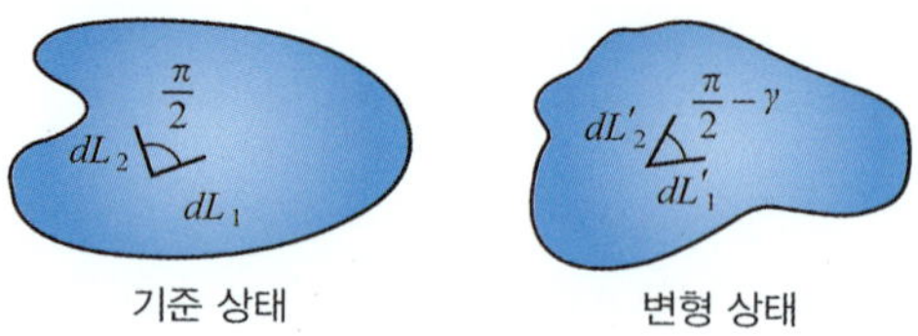

[그림 8-2] 기준 상태에서 서로 수직인 선 요소. 변형 상태에서 줄어든 각도는 전단변형률이다.

[그림 8-3(a)]의 좌표계에서 변형률의 여섯 성분은 다음과 같다.

- ϵ_x : x축에 평행한 요소 dL에서 구한 수직변형률([그림 8-3(b)])
- ϵ_y : y축에 평행한 요소 dL에서 구한 수직변형률
- ϵ_z : z축에 평행한 요소 dL에서 구한 수직변형률
- γ_{xy} : 양의 x 및 y 방향의 요소 dL_1과 dL_2에서 구한 전단변형률([그림 8-3(c)])
- γ_{yz} : 양의 y 및 z 방향의 요소 dL_1과 dL_2에서 구한 전단변형률
- γ_{xz} : 양의 x 및 z 방향의 요소 dL_1과 dL_2에서 구한 전단변형률

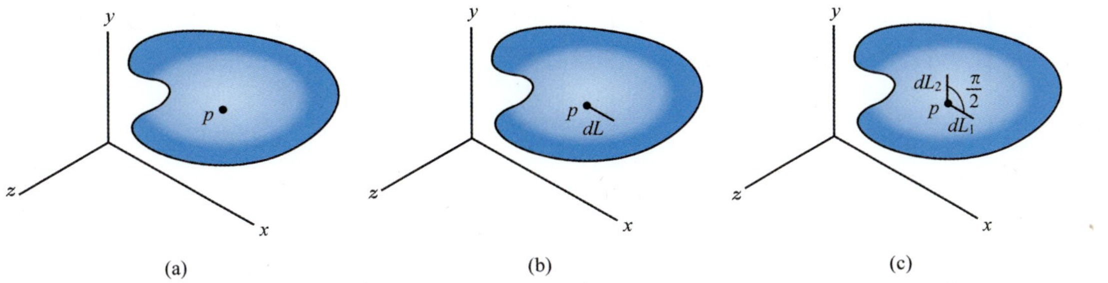

[그림 8-3] (a) 좌표계의 도입 (b) 점 p에서 ϵ_x의 값을 결정하는 선 요소 (c) 점 p에서 γ_{xy}의 값을 결정하는 선 요소

한 점에서 변형률의 이 여섯 성분을 알면, 어떠한 방향의 수직변형률과 두 수직방향에 관련되는 전단변형률도 구할 수 있다(이 결과는 오직 변형률 성분이 작을 때 성립된다. 즉, 변형률 성분이 충분히 작아서 각 성분의 곱이 변형률 성분에 비해 무시할 수 있을 때 성립된다는 것이다). 이러한 이유로 이 성분들을 그 점에서의 **변형률 상태** state of strain라고 부른다. 만일 변형률 상태가 영역 내 어느 점에서든 같다면, 변형률은 그 영역에서 **균일** homogeneous하다고 한다. 응력 상태와 비슷하게 변형률 상태도 행렬 형태로 나타내어진다.

$$\begin{bmatrix} \epsilon_x & \gamma_{xy} & \gamma_{xz} \\ \gamma_{yx} & \epsilon_y & \gamma_{yz} \\ \gamma_{zx} & \gamma_{zy} & \epsilon_z \end{bmatrix} \tag{8.1}$$

여기서 $\gamma_{yx} = \gamma_{xy}$, $\gamma_{zx} = \gamma_{xz}$, $\gamma_{zy} = \gamma_{yz}$이다.

작은 변형률을 포함한 변형으로 인한 재료의 부피 변화는 변형률 상태에 따라 결정된다. [그림 8-4]와 같이 기준 좌표계에서 치수가 dx_0, dy_0, dz_0인 재료의 한 요소를 고려해보자. 요소의 부피는 $dV_0 = dx_0\,dy_0\,dz_0$이다. 변형 상태에서 요소 각 변의 길이는 [그림 8-4]에서 $dx = (1+\epsilon_x)dx_0$, $dy = (1+\epsilon_y)dy_0$, $dz = (1+\epsilon_z)dz_0$이다. 변형 상태의 부피는 다음과 같다.

$$dV = dx\,dy\,dz = (1+\epsilon_x)(1+\epsilon_y)(1+\epsilon_z)\,dx_0\,dy_0\,dz_0$$

변형률의 곱을 무시하면 이 결과는 다음과 같다.

$$dV = (1 + \epsilon_x + \epsilon_y + \epsilon_z)\, dV_0 \tag{8.2}$$

(변형률의 곱은 무시할 수 있으므로, 전단변형률 성분은 재료의 부피 변화에 영향을 끼치지 못한다.) 단위 부피당 재료의 부피 변화는 e로 나타내며, 이를 **팽창률**dilatation이라고 부른다.

$$e = \frac{dV - dV_0}{dV_0} = \epsilon_x + \epsilon_y + \epsilon_z \tag{8.3}$$

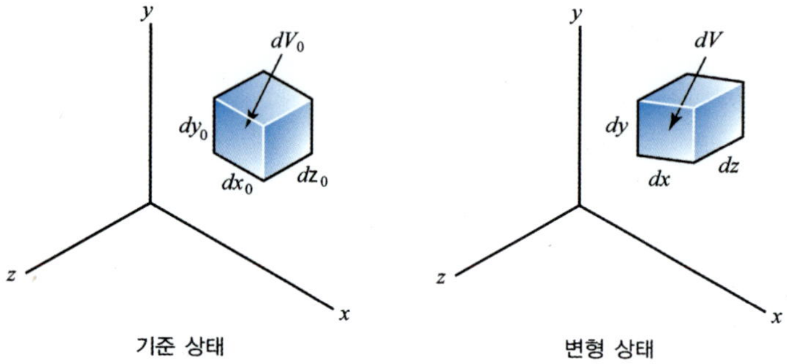

[그림 8-4] 기준 상태와 변형 상태에서의 재료의 요소

연구문제

1. 한 점에서 변형률 성분을 정의하면 무엇인가?
2. 어느 영역에서 변형률이 균일하다는 말의 의미는 무엇인가?
3. 재료의 한 요소가 기준 상태에서 dV_0인 부피를 가진다. 재료의 변형률 상태를 알고 있다면 그 요소의 부피 변화를 어떻게 구할 수 있는가?

SECTION 8.2 평면변형률의 변환

Transformations of Plane Strain

다음과 같이 정의된 **평면변형률**plane strain 상태에 대해 5.2절에서 유도한 평면응력에 대한 방정식과 동일한 변환방정식을 유도할 수 있다.

$$\begin{bmatrix} \epsilon_x & \gamma_{xy} & 0 \\ \gamma_{yx} & \epsilon_y & 0 \\ 0 & 0 & 0 \end{bmatrix} \tag{8.4}$$

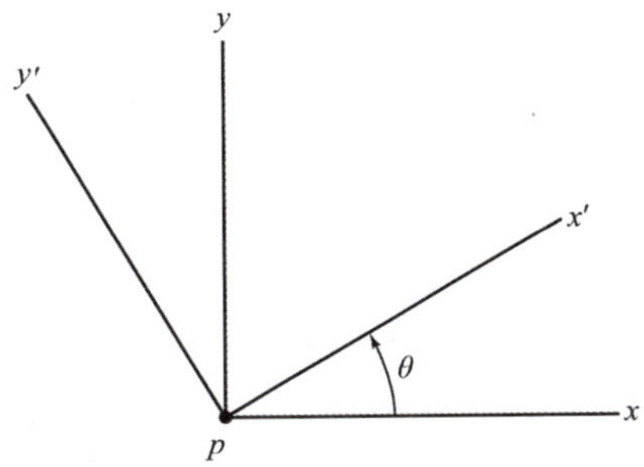

[그림 8-5] xyz 좌표계와 $x'y'z'$ 좌표계. z축과 z'축은 일치한다.

재료의 한 점 p에서 [그림 8-5]의 xyz 좌표계로 나타낸 평면변형률 상태를 알고 있다고 가정하고, 변형률 성분 $\epsilon_{x'}$, $\gamma_{x'y'}$, $\epsilon_{y'}$을 구하려고 한다.

수직변형률 $\epsilon_{x'}$을 구하기 위해 [그림 8-6(a)]와 같이 점 p에서 삼각형 모양의 아주 작은 요소를 고려한다. 아주 작은 (미소) 빗변의 길이를 dL_0로 명시한다. [그림 8-6(b)]와 같이 변형 상태에서 각 변의 길이는 수직변형률 ϵ_x, ϵ_y, $\epsilon_{x'}$으로 표현되며, 기준 상태에서 서로 수직인 변 사이의 각도는 γ_{xy}로 나타낼 수 있다. 이 삼각형을 해석하여 $\epsilon_{x'}$을 변형률 ϵ_x, ϵ_y, γ_{xy}로 나타낼 수 있다. 변형된 요소에 코사인 법칙을 적용하면 다음을 얻는다.

$$dL_0^2(1+\epsilon_{x'})^2 = dL_0^2\sin^2\theta(1+\epsilon_y)^2 + dL_0^2\cos^2\theta(1+\epsilon_x)^2 - 2dL_0^2\sin\theta\cos\theta(1+\epsilon_x)(1+\epsilon_y)\cos\left(\frac{\pi}{2}+\gamma_{xy}\right) \tag{8.5}$$

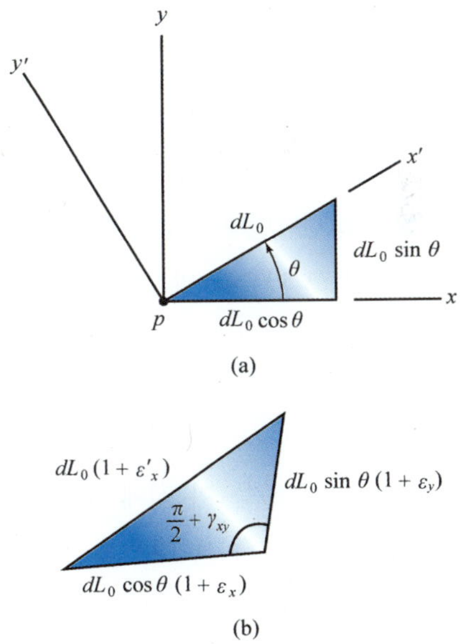

[그림 8-6] (a) 기준 상태에서의 삼각형 요소 (b) 변형 상태에서의 요소

다음 등식을 적용하고,

$$\cos\left(\frac{\pi}{2}+\gamma_{xy}\right) = \cos\frac{\pi}{2}\cos\gamma_{xy} - \sin\frac{\pi}{2}\sin\gamma_{xy} = -\sin\gamma_{xy}$$

변형률이 작다고 가정하면 $\sin\gamma_{xy}$를 γ_{xy}로 근사할 수 있으므로, 다음 식을 얻는다.

$$\cos\left(\frac{\pi}{2}+\gamma_{xy}\right)=-\gamma_{xy}$$

이 결과를 식 (8.5)에 대입하고 변형률의 곱을 무시하면 다음과 같다.

$$\epsilon_{x'}=\epsilon_x\cos^2\theta+\epsilon_y\sin^2\theta+\gamma_{xy}\sin\theta\cos\theta \tag{8.6}$$

다음 등식을 사용하면,

$$2\cos^2\theta=1+\cos 2\theta$$
$$2\cos^2\theta=1-\cos 2\theta$$
$$2\sin\theta\cos\theta=\sin 2\theta$$

식 (8.6)에서 다음 식을 유도할 수 있다.

$$\epsilon_{x'}=\frac{\epsilon_x+\epsilon_y}{2}+\frac{\epsilon_x-\epsilon_y}{2}\cos 2\theta+\frac{\gamma_{xy}}{2}\sin 2\theta \tag{8.7}$$

이 식에서 θ를 $\theta+90°$로 대치하면 $\epsilon_{y'}$에 대한 식을 구할 수 있다. 그 결과는 다음과 같다.

$$\epsilon_{y'}=\frac{\epsilon_x+\epsilon_y}{2}-\frac{\epsilon_x-\epsilon_y}{2}\cos 2\theta-\frac{\gamma_{xy}}{2}\sin 2\theta \tag{8.8}$$

식 (8.7)로 전단변형률 $\gamma_{x'y'}$을 구한다. $\epsilon_{x'}$을 변형률 ϵ_x, ϵ_y, γ_{xy}로 나타내기 위해 이 방정식을 사용하는 대신 그 역할을 바꾸어 θ를 $-\theta$로 바꾸면, ϵ_x를 변형률 $\epsilon_{x'}$, $\epsilon_{y'}$, $\gamma_{x'y'}$으로 나타낼 수 있다.

$$\epsilon_x=\frac{\epsilon_{x'}+\epsilon_{y'}}{2}+\frac{\epsilon_{x'}-\epsilon_{y'}}{2}\cos 2\theta-\frac{\gamma_{x'y'}}{2}\sin 2\theta$$

식 (8.7)과 (8.8)을 이 식에 대입하면 $\gamma_{x'y'}$을 ϵ_x, ϵ_y, γ_{xy}로 나타낼 수 있다.

$$\frac{\gamma_{x'y'}}{2}=-\frac{\epsilon_x-\epsilon_y}{2}\sin 2\theta+\frac{\gamma_{xy}}{2}\cos 2\theta \tag{8.9}$$

식 (8.7) ~ (8.9)를 평면응력에 대한 변환방정식인 식 (7.6) ~ (7.8)과 비교해보자. 수직응력을 수직변형률로 대치하고, 전단응력을 전단변형률의 반값으로 대치하면, 이 식들의 형태는 동일하다. 전단변형률 γ_{xy}, γ_{yz}, γ_{xz}만 $\frac{\gamma_{xy}}{2}$, $\frac{\gamma_{yz}}{2}$, $\frac{\gamma_{xz}}{2}$로 각각 대치하면, 응력 상태와 변형률 상태는 모두 **텐서** tensor라고 부르는 물리량이 된다. 텐서에 대한 완전한 설명은 이 책의 범위를 벗어나지만, 이러한 예를 통해 텐서 성분이 좌표계에서 어떻게 변환되는지를 알 수 있다. 현재 관점에서 보면, 이들 방정식의 유사성은 변형률 해석이 응력에 대해 사용한 동일한 방법을 따르는 것을 의미한다. 따라서 그 결과도 익숙한 형태가 될 것이다.

그동안 평면변형률이라고 가정하여 변형률 변환방정식을 유도하였지만, 이 식이 많은 재료의 평면응력 상태에서 나온 변형률 성분에도 적용된다는 것을 8.4절에서 보여줄 것이다. 변형률 성분 ϵ_z는 평면응력에서 일반적으로 0이 아니지만, 식 (8.7) ~ (8.9)의 유도에 영향을 끼치지는 않는다.

연구문제

1. **평면변형률 상태**state of plane strain**란 무엇인가?**
2. **식 (8.7) ~ (8.9)는 어떠한 평면응력 ϵ_x, ϵ_y, γ_{xy} 성분 값에 대해서도 성립함을 설명하시오.**
3. **식 (8.9)에서 $\gamma_{x'y'}$을 정의하면 무엇인가?**
4. **식 (8.7) ~ (8.9)는 평면응력 상태에서 성립한다. 이 식들은 ϵ_x, ϵ_y, γ_{xy}가 평면응력 상태에서 구한 변형률 성분일 때에도 적용이 되는가?**

예제 8.1 변형률 성분의 변환

[그림 8-7] 재료의 점 p에서의 평면변형률 성분이 $\epsilon_x = 0.003$, $\epsilon_y = 0.001$, $\gamma_{xy} = -0.006$ 이다. 평면변형률을 $x'y'$ 좌표계로 나타내시오.

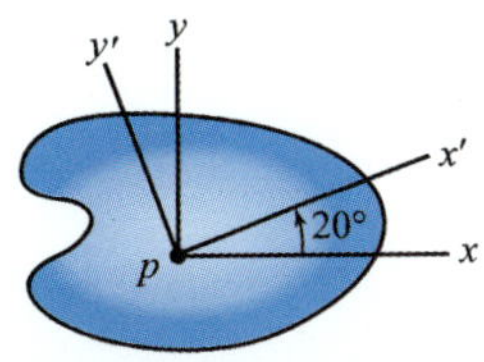

[그림 8-7]

전략

식 (8.7) ~ (8.9)를 사용하여 변형률 성분 $\epsilon_{x'}$, $\epsilon_{y'}$, $\gamma_{x'y'}$을 구할 수 있다.

풀이

평면변형률 성분을 $x'y'$ 좌표계로 나타내면 다음과 같다.

$$\epsilon_{x'} = \frac{\epsilon_x + \epsilon_y}{2} + \frac{\epsilon_x - \epsilon_y}{2}\cos 2\theta + \frac{\gamma_{xy}}{2}\sin 2\theta$$

$$= \frac{0.003 + 0.001}{2} + \frac{0.003 - 0.001}{2}\cos 2(20°) + \frac{-0.006}{2}\sin 2(20°) = 0.00084$$

$$\epsilon_{y'} = \frac{\epsilon_x + \epsilon_y}{2} - \frac{\epsilon_x - \epsilon_y}{2}\cos 2\theta - \frac{\gamma_{xy}}{2}\sin 2\theta$$

$$= \frac{0.003 + 0.001}{2} - \frac{0.003 - 0.001}{2}\cos 2(20°) - \frac{-0.006}{2}\sin 2(20°) = 0.00316$$

$$\gamma_{x'y'} = 2\left(-\frac{\epsilon_x - \epsilon_y}{2}\sin 2\theta + \frac{\gamma_{xy}}{2}\cos 2\theta\right)$$

$$= -(0.003 - 0.001)\sin 2(20°) + (-0.006)\cos 2(20°) = -0.00588$$

토론

이런 종류의 계산은 다소 단조롭지만, 그 결과는 물리적 의미가 있다. 어떤 재료가 점 p에서 이 예에 주어진 변형률 상태일 때, x' 방향과 y' 방향으로 얼마나 늘어나거나 줄어들지를 알려주는 재료의 변형률을 구할 수 있다. 또한 x' 방향과 y' 방향으로 정렬된 선 요소 간의 각도 변화도 구할 수 있다. 따라서 이 결과를 통해 재료가 어떻게 변형되었는지에 대한 추가 정보를 알 수 있다.

8.2.1 스트레인 게이지 로제트

변형률 해석에 대한 설명을 계속하기 전에 변형률 변환방정식에 대한 흥미 있고 중요한 응용 예를 기술하고자 한다. **스트레인 게이지** strain gauge는 변형률을 측정하는 기기를 말한다. 이 책에서 관심 있게 다룰 유형은 **저항 스트레인 게이지** resistance strain gauge인데, 이 이름은 [그림 8-8]과 같이 선에 축변형률axial strain이 생길 때 선의 전기저항이 달라짐에 기인한다. 일단 주어진 선의 변형률과 전기저항 사이의 관계식이 실험적으로 확립되면(이 과정을 **보정** calibration이라 함), 저항을 측정하여 선의 축변형률을 매우 정확히 구할 수 있다.

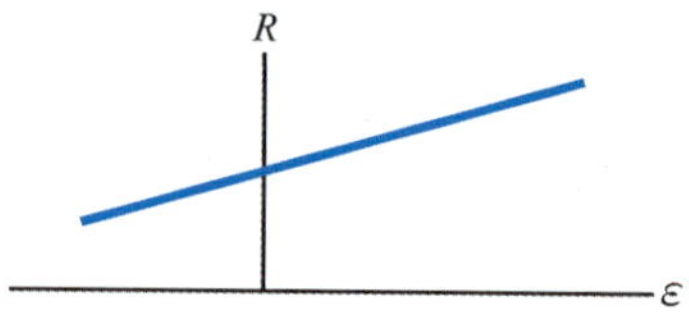

[그림 8-8] 선의 전기저항 R은 축변형률 ϵ의 함수이다.

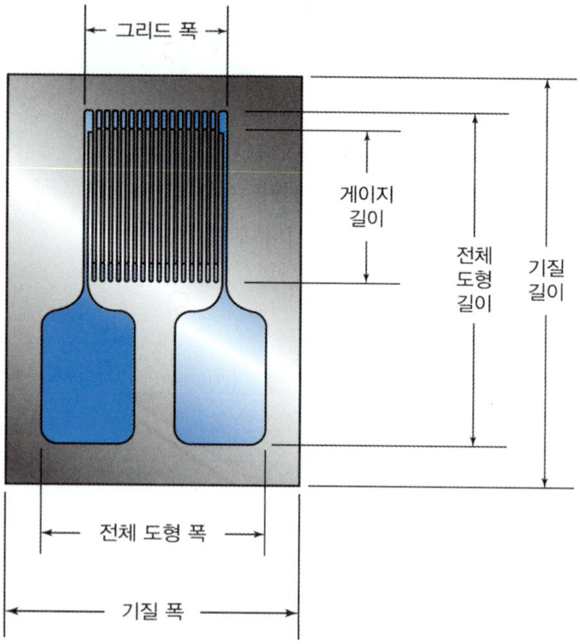

[그림 8-9] 전형적인 저항 스트레인 게이지

보정된 선을 스트레인 게이지로 사용하기 위해 하중을 가하지 않은 탄성재료의 표면에 접착시킨다. 탄성재료에 하중이 걸리면 변형률은 선의 저항을 측정하여 구한다(변형된 선에 걸리는 힘이 무시할 수 있을 정도로 선이 충분히 가늘어야 한다). 선은 전형적으로 [그림 8-9]와 같은 패턴으로 배열되는데, 이는 게이지의 크기를 최소화하여 측정하고 싶은 점 근처에 부착하고자 함이다.

수직변형률normal strain은 지금까지 기술한 형태의 스트레인 게이지로 측정할 수 있으나 전단변형률shear strain은 어떻게 측정하는가? 이것은, [그림 8-11(a)]와 같이 세 개의 수직변형률을 측정하는 세 방향의 스트레인 게이지로 구성된 **스트레인 게이지 로제트**strain gauge rosette로 명쾌하게 구할 수 있다. 로제트rosette는 [그림 8-10]과 같이 프랑스혁명 시대에 모자에 부착하는 천으로 만든 작은 장식물로서, 스트레인 게이지 로제트가 이것과 모양이 닮은 것에 유래한다. 서로 가까이 위치한 게이지들은 보통 선택된 점 근처의 변형률을 측정하는 데 사용된다. [그림 8-11(b)]와 같이 좌표계를 하나 세워서 스트레인 게이지의 방향을 θ_a, θ_b, θ_c라 한다. 식 (8.6)을 사용하여 세 스트레인 게이지 방향에 있는 수직변형률을 변형률 성분 ϵ_x, ϵ_y, γ_{xy}로 나타내면 다음과 같다.

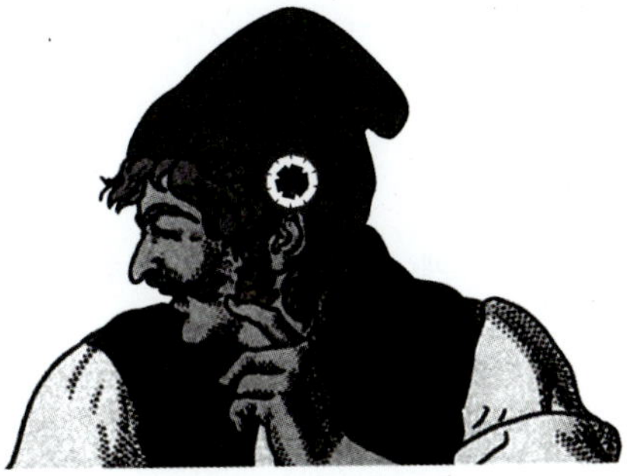

(출처 : iStock by tatadonets)

[그림 8-10] 원래의 로제트

$$\begin{aligned} \epsilon_a &= \epsilon_x \cos^2\theta_a + \epsilon_y \sin^2\theta_a + \gamma_{xy}\sin\theta_a\cos\theta_a \\ \epsilon_b &= \epsilon_x \cos^2\theta_b + \epsilon_y \sin^2\theta_b + \gamma_{xy}\sin\theta_b\cos\theta_b \\ \epsilon_c &= \epsilon_x \cos^2\theta_c + \epsilon_y \sin^2\theta_c + \gamma_{xy}\sin\theta_c\cos\theta_c \end{aligned} \tag{8.10}$$

수직변형률 ϵ_a, ϵ_b, ϵ_c를 측정하여 위 식에서 변형률 성분 ϵ_x, ϵ_y, γ_{xy}를 풀 수 있으며, 결국 전단변형률을 구하게 된다.

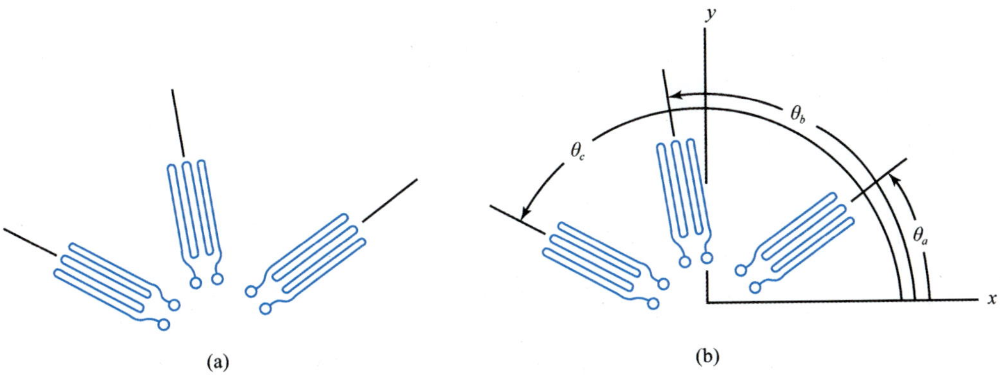

[그림 8-11] (a) 스트레인 게이지 로제트 (b) 좌표계의 도입. θ_a, θ_b, θ_c는 세 스트레인 게이지의 방향을 나타냄

예제 8.2 **스트레인 게이지 로제트**

스트레인 게이지 로제트로 측정한 변형률의 방향을 [그림 8-12]에 나타내었고, $\epsilon_a = 0.004$, $\epsilon_b = -0.003$, $\epsilon_c = 0.002$이다. 변형률 성분 ϵ_x, ϵ_y, γ_{xy}를 구하시오.

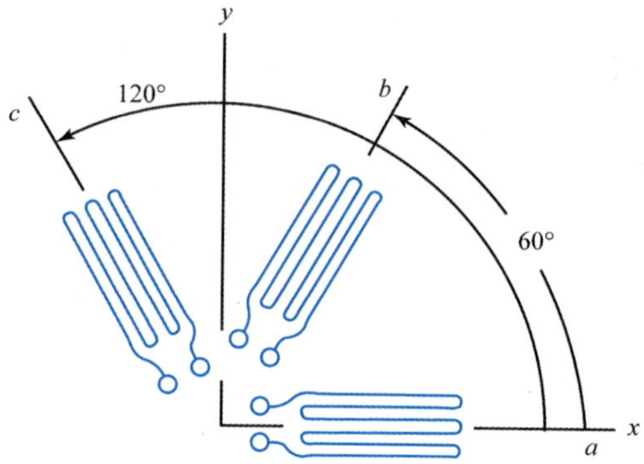

[그림 8-12]

전략

스트레인 게이지의 방향이 x축과 이루는 각도는 $\theta_a = 0$, $\theta_b = 60°$, $\theta_c = 120°$이다. 이 값과 변형률 ϵ_a, ϵ_b, ϵ_c를 식 (8.10)에 대입하여 ϵ_x, ϵ_y, γ_{xy}를 구할 수 있다.

풀이

식 (8.10)에 대입하면 다음과 같다.

$$0.004 = \epsilon_x$$
$$-0.003 = \epsilon_x \cos^2 60° + \epsilon_y \sin^2 60° + \gamma_{xy} \sin 60° \cos 60°$$
$$0.002 = \epsilon_x \cos^2 120° + \epsilon_y \sin^2 120° + \gamma_{xy} \sin 120° \cos 120°$$

이 식을 풀면 $\epsilon_x = 0.00400$, $\epsilon_y = -0.00200$, $\gamma_{xy} = -0.00577$이다.

토론

구조물 요소 한 점에서의 응력 성분을 어떻게 측정할 수 있는지 생각해보았는가? 이 예제에서 보여주었듯이 스트레인 게이지 로제트가 한 점에서의 변형률 성분을 구하는 데 사용될 수 있다. 전형적인 구조물에서 한 점의 응력 상태는 변형률 상태를 알면 구할 수 있음을 2.2절에서 설명하였다.

8.2.2 최대 및 최소 변형률

점 p에서 평면변형률 상태가 주어질 때, [그림 8-5]의 좌표계에서 임의의 각도 θ에 대하여 $\epsilon_{x'}$, $\epsilon_{y'}$, $\gamma_{x'y'}$을 식 (8.7)~(8.9)로부터 구할 수 있다. 이 절에서는 다음 질문에 대한 답을 찾아볼 것이다 : 어느 θ 값에서 수직변형률 $\epsilon_{x'}$ 또는 전단변형률 $\gamma_{x'y'}$이 최대 또는 최소가 되며, 그 값은 얼마인가? 다시 말하면, x-y 평면에서 최대 및 최소 수직변형률과 전단변형률은 얼마인가?

8.2.2.1 주변형률

$\epsilon_{x'}$이 최대 또는 최소가 되는 각도 θ를 $\theta_{\rm p}$로 나타낸다. 식 (8.7)을 2θ에 대해 미분한 것을 0으로 놓아서 다음 방정식을 구한다.

$$\tan 2\theta_p = \frac{\gamma_{xy}}{\epsilon_x - \epsilon_y} \tag{8.11}$$

ϵ_x, ϵ_y, γ_{xy}를 알면 이 방정식을 θ_p에 대해 풀고, 이를 식 (8.7)에 대입하여 $\epsilon_{x'}$의 최대 및 최솟값을 구한다. 최대 및 최소 수직응력의 경우와 마찬가지로 $2\theta_p$가 식 (8.11)의 해라면, $2\theta_p + 180°$ 역시 해이다. 이 말은 수직변형률은 θ_p 방향과 $\theta_p + 90°$에서 최대 또는 최솟값을 가지며, 이는 **최대 및 최소 수직변형률이 x'과 y' 축 방향에서 생긴다**는 것을 의미한다. 만일 θ_p를 구했다면, x-y 평면의 최대 및 최소 변형률은 식 (8.7)과 (8.8)을 통해 구할 수 있다. 이들을 **주변형률**principal strain이라고 부르며 ϵ_1과 ϵ_2로 표시한다. **어느 방향이든 이들보다 더 큰 크기의 수직변형률은 존재하지 않는다.**

주변형률 값을 해석적으로 표현하기 위해 다음 두 방정식을 $\sin 2\theta_p$와 $\cos 2\theta_p$에 대해 푼다.

$$\frac{\sin 2\theta_p}{\cos 2\theta_p} = \tan 2\theta_p = \frac{\gamma_{xy}}{\epsilon_x - \epsilon_y} \tag{8.12}$$

$$\sin^2 2\theta_p + \cos^2 2\theta_p = 1 \tag{8.13}$$

결과를 식 (8.7)에 대입하면 다음과 같다.

$$\epsilon_1, \epsilon_2 = \frac{\epsilon_x + \epsilon_y}{2} \pm \sqrt{\left(\frac{\epsilon_x - \epsilon_y}{2}\right)^2 + \left(\frac{\gamma_{xy}}{2}\right)^2} \tag{8.14}$$

$\sin 2\theta_p$와 $\cos 2\theta_p$에 대한 표현식을 식 (8.9)에 대입하면, **$\theta = \theta_p$에서의 전단변형률 $\gamma_{x'y'}$은 0**임을 알게 된다. 이를 물리적으로 해석하면 흥미로운 결과가 나오는데, [그림 8-13(a)]의 방향을 갖는 매우 작은 정사각형 요소는 x'과 y' 방향의 주변형률만 받고 있으며 전단변형률은 전혀 없다. 이 요소는 변형 상태 역시 [그림 8-13(b)]에서 보듯이 직사각형이다.

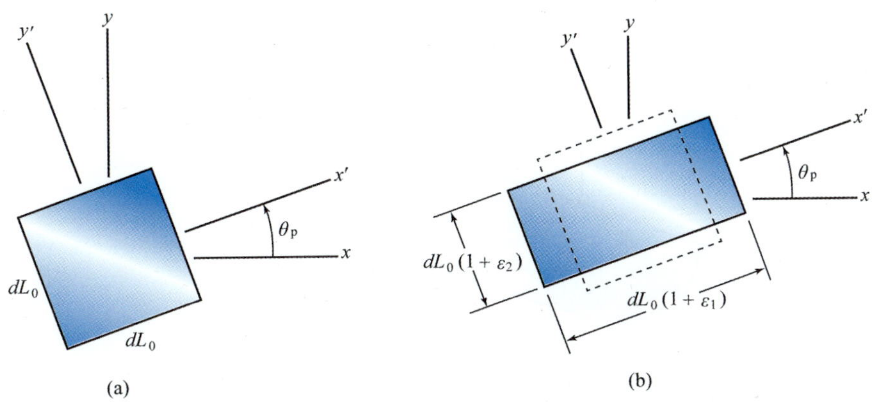

[그림 8-13] (a) 주변형률 방향으로 정렬된 정사각형 요소의 기준 상태
(b) 변형된 요소는 전단변형률이 없다(그림의 변형률은 과장되었다. 최대 주변형률은 x' 또는 y' 방향이다).

8.2.2.2 최대 전단변형률

$\gamma_{x'y'}$이 최대 또는 최소가 되는 각도 θ를 θ_s로 나타낸다. 식 (8.9)를 2θ에 대해 미분한 것을 0으로 놓으면 다음 방정식을 얻는다.

$$\tan 2\theta_s = -\frac{\epsilon_x - \epsilon_y}{\gamma_{xy}} \tag{8.15}$$

이 방정식을 θ_s에 대해 풀고 식 (8.9)에 대입하여 $\gamma_{x'y'}$의 최대 또는 최솟값을 구한다. 최대 및 최소 수직응력의 경우와 마찬가지로 θ_s가 식 (8.15)의 해라면, $\theta_s + 90°$, $\theta_s + 2(90°)$, … 역시 해이다. [그림 8-14]에서 보듯이 **최대 및 최소 전단변형률은 직사각형 요소의 전단변형률을 나타낸다.** 또한 $\tan 2\theta_s$는 $\tan 2\theta_p$의 역수와 부호가 반대이므로, 이 요소는 최대 및 최소 수직변형률을 받는 요소를 45° 회전한 것이다. 왜 그러한지 [그림 8-15]와 같이 두 요소를 중첩한 경우로 설명할 것이다.

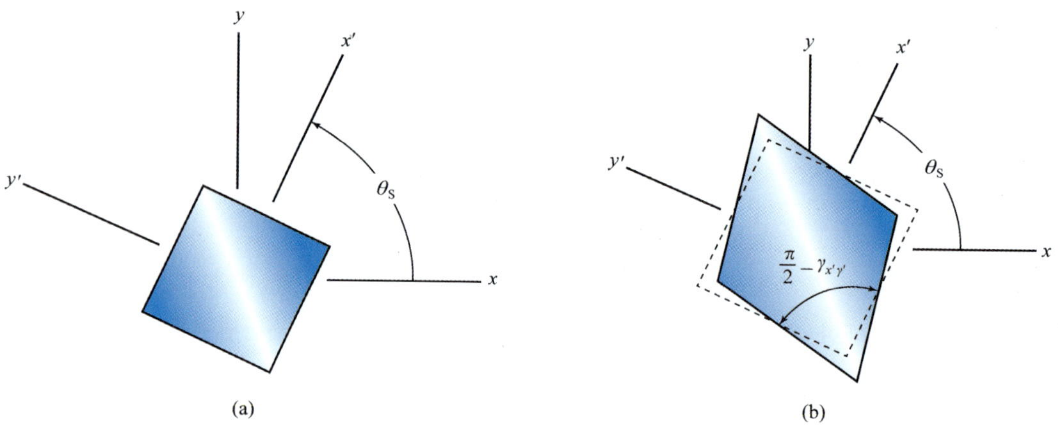

[그림 8-14] (a) 최대 및 최소 전단변형률을 받는 정사각형 요소의 기준 상태
(b) 변형된 요소(전단변형률이 과장되었다. 변형률 $\gamma_{x'y'}$은 양 또는 음이다.)

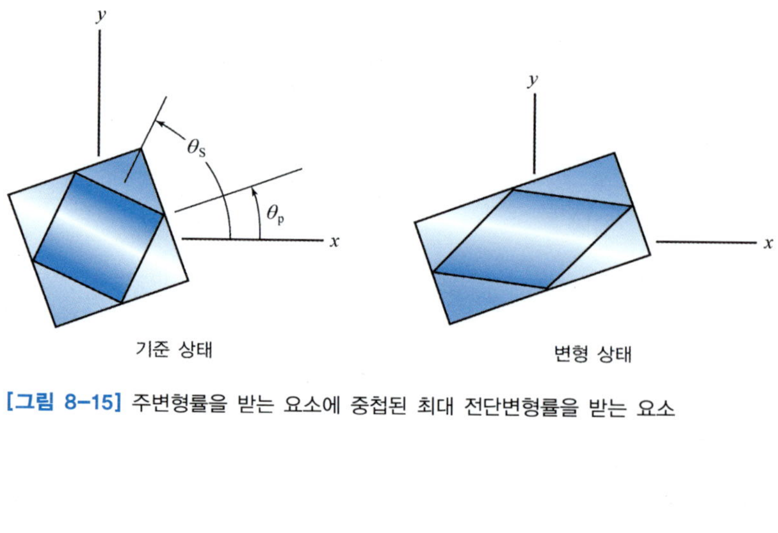

[그림 8-15] 주변형률을 받는 요소에 중첩된 최대 전단변형률을 받는 요소

최대 전단변형률의 크기를 해석적으로 표현하기 위해 다음 두 방정식을 $\sin 2\theta_s$와 $\cos 2\theta_s$에 대해 푼다.

$$\frac{\sin 2\theta_s}{\cos 2\theta_s} = \tan 2\theta_s = -\frac{\epsilon_x - \epsilon_y}{\gamma_{xy}} \tag{8.16}$$

$$\sin^2 2\theta_s + \cos^2 2\theta_s = 1 \tag{8.17}$$

결과를 식 (8.9)에 대입하여 다음 결과를 얻는다.

$$\gamma_{\max} = \sqrt{(\epsilon_x - \epsilon_y)^2 + \gamma_{xy}^2} \tag{8.18}$$

이 값은 x-y 평면에서 최대 전단변형률이므로, **최대 면내 전단변형률**maximum in-plane shear strain이라고 부른다.

$\sin 2\theta_s$와 $\cos 2\theta_s$에 대해 얻은 결과를 식 (8.7)과 (8.8)에 대입하여 다음 식을 얻는다.

$$\epsilon_{x'} = \epsilon_{y'} = \frac{\epsilon_x + \epsilon_y}{2}$$

최대 및 최소 전단변형률을 받는 요소 [그림 8-14]는 x'와 y' 방향의 같은 수직변형률을 받는다.

절대 최대 전단응력을 구할 때와 같은 방법으로 절대 최대 전단변형률에 대한 표현식을 구할 수 있다. 주변형률을 받는 요소([그림 8-13])에서 시작하여, 요소의 면으로 좌표축을 재정렬시킨다([그림 8-16(a)]). 이 새로운 좌표계에서 평면변형률 성분은 $\epsilon_x = \epsilon_1$, $\epsilon_y = \epsilon_2$, $\gamma_{xy} = 0$이다. 이 성분을 식 (8.18)에 대입하여 최대 면내 전단변형률의 크기에 대한 다른 표현식을 구한다.

$$\sqrt{(\epsilon_x - \epsilon_y)^2 + \gamma_{xy}^2} = \sqrt{(\epsilon_1 - \epsilon_2)^2 + 0} = |\epsilon_1 - \epsilon_2| \tag{8.19}$$

이 식은 주응력으로 표현되었으나 식 (8.18)과 같은 값이다. 이제 좌표계의 방향을 [그림 8-16(b)]와 같이 바꾼다. 이 좌표계에서는 $\epsilon_x = 0$, $\epsilon_y = \epsilon_1$, $\gamma_{xy} = 0$이다. 이 성분을 식 (8.18)에 대입하여 다음 식을 얻는다.

$$\sqrt{(\epsilon_x - \epsilon_y)^2 + \gamma_{xy}^2} = \sqrt{(0 - \epsilon_1)^2 + 0} = |\epsilon_1| \tag{8.20}$$

다음으로 좌표계의 방향을 [그림 8-16(c)]와 같이 바꾼다. 이 좌표계에서는 $\epsilon_x = 0$, $\epsilon_y = \epsilon_2$, $\gamma_{xy} = 0$이다. 이 성분을 식 (8.18)에 대입하여 다음 식을 얻는다.

$$\sqrt{(\epsilon_x - \epsilon_y)^2 + \gamma_{xy}^2} = \sqrt{(0 - \epsilon_2)^2 + 0} = |\epsilon_2| \tag{8.21}$$

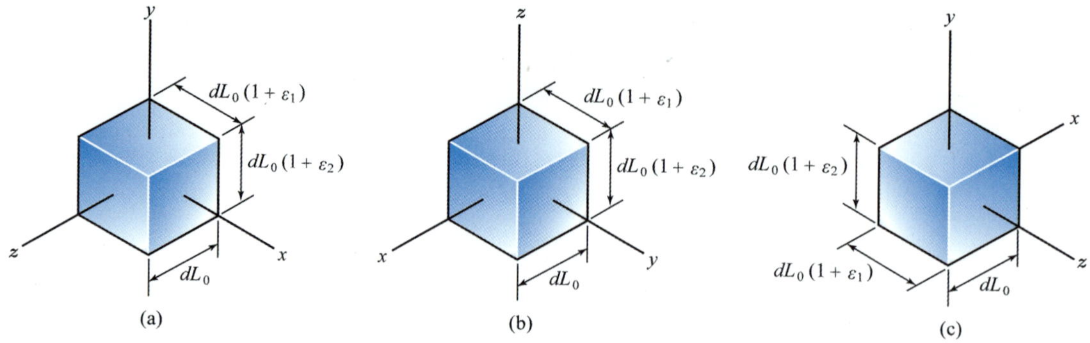

[그림 8-16] 주변형률을 받는 요소. (a) 재정렬된 좌표계 (b), (c) 좌표계의 다른 방향

주변형률의 값에 따라 식 (8.20) 또는 (8.21)이 최대 면내 전단변형률보다 더 큰 크기의 최대 전단변형률을 줄 수도 있다. 다음과 같은 절대 최대 전단변형률은 식 (8.19)~(8.21) 중에서 가장 큰 값이다.

$$\gamma_{\text{abs}} = \text{Max}(|\epsilon_1|, |\epsilon_2|, |\epsilon_1 - \epsilon_2|) \tag{8.22}$$

8.2.2.3 요약 : 주변형률과 최대 전단변형률의 결정

점 p에서 평면변형률 상태에 있을 때 주변형률과 최대 전단변형률을 구하는 단계는 다음과 같다.

1. 식 (8.11)을 사용하여 θ_{p}를 구하면, 주변형률이 작용하는 방향으로 정렬된 $x'y'$ 좌표계의 방향이 결정된다.
2. θ_{p}를 식 (8.7)과 (8.8)에 대입하여 ϵ_1과 ϵ_2를 구한다. 식 (8.14)를 사용하여 ϵ_1과 ϵ_2를 구할 수도 있지만, 이 식은 어느 주변형률이 x' 방향 또는 y' 방향으로 작용하는지 알려주지 않는다.
3. 식 (8.15)를 사용하여 θ_{s}를 구하여 $\gamma_{x'y'}$이 최대 또는 최소가 되는 x' 및 y'축을 결정한다. 이 식 대신 간단하게 $\theta_{\text{s}} = \theta_{\text{p}} + 45°$를 사용할 수도 있다.
4. θ_{s}를 식 (8.9)에 대입하여 $\gamma_{x'y'}$을 구한다. 이 전단변형률의 크기가 최대 면내 전단변형률이다. 또한, 식 (8.18)로부터 최대 면내 전단변형률을 구할 수도 있다.
5. 절대 최대 전단변형률은 식 (8.22)와 같다.

연구문제

1. 주변형률은 무엇인가?
2. 주변형률 중 하나의 방향을 알고 있다면, 나머지 주변형률이 작용하는 평면의 방향은 어떻게 되는가?
3. 주변형률이 작용하는 요소에 작용하는 전단변형률은 무엇인가?
4. 주변형률이 작용하는 요소의 방향을 알고 있다면, 최대 면내 전단변형률이 작용하는 요소의 방향은 어떻게 되는가?

예제 8.3 최대변형률과 최소변형률의 결정

점 p에서 평면변형률 성분이 $\epsilon_x = 0.003$, $\epsilon_y = 0.001$, $\gamma_{xy} = -0.006$ 이다. 주변형률과 최대 면내 전단변형률을 구하고, 이 변형률을 받는 요소의 방향을 보이시오. 또한, 절대 최대 전단변형률을 구하시오.

전략

앞의 요약에서 주어진 단계에 따라 주변형률과 최대 전단변형률을 구할 수 있다.

풀이

단계 1 식 (8.11)로부터 다음과 같이 유도할 수 있다.

$$\tan 2\theta_p = \frac{\gamma_{xy}}{\epsilon_x - \epsilon_y} = \frac{-0.006}{0.003 - 0.001} = -3.0$$

이 식을 풀면 $\theta_p = -35.78°$ 이다. 이 각도는 주변형률을 따라 정렬된 $x'y'$ 좌표계의 방향을 알려준다.

단계 2 θ_p를 식 (8.7)과 (8.8)에 대입하여 주변형률을 구한다.

$$\begin{aligned}\epsilon_{x'} &= \frac{\epsilon_x + \epsilon_y}{2} + \frac{\epsilon_x - \epsilon_y}{2}\cos 2\theta_p + \frac{\gamma_{xy}}{2}\sin 2\theta_p \\ &= \frac{0.003 + 0.001}{2} + \frac{0.003 - 0.001}{2}\cos 2(-35.78°) + \frac{-0.006}{2}\sin 2(-35.78°) \\ &= 0.00516\end{aligned}$$

$$\begin{aligned}\epsilon_{y'} &= \frac{\epsilon_x + \epsilon_y}{2} - \frac{\epsilon_x - \epsilon_y}{2}\cos 2\theta_p - \frac{\gamma_{xy}}{2}\sin 2\theta_p \\ &= \frac{0.003 + 0.001}{2} - \frac{0.003 - 0.001}{2}\cos 2(-35.78°) - \frac{-0.006}{2}\sin 2(-35.78°) \\ &= -0.00116\end{aligned}$$

주변형률은 $\epsilon_1 = 0.00516$, $\epsilon_2 = -0.00116$ 이다. 이들을 적절한 방향을 가진 요소에 그림 (a)와 같이 나타내었다. 이 요소는 전단변형률을 받지 않는다.

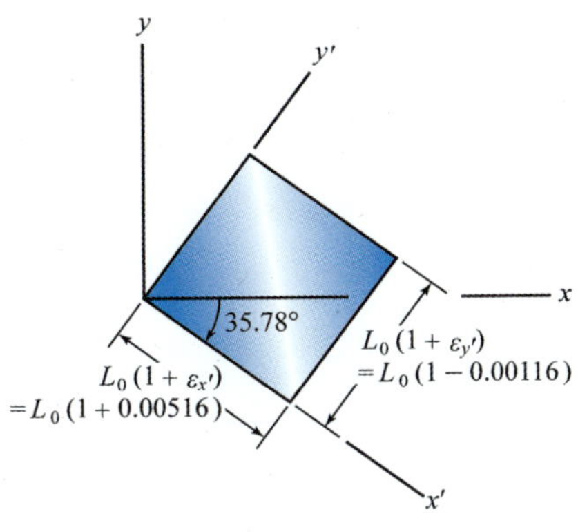

(a) 주변형률. L_0는 기준 상태의 정사각형 요소의 치수이다.

단계 3 식 (8.15)로부터 다음과 같이 유도할 수 있다.

$$\tan 2\theta_s = -\frac{\epsilon_x - \epsilon_y}{\gamma_{xy}} = -\frac{0.003 - 0.001}{-0.006} = 0.333$$

이 식을 풀면 $\theta_s = 9.22°$이다.

단계 4 θ_s를 식 (8.9)에 대입하여 최대 면내 전단변형률을 구한다.

$$\begin{aligned}\frac{\gamma_{x'y'}}{2} &= -\frac{\epsilon_x - \epsilon_y}{2}\sin 2\theta_s + \frac{\gamma_{xy}}{2}\cos 2\theta_s \\ &= -\frac{0.003 - 0.001}{2}\sin 2(9.22°) + \frac{-0.006}{2}\cos 2(9.22°) \\ &= -0.00316\end{aligned}$$

즉, $\gamma_{x'y'} = -0.00632$이다. 최대 면내 전단변형률을 그림 (b)의 해당 방향의 요소에 나타내었다.

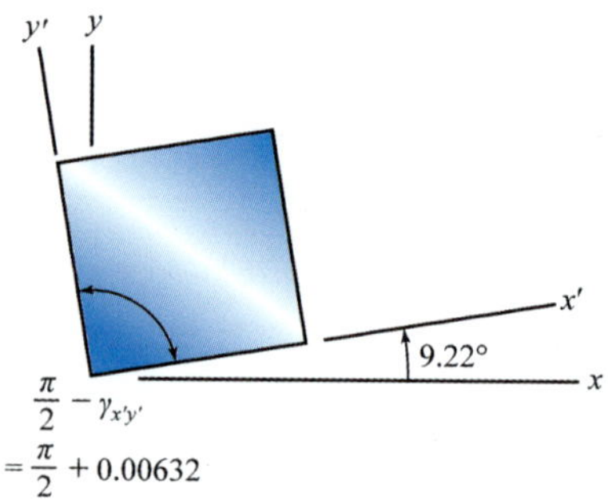

(b) 최대 면내 전단변형률. $\gamma_{x'y'}$이 음수임에 주목하라.

단계 5 절대 최대 전단변형률은 다음 세 값 중에서 가장 큰 값이다.

$$|\epsilon_1 - \epsilon_2| = |0.00516 - (-0.00116)| = 0.00632$$
$$|\epsilon_1| = |0.00516| = 0.00516$$
$$|\epsilon_2| = |-0.00116| = 0.00116$$

이 예제에서 절대 최대 전단변형률은 최대 면내 전단변형률과 같으며 0.00632이다.

토론

이 예제에서와 같이, 얻은 결과에 대한 물리적 의미를 계속 기억해야 한다. 변형률 상태가 주어지기 전에는 점 p에서 그림 (a)의 방향을 가진 작은 정사각형을 그릴 수 있다고 가정한다('작은 정사각형'이란 변형률 상태가 정사각형 전체에서 거의 균일하다는 의미이다). 변형률 상태가 적용되면, 그 정사각형은 직사각형으로 변형되고(전단변형률이 없으므로), 변의 길이가 그림 (a)와 같이 주어질 것이다.

연습문제 ▸▸▸

8.1 어느 재료의 기준 좌표계에 있는 한 점 p에서, 길이가 dL_1, dL_2인 서로 수직인 선 요소가 각각 y축과 z축에 평행이다. 변형 상태에서 요소의 길이는 $dL_1' = 1.002\,dL_1$과 $dL_2' = 1.003\,dL_2$이고, 둘 사이의 각도는 90.15°이다. 이 정보로 점 p에서의 변형률 상태 중 어느 성분을 구할 수 있으며, 그 값은 얼마인가?

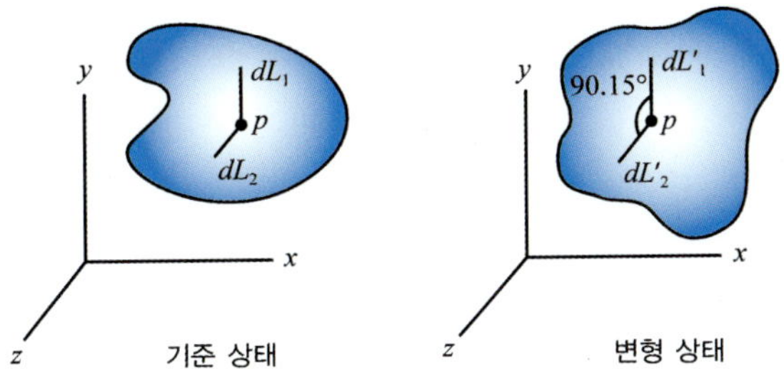

[그림 P8.1]

8.2 어느 재료의 기준 좌표계에 있는 한 점 p에서, 길이가 dL_1, dL_2인 서로 수직인 선 요소가 각각 x축과 z축에 평행이다. 변형 상태에서 요소의 길이는 $dL_1' = 0.996\,dL_1$과 $dL_2' = 1.0015\,dL_2$이고, 둘 사이의 각도는 89.86°이다. 이 정보로 점 p에서의 변형률 상태 중 어느 성분을 구할 수 있으며, 그 값은 얼마인가?

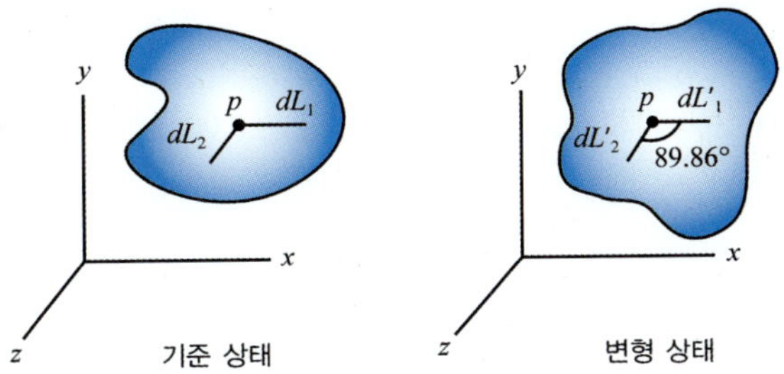

[그림 P8.2]

8.3 균일한 평면변형률 상태가 되기 전과 후의 어느 재료의 요소의 모양을 그림에 나타내었다. 점 P와 Q의 x, y 좌표는 각각 (200.2, 0.4) mm와 (−0.2, 199.9) mm이다. 변형 상태에서 수직변형률 ϵ_x와 ϵ_y를 구하시오.

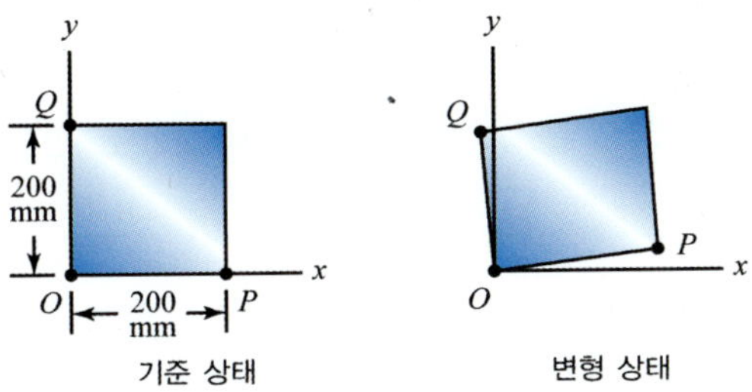

[그림 P8.3 ~ 8.4]

연습문제 ▶▶▶

8.4 균일한 평면변형률 상태가 되기 전과 후의 어느 재료의 요소의 모양을 그림에 나타내었다. 점 P와 Q의 x, y 좌표는 각각 (200.2, 0.4) mm와 (−0.2, 199.9) mm이다. 변형 상태에서 전단변형률 γ_{xy}를 구하시오.

8.5 점 p에서의 평면변형률 성분은 $\epsilon_x = 0.003$, $\epsilon_y = 0$, $\gamma_{xy} = 0$이다. $\theta = 45°$이면, 점 p에서의 변형률 $\epsilon_{x'}$, $\epsilon_{y'}$, $\gamma_{x'y'}$은 얼마인가?

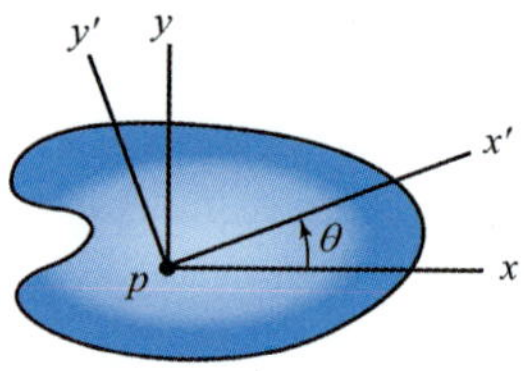

[그림 P8.5 ~ 8.11]

8.6* 밀링 작업 중에 공구의 한 점 p에서의 평면변형률 성분은 $\epsilon_x = 0.00400$, $\epsilon_y = -0.00300$, $\gamma_{xy} = 0.00600$이고, $x'y'z'$ 좌표계에 관한 성분은 $\epsilon_{x'} = 0.00125$, $\epsilon_{y'} = -0.00025$, $\gamma_{x'y'} = 0.00910$이다. 각도 θ를 구하시오.

8.7* 한 점 p에서의 평면변형률 성분은 $\epsilon_x = 0.00244$, $\epsilon_y = -0.0012$, $\gamma_{xy} = 0.0048$이다. 수직변형률은 $\epsilon_{x'} = 0.00347$, $\epsilon_{y'} = -0.00227$이다. $\gamma_{x'y'}$과 각도 θ를 구하시오.

8.8 로딩 크레인loading crane의 한 점에서 측정하여, $\theta = 20°$인 좌표계에서 $\epsilon_{x'} = 0.00665$, $\epsilon_{y'} = 0.00825$, $\gamma_{x'y'} = 0.00135$인 평면변형률 성분을 얻었다. 그 점에서 변형률 ϵ_x, ϵ_y, γ_{xy}를 구하시오.

8.9 점 p에서 $x'y'$ 좌표계에 대한 평면변형률 성분은 $\epsilon_{x'} = 0.0066$, $\epsilon_{y'} = -0.0086$, $\gamma_{x'y'} = 0.0028$이다. $\theta = 20°$일 때 점 p에서의 변형률 ϵ_x, ϵ_y, γ_{xy}를 구하시오.

8.10* 변형률이 $\epsilon_x = 0.008$, $\epsilon_y = -0.006$, $\gamma_{xy} = 0.024$, $\epsilon_{x'} = 0.014$, $\epsilon_{y'} = -0.012$이다. 변형률 $\gamma_{x'y'}$과 각도 θ를 구하시오.

연습문제 ▸▸▸

8.11 변형률이 $\epsilon_x = 0.008$, $\epsilon_y = -0.006$, $\gamma_{x'y'} = 0.024$이고 각도 $\theta = 35°$이다. $\epsilon_{x'}$, $\epsilon_{y'}$, γ_{xy}를 구하시오.

8.12 어느 재료의 기준 상태에서 점 P와 Q는 1mm 떨어져 있다. 그 재료가 $\epsilon_x = 0.003$, $\epsilon_y = -0.002$, $\gamma_{xy} = -0.006$인 균일한 평면변형률 상태이면, 변형된 재료에서 점 P와 Q 사이의 거리는 얼마인가?

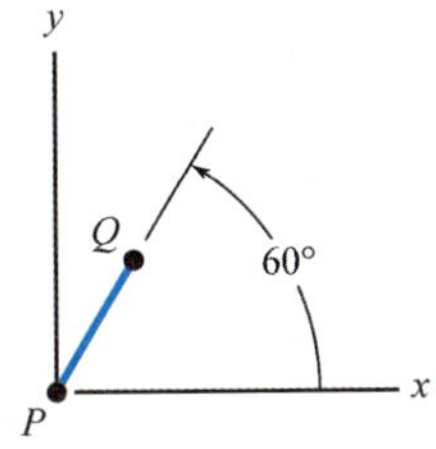

[그림 P8.12]

8.13 플라이어plier에 힘을 주지 않았을 때, 점 P와 Q는 2mm 떨어져 있다. 특정 힘을 가했을 때, 두 점을 포함한 재료는 균일한 평면응력 상태이고 변형률 성분은 $\epsilon_x = 0.008$, $\epsilon_y = 0.002$, $\gamma_{xy} = -0.003$이다. 점 P와 Q 사이의 거리를 구하시오.

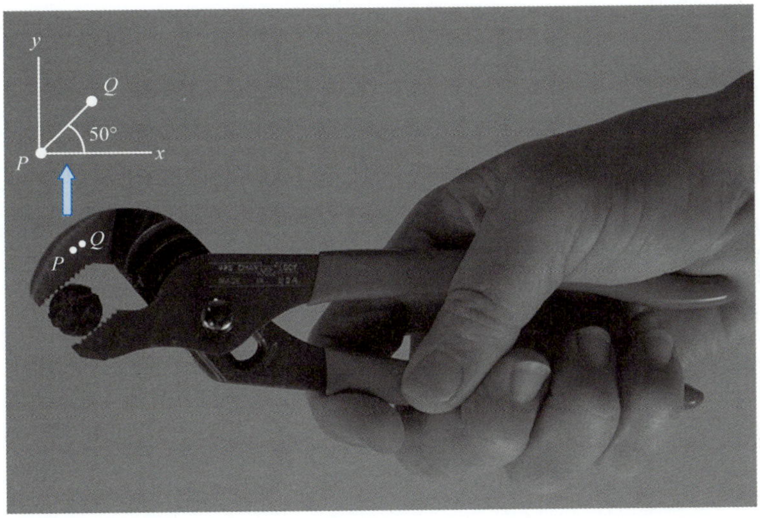

[그림 P8.13 ~ 8.14]

8.14 플라이어에 힘을 주지 않았을 때, 점 P와 Q는 2mm 떨어져 있다. 특정 힘을 가했을 때, 두 점 사이의 거리는 1.992mm이다. 재료는 평면응력 상태이다. $\epsilon_x = -0.0088$, $\epsilon_y = 0.0024$이면 γ_{xy}는 얼마인가?

연습문제 ▸▸▸

8.15 점 O, P, Q를 포함한 재료가 $\epsilon_x = 0.00665$, $\epsilon_y = 0.00825$, $\gamma_{xy} = 0.00135$인 균일한 평면변형률 상태이다.

(a) 변형된 재료에서 O와 Q, O와 P 사이의 거리를 각각 구하시오.

(b) 변형된 재료에서 선분 OQ와 선분 OP 사이의 각도를 구하시오.

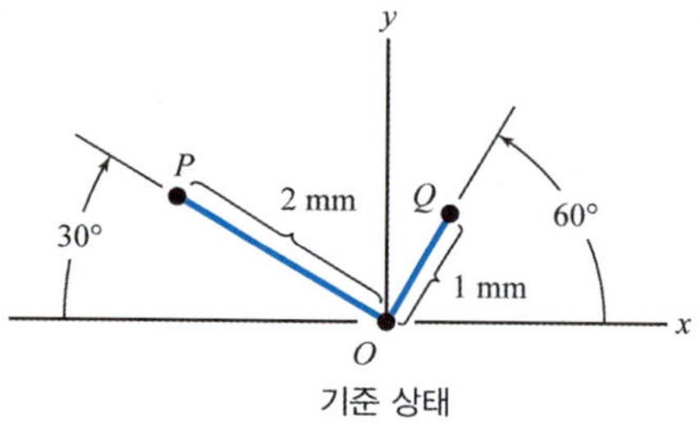

[그림 P8.15 ~ 8.19]

8.16 점 O, P, Q를 포함한 재료가 균일한 평면변형률 상태이고, O와 Q 사이의 거리는 1.0045 mm, O와 P 사이의 거리는 2.0032 mm, 선분 OQ와 선분 OP 사이의 각도는 89.426°이다. 변형률 성분 ϵ_x, ϵ_y, γ_{xy}를 구하시오.

8.17* 점 O, P, Q를 포함한 재료가 $\epsilon_x = 0.006$, $\epsilon_y = 0.002$, $\gamma_{xy} = -0.004$인 균일한 평면변형률 상태이면, 변형된 재료에서 P와 Q 사이의 거리는 얼마인가?

8.18 점 O, P, Q를 포함한 재료가 $\epsilon_x = 0.016$, $\epsilon_y = -0.004$, $\gamma_{xy} = 0.008$인 균일한 평면변형률 상태이면, 변형된 재료에서 선분 OQ와 선분 OP 사이의 각도는 얼마인가?

8.19* 점 O, P, Q를 포함한 재료가 균일한 평면변형률 상태를 받은 후에, O와 Q 사이의 거리는 1.002 mm, O와 P 사이의 거리는 1.998 mm, P와 Q 사이의 거리는 2.242 mm이다. 변형률 성분 ϵ_x, ϵ_y, γ_{xy}를 구하시오.

연습문제

8.20 스트레인 게이지 로제트가 변형률 성분 $\epsilon_x = 0.0045$, $\epsilon_y = 0.0016$, $\gamma_{xy} = -0.002$를 받고 있는 물체에 부착되어 있다. 스트레인 게이지 a, b, c에 측정된 수직변형률은 얼마인가?

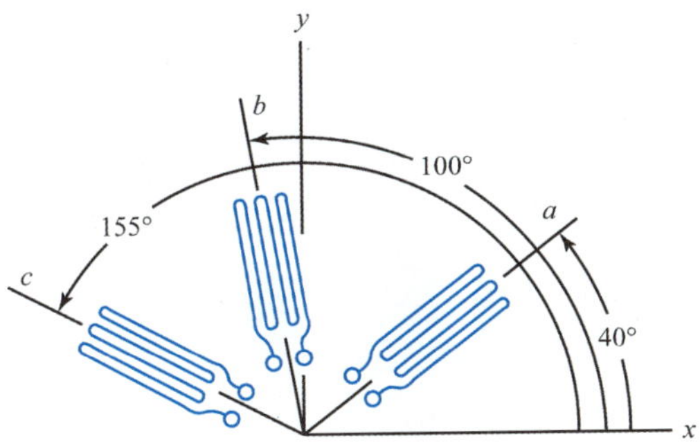

[그림 P8.20 ~ 8.21]

8.21 그림의 스트레인 게이지 로제트에서 측정한 수직변형률은 $\epsilon_a = 0$, $\epsilon_b = -0.0048$, $\epsilon_c = 0.0072$이다. 변형률 성분 ϵ_x, ϵ_y, γ_{xy}를 구하시오.

8.22 봉이 축력을 받고 있다. 그림과 같은 방향에 있는 스트레인 게이지 로제트에서 측정한 수직변형률은 $\epsilon_a = 0.003$, $\epsilon_b = 0.001$, $\epsilon_c = -0.001$이다. 변형률 성분 ϵ_x, ϵ_y, γ_{xy}를 구하시오.

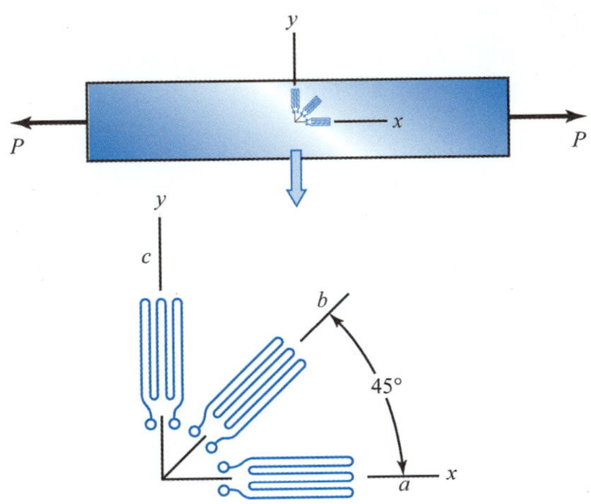

[그림 P8.22]

8.23 자전거 브레이크에 부착된 스트레인 게이지 로제트에서 측정한 수직변형률은 $\epsilon_a = 0.00220$, $\epsilon_b = -0.00100$, $\epsilon_c = -0.00360$ 이다. 변형률 ϵ_x, ϵ_y, γ_{xy}를 구하시오.

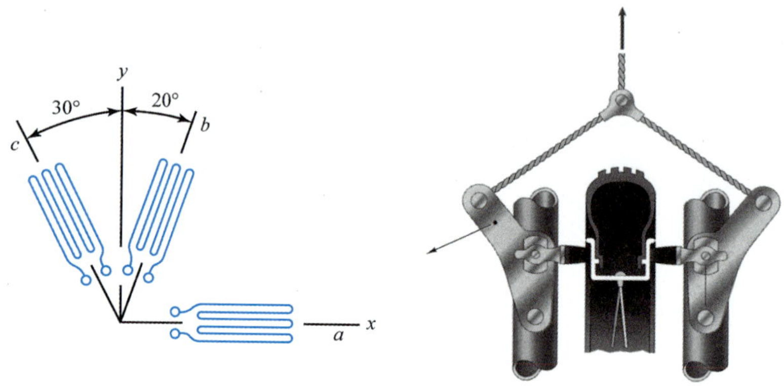

[그림 P8.23]

8.24 톱날에 부착된 스트레인 게이지에서 측정한 수직변형률은 $\epsilon_a = 0.0080$, $\epsilon_b = 0.0024$, $\epsilon_c = -0.0030$ 이다. 선 d 방향의 수직변형률을 구하시오.

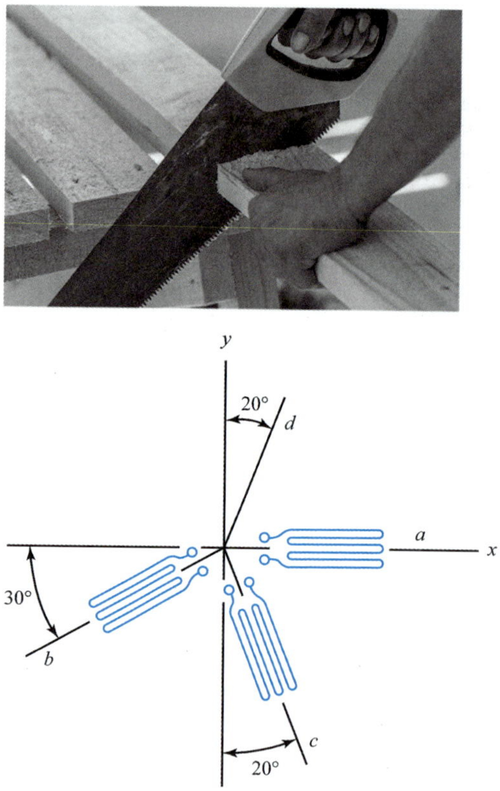

[그림 P8.24 ~ 8.25]

연습문제

8.25 톱날에 부착된 로제트의 a와 b 위치의 스트레인 게이지에서 측정한 수직변형률은 $\epsilon_a = 0.0045$, $\epsilon_b = -0.0024$이다. 선 d 방향의 수직변형률이 0이면, 스트레인 게이지 c에서 측정한 변형률은 얼마인가?

※ [문제 8.26] ~ [문제 8.29]와 같이 평면변형률 상태가 주어질 때, 주변형률과 최대 면내 전단변형률을 구하고, 이 변형률을 받는 요소의 방향을 나타내시오.

8.26 $\epsilon_x = 0.002$, $\epsilon_y = 0.001$, $\gamma_{xy} = 0$

8.27 $\epsilon_x = 0.0025$, $\epsilon_y = 0$, $\gamma_{xy} = -0.0050$

8.28 $\epsilon_x = -0.008$, $\epsilon_y = 0.006$, $\gamma_{xy} = -0.012$

8.29 $\epsilon_x = 0.0024$, $\epsilon_y = -0.0012$, $\gamma_{xy} = 0.0024$

8.30 베어링 하우징의 한 점 p가 평면응력 상태이며, 변형률 성분은 $\epsilon_x = -0.0024$, $\epsilon_y = 0.0044$, $\gamma_{xy} = -0.0030$이다. 주변형률과 최대 면내 전단변형률을 구하시오.

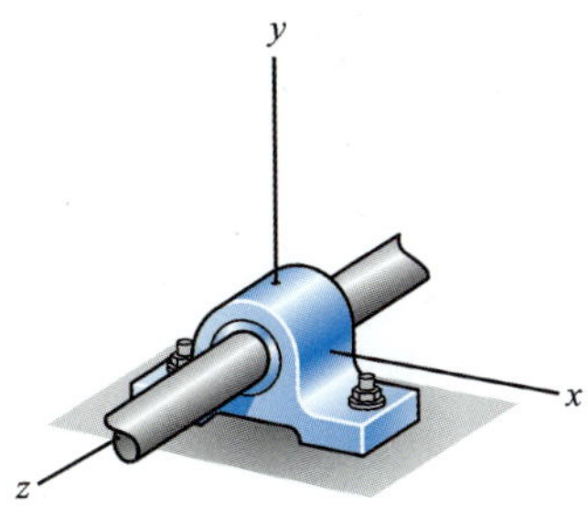

[그림 P8.30]

8.31 $\epsilon_x = 0.002$, $\epsilon_y = 0.001$, $\gamma_{xy} = 0$인 평면변형률 상태에서 절대 최대 전단변형률을 구하시오.

8.32 $\epsilon_x = 0.0024$, $\epsilon_y = 0.0012$, $\gamma_{xy} = 0.0024$인 평면변형률 상태에서 절대 최대 전단변형률을 구하시오.

연습문제 ▸▸▸

8.33 맥퍼슨 스트럿 서스펜션MacPherson strut suspension의 한 점 p가 평면변형률 상태이며, 변형률 성분은 $\epsilon_x = -0.0088$, $\epsilon_y = 0.0024$, $\gamma_{xy} = -0.0036$이다. 주변형률과 절대 최대 전단변형률을 구하시오.

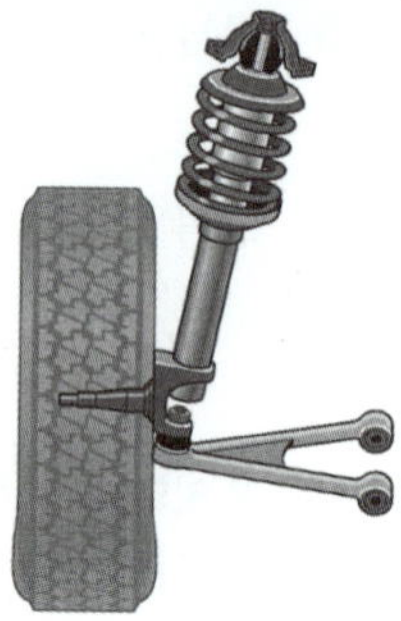

[그림 P8.33]

8.34 식 (8.7)에서 θ를 $\theta + 90°$로 놓고 식 (8.8)을 유도하시오.

8.35* 기준 상태에서 그림 (a)처럼 삼각형 형상의 미소 요소를 고려한다. 변형 상태(그림 (b))에서 각 변의 길이가 수직변형률 ϵ_x, $\epsilon_{x'}$, $\epsilon_{y'}$으로 표현되어 있고, 기준 상태에서 수직인 변 사이의 각도가 $\gamma_{x'y'}$으로 표현되어 있다. 변형된 삼각형을 분석하여 다음 식을 유도하시오. (변형률의 곱은 무시할 수 있다고 가정한다.)

$$\epsilon_x = \epsilon_{x'} \cos^2\theta + \epsilon_{y'} \sin^2\theta - \gamma_{x'y'} \sin\theta \cos\theta$$

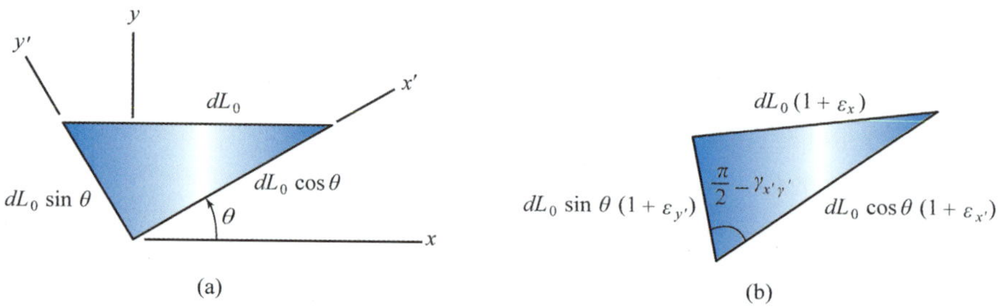

[그림 P8.35]

8.36* x-y 평면에서 원주 $C = 2\pi R$인 원을 어느 재료의 기준 상태에서 그렸다. 이 재료에 균일한 변형률 ϵ_x만 작용하고 나머지 변형률 성분이 0이라면, 변형된 원주가 $C(1+0.5\epsilon_x)$임을 보이시오.

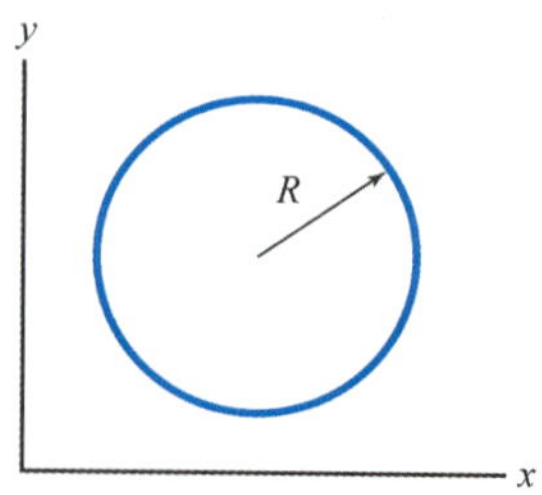

[그림 P8.36]

SECTION 8.3

평면변형률에 대한 모어 원

Mohr's Circle for Plane Strain

좌표계 간 변형률을 변환시키는 방정식은 응력에 대한 상응방정식과 매우 비슷하므로, 변형률에도 응력에 적용했던 같은 방법으로 모어 원을 적용할 수 있다. 식 (8.7)~(8.9)를 아래에 다시 나타내었다.

$$\epsilon_{x'} = \frac{\epsilon_x + \epsilon_y}{2} + \frac{\epsilon_x - \epsilon_y}{2}\cos 2\theta + \frac{\gamma_{xy}}{2}\sin 2\theta$$

$$\epsilon_{y'} = \frac{\epsilon_x + \epsilon_y}{2} - \frac{\epsilon_x - \epsilon_y}{2}\cos 2\theta - \frac{\gamma_{xy}}{2}\sin 2\theta \tag{8.23}$$

$$\frac{\gamma_{x'y'}}{2} = -\frac{\epsilon_x - \epsilon_y}{2}\sin 2\theta + \frac{\gamma_{xy}}{2}\cos 2\theta$$

이 식들은 평면응력에 대한 식 (7.6)~(7.8)에서 수직응력을 수직변형률로 대치하고, 전단응력을 전단변형률의 반으로 대치한 식과 같다. 전단변형률에 $\frac{1}{2}$을 곱하는 것만 명확히 하면, 응력에 대해 했던 방법으로 변형률에 대한 모어 원을 작도할 수 있다.

8.3.1 모어 원의 작도

점 p에서 평면변형률 성분 ϵ_x, ϵ_y, γ_{xy}를 알고 있다고 가정한다. 모어 원을 통해 주어진 각 θ에서의 성분 $\epsilon_{x'}$, $\epsilon_{y'}$, $\gamma_{x'y'}$을 도식적으로 풀 수 있다. 모어 원의 작도법은 다음과 같이 네 단계로 나뉜다.

❶ [그림 8-17(a)]와 같이 수직변형률을 수평축으로, 전단변형률의 $\frac{1}{2}$을 수직축으로 하는 좌표축을 그린다. 수직변형률의 양의 방향은 오른쪽이고, 전단변형률의 양의 방향은 **아래쪽**이다.

❷ 점 P의 좌표 $\left(\epsilon_x,\ \frac{\gamma_{xy}}{2}\right)$와 점 Q의 좌표 $\left(\epsilon_y,\ -\frac{\gamma_{xy}}{2}\right)$를 [그림 8-17(b)]처럼 표시한다.

❸ 점 P와 Q를 연결하는 직선을 그린다. 그 직선과 수평축이 교차하는 점을 중심으로 하고 두 점을 지나는 원을 [그림 8-17(c)]와 같이 그린다.

❹ [그림 8-17(d)]와 같이 점 P를 원의 중심에서 반시계방향으로 각 2θ만큼 회전한 점과 원의 중심을 연결하는 직선을 그린다. 이 직선과 원이 교차하는 점이 P'이고 좌표는 $\left(\epsilon_{x'},\ \frac{\gamma_{x'y'}}{2}\right)$이다. 점 Q'의 좌표는 $\left(\epsilon_{y'},\ -\frac{\gamma_{x'y'}}{2}\right)$이다.

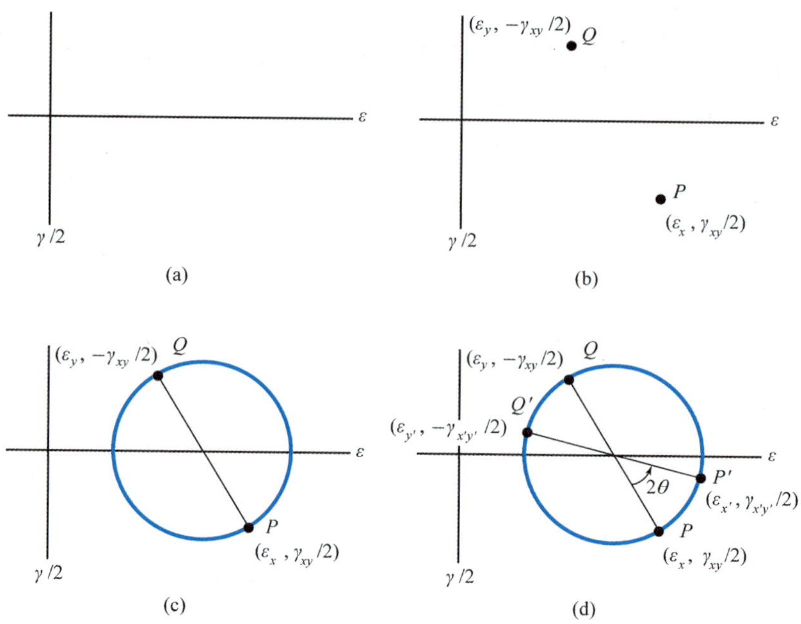

[그림 8-17] (a) 두 축을 그린다. 전단변형률은 아래쪽이 양(+)이다. (b) 점 P와 Q를 표시한다. (c) 모어 원을 그린다. 원의 중심은 P와 Q를 잇는 직선과 수평축과의 교점이다. (d) 변형률을 구한다.

8.3.2 최대 및 최소 변형률의 결정

일단 모어 원이 그려지면, 최대 및 최소 수직변형률과 최대 면내 전단변형률의 크기를 즉시 볼 수 있다. [그림 8-18]과 같이 원과 수평축이 교차하는 두 점의 좌표가 주변형률을 결정한다. 원의 제일 아랫점과 윗점의 좌표가 최대 및 최소 면내 전단변형률을 결정하고, 원의 반지름은 최대 면내 전단변형률 크기의 $\frac{1}{2}$과 같다.

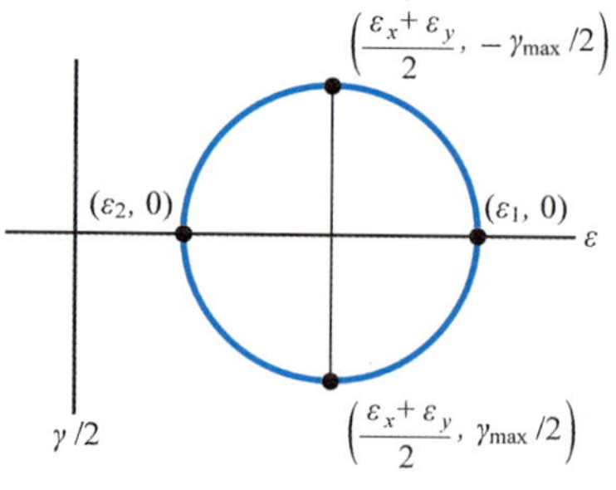

[그림 8-18] 모어 원을 통해 주변형률과 최대 면내 전단변형률의 크기를 알 수 있다.

모어 원을 사용하여 주변형률과 최대 면내 전단변형률이 작용하는 요소의 방향을 구할 수 있다. [그림 8-19(a)]와 같이 점 P'이 주변형률 중 하나와 일치하는 점이라 한다면, 각 $2\theta_p$를 측정하여 [그림 8-19(b)]와 같이 주변형률이 작용하는 x'과 y' 방향을 구할 수 있다.

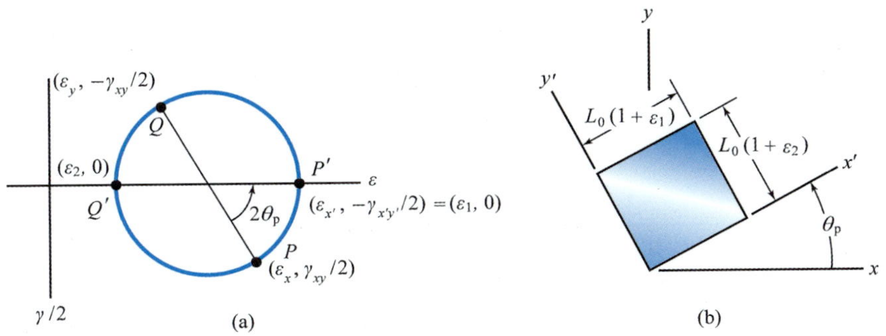

[그림 8-19] 모어 원을 통해 주변형률을 받는 요소의 방향을 구함

[그림 8-20(a)]와 같이 점 P'이 최대 또는 최소 전단변형률 중 하나와 일치하는 점이라 한다면, 각 $2\theta_s$를 측정하여 [그림 8-20(b)]와 같이 이 전단변형률이 작용하는 x'과 y'축의 방향을 구할 수 있다. [그림 8-20]의 예에서는 점 P'이 최소 전단변형률과 일치하므로 $\gamma_{x'y'} = -\gamma_{\max}$이다.

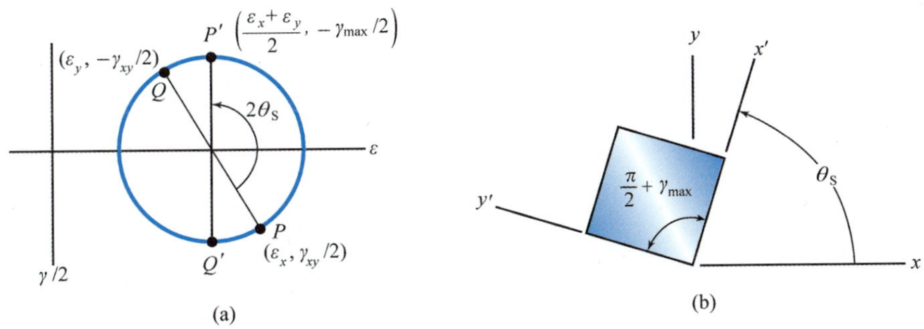

[그림 8-20] 모어 원을 사용하여 최대 면내 전단변형률이 작용하는 요소의 방향을 구한다.

예제 8.4 모어 원을 사용한 최대 및 최소 변형률의 결정

점 p에서의 평면변형률 성분은 $\epsilon_x = 0.003$, $\epsilon_y = 0.001$, $\gamma_{xy} = -0.006$이다. 모어 원을 사용하여 주변형률과 최대 면내 전단변형률을 구하고, 이들을 적절한 방향을 가진 요소 위에 나타내시오.

전략

먼저 점 P'을 주변형률 중 한 점이라고 놓는다. 그 다음 최대 또는 최소 면내 전단변형률이라고 놓으면, 이 변형률 값과 이들이 작용하는 방향을 구할 수 있다.

풀이

먼저 점 P와 Q를 표시하고 모어 원을 그린다(그림 (a)). 다음에 점 P'을 주변형률 중 하나와 일치하게 놓는다. 이 문제에서는 최소 주변형률 ϵ_2를 고른다(그림 (b)). 원에서 $\epsilon_1 = 0.0052$와 $\epsilon_2 = -0.0012$를 구할 수 있다. 각 $2\theta_p$를 측정하여 $\theta_p = 54.5°$를 얻을 수 있는데, 이 각은 주변형률이 작용하는 요소의 방향이 된다(그림 (c)).

점 P'을 최소 면내 전단변형률과 일치하는 점으로 놓으면(그림 (d)), 대략 $\gamma_{\max} = 0.0062$이다. 각 $2\theta_s$를 측정하여 $\theta_s = 9.5°$를 얻는다. 이 각은 최대 및 최소 면내 전단변형률이 작용하는 요소의 방향이 된다(그림 (e)).

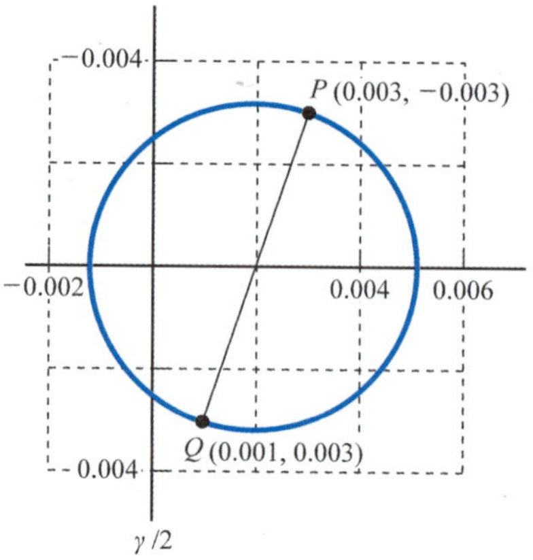

(a) 모어 원

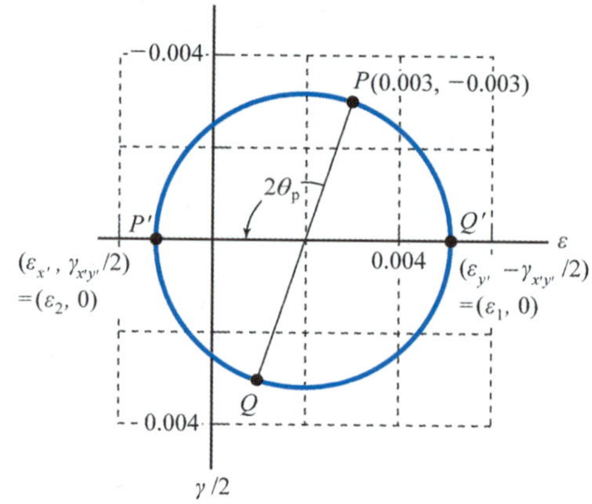

(b) P' 이 주변형률 ϵ_2와 일치하도록 놓음

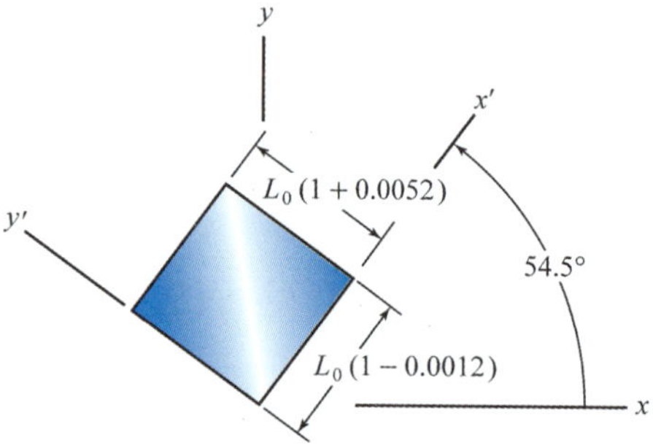

(c) 주변형률이 작용하는 요소

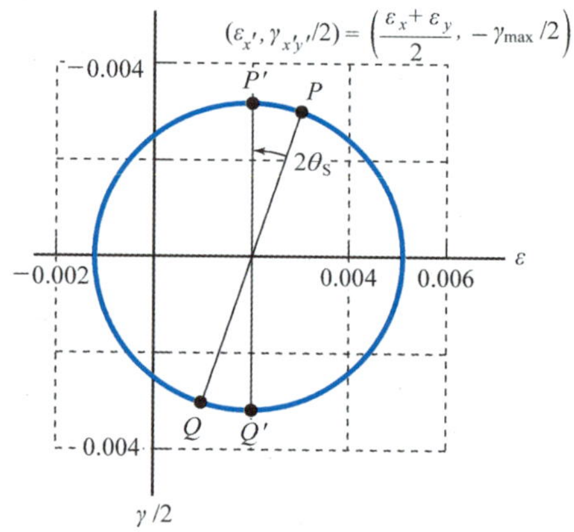

(d) P' 을 최소 면내 전단변형률과 일치하도록 높음

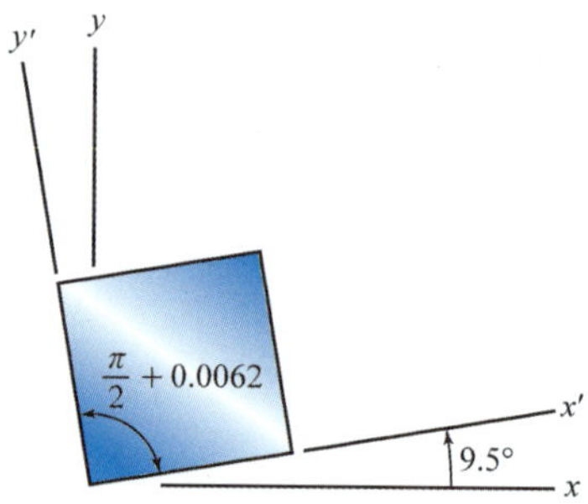

(e) 최대 및 최소 면내 전단변형률이 작용하는 요소. $\gamma_{x'y'} = -\gamma_{max}$ 임에 주목할 것

토론

이 풀이를 [예제 8.3]과 비교해보자. [예제 8.3]에서는 같은 변형률 상태에서 시작하여 주변형률과 최대 면내 전단변형률을 해석적으로 구하였다.

연습문제

※ 모어 원을 사용하여 얻은 결과는 보통 유효숫자 3자리로 나타낸다. 얻은 결과의 정확도는 그래프 용지와 그림 크기에 따라 달라진다.

8.37 점 p의 평면변형률 성분은 $\epsilon_x = 0.003$, $\epsilon_y = 0$, $\gamma_{xy} = 0$이고, 각도 $\theta = 45°$이다. 모어 원을 사용하여 점 p에서의 변형률 $\epsilon_{x'}$, $\epsilon_{y'}$, $\gamma_{x'y'}$을 구하시오.

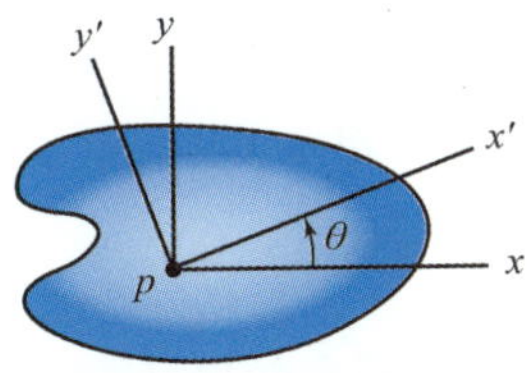

[그림 P8.37 ~ 8.44]

8.38 점 p의 평면변형률 성분은 $\epsilon_x = 0$, $\epsilon_y = 0$, $\gamma_{xy} = 0.004$이고, 각도 $\theta = 45°$이다. 모어 원을 사용하여 점 p에서의 변형률 $\epsilon_{x'}$, $\epsilon_{y'}$, $\gamma_{x'y'}$을 구하시오.

8.39 점 p의 평면변형률 성분은 $\epsilon_x = -0.0024$, $\epsilon_y = 0.0012$, $\gamma_{xy} = -0.0012$이고, 각도 $\theta = 25°$이다. 모어 원을 사용하여 점 p에서의 변형률 $\epsilon_{x'}$, $\epsilon_{y'}$, $\gamma_{x'y'}$을 구하시오.

8.40 점 p의 평면변형률 성분은 $\epsilon_x = \epsilon_y = \epsilon_0$, $\gamma_{xy} = 0$이다. 모어 원을 사용하여 임의의 θ에 대하여 $\epsilon_{x'} = \epsilon_0$이고 $\gamma_{x'y'} = 0$임을 보이시오.

8.41 로딩 크레인의 한 점에서 평면변형률 성분은 $\epsilon_x = 0.00400$, $\epsilon_y = -0.00300$, $\gamma_{xy} = 0.00600$이고, $x'y'z'$ 좌표계에 대한 성분은 $\epsilon_{x'} = 0.00125$, $\epsilon_{y'} = -0.00025$, $\gamma_{x'y'} = 0.00910$이다. 각도 θ를 구하시오.

8.42 점 p의 평면변형률 성분은 $\epsilon_x = 0.0024$, $\epsilon_y = -0.0012$, $\gamma_{xy} = 0.0048$이다. 수직변형률 $\epsilon_{x'} = 0.00347$, $\epsilon_{y'} = -0.00227$이다. 모어 원을 사용하여 $\gamma_{x'y'}$과 각도 θ를 구하시오.

8.43 로켓 노즐에 부착된 스트레인 게이지가 $\theta = 40°$일 때, 평면변형률 성분 $\epsilon_{x'} = 0.00727$, $\epsilon_{y'} = 0.00763$, $\gamma_{x'y'} = 0.00207$이다. 모어 원을 사용하여 그 점에서의 ϵ_x, ϵ_y, γ_{xy}를 구하시오.

연습문제 ▸▸▸

8.44 $x'y'$ 좌표계에서 점 p의 평면변형률 성분은 $\epsilon_{x'}=0.0066$, $\epsilon_{y'}=-0.0086$, $\gamma_{x'y'}=0.0028$이고 각도 $\theta=20°$이다. 모어 원을 사용하여 그 점에서의 ϵ_x, ϵ_y, γ_{xy}를 구하시오.

8.45 어느 재료의 한 점이 평면변형률 상태이고 $\epsilon_x=0.008$, $\epsilon_y=-0.004$, $\gamma_{xy}=-0.006$이다. 모어 원을 사용하여 주변형률과 최대 면내 전단변형률을 구하시오.

※ [문제 8.46]～[문제 8.49]에 주어진 평면변형률 상태에 대해 모어 원을 사용하여 주변형률, 최대 면내 전단변형률 및 이 변형률을 받는 요소의 방향을 구하시오.

8.46 $\epsilon_x=0.002$, $\epsilon_y=0.001$, $\gamma_{xy}=0$

8.47 $\epsilon_x=0.0025$, $\epsilon_y=0$, $\gamma_{xy}=-0.0050$

8.48 $\epsilon_x=-0.008$, $\epsilon_y=0.006$, $\gamma_{xy}=-0.012$

8.49 $\epsilon_x=0.0024$, $\epsilon_y=-0.0012$, $\gamma_{xy}=0.0024$

8.50 맥퍼슨 스트럿 서스펜션의 한 점이 평면변형률 상태이고 $\epsilon_x=-0.0088$, $\epsilon_y=0.0024$, $\gamma_{xy}=-0.0036$이다. 모어 원을 사용하여 주변형률과 최대 면내 전단변형률의 크기를 구하시오.

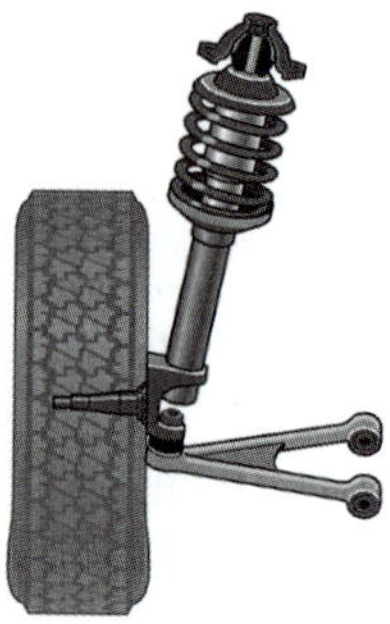

[그림 P8.50]

SECTION 8.4

응력-변형률 관계

Stress-Strain Relations

2.2절에서 등방성 선형 탄성인 재료특성을 가진 모델에 대하여 응력과 변형률 관계식을 기술하였다(식 (2.7) ~ (2.12)). 이 절에서는 이 방정식들이 이러한 형태를 가지는 이유에 대해 살펴보고, 재료의 등방성에 대하여 설명할 것이다.

응력 상태는 재료의 한 점에서의 내력과 관계가 있고, 변형률 상태는 재료의 한 점 주변의 변형과 관계있다고 설명하였다. 이제 응력 상태와 변형률 상태 사이에 관계식이 있는지 없는지에 대한 문제를 제기하고자 한다. 철과 같이, 결정을 갖는 재료는 스프링처럼 움직이는 끈으로 연결된 원자 격자로 모델링할 수 있다. 그러한 재료가 변형될 때 원자 사이의 거리가 변하여 '스프링'이 늘어나거나 줄어들게 되므로, 스프링이 가하는 힘이 변하게 된다. 한 점 근처의 내력은 오직 그 점 가까이 있는 원자 사이의 거리가 결정하므로, 응력 상태가 변형률 상태에 의해서만 결정된다고 생각하는 것이 합리적이다. 이것은 재료 거동의 매우 단순한 개념적 모델이고, 일반적으로 재료의 한 점에서의 응력 상태는 변형률 상태의 이력뿐만 아니라 온도에도 의존한다. 한 점에서의 응력 상태가 그 점에서의 변형률 상태만의 함수인 재료를 **탄성재료**elastic material라고 말한다. 제한된 온도 및 응력 범위에 따라 가장 일반적인 구조용 재료를 포함한 일부 재료는 탄성이라고 가정하여 적절히 설계할 수 있다. 이 장의 목적은 탄성재료의 응력 상태와 작은 변형률을 가진 탄성재료의 변형률 상태 간의 관계식을 유도하는 것이다.

8.4.1 선형 탄성재료

탄성재료는 한 점에서의 응력 상태가 그 점에서 오직 변형률 상태만의 함수로 표현되는 재료로 정의된다. 따라서 응력 성분을 변형률의 함수로 표현할 수 있다.

$$\sigma_x = \sigma_x(\epsilon_x,\ \epsilon_y,\ \epsilon_z,\ \gamma_{xy},\ \gamma_{yz},\ \gamma_{xz}), \qquad \sigma_y = \sigma_y(\epsilon_x,\ \epsilon_y,\ \epsilon_z,\ \gamma_{xy},\ \gamma_{yz},\ \gamma_{xz}),$$
$$\sigma_z = \sigma_z(\epsilon_x,\ \epsilon_y,\ \epsilon_z,\ \gamma_{xy},\ \gamma_{yz},\ \gamma_{xz}), \qquad \tau_{xy} = \tau_{xy}(\epsilon_x,\ \epsilon_y,\ \epsilon_z,\ \gamma_{xy},\ \gamma_{yz},\ \gamma_{xz}),$$
$$\tau_{yz} = \tau_{yz}(\epsilon_x,\ \epsilon_y,\ \epsilon_z,\ \gamma_{xy},\ \gamma_{yz},\ \gamma_{xz}), \qquad \tau_{xz} = \tau_{xz}(\epsilon_x,\ \epsilon_y,\ \epsilon_z,\ \gamma_{xy},\ \gamma_{yz},\ \gamma_{xz})$$

주어진 재료의 응력 상태를 변형률 상태로 결정하는, 이 **응력-변형률 관계식**stress-strain relations은 이른바 **구성방정식**constitutive equations의 예이다. 이들은 재료의 구조 또는 물리적 성질에 의존하는 함수이다. σ_x에 대한 방정식을 변형률 성분의 멱급수로 표현하면 다음과 같다.

$$\sigma_x = a_{10} + a_{11}\epsilon_x + a_{12}\epsilon_y + a_{13}\epsilon_z + a_{14}\gamma_{xy} + a_{15}\gamma_{yz} + a_{16}\gamma_{xz} + a_{17}\epsilon_x^2 + a_{18}\epsilon_x\epsilon_y + \cdots$$

여기서 계수 a_{10}, a_{11}, ⋯ 들은 상수이다. 변형률 성분이 0일 때 응력 σ_x가 0이면 계수 $a_{10}=0$이다. 만일 변형률 성분이 충분히 작아서 성분의 곱이 성분 자체에 비해 무시할 수 있을 정도라고 가정하면, 다음 식을 얻는다.

$$\sigma_x = a_{11}\epsilon_x + a_{12}\epsilon_y + a_{13}\epsilon_z + a_{14}\gamma_{xy} + a_{15}\gamma_{yz} + a_{16}\gamma_{xz}$$

각 응력 성분을 이 방법으로 표현하면 다음 식을 얻는다.

$$\begin{aligned}
\sigma_x &= a_{11}\epsilon_x + a_{12}\epsilon_y + a_{13}\epsilon_z + a_{14}\gamma_{xy} + a_{15}\gamma_{yz} + a_{16}\gamma_{xz} \\
\sigma_y &= a_{21}\epsilon_x + a_{22}\epsilon_y + a_{23}\epsilon_z + a_{24}\gamma_{xy} + a_{25}\gamma_{yz} + a_{26}\gamma_{xz} \\
\sigma_z &= a_{31}\epsilon_x + a_{32}\epsilon_y + a_{33}\epsilon_z + a_{34}\gamma_{xy} + a_{35}\gamma_{yz} + a_{36}\gamma_{xz} \\
\tau_{xy} &= a_{41}\epsilon_x + a_{42}\epsilon_y + a_{43}\epsilon_z + a_{44}\gamma_{xy} + a_{45}\gamma_{yz} + a_{46}\gamma_{xz} \\
\tau_{yz} &= a_{51}\epsilon_x + a_{52}\epsilon_y + a_{53}\epsilon_z + a_{54}\gamma_{xy} + a_{55}\gamma_{yz} + a_{56}\gamma_{xz} \\
\tau_{xz} &= a_{61}\epsilon_x + a_{62}\epsilon_y + a_{63}\epsilon_z + a_{64}\gamma_{xy} + a_{65}\gamma_{yz} + a_{66}\gamma_{xz}
\end{aligned} \tag{8.24}$$

이 응력-변형률 관계식으로 만들 수 있는 탄성재료를 **선형탄성**linear elastic이라고 한다. 응력 성분은 변형률 성분의 선형함수이다. 주어진 재료를 모델링하기 위하여 36개의 상수 a_{11}, a_{12}, ⋯를 알아야 한다. 이 시점에서 어느 재료의 응력-변형률 관계식을 구하기 위해 36개의 독립된 시험이 필요하다는 아찔한 예상에 직면하게 될 것이다. 그러나 다음 절에 기술하겠지만, 많은 선형 탄성재료를 묘사하기 위해 알아야 하는 상수의 수는 36보다는 훨씬 적다.

8.4.2 등방성 재료

등방성 재료isotropic material가 무엇을 의미하는지 설명하기 위한 가장 간단한 방법은 등방성이 아닌 익숙한 재료인 나무를 고려하면 된다. 나무로 만든 육면체의 반대 면에 수직응력 σ를 가하고 그로 인한 수직변형률 ϵ을 측정하면, 나뭇결이 응력 방향과 평행일 때 한 결과를 얻고([그림 8-21(a)]), 나뭇결과 응력 방향이 수직일 때 다른 결과를 얻게 된다([그림 8-21(b)]). 나무의 거동은 나뭇결의 방향에 따라 달라진다. 등방성이 아닌 재료의 거동은 재료의 방향에 따라 다르다. **등방성**isotropic[1] 재료의 거동은 재료의 방향에 무관하다. 따라서 응력-변형률 관계식은 재료의 어느 방향에서도 같다. 섬유강화 복합재료와 같이 의도적으로 만든 이방성anisotropic 재료가 증가하고 있지만, 공학에서 사용되는 많은 재료는 대체로 등방성이다.

1 isotropic은 "모든 방향에서 같다"라는 의미의 그리스 어를 번역한 것이다.

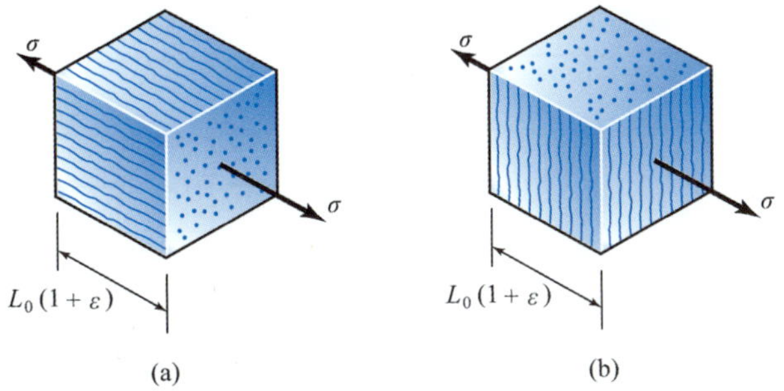

[그림 8-21] 정육면체 모양의 나무를 신장시킴. (a) 나뭇결에 평행하게 (b) 나뭇결에 수직하게

등방성 재료를 정의하는 또 하나의 방법은, **응력-변형률 관계가 재료의 어떠한 좌표계에 대해서도 같다**는 것이다. 다르게 말하면, 재료의 다른 방향에 대해 재료 성질이 같다는 것을 요구하는 대신, 재료에 대한 기준 좌표계 방향이 달라져도 재료 성질이 같다는 것을 요구한다. 이 정의를 사용하여 재료의 등방성이 선형 탄성재료의 응력-변형률 관계에 어떻게 영향을 주는지 검토할 것이다.

8.4.2.1 등방성 응력-변형률 관계

응력-변형률 방정식 (8.24)가 변형률을 응력의 성분으로 나타내는 6개의 선형대수방정식이라고 간주하면, 이 식을 뒤집어서 변형률 성분을 응력 성분으로 나타내는 선형방정식을 구할 수 있다. 결과로 얻은 방정식은 다음과 같다.

$$\begin{aligned}
\epsilon_x &= b_{11}\sigma_x + b_{12}\sigma_y + b_{13}\sigma_z + b_{14}\tau_{xy} + b_{15}\tau_{yz} + b_{16}\tau_{xz} \\
\epsilon_y &= b_{21}\sigma_x + b_{22}\sigma_y + b_{23}\sigma_z + b_{24}\tau_{xy} + b_{25}\tau_{yz} + b_{26}\tau_{xz} \\
\epsilon_z &= b_{31}\sigma_x + b_{32}\sigma_y + b_{33}\sigma_z + b_{34}\tau_{xy} + b_{35}\tau_{yz} + b_{36}\tau_{xz} \\
\gamma_{xy} &= b_{41}\sigma_x + b_{42}\sigma_y + b_{43}\sigma_z + b_{44}\tau_{xy} + b_{45}\tau_{yz} + b_{46}\tau_{xz} \\
\gamma_{yz} &= b_{51}\sigma_x + b_{52}\sigma_y + b_{53}\sigma_z + b_{54}\tau_{xy} + b_{55}\tau_{yz} + b_{56}\tau_{xz} \\
\gamma_{xz} &= b_{61}\sigma_x + b_{62}\sigma_y + b_{63}\sigma_z + b_{64}\tau_{xy} + b_{65}\tau_{yz} + b_{66}\tau_{xz}
\end{aligned} \tag{8.25}$$

등방성 때문에 상수 b_{11}, b_{12}, …의 가능한 값에는 엄격한 제한 조건이 있다. 예를 들어 [그림 8-22]의 등방성 재료에 수직응력 σ를 가했다고 가정하자. 그림의 좌표계에서 0이 아닌 응력 성분은 $\sigma_x = \sigma$이다. 식 (8.25)에서 변형률 성분 ϵ_x와 ϵ_y는 다음과 같이 나타낼 수 있다.

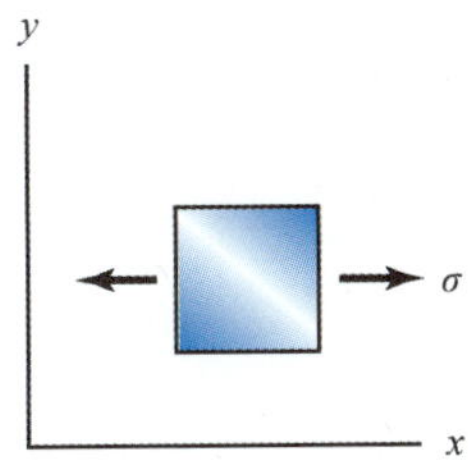

[그림 8-22] 등방성 재료에 수직응력을 가함

$$\epsilon_x = b_{11}\sigma, \quad \epsilon_y = b_{21}\sigma$$

원래의 좌표계를 z축에 대해 90° 회전하여 얻은 좌표계 [그림 8-23]을 지금 소개한다. 재료가 등방성이므로 식 (8.25)로 주어진 응력-변형률 관계가 동일한 계수 b_{11}, b_{12}, ⋯를 가진 $x'y'z'$ 좌표계로 표현된다. 응력 성분 중에 0이 아닌 것은 오직 $\sigma_{y'} = \sigma$이므로 $x'y'z'$ 좌표계로 표현된 식 (8.25)에서 다음을 얻는다.

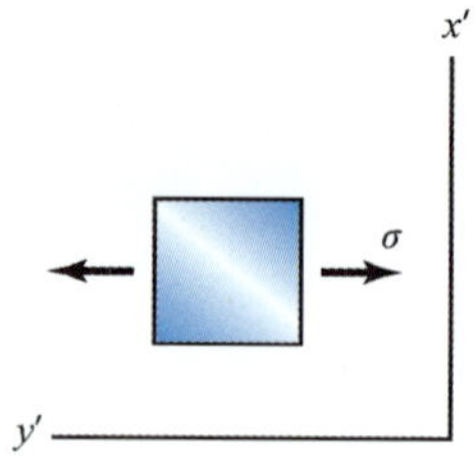

[그림 8-23] 새로운 좌표계에서 나타낸 동일한 응력 상태

$$\epsilon_{x'} = b_{12}\sigma, \quad \epsilon_{y'} = b_{22}\sigma$$

두 좌표계에서 x축과 y'축이 평행이므로 수직변형률 ϵ_x와 $\epsilon_{y'}$은 같다.

$$\epsilon_x = \epsilon_{y'} \ : \quad b_{11}\sigma = b_{22}\sigma \tag{8.26}$$

y축과 x'축이 평행이므로 ϵ_y와 $\epsilon_{x'}$도 역시 같다.

$$\epsilon_y = \epsilon_{x'} \ : \quad b_{21}\sigma = b_{12}\sigma \tag{8.27}$$

식 (8.26)과 (8.27)에서 등방성 재료에 대하여 상수 $b_{11} = b_{22}$, $b_{12} = b_{21}$이다.

다음으로, [그림 8-24(a)]와 같이 육면체에 전단응력을 가한다. 그림의 좌표계에서 유일하게 0이 아닌 응력 성분은 $\tau_{xy} = \tau$이다. 식 (8.25)에서 변형률 성분 ϵ_x는 다음과 같다.

$$\epsilon_x = b_{14}\tau$$

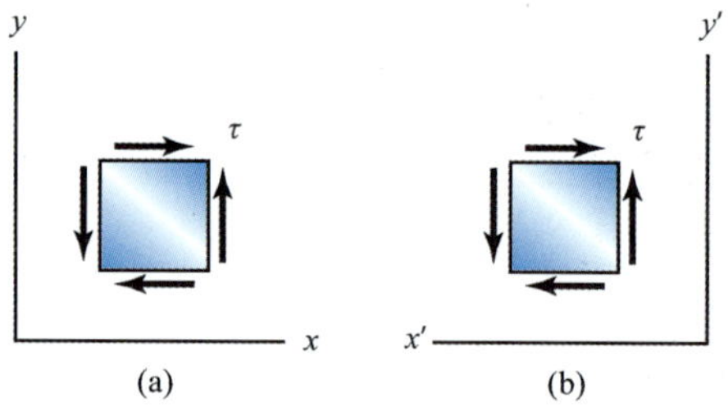

[그림 8-24] 등방성 재료에 전단응력을 가함

[그림 8-24(b)]와 같이 원 좌표계를 y축을 중심으로 180° 회전하여 얻은 $x'y'z'$ 좌표계를 도입해보자. 유일하게 0이 아닌 응력 성분은 $\tau_{x'y'} = -\tau$이므로, $x'y'z'$ 좌표계에서 나타낸 식 (8.25)에서 다음을 얻을 수 있다.

$$\epsilon_{x'} = -b_{14}\tau$$

두 좌표계에서 x축과 x'축이 평행이므로 수직변형률 ϵ_x와 $\epsilon_{x'}$은 같다.

$$\epsilon_x = \epsilon_{x'} \ : \quad b_{14}\tau = -b_{14}\tau$$

등방성 재료에 대해서 상수 $b_{14}=0$이라는 결론을 이 방정식을 통해 얻을 수 있다.

등방성이란, 재료의 응력-변형률 관계식이 좌표계의 어떠한 방향에서도 동일하다는 가정이다. 등방성으로 식 (8.25)의 계수는 임의의 값을 갖는 것이 아니라 $b_{11}=b_{22}$, $b_{12}=b_{21}$, $b_{14}=0$이라는 제한 조건을 만족해야 한다. 따라서 식 (8.25)의 독립된 상수의 수는 36에서 33으로 줄어든다. y방향 및 z방향의 수직응력을 받는 요소에 대해 같은 방법을 사용하여 제한 조건식을 얻을 수 있다. 또한 전단 응력을 받는 요소에 대해서도 제한 조건식을 얻을 수 있으며, 전단 성분 사이에 상호작용이 없음을 고려하면, 식 (8.25)는 다음과 같은 형식을 갖게 된다.

$$\epsilon_x = b_{11}\sigma_x + b_{12}\sigma_y + b_{12}\sigma_z \tag{8.28}$$

$$\epsilon_y = b_{12}\sigma_x + b_{11}\sigma_y + b_{12}\sigma_z \tag{8.29}$$

$$\epsilon_z = b_{12}\sigma_x + b_{12}\sigma_y + b_{11}\sigma_z \tag{8.30}$$

$$\gamma_{xy} = b_{44}\tau_{xy} \tag{8.31}$$

$$\gamma_{yz} = b_{44}\tau_{yz} \tag{8.32}$$

$$\gamma_{xz} = b_{44}\tau_{xz} \tag{8.33}$$

계수의 수는 36에서 3으로 줄었다. 게다가 이 세 계수는 익숙한 용어로 바꾸어 표현할 수 있다. 만일 [그림 8-25]와 같이 등방성 재료가 수직응력 σ_x를 받고 나머지 응력 성분이 0이면, σ_x를 수직변형률 ϵ_x로 나눈 값이 재료의 탄성계수 E이다.

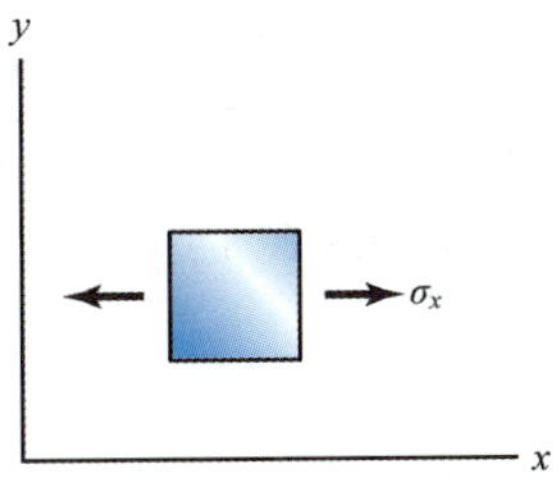

[그림 8-25] 수직응력 σ_x를 가함

$$\frac{\sigma_x}{\epsilon_x} = E \tag{8.34}$$

식 (8.28)을 이 응력 상태에 적용하면 다음과 같다.

$$\epsilon_x = b_{11}\sigma_x \tag{8.35}$$

식 (8.34)와 (8.35)를 비교하여 상수 b_{11}을 E로 나타낸다.

$$b_{11} = \frac{1}{E} \tag{8.36}$$

[그림 8-25]에 나타낸 응력 상태에서 가로변형률(ϵ_y 또는 ϵ_z)의 축변형률 ϵ_x에 대한 비율이 재료의 포아송 비 ν이다.

$$-\frac{\epsilon_y}{\epsilon_x} = \nu \tag{8.37}$$

식 (8.29)를 이 응력 상태에 적용하면

$$\epsilon_y = b_{12}\sigma_x \tag{8.38}$$

이고, 이 방정식을 식 (8.35)로 나누면,

$$\frac{\epsilon_y}{\epsilon_x} = \frac{b_{12}}{b_{11}}$$

이다. 또한 이 식을 식 (8.37)과 비교하면 상수 b_{12}를 E와 ν로 나타낼 수 있다.

$$b_{12} = -\nu b_{11} = -\frac{\nu}{E} \tag{8.39}$$

이제 [그림 8-26]과 같이 등방성 재료에 전단응력 τ_{xy}만을 가하면 나머지 응력 성분은 0이다. 전단응력 τ_{xy}의 전단변형률 γ_{xy}에 대한 비율이 재료의 전단계수 G이다.

$$\frac{\tau_{xy}}{\gamma_{xy}} = G \tag{8.40}$$

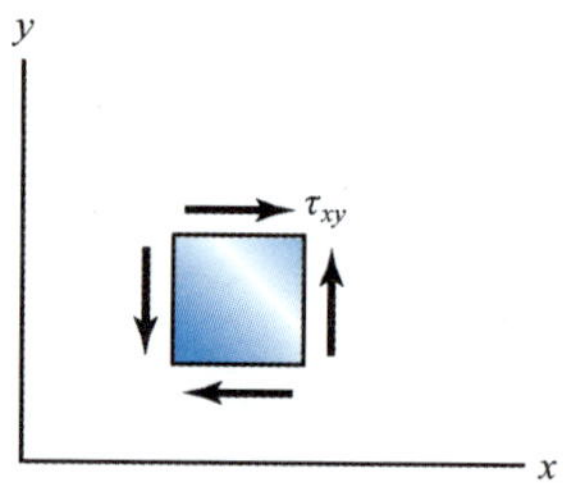

[그림 8-26] 전단응력 τ_{xy}를 가함

식 (8.31)에서

$$\gamma_{xy} = b_{44}\tau_{xy} \tag{8.41}$$

이고, 식 (8.40)과 (8.41)을 비교하면 상수 b_{44}를 G로 나타낼 수 있다.

$$b_{44} = \frac{1}{G} \tag{8.42}$$

식 (8.36), (8.39), (8.42)를 식 (8.28)~(8.33)에 대입하여 등방성 선형 탄성재료에 대한 응력-변형률 식을 얻는다.

$$\epsilon_x = \frac{1}{E}\sigma_x - \frac{\nu}{E}(\sigma_y + \sigma_z) \tag{8.43}$$

$$\epsilon_y = \frac{1}{E}\sigma_y - \frac{\nu}{E}(\sigma_x + \sigma_z) \tag{8.44}$$

$$\epsilon_z = \frac{1}{E}\sigma_z - \frac{\nu}{E}(\sigma_x + \sigma_y) \tag{8.45}$$

$$\gamma_{xy} = \frac{1}{G}\tau_{xy} \tag{8.46}$$

$$\gamma_{yz} = \frac{1}{G}\tau_{yz} \tag{8.47}$$

$$\gamma_{xz} = \frac{1}{G}\tau_{xz} \tag{8.48}$$

8.4.2.2 E, ν, G의 관계

식 (8.43)~(8.48)은 등방성 선형 탄성재료에 대하여 응력-변형률 관계를 탄성계수 E, 포아송 비 ν, 전단계수 G 등 세 계수로 표현하고 있다. 그런데 G는 E와 ν로 나타낼 수 있으므로, **이 재료는 사실 두 개의 독립 상수만으로 관계식을 기술할 수 있다.**

이 결과를 유도하기 위해 [그림 8-27(a)]와 같이 등방성 재료에 전단응력 $\tau_{xy} = \tau$를 가하고, 다른 응력 성분은 0으로 놓는다. 식 (8.43)~(8.48)에서 0 아닌 응력 성분으로 유일한 것은 $\gamma_{xy} = \dfrac{\tau}{G}$이다. 이제 xyz 좌표계를 z축을 중심으로 45° 회전한 [그림 8-27(b)]와 같은 $x'y'z'$ 좌표계를 고려한다. 응력 상태를 알고 있으므로 식 (5.7)과 (5.9)를 사용하여 응력 성분 $\sigma_{x'}$과 $\sigma_{y'}$을 구할 수 있다.

$$\begin{aligned} \sigma_{x'} &= \tau \sin 2(45°) = \tau \\ \sigma_{y'} &= -\tau \sin 2(45°) = -\tau \end{aligned} \tag{8.49}$$

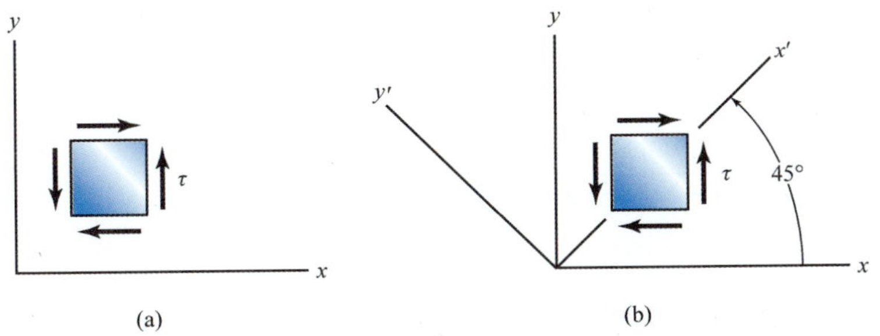

[그림 8-27] (a) 전단응력 $\tau_{xy} = \tau$를 가함 (b) 회전한 $x'y'z'$ 좌표계의 도입

응력 성분 $\sigma_{z'} = \sigma_z = 0$임에 주목한다. 변형률 성분을 또한 알고 있으므로 식 (8.7)을 사용하여 변형률 성분 $\epsilon_{x'}$을 구할 수 있다.

$$\epsilon_{x'} = \frac{\gamma_{xy}}{2}\sin 2(45°) = \frac{1}{2G}\tau$$

재료가 등방성이므로 변형률 성분 $\epsilon_{x'}$과 응력 성분 $\sigma_{x'}$, $\sigma_{y'}$, $\sigma_{z'}$은 식 (8.43)을 만족해야 한다.

$$\epsilon_{x'} = \frac{1}{E}\sigma_{x'} - \frac{\nu}{E}(\sigma_{y'} + \sigma_{z'}) \;:\; \frac{1}{2G}\tau = \frac{1}{E}\tau + \frac{\nu}{E}\tau$$

G에 대한 이 방정식을 풀면 전단계수shear modulus를 탄성계수modulus of elasticity와 포아송 비Poisson's ratio로 나타낼 수 있다.

$$G = \frac{E}{2(1+\nu)} \tag{8.50}$$

8.4.2.3 라메 상수

식 (8.43)~(8.48)은 등방성 선형 탄성재료에 대하여 변형률 성분을 응력 성분으로 표현한다. 응력 성분을 변형률 성분으로 다음과 같은 형식으로 나타낼 수 있다.

$$\sigma_x = (\lambda + 2\mu)\epsilon_x + \lambda(\epsilon_y + \epsilon_z) \tag{8.51}$$

$$\sigma_y = (\lambda + 2\mu)\epsilon_y + \lambda(\epsilon_x + \epsilon_z) \tag{8.52}$$

$$\sigma_z = (\lambda + 2\mu)\epsilon_z + \lambda(\epsilon_x + \epsilon_y) \tag{8.53}$$

$$\tau_{xy} = \mu\gamma_{xy} \tag{8.54}$$

$$\tau_{yz} = \mu\gamma_{yz} \tag{8.55}$$

$$\tau_{xz} = \mu\gamma_{xz} \tag{8.56}$$

여기서 λ와 μ를 **라메 상수**Lamé constant라고 부른다. 상수 $\mu = G$이고, 상수 λ는 탄성계수와 포아송 비로 나타낼 수 있다.

$$\lambda = \frac{\nu E}{(1+\nu)(1-2\nu)} \tag{8.57}$$

8.4.2.4 부피 탄성계수

[그림 8-28(a)]와 같이 기준 상태에서 부피가 dV_0인 재료의 한 요소를 고려한다. [그림 8-28(b)]와 같이 그 요소에 압력 P를 가하면 $\sigma_x = -P$, $\sigma_y = -P$, $\sigma_z = -P$가 된다. 변형된 요소의 부피를 dV라 하자. 재료의 **부피 탄성계수**bulk modulus는 수직응력 $-P$를 **팽창률**dilatation $e = (dV - dV_0)/dV_0$로 나눈 비율로 정의된다.

$$K = \frac{-P}{e} \tag{8.58}$$

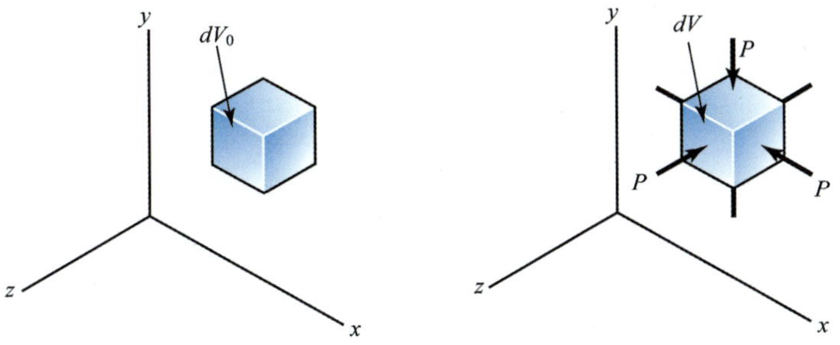

[그림 8-28] 기준 상태와 압력 P를 받았을 때 재료의 요소

식 (8.3)에서 작은 변형률을 받을 때의 팽창률은 다음과 같다.

$$e = \epsilon_x + \epsilon_y + \epsilon_z$$

또한, 식 (8.43)~(8.45)에서 요소의 수직변형률은 다음과 같다.

$$\epsilon_x = \epsilon_y = \epsilon_z = \frac{1-2\nu}{E}(-P)$$

이 관계식을 사용하여 부피 탄성계수에 대한 식을 구할 수 있다.

$$K = \frac{E}{3(1-2\nu)} \tag{8.59}$$

등방성 탄성재료의 응력-변형률 관계를 나타낼 때 탄성계수 E 또는 라메 상수 λ 대신에 부피 탄성계수가 가끔 사용된다.

연구문제

1. 탄성재료란 무엇인가? 선형 탄성재료는 무엇인가?
2. 등방성isotropic 선형 탄성재료에 대해 식 (8.25)의 계수가 제한조건 $b_{11} = b_{22}$, $b_{12} = b_{21}$, $b_{14} = 0$을 만족함을 증명하였다. 그렇다면 임의의 선형 탄성재료에 대해서는 왜 이 제한조건을 만족함을 입증하지 못하는가?
3. 등방성 탄성재료의 응력-변형률 관계식에 사용되는 독립적인 계수는 몇 개인가?
4. 부피 탄성계수를 정의하시오.

예제 8.5 탄성계수의 결정

[그림 8-29]의 원통 봉은 등방성 선형 탄성재료로 만들어졌고 축력을 받고 있다. 그 결과로 봉의 수직응력은 $\sigma_x = 420\,\mathrm{MPa}$이고 다른 응력 성분은 0이다. 봉의 길이와 직경을 측정하여 축 변형률 $\epsilon_x = 0.006$과 가로 변형률 $\epsilon_y = \epsilon_z = -0.002$를 얻었다.

(a) 탄성계수, 포아송 비, 전단계수를 구하시오.

(b) 재료의 라메 상수 μ와 λ를 구하시오.

(c) 부피 탄성계수를 구하시오.

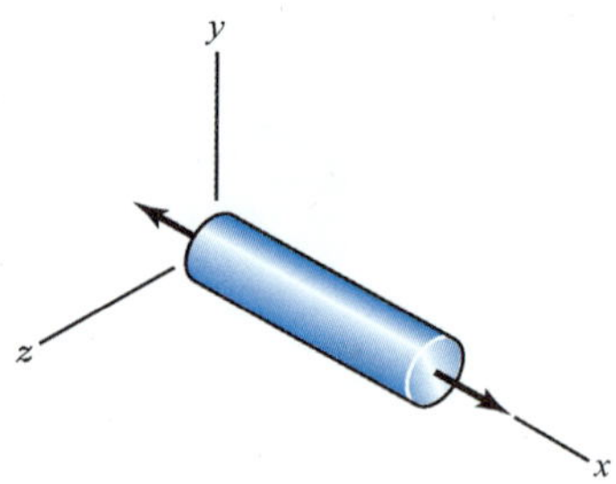

[그림 8-29]

전략

(a) 응력 상태와 변형률 성분 ϵ_x, ϵ_y를 알고 있으므로, 식 (8.43)과 (8.44)를 풀어서 탄성계수 E와 포아송 비 ν를 구한다. 그 다음에 식 (8.50)을 사용하여 전단계수 G를 구한다.

(b) 라메 상수 $\mu = G$이고, λ는 식 (8.57)에서 E와 ν로 주어진다.

(c) 부피 탄성계수는 식 (8.59)에서 E와 ν로 주어진다.

풀이

(a) 식 (8.43)에서

$$\epsilon_x = \frac{1}{E}\sigma_x - \frac{\nu}{E}(\sigma_y + \sigma_z):$$

$$0.006 = \frac{1}{E}(420\text{E6 Pa})$$

이다. 따라서 $E = 70.0\,\text{GPa}$이다. 그리고 식 (8.44)에서

$$\epsilon_y = \frac{1}{E}\sigma_y - \frac{\nu}{E}(\sigma_x + \sigma_z):$$

$$-0.002 = \frac{-\nu}{70.0\,\text{E9 Pa}}(420\text{E6 Pa})$$

이다. 따라서 $\nu = 0.333$이다. 식 (8.50)에서 전단계수는 다음과 같다.

$$G = \frac{E}{2(1+\nu)} = \frac{70.0\text{ GPa}}{(2)(1+0.333)} = 26.3\text{ GPa}$$

(b) 라메 상수 $\mu = G = 26.3\,\text{GPa}$이다. 식 (8.57)을 사용하여 상수 λ를 다음과 같이 구할 수 있다.

$$\lambda = \frac{\nu E}{(1+\nu)(1-2\nu)} = \frac{(0.333)(70.0\text{ GPa})}{(1+0.333)[1-2(0.333)]} = 52.5\text{ GPa}$$

(c) 식 (8.59)에서 부피 탄성계수는 다음과 같이 구할 수 있다.

$$K = \frac{E}{3(1-2\nu)} = \frac{70.0\text{ GPa}}{3[1-2(0.333)]} = 70.0\text{ GPa}$$

토론

이 예제는 재료의 인장시험이 일반적인 이유를 알려주는 중요한 예제이다. 여러분은 인장시험을 이미 수행했거나 혹은 다음 과목에서 하게 될 것이다. 개념적으로 단순한 시험 한 번으로 등방성 탄성재료의 특성을 알려주는 모든 계수를 구할 수 있다.

연습문제 ▸▸▸

8.51 탄성계수가 $E=28\,\text{GPa}$이고, 포아송 비가 $\nu=0.3$인 재료의 한 점에서의 응력 상태가 아래와 같다(단위는 MPa). 점 p에서의 변형률 상태를 구하시오.

$$\begin{bmatrix} \sigma_x & \tau_{xy} & \tau_{xz} \\ \tau_{yx} & \sigma_y & \tau_{yz} \\ \tau_{zx} & \tau_{zy} & \sigma_z \end{bmatrix} = \begin{bmatrix} 250 & 60 & -80 \\ 60 & 300 & 40 \\ -80 & 40 & 150 \end{bmatrix}$$

8.52 탄성계수가 $E=28\,\text{GPa}$이고, 포아송 비가 $\nu=0.3$인 재료의 한 점에서의 응력 상태가 아래와 같다. 점 p에서의 변형률 상태를 구하시오.

$$\begin{bmatrix} \epsilon_x & \gamma_{xy} & \gamma_{xz} \\ \gamma_{yx} & \epsilon_y & \gamma_{yz} \\ \gamma_{zx} & \gamma_{zy} & \epsilon_z \end{bmatrix} = \begin{bmatrix} 220 & 180 & 100 \\ 180 & -150 & -120 \\ 100 & -120 & -100 \end{bmatrix} \times 10^{-5}$$

8.53 가스 원심분리기 안에 있는 니켈 파이프의 한 점에서의 응력 상태가 아래와 같다(단위는 ksi).
US unit
점 p에서의 변형률 상태를 구하시오(탄성계수와 포아송 비는 〈부록 B〉 참조).

$$\begin{bmatrix} \sigma_x & \tau_{xy} & \tau_{xz} \\ \tau_{yx} & \sigma_y & \tau_{yz} \\ \tau_{zx} & \tau_{zy} & \sigma_z \end{bmatrix} = \begin{bmatrix} 600 & 30 & 25 \\ 30 & 450 & 40 \\ 25 & 40 & 520 \end{bmatrix}$$

8.54 등방성 선형 탄성재료의 한 점 p에서 평면응력 상태라 하더라도 점 p에서 반드시 평면변형률 상태가 되는 것은 아님을 보이시오. 평면응력 상태가 평면변형률 상태를 만족하려면 어떠한 조건을 만족해야 하는가?

8.55 2014-T6 알루미늄 합금으로 만든 기계부속 안의 한 점이 평면응력 상태이며 $\sigma_x=450\,\text{MPa}$, $\sigma_y=-300\,\text{MPa}$, $\tau_{xy}=60\,\text{MPa}$이다. 그 점에서의 변형률 상태를 구하시오.

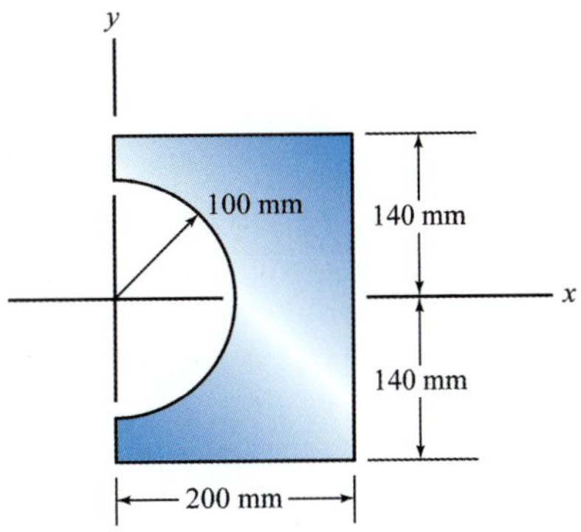

[그림 P8.55]

연습문제 ▸▸▸

8.56 US unit 7075-T6 알루미늄 합금으로 만든 로봇 액츄에이터 암이 평면응력 σ_x, σ_y, τ_{xy}를 받고 있다. 스트레인 게이지 로제트를 사용하여 실험적으로 구한 변형률은 $\epsilon_x = 0.00350$, $\epsilon_y = 0.00600$, $\gamma_{xy} = -0.02400$이다. 응력 상태성분을 구하시오(단위는 ksi).

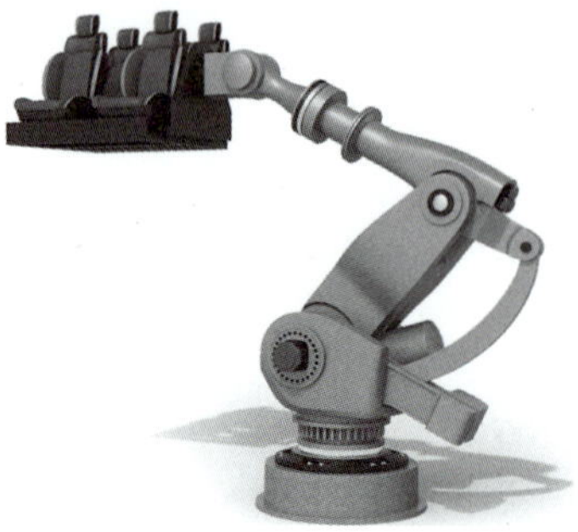

[그림 P8.56]

(출처 : iStock by Chesky_W)

8.57 어느 재료가 평면응력 상태이며, $\sigma_x = 400\,\text{MPa}$, $\sigma_y = -200\,\text{MPa}$, $\tau_{xy} = 300\,\text{MPa}$이다. 스트레인 게이지 로제트를 사용하여 실험적으로 구한 변형률은 $\epsilon_x = 0.00239$, $\epsilon_y = -0.00162$, $\gamma_{xy} = 0.00401$이다. 재료의 탄성계수와 포아송 비를 구하시오.

8.58 어느 재료가 평면응력 상태이며, $\sigma_x = 400\,\text{MPa}$, $\sigma_y = -200\,\text{MPa}$, $\tau_{xy} = 300\,\text{MPa}$이다. 스트레인 게이지 로제트를 사용하여 실험적으로 구한 변형률은 $\epsilon_x = 0.00575$, $\epsilon_y = -0.00400$, $\gamma_{xy} = 0.00975$이다.

(a) 라메 상수 λ와 μ를 구하시오.

(b) 부피 탄성계수 K를 구하시오.

8.59 US unit 탄성계수가 $E = 15\text{E}6$ psi이고, 포아송 비가 $\nu = 0.33$인 재료의 한 점에서의 응력 상태가 아래와 같다(단위는 ksi). 점 p에서의 변형률 상태를 구하시오.

$$\begin{bmatrix} \sigma_x & \tau_{xy} & \tau_{xz} \\ \tau_{yx} & \sigma_y & \tau_{yz} \\ \tau_{zx} & \tau_{zy} & \sigma_z \end{bmatrix} = \begin{bmatrix} 50 & -60 & -40 \\ -60 & 40 & 40 \\ -40 & 40 & -40 \end{bmatrix}$$

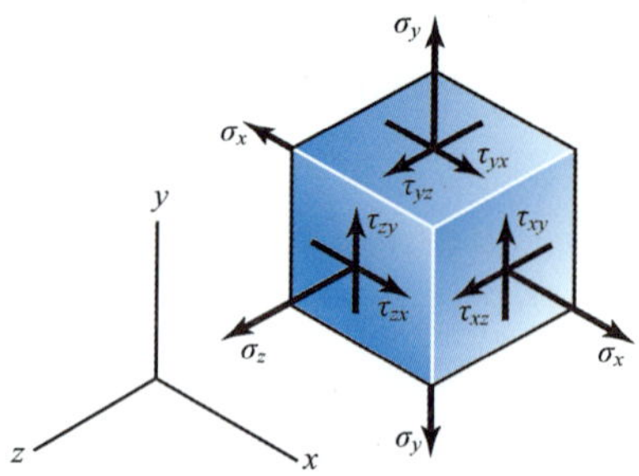

[그림 P8.59]

연습문제 ▸▸▸

8.60 US unit 탄성계수가 $E=15\text{E}6$ psi이고, 포아송 비가 $\nu=0.33$인 재료의 한 점에서의 변형률 상태가 아래와 같다(단위는 ksi). 점 p에서의 응력 상태를 구하시오.

$$\begin{bmatrix} \epsilon_x & \gamma_{xy} & \gamma_{xz} \\ \gamma_{yx} & \epsilon_y & \gamma_{yz} \\ \gamma_{zx} & \gamma_{zy} & \epsilon_z \end{bmatrix} = \begin{bmatrix} 0.004 & 0.010 & -0.010 \\ 0.010 & -0.002 & 0 \\ -0.010 & 0 & -0.003 \end{bmatrix}$$

8.61 US unit 재료가 티타늄(〈부록 B〉 참조)일 때,

(a) 라메 상수 λ와 μ를 구하시오.

(b) 부피 탄성계수 K를 psi 단위로 구하시오.

8.62 US unit 탄성계수 E, 포아송 비 ν인 재료로 만든 원통형 봉이 축력을 받고 있다. 응력 상태는 다음과 같다.

$$\begin{bmatrix} \sigma_x & \tau_{xy} & \tau_{xz} \\ \tau_{yx} & \sigma_y & \tau_{yz} \\ \tau_{zx} & \tau_{zy} & \sigma_z \end{bmatrix} = \begin{bmatrix} \sigma_x & 0 & 0 \\ 0 & 0 & 0 \\ 0 & 0 & 0 \end{bmatrix}$$

(a) 변형률 상태를 σ_x, E, ν로 나타내시오.

(b) 하중을 주기 전에 봉의 길이가 L이고 단면적이 A이다. 하중을 가한 봉의 부피를 L, A, σ_x, E, ν로 나타내시오.

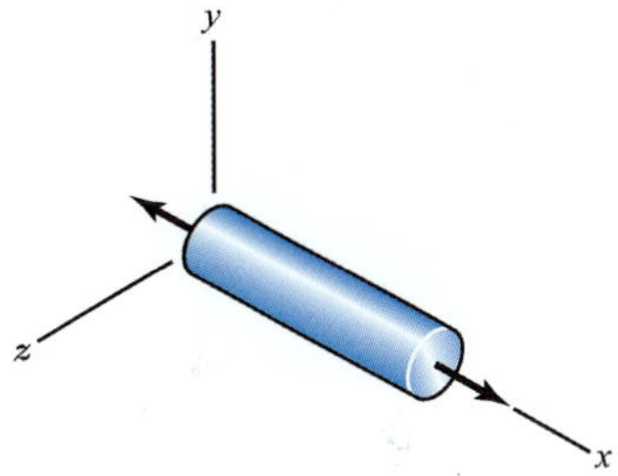

[그림 P8.62 ~ 8.63]

8.63 탄성계수 E, 포아송 비 ν인 재료로 만든 원통형 봉이 축력을 받고 있으며, 이로 인한 수직응력은 $\sigma_x=380$ MPa이다. 축방향과 횡방향의 수직변형률을 측정하니 $\epsilon_x=0.0020$, $\epsilon_y=\epsilon_z=-0.0007$이다.

(a) 재료의 탄성계수 E, 포아송 비 ν, 전단계수 G를 구하시오.

(b) 라메 상수 λ와 μ를 구하시오.

연습문제 ▸▸▸

8.64* 어느 재료의 한 점이 평면응력 상태이며, 스트레인 게이지 로제트를 사용하여 측정한 변형률은 $\epsilon_a = 0.006$, $\epsilon_b = -0.003$, $\epsilon_c = -0.002$이다. 탄성계수는 $E = 30\,\text{GPa}$이고, 포아송 비는 $\nu = 0.33$이다. 이 점에서의 응력 상태를 구하시오.

8.65* 강철 유압 피스톤의 한 점이 평면응력 상태이며, 스트레인 게이지 로제트를 사용하여 측정한 변형률은 $\epsilon_a = -0.00150$, $\epsilon_b = 0.00140$, $\epsilon_c = 0.00086$이다. 탄성계수는 $E = 200\,\text{GPa}$이고, 포아송 비는 $\nu = 0.33$이다. 이 점에서의 주응력과 절대 최대 전단응력을 구하시오.

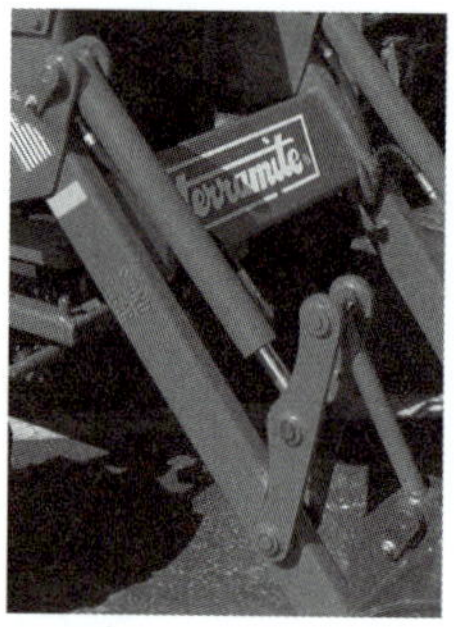

[문제 8.65]

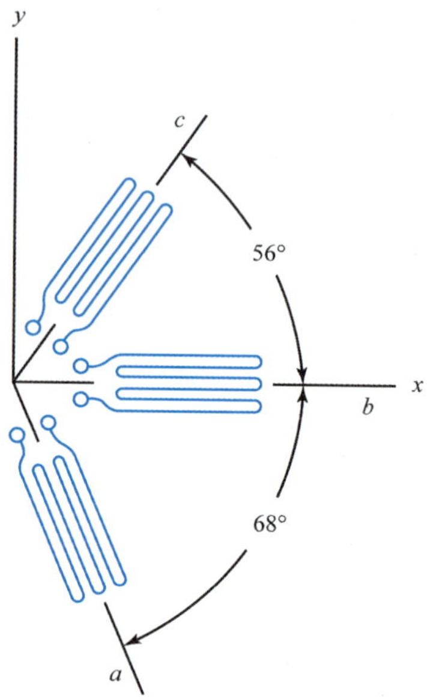

[그림 P8.64 ~ 8.66]

8.66* 스트레인 게이지 로제트가 아틀라스 발사용 로켓 노즐의 바깥벽에 부착되어 있으며, 부착된 곳의 재료는 균일한 평면응력 상태에 있다. 로제트가 측정한 변형률은 $\epsilon_a = 0.0053$, $\epsilon_b = 0.0038$, $\epsilon_c = 0.0029$이다. 재료의 탄성계수는 $E = 70\,\text{GPa}$이고, 포아송 비는 $\nu = 0.33$이다. 평면응력 성분을 구하시오.

8.67* 등방성 선형 탄성재료가 수직응력 $\sigma_x = \sigma$를 받고 있으며 나머지 응력 성분은 0이다. 이 응력 상태에서 식 (8.43)~(8.45), (8.51), 그리고 식 (8.50)을 사용하고, $G = \mu$를 적용하여 식 (8.57)을 유도하시오.

$$\lambda = \frac{\nu E}{(1+\nu)(1-2\nu)}$$

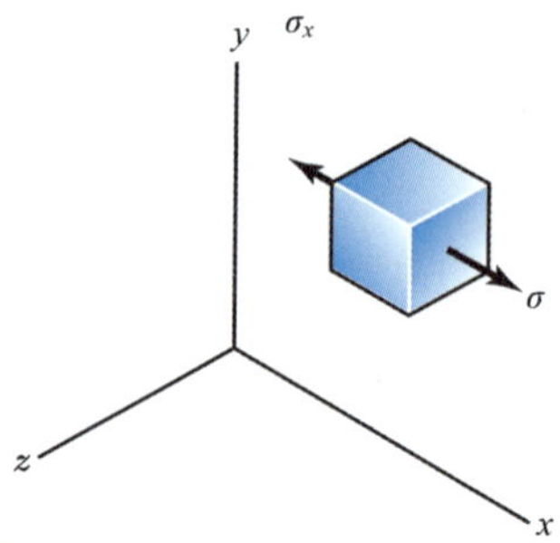

[그림 P8.67]

핵심요약 ▸▸▸

▶ 변형률 성분

주어진 좌표계에서 재료의 한 점 p에서의 **변형률 상태**state of strain는 다음 식처럼 **변형률 성분**components of strain에 의해 정의된다.

$$\begin{bmatrix} \epsilon_x & \gamma_{xy} & \gamma_{xz} \\ \gamma_{yx} & \epsilon_y & \gamma_{yz} \\ \gamma_{zx} & \gamma_{zy} & \epsilon_z \end{bmatrix} \tag{8.1}$$

성분 ϵ_x, ϵ_y, γ_{xy}는 x, y, z 방향의 수직응력이다. 성분 $\gamma_{xy}=\gamma_{yx}$는 x, y축의 양의 방향에 근거한 전단변형률이고, 성분 $\gamma_{yz}=\gamma_{zy}$와 $\gamma_{xz}=\gamma_{zx}$도 비슷하게 정의된다.

기준 좌표계에서 재료의 부피 dV_0를 고려하자. 변형 상태에서의 부피는 다음과 같다.

$$dV=(1+\epsilon_x+\epsilon_y+\epsilon_z)\,dV_0 \tag{8.2}$$

팽창률dilatation은 단위부피당 재료의 부피 변화이다.

$$e=\frac{dV-dV_0}{dV_0}=\epsilon_x+\epsilon_y+\epsilon_z \tag{8.3}$$

▶ 평면변형률의 변환

점 p의 변형률이 아래와 같은 형태일 때 **평면변형률**plane strain 상태라고 한다.

$$\begin{bmatrix} \epsilon_x & \gamma_{xy} & 0 \\ \gamma_{yx} & \epsilon_y & 0 \\ 0 & 0 & 0 \end{bmatrix} \tag{8.4}$$

그림 (a)의 $x'y'z'$ 좌표계에서의 변형률 성분은 다음과 같다.

$$\epsilon_{x'}=\frac{\epsilon_x+\epsilon_y}{2}+\frac{\epsilon_x-\epsilon_y}{2}\cos 2\theta+\frac{\gamma_{xy}}{2}\sin 2\theta \tag{8.7}$$

$$\epsilon_{y'}=\frac{\epsilon_x+\epsilon_y}{2}-\frac{\epsilon_x-\epsilon_y}{2}\cos 2\theta-\frac{\gamma_{xy}}{2}\sin 2\theta \tag{8.8}$$

$$\frac{\gamma_{x'y'}}{2}=-\frac{\epsilon_x-\epsilon_y}{2}\sin 2\theta+\frac{\gamma_{xy}}{2}\cos 2\theta \tag{8.9}$$

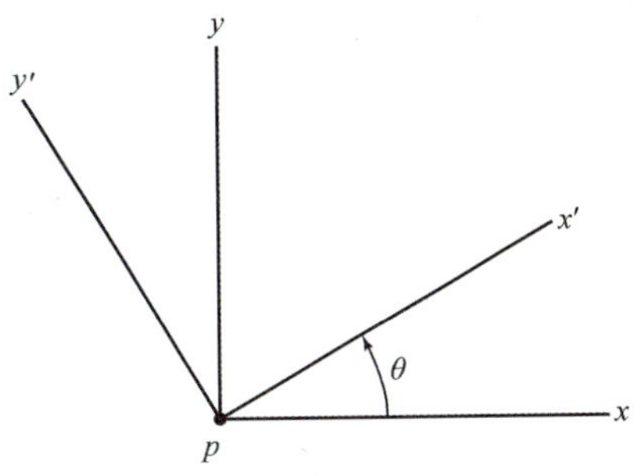

(a)

등방성 선형 탄성재료에 대하여, 식 (8.7), (8.8), (8.9)는 평면응력 상태에서 얻어진 변형률 성분에도 적용된다.

핵심요약 ▸▸▸

▶ 스트레인 게이지 로제트

어느 재료가 그림 (a)의 x-y 좌표계에서 미지의 평면변형률 상태라고 가정하자. **스트레인 게이지 로제트**strain gage rosette가 θ_a, θ_b, θ_c의 세 방향에서 수직변형률 $\epsilon_{x'}$을 측정한다. 측정된 변형률을 각각 ϵ_a, ϵ_b, ϵ_c라 한다. 식 (8.6)을 사용하여 이 변형률을 변형률 성분 ϵ_x, ϵ_y, γ_{xy}로 표현하면 다음과 같다.

$$\begin{aligned} \epsilon_a &= \epsilon_x \cos^2\theta_a + \epsilon_y \sin^2\theta_a + \gamma_{xy}\sin\theta_a\cos\theta_a \\ \epsilon_b &= \epsilon_x \cos^2\theta_b + \epsilon_y \sin^2\theta_b + \gamma_{xy}\sin\theta_b\cos\theta_b \\ \epsilon_c &= \epsilon_x \cos^2\theta_c + \epsilon_y \sin^2\theta_c + \gamma_{xy}\sin\theta_c\cos\theta_c \end{aligned} \tag{8.10}$$

이 방정식을 변형률 성분 ϵ_x, ϵ_y, γ_{xy}에 대하여 풀 수 있다.

▶ 평면변형률에서의 최대 및 최소 변형률

수직변형률이 최대 또는 최소가 되는 θ 값은 다음 방정식으로 구할 수 있다.

$$\tan 2\theta_p = \frac{\gamma_{xy}}{\epsilon_x - \epsilon_y} \tag{8.11}$$

θ_p를 식 (8.7)과 (8.8)에 대입하여 주변형률 값을 구할 수 있다. 주변형률 값은 다음 방정식으로도 구할 수 있다.

$$\epsilon_1,\ \epsilon_2 = \frac{\epsilon_x + \epsilon_y}{2} \pm \sqrt{\left(\frac{\epsilon_x - \epsilon_y}{2}\right)^2 + \left(\frac{\gamma_{xy}}{2}\right)^2} \tag{8.14}$$

다만 이 방정식은 방향에 대한 정보를 주지 못한다. 그림 (b)와 같은 방향을 가진 미소한 정사각형 요소는 x'와 y' 방향의 주변형률을 받고 있고 전단변형률을 받지 않는다.

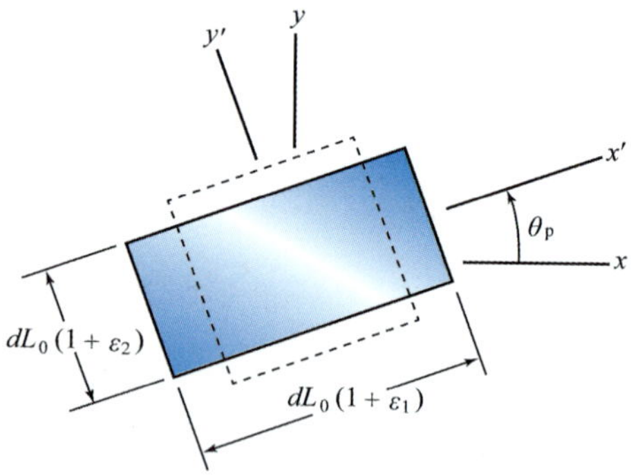

(b)

면내 전단변형률이 최대 또는 최소가 되는 θ 값은 다음 방정식으로 구할 수 있다.

$$\tan 2\theta_s = -\frac{\epsilon_x - \epsilon_y}{\gamma_{xy}} \tag{8.15}$$

θ_s를 식 (8.9)에 대입하여 상응하는 전단변형률을 구할 수 있다. 최대 면내 전단변형률의 크기는 다음 방정식으로 구할 수 있다.

$$\gamma_{max} = \sqrt{(\epsilon_x - \epsilon_y)^2 + \gamma_{xy}^2} \tag{8.18}$$

핵심요약 ▶▶▶

절대 최대 전단변형률은 다음과 같다.

$$\gamma_{\text{abs}} = \text{Max}(|\epsilon_1|, |\epsilon_2|, |\epsilon_1 - \epsilon_2|) \quad \textbf{(8.22)}$$

▶ 평면변형률에 대한 모어 원

평면변형률 상태 ϵ_x, ϵ_y, γ_{xy}가 주어지면 수평축과 수직축을 그린다. 이때 수직변형률은 수평축을 따라 오른쪽으로, 전단변형률은 수직축을 따라 아래쪽으로 측정한다. 수직변형률-전단변형률 평면에 두 점 P와 Q를 표시하는데, 점 P의 좌표는 $\left(\epsilon_x, \dfrac{\gamma_{xy}}{2}\right)$이고, 점 Q의 좌표는 $\left(\epsilon_y, -\dfrac{\gamma_{xy}}{2}\right)$이다. 점 P와 Q를 연결하는 직선을 그린다. 그 직선과 수평축이 교차하는 점을 중심으로 하고 두 점을 지나는 원을 그린다(그림 (c)). 점 P를 원의 중심에서 반시계방향으로 각 2θ만큼 회전한 점과 원의 중심을 연결하는 직선을 그린다. 이 직선과 원이 교차하는 점이 P'이고 좌표는 $\left(\epsilon_{x'}, \dfrac{\gamma_{x'y'}}{2}\right)$이며, 점 Q'의 좌표는 $\left(\epsilon_{y'}, -\dfrac{\gamma_{x'y'}}{2}\right)$이다(그림 (d)).

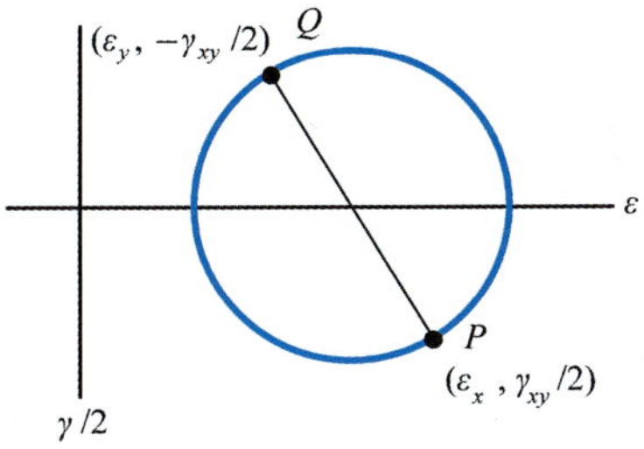

(c)

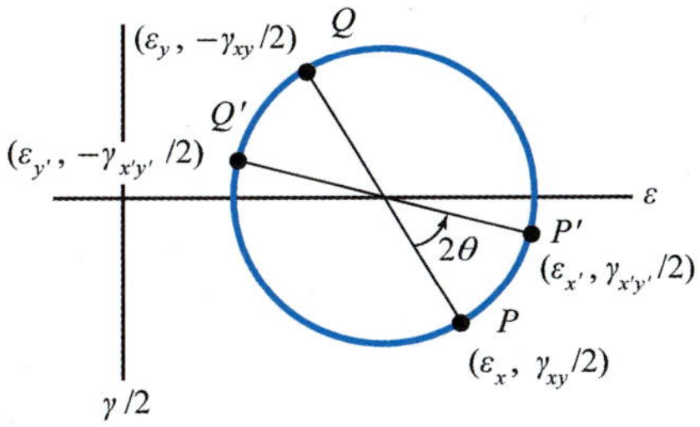

(d)

▶ 응력-변형률 관계

한 점에서의 응력 상태가 그 점에서의 변형률 상태만의 함수인 재료를 **탄성**elastic 재료라고 말한다. 만일 좌표계 방향이 변해도 그 함수가 변화하지 않으면, 그 재료는 **등방성**isotropic 재료이다. 만일 변형률 성분이 응력 성분의 선형 함수이면, 그 재료는 **선형탄성**linear elastic 재료라고 말한다. 등방성 선형 탄성 재료의 응력-변형률 관계식은 다음과 같다.

$$\epsilon_x = \frac{1}{E}\sigma_x - \frac{\nu}{E}(\sigma_y + \sigma_z) \quad \textbf{(8.43)}$$

$$\epsilon_y = \frac{1}{E}\sigma_y - \frac{\nu}{E}(\sigma_x + \sigma_z) \quad \textbf{(8.44)}$$

$$\epsilon_z = \frac{1}{E}\sigma_z - \frac{\nu}{E}(\sigma_x + \sigma_y) \quad \textbf{(8.45)}$$

핵심요약 ▶▶▶

$$\gamma_{xy} = \frac{1}{G}\tau_{xy} \tag{8.46}$$

$$\gamma_{yz} = \frac{1}{G}\tau_{yz} \tag{8.47}$$

$$\gamma_{xz} = \frac{1}{G}\tau_{xz} \tag{8.48}$$

전단계수는 탄성계수와 포아송 비로 나타낼 수 있다.

$$G = \frac{E}{2(1+\nu)} \tag{8.50}$$

응력-변형률 관계식을 다음과 같은 형식으로 나타낼 수 있다.

$$\sigma_x = (\lambda+2\mu)\epsilon_x + \lambda(\epsilon_y+\epsilon_z) \tag{8.51}$$

$$\sigma_y = (\lambda+2\mu)\epsilon_y + \lambda(\epsilon_x+\epsilon_z) \tag{8.52}$$

$$\sigma_z = (\lambda+2\mu)\epsilon_z + \lambda(\epsilon_x+\epsilon_y) \tag{8.53}$$

$$\tau_{xy} = \mu\gamma_{xy} \tag{8.54}$$

$$\tau_{yz} = \mu\gamma_{yz} \tag{8.55}$$

$$\tau_{xz} = \mu\gamma_{xz} \tag{8.56}$$

여기서 λ와 μ를 **라메 상수**Lamé constant라고 부른다. 상수 $\mu = G$이고, 상수 λ는 탄성계수와 포아송 비로 나타낼 수 있다.

$$\lambda = \frac{\nu E}{(1+\nu)(1-2\nu)} \tag{8.57}$$

등방성 선형 탄성재료에 압력 P를 가하면 $\sigma_x = -P$, $\sigma_y = -P$, $\sigma_z = -P$가 된다. 재료의 **부피 탄성계수**bulk modulus K는 $-P$를 **팽창률**로 나눈 비율이다.

$$K = \frac{-P}{e} \tag{8.58}$$

탄성계수와 포아송 비로 부피 탄성계수를 나타내면 다음과 같다.

$$K = \frac{E}{3(1-2\nu)} \tag{8.59}$$

복습문제

8.68 점 p의 평면변형률 성분은 $\epsilon_x=0$, $\epsilon_y=0$, $\gamma_{xy}=0.004$이다. 각도 $\theta=45°$일 때, 점 p에서의 변형률 $\epsilon_{x'}$, $\epsilon_{y'}$, $\gamma_{x'y'}$을 구하시오.

8.69 점 p의 평면변형률 성분은 $\epsilon_x=-0.0024$, $\epsilon_y=0.0012$, $\gamma_{xy}=-0.0012$이다. 각도 $\theta=25°$일 때, 점 p에서의 변형률 $\epsilon_{x'}$, $\epsilon_{y'}$, $\gamma_{x'y'}$을 구하시오.

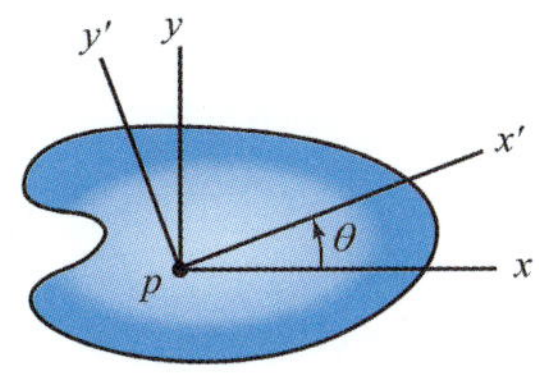

[그림 P8.68 ~ 8.69]

8.70 베어링 하우징의 한 점 p가 평면응력을 받고 있으며, 평면변형률 성분은 $\epsilon_{x'}=0.0024$, $\epsilon_{y'}=0.0044$, $\gamma_{x'y'}=-0.0030$이다. 각도 $\theta=20°$일 때, 점 p에서의 변형률 ϵ_x, ϵ_y, γ_{xy}를 구하시오.

8.71* 베어링 하우징의 한 점 p가 평면변형률 상태이며, $\epsilon_x=0.0032$, $\epsilon_y=-0.0026$, $\gamma_{xy}=0.0044$이다. $\epsilon_{x'}=0.0037$이고 $\epsilon_{y'}=-0.0031$일 때, 점 p에서 각도 θ와 변형률 $\gamma_{x'y'}$을 구하시오.

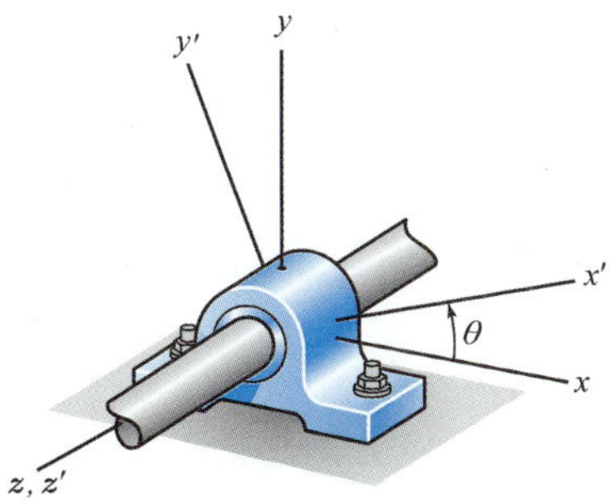

[그림 P8.70 ~ 8.71]

8.72 그림과 같은 방향의 스트레인 게이지 로제트를 사용하여 측정한 변형률은 $\epsilon_a=-0.00116$, $\epsilon_b=-0.00065$, $\epsilon_c=0.00130$이다. 변형률 ϵ_x, ϵ_y, γ_{xy}를 구하시오.

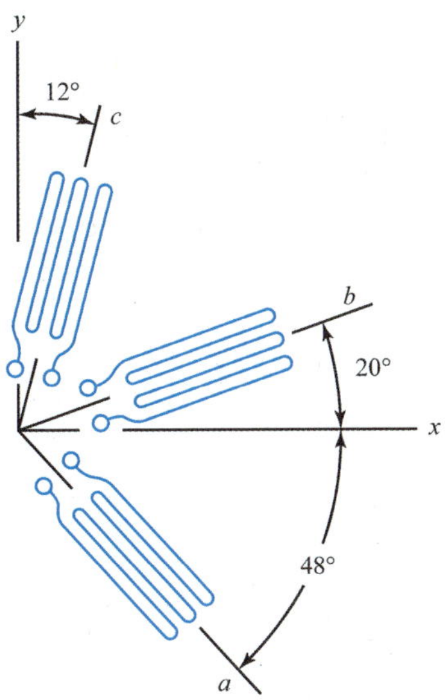

[그림 P8.72]

복습문제 ▸▸▸

8.73 평면변형률 상태에서 $\epsilon_x = 0.003$, $\epsilon_y = 0.001$, $\gamma_{xy} = -0.006$이다. 최대 면내 전단변형률의 크기를 구하시오.

8.74 평면변형률 상태 $\epsilon_x = 0.0025$, $\epsilon_y = 0$, $\gamma_{xy} = -0.005$에서 절대 최대 전단변형률을 구하시오.

8.75 평면변형률 상태 $\epsilon_x = -0.008$, $\epsilon_y = -0.006$, $\gamma_{xy} = -0.012$에서 절대 최대 전단변형률을 구하시오.

8.76 탄성계수 $E = 200\,\text{GPa}$이고, 포아송 비 $\nu = 0.28$인 강철로 만든 드릴 비트가 있다. 점 p에서 비트는 평면응력 상태이며, 변형률 성분은 $\epsilon_x = -0.0024$, $\epsilon_y = 0.0044$, $\gamma_{xy} = -0.0030$이다. 점 p에서의 응력 상태를 구하시오.

8.77 탄성계수 $E = 200\,\text{GPa}$이고, 포아송 비 $\nu = 0.28$인 강철로 만든 드릴 비트가 있다. 점 p에서 비트는 평면응력 상태이며, 변형률 성분은 $\epsilon_x = 0.0038$, $\epsilon_y = 0.0066$, $\gamma_{xy} = -0.0048$이다. 점 p에서의 변형률 성분 ϵ_z를 구하시오.

8.78* 식 (8.59)로 시작하여 부피 탄성계수가 다음과 같이 라메 상수로 표현됨을 보이시오.

$$K = \lambda + \frac{2}{3}\mu$$

CHAPTER

9

보의 처짐

Deflections of Beams

차량 서스펜션의 판 스프링, 다이빙 보드, 장대높이뛰기 봉과 같은 특정 유형의 보의 처짐deflection은 해당 기능의 핵심이다. 이와 반대로, 대부분의 구조용 보structural beam는 단순히 하중을 지지하기 위한 것이며 처짐은 설계에서 중요한 고려사항이 아니다. 그러나 처짐이 설계에 중요한 고려사항이 아니더라도, 처짐 계산이 또 다른 이유로 매우 중요할 수 있음을 이 장에서 보여준다. 처짐 계산을 통해 부정정 보statically indeterminate beam에 대한 반력을 결정할 수 있다.

SECTION 9.1

2차 방정식

The Second-Order Equation

[그림 9-1]과 같이 v를 x축에 대한 보의 중립축neutral axis 처짐, θ를 중립축과 x축 사이 각도라고 하자. 우리의 목표는 하중이 주어졌을 때 v와 θ를 x의 함수로 결정하는 것이다.

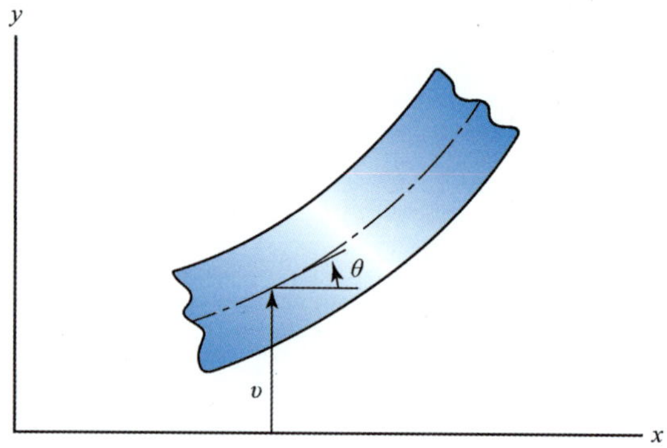

[그림 9-1] 중립축과 x축 사이의 처짐 v와 각도 θ

9.1.1 미분방정식

[그림 9-2]와 같이 x와 $x+dx$에서의 처짐을 고려하면, v와 θ는 다음과 같은 관계가 있다.

$$\frac{dv}{dx} = \tan\theta = \theta + \frac{1}{3}\theta^3 + \cdots$$

여기서 $\tan\theta$를 테일러 급수Taylor series로 표현한다. θ가 2차 이상의 항을 무시할 만큼 충분히 작은 경우의 보와 하중으로 제한하면 다음과 같은 방정식을 얻을 수 있다.

$$\frac{dv}{dx} = \theta \tag{9.1}$$

(이해를 위해 그림에서 θ의 크기는 크게 과장시켰다.) [그림 9-3]과 같이 x와 $x+dx$에서 중립축에 수선을 그린다. 이 선들 사이의 각도 $d\theta$는 x에서 $x+dx$로의 θ 변화와 같다. 중립축 곡률 반지름 ρ와 거리 ds의 관점에서 각도 $d\theta$의 관계는 다음과 같다.

$$d\theta = \frac{1}{\rho}ds \tag{9.2}$$

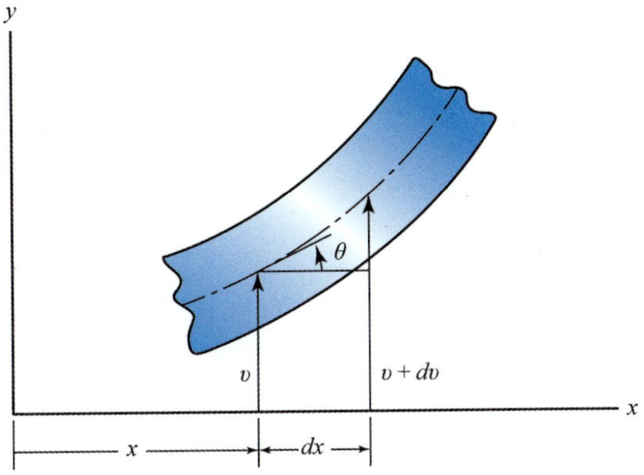

[그림 9-2] v와 각도 θ 사이의 관계 결정

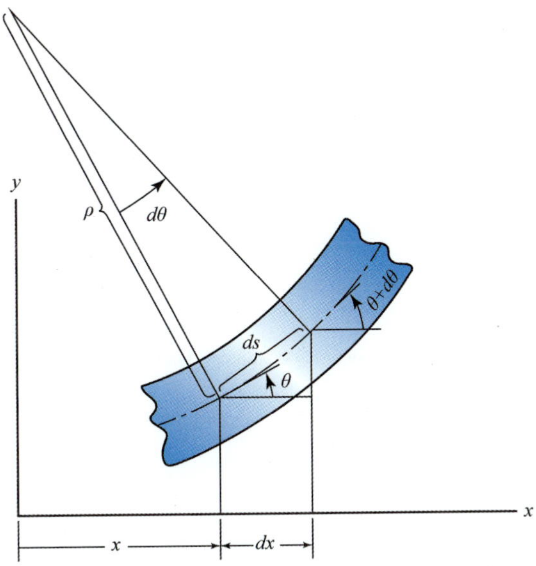

[그림 9-3] 중립축의 곡률 반지름과 θ와의 관계

[그림 9-3]으로부터 다음의 관계를 얻는다.

$$dx = ds\cos\theta = ds\left(1 - \frac{1}{2}\theta^2 + \cdots\right)$$

따라서 θ의 2차 이상의 항을 무시할 때 $ds = dx$이므로 식 (9.2)를 다음과 같이 표현할 수 있다.

$$\frac{d\theta}{dx} = \frac{1}{\rho}$$

이를 식 (9.1)에 대입하면 다음과 같다.

$$\frac{d^2v}{dx^2} = \frac{1}{\rho} \tag{9.3}$$

6장에서 보의 곡률 반지름, 굽힘모멘트 및 굽힘 강성flexural rigidity과 관련한 방정식을 소개하였다. 이에 대한 식 (6.10)을 다시 표현하면 다음과 같다.

$$\frac{1}{\rho}=\frac{M}{EI}$$

이를 식 (9.3)에 대입해 보의 처짐과 굽힘모멘트 간의 관계를 얻을 수 있다.

$$v''=\frac{M}{EI} \tag{9.4}$$

여기서 프라임(′) 표시는 x에 대한 미분을 나타낸다. 이 식을 통해 보의 처짐을 결정할 수 있다. 우리가 논의해야 할 몇 가지 세부사항이 있지만, 기본 절차는 보에서 굽힘모멘트 M을 x의 함수로 결정한 다음, 방정식 (9.4)를 두 번 적분해 x의 함수로 처짐 v를 결정하는 것이다. (보가 균일단면이고 균질한 재료로 구성된 경우, 굽힘 강성 EI는 일정하다.) v가 x의 함수라고 할 때, 식 (9.1)을 사용하여 기울기 θ를 x의 함수로 결정할 수 있다.

9.1.2 경계조건

[그림 9-4]와 같이 핀과 롤러로 지지되고 있는 보는 균일분포하중uniformly distributed load을 받고 있다. 굽힘모멘트 M은 x의 함수로 다음과 같다.

$$M=\frac{w_0}{2}(Lx-x^2)$$

이를 식 (9.4)에 대입하면 다음과 같이 표현할 수 있다.

$$v''=\frac{w_0}{2EI}(Lx-x^2)$$

이를 적분하면 다음과 같다.

$$v'=\frac{w_0}{2EI}\left(\frac{Lx^2}{2}-\frac{x^3}{3}\right)+A$$

여기서 A는 적분상수이고, 이를 다시 적분하면 다음 식을 얻는다.

$$v=\frac{w_0}{2EI}\left(\frac{Lx^3}{6}-\frac{x^4}{12}\right)+Ax+B \tag{9.5}$$

여기서 B는 두 번째 적분상수이다.

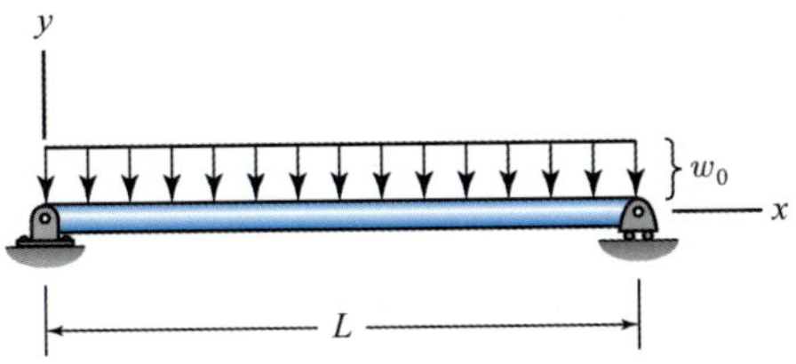

[그림 9-4] 균일분포하중을 받는 보

처짐 결정을 위해 [그림 9-5]와 같이 보의 지지점에 부과된 경계조건boundary condition을 사용하여 적분상수 A와 B를 계산해야 한다. 핀 지지점($x=0$)에서 처짐은 0이다. 이 조건을 식 (9.5)에 대입해 B 값을 얻는다.

$$v|_{x=0}=B=0$$

롤러 지지점($x=L$)에서도 마찬가지로 처짐은 0이다.

$$v|_{x=L}=\frac{w_0}{2EI}\left(\frac{L^4}{6}-\frac{L^4}{12}\right)+AL=0$$

이 식으로부터 $A=-\dfrac{w_0L^3}{24EI}$의 관계를 얻을 수 있다. A, B 값을 식 (9.5)에 대입하면 보의 처짐에 대한 해를 얻을 수 있다.

$$v=-\frac{w_0x}{24EI}(L^3-2Lx^2+x^3)$$

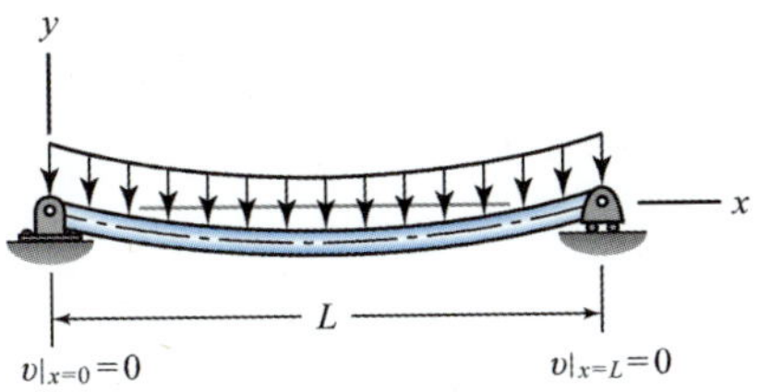

[그림 9-5] 각 지지점에서 처짐은 0

이전 예에서는 x의 함수로의 굽힘모멘트 식을 식 (9.4)에 대입하고 이를 두 번 적분한 뒤, 지지점의 경계조건으로 적분상수를 구해서 보의 처짐을 결정했다. 이 절차를 [그림 9-6(a)]와 같은 보에 적용할 때 새롭게 고려해야 할 사항이 있다. [그림 9-6(b)]와 같이, 굽힘모멘트를 x의 함수로 결정할 때 구간에 따라 $0\le x\le\dfrac{L}{2}$에 적용되는 식 M_1과 $\dfrac{L}{2}\le x\le L$에 적용되는 식 M_2를 구해야 한다. 그리고 각 구간에 대해 독립적으로 처짐을 결정해야 한다. v_1이 $x=0$에서 $x=\dfrac{L}{2}$까지의 보의 처짐을 나타낸다고 하자. M_1에 대한 식을 식 (9.4)에 대입하면 다음과 같다.

$$v_1''=\frac{M_1}{EI}=-\frac{w_0L}{2EI}\left(\frac{3L}{4}-x\right)$$

이를 두 번 적분하면 다음과 같다.

$$v_1{}' = -\frac{w_0 L}{2EI}\left(\frac{3Lx}{4} - \frac{x^2}{2}\right) + A$$

$$v_1 = -\frac{w_0 L}{2EI}\left(\frac{3Lx^2}{8} - \frac{x^3}{6}\right) + Ax + B$$

여기서 A, B는 적분상수이다. v_2는 $x = \dfrac{L}{2}$에서 $x = L$까지의 보의 처짐을 나타낸다고 하자. 마찬가지로 M_2에 대한 식을 식 (9.4)에 대입하고 두 번 적분하면 다음과 같다.

$$v_2{}'' = \frac{M_2}{EI} = -\frac{w_0}{2EI}(x^2 - 2Lx + L^2)$$

$$v_2{}' = -\frac{w_0}{2EI}\left(\frac{x^3}{3} - Lx^2 + L^2x\right) + C$$

$$v_2 = -\frac{w_0}{2EI}\left(\frac{x^4}{12} - \frac{Lx^3}{3} + \frac{L^2x^2}{2}\right) + Cx + D$$

여기서 C, D는 적분상수이다.

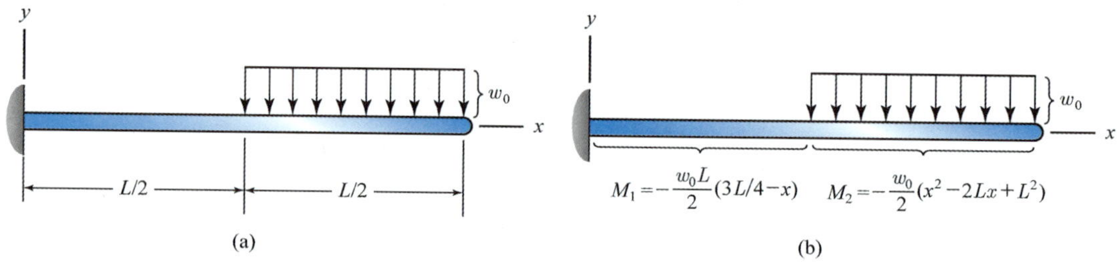

[그림 9-6] (a) 보의 일부에 균일분포하중을 받는 빔 (b) 굽힘모멘트 분포를 설명하는 함수

이제 적분상수 A, B, C, D를 구할 4가지 경계조건을 찾아야 한다. 보의 고정지지점으로부터 두 가지 조건이 결정된다. [그림 9-7]에서 보듯이, $x = 0$에서 처짐과 기울기는 0이다.

$$v_1|_{x=0} = B = 0$$

$$v'_1|_{x=0} = A = 0$$

또한 두 해에 의해 주어진 처짐이 $x = \dfrac{L}{2}$인 위치에서 동일해야 함을 알고 있다([그림 9-7]).

$$v_1|_{x=L/2} = v_2|_{x=L/2}:$$

$$-\frac{14w_0L^4}{384EI} = -\frac{17w_0L^4}{384EI} + \frac{CL}{2} + D$$

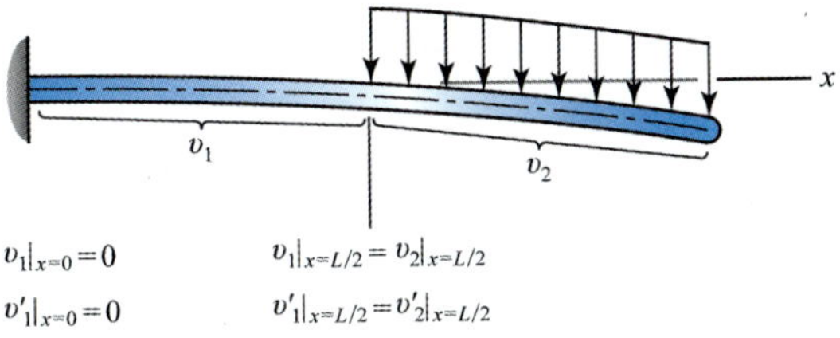

[그림 9-7] 고정지지점과 두 방정식의 해가 만나는 지점의 경계조건

네 번째 조건은 두 가지 해로부터 얻어진 기울기가 $x=\dfrac{L}{2}$인 위치에서 동일해야 한다는 것이다.

$$v'_1|_{x=L/2}=v'_2|_{x=L/2}:$$
$$-\frac{6w_0L^3}{48EI}=-\frac{7w_0L^3}{48EI}+C$$

네 가지 경계조건으로부터 A, B, C, D를 구하면,

$$A=0,\ B=0,\ C=\frac{w_0L^3}{48EI},\ D=-\frac{w_0L^4}{384EI}$$

이다. 이를 v_1, v_2 표현식에 대입하면 보의 처짐은 다음과 같다.

$$v=\begin{cases}-\dfrac{w_0L}{48EI}(9Lx^2-4x^3), & 0\le x\le\dfrac{L}{2} \quad (9.6)\\[2ex] -\dfrac{w_0}{384EI}(16x^4-64Lx^3+96L^2x^2-8L^3x+L^4), & \dfrac{L}{2}\le x\le L \quad (9.7)\end{cases}$$

지금까지 설명한 예는 다음과 같은 보의 처짐을 결정하는 데 필요한 단계를 보여준다.

❶ 굽힘모멘트를 x의 함수로 결정한다. 두 번째 예에서와 같이 두 개 이상의 함수 M_1, M_2, $\cdots$가 생성될 수 있으며, 각 함수는 보 길이 중에서 서로 다른 부분segment에 적용된다.

❷ 각 부분에 대해, 식 (9.4)를 두 번 적분해 v_1, v_2, $\cdots$를 결정한다. N개의 부분(구간)이 있는 경우 미정 적분상수가 $2N$개이다.

❸ 경계조건을 사용해 적분상수를 결정한다. 앞에서 보인 두 가지 예는 보의 처짐을 결정할 때 발생하는 가장 보편적인 경계조건을 보여준다. 이러한 경계조건은 [그림 9-8]에 요약되어 있다.

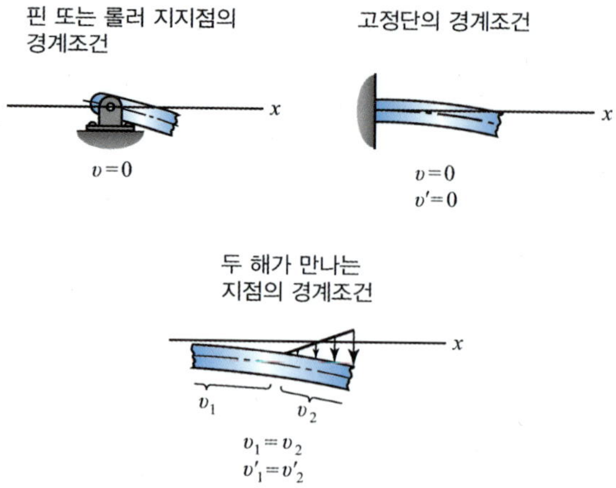

[그림 9-8] 공통 경계조건

연구문제

1. 처짐 v를 정의하시오.
2. 처짐 v가 x의 함수일 때, 중립축과 x축 사이의 각도 θ를 x의 함수로 어떻게 나타낼 수 있는가?
3. 보의 굽힘모멘트 M이 x의 함수일 때, 식 (9.4)를 사용하여 x의 함수로 처짐 v를 결정하려면 어떻게 해야 하는가? 이를 위해 추가 정보가 필요한가?

예제 9.1 보의 처짐 결정

[그림 9-9]와 같이 재료가 탄성계수 $E = 72$ GPa, 단면의 관성모멘트 $I = 1.6\text{E-}7\ \text{m}^4$인 길이 $L = 4$ m인 보가 있다. $w_0 = 100$ N/m일 때, 보 오른쪽 끝단의 처짐을 구하시오.

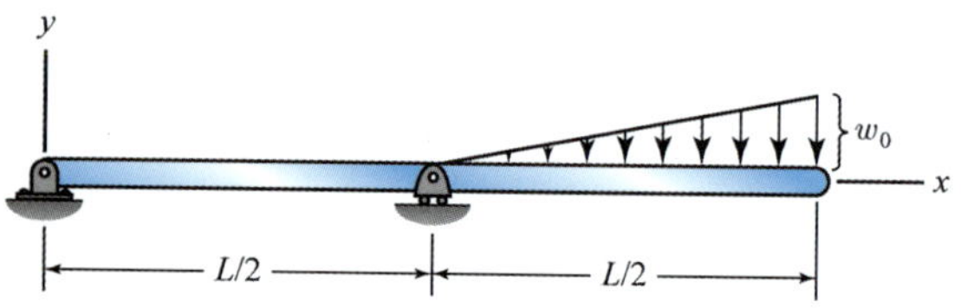

[그림 9-9]

전략

먼저 보의 굽힘모멘트의 분포를 결정해야 한다. 이 예제에서는 구간 $0 \le x \le \dfrac{L}{2}$과 구간 $\dfrac{L}{2} \le x \le L$에 대해 굽힘모멘트를 결정해야 한다. 이후 **각 구간**에 대해 식 (9.4)를 두 번 적분해 각 구간의 처짐을 계산한다. 끝으로, 적분상수를 구하고자 경계조건을 사용한다.

풀이

x의 함수로 굽힘모멘트 결정 보의 좌우 중앙 위치에서 굽힘모멘트의 분포가 그림 (a)에 나타낸 식으로 주어짐을 보이기 위해 이는 연습으로 남겨둔다.

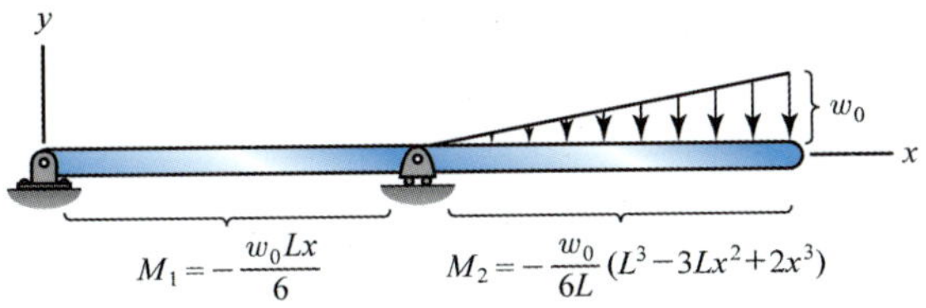

(a) 굽힘모멘트에 대한 식

각 구간에 대해 식 (9.4)를 적분 구간 $0 \le x \le \frac{L}{2}$에서 다음을 얻을 수 있다.

$$v''_1 = \frac{M_1}{EI} = -\frac{w_0 L x}{6EI}$$

$$v'_1 = -\frac{w_0 L x^2}{12EI} + A$$

$$v_1 = -\frac{w_0 L x^3}{36EI} + Ax + B$$

여기서 A, B는 적분상수이며, 구간 $\frac{L}{2} \le x \le L$에서는 다음을 얻을 수 있다.

$$v_2'' = \frac{M_2}{EI} = -\frac{w_0}{6LEI}(L^2 - 3Lx^2 + 2x^3)$$

$$v_2' = -\frac{w_0}{6LEI}\left(L^3 x - Lx^3 + \frac{x^4}{2}\right) + C$$

$$v_2 = -\frac{w_0}{6LEI}\left(\frac{L^3 x^2}{2} - \frac{Lx^4}{4} + \frac{x^5}{10}\right) + Cx + D$$

여기서 C, D는 적분상수이다.

적분상수를 결정하기 위한 경계조건 사용 그림 (b)에 표시된 네 가지 경계조건을 적용할 수 있다.

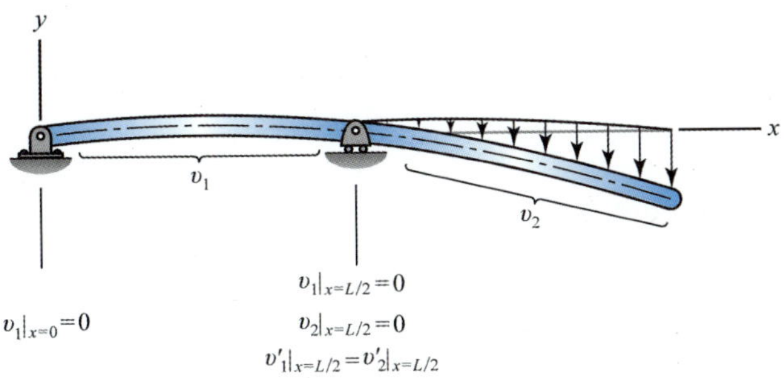

(b) 경계조건

$x = 0$에서 처짐은 0이다.

$$v_1|_{x=0} = B = 0$$

v_1, v_2에 적용되는 $x = \frac{L}{2}$에서의 처짐은 0이다.

$$v_1|_{x=L/2} = -\frac{w_0 L^4}{288EI} + \frac{AL}{2} = 0$$

$$v_2|_{x=L/2} = -\frac{3w_0 L^4}{160EI} + \frac{CL}{2} + D = 0$$

두 해의 기울기는 $x = \dfrac{L}{2}$에서 동일해야 한다.

$$v'_1|_{x=L/2} = v'_2|_{x=L/2}:$$

$$-\frac{w_0 L^3}{48EI} + A = -\frac{13w_0 L^3}{192EI} + C$$

w_0, L, E, I의 값을 네 방정식에 대입하여 풀면, $A = 0.00386$, $B = 0$, $C = 0.0299$, $D = -0.0181\ \text{m}$이다. 이제 v_2에 대한 식을 사용해 보의 오른쪽 끝단에서의 처짐을 구할 수 있다.

$$\begin{aligned}
v_2 &= -\frac{w_0}{6LEI}\left(\frac{L^3x^2}{2} - \frac{Lx^4}{4} + \frac{x^5}{10}\right) + Cx + D \\
&= \frac{-100\ \text{N/m}}{(6)(4\ \text{m})(72\text{E}9\ \text{N/m}^2)(1.6\text{E-}7\ \text{m}^4)}\left[\frac{(4\ \text{m})^3(4\ \text{m})^2}{2} - \frac{(4\ \text{m})(4\ \text{m})^4}{4} + \frac{(4\ \text{m})^5}{10}\right] \\
&\quad + (0.0299)(4\ \text{m}) - 0.0181\ \text{m} \\
&= -0.0282\ \text{m}
\end{aligned}$$

그림 (c)는 보의 처짐 그래프이다.

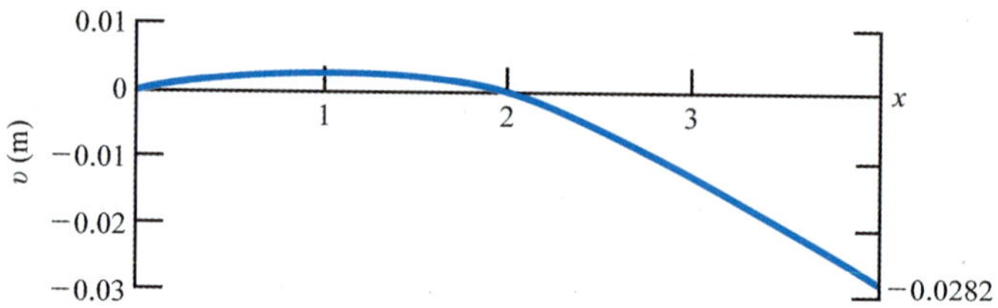

(c) x의 함수로 나타낸 처짐

토론

[그림 9-8]에서 보듯 이 예제의 보에는 롤러 지지점의 처짐에 대해 세 가지 경계조건이 있음을 알 수 있다: $v_1|_{x=L/2} = 0$, $v_2|_{x=L/2} = 0$, $v_1|_{x=L/2} = v_2|_{x=L/2}$. 그러나 이 조건 중 두 가지만 독립적이며, 둘 중 하나를 선택하면 세 번째는 선택된 경계조건에 의해 자동 결정된다.

연습문제

9.1 균일단면 보는 왼쪽 끝에서 윗방향 힘을 받고, $x = L$인 위치에서 지지점이 고정되어 있다.

(a) 굽힘모멘트 M을 x의 함수로 구하시오.

(b) 처짐 v를 x의 함수로 구하시오.

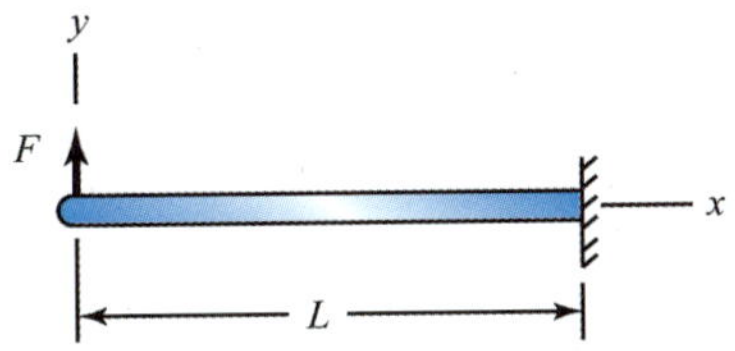

[그림 P9.1 ~ 9.2]

9.2 길이가 $L = 2$ m이고 단면의 관성모멘트가 $I = 1.6\text{E-}5\ \text{m}^4$인 균일단면 보가 있다. 보의 탄성계수는 $E = 220$ GPa이며, 강철로 이루어져 있다. 힘 $F = 4$ kN인 경우, $x = 0$인 위치에서 보의 처짐은 얼마인가?

9.3 균일단면 보는 보 전체에 걸쳐 균일한 분포하중을 받고, $x = L$인 위치에서 지지점이 고정되어 있다.

(a) 굽힘모멘트 M을 x의 함수로 구하시오.

(b) 처짐 v를 x의 함수로 구하시오.

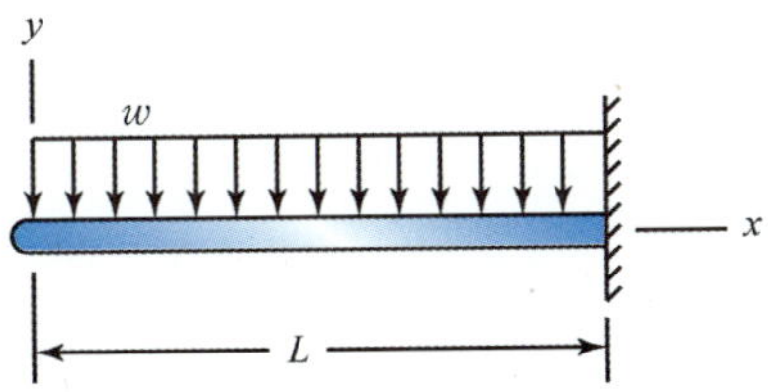

[그림 P9.3 ~ 9.4]

9.4 US unit 길이가 $L = 48$ in이고 단면의 관성모멘트가 $I = 2.00\ \text{in}^4$인 균일단면 보가 있다. 보의 탄성계수는 $E = 32\text{E}6$ psi이며, 강철로 이루어져 있다. $x = 0$인 위치에서 보의 처짐이 0.2 in인 경우, 분포하중 w는 몇 lb/in 인가?

연습문제 ▸▸▸

9.5 원형 단면을 가진 보는 균일한 분포하중을 받고 있다. 보가 탄성계수 $E = 120$ GPa인 강철로 이루어져 있을 때, $x = 1$ m 위치에서의 처짐과 기울기를 구하시오.

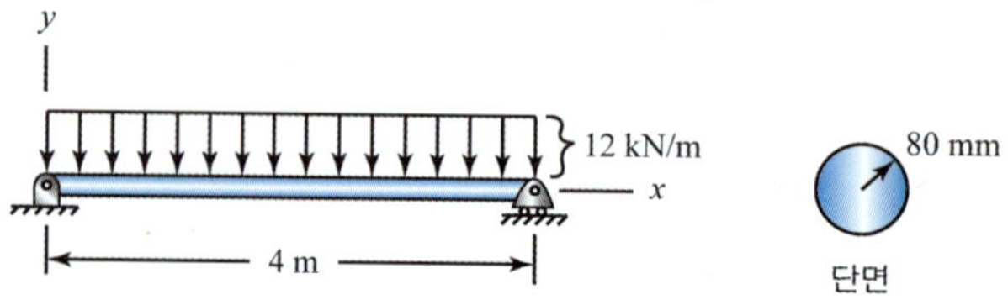

[그림 P9.5 ~ 9.6]

9.6 원형 단면을 가진 보는 균일한 분포하중을 받고 있다. 보가 탄성계수 $E = 120$ GPa인 강철로 이루어져 있을 때, 보의 최대 처짐은 얼마인가? 또한 최대 처짐이 발생할 때의 보의 기울기는 얼마인가?

9.7
US unit

보는 탄성계수 $E = 30\text{E}6$ psi인 강철로 이루어져 있으며, 단면의 관성모멘트는 $I = 2.4\ \text{in}^4$이다. $x = 36$ in에서 처짐을 결정하시오(9.1절에서 보와 하중에 관한 설명 참고).

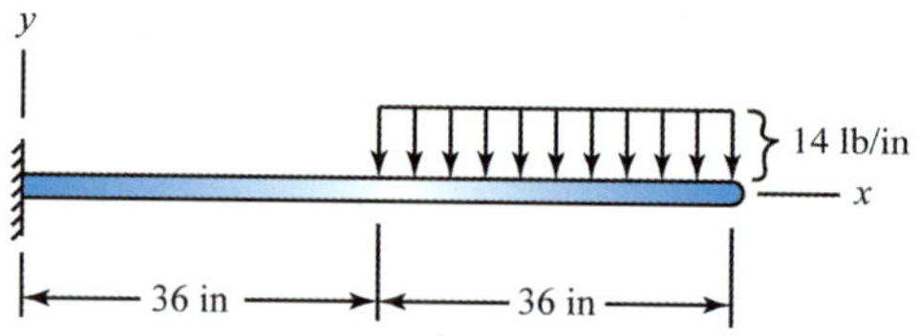

[그림 P9.7 ~ 9.8]

9.8
US unit

보는 탄성계수 $E = 30\text{E}6$ psi인 강철로 이루어져 있으며, 단면의 관성모멘트는 $I = 2.4\ \text{in}^4$이다. 보의 최대 처짐은 얼마인가? 또한 최대 처짐이 발생할 때의 보의 기울기는 얼마인가?

9.9 보는 탄성계수 $E = 72$ GPa인 재료로 이루어져 있으며, 단면의 관성모멘트는 $I = 1.6\text{E-}7\ \text{m}^4$이다. $x = 0$과 $x = 2$ m 사이에서 최대 처짐량은 얼마인가?

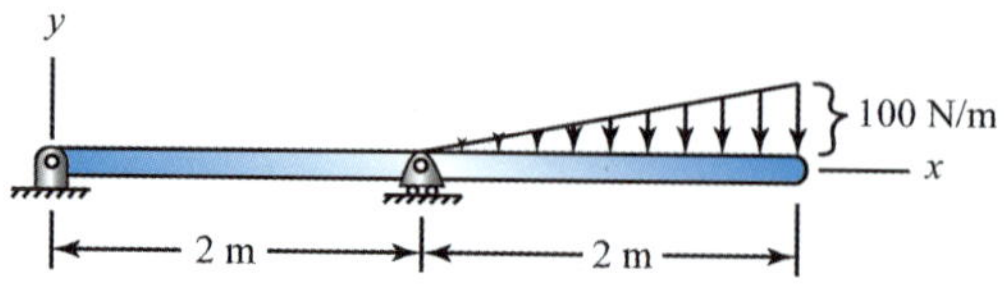

[그림 P9.9 ~ 9.10]

연습문제 ▶▶▶

9.10* 보는 탄성계수 $E = 72$ GPa인 재료로 이루어져 있으며, 단면의 관성모멘트는 $I = 1.6\text{E-}7\ \text{m}^4$이다. 보 오른쪽 끝의 처짐은 얼마인가?

※ [문제 9.11~9.21]의 보에 대해, x의 함수로 처짐 v를 결정하고, 〈부록 F〉의 결과와 비교하시오. 각 보는 길이 L, 관성모멘트 I, 탄성계수 E를 갖는다.

9.11

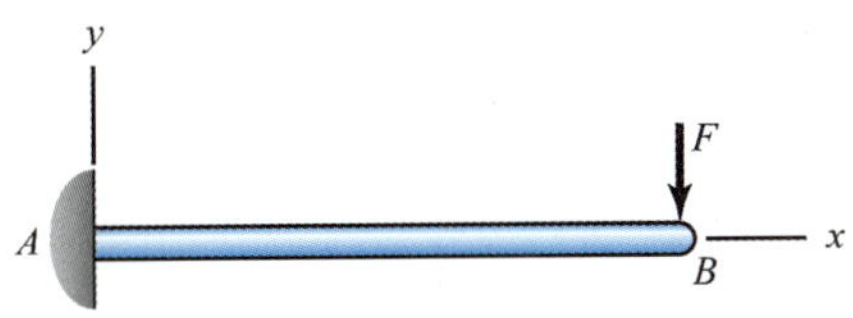

[그림 P9.11]

9.12

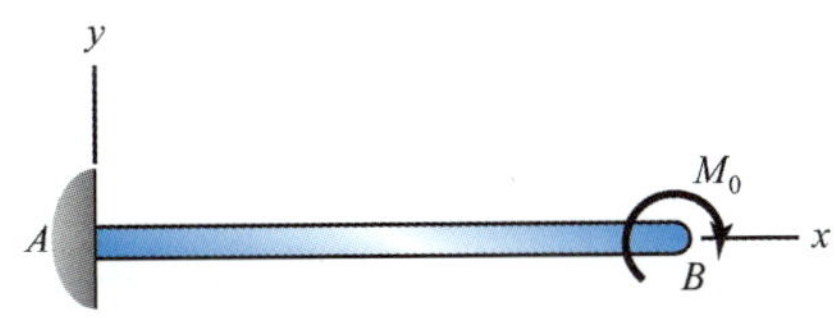

[그림 P9.12]

9.13

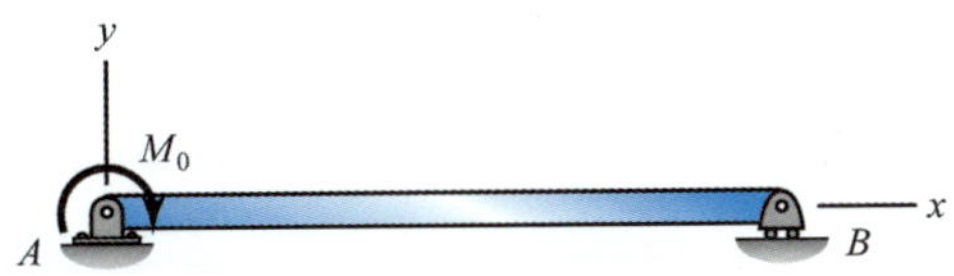

[그림 P9.13]

9.14

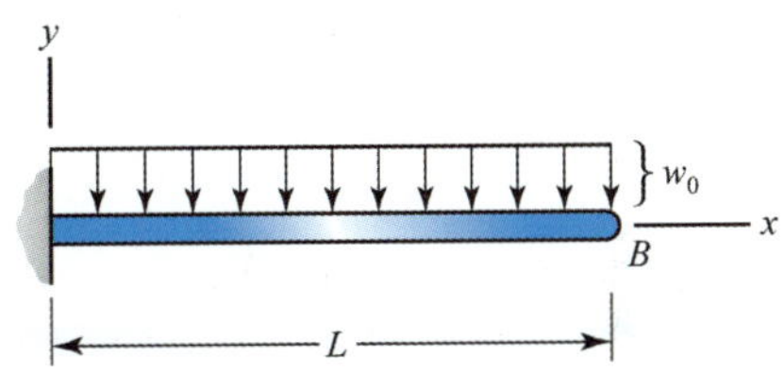

[그림 P9.14]

9.15

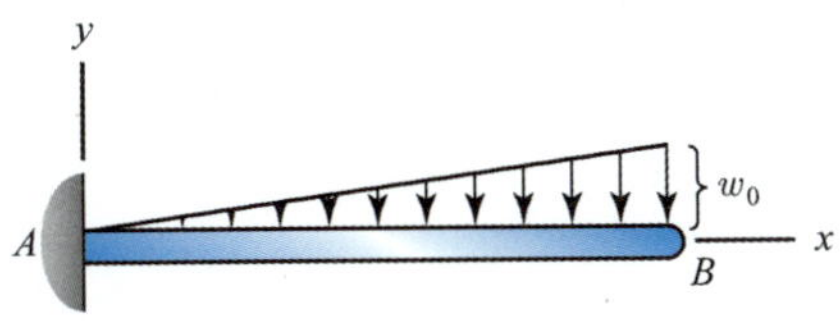

[그림 P9.15]

9.16

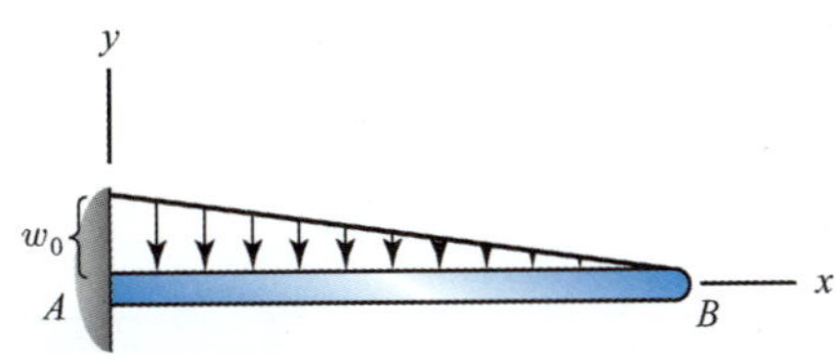

[그림 P9.16]

연습문제 ▶▶▶

9.17

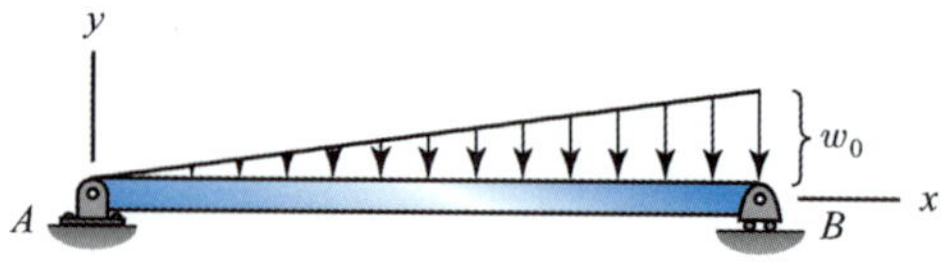

[그림 P9.17]

9.18*

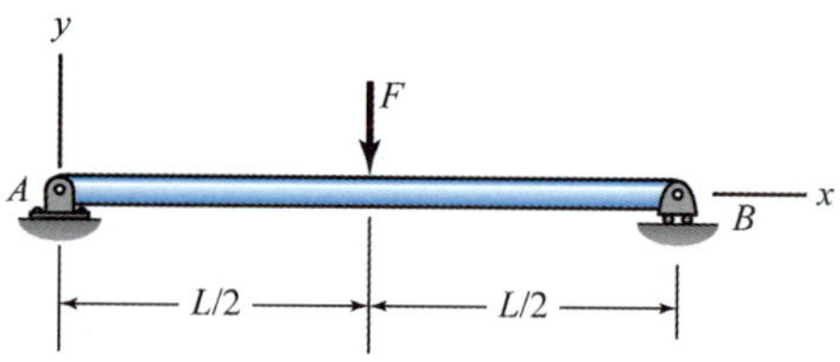

[그림 P9.18]

9.19*

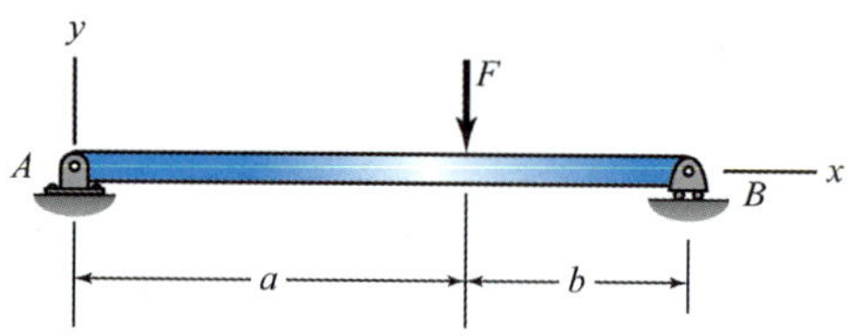

[그림 P 9.19]

9.20*

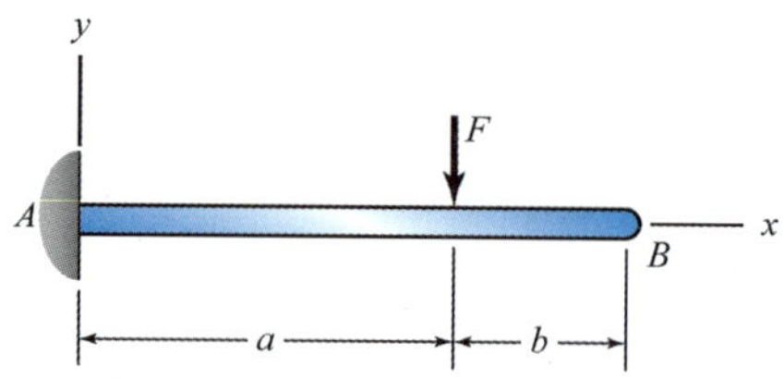

[그림 P9.20]

9.21*

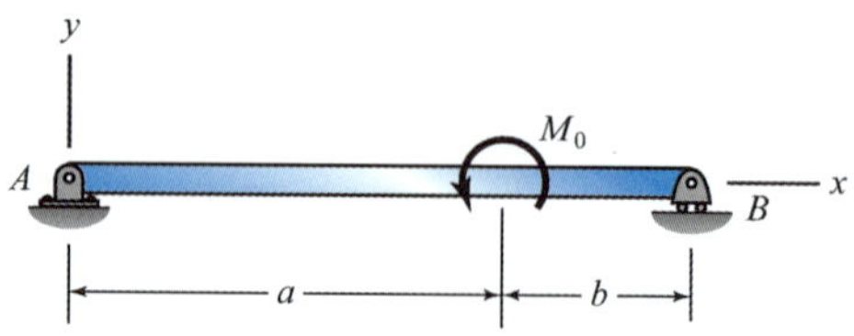

[그림 P9.21]

연습문제 ▸▸▸

9.22 탄성계수 $E = 70$ GPa인 알루미늄 합금으로 제작된 보가 있다. 힘 F가 가해지면 B에서의 처짐은 4.8 mm이다. 보가 받게 되는 최대 인장응력은 얼마인가?

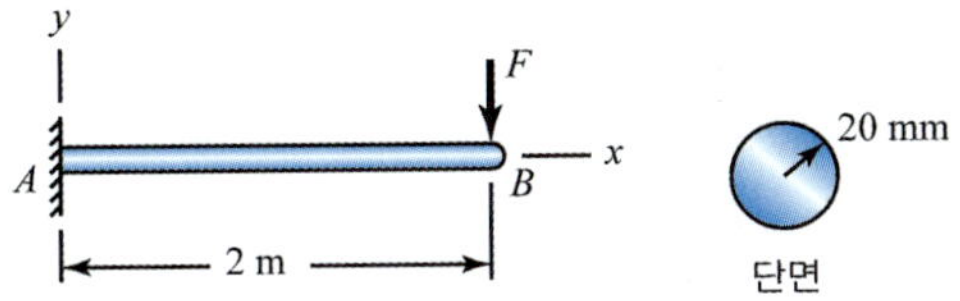

[그림 P9.22]

9.23 탄성계수 $E = 15\text{E}6$ psi인 티타늄 합금으로 제작된 보가 있다. 크기 w_0인 균일분포하중이 가해질 때 B에서의 처짐은 2 in이다. 보가 받게 되는 최대 인장응력은 얼마인가?
US unit

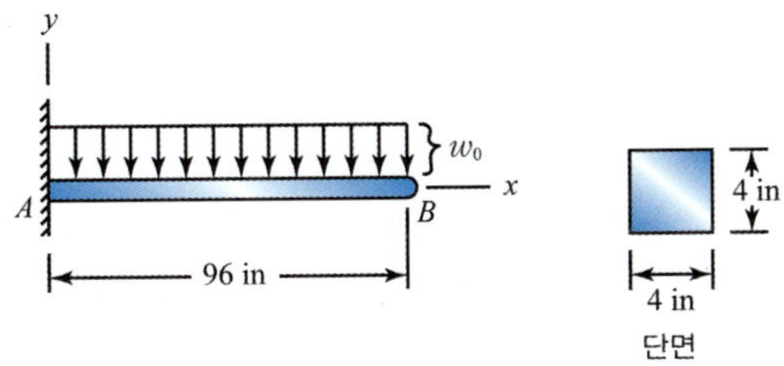

[그림 P9.23]

9.24* 단면의 관성모멘트가 $I = 2\text{E-}5\ \text{m}^4$이고 탄성계수 $E = 120$ GPa인 보가 있다. 보에 발생하는 최대 처짐의 위치와 그 값을 구하시오.

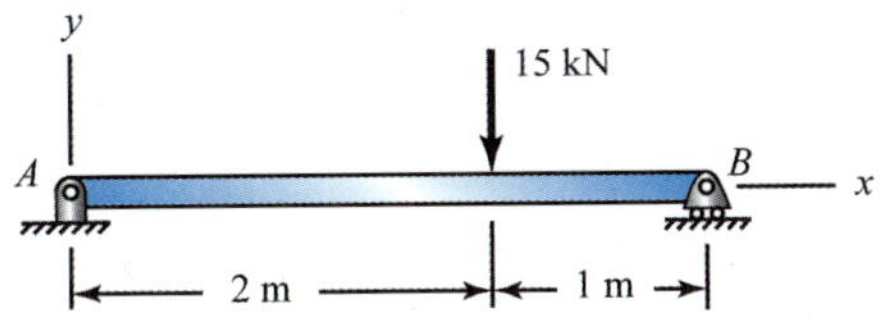

[그림 P9.24]

9.25 탄성계수 $E = 120$ GPa인 재료로 이루어진 보가 있다. 모멘트 M_0로 인한 처짐량이 최대인 위치 x를 결정하시오.

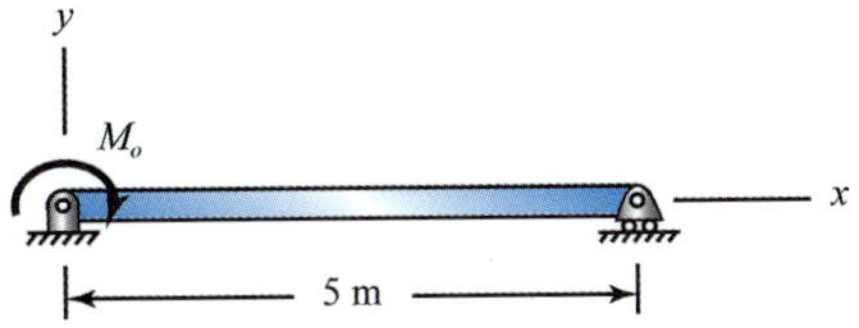

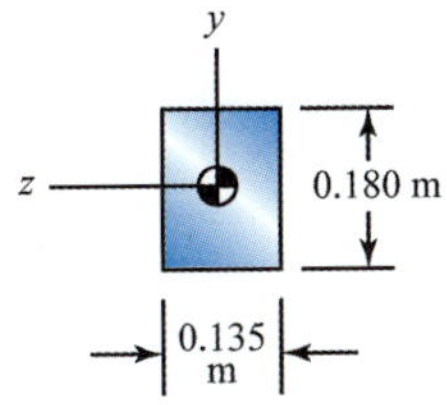

[그림 P9.25 ~ 9.27]

연습문제 ▸▸▸

9.26 탄성계수 $E = 80$ GPa인 재료로 이루어진 보가 있다. 이 보는 최대 처짐이 30 mm를 넘지 않는 구조물에 사용된다. 이때 가해지는 최대 모멘트 M_0를 결정하시오.

9.27 탄성계수 $E = 80$ GPa인 보가 있다. 모멘트 M_0로 인해 $x = 2.5$ m 지점에서 20 mm 처짐이 발생한다. 이때 보의 최대 인장응력의 크기는 얼마인가?

9.28 US unit 탄성계수 $E = 16\text{E}6$ psi인 티타늄으로 제작된 보가 있다. 처짐의 크기가 최대인 축의 위치 x를 결정하시오.

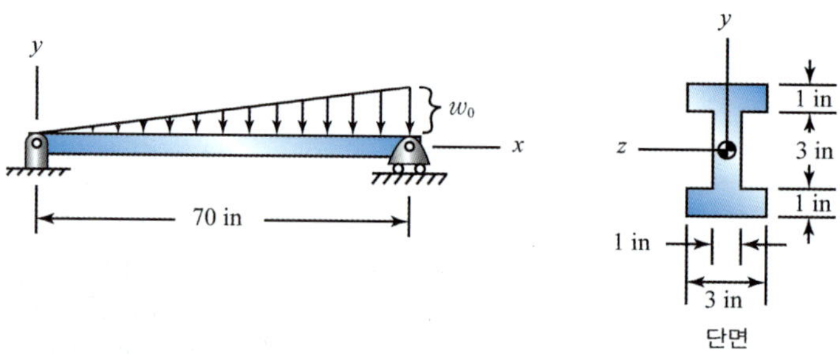

[그림 P9.28 ~ 9.29]

9.29 US unit 탄성계수 $E = 16\text{E}6$ psi인 티타늄으로 제작된 보가 있다. 이 보는 최대 처짐이 1.0 in를 넘지 않는 구조물에 사용된다. 이때 가해지는 w_0의 최댓값을 결정하시오.

SECTION 9.2

부정정 보

Statically Indeterminate Beams

주목할 만한 점은, 이전 절에서 정적으로 결정된 보의 처짐을 결정하기 위해 사용한 절차는 부정정 보(정적인 평형방정식만으로 반력을 구할 수 없는 보)에도 적용하여 보의 처짐과 그에 작용하는 미지 반력을 모두 산출할 수 있다. 예를 들어, [그림 9-10(a)]의 보를 고려하자. [그림 9-10(b)]의 보의 자유물체도를 통해 다음과 같은 평형방정식을 얻을 수 있다.

$$\sum F_x = A_x = 0 \tag{9.8}$$

$$\sum F_y = A_y + B - w_0 L = 0 \tag{9.9}$$

$$\sum M_{\text{점 } A} = M_A + LB - \frac{L}{2} w_0 L = 0 \tag{9.10}$$

식 (9.9)와 (9.10)을 풀어서 세 개의 반력 A_y, M_A, B를 구할 수 없다. 따라서 이 보는 정역학적으로 모든 미지수를 정할 수 없는 부정적 보의 문제이다.

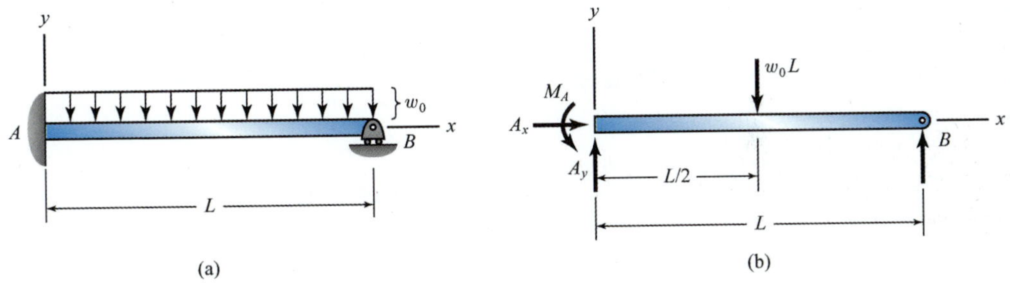

[그림 9-10] (a) 부정정 보 (b) 전체 보의 자유물체도

반력을 구하지 못하지만, 우리는 미지 반력을 사용하여 보의 처짐을 결정한다. [그림 9-11]에서 굽힘모멘트의 분포는 다음과 같다.

$$M = -\frac{w_0 x^2}{2} + A_y x - M_A$$

이를 식 (9.4)에 대입하고 적분하면 다음의 관계를 얻는다. 여기서 C, D는 적분상수이다.

$$EIv'' = -\frac{w_0x^2}{2} + A_yx - M_A$$
$$EIv' = -\frac{w_0x^3}{6} + \frac{A_yx^2}{2} - M_Ax + C$$
$$EIv = -\frac{w_0x^4}{24} + \frac{A_yx^3}{6} - \frac{M_Ax^2}{2} + Cx + D$$

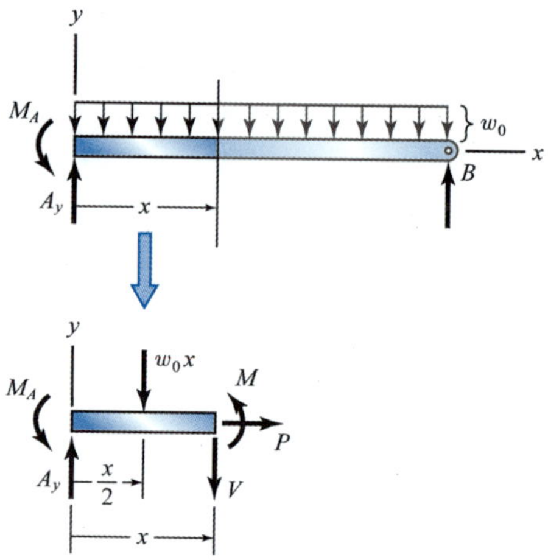

[그림 9-11] 굽힘모멘트의 분포 결정

다음 단계는 경계조건을 사용해 적분상수를 계산하는 것이다. 그러나 적분상수는 두 개이나, [그림 9-12]에서 보듯 경계조건은 세 가지가 있음을 알 수 있다. 이것이 문제풀이의 핵심이다. **미지의 적분상수보다 경계조건이 더 많다**. (경계조건은 보의 처짐에 부과되는 적합성 조건compatibility condition이다.) 경계조건에서 얻은 세 가지 방정식을 두 개의 평형방정식 (9.9), (9.10)과 연립해 적분상수 C, D와 미지 반력 A_y, M_A, B를 결정할 수 있다.

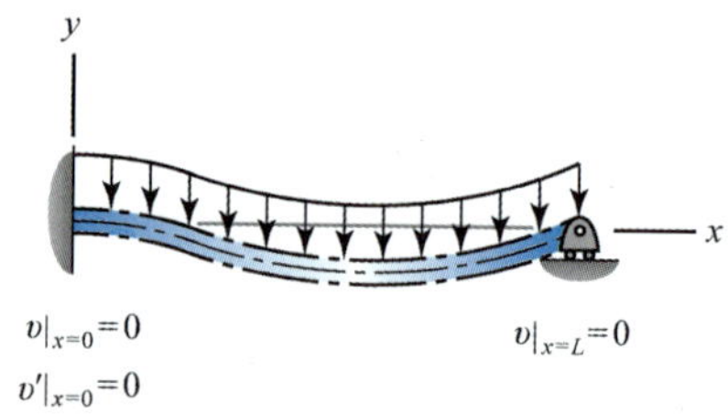

[그림 9-12] 경계조건

경계조건은 다음과 같이 쓸 수 있다.

$$EIv|_{x=0} = D = 0$$
$$EIv'|_{x=0} = C = 0$$
$$EIv|_{x=L} = -\frac{w_0L^4}{24} + \frac{A_yL^3}{6} - \frac{M_AL^2}{2} + CL + D = 0$$

위 식에서 $C=0$, $D=0$ 임을 알 수 있다. 식 (9.9), (9.10)과 함께 세 번째 방정식을 풀면 미지 반력에 대해 정리할 수 있다: $A_y = \frac{5w_0L}{8}$, $B = \frac{3w_0L}{8}$, $M_A = \frac{w_0L^2}{8}$. 이 결과를 v에 대한 식에 대입하여 다음과 같은 보의 처짐을 구할 수 있다.

$$v = -\frac{w_0}{48EI}(2x^4 - 5Lx^3 + 3L^2x^2)$$

이 예시는 일반적인 부정정 구조물의 풀이 과정에 대해 설명한다. 평형에 필요한 것보다 더 많은 지지점을 가지고 있는 물체의 반력은 평형방정식만으로 결정할 수 없는 부정정 문제가 된다. [그림 9-10(a)]에서 롤러 지지점을 보에서 제거하면, 이 지지점은 평형을 유지하고 모든 반력이 정적으로(평형방정식으로) 결정된다. 롤러 지지점은 반력으로 인해 방정식이 추가되어 보를 부정정으로 만들지만, 이는 **경계(적합성) 조건으로 활용된다**. 구조물에 추가된 각각의 중복 지지점은 새로운 적합성 조건으로 계산된다. 결과적으로 평형방정식과 적합성 조건의 개수는 반력을 결정하기에 충분하다.

다음은 부정정 보의 분석에 필요한 단계이다.

❶ 전체 보의 자유물체도를 그리고 평형방정식을 작성한다.

❷ 미지 반력 관점에서 x의 함수로 굽힘모멘트를 결정한다. 이로 인해 두 개 이상의 함수 M_1, M_2, $\cdots$ 가 생성될 수 있으며, 각각은 보 길이의 다른 부분에 적용된다.

❸ 각 부분에 대해 식 (9.4)를 두 번 적분해 v_1, v_2를 결정한다.

❹ 평형방정식과 함께 경계조건을 사용하여 적분상수와 미지 반력을 결정한다.

예제 9.2 부정정 보

[그림 9-13]에서 보의 길이는 $L = 4\text{ m}$이고, 분포하중의 크기는 $w_0 = 5\text{ kN/m}$이다. A, B, C에서의 반력을 구하시오.

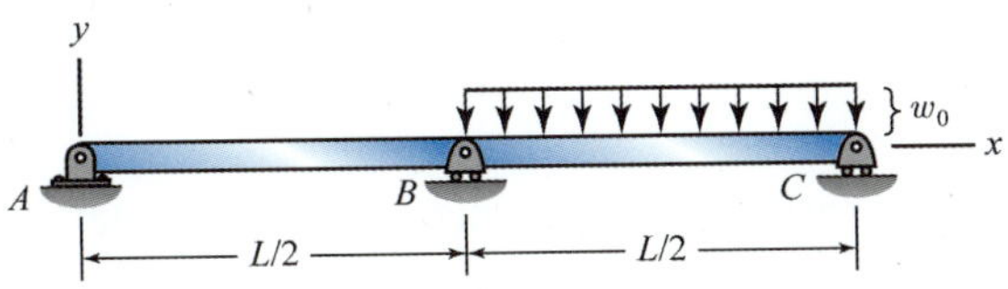

[그림 9-13]

전략

보의 자유물체도를 그리고 평형방정식을 쓸 것이다. 보에서의 굽힘모멘트 분포는 **보에 작용하는 미지 반력을 사용해** 구한다. 그런 다음, 식 (9.4)를 이용하여 변위 분포를 결정한다. 경계조건을 평형방정식과 함께 적용함으로써 적분상수와 미지 반력을 결정할 수 있다.

풀이

그림 (a)의 자유물체도를 통해 평형방정식을 구할 수 있다.

$$\sum F_x = A_x = 0 \tag{9.11}$$

$$\sum F_y = A_y + B + C - \frac{w_0 L}{2} = 0 \tag{9.12}$$

$$\sum M_{\text{점 }A} = \frac{L}{2}B + LC - \left(\frac{3}{4}L\right)\frac{w_0 L}{2} = 0$$

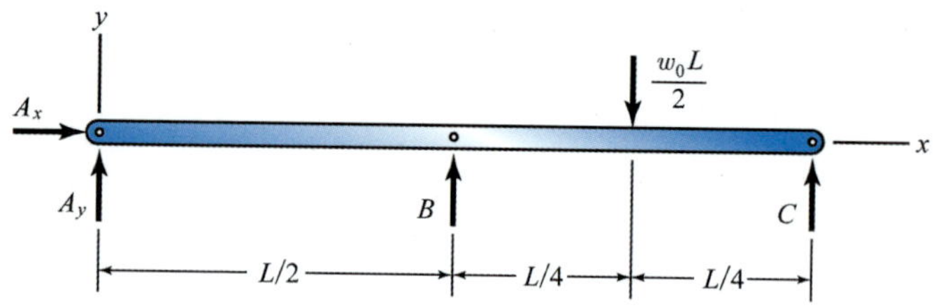

(a) 전체 보의 자유물체도

<u>**x의 함수로 굽힘모멘트 결정**</u> 그림 (b)에서, 보의 왼쪽 끝단에서부터 중앙까지의 굽힘모멘트 분포 M_1과 보의 중앙에서 보의 오른쪽 끝단까지의 굽힘모멘트 분포 M_2는 다음과 같다.

$$M_1 = A_y x$$

$$M_2 = -\frac{w_0 x^2}{2} + (w_0 L - C)\,x - \left(\frac{w_0 L}{2} - C\right)L$$

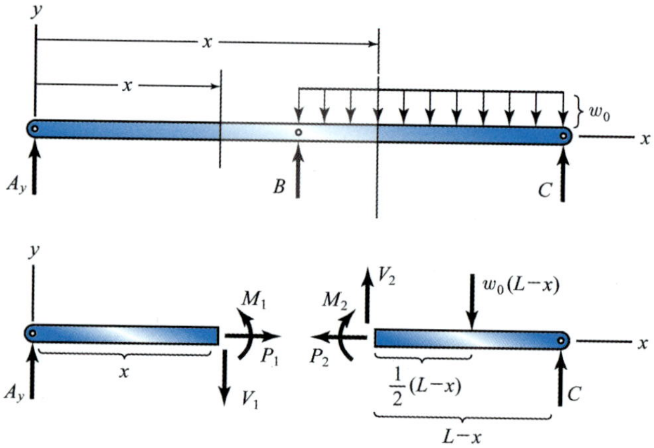

(b) 굽힘모멘트의 분포 결정

<u>**각 부분에 대해 식 (9.4) 적분**</u> M_1과 M_2에 대한 표현식을 대입하고 적분하면, 다음과 같은 식을 얻을 수 있다.

$$EIv''_1 = M_1 = A_y x$$

$$EIv'_1 = \frac{A_x x^2}{2} + G$$

$$EIv_1 = \frac{A_y x^3}{6} + Gx + H$$

$$EIv''_2 = M_2 = -\frac{w_0 x^2}{2} + (w_0 L - C)x - \left(\frac{w_0 L}{2} - C\right)L$$

$$EIv'_2 = -\frac{w_0 x^3}{6} + (w_0 L - C)\frac{x^2}{2} - \left(\frac{w_0 L}{2} - C\right)Lx + J$$

$$EIv_2 = -\frac{w_0 x^4}{24} + (w_0 L - C)\frac{x^3}{6} - \left(\frac{w_0 L}{2} - C\right)\frac{Lx^2}{2} + Jx + K$$

여기서 G, H, J, K는 적분상수이다.

평형방정식과 경계조건을 같이 사용 그림 (c)에 표시된 5가지 경계조건을 적용할 수 있다.

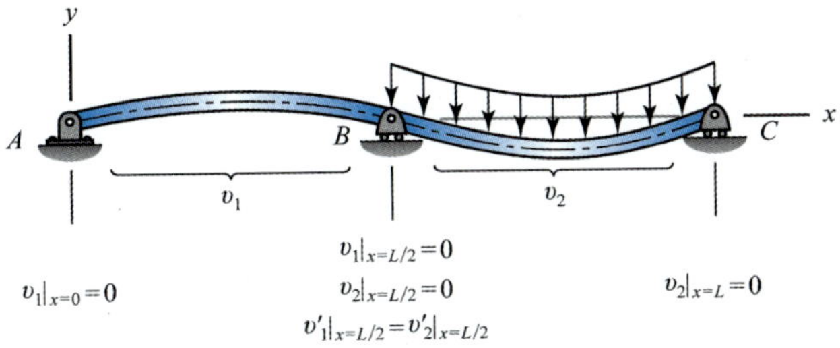

(c) 경계조건

$x=0$에서 처짐은 0이다.

$$EIv_1|_{x=0}=H=0 \tag{9.13}$$

$x=\dfrac{L}{2}$에서 v_1과 v_2는 모두 0이다.

$$EIv_1|_{x=L/2}=\frac{A_yL^3}{48}+\frac{GL}{2}+H=0 \tag{9.14}$$

$$EIv_2|_{x=L/2}=-\frac{w_0L^4}{384}+(w_0L-C)\frac{L^3}{48}-\left(\frac{w_0L}{2}-C\right)\frac{L^3}{8}+\frac{JL}{2}+K=0 \tag{9.15}$$

두 해의 기울기는 $x=\dfrac{L}{2}$에서 같아야 한다.

$$\begin{gathered}EIv'_1|_{x=L/2}=EIv'_2|_{x=L/2}\ :\\ \frac{A_yL^2}{8}+G=-\frac{w_0L^2}{48}+(w_0L-C)\frac{L^2}{8}-\left(\frac{w_0L}{2}-C\right)\frac{L^2}{2}+J\end{gathered} \tag{9.16}$$

$x=L$에서 처짐은 0이다.

$$EIv_2|_{x=L}=-\frac{w_0L^4}{24}+(w_0L-C)\frac{L^3}{6}-\left(\frac{w_0L}{2}-C\right)\frac{L^3}{2}+JL+K=0 \tag{9.17}$$

적분상수 G, H, J, K와 미지unknown의 반력 A_y, B, C에 대해 식 (9.13) ~ (9.17)과 함께 평형방정식 (9.11)과 (9.12)를 풀 수 있다. L과 w_0 값을 대입해 전개하면, 반력에 대한 결과값 $A_y=-625$ N, $B=6250$ N, $C=4375$ N을 구할 수 있다.

토론

이 예제의 보가 C에 롤러 지지점을 가지지 않는 경우, 이 보는 정적으로 결정된다. 이 보에는 하나의 불필요한 지지점redundant support 또는 보가 받는 하중 유형에서 평형을 유지하는 데 필요한 것보다 하나 이상의 지지점을 가진다(이 말은 C에서 지지점이 제거된 경우 보가 반드시 주어진 하중에 대해 파단 없이 지지할 수 있음을 의미하는 것은 아니다. 이는 보가 충분히 강한 경우 해당 하중의 영향에 대해서는 평형상태를 유지함을 의미한다). 결과적으로 평형방정식에서 결정할 수 있는 것보다 미지의 반력이 하나 더 있다. 그러나 C의 지지점을 통해 새로운 경계조건을 도입함으로써 미지 반력과 보의 처짐을 모두 결정할 수 있다.

연습문제 ▸▸▸

9.30 균일단면 보는 탄성계수 E와 관성모멘트 I를 가진다. 적용된 모멘트 M_0를 사용하여 A와 B에서의 반력을 구하시오.

9.31 균일단면 보는 탄성계수 E와 관성모멘트 I를 가진다. 적용된 모멘트 M_0를 사용하여 처짐량을 x의 함수로 나타내시오.

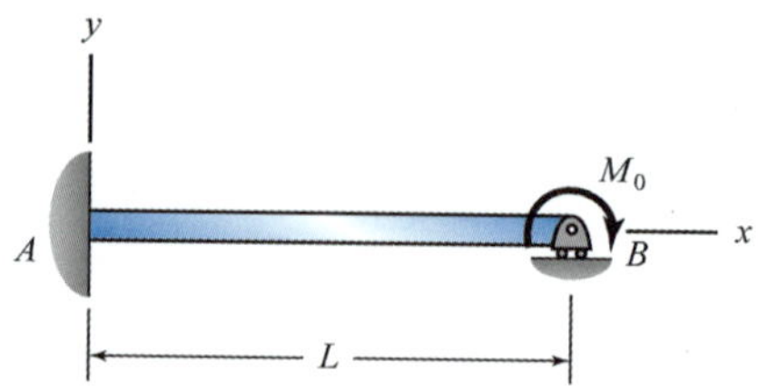

[그림 P9.30 ~ 9.31]

9.32 균일단면 보는 탄성계수 E와 관성모멘트 I를 가진다. A와 B에서의 반력을 구하시오.

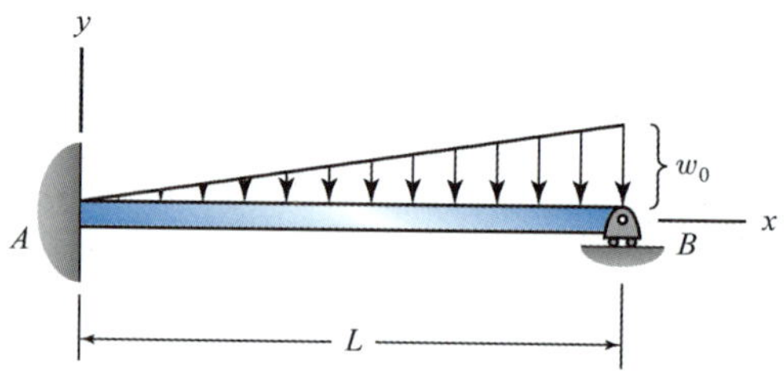

[그림 P9.32 ~ 9.33]

9.33 균일단면 보는 탄성계수 E와 관성모멘트 I를 가진다. 처짐량을 x의 함수로 나타내시오.

9.34 US unit 구조용 보의 길이는 $L = 144$ in 이다. 이 보의 양쪽 끝은 고정되어 있으며, $w_0 = 170$ lb/in 의 균일분포하중이 적용된다. 보의 자유물체도는 그림에 표시되어 있다. 반력 F_0와 M_0를 구하시오.

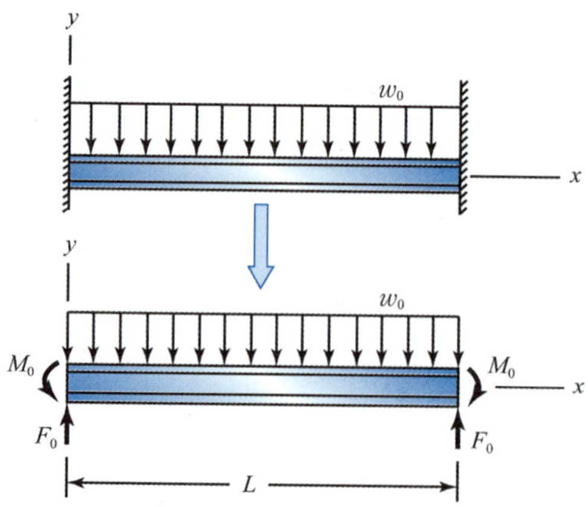

[그림 P9.34 ~ 9.36]

연습문제 ▸▸▸

9.35 US unit 구조용 보의 길이는 $L = 144$ in 이다. 단면의 관성모멘트는 $I = 28\ \text{in}^4$이고, 재료의 탄성계수는 $E = 32\text{E6}$ psi이다. 이 보의 양쪽 끝은 고정되어 있으며, $w_0 = 170$ lb/in 의 균일한 분포하중을 받는다. 보의 자유물체도는 그림에 표시되어 있다. 보의 최대 처짐량은 얼마인가?

9.36 US unit 구조용 보의 양쪽 끝은 고정되어 있으며, 균일분포하중 w_0를 받는다. 보의 자유물체도는 그림에 표시되어 있다. 보의 길이는 $L = 144$ in이다. 보의 기울기 크기가 최대일 때의 x 위치를 구하시오.

9.37 US unit 보는 110 ksi의 수직응력을 안전하게 지지할 수 있는 재료로 만들어졌다. 이 기준에 근거하여, w_0의 최대 안전 값은 얼마인가? (지지점이 보에 축력을 가하지 않는다고 가정한다.)

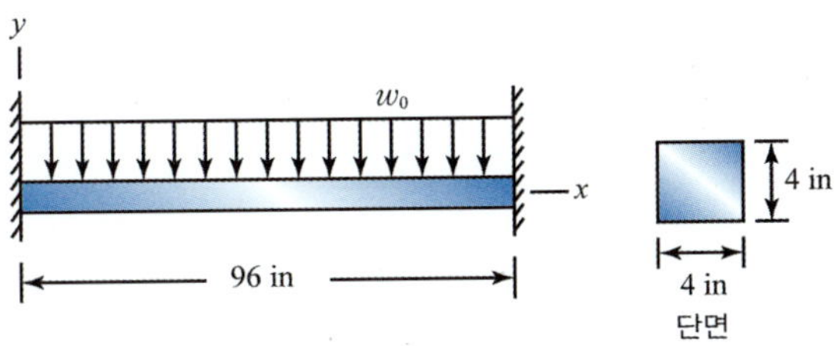

[그림 P9.37]

9.38 보는 220 MPa의 수직응력을 안전하게 지지할 수 있는 재료로 구성된다. 이 기준에 근거하여, w_0의 최대 안전값은 얼마인가? (지지점이 보에 축력을 가하지 않는다고 가정한다.)

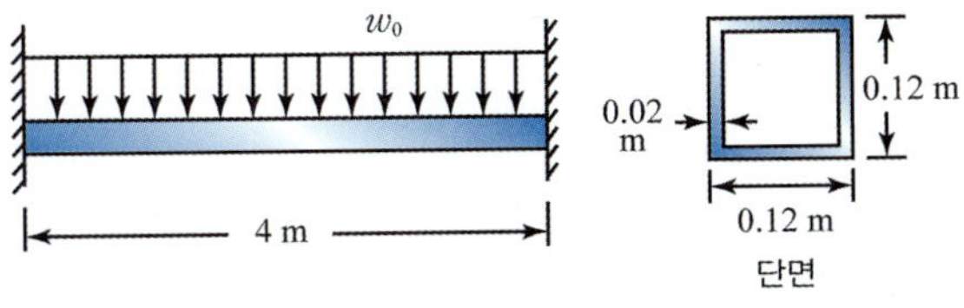

[그림 P9.38]

연습문제 ▸▸▸

9.39 구조용 보의 길이는 $L=144$ in 이다. 보의 양쪽 끝은 고정되어 있으며, $w_0=170$ lb/in 이다. 벽 왼쪽에서의 반력을 구하시오(지지점이 보에 축력을 가하지 않는다고 가정한다).
US unit

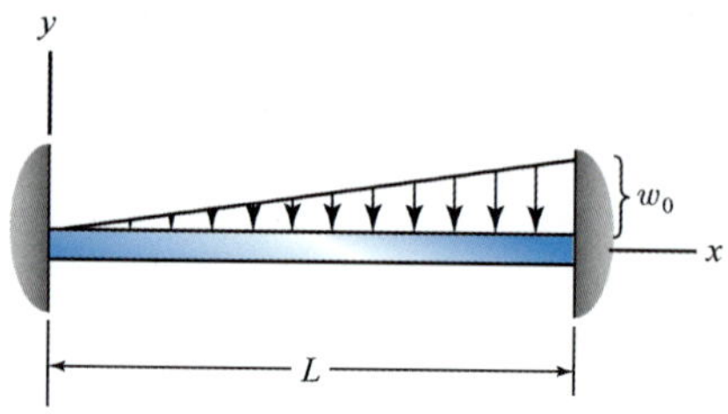

[그림 P9.39 ~ 9.41]

9.40 균일단면 보는 탄성계수 E와 관성모멘트 I를 가진다. $x=\dfrac{L}{2}$에서의 처짐을 구하시오.

9.41* 균일단면 보는 길이 $L=10$ m, 탄성계수 $E=210$ GPa, 관성모멘트 $I=8\text{E-}6\ \text{m}^4$이다. $x=10$ m 위치에서 분포하중의 크기 $w_0=12$ kN/m 이다.

(a) x의 함수로 보의 변형 그래프를 그리시오.

(b) 최대 처짐량과 그 최대 처짐 위치를 결정하시오.

9.42* 보의 길이는 $L=4$ m 이고, $w_0=5$ kN/m 이다. 보는 탄성계수 $E=72$ GPa인 재료로 이루어져 있으며, 단면의 관성모멘트는 $I=1.6\text{E-}7\ \text{m}^4$이다. $x=1$ m인 위치에서의 보의 처짐을 구하시오.

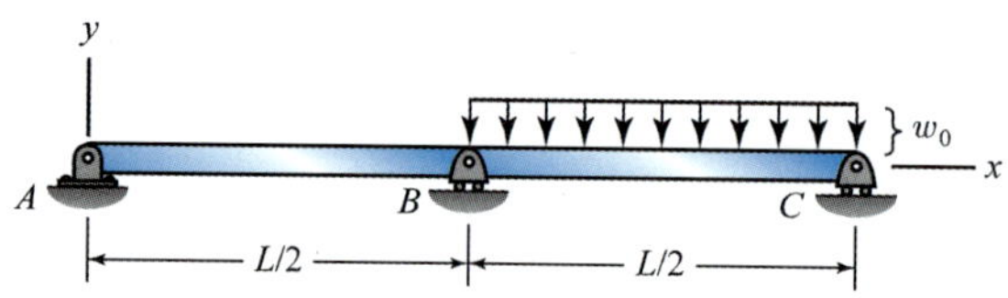

[그림 P9.42 ~ 9.43]

9.43* 보의 길이는 $L=4$ m 이고, $w_0=5$ kN/m 이다. 보는 탄성계수 $E=72$ GPa인 재료로 이루어져 있으며, 단면의 관성모멘트는 $I=1.6\text{E-}7\ \text{m}^4$이다. $x=0$과 $x=2$ m 사이에서 보의 최대 처짐 크기는 얼마인가? 이때 최대 처짐이 발생하는 x의 위치를 구하시오.

연습문제 ▸▸▸

9.44* 구조용 보의 길이는 $L = 144$ in 이다. 단면의 관성모멘트는 $I = 28\ \text{in}^4$이고, 재료의 탄성계수는 $E = 32\text{E}6$ psi 이다. 이 보의 양쪽 끝은 고정되어 있으며, $w_0 = 170$ lb/in 이다. A에서의 반력을 구하시오. 이때 지지점이 보에 축력을 가하지 않는다고 가정한다.
US unit

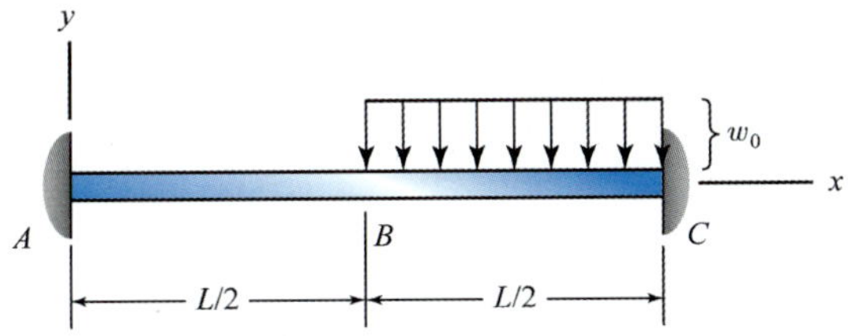

[그림 P9.44 ~ 9.46]

9.45* 구조용 보의 길이는 $L = 144$ in 이다. 단면의 관성모멘트는 $I = 6\ \text{in}^4$이고, 재료의 탄성계수는 $E = 32\text{E}6$ psi 이다. 이 보의 양쪽 끝은 고정되어 있으며, $w_0 = 400$ lb/in 이다. $x = 36$ in 인 위치에서의 보의 처짐을 구하시오.
US unit

9.46* 구조용 보의 길이는 $L = 144$ in 이다. 단면의 관성모멘트는 $I = 6\ \text{in}^4$이고, 재료의 탄성계수는 $E = 32\text{E}6$ psi 이다. 이 보의 양쪽 끝은 고정되어 있으며, $w_0 = 400$ lb/in 이다. $x = 108$ in 인 위치에서의 보의 처짐을 구하시오.
US unit

SECTION 9.3

특이함수

Singularity Functions

우리는 5.4절에서 특이함수를 도입하여 보의 전단력과 굽힘모멘트 분포를 구하는 데 사용했다(해당 절 검토를 권장함). 보의 축에서 서로 다른 부분에 대해 각각 다른 방정식을 세울 수 있는 기존의 접근방식과는 달리, 특이함수를 사용하면 전체 보에 적용되는 V와 M에 대한 방정식을 얻을 수 있다. 이 기법은 복잡한 하중을 받는 보의 처짐을 결정하는 데 훨씬 유리하다. 이는 x의 함수로 처짐에 대한 단일 방정식을 산출하여, 우리가 다루어야 할 적분상수와 경계조건의 수를 감소시킨다.

5.4절에서 설명한 특이함수와 그 적분을 [표 9-1]에 요약하였다. 이와 같은 기법을 통해 보의 반력과 하중을 분포하중으로 표현할 수 있다.

[표 9-1] 특이함수

함수의 형태	w	$\int_0^x w\,dx$
계단함수	$\langle x-a \rangle^0$	$\langle x-a \rangle$
델타	$\langle x-a \rangle^{-1}$	$\langle x-a \rangle^0$
쌍극자	$\langle x-a \rangle^{-2}$	$\langle x-a \rangle^{-1}$
매컬리 함수 ($n \geq 0$)	$\langle x-a \rangle^n = \begin{cases} 0 & \text{if } x < a \\ (x-a)^n & \text{if } x \geq a \end{cases}$	$\frac{1}{n+1}\langle x-a \rangle^{n+1}$

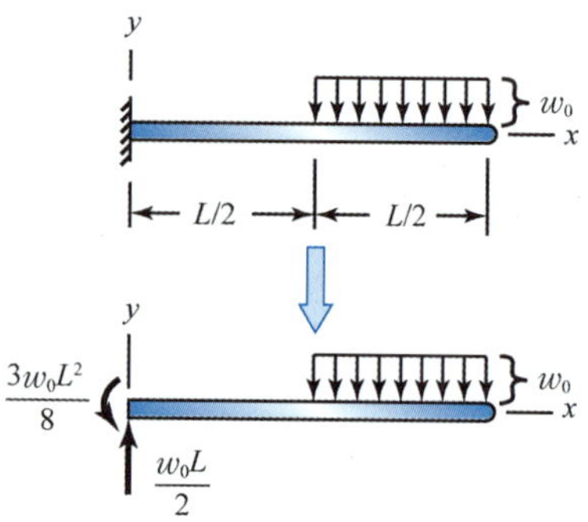

[그림 9-14] 분산하중을 받는 외팔보와 자유물체도

[그림 9-14]의 보를 고려해보자. 델타 함수 $w = \langle x-a \rangle^{-1}$은 $x = a$에서 단위 크기의 아랫방향 하중을 가하므로, 고정지지점에 걸리는 힘이 분포하중에 미치는 영향은 다음과 같다.

$$-\frac{w_0 L}{2}\langle x \rangle^{-1}$$

$w = \langle x - a \rangle^{-2}$은 $x = a$에서 반시계방향으로 단위 크기의 모멘트를 가하므로, 분포하중에 대한 모멘트는 다음과 같다.

$$\frac{3w_0 L^2}{8}\langle x \rangle^{-2}$$

보에 대한 분포하중은 계단 함수중 하나인 0차$(n=0)$ 매컬리Macaulay 함수로 표현할 수 있다.

$$w_0\left\langle x - \frac{L}{2}\right\rangle^0$$

따라서 보의 하중은 분산하중으로 표현할 수 있다.

$$w = \frac{3w_0 L^2}{8}\langle x \rangle^{-2} - \frac{w_0 L}{2}\langle x \rangle^{-1} + w_0\left\langle x - \frac{L}{2}\right\rangle^0$$

이 결과를 이용해, 식 $dV/dx = -w$를 적분하여 보의 전단력 분포를 결정할 수 있다.

$$V = \int_0^x -w\,dx = -\frac{3w_0 L^2}{8}\langle x \rangle^{-1} + \frac{w_0 L}{2}\langle x \rangle^0 - w_0\left\langle x - \frac{L}{2}\right\rangle$$

이후 식 $dM/dx = V$를 적분하여 굽힘모멘트 분포를 결정한다.

$$M = \int_0^x V\,dx = -\frac{3w_0 L^2}{8}\langle x \rangle^0 + \frac{w_0 L}{2}\langle x \rangle - \frac{w_0}{2}\left\langle x - \frac{L}{2}\right\rangle^2$$

[그림 9-14]에서 보 전반에 걸친 굽힘모멘트 식을 얻었다. 이를 식 (9.4)에 대입하고 결과식을 두 번 적분해 처짐을 구한다.

$$\begin{aligned}
v'' &= \frac{M}{EI} = \frac{w_0}{EI}\left[-\frac{3L^2}{8}\langle x \rangle^0 + \frac{L}{2}\langle x \rangle - \frac{1}{2}\left\langle x - \frac{L}{2}\right\rangle^2\right] \\
v' &= \frac{w_0}{EI}\left[-\frac{3L^2}{8}\langle x \rangle + \frac{L}{2}\langle x \rangle^2 - \frac{1}{6}\left\langle x - \frac{L}{2}\right\rangle^3\right] + A\langle x \rangle^0 \\
v &= \frac{w_0}{EI}\left[-\frac{3L^2}{16}\langle x \rangle^2 + \frac{L}{12}\langle x \rangle^3 - \frac{1}{24}\left\langle x - \frac{L}{2}\right\rangle^4\right] + A\langle x \rangle + B\langle x \rangle^0
\end{aligned}$$

여기서 A, B는 적분상수이다. 경계조건 $v = 0\,(x = 0$일 때)과 $v' = 0\,(x = 0$일 때)에서 A와 B가 0이므로 처짐은 다음과 같다.

$$v = \frac{w_0}{EI}\left[-\frac{3L^2}{16}\langle x\rangle^2 + \frac{L}{12}\langle x\rangle^3 - \frac{1}{24}\left\langle x - \frac{L}{2}\right\rangle^4\right]$$

따라서 [그림 9-15]에서와 같이 보 전체 처짐에 대한 단일 방정식을 얻는다.

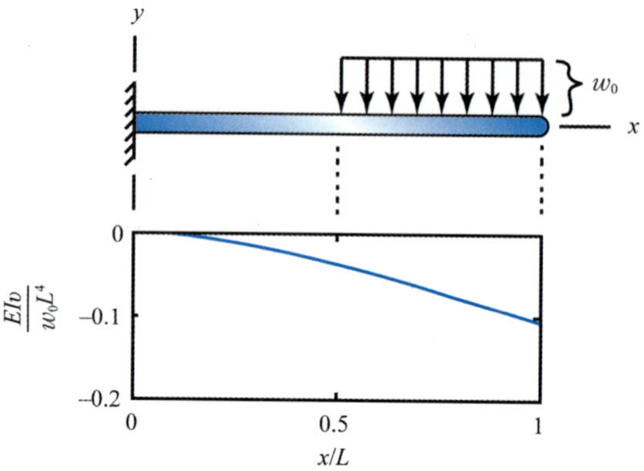

[그림 9-15] 보의 처짐

특이함수를 사용한 이 분석을 9.1절에서 다룬 동일한 보와 비교해보자. $0 \le x \le \frac{L}{2}$과 $\frac{L}{2} \le x \le L$에서의 굽힘모멘트에 대한 방정식이 서로 다르기 때문에 각각 두 개의 적분상수를 포함하는 보의 좌우 중앙 위치에서 처짐에 대한 서로 다른 방정식을 얻었다. 적분상수를 구하기 위해, $x=0$에서 두 개의 경계조건을 사용하고, 또 좌우 중앙 위치에서 해의 처짐과 기울기가 $x = \frac{L}{2}$에서 일치해야 한다는 조건을 사용해야 했다. 특이함수는 이 예제를 상당히 단순화시켰으며, 더 복잡한 하중을 받는 보에 훨씬 유리하게 사용된다([예제 9.3] 참조).

예제 9.3 특이함수를 사용하여 보의 처짐 구하기

US unit

[그림 9-16]의 보는 탄성계수가 $E = 28\text{E}6$ psi인 재료로 이루어져 있다. 면의 관성모멘트는 $I = 0.06\ \text{in}^4$이고, 길이는 $L = 120$ in이다. 힘 $F = 100$ lb, 분포하중 $w_0 = 10$ lb/in 일 때, 보 오른쪽 끝에서의 처짐은 얼마인가?

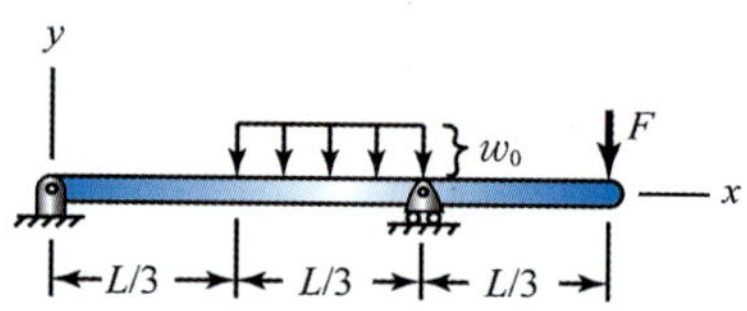

[그림 9-16]

전략

먼저 특이함수를 사용하여 x의 함수로 보의 굽힘모멘트를 결정한다. 그런 다음, 식 (9.4)를 적분하여 x의 함수로 처짐을 구할 수 있다.

풀이

굽힘모멘트 보의 자유물체도는 그림 (a)와 같다. 다음과 같은 평형방정식으로부터

$$\sum F_x = A_x = 0$$

$$\sum F_y = A_y + B - F - \frac{w_0 L}{3} = 0$$

$$\sum M_{점\ A} = \frac{2L}{3}B - LF - \frac{L}{2}\left(\frac{w_0 L}{3}\right) = 0$$

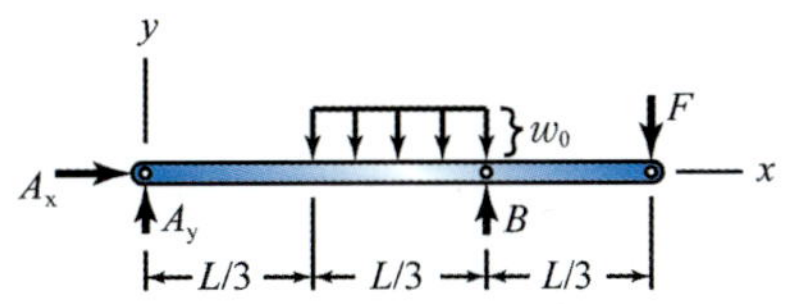

(a) 보의 자유물체도

다음을 얻는다.

$$A_x = 0$$

$$A_y = \frac{w_0 L}{12} - \frac{F}{2} = 50\ \mathrm{lb}$$

$$B = \frac{w_0 L}{4} + \frac{3F}{2} = 450\ \mathrm{lb}$$

델타 함수로 보에 작용하는 힘을 표현할 수 있다. 델타 함수 $\langle x-a\rangle^{-1}$은 $x=a$에서 단위 크기의 **아랫방향** 하중을 가하므로, 보에 작용하는 힘으로 인해 발생하는 분포하중에 대한 식은 다음과 같다.

$$-A_y\langle x\rangle^{-1} - B\left\langle x - \frac{2L}{3}\right\rangle^{-1} + F\langle x-L\rangle^{-1}$$

보에 작용하는 분포하중에 대해, $x = \dfrac{L}{3}$에서 시작하는 크기 w_0의 아랫방향 분포하중을 나타내는 계단함수를 사용하고 $x = \dfrac{2L}{3}$에서 시작하는 **윗방향** 분포하중을 나타내는 계단함수를 중첩한다.

$$w_0\left\langle x - \frac{L}{3}\right\rangle^0 - w_0\left\langle x - \frac{2L}{3}\right\rangle^0$$

따라서 총 분포하중은 다음과 같다.

$$w = -A_y\langle x\rangle^{-1} - B\left\langle x - \frac{2L}{3}\right\rangle^{-1} + F\langle x-L\rangle^{-1} + w_0\left\langle x - \frac{L}{3}\right\rangle^0 - w_0\left\langle x - \frac{2L}{3}\right\rangle^0$$

전단력 분포를 구하기 위해 방정식 $dV/dx = -w$를 적분한다.

$$V = \int_0^x -w\, dx$$

$$= A_y\langle x\rangle^0 + B\left\langle x - \frac{2L}{3}\right\rangle^0 - F\langle x-L\rangle^0 - w_0\left\langle x - \frac{2L}{3}\right\rangle + w_0\left\langle x - \frac{2L}{3}\right\rangle$$

그런 다음, 방정식 $dM/dx = V$를 적분하여 굽힘모멘트 분포를 구한다.

$$M = \int_0^x V dx$$

$$= A_y\langle x\rangle + B\left\langle x - \frac{2L}{3}\right\rangle - F\langle x-L\rangle - \frac{w_0}{2}\left\langle x - \frac{L}{3}\right\rangle^2 + \frac{w_0}{2}\left\langle x - \frac{2L}{3}\right\rangle^2$$

<u>**처짐**</u> 굽힘모멘트를 식 (9.4)에 대입해 다음과 같이 구할 수 있다.

$$EIv'' = M$$

$$= A_y\langle x\rangle + B\left\langle x - \frac{2L}{3}\right\rangle - F\langle x-L\rangle - \frac{w_0}{2}\left\langle x - \frac{L}{3}\right\rangle^2 + \frac{w_0}{2}\left\langle x - \frac{2L}{3}\right\rangle^2$$

이 방정식을 두 번 적분하여 처짐을 얻는다.

$$EIv' = \frac{A_y}{2}\langle x\rangle^2 + \frac{B}{2}\left\langle x - \frac{2L}{3}\right\rangle^2 - \frac{F}{2}\langle x - L\rangle^2$$
$$- \frac{w_0}{6}\left\langle x - \frac{L}{3}\right\rangle^3 + \frac{w_0}{6}\left\langle x - \frac{2L}{3}\right\rangle^3 + C\langle x\rangle^0$$

$$EIv = \frac{A_y}{6}\langle x\rangle^3 + \frac{B}{6}\left\langle x - \frac{2L}{3}\right\rangle^3 - \frac{F}{6}\langle x - L\rangle^3$$
$$- \frac{w_0}{24}\left\langle x - \frac{L}{3}\right\rangle^4 + \frac{w_0}{24}\left\langle x - \frac{2L}{3}\right\rangle^4 + C\langle x\rangle + D\langle x\rangle^0$$

여기서 C와 D는 적분상수이다. $x=0$에서 $v=0$ 및 $x=\frac{2L}{3}$에서 $v=0$인 경계조건으로부터 다음을 구할 수 있다.

$$C = -\frac{2A_yL^2}{27} + \frac{w_0L^3}{1296}$$
$$D = 0$$

그러므로 x의 함수로 보의 처짐은 다음과 같다.

$$v = \frac{1}{EI}\left[\frac{A_y}{6}\langle x\rangle^3 + \frac{B}{6}\left\langle x - \frac{2L}{3}\right\rangle^3 - \frac{F}{6}\langle x - L\rangle^3 - \frac{w_0}{24}\left\langle x - \frac{L}{3}\right\rangle^4 + \frac{w_0}{24}\left\langle x - \frac{2L}{3}\right\rangle^4\right]$$
$$- \left(\frac{2A_yL^2}{27} - \frac{w_0L^3}{1296}\right)\langle x\rangle\Big]$$

이와 같은 처짐은 그림 (b)와 같다. $x=120$ in를 설정하면 오른쪽 끝에서의 처짐은 $v=-0.952$ in 이다.

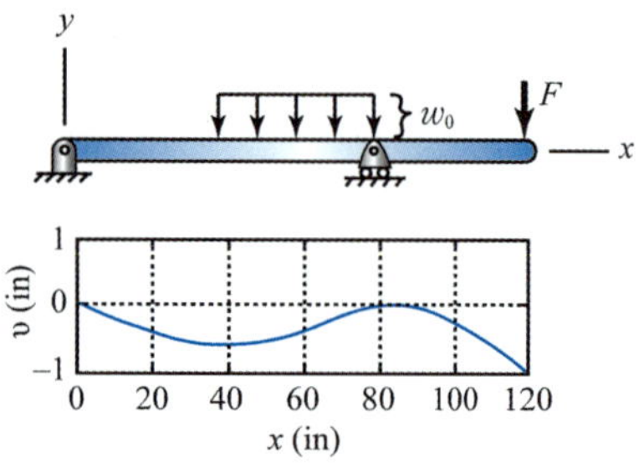

(b) 처짐을 나타내는 그래프

토론

특이함수를 사용하지 않고 이 예제를 해결하려면 보 전체의 굽힘모멘트를 설명하기 위해 서로 다른 3개의 방정식이 필요하며, 이로 인해 6개의 적분상수를 포함하는 처짐에 대한 3의 방정식이 결정된다. 특이함수의 사용은 보의 하중이 복잡해질수록 더 유리해진다.

연습문제 ▸▸▸

※ [문제 9.47] ~ [문제 9.54]는 특이함수를 사용하여 해결하시오.

9.47 보는 핀 지지점과 롤러 지지점을 가지며, 힘 F를 받는다. x의 함수로 처짐 v를 구하시오.

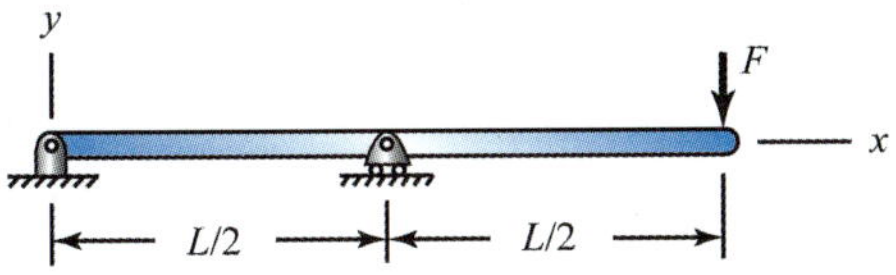

[그림 P9.47]

9.48 보는 핀 지지점과 롤러 지지점을 가지며, 반시계방향 모멘트 M_0를 받는다. x의 함수로 처짐 v를 구하시오.

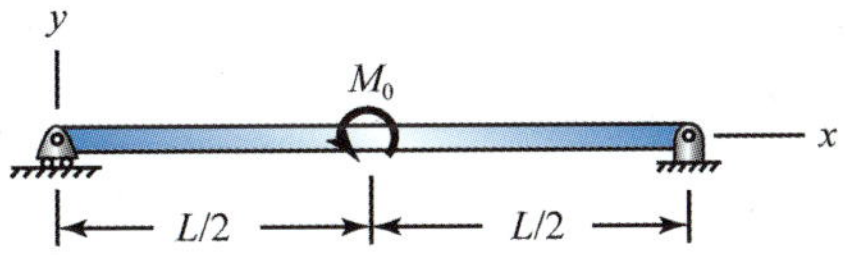

[그림 P9.48]

9.49 보는 핀 지지점과 롤러 지지점을 가지며, 두 가지 힘을 받는다. x의 함수로 처짐 v를 구하시오.

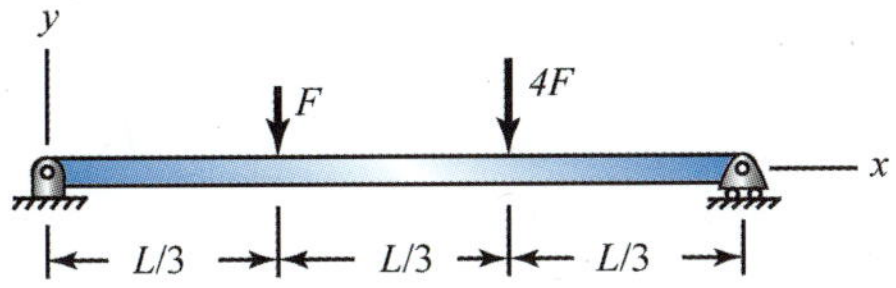

[그림 P9.49]

9.50 보는 탄성계수가 $E = 72$ GPa인 알루미늄 합금으로 구성되며, 관성모멘트는 $I = 1.4\text{E-}5\ \text{m}^4$이다. 보의 오른쪽 끝에서의 처짐을 구하시오.

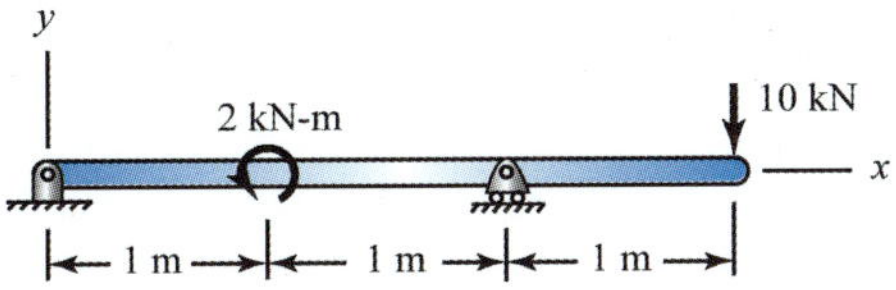

[그림 P9.50]

연습문제 ▶▶▶

9.51 US unit 보는 탄성계수 $E = 1.6\text{E}6$ psi인 재료로 구성되며, 관성모멘트는 $I = 0.125\ \text{in}^4$이다. $x = 10$ in인 위치에서의 보의 처짐을 구하시오.

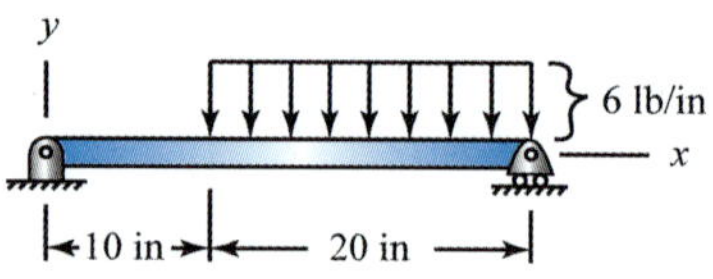

[그림 P9.51]

9.52 보는 탄성계수 $E = 200$ GPa인 알루미늄 합금으로 구성되며, 관성모멘트는 $I = 8.2\text{E-}6\ \text{m}^4$이다. 보의 오른쪽 끝에서의 처짐을 구하시오.

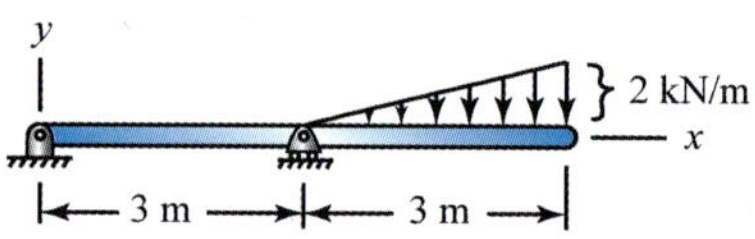

[그림 P9.52]

9.53* US unit 보를 구성하는 재료의 탄성계수가 $E = 30\text{E}6$ psi이며, 단면의 관성모멘트는 $I = 0.35\ \text{in}^4$이다. x의 함수로 보의 처짐을 나타내는 그래프를 그리시오.

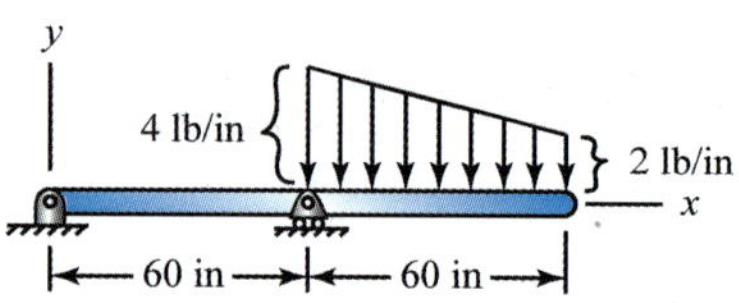

[그림 P9.53]

9.54 보의 왼쪽 끝이 지지점으로 고정되어 있다. 보의 오른쪽 끝의 처짐이 0이 되도록 하는 힘 F의 값을 구하시오.

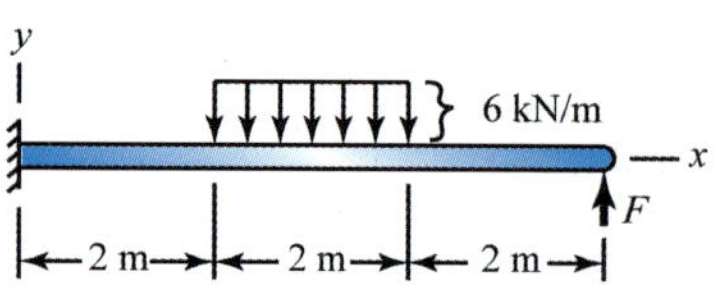

[그림 P9.54]

SECTION 9.4

모멘트 면적법

Moment-Area Method

보의 처짐 또는 경사가 축을 따라 특정 위치에서만 결정되어야 하는 경우, 모멘트 면적법moment-area method이라고 하는 기술이 지금까지 설명한 다른 접근방식보다 빠를 때가 있다. 이 방법은 두 축 위치에서 보의 기울기와 처짐과 관련한 두 가지 정리를 기반으로 한다.

9.4.1 첫 번째 정리

처짐 v와 기울기 $\frac{dv}{dx}$가 매우 작다고 가정하므로, [그림 9-17]과 같이 보의 중립축과 x축 사이의 각도 θ는 처짐 기울기와 같다. 즉, $\frac{dv}{dx}=\theta$이다. 따라서 식 (9.4)를 다음과 같이 쓸 수 있다.

$$\frac{d}{dx}\left(\frac{dv}{dx}\right)=\frac{d\theta}{dx}=\frac{M}{EI} \tag{9.18}$$

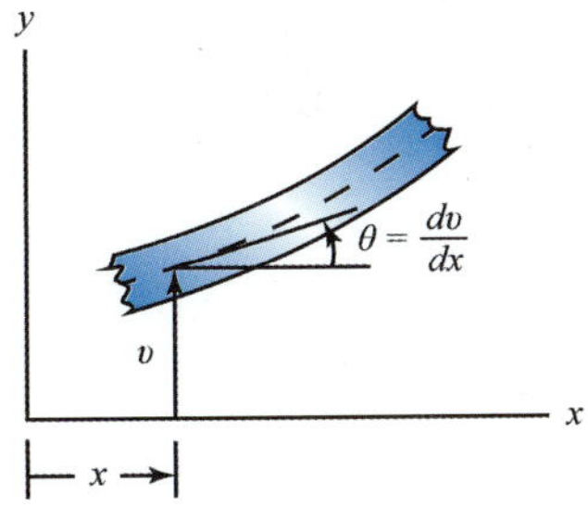

[그림 9-17] 보의 중립축과 x축 사이의 각도 θ는 처짐 기울기와 동일하다.

[그림 9-18]과 같이 A와 B를 축방향 좌표 x_A와 x_B로 보의 축 위에 두 위치를 설정하고, θ_A와 θ_B를 해당 위치에서의 기울기 값으로 지정한다. A에서 B까지 x에 대해 식 (9.18)을 적분한다.

$$\int_{\theta_A}^{\theta_B} d\theta=\int_{x_A}^{x_B}\frac{M}{EI}dx$$

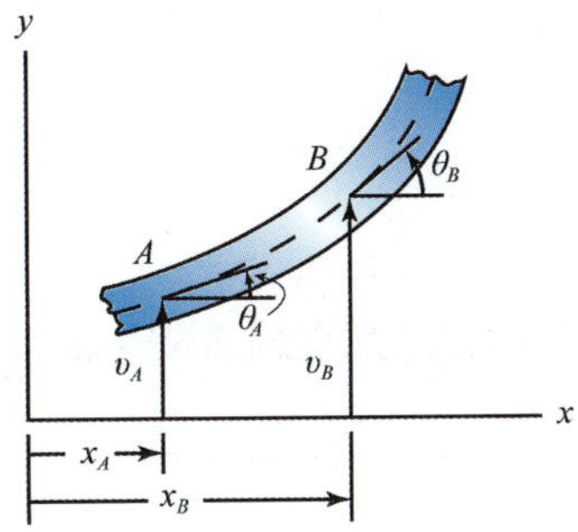

[그림 9-18] A와 B에서의 처짐과 기울기

이를 통해 다음과 같은 결과를 얻을 수 있다.

$$\theta_B-\theta_A=A_{AB} \tag{9.19}$$

여기서 A_{AB}는 [그림 9-19]와 같은 M/EI 그래프로 정의된 x_A에서 x_B까지의 면적으로서, 다음과 같다.

$$A_{AB}=\int_{x_A}^{x_B}\frac{M}{EI}dx \tag{9.20}$$

식 (9.19)는 첫 번째 모멘트 면적 정리이다. 이를 통해 두 축 위치 사이의 M/EI 그래프로 정의된 면적을 계산해 보의 중립축 기울기 변화를 확인할 수 있다.

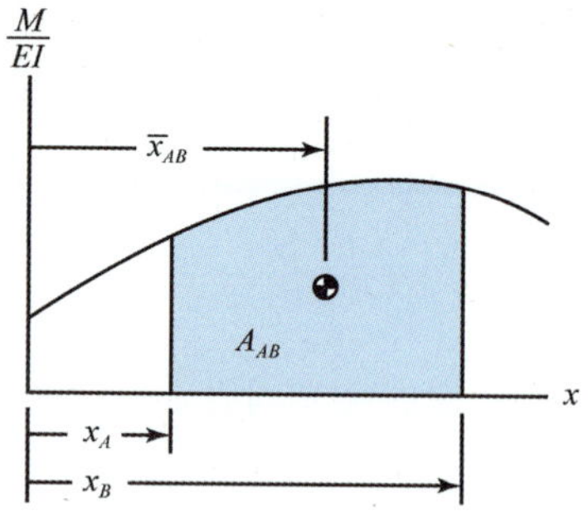

[그림 9-19] M/EI 그래프로 정의된 면적

9.4.2 두 번째 정리

두 번째 정리를 얻기 위해, 식 (9.4)에 x를 곱하고 A에서 B까지 x에 대해 적분한다.

$$\int_{x_A}^{x_B} x\frac{d^2v}{dx^2}dx = \int_{x_A}^{x_B} x\frac{M}{EI}dx \tag{9.21}$$

x의 함수 f를 고려해보자. x와 f 곱을 미분하면 다음과 같다.

$$d(xf) = x\,df + f\,dx$$

이를 다음과 같이 재정리할 수 있다.

$$x\,df = d(xf) - f\,dx$$

이를 적분하면 다음과 같다.

$$\int x\,df = xf - \int f\,dx \tag{9.22}$$

식 (9.22)를 **부분적분**integration by parts이라고 한다. $f = \dfrac{dv}{dx}$를 사용해 식 (9.21)의 왼쪽 적분에 부분적분을 적용하면 다음과 같다.

$$\begin{aligned}\int_{x_A}^{x_B} x\underbrace{\frac{d^2v}{dx^2}dx}_{df} &= \Bigg[x\underbrace{\frac{dv}{dx}}_{f}\Bigg]_{x_A}^{x_B} - \int_{x_A}^{x_B}\underbrace{\frac{dv}{dx}}_{f}dx \\ &= [x\theta]_{x_A}^{x_B} - \int_{v_A}^{v_B}dv \\ &= x_B\theta_B - x_A\theta_A - v_B + v_A\end{aligned} \tag{9.23}$$

$\bar{x}_{AB}$는 [그림 9-19]와 같이 x_A에서 x_B까지의 M/EI 그래프로 정의된 면적의 축방향 위치이다.

$$\bar{x}_{AB} = \frac{\displaystyle\int_{x_A}^{x_B} x\frac{M}{EI}dx}{\displaystyle\int_{x_A}^{x_B}\frac{M}{EI}dx} = \frac{\displaystyle\int_{x_A}^{x_B} x\frac{M}{EI}dx}{A_{AB}}$$

이를 식 (9.23)과 연립하면, 식 (9.21)을 다음과 같이 나타낼 수 있다.

$$v_B - v_A = x_B\theta_B - x_A\theta_A - \bar{x}_{AB}A_{AB} \tag{9.24}$$

$\bar{x}_{AB}A_{AB}$ 항은 A_{AB} 면적의 원점에 대한 '모멘트'로 간주될 수 있다. 식 (9.24)는 두 번째 모멘트 면적 정리의 한 형태이다. 두 위치에서의 보의 중립축 기울기를 알면, 식 (9.24)를 사용해 해당 위치 사이의 M/EI 그래프로 정의된 면적 A_{AB}의 원점에 대한 모멘트를 계산함으로써 해당 위치 사이의 처짐 변화를 구할 수 있다.

일반적으로 모멘트 면적법을 표현할 때, 두 번째 정리는 [그림 9-20(a)]에 나타낸 $t_{B/A}$를 사용하여 표현한다. A에서 중립축에 접하는 접선이 B에서 x축에 내린 수선과 교차하는 점에서 B까지의 거리를 중립축 처짐으로 정의한다. [그림 9-20(b)]는 다음 식과 같이 A와 B의 처짐의 차이와 A의 기울기 θ_A의 관계로 $t_{B/A}$가 계산되는 것을 보여준다.

$$t_{B/A} = v_B - v_A - \theta_A(x_B - x_A)$$

식 (9.24)를 이 식에 대입하면 다음 식을 구할 수 있다.

$$t_{B/A} = (x_B - \bar{x}_{AB})A_{AB}$$

이 두 번째 모멘트 면적 정리의 형태는 더 단순하나, 첫 번째 소개된 식 (9.19)가 설명하고 적용하는데 더욱 쉬운 형태이다.

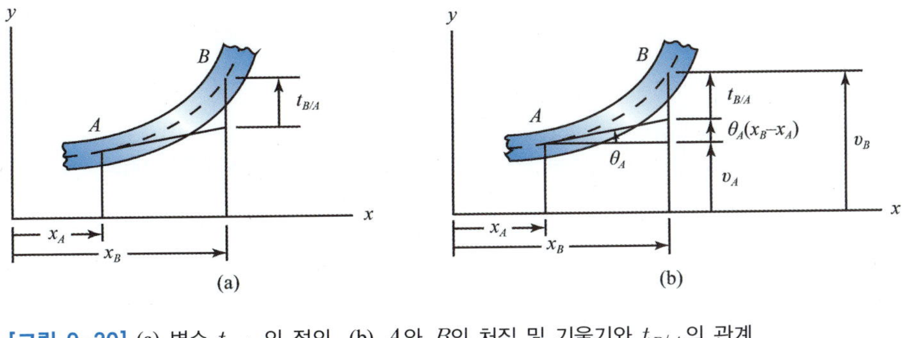

[그림 9-20] (a) 변수 $t_{B/A}$의 정의 (b) A와 B의 처짐 및 기울기와 $t_{B/A}$의 관계

예제 9.4 모멘트 면적법 적용

US unit

[그림 9-21]의 보에서, 모멘트 면적법을 사용하여 B에서의 기울기와 처짐을 구하시오.

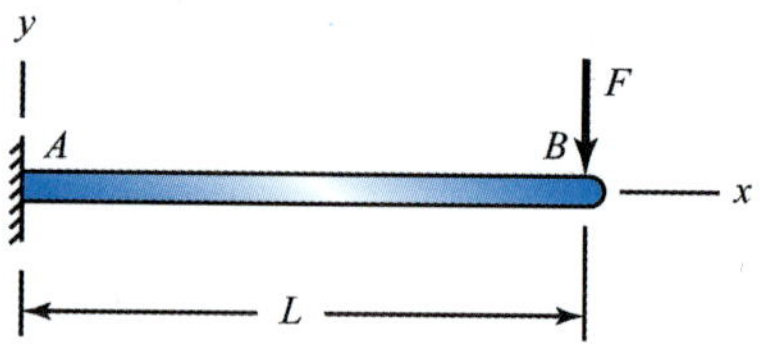

[그림 9-21]

전략

고정지지점 A에서 보의 기울기와 처짐은 모두 0이다. 따라서 식 (9.19)로부터 B에서의 기울기를 구하고, 그런 다음 식 (9.24)로부터 B의 처짐을 구한다. 이러한 방정식을 적용하려면 먼저 보에서 굽힘모멘트 M의 분포를 결정하고, 이 값을 사용하여 x_A에서 x_B까지 M/EI 그래프로 정의된 면적인 A_{AB}를 구하고, A_{AB} 중심의 위치 $\bar{x}_{AB}$를 계산해야 한다.

풀이

그림 (a)의 자유물체도에 평형을 적용하면, 다음과 같은 x에 대한 함수로 표현된 굽힘모멘트를 구할 수 있다.

$$M = F(x-L)$$

다음 함수의 그래프를 그림 (b)와 같이 그린다.

$$\frac{M}{EI} = \frac{F}{EI}(x-L)$$

그래프를 통해 다음을 알 수 있다.

$$A_{AB} = \frac{1}{2}(L)\left(-\frac{FL}{EI}\right) = -\frac{FL^2}{2EI}$$

$$\bar{x}_{AB} = \frac{1}{3}L$$

식 (9.19)에서 B에서의 기울기는 다음과 같다.

$$\theta_B = \theta_A + A_{AB} = -\frac{FL^2}{2EI}$$

앞서 구한 θ_B를 통해 식 (9.24)로부터 B에서의 처짐을 구할 수 있다.

$$v_B = v_A + x_B\theta_B - x_A\theta_A - \bar{x}_{AB}A_{AB}$$

$$= (0) + (L)\left(-\frac{FL^2}{2EI}\right) - (0) - \left(\frac{1}{3}L\right)\left(-\frac{FL^2}{2EI}\right) = -\frac{FL^3}{3EI}$$

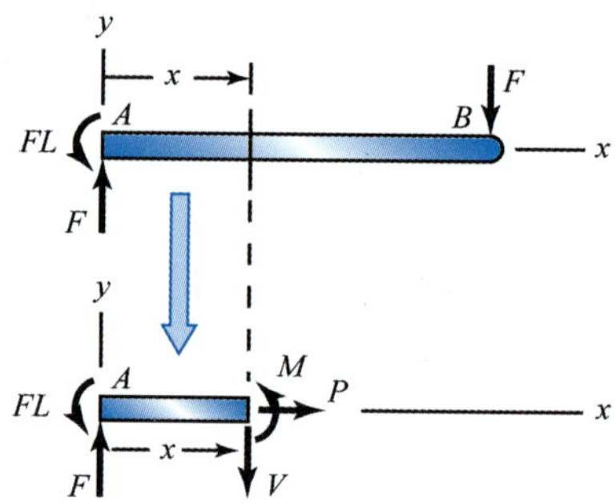

(a) 임의의 위치 x에서 보를 절단시켜 얻은 자유물체도

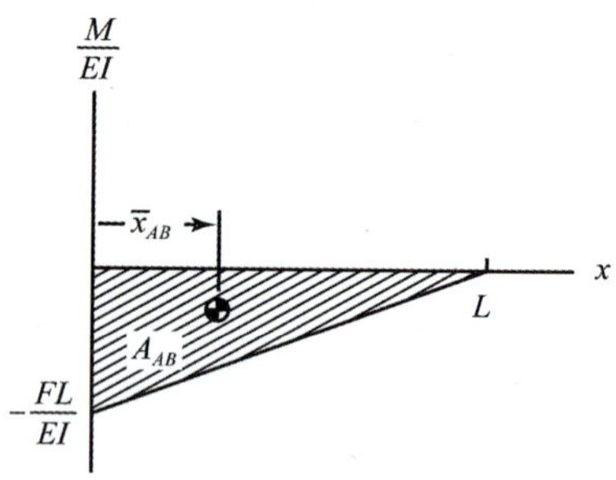

(b) M/EI의 그래프

토론

모멘트 면적법에 의해 주어진 B에서의 기울기와 처짐이 〈부록 F〉에서의 결과와 일치하는지 확인한다.

예제 9.5 모멘트 면적법 적용

[그림 9-22]의 보에서, 모멘트 면적법을 사용하여 B에서의 처짐을 구하시오.

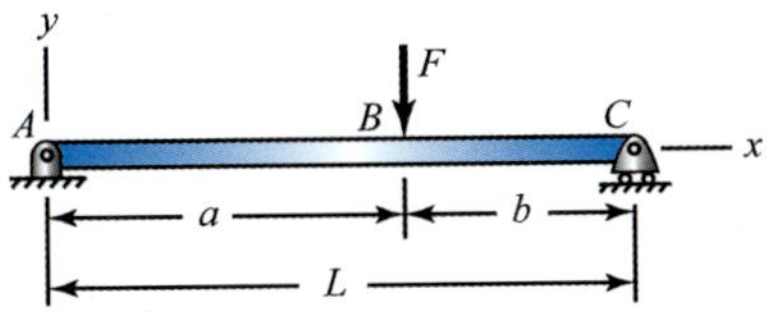

[그림 9-22]

전략

A와 C에서 처짐은 0이다. B에서의 처짐과 A, B, C에서의 기울기는 알 수 없다. A와 B, B와 C에 대해 식 (9.19)와 (9.24)를 작성하면, 4개의 미지수를 갖는 4개의 방정식을 얻을 수 있다.

풀이

그림 (a)의 자유물체도에 평형을 적용하면, 다음과 같은 x에 대한 함수로 표현된 굽힘모멘트를 구할 수 있다.

$$M = \frac{Fb}{L}x, \qquad 0 \le x \le a$$

$$M = \frac{Fa}{L}(L-x), \qquad a \le x \le L$$

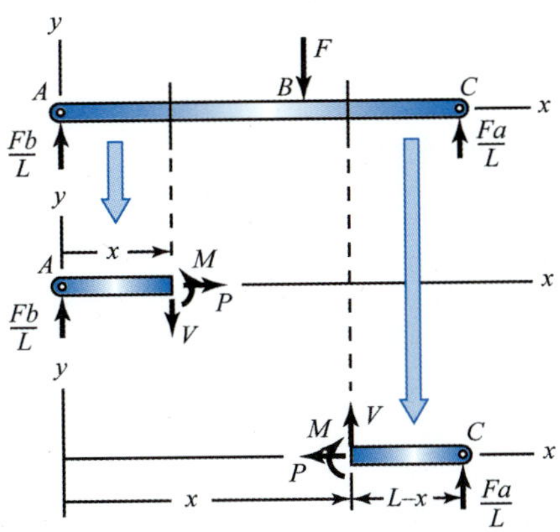

(a) 굽힘모멘트 분포를 결정하기 위한 자유물체도

그림 (b)는 x의 함수로 표현된 M/EI의 그래프이다. 이 그래프를 통해 다음을 알 수 있다.

$$A_{AB} = \frac{1}{2}(a)\left(\frac{Fab}{LEI}\right) = \frac{Fa^2b}{2LEI}$$

$$\bar{x}_{AB} = \frac{2}{3}a$$

$$A_{BC} = \frac{1}{2}(b)\left(\frac{Fab}{LEI}\right) = \frac{Fab^2}{2LEI}$$

$$\bar{x}_{BC} = a + \frac{1}{3}b$$

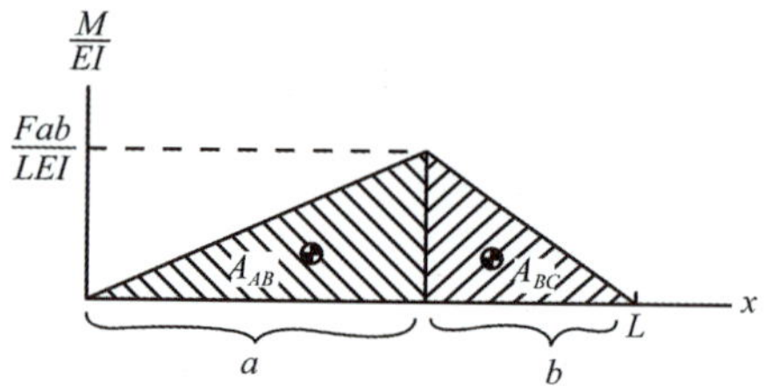

(b) M/EI의 그래프

위치 A와 B, B와 C에 대해 식 (9.26)을 작성한다.

$$\theta_B - \theta_A = A_{AB} \tag{1}$$

$$\theta_C - \theta_B = A_{BC} \tag{2}$$

또, 위치 A와 B, B와 C에 대해 식 (9.24)를 작성한다.

$$v_B - v_A = x_B \theta_B - x_A \theta_A - \bar{x}_{AB} A_{AB} \tag{3}$$

$$v_C - v_B = x_C \theta_C - x_B \theta_B - \bar{x}_{BC} A_{BC} \tag{4}$$

식 (3)과 (4)를 더하면 다음 식을 얻을 수 있다.

$$v_C - v_A = x_C \theta_C - x_A \theta_A - \bar{x}_{AB} A_{AB} - \bar{x}_{BC} A_{BC}$$

$v_A = 0$, $v_C = 0$, $x_A = 0$이므로, θ_C에 대한 다음 방정식을 풀 수 있다.

$$\begin{aligned}\theta_C &= \frac{1}{x_C}(\bar{x}_{AB} A_{AB} + \bar{x}_{BC} A_{BC}) \\ &= \frac{1}{L}\left[\left(\frac{2}{3}a\right)\left(\frac{Fa^2 b}{2LEI}\right) + \left(a + \frac{1}{3}b\right)\left(\frac{Fab^2}{2LEI}\right)\right] = \frac{Fab(L+a)}{6LEI}\end{aligned}$$

식 (2)로부터 B에서의 기울기를 구할 수 있다.

$$\theta_B = \theta_C - A_{BC} = \frac{Fab}{3LEI}(a-b)$$

이 결과를 사용하여, B에서의 처짐에 대한 식 (3)을 풀 수 있다.

$$v_B = x_B \theta_B - \bar{x}_{AB} A_{AB} = -\frac{Fa^2 b^2}{3LEI}$$

토론

식 (9.19)를 사용하여 두 축 위치 사이에서의 보의 중립축 기울기 변화를 확인할 수 있다. 해당 위치에서의 기울기를 알고 있을 때, 식 (9.24)를 사용하여 두 축 위치 사이에서의 보의 중립축 방향의 처짐을 확인할 수 있다. 이 예제에서 보의 기울기는 어느 위치에서도 알려지지 않았다. 그러나 점 A와 B, B와 C에 대해 식 (9.19)와 (9.24)를 구하여 B에서의 처짐을 구할 수 있다.

연습문제 ▸▸▸

※ [문제 9.55]~[문제 9.61]은 모멘트 면적법으로 해결하시오.

9.55 보는 B에서 시계방향 모멘트 M_0를 받는다. B에서의 기울기를 구하고, 〈부록 F〉에서 결과를 확인하시오.

전략 보의 굽힘모멘트 M을 x의 함수로 구한 다음, 식 (9.19)를 사용하여 기울기를 결정한다.

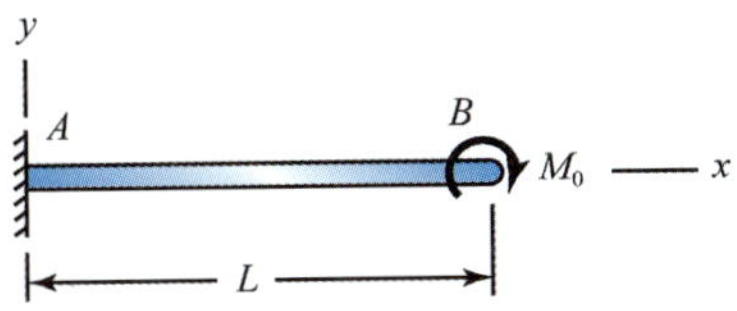

[그림 P9.55~9.56]

9.56 보는 B에서 시계방향 모멘트 M_0를 받는다. B에서의 처짐을 구하고, 〈부록 F〉에서 결과를 확인하시오.

9.57 보는 균일분포하중을 받는다. B에서의 기울기를 구하고, 〈부록 F〉에서 결과를 확인하시오.

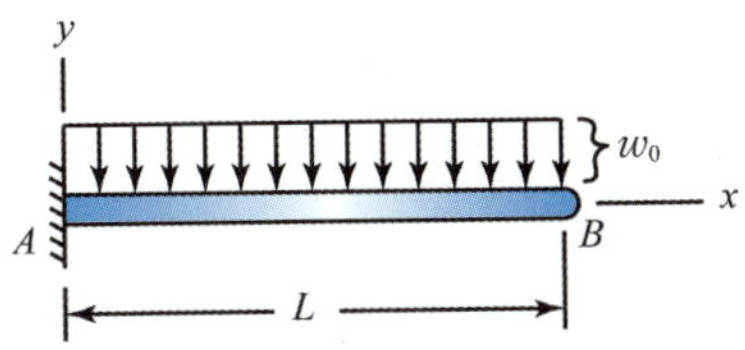

[그림 P9.57~9.58]

9.58 보는 균일분포하중을 받는다. B에서의 처짐을 구하고, 〈부록 F〉에서 결과를 확인하시오.

9.59 보는 원형 단면을 가지며 균일분포하중을 받는다. 보의 재료는 탄성계수가 E= 200 GPa 인 강철이다. A에서의 기울기를 구하시오.

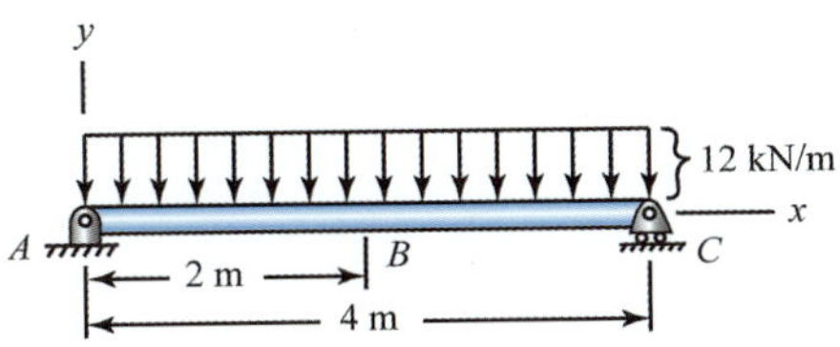

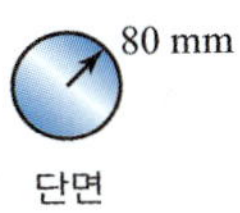

[그림 P9.59~9.60]

연습문제

9.60 보는 원형 단면을 가지며 균일분포하중을 받는다. 보의 재료는 탄성계수가 $E = 200$ GPa 인 강철이다. B에서의 처짐을 구하시오.

9.61* 보는 시계방향 모멘트 M_0를 받는다. B에서의 기울기와 처짐을 구하시오.

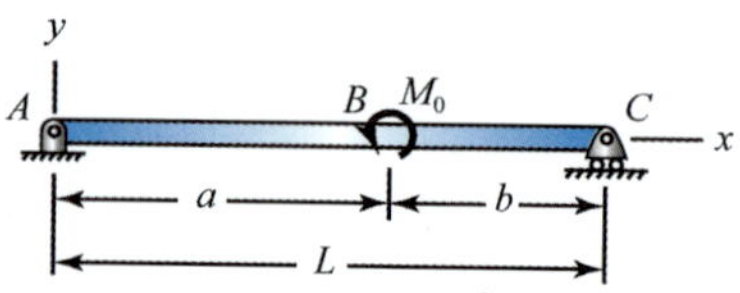

[그림 P9.61]

SECTION 9.5

중첩

Superposition

보의 처짐을 결정하는 것은 하중이 비교적 단순한 경우에도 시간이 많이 걸리는 과정이다. 구조 공학자는 〈부록 F〉와 같은 표에서 일반 지지점과 단순 하중을 받는 균일단면 보의 처짐을 사용할 수 있다. 또한, 이와 같은 표의 해법이 중첩되어 더 복잡한 하중을 받는 보의 처짐을 얻을 수 있음을 보여준다.

[그림 9-23(a)]와 같은 보와 하중 상태에서, 보의 굽힘 모멘트를 M_a로 표시하고 v_a를 처짐이라고 하자. 굽힘모멘트와 처짐은 다음 식과 같은 식 (9.4)를 만족한다.

$$v''_a = \frac{M_a}{EI} \tag{9.25}$$

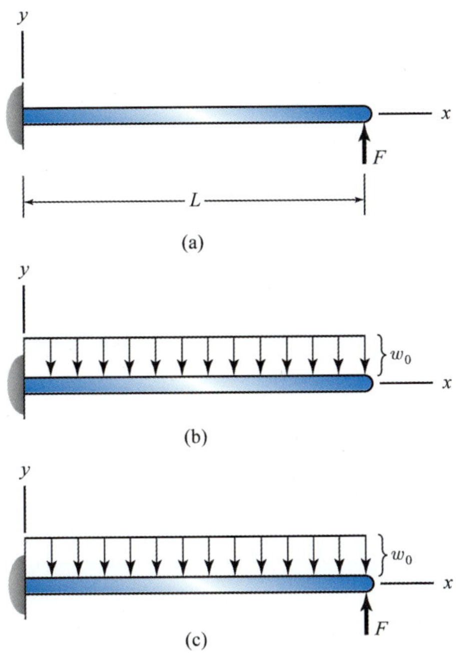

[그림 9-23] 하중 (a)와 (b)를 중첩하면 (c)가 됨

[그림 9-23(b)]는 동일한 보에 다른 하중을 가한 상태이다. M_b와 v_b는 굽힘모멘트와 처짐을 나타내며, 이 또한 식 (9.4)를 만족한다.

$$v''_b = \frac{M_b}{EI} \tag{9.26}$$

[그림 9-23(c)]는 [그림 9-23]의 (a)와 (b)의 하중을 중첩한 경우를 나타낸다. 식 (9.25)와 (9.26)를 더하면, 중첩된 처짐과 굽힘모멘트도 식 (9.4)를 만족한다.

$$(v_a + v_b)'' = \frac{M_a + M_b}{EI}$$

이 결과는 변위에 대한 미분방정식의 선형성으로 인해 발생하는 결과로, [그림 9-23]의 (a)와 (b)의 하중으로 인한 처짐을 더하여 [그림 9-23(c)]의 하중으로 인한 처짐을 얻을 수 있다. 〈부록 F〉에 주어진 처짐을 이용하면 다음과 같은 식을 얻을 수 있다.

$$v_a + v_b = \frac{Fx^2}{6EI}(3L - x) - \frac{w_0 x^2}{24EI}(6L^2 - 4Lx + x^2)$$

이 접근방식으로 구하는 과정이 간략해졌음을 확실히 알았다. 중첩superposition에 의해 주어진 보의 처짐을 결정하기 위해서는, 하중은 중첩된 하중과 일치해야 하며, 경계조건은 중첩된 변위를 만족시켜야 한다.

$$v_a + v_b = \frac{Fx^2}{6EI}(3L - x) - \frac{w_0 x^2}{24EI}(6L^2 - 4Lx + x^2)$$

예제 9.6 중첩에 의한 보의 처짐

중첩을 사용하여 [그림 9-24]에서 보의 처짐을 구하시오.

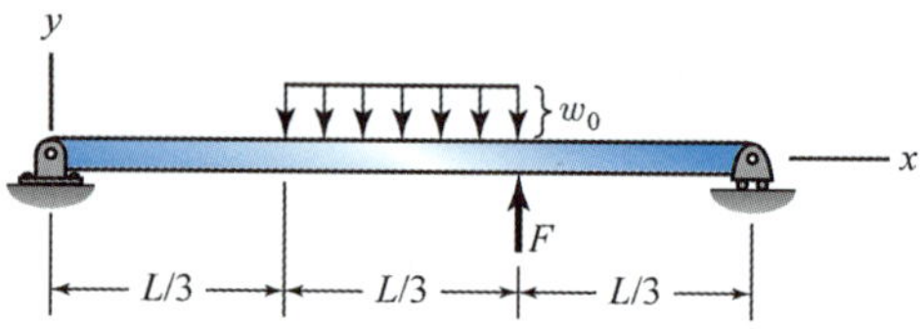

[그림 9-24]

전략

그림 (a), (b), (c)의 하중을 중첩하여 전체 하중을 얻을 수 있으므로, 이 세 하중에 대한 처짐을 중첩하여 처짐을 구할 수 있다.

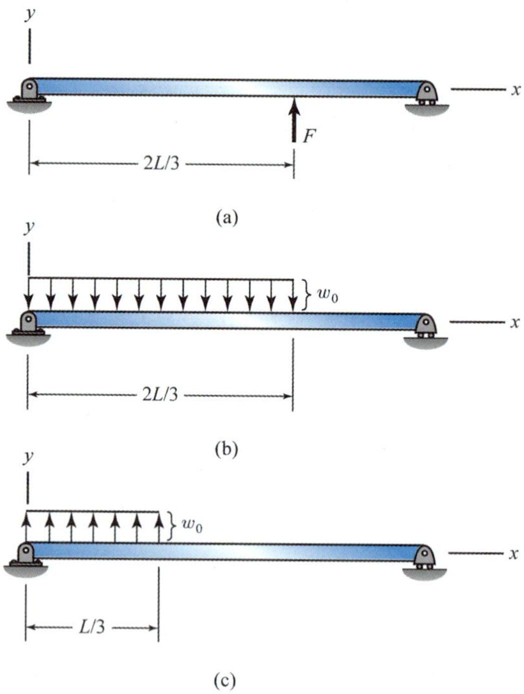

(a), (b), (c) 전체 하중을 얻기 위해 중첩할 수 있는 세 가지 하중

풀이

〈부록 F〉의 결과를 이용하면, 그림 (a), (b), (c)의 하중에 의한 처짐은 다음과 같다.

$$v_a=\begin{cases}\dfrac{Fx}{162EI}(8L^2-9x^2), & 0\le x\le \dfrac{2L}{3}\\ \dfrac{F}{162EI}(18x^3-54Lx^2+44L^2x-8L^3), & \dfrac{2L}{3}\le x\le L\end{cases}$$

$$v_b=\begin{cases}-\dfrac{w_0x}{1944EI}(64L^3-144Lx^2+81x^3), & 0\le x\le \dfrac{2L}{3}\\ -\dfrac{w_0L}{1944EI}(72x^3-216Lx^2+160L^2x-16L^3), & \dfrac{2L}{3}\le x\le L\end{cases}$$

$$v_c=\begin{cases}\dfrac{w_0x}{1944EI}(25L^3-90Lx^2+81x^3), & 0\le x\le \dfrac{L}{3}\\ \dfrac{w_0L}{1944EI}(18x^3-54Lx^2+37L^2x-L^3), & \dfrac{L}{3}\le x\le L\end{cases}$$

이러한 결과를 중첩하여 보의 처짐을 얻는다.

$0\le x\le \dfrac{L}{3}$:

$$v=\frac{Fx}{162EI}(8L^2-9x^2)-\frac{w_0x}{1944EI}(39L^3-54Lx^2)$$

$\dfrac{L}{3}\le x\le \dfrac{2L}{3}$:

$$v=\frac{Fx}{162EI}(8L^2-9x^2)-\frac{w_0}{1944EI}(81x^4-162Lx^3+54L^2x^2+27L^3x+L^4)$$

$\dfrac{2L}{3}\le x\le L$:

$$v=\frac{F}{162EI}(18x^3-54Lx^2+44L^2x-8L^3)-\frac{w_0L}{1944EI}(54x^3-162Lx^2+123L^2x-15L^3)$$

$F=\dfrac{w_0L}{3}$ 일 때 보의 처짐에 대한 무차원 값을 그림 (d)에 나타내었다.

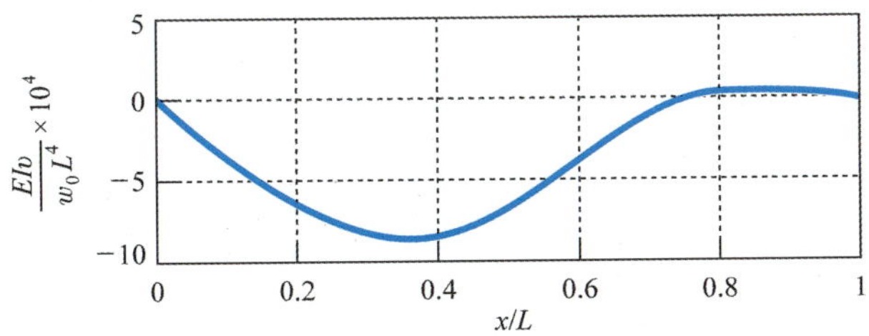

(d) 처짐을 나타내는 그래프

토론

그림 (b)와 (c)의 하중을 중첩하여 보의 중앙 3분의 1에 걸쳐 작용하는 균일분포하중을 얻은 방법에 주목하라. 그림 (c)의 윗방향 하중은 그림 (b)의 아랫방향 하중의 일부를 상쇄한다. 〈부록 F〉의 결과와 이 예제에서 사용한 것과 같은 전략을 통해 다양한 하중 및 경계조건을 일치시키거나 근사화할 수 있다.

예제 9.7 중첩에 의한 부정정 보

중첩을 사용하여 [그림 9-25]의 보 처짐을 구하시오.

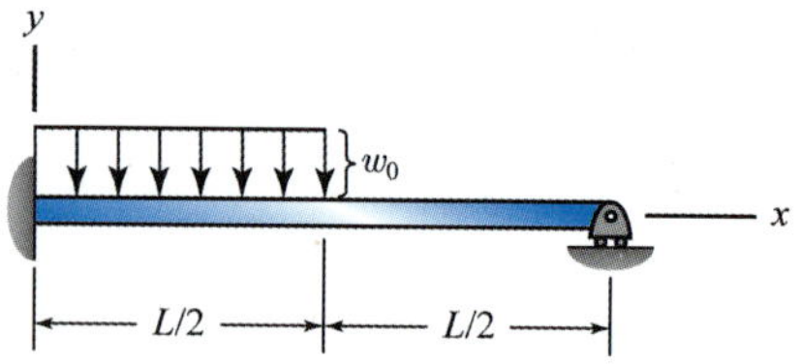

[그림 9-25]

전략

보는 부정정 구조물이다. 그림 (a)와 (b)의 하중을 중첩하면 롤러 지지점에 의해 가해지는 미지 반력 B로 보의 처짐을 표현할 수 있다. 그런 다음, $x=L$에서 처짐이 0과 같다는 조건을 가지고 B를 구할 수 있다.

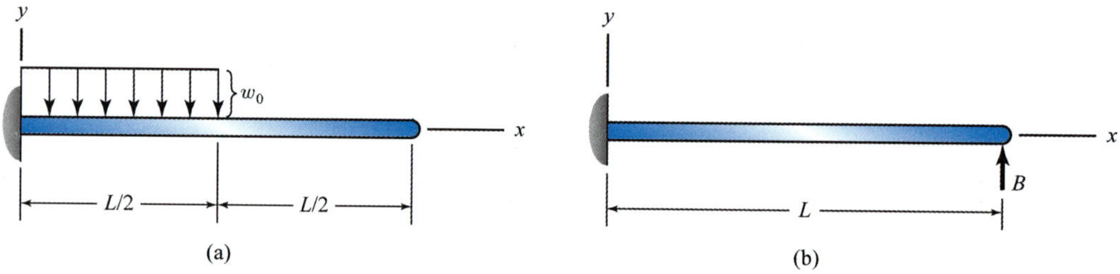

(a), (b) B에서의 처짐을 결정하기 위해 두 하중을 중첩

풀이

〈부록 F〉의 결과를 이용하면, 그림 (a)에서 하중에 의한 처짐은 다음과 같다.

$$v_a = \begin{cases} -\dfrac{w_0 x}{48EI}(3L^2 - 4Lx + 2x^2), & 0 \le x \le \dfrac{L}{2} \\ -\dfrac{w_0 L^3}{384EI}(8x - L), & \dfrac{L}{2} \le x \le L \end{cases}$$

그림 (b)에서 미지 반력으로 인한 처짐은 다음과 같다.

$$v_b = \frac{Bx^2}{6EI}(3L - x)$$

B로 나타낸 보의 처짐은 다음과 같다.

$$v = v_a + v_b = \begin{cases} -\dfrac{w_0 x^2}{48EI}(3L^2 - 4Lx + 2x^2) + \dfrac{Bx^2}{6EI}(3L - x), & 0 \le x \le \dfrac{L}{2} \\ -\dfrac{w_0 L^3}{384EI}(8x - L) + \dfrac{Bx^2}{6EI}(3L - x), & \dfrac{L}{2} \le x \le L \end{cases}$$

B를 구하기 위해, $x=L$에서 경계조건을 적용한다.

$$v|_{x=L} = -\frac{w_0 L^3}{384EI}(8L - L) + \frac{BL^2}{6EI}(3L - L) = 0$$

이를 풀면, $B=\dfrac{7w_0L}{128}$이다. 이 결과를 대입하면 보의 처짐은 다음과 같다.

$$v=\begin{cases}-\dfrac{w_0x^2}{768EI}(27L^2-57Lx+32x^2), & 0\le x\le \dfrac{L}{2}\\ -\dfrac{w_0L}{768EI}(7x^3-21Lx^2+16L^2x-2L^3), & \dfrac{L}{2}\le x\le L\end{cases}$$

토론

이 예제의 접근방식을 대부분의 부정정 보 문제에 적용할 수 있다. 정적으로 확실한 문제를 얻기까지 (미지의) 반력으로 지지력을 대체한다. 중첩을 사용해 미지 반력으로 정적으로 해결할 수 있는 보의 처짐을 구한다. 그런 후, 대체된 지지력에 의해 부과된 경계조건을 사용해 미지 반력을 결정한다.

연습문제 ▸▸▸

※ 〈부록 F〉의 결과를 사용하여 [문제 9.62] ~ [문제 9.73]을 해결하시오. 각 보는 관성모멘트 I와 탄성계수 E를 가진다.

9.62 보의 처짐을 x의 함수로 구하시오.

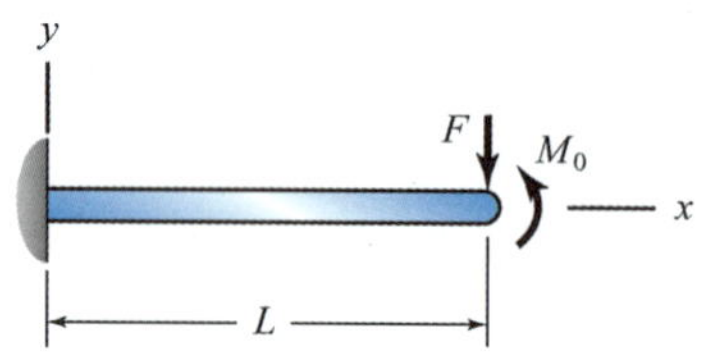

[그림 P9.62]

9.63 보의 처짐을 x의 함수로 구하시오.

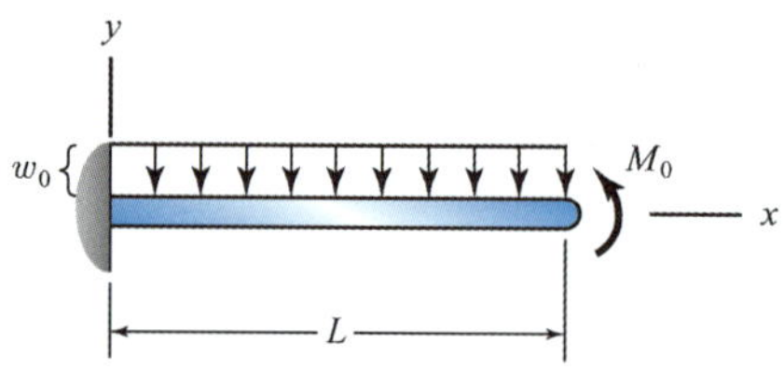

[그림 P9.63]

9.64 US unit 보의 길이는 $L = 60$ in이고 단면의 관성모멘트는 $I = 0.2$ in^{4}이다. 보는 탄성계수가 $E = 10\text{E}6$ psi인 재료로 구성된다. $F = 2000$ lb이고 $w_0 = 52$ lb/in 인 경우, $x = 30$ in인 위치에서 보의 변위는 얼마인가?

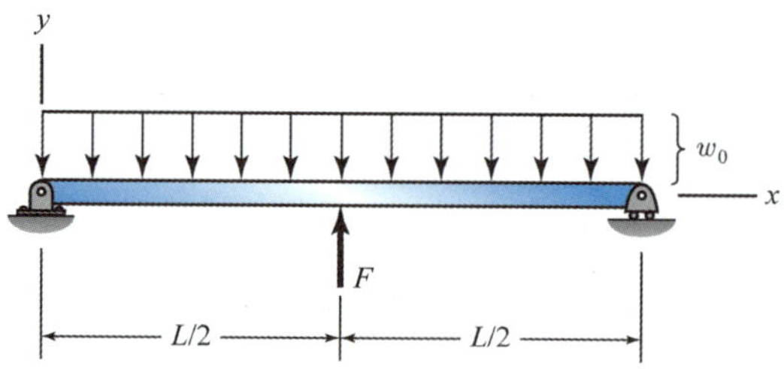

[그림 P9.64 ~ 9.65]

9.65* US unit 보의 길이는 $L = 60$ in이고 단면의 관성모멘트는 $I = 0.2$ in^{4}이다. 보는 탄성계수가 $E = 10\text{E}6$ psi인 재료로 구성된다. $F = 2000$ lb이고 $w_0 = 52$ lb/in 이다. $0 \le x \le 30$ in에 대한 보의 변위 그래프를 그리시오.

연습문제 ▶▶▶

9.66 보의 길이는 $L=4$ m이고 단면의 관성모멘트는 $I=6.75\text{E-}8$ m^{4}이다. 보는 탄성계수가 $E=$ 70E9 Pa인 재료로 구성되고, 분포하중은 $w_0=2$ kN/m이다. A, B, C에서의 반력을 구하시오.

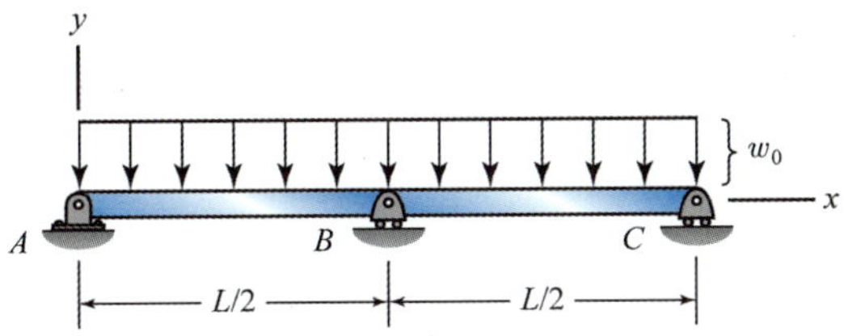

[그림 P9.66 ~ 9.67]

9.67 보의 길이는 $L=4$ m이고 단면의 관성모멘트는 $I=6.75\text{E-}8$ m^{4}이다. 보는 탄성계수가 $E=$ 70E9 Pa인 재료로 구성되고, 분포하중은 $w_0=2$ kN/m이다. $0\le x\le 2$ m에 대한 보의 변위 그래프를 그리시오.

9.68 보의 처짐을 x의 함수로 구하시오.

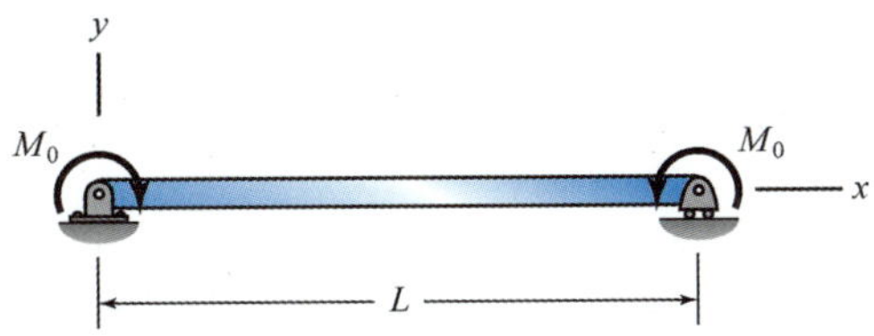

[그림 P9.68]

9.69 보의 길이는 $L=80$ in이고 단면의 관성모멘트는 $I=0.2$ in^{4}이다. 보는 탄성계수 $E=$ 10E6 psi인 재료로 구성되고, 분포하중의 크기는 $w_0=52$ lb/in이다. 보 오른쪽 끝의 처짐과 기울기가 모두 0이 되기 위한 F 및 M_0 값을 구하시오.
US unit

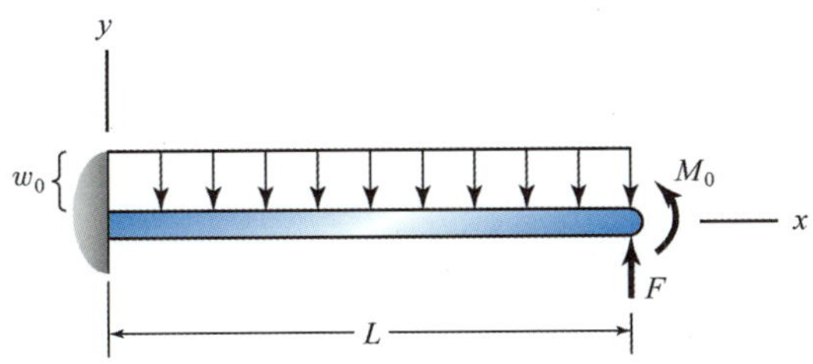

[그림 P9.69]

연습문제

9.70 $x = \frac{L}{2}$에서 보의 처짐을 구하시오(지지점이 보에 축하중을 가하지 않는 것으로 가정한다).

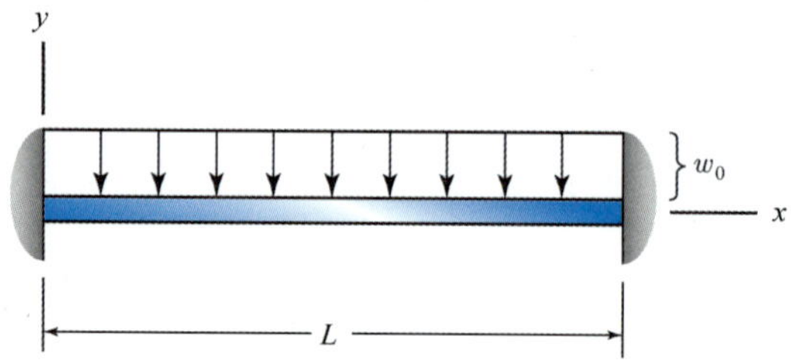

[그림 P9.70]

9.71 보의 길이는 $L = 36$ in 이고 보의 단면 관성모멘트는 $I = 0.015$ in^{4}이다. 보는 탄성계수
US unit
$E = 26$E6 psi의 재료로 구성되고, 분포하중의 크기는 $w_0 = 20$ lb/in 이다. 선형 스프링 상수는 $k = 18$ lb/in 이다. 보에 하중이 가해지지 않을 때 스프링의 변형은 없다. 분포하중이 가해질 때, 스프링에 의해 보에 가해지는 힘의 크기는 얼마인가?

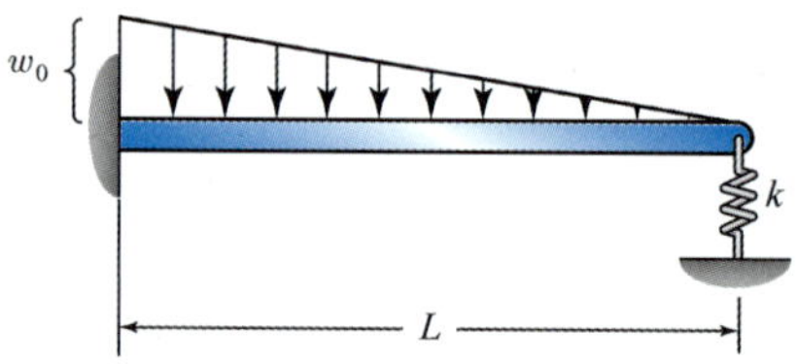

[그림 P9.71]

9.72 보의 길이는 $L = 4$ m이고 보의 단면 관성모멘트는 $I = 6.75$E-8 m^{4}이다. 보는 탄성계수 $E = 70$E9 Pa의 재료로 구성되고, 분포하중은 $w_0 = 2$ kN/m 이다. B와 C에서의 반력을 구하시오.

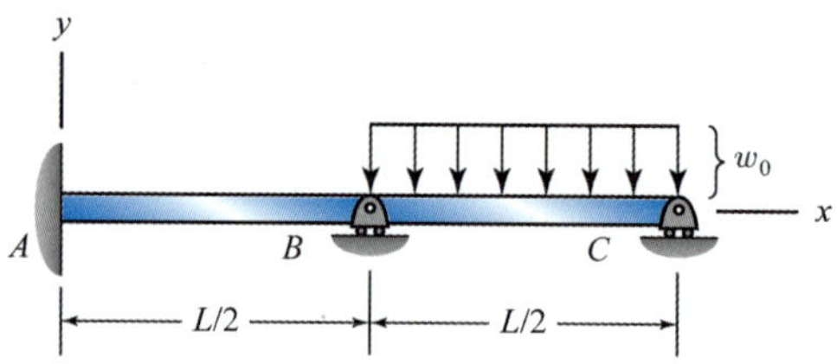

[그림 P9.72 ~ 9.73]

9.73 보의 길이는 $L = 4$ m 이고 보의 단면 관성모멘트는 $I = 6.75$E-8 m^{4}이다. 보는 탄성계수 $E = 70$E9 Pa의 재료로 구성되고, 분포하중은 $w_0 = 2$ kN/m 이다. $0 \le x \le 2$ m에 대한 보의 변위를 그래프로 그리시오.

핵심요약 ▶▶▶

▶ 2차 방정식

그림 (a)와 같이 v를 x축에 대한 보의 중립축 처짐이라고 하고, θ를 중립축과 x축 사이 각도라고 하자. 처짐이 작을 때 v와 θ는 다음의 관계가 있다.

$$\frac{dv}{dx} = \theta \tag{9.1}$$

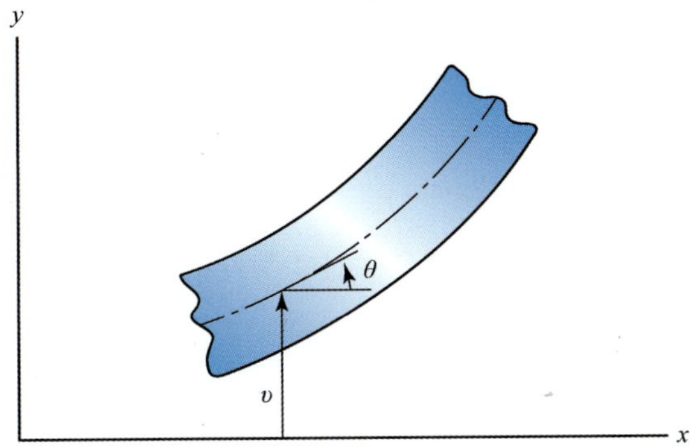

(a)

처짐은 굽힘모멘트와 다음과 같은 관계가 있다.

$$v'' = \frac{M}{EI} \tag{9.4}$$

여기서 프라임(′) 표시는 x에 대한 미분을 나타낸다. 식 (9.4)를 사용해 보의 처짐을 결정하려면 다음의 세 단계가 필요하다.

❶ 보에 작용하는 하중 및 반력으로 x의 함수로 굽힘모멘트를 결정한다. 이로 인해 두 개 이상의 함수 M_1, M_2, …가 생성될 수 있으며, 각각은 보 길이에 따른 다른 부분에 적용된다.

❷ 각 부분에 대해 식 (9.4)를 두 번 적분해 v_1, v_2, …를 결정한다. 보가 N개의 부분으로 나누어질 경우 $2N$개의 미정 적분상수가 발생한다.

❸ 경계조건을 사용해 적분상수를 결정하고, 보가 부정정 상태일 경우 미지 반력을 결정한다. 공통 경계조건은 [그림 9-8]에 요약되어 있다.

▶ 특이함수

5.4장에서 설명한 것과 같이, 보의 굽힘모멘트 분포가 특이함수로 결정되면 식 (9.4)를 적분해 특이함수로 보의 처짐을 구할 수 있다. 보다 복잡한 하중이 가해지는 보의 경우, 이와 같은 접근방식은 결정해야 하는 적분상수 개수를 줄이고 보 전체의 처짐에 대한 단일 방정식을 제공한다.

핵심요약 ▸▸▸

▶ 모멘트 면적법

A와 B를 축방향 좌표 x_A와 x_B로 보의 축 위에 두 위치를 설정한다. 이어서 그림 (b)와 같이 θ_A와 θ_B를 해당 위치에서의 기울기 값으로 지정한다. 첫 번째 모멘트 면적 정리는, A에서 B로의 기울기 변화가 다음과 같다는 것이다.

$$\theta_B - \theta_A = A_{AB} \tag{9.19}$$

여기서 A_{AB}는 M/EI 그래프로 정의된 x_A에서 x_B까지의 면적이다(그림 (c)). 두 번째 모멘트 면적 정리는, A에서 B로의 처짐 변화가 다음과 같다는 것이다.

$$v_B - v_A = x_B\theta_B - x_A\theta_A - \bar{x}_{AB}\theta_{AB} \tag{9.24}$$

여기서 $\bar{x}_{AB}$는 x_A에서 x_B까지의 M/EI 그래프로 정의된 면적에 대한 도심의 위치이다(그림 (c)). $\bar{x}_{AB}A_{AB}$는 A_{AB} 면적의 원점에 대한 '모멘트'로 간주될 수 있다.

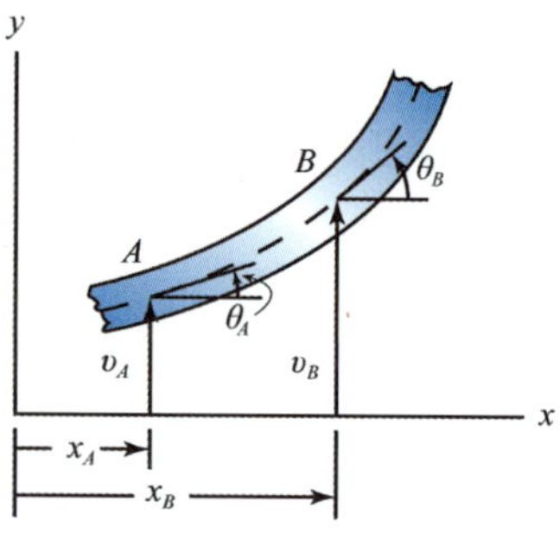

(b)

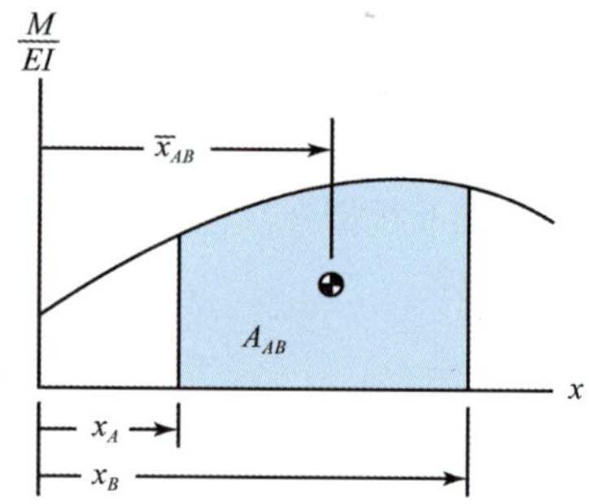

(c)

▶ 중첩

일반 지지점과 단순 하중을 받는 균일단면 보의 처짐은 〈부록 F〉와 같은 표에서 확인할 수 있다. 이 같은 표에서 제공하는 해는 보다 복잡한 하중이 가해지는 보의 처짐을 계산하기 위해 중첩될 수 있다. 중첩에 의해 주어진 보의 처짐을 결정하려면 하중이 중첩된 하중과 일치해야 하며, 경계조건은 중첩된 변위를 만족시켜야 한다.

복습문제 ▶▶▶

9.74 길이 L, 관성모멘트 I, 탄성계수 E인 보가 있다. 식 (9.4)를 사용하여 처짐 v를 x의 함수로 구하고, 〈부록 F〉의 결과를 확인하시오.

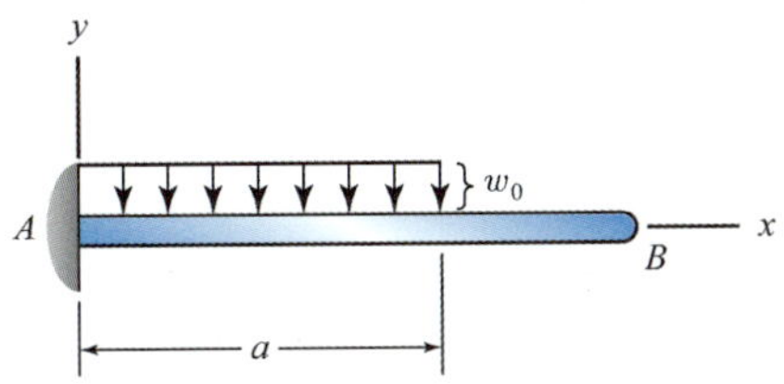

[그림 P9.74]

9.75* 길이 L, 관성모멘트 I, 탄성계수 E인 보가 있다. 식 (9.4)를 사용하여 처짐 v를 x의 함수로 구하고, 〈부록 F〉의 결과를 확인하시오.

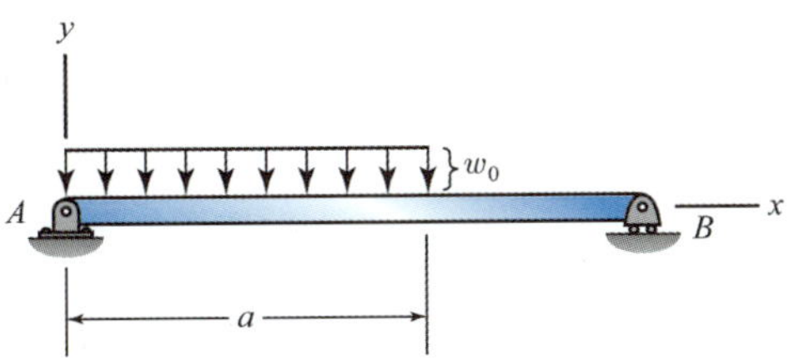

[그림 P9.75]

9.76 균일단면 보는 탄성계수와 관성모멘트가 각각 E, I이다. A와 B에서의 반력은 얼마인가? 문제를 해결할 때 중첩을 사용해 보의 처짐을 확인하시오.

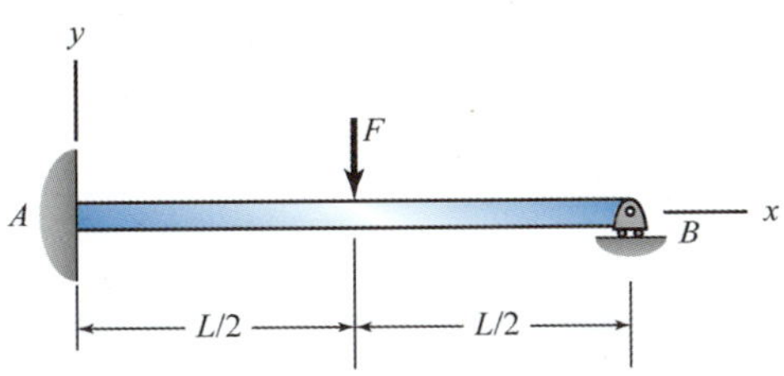

[그림 P9.76 ~ 9.79]

9.77 균일단면 보는 탄성계수와 관성모멘트가 각각 E, I이다. 식 (9.4)를 사용하여 $0 \leq x \leq \frac{L}{2}$에서 x의 함수로 처짐을 구하시오.

9.78 균일단면 보는 탄성계수와 관성모멘트가 각각 E, I이다. 특이함수를 사용하여 $x = \frac{3L}{4}$인 위치에서의 보의 처짐을 결정하시오.

9.79* 길이가 $L = 4$ m 이고 반지름이 80 mm인 원형 단면 보가 있다. $F = 5$ kN 인 경우, 보의 최대 인장 응력은 얼마인가?

복습문제 ▸▸▸

9.80 US unit 길이가 $L = 60$ in이고 관성모멘트 $I = 1.4$ in^4, 탄성계수 $E = 12\text{E}6$ psi인 보가 있다. 보의 처짐량이 1 in를 초과하지 않도록 하려면, M_0의 최대 허용 크기를 얼마가 되는가? (〈부록 F〉를 이용하여 보의 처짐과 기울기를 결정한다.)

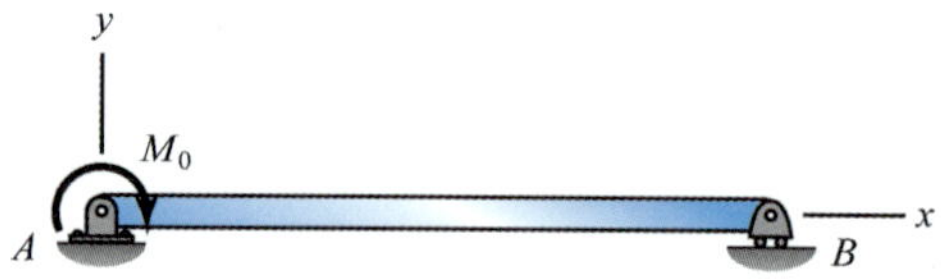

[그림 P9.80]

9.81 길이 L, 관성모멘트 I, 탄성계수가 E인 보가 있다. 특이함수를 사용하여 보의 오른쪽 끝에서의 처짐 v를 구하시오.

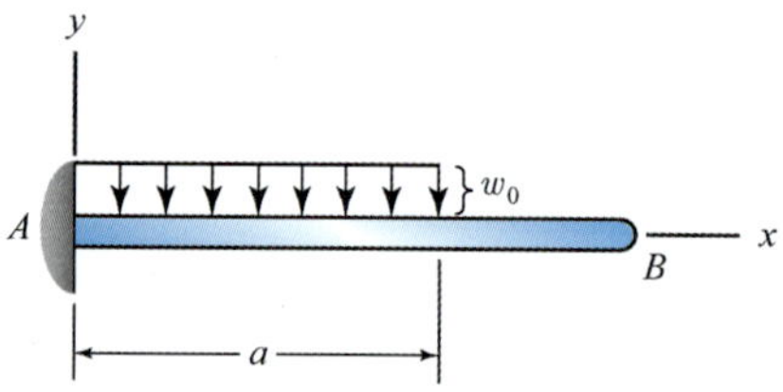

[그림 P9.81]

9.82 보는 탄성계수가 $E = 72$ GPa인 재료로 구성되며, 단면 관성모멘트는 $I = 1.6\text{E-}7$ m^4, 길이는 $L = 6$ m이다. $F = 100$ N일 때, $x = 3$ m인 위치에서 처짐은 얼마인가?

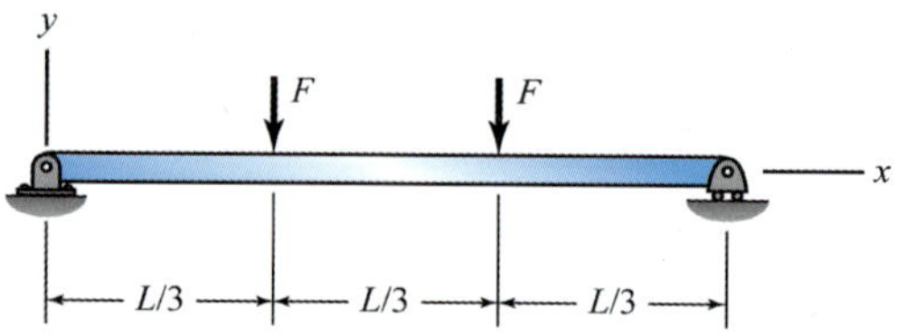

[그림 P9.82 ~ 9.83]

9.83 길이 L, 관성모멘트 I, 탄성계수가 E인 보가 있다. 특이함수를 사용하여 처짐 v를 x의 함수로 구하시오.

9.84 평형과 중첩을 사용하여 문제 **9.30**을 푸시오.

9.85 평형과 중첩을 사용하여 문제 **9.32**를 푸시오.

CHAPTER

10

기둥의 좌굴

Buckling of Columns

압축하중을 받는 봉은 좌굴로 인해 측면으로 파손되지 않도록 설계해야 한다. 이 장에서는 축방향 하중을 받는 봉의 좌굴을 분석한다. 건물의 하중을 지지하는 기둥은 큰 압축 축하중을 지지해야 하기 때문에, 이를 일반적으로 기둥의 좌굴buckling of columns이라고 한다.

SECTION 10.1

오일러 좌굴하중

Euler Buckling Load

[그림 10-1]의 치수를 갖는 봉이 압축 축하중compressive axial load P를 받는다고 가정하자. 항복응력이 $\sigma_Y = 520\ \text{MPa}$ 인 강철인 경우, 항복응력을 초과하지 않고 적용이 가능한 P 값은 다음과 같다.

$$
\begin{aligned}
P &= \sigma_Y A \\
&= (520\text{E}6\ \text{N/m}^2)(0.012\ \text{m})(0.0005\ \text{m}) \\
&= 3120\ \text{N}\ \ (701\ \text{lb})
\end{aligned}
$$

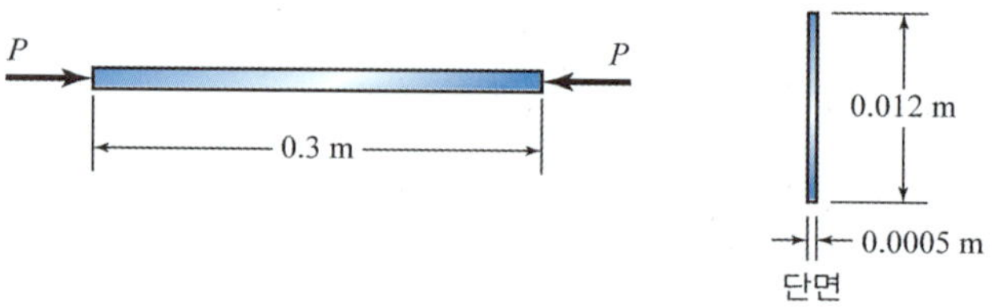

[그림 10-1] 봉에 압축하중 적용

우리가 묘사하고자 하는 봉은 일반적으로 알고 있는 쇠톱날이다. [그림 10-2(a)]와 같이 손바닥 사이에 하나를 잡고 압축력을 가하면, 톱날은 [그림 10-2(b)]와 같이 빠르게 구부러진 모양으로 붕괴된다. 가해지는 축방향 힘은 재료의 항복응력을 초과하지 않는 작은 힘이지만, 쇠톱날은 구조적으로 붕괴된다. 더 이상 압축하중을 지지하지 못한다.

분명히, 지금까지 사용했던 구조 요소의 파손 방지 기준(하중이 재료의 항복응력 또는 정의된 허용응력을 초과하지 않도록 하는 것)은 이 같은 상황에 적용되지 않는다. 쇠톱날은 기하학적 불안정성이나 **좌굴**buckling로 인해 파손된다. 가느다란 구조 부재(가는 봉 또는 얇은 평판)가 압축될 때마다 좌굴이 발생할 수 있다.

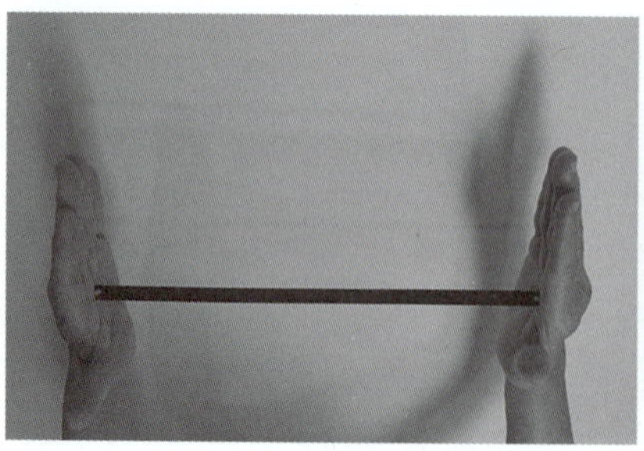

(a)

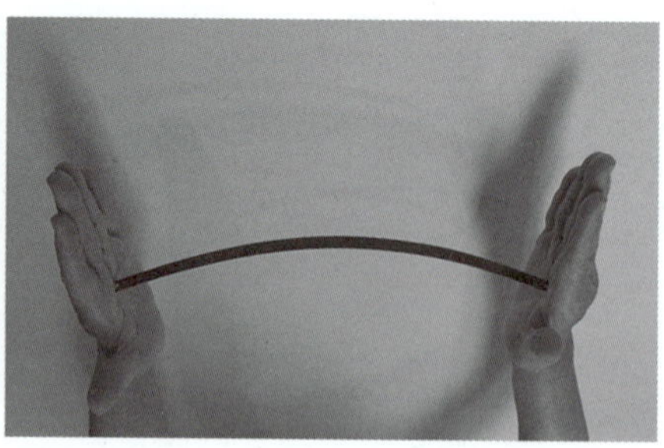

(b)

[그림 10-2] (a) 쇠톱날에 압축 축하중 적용 (b) 작은 압축하중에도 쇠톱날은 구부러진 형태로 붕괴됨

이 절에서는 끝에서 축방향 힘을 받는 균일단면 기둥에 대한 좌굴하중buckling load을 유도한다. [그림 10−3(a)]와 같이 기둥이 이미 좌굴되었다고 가정하고 평형 유지에 필요한 P 값을 결정한다. P를 기준으로 기둥의 처짐 분포를 결정해 좌굴하중을 계산할 수 있다. [그림 10−3(b)]와 같이 좌표계를 도입하고 기둥의 임의의 위치 x에서 평면을 통과시켜 자유물체도를 얻는다. 굽힘모멘트를 구하면 $M = -Pv$가 되는데, 여기서 v는 x에서 기둥의 처짐이다. 이 식을 식 (9.4) $v'' = \dfrac{M}{EI}$에 대입하면 다음과 같은 식을 얻을 수 있다.

$$v'' + \lambda^2 v = 0 \tag{10.1}$$

여기서

$$\lambda^2 = \frac{P}{EI} \tag{10.2}$$

이다. 2차 미분방정식 (10.1)의 일반해는 다음과 같다.

$$v = B\sin\lambda x + C\cos\lambda x \tag{10.3}$$

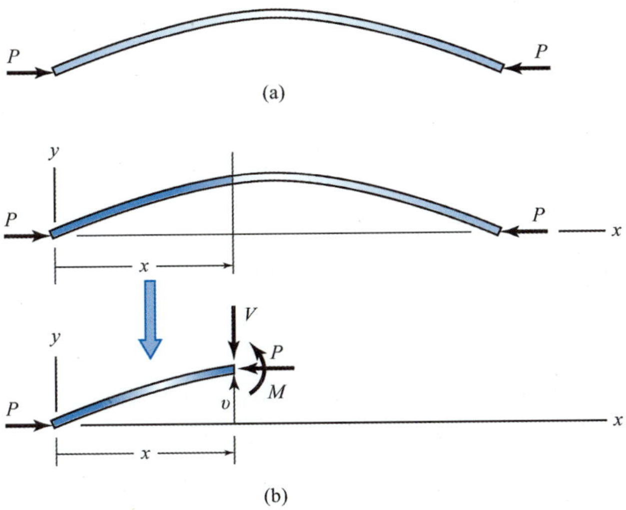

[그림 10−3] (a) 평형상태의 좌굴기둥 (b) x의 함수로 굽힘모멘트 결정

여기서 B와 C는 상수이며 경계조건에서 결정해야 한다(이 식이 식 (10.1)을 만족하는 것을 쉽게 확인할 수 있다). $x = 0$에서 처짐이 0이라는 경계조건에서, 즉 $v|_{x=0} = 0$에서 $C = 0$임을 알 수 있다. 처짐은 $x = L$에서도 0이다.

$$v|_{x=L} = 0 :$$

$$B\sin\lambda L = 0$$

$B=0$ 이면 이 경계조건을 만족하지만, 이 경우 처짐의 해는 $v=0$이 된다(이 해는 실제로 식 (10.1)과 경계조건을 만족하지만, 우리는 좌굴해buckled solution를 찾고 있다). $B\neq 0$ 이면 $x=L$에서의 경계조건은 다음과 같다.

$$\sin \lambda L=0 \tag{10.4}$$

매개변수 λ는 P에 따라 달라지므로, 이 식에서 축방향 하중을 결정할 수 있다. 여기서 흥미로운 일이 발생한다. [그림 10-4]에서 알 수 있듯이 식 (10.4)를 만족하는 λ는 무한히 많기 때문에 다음과 같이 λ를 일반화하여 표시할 수 있다.

$$\lambda=\frac{n\pi}{L}$$

여기서 n은 정수이다. 이 식을 식 (10.2)와 (10.3)에 대입해 축방향 하중과 처짐을 구한다.

$$P=\frac{n^2\pi^2EI}{L^2} \tag{10.5}$$

$$\nu=B\sin\frac{n\pi x}{L} \tag{10.6}$$

이 모든 해는 무슨 의미를 가질까? $n=1$일 때의 해를 생각해보자. x가 0에서 L로 증가하면 식 (10.6)의 sin 값이 0에서 π로 증가한다. 이는 [그림 10-5(a)]와 같이 우리가 찾고 있던 좌굴해이며, 이때 해당하는 P의 값은 다음과 같다.

$$P=\frac{\pi^2EI}{L^2} \tag{10.7}$$

기둥의 최대 처짐인 B의 값을 결정하지 않았음에 유의하자. 식 (10.7)에 의해 주어진 하중 P는 임의의 작은 값 B에 대해 기둥을 좌굴 상태로 유지하는 데 필요한 힘이므로 좌굴하중buckling load으로 간주할 수 있다. 이 결과는 1744년 레온하르트 오일러Leonhard Euler에 의해 얻어졌으며, 식 (10.7)의 P를 **오일러의 좌굴하중**Euler buckling load이라고도 한다.

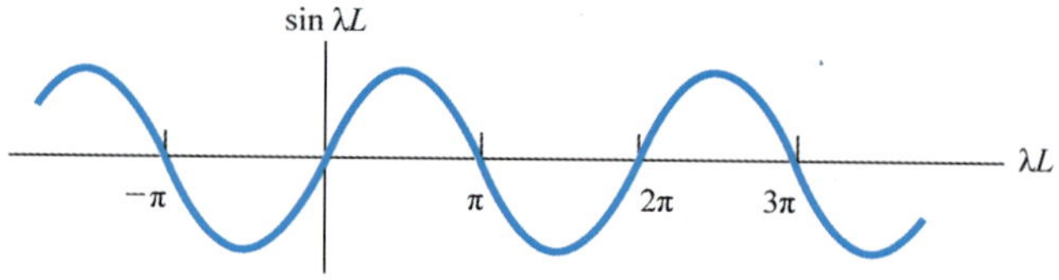

[그림 10-4] $\sin\lambda L=0$의 그래프

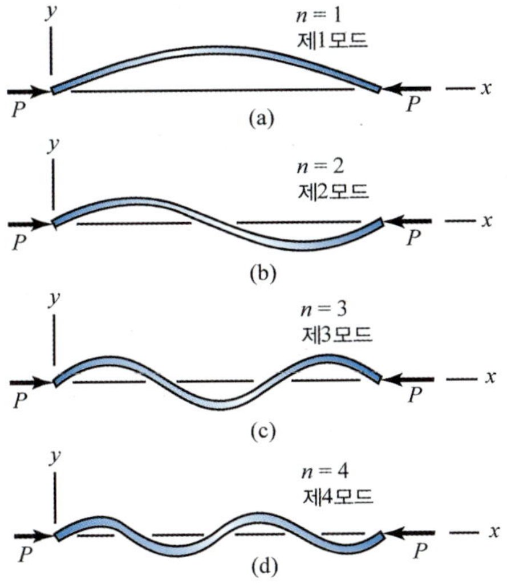

[그림 10-5] n 값이 증가함에 따른 처짐 분포

$n = 2$인 경우, x가 0에서 L로 증가함에 따라 식 (10.6)의 sin 값이 0에서 2π로 증가해 [그림 10-5(b)]와 같은 처짐이 발생한다. $n = 3$과 $n = 4$에 대한 처짐은 각각 [그림 10-5]의 (c)와 (d)에 도시되어 있다(본 해석에서는 기둥의 경사가 작게 유지되어야 하므로 [그림 10-5]의 처짐은 과장되어 있다). n의 다양한 값에 대한 해는 식 (10.1)과 경계조건을 충족한다는 점에서 모두 유효하다. 이를 **좌굴모드**buckling mode라고 하며, 제1모드($n=1$), 제2모드($n=2$) 등으로 일컫는다. 이론적으로 기둥의 좌굴형상은 이 같은 모드 중 하나에 해당하지만, 경험상 제1모드에서 좌굴이 발생함을 알고 있다. 고차 모드일수록 불안정하다. 그러나 고차 모드는 학문적 관심대상이 아니므로 이 장에서는 다루지 않는다. [그림 10-6]과 같이 기둥에 지지점을 추가함으로써 좌굴을 버틸 수 있는 가장 낮은 모드가 제2모드 또는 그 이상의 고차 모드가 되도록 할 수 있다. 그림에서 알 수 있듯이, 기둥에 지지점을 추가하면 기둥의 좌굴하중이 크게 증가된다.

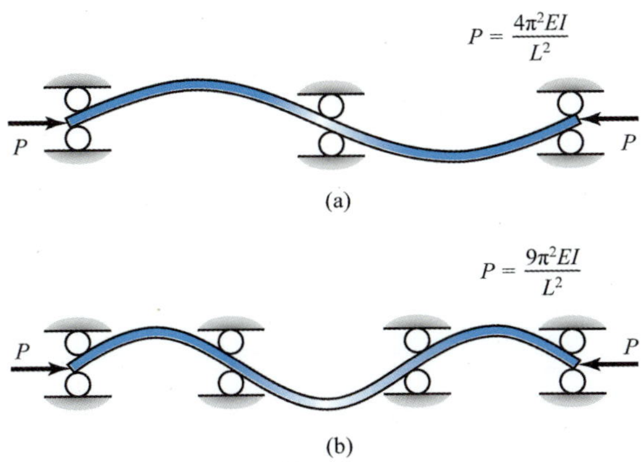

[그림 10-6] 저차 모드에서 기둥 좌굴 방지

이제 이 예의 시작인 [그림 10-1]의 쇠톱날로 돌아가보자. 재료의 항복응력을 초과하는 데 필요한 축방향 하중 P의 값은 3120 N 또는 701 lb였다. 좌굴하중을 계산해보자. 날이 좌굴될 때, [그림 10-7]과 같이 단면축이 구부러지는 것을 뚜렷하게 관찰할 수 있으며, 이때 z축에 대한 관성모멘트는 다음과 같이 계산할 수 있다.

$$\begin{aligned} I &= \frac{1}{12}bh^3 \\ &= \frac{1}{12}(0.012\text{ m})(0.0005\text{ m})^3 \\ &= 1.25\text{E-}13\text{ m}^4 \end{aligned}$$

(일반적으로, **좌굴기둥은 관성모멘트가 더 작은 단면의 주축을 중심으로 구부러진다.**) 강철 날의 탄성계수가 $E = 200$ GPa이면 오일러 좌굴하중은 다음과 같다.

$$\begin{aligned} P &= \frac{\pi^2 EI}{L^2} \\ &= \frac{\pi^2(200\text{E}9\text{ N/m}^2)(1.25\text{E-}13\text{ m}^4)}{(0.3\text{ m})^2} \\ &= 2.74\text{ N} \quad (0.616\text{ lb}) \end{aligned}$$

쇠톱날의 좌굴하중은 재료의 항복응력을 초과하는 데 필요한 압축하중의 1 %의 $\frac{1}{10}$이다. 이는 압축된 봉이 좌굴에 대해 상대적으로 취약함을 보여준다.

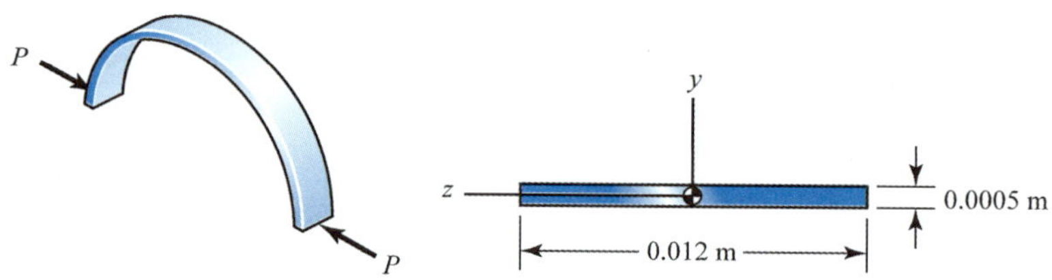

[그림 10-7] 좌굴된 날의 단면 방향

연구문제

1. 오일러 좌굴하중은 무엇인가? 오일러 좌굴하중은 주어진 기둥에 대해 어떻게 구할 수 있는가?
2. λ에 대해 식 (10.4)를 풀면, 얻을 수 있는 해는 몇 개인가? 그때의 해는 무엇인가?
3. 끝단이 자유롭지 않은 기둥의 좌굴모드는 무엇인가? 고차 모드가 물리적으로 의미가 있는가?

예제 10.1 트러스 부재의 좌굴

[그림 10-8]의 트러스를 구성하는 봉의 단면은 그림과 같다. 재료의 탄성계수는 $E = 72$ GPa 이며, 인장 및 압축 상태에서 모두 270 MPa의 수직응력을 지지할 수 있다. 트러스가 받을 수 있는 가장 큰 힘 F는 얼마인가?

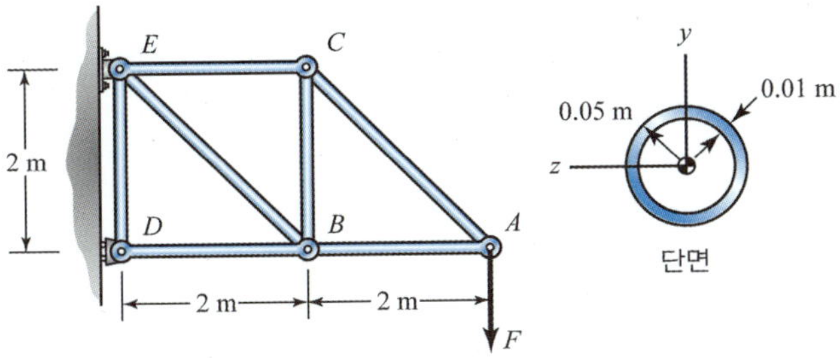

[그림 10-8]

전략

먼저 트러스를 분석해 F에 대해 부재의 축방향 하중을 결정해야 한다. 그런 다음 축방향 하중이 가장 큰 부재를 식별하고, 해당 부재를 접선 방향에 적용할 F 값을 결정한다. 그런 다음, 압축 대상 부재를 식별하고 부재가 좌굴을 일으키는 가장 작은 F 값을 결정해야 한다.

풀이

부재의 축방향 하중은 다음과 같다.

$$
\begin{aligned}
AB &: F && (C)\\
AC &: \sqrt{2}F && (T)\\
BC &: F && (C)\\
BD &: 2F && (C)\\
BE &: \sqrt{2}F && (T)\\
CE &: F && (T)\\
DE &: 0
\end{aligned}
$$

여기서 (T)와 (C)는 인장 및 압축을 나타낸다. 축방향 하중의 크기는 부재 BD에서 가장 크다. 부재 BD의 수직응력 크기를 270 MPa로 설정하면,

$$\frac{2F}{A} = \frac{2F}{\pi(0.05\,\mathrm{m})^2 - \pi(0.04\,\mathrm{m})^2} = 270\mathrm{E}6\,\mathrm{N/m^2}$$

으로부터 $F = 382$ kN을 얻는다. 이는 재료가 지지할 수 있는 수직응력을 초과하지 않는 F의 가장 큰 값이다.

이제 좌굴을 고려해야 한다. AB, BC, BD의 세 부재가 압축을 받는다. 이 세 부재의 길이는 같고, 압축하중은 부재 BD에서 가장 크므로 좌굴과 관련해 우리가 고려해야 할 부재는 BD이다. 단면의 관성모멘트는 다음과 같다.

$$I = \frac{1}{4}\pi(0.05\,\mathrm{m})^4 - \frac{1}{4}\pi(0.04\,\mathrm{m})^4 = 2.90\mathrm{E}\text{-}6\,\mathrm{m}^4$$

따라서 부재 BD의 오일러 좌굴하중은 다음과 같다.

$$P = \frac{\pi^2 EI}{L^2} = \frac{\pi^2(72\text{E}9\ \text{N/m}^2)(2.90\text{E-}6\ \text{m}^4)}{(2\ \text{m})^2} = 515\ \text{kN}$$

이 값을 $2F$(부재 BD의 압축하중)와 같게 하면, 부재 BD가 $F = 257$ kN일 때 좌굴되는 것으로 결정된다. 힘 $F = 382$ kN일 때 트러스의 최대 수직응력이 허용값과 같아지는 반면, 힘 $F = 257$ kN일 때는 부재 BD가 좌굴을 일으키게 함을 알 수 있다. 힘 F를 증가시키면서 가하면, [그림 10-9]와 같이 트러스는 재료 파손이 아니라 기하학적 불안정성에 의해 파손된다. 따라서 트러스가 받을 수 있는 최대 힘은 안전을 고려하여 구한 두 좌굴하중 중에서 더 작은 값인 $F = 257$ kN을 선택해야 한다.

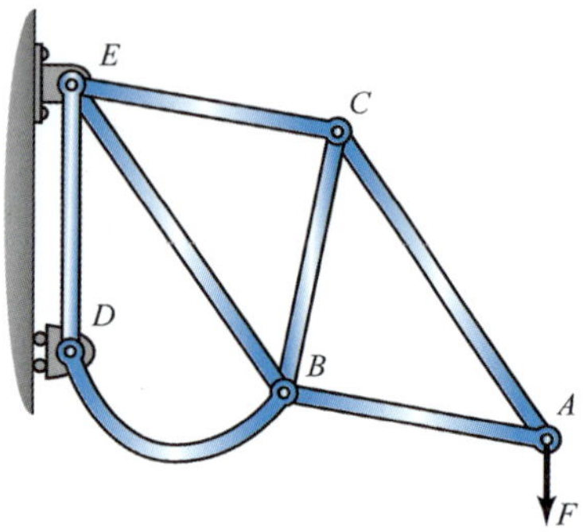

[그림 10-9] BD 부재의 좌굴에 의한 트러스 붕괴

토론

이 예제에서 트러스가 지지할 수 있는 최대 힘은 압축을 받는 부재의 좌굴하중에 의해 결정되었다. 좌굴을 방지하면서 경량 구조를 구현하기 위해 트러스는 압축 부재에 비해 상대적으로 얇은 인장 부재로 설계되는 경우가 있다. 이 접근 방식은 [그림 10-10]과 같은 버크민스터 풀러R. Buckminster Fuller의 **텐세그리티(장력조합)**tensegrity 구조에서 확실하게 이해할 수 있다. 얇은 코드cord로 구성된 인장 부재로 지지되는 압축 부재는 공중에 매달려있는 것처럼 보일 수 있다.

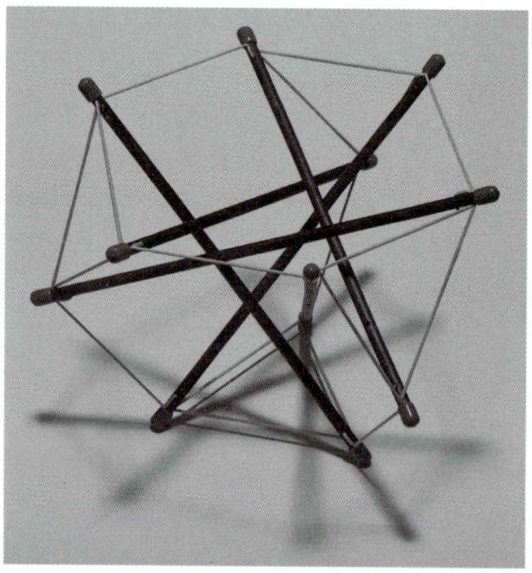

[그림 10-10] 두꺼운 압축 부재와 가는 인장 부재가 함께 있는 텐세그리티 구조(Design Science Toys, Ltd.의 모델)

연습문제 ▸▸▸

10.1 기둥은 탄성계수 $E = 16E6$ psi 인 청동 소재이다. 오일러 좌굴하중을 구하시오.
US unit

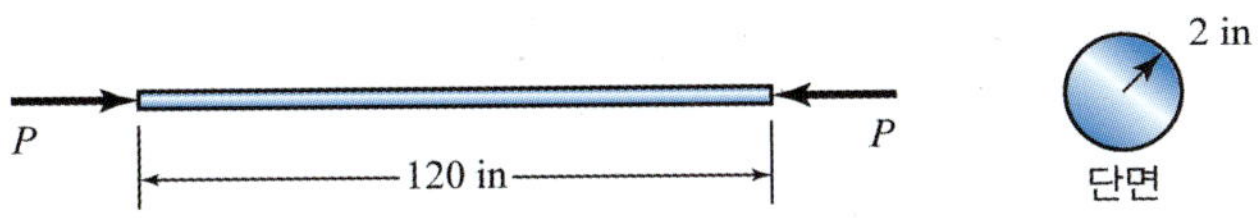

[그림 P10.1 ~ 10.2]

10.2 기둥은 탄성계수 $E = 28E6$ psi 인 강철 소재이다. 제2모드 좌굴하중은 얼마인가?
US unit

10.3 건축물의 기둥은 탄성계수 $E = 200$ GPa 인 강철 소재이다. 기둥의 높이는 4 m 이다. 단면이 그림과 같을 때, 오일러 좌굴하중을 구하시오.

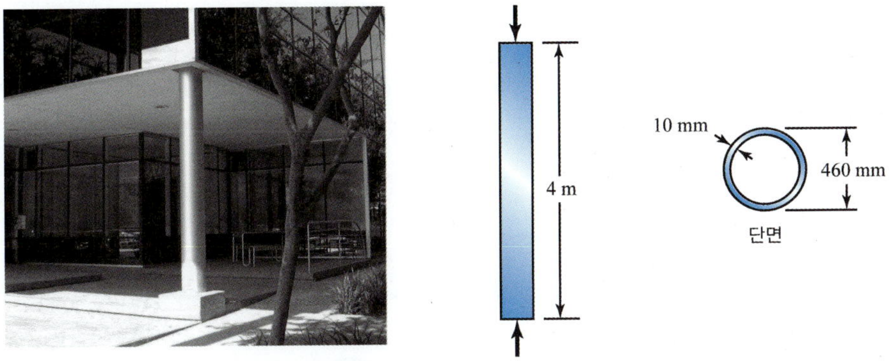

[그림 P10.3]

10.4 기둥은 탄성계수 $E = 70$ GPa 의 알루미늄 합금 소재이다. 오일러 좌굴하중을 구하시오.

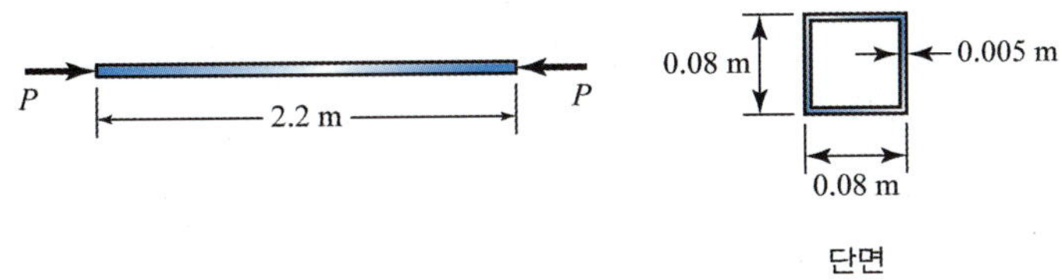

[그림 P10.4 ~ 10.5]

10.5 기둥은 탄성계수 $E = 70$ GPa 의 알루미늄 합금 소재이다. 기둥의 외부 치수를 0.08 m × 0.08 m 로 유지하고 오일러 좌굴하중이 300 kN 이 되도록 벽 두께를 늘리려 한다. 필요한 벽 두께는 얼마인가?

연습문제

10.6 기둥은 탄성계수 $E = 70$ GPa의 알루미늄 합금 소재이다. 좌굴하중을 높이기 위해 그림과 같이 측면 지지점을 사용한다. 좌굴하중은 얼마인가?

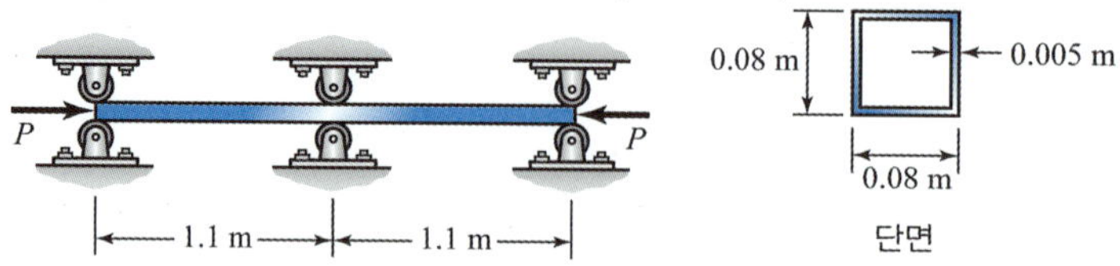

[그림 P10.6]

10.7 상수 B와 C의 값에 대해 식 (10.3)이 식 (10.1)을 만족하는지 확인하시오.

10.8 기둥은 반지름이 R인 중실 원형 단면을 가지며, 탄성계수 E인 재료로 구성된다. 재료의 허용 수직응력은 σ_{allow}이다. 재료에 σ_{allow} 크기의 수직응력을 가하는 압축방향 하중 P가 기둥의 오일러 좌굴하중과 같도록 최적설계를 하고자 한다. 치수 R과 L이 아래 식을 만족할 때, 이러한 최적설계가 이루어짐을 보이시오.

$$\frac{R}{L} = \frac{2}{\pi}\sqrt{\frac{\sigma_{\text{allow}}}{E}}$$

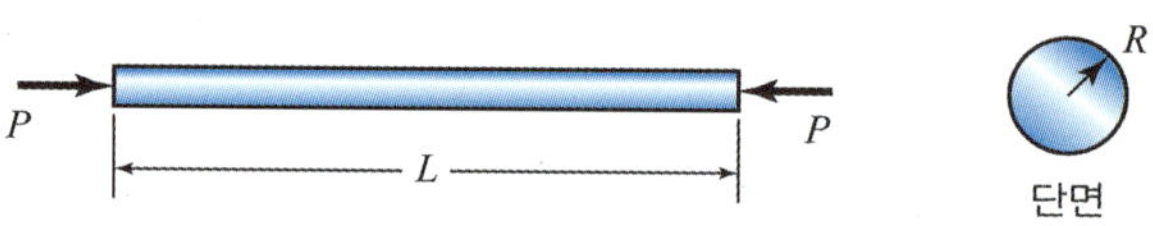

[그림 P10.8]

10.9 봉 AB는 반지름 15 mm의 중실 원형 단면을 가지며, 탄성계수 $E = 14$ GPa의 재료로 이루어져 있다. 힘 F가 서서히 증가하면, 봉 AB가 좌굴되는 F 값은 얼마인가?

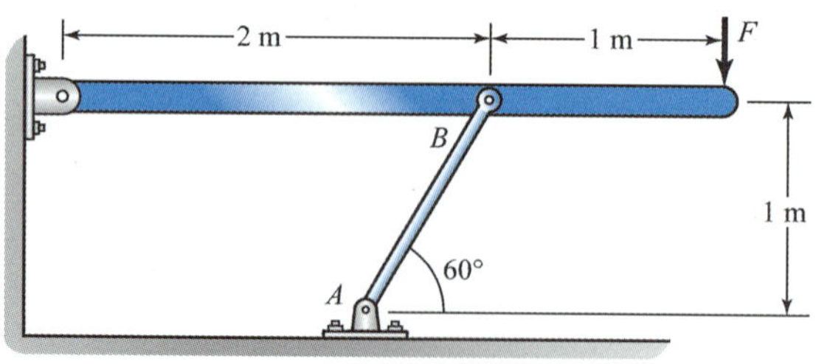

[그림 P10.9 ~ 10.10]

연습문제 ▶▶▶

10.10 봉 AB는 원형 단면을 가지며, 탄성계수 $E = 14$ GPa의 재료로 이루어져 있다. 힘 $F = 10$ kN까지 가해도 봉 AB가 구부러지지 않도록 봉 AB를 설계하려면, 반지름의 크기는 얼마로 해야 하는가?

10.11* 트러스 단면은 그림과 같다. 이 재료의 탄성계수는 $E = 190$ GPa이며, 인장 및 압축상태 모두에서 250 MPa의 수직응력을 안전하게 지지할 수 있다. 트러스가 받을 수 있는 가장 큰 힘 F는 얼마인가? ([예제 10.1] 참조)

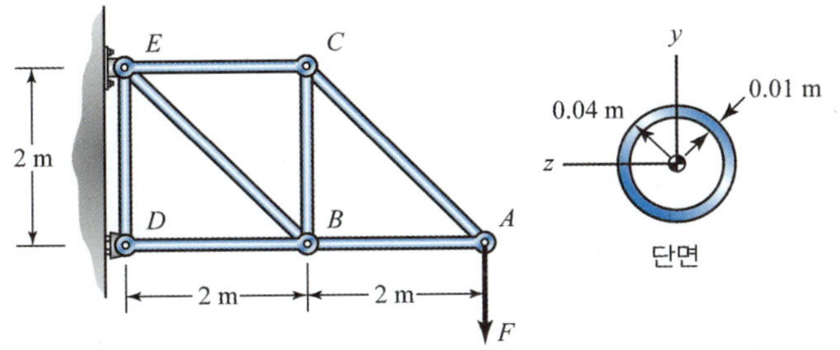

[그림 P10.11]

10.12 트러스 단면은 그림과 같으며, 탄성계수 $E = 2\text{E}6$ psi인 재료로 이루어져 있다. 힘 F가 점차 증가할 때, 좌굴로 인해 구조물이 파손되는 F의 값은 얼마인가?
US unit

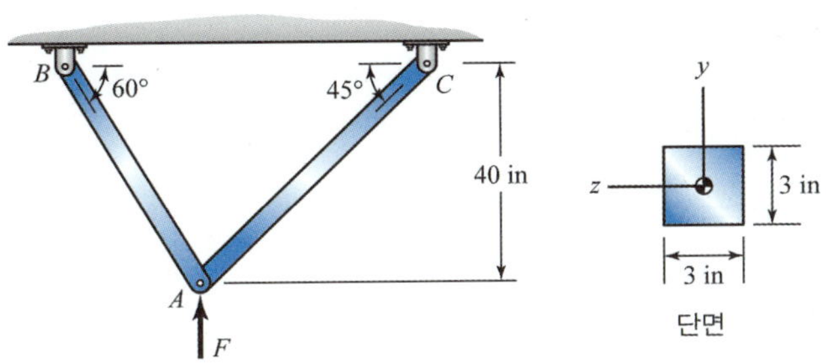

[그림 P10.12 ~ 10.13]

10.13 트러스 단면은 위 그림과 동일하며, 2014-T6 알루미늄 합금으로 이루어져 있다. 힘 F가 점차 증가할 때, 좌굴로 인해 구조물이 파손되는 F의 값은 얼마인가?

연습문제 ▶▶▶

10.14 트러스 단면은 그림과 같다. 중공 원형 단면의 외부 반지름은 $R=15$ mm 이다. 봉은 탄성계수 $E=70$ GPa의 재료로 이루어져 있다. 힘 F가 점차 증가할 때, 좌굴로 인해 구조물이 파손되는 F의 값은 얼마인가?

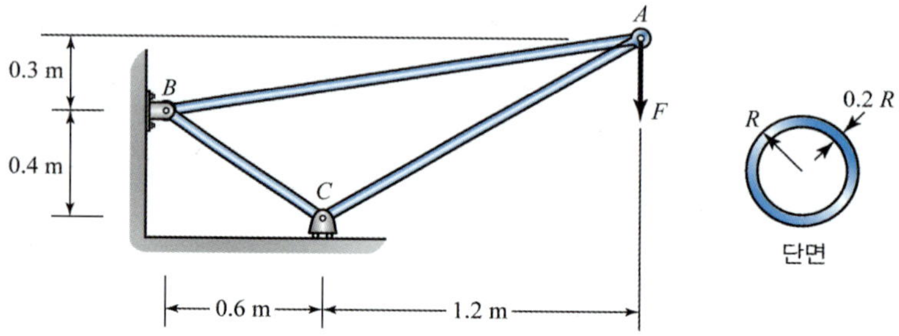

[그림 P10.14 ~ 10.15]

10.15* 트러스 단면은 그림과 같고, 탄성계수 $E=70$ GPa인 재료로 이루어져 있다. $F=7.5$ kN까지 좌굴로 인해 구조물이 파손되지 않게 하려면, 중공 원형 단면의 외부반지름 R은 최소한 얼마로 해야 하는가?

10.16* 트러스는 반지름 30 mm의 원형 단면을 가지며, 탄성계수 $E=70$ GPa인 재료로 이루어져 있다. 좌굴로 인해 구조물이 파손되는 질량 m의 최솟값은 얼마인가?

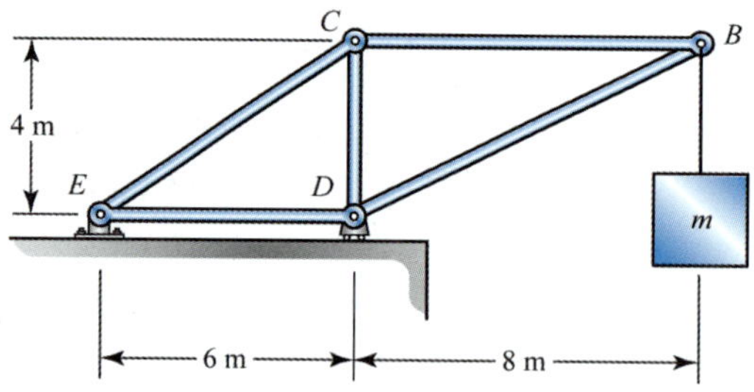

[그림 P10.16]

연습문제 ▸▸▸

10.17* 트러스 단면은 그림과 같고, 탄성계수 $E = 2\mathrm{E}6$ psi인 재료로 이루어져 있다. $b = 4$ in이고 힘 F가 점차 증가할 때, 좌굴로 인해 구조물이 파손되는 F의 값은 얼마인가?
US unit

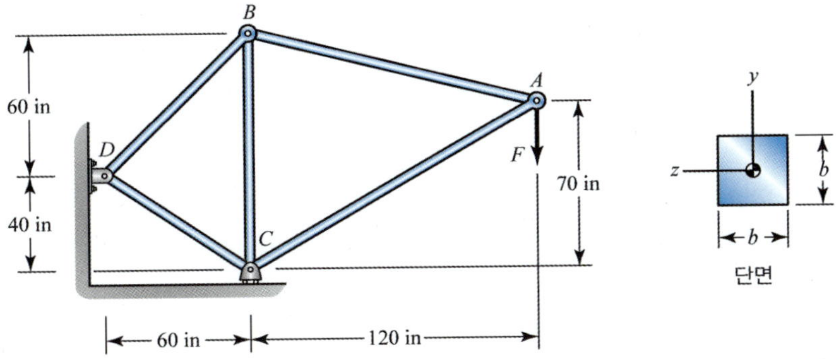

[그림 P10.17 ~ 10.18]

10.18* 트러스 단면은 그림과 같고, 탄성계수 $E = 2\mathrm{E}6$ psi인 재료로 이루어져 있다. 봉은 인장 또는 압축상태에서 허용 수직응력 $\sigma_{allow} = 1000$ psi를 안전하게 지지할 수 있는 재료로 구성된다. 트러스의 최대 수직응력이 σ_{allow}가 되도록 하는 힘 F가 부재가 좌굴되는 최소힘 F와 같도록 최적설계를 하고자 한다. 필요한 치수 b의 값과 파손failure이 발생하는 F의 값을 구하시오.
US unit

10.19 봉 AB와 CD는 반지름 20 mm의 중실 원형 단면을 가지며, 탄성계수 $E = 14$ GPa인 재료로 이루어져 있다. 힘 F가 점차 증가할 때, 좌굴로 인해 구조물이 파손되는 F의 값은 얼마인가?

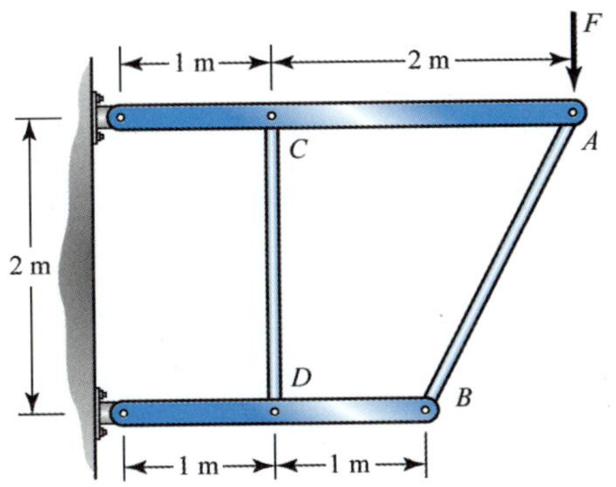

[그림 P10.19 ~ 10.20]

연습문제

10.20 문제 **10.19**의 그림에서, AB와 CD는 중실 원형 단면을 가지며 탄성계수 $E = 14$ GPa인 재료로 이루어져 있다. 허용 수직응력(인장 또는 압축)은 8 GPa이다. 힘 F가 4 kN에 도달할 때까지 구조물이 파손되지 않고 각 봉 AB와 CD의 반지름을 가능한 한 작게 만들고자 한다. 두 봉의 반지름은 얼마로 해야 하는가?

10.21 이 시스템은 680 kg 굴삭기 무게의 절반을 지지한다. 부재 AC의 단면은 그림과 같고, 탄성계수는 $E = 73$ GPa인 재료로 이루어져 있다. 부재 AC가 고정시스템과 함께 좌굴된다고 할 때, 단면에서 b의 치수를 구하시오.

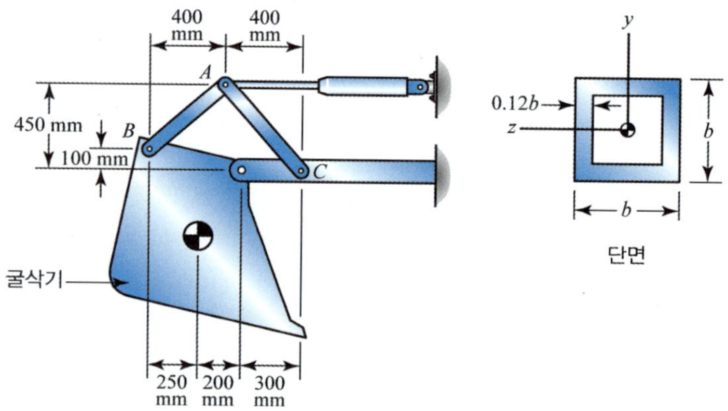

[그림 P10.21]

10.22 플라이어plier의 링크 AB의 단면은 그림과 같고, 탄성계수 $E = 190$ GPa인 강철로 만들어졌다. 좌굴에 의해 링크를 파손시킬 수 있는 힘 F의 값을 구하시오.

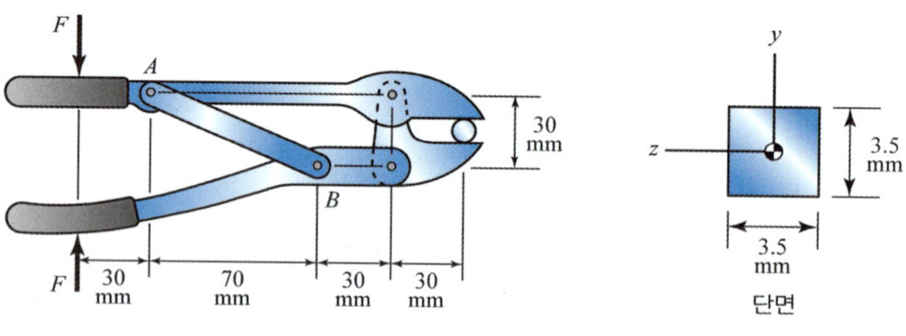

[그림 P10.22 ~ 10.23]

연습문제

10.23 플라이어의 링크 AB의 단면은 그림과 같고, 7075-T6 알루미늄 합금으로 만들어졌다고 가정하자. 좌굴에 의해 링크를 파손시킬 수 있는 힘 F의 값을 구하고, 구한 답을 문제 **10.22**의 값과 비교하시오.

10.24 동일한 수직 봉 A, B, C는 반지름 5 mm의 원형 단면을 가지며, 탄성계수 $E=70$ GPa 의 알루미늄 합금으로 만들어진다. 수평 봉은 수직 봉에 비해 단단하다. 좌굴에 의해 구조물을 파손시킬 수 있는 힘 F의 값을 구하시오.

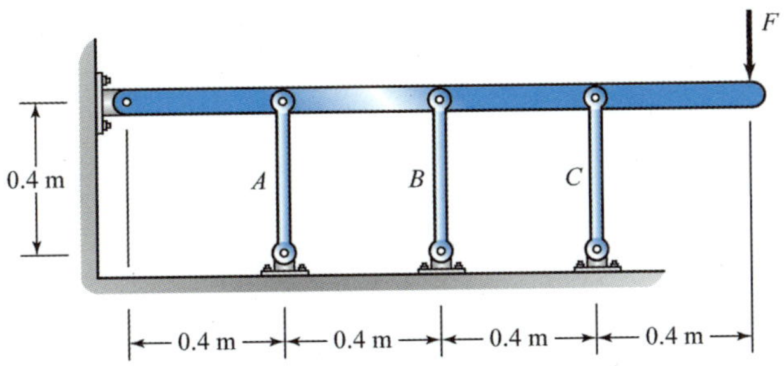

[그림 P10.24 ~ 10.25]

10.25* 동일한 수직 봉 A, B, C는 반지름 5 mm의 원형 단면을 가지며, 탄성계수 $E=70$ GPa의 알루미늄 합금으로 만들어진다. 수평 봉은 수직 봉에 비해 단단하다. 3개의 수직 봉에서 다음 각 경우 축하중의 크기를 구하시오.

(a) $F=2200$ N인 경우　　　(b) $F=2800$ N인 경우

10.26 기둥은 탄성계수 $E=200$ GPa 인 강철로 만들어졌다. 이 기둥의 단명 호칭은 C 200 × 20.5 미국 표준 채널이다(〈부록 E〉 참조). 오일러 좌굴하중을 구하시오.

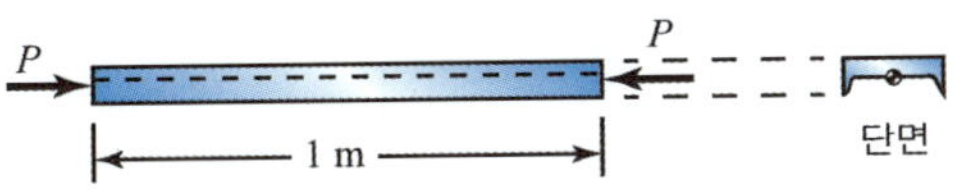

[그림 P10.26]

SECTION 10.2

기타 끝단 조건

Other End Conditions

오일러 좌굴하중Euler buckling load은 압축방향 하중을 받는 끝단에서 기둥이 자유롭게 회전할 수 있다는 가정 하에 유도된다. 즉, 적용된 축방향 하중 이외의 끝단에서는 반응이 없다. 다양한 유형의 끝단 지지는 압축방향 하중을 받는 기둥을 지지하는 데 사용되며 지지점의 선택은 결과적으로 좌굴하중에 큰 영향을 미칠 수 있다. 이러한 경우 중 일부에서는 10.1 절에서 수행한 것과 같이 기둥의 처짐을 분석해 좌굴하중을 결정할 수 있다.

10.2.1 처짐 해석

[그림 10-11(a)]의 기둥column의 왼쪽 끝단은 자유롭고 오른쪽 끝단은 고정되어 있다. [그림 10-11(b)]와 같이 좌굴이 있다고 가정하고 평형상태를 유지하는 데 필요한 축방향 힘 P의 값을 결정하고자 한다. [그림 10-11(c)]에서 기둥의 왼쪽 끝단에 원점이 있는 좌표계를 도입하고 임의의 위치 x에서 기둥 단면의 자유물체도를 얻는다. 이 자유물체도는 [그림 10-3(b)]의 오일러 좌굴하중을 유도할 때 얻은 것과 동일하므로, 식 (10.3)과 동일하게 다음과 같이 주어진다.

$$v = B\sin\lambda x + C\cos\lambda x \qquad \textbf{(10.8)}$$

여기서 B와 C는 상수이며, 경계조건에서 결정해야 한다.

$$\lambda^2 = \frac{P}{EI} \qquad \textbf{(10.9)}$$

여기서 λ는 P에 따라 달라지는 매개변수이다. 경계조건 $v|_{x=0} = 0$을 식 (10.8)에 대입

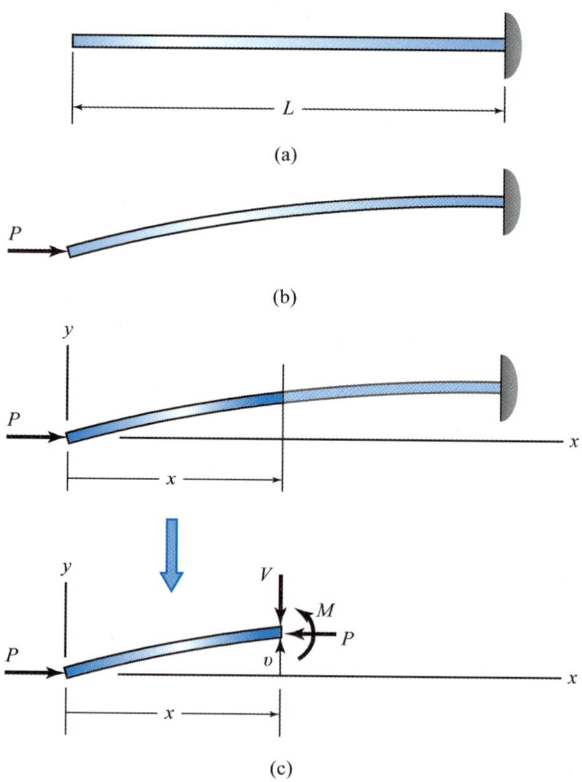

[그림 10-11] (a) 고정지지점이 있는 기둥
(b) 평형상태에서의 좌굴기둥
(c) x의 함수로 굽힘모멘트 결정

해 $C=0$ 임을 확인했다. 오른쪽 끝단에서 고정지지점으로 인해 기울기는 $x=L$에서 0이다.

$$v'|_{x=L}=0:$$
$$\lambda B\cos\lambda L=0$$

본 경계조건은 다음 관계를 만족해야 한다.

$$\cos\lambda L=0 \tag{10.10}$$

[그림 10-12]에서 다음과 같은 경우 이 식이 성립함을 알 수 있다.

$$\lambda=\frac{\pi}{2L},\ \frac{3\pi}{2L},\ \frac{5\pi}{2L},\ \cdots$$

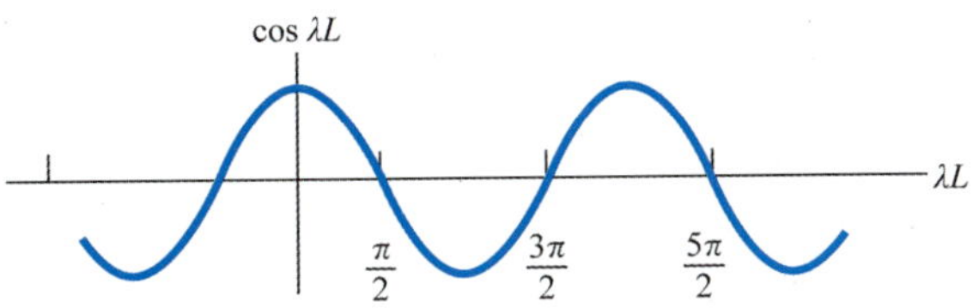

[그림 10-12] $\cos\lambda L=0$의 해와 $\cos\lambda L$ 그래프

$\lambda=\dfrac{\pi}{2L}$를 식 (10.9)와 (10.8)에 대입하면 다음 식을 얻을 수 있다.

$$P=\frac{\pi^2EI}{4L^2} \tag{10.11}$$

$$v=B\sin\frac{\pi x}{2L} \tag{10.12}$$

x가 O에서 L로 증가함에 따라 식 (10.12)의 sin 값이 0에서 $\dfrac{\pi}{2}$로 증가한다. 이는 [그림 10-11(b)]로 주어진 상황에 대한 좌굴해이고, 식 (10.11)은 좌굴하중이다(좌굴하중은 길이가 같은 기둥에 대한 오일러 좌굴하중의 $\dfrac{1}{4}$이다). 위 식은 [그림 10-11(b)]와 같이 외팔보 형태(한 끝단은 고정되어 있고 다른 한 끝단은 자유단인 상태)로 지지되는 균일단면 기둥에 대한 제1 좌굴모드이다. 고차 모드에 대한 좌굴하중과 처짐 분포에 대한 결정은 문제 **10.36**을 참조하자.

또 다른 예로, [그림 10-13(a)]와 같이 왼쪽 끝단에서 측면방향 처짐을 방지하는 롤러 지지점과 오른쪽 끝단에 고정지지점이 있는 기둥이 있다. 이 기둥이 [그림 10-13(b)]와 같이 좌굴되었다고 가정하고, 평형을 유지하는 데 필요한 축력 P의 값을 결정하려고 한다. [그림 10-13(c)]와 같이 좌표계를 도입하고, 기둥의 임의의 위치 x에서 평면을 통과시켜 자유물체도를 얻는다. 힘 V_0는 롤러 지지점에서의 미지 반력이며, 이는 x에서의 전단력과 같다. 굽힘모멘트를 풀고 그 결과를 식 $v''=\dfrac{M}{EI}$에 대입하면 다음과 같은 결과식을 얻을 수 있다.

$$v'' + \lambda^2 v = \frac{V_0}{EI}x \qquad \textbf{(10.13)}$$

여기서

$$\lambda^2 = \frac{P}{EI} \qquad \textbf{(10.14)}$$

이다. 식 (10.13)의 우항에는 v 또는 미분항 중 하나가 포함되어 있지 않기 때문에 식 (10.13)은 비제차nonhomogeneous 방정식이다. 일반적인 해는 제차해homogeneous solution와 특이해particular solution의 합으로 구성된다.

$$v = v_{\mathrm{h}} + v_{\mathrm{p}}$$

제차해는 우항이 0으로 설정된 식 (10.13)의 일반해이며, 이에 대해서는 10.1절에서 소개했다.

$$v_{\mathrm{h}} = B\sin\lambda x + C\cos\lambda x$$

여기서 B와 C는 상수이다. 특이해는 식 (10.13)을 만족하는 해이다. 비제차 항은 x의 다항식이므로 $v_{\mathrm{p}} = a_0 + a_1 x$와 같은 순서의 다항식 형태로 특이해를 찾는다. 여기서 a_0와 a_1은 결정해야 하는 상수이다. 이 식을 식 (10.13)에 대입해 다음과 같이 쓸 수 있다.

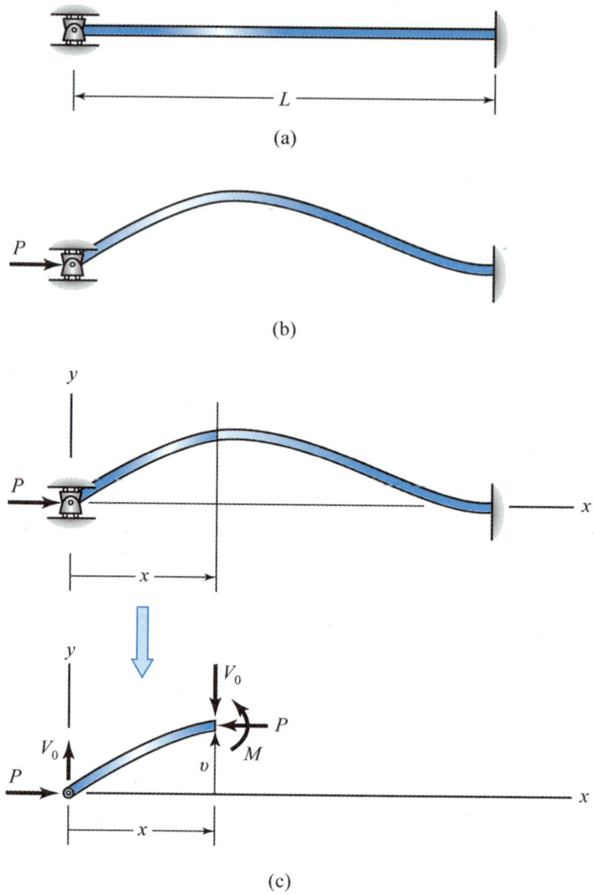

[그림 10-13] (a) 롤러 및 고정지지점이 있는 기둥
(b) 평형상태에서의 좌굴기둥
(c) x의 함수로 굽힘모멘트 결정

$$\lambda^2 a_0 + \left(\lambda^2 a_1 - \frac{V_0}{EI}\right)x = 0$$

$a_0 = 0$, $a_1 = \dfrac{V_0}{\lambda^2 EI}$이면 x 구간에서 이 식이 만족되며, 다음과 같은 특이해를 얻을 수 있다(식 (10.13)에 대입해 특이해임을 확인하라).

$$v_{\mathrm{p}} = \frac{V_0}{\lambda^2 EI}x$$

식 (10.13)의 일반해는 다음과 같다.

$$v = v_h + v_p = B\sin\lambda x + C\cos\lambda x + \frac{V_0}{\lambda^2 EI}x \tag{10.15}$$

경계조건 $v|_{x=0} = 0$에서 $C = 0$을 얻는다. $x = L$에서의 경계조건은 다음과 같다.

$$v|_{x=L} = B\sin\lambda L + \frac{V_0 L}{\lambda^2 EI} = 0 \tag{10.16}$$

$$v'|_{x=L} = \lambda B\cos\lambda L + \frac{V_0}{\lambda^2 EI} = 0 \tag{10.17}$$

반력 V_0에 대한 이 식들 중 첫 번째 식을 풀어보자.

$$V_0 = -\frac{\lambda^2 EI\sin\lambda L}{L}B \tag{10.18}$$

이 결과를 식 (10.17)에 대입하면 $x = L$에서의 경계조건은 다음과 같은 경우에만 성립함을 알 수 있다.

$$\sin\lambda L - \lambda L\cos\lambda L = 0 \tag{10.19}$$

또한 식 (10.18)을 식 (10.15)에 대입해 다음과 같은 형식의 처짐deflection을 얻는다.

$$v = B\left(\sin\lambda x - \frac{x}{L}\sin\lambda L\right) \tag{10.20}$$

식 (10.19)를 이 문제에 대한 **특이방정식**characteristic equation이라고 한다. 특이방정식을 만족하는 λ의 각 값에 대해 식 (10.14)는 좌굴하중을 결정하고, 식 (10.20)은 좌굴기둥의 모드를 결정한다(식 (10.10)은 끝단이 자유롭고 한쪽 끝은 고정된 기둥에 대한 특이방정식이다). 이 경우 특이방정식의 근을 수치적으로 결정해야 한다. [그림 10-14]는 특이함수 $f(\lambda L) = \sin\lambda L - \lambda L\cos\lambda L$ 의 그래프이다. 수치적으로 결정된 첫 번째 4개의 근은 $\lambda L = 4.493$, 7.725, 10.904, 14.066이다. 좌굴모드의 형상과 관련 좌굴하중을 [그림 10-15]에 나타내었다. 또 이러한 방식으로 분석할 수 있는 일반적인 끝단 조건을 좌굴하중과 함께 [그림 10-16]에 나타내었다.

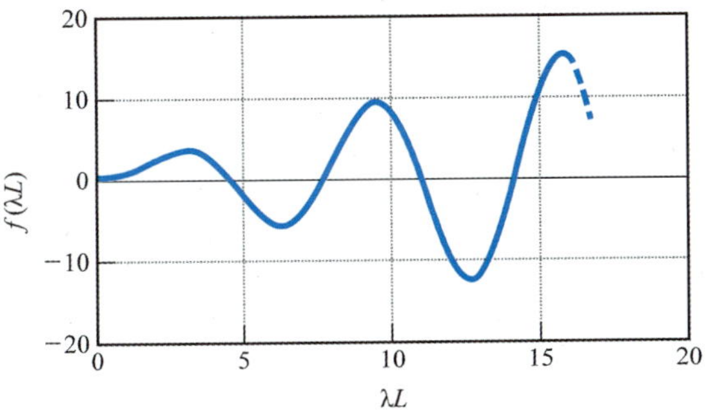

[그림 10-14] 특이함수 그래프

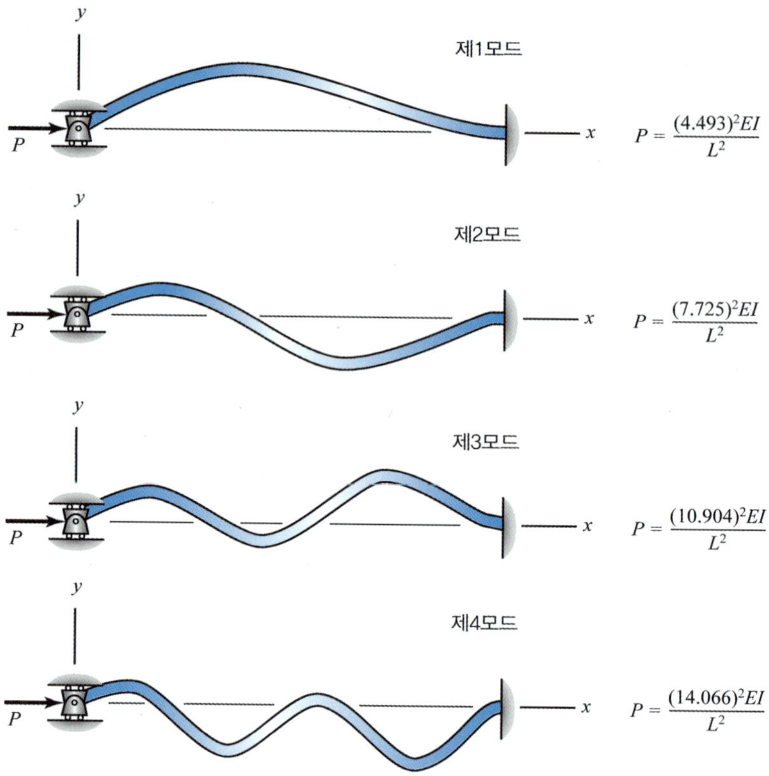

[그림 10-15] 처음 네 개의 좌굴모드

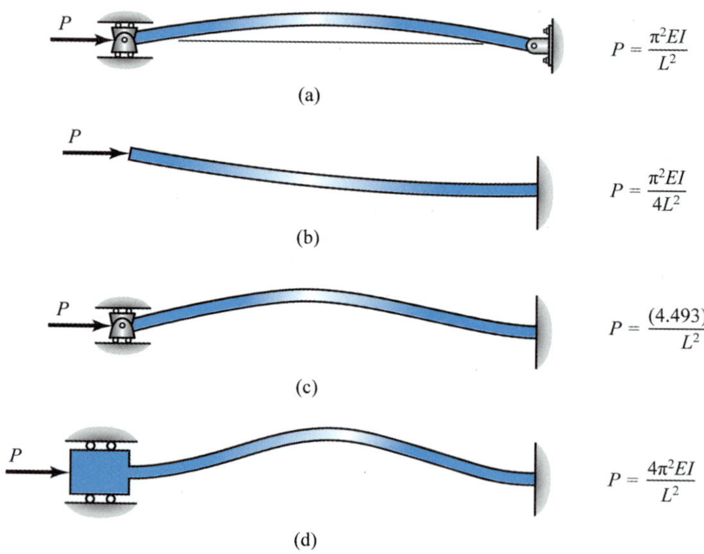

[그림 10-16] 일반적인 끝단 조건을 갖는 기둥의 제1모드 좌굴하중

예제 10.2 다양한 끝단 조건의 좌굴

[그림 10–17]의 기둥은 축하중 P를 지지한다. 기둥의 하단은 고정되어 있으며, 상단의 지지점은 측면 처짐을 방지한다. 상단의 지지점은 x-y 평면의 기둥 회전은 허용하지만 x-z 평면의 회전은 방지한다. y축, z축에 대한 단면의 관성모멘트는 각각 $5\text{E-}6\ \text{m}^4$, $15\text{E-}6\ \text{m}^4$이다. 탄성계수는 $E = 70$ GPa이다. P가 서서히 증가하면 기둥이 좌굴되는 값은 얼마인가?

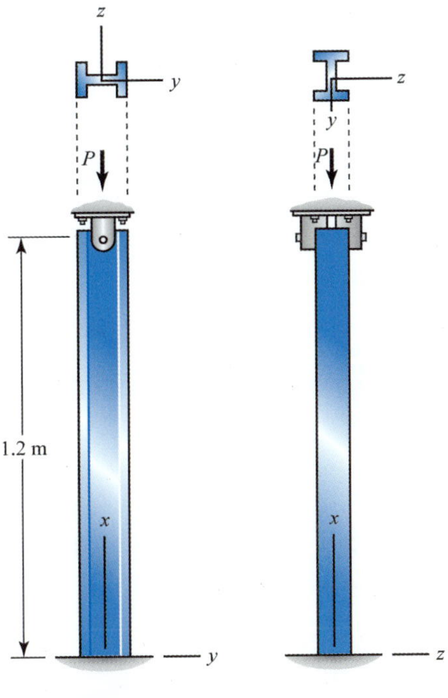

[그림 10–17]

전략

가능하다면, 축방향 압축을 받는 기둥은 더 작은 관성모멘트를 갖는 단면의 주축 부근에서 구부러짐으로써 좌굴된다. 이 예제에서 기둥이 x-y 평면에서 구부러져 좌굴이 발생하면 기둥 상단 지지점이 [그림 10–16(c)]와 같이 휘어진다(그림 (a)). 그러나 x-z 평면에서 구부러져 좌굴되면 [그림 10–16(d)]와 같이 좌굴이 발생한다(그림 (b)). 이러한 가능성 중 어느 것이 가장 낮은 좌굴하중에서 발생하는지 결정해야 한다.

풀이

그림 (a)와 같이 x-y 평면에서 굽힘으로 인해 기둥이 좌굴되는 경우, z축을 중심으로 구부러져 파단된다. [그림 10–16(c)]로부터 좌굴하중은 다음과 같다.

$$P = \frac{(4.493)^2 EI}{L^2} = \frac{(4.493)^2(70\text{E9 N/m}^2)(15\text{E-}6\ \text{m}^4)}{(1.2\ \text{m})^2} = 14.72\ \text{MN}$$

그림 (b)와 같이 x-z 평면에서 굽힘으로 인해 기둥이 좌굴되는 경우, y축을 중심으로 구부러져 파단된다. [그림 10–16(d)]로부터 좌굴하중은 다음과 같다.

$$P = \frac{4\pi^2 EI}{L^2} = \frac{4\pi^2(70\text{E9 N/m}^2)(5\text{E-}6\ \text{m}^4)}{(1.2\ \text{m})^2} = 9.60\ \text{MN}$$

그림 (b)와 같이 기둥이 좌굴되고, 이때의 좌굴하중은 9.60 MN이다. 즉, 기둥은 더 작은 관성모멘트를 갖는 단면의 주축을 중심으로 구부러져 좌굴된다.

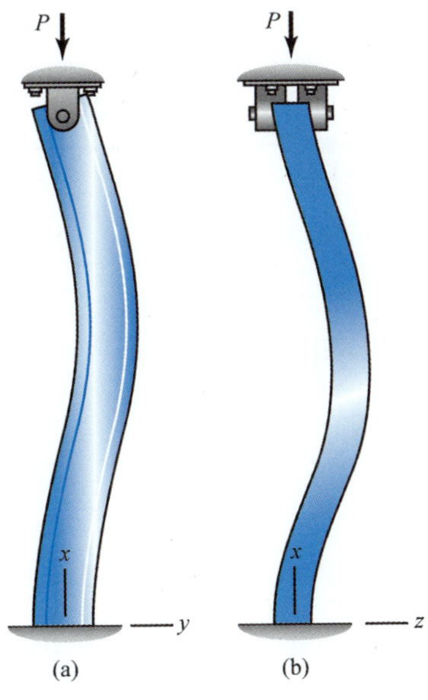

(a) x-y 평면의 좌굴 형상

(b) x-z 평면의 좌굴 형상

토론

이 예제는 기둥 지지점이 좌굴 방식에 영향을 주도록 설계될 수 있음을 보여준다. 일반적으로 기둥 끝의 측면 또는 회전 동작을 제한하면 기둥이 보다 고차 모드에서 좌굴되어 좌굴하중이 증가한다.

예제 10.3 다양한 끝단 조건에서의 좌굴

[그림 10-18]의 기둥에는 왼쪽 끝단에 측면 변형 및 회전을 방지하는 지지점이 있고, 오른쪽 끝단에는 고정 지지점이 있다. 좌굴하중을 구하시오.

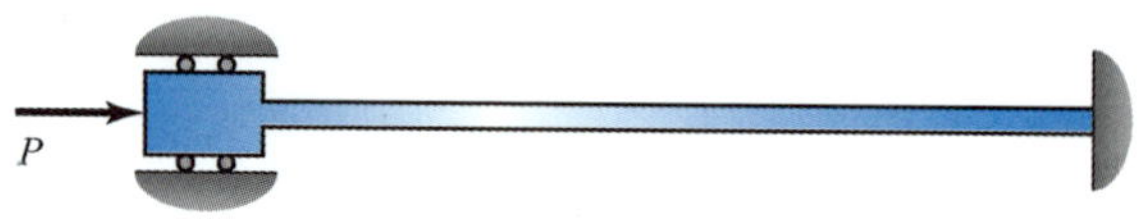

[그림 10-18]

풀이

그림 (a)와 같이 좌표계를 도입하고, 임의의 위치 x에서 좌굴된 기둥 단면의 자유물체도를 얻는다.

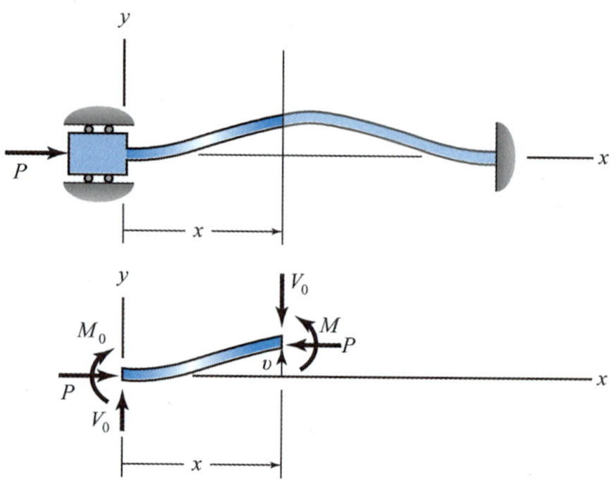

(a) 굽힘모멘트 결정

굽힘모멘트를 풀고, 이를 식 $v'' = \dfrac{M}{EI}$에 대입하여 결과 식을 다음과 같이 정리한다.

$$v'' + \lambda^2 v = \frac{V_0}{EI}x + \frac{M_0}{EI} \tag{1}$$

여기서

$$\lambda^2 = \frac{P}{EI} \tag{2}$$

이다. 식 (1)의 제차해는 다음과 같다.

$$v_{\mathrm{h}} = B\sin\lambda x + C\cos\lambda x$$

여기서 B, C는 상수이다. 비등차 항은 x의 다항식이므로 $v_{\mathrm{p}} = a_0 + a_1 x$와 같은 순서의 다항식 형태로 특이해를 찾는다. 이 식을 식 (1)에 대입하고 결과 식을 다음과 같이 정리한다.

$$\left(\lambda^2 a_0 - \frac{M_0}{EI}\right) + \left(\lambda^2 a_1 - \frac{V_0}{EI}\right) x = 0$$

$a_0 = \dfrac{M_0}{\lambda^2 EI}$, $a_1 = \dfrac{V_0}{\lambda^2 EI}$를 확인하고 특이해를 구한다.

$$v_{\mathrm{p}} = \frac{M_0}{\lambda^2 EI} + \frac{V_0}{\lambda^2 EI} x$$

따라서 식 (1)의 일반해는 다음과 같다.

$$v = v_{\mathrm{h}} + v_{\mathrm{p}} = B\sin\lambda x + C\cos\lambda x + \frac{M_0}{\lambda^2 EI} + \frac{V_0}{\lambda^2 EI} x \tag{3}$$

그리고 기울기는 다음과 같다.

$$v' = \lambda B\cos\lambda x - \lambda C\sin\lambda x + \frac{V_0}{\lambda^2 EI} \tag{4}$$

$x = 0$에서 경계조건은 다음과 같다.

$$v|_{x=0} = C + \frac{M_0}{\lambda^2 EI} = 0 \tag{5}$$

$$v'|_{x=0} = \lambda B + \frac{V_0}{\lambda^2 EI} = 0 \tag{6}$$

이 식을 M_0와 V_0에 대해 풀고, 결과를 식 (3)과 (4)에 대입하면 다음과 같다.

$$v = (\sin\lambda x - \lambda x) B + (\cos\lambda x - 1) C \tag{7}$$

$$v' = (\lambda\cos\lambda x - \lambda) B - \lambda C\sin\lambda x \tag{8}$$

$x = L$에서의 경계조건은 다음과 같다.

$$v|_{x=L} = (\sin\lambda L - \lambda L) B + (\cos\lambda L - 1) C = 0 \tag{9}$$

$$v'|_{x=L} = (\lambda\cos\lambda L - \lambda) B - \lambda C\sin\lambda L = 0 \tag{10}$$

B에 대한 식들 중 첫 번째 식을 풀면 다음을 얻는다.

$$B = \frac{1 - \cos\lambda L}{\sin\lambda L - \lambda L} C \tag{11}$$

이를 식 (10)에 대입하면 특이해를 구할 수 있다.

$$\lambda L\sin\lambda L + 2\cos\lambda L - 2 = 0 \tag{12}$$

또한 식 (11)을 식 (7)에 대입하여 다음과 같은 형식의 처짐 분포를 얻는다.

$$v = C\left[\frac{1 - \cos\lambda L}{\sin\lambda L - \lambda L}(\sin\lambda x - \lambda x) + \cos\lambda x - 1\right] \tag{13}$$

[그림 10-19]는 특이함수 $f(\lambda L) = \lambda L\sin\lambda L + 2\cos\lambda L - 2$의 그래프이다. 수치적으로 결정된 첫 번째 4개의 근은 $\lambda L = 2\pi$, 8.987, 12.566, 15.451이다. 식 (10.13)으로부터 얻은 제1, 2, 3 좌굴모드와 식 (2)로부터 얻은 관련 좌굴하중의 형상을 [그림 10-20]에 나타내었다.

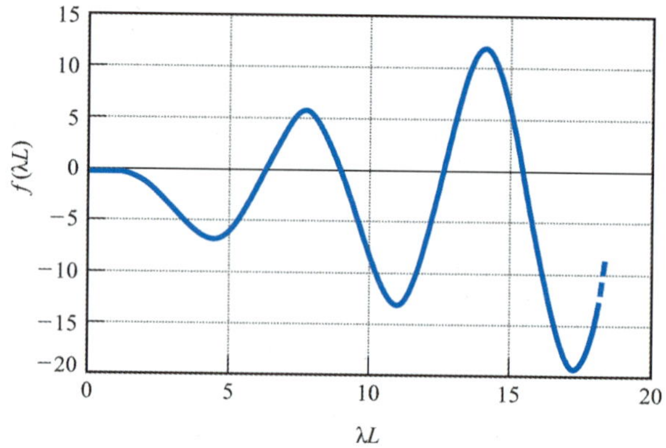

[그림 10-19] 특이함수 그래프

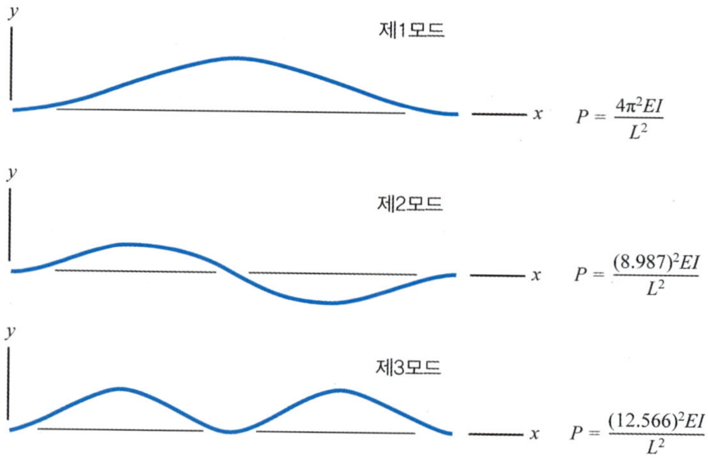

[그림 10-20] 특이함수 그래프

토론

이 예제에서는 특정한 끝단 조건end condition이 있는 기둥의 좌굴하중과 좌굴 형상을 결정하는 방법을 보여주었다. 분석은 간단하지 않았지만, 다행히도 사용자의 편의를 위해 일반적인 끝단 조건이 있는 기둥에 대해 표로 작성되었으며, 그 중 일부를 [그림 10-16]에 나타내었다.

10.2.2 유효길이

10.1절에서 [그림 10-21(a)]와 같이 압축 축하중을 받는 양끝이 고정되지 않은 균일단면 기둥prismatic column으로 해석해 오일러 좌굴하중을 얻었다. [그림 10-21(b)]와 같은 동일한 해석에서 제2모드의 좌굴하중도 얻었지만, 제2모드의 좌굴하중을 구하는 더 간단한 방법이 있다.

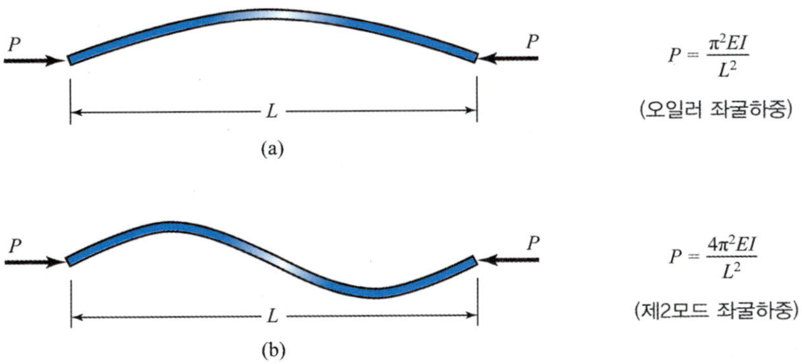

[그림 10-21] 양끝이 고정되지 않은 기둥의 처음 두 좌굴모드. 제1모드의 좌굴하중은 오일러 좌굴하중이다.

제2모드에서 기둥이 좌굴되었다고 가정해보자. [그림 10-22]와 같이 중간 지점에서 단면의 자유물체도를 그린다. 이러한 각 자유물체도는 제1모드에서 좌굴된다. 따라서 길이가 $L_e = \dfrac{L}{2}$인 기둥의 오일러 좌굴하중을 계산하여 제2모드의 좌굴하중을 구할 수 있다.

$$P = \frac{\pi^2 EI}{L_e^2} = \frac{\pi^2 EI}{(L/2)^2} = \frac{4\pi^2 EI}{L^2}$$

길이가 L인 기둥의 제2모드 좌굴하중이 길이가 $L_e = \dfrac{L}{2}$인 기둥의 오일러 좌굴하중과 같음을 알 수 있다.

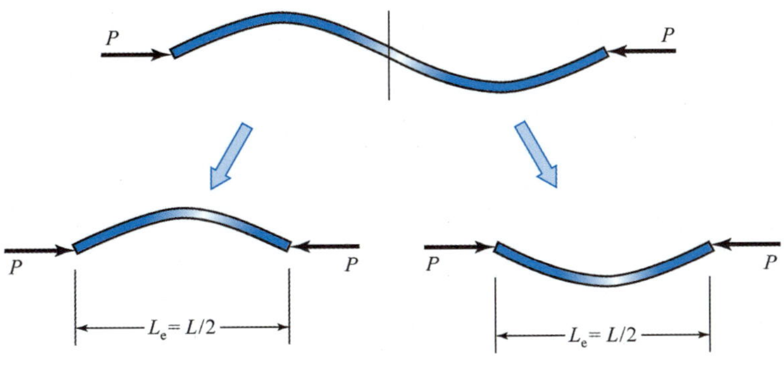

[그림 10-22] 중간 지점에서 기둥을 나누어 자유물체도 구하기

이 예시는 **유효길이**effective length라는 개념이 만들어진 동기가 된다. 주어진 기둥이 특정 모드에서 좌굴되고, 이때의 좌굴하중이 P라고 가정하자. 유효길이 L_e는 오일러 좌굴하중이 P와 같은 동일한 굽힘 강성을 갖는 기둥의 길이로 정의된다.

$$P = \frac{\pi^2 EI}{L_e^2} \tag{10.21}$$

주어진 기둥 및 좌굴모드에 대해 P가 알려진 경우, 이 식을 사용해 유효길이를 결정할 수 있다. 또는 경우에 따라 관찰을 통해 유효길이를 결정하거나 근사할 수 있으며 식 (10.21)을 사용해 P를 결정할 수 있다. 다음과 같이 유효길이와 기둥의 실제 길이의 비를 K로 표기하고, 이를 **유효길이계수**effective length factor라고 부른다.

$$K = \frac{L_e}{L} \tag{10.22}$$

관찰을 통해 어떻게 유효길이를 결정할 수 있을까? [그림 10-21(a)]와 같이 오일러 좌굴하중이 발생하는 제1모드에서 끝단이 자유롭고 좌굴된 기둥의 처짐 분포는 sin 함수의 $\frac{1}{2}$주기(반주기)이다. 이와 같은 기둥에 [그림 10-21(b)]와 같이 제2모드에서 좌굴이 발생하면, 그 처짐은 각 길이가 $\frac{L}{2}$인 두 개의 $\frac{1}{2}$주기를 형성한다. [그림 10-22]에서 보듯이 제2모드에서 기둥의 좌굴하중은 이러한 $\frac{1}{2}$주기의 오일러 좌굴하중과 같으므로, 유효길이는 $\frac{L}{2}$이다. 따라서 L을 $\frac{1}{2}$주기 수로 나누어 유효길이를 얻는다. 이 같은 접근 방식은 좌굴기둥의 처짐이 식별 가능한 수의 $\frac{1}{2}$주기로 구성될 때 적용 가능하다([예제 10.4] 참조).

예제 10.4 유효길이 응용

[그림 10-23]의 기둥에는 왼쪽 끝단에 측면 처짐과 회전을 방지하는 지지점과 오른쪽 끝단에 고정지지점이 있다. [그림 10-20]에서 이 기둥의 3개의 좌굴 형상의 처짐 분포를 볼 수 있다. 제1, 제3모드의 경우 유효길이계수 K의 값을 구하고, [그림 10-20]에서 좌굴하중을 확인하시오.

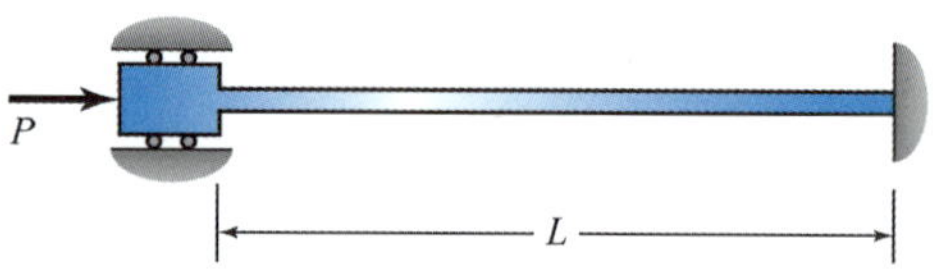

[그림 10-23]

전략

각 모드의 처짐 분포에서 sin 함수의 $\frac{1}{2}$주기 수를 계산하여 유효길이를 결정할 수 있다. 그런 다음, 식 (10.22)를 이용해 유효길이계수를 구하고, 식 (10.21)을 통해 좌굴하중을 얻을 수 있다.

풀이

제1모드 처짐 분포는 그림 (a)와 같이 sin 함수의 4개의 $\frac{1}{4}$주기 또는 2개의 $\frac{1}{2}$주기로 구성된다. 따라서 유효길이는 $L_e = \frac{L}{2}$이다. 유효길이계수는

$$K = \frac{L_e}{L} = \frac{\left(\frac{L}{2}\right)}{L} = 0.5$$

이고, 좌굴하중은 다음과 같다.

$$P = \frac{\pi^2 EI}{L_e^2} = \frac{\pi^2 EI}{(L/2)^2} = \frac{4\pi^2 EI}{L^2}$$

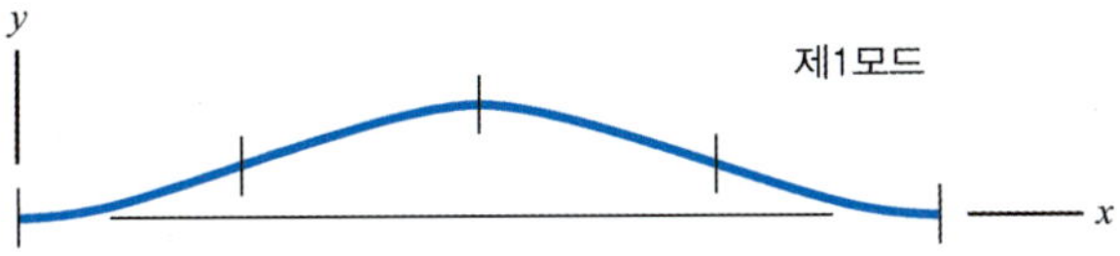

(a) $\frac{1}{4}$주기로 나눈 제1모드

제3모드 처짐 분포는 그림 (b)와 같이 sin 함수의 8개의 $\frac{1}{4}$주기 또는 4개의 $\frac{1}{2}$주기로 구성된다. 따라서 유효길이는 $L_e = \frac{L}{4}$이다. 유효길이계수는

$$K = \frac{L_e}{L} = \frac{\left(\frac{L}{4}\right)}{L} = 0.25$$

이고, 좌굴하중은 다음과 같다.

$$P = \frac{\pi^2 EI}{L_e^2} = \frac{\pi^2 EI}{(L/4)^2} = \frac{(12.566)^2 EI}{L^2}$$

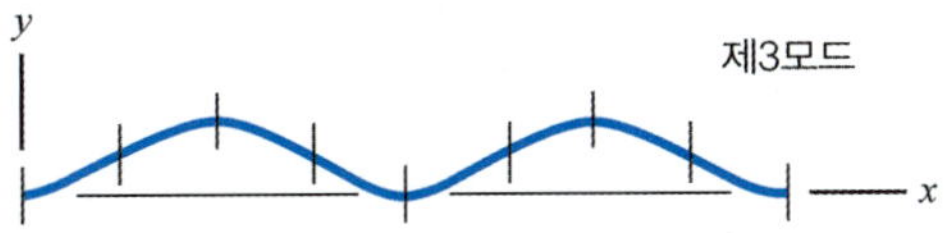

(b) $\frac{1}{4}$주기로 나눈 제3모드

토론

동일한 끝단 조건을 가진 기둥에 대해 좌굴하중을 분석적으로 구한 예인 [예제 10.3]과 본 예제를 비교하면 유효길이의 개념을 이해할 수 있다. 아주 간단한 계산을 통해 변위에 대해 주어진 미분방정식을 풀어 [예제 10.3]에서 얻은 것과 동일한 좌굴하중을 얻었다. 그러나 이러한 방식으로 유효길이를 사용하려면 직관력과 판단력이 요구되기도 한다.

연습문제 ▶▶▶

10.27 US unit 건축물 기둥의 탄성계수는 $E = 1.8E6$ psi이다. 받침대에 고정지지점이 있다. 상단의 지지점은 측면 처짐과 회전을 방지한다. 좌굴하중 P를 구하시오.

10.28 US unit 건축물 기둥의 탄성계수는 $E = 1.8E6$ psi이다. 받침대에 고정지지점이 있다. 기둥에 대한 설계자 규격에서는 상단의 측면 처짐과 회전을 모두 방지하도록 되어있지만, 사용자는 측면 처짐만 방지되도록 기둥을 설치하고, 기둥의 상단이 자유롭게 회전할 수 있도록 설치하려 한다. 이로 인해 발생하는 좌굴하중은 얼마인가? 이 답을 문제 **10.27**의 답과 비교하시오.

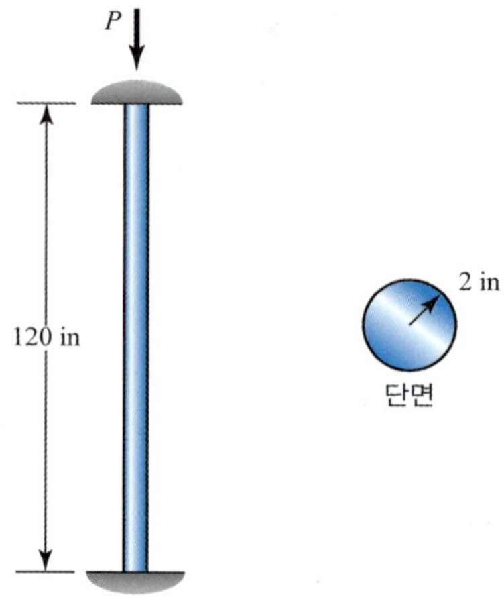

[그림 P10.27 ~ 10.29]

10.29 US unit 건축물 기둥의 탄성계수는 $E = 1.8E6$ psi이다. 받침대에 고정지지점이 있다. 기둥에 대한 설계자 규격에서는 상단의 측면 처짐과 회전을 모두 방지하도록 되어있지만, 사용자는 기둥이 자유롭게 회전하고 상단에서 측면 방향의 처짐이 있도록 기둥을 설치하려 한다. 이로 인해 발생하는 좌굴하중은 얼마인가? 이 답을 문제 **10.27**의 답과 비교하시오.

10.30 기둥은 탄성계수 $E = 70$ GPa인 알루미늄 합금이다. 중공 정사각형 파이프 단면의 폭은 $b = 0.08$ m이다. 기둥의 바닥은 고정지지되어 있다. 상단의 지지점은 측면 처짐을 방지하지만, x-z 평면에서 회전이 가능하다. 이때, 좌굴하중 P를 구하시오.

10.31 기둥은 탄성계수 $E = 70$ GPa인 알루미늄 합금이다. 기둥의 바닥은 고정지지되어 있다. 상단의 지지점은 측면 처짐을 방지하지만, x-z 평면에서 회전 가능하다. 기둥의 좌굴하중이 700 kN이 되도록 중공 정사각형 파이프 단면의 필요한 너비 b를 결정하시오.

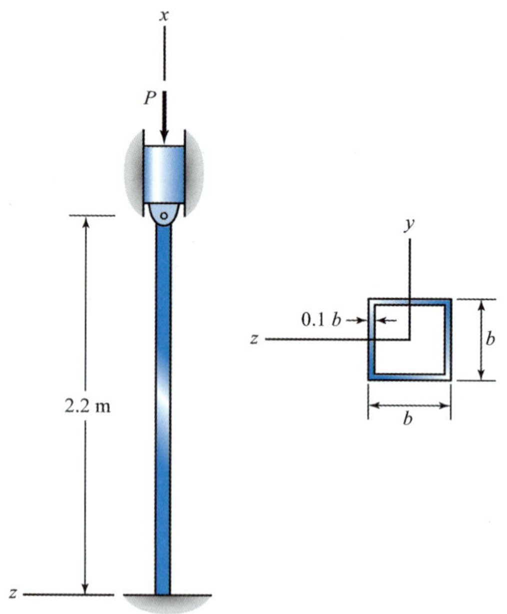

[그림 P10.30 ~ 10.31]

연습문제 ▸▸▸

10.32 US unit 기둥은 축하중 P를 지지한다. 상단 및 하단의 지지점은 측면 처짐을 방지하고 x-z 평면의 회전을 방지하지만 x-y 평면의 회전은 허용한다. y축, z축에 대한 단면의 관성모멘트는 각각 $12\ \text{in}^4$, $36\ \text{in}^4$이다. 탄성계수는 $E = 10\text{E}6\ \text{psi}$이다. 기둥의 좌굴하중은 얼마인가? x-y 평면 또는 x-z 평면 중 어느 평면에서 구부러짐으로써 좌굴이 발생하는가?

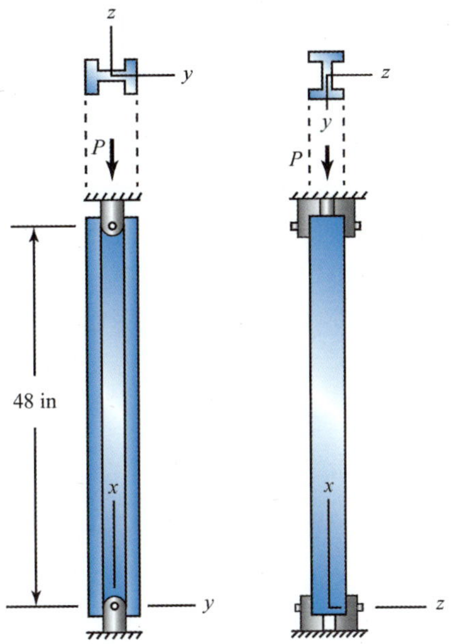

[그림 P10.32]

10.33 기둥은 축하중 P를 지지한다. 기둥 하단은 지면에 고정되어 있다. 상단 지지점은 측면 처짐을 방지한다. 상단 지지점은 x-y 평면의 기둥 회전을 허용하나 x-z 평면의 회전은 허용하지 않는다. 기둥 단면의 치수는 $b = 0.08\ \text{m}$, $h = 0.14\ \text{m}$이다. 탄성계수는 $E = 12\ \text{GPa}$이다. 기둥의 좌굴하중은 얼마인가? x-y 평면 또는 x-z 평면 중 어느 평면에서 구부러짐으로써 좌굴이 발생하는가?

10.34 기둥은 축하중 P를 지지한다. 기둥 하단은 지면에 고정되어 있다. 상단 지지점은 측면 처짐을 방지한다. 상단 지지점은 x-y 평면의 기둥 회전을 허용하나 x-z 평면의 회전은 허용하지 않는다. 기둥 단면 치수는 $b = 0.12\ \text{m}$, $h = 0.14\ \text{m}$이다. 탄성계수는 $E = 12\ \text{GPa}$이다. 기둥의 좌굴하중은 얼마인가? x-y 평면 또는 x-z 평면 중 어느 평면에서 구부러짐으로써 좌굴이 발생하는가?

10.35 그림의 기둥에서, x-y 평면에서 좌굴되는 P 값이 x-z 평면에서 좌굴되는 P 값과 같은 경우, b/h 비를 구하시오.

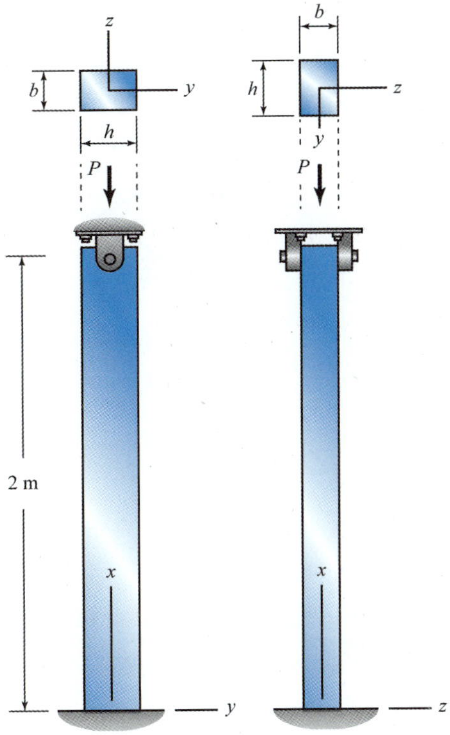

[그림 P10.33 ~ 10.35]

연습문제 ▸▸▸

10.36* 기둥이 왼쪽 끝단은 자유단이고 오른쪽 끝단은 고정지지되어 있다. 제2, 3, 4모드에 대한 좌굴하중을 구하고, 처짐 분포 그래프를 그리시오(10.2절에서 이 문제에 대한 설명 참조).

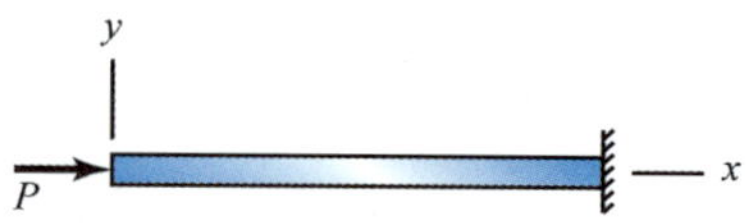

[그림 P10.36]

10.37* 왼쪽 끝단에 측면 처짐 및 회전을 방지하는 지지점과 오른쪽 끝단에 고정된 지지점을 갖는 기둥이 있다. [예제 10.3]의 결과를 이용하여 제4 좌굴모드에 대한 좌굴하중을 구하고, 처짐 분포 그래프를 그리시오.

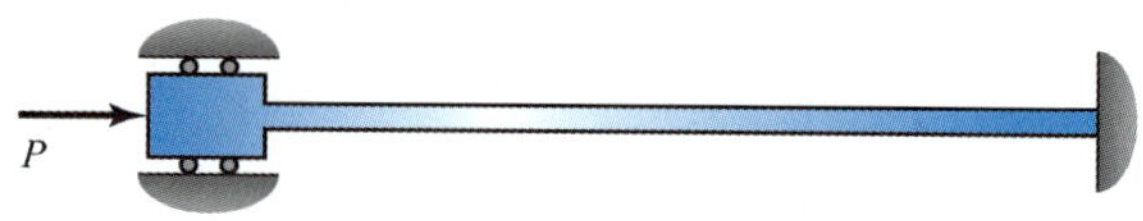

[그림 P10.37]

10.38* 그림 (a)의 직사각형 모양의 연단은 길이가 L인 4개의 동일한 기둥에 의해 지지된다. 연단에는 그림 (b)와 같이 기둥이 좌굴될 때까지 각 기둥의 축방향 힘이 동일하게 중량이 가해진다. 바닥과 연단에 대한 기둥의 연결은 고정지지점처럼 작용한다. [예제 10.3]의 분석을 수정하여 제1 좌굴모드에 대한 각 기둥의 좌굴하중을 구하시오.

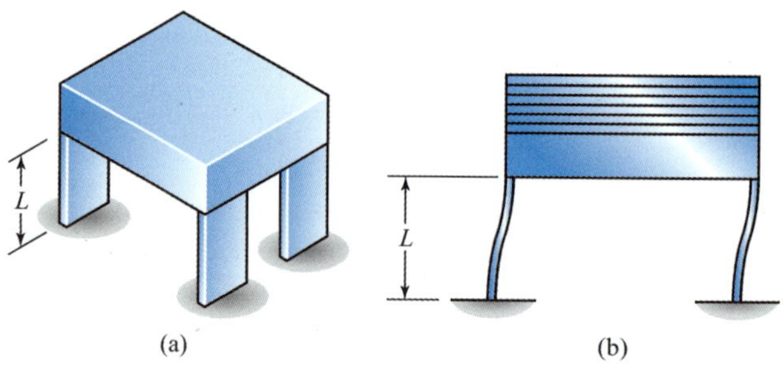

[그림 P10.38]

10.39 US unit 문제 **10.38**에서 설명한 직사각형 연단에 그림과 같이 수평지지점이 제공된다고 가정하자. 4개의 기둥은 탄성계수 28E6 psi의 강철로 만들어졌다. 길이는 $L = 14$ in이고 단면 치수는 $\frac{1}{16}$ in $\times$ 3 in일 때, 연단이 좌굴되지 않고 지지할 수 있는 무게는 얼마인가?

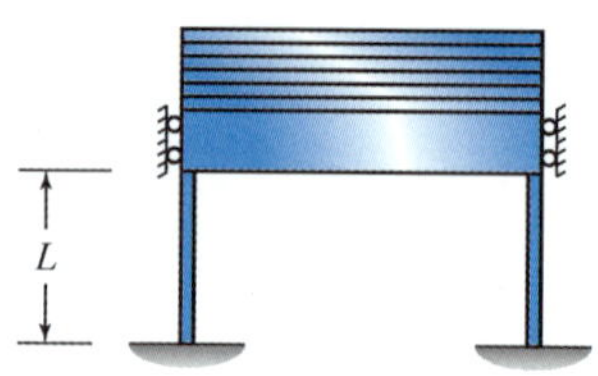

[그림 P10.39]

연습문제 ▸▸▸

10.40 끝단에서 자유롭게 구부릴 수 있는 길이 L인 기둥의 4가지 좌굴모드가 그림과 같다. 각 모드의 유효길이와 유효길이계수를 구하시오.

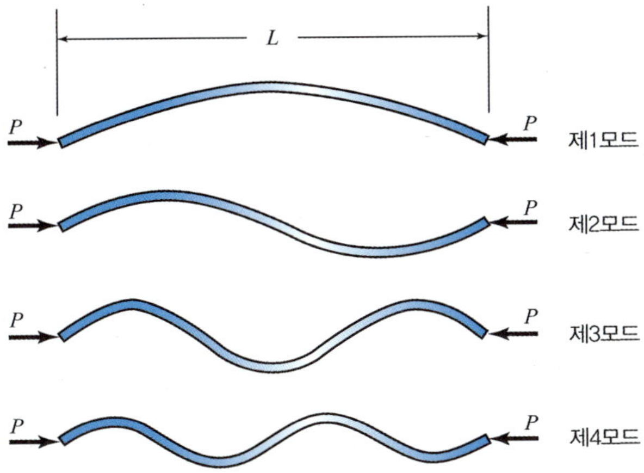

[그림 P10.40]

10.41 기둥의 세 가지 모드에 대한 처짐 및 좌굴하중 분포가 그림과 같이 제시되어 있다. 좌굴하중 식을 사용하여 세 가지 모드에 대한 유효길이와 유효길이계수를 구하시오.

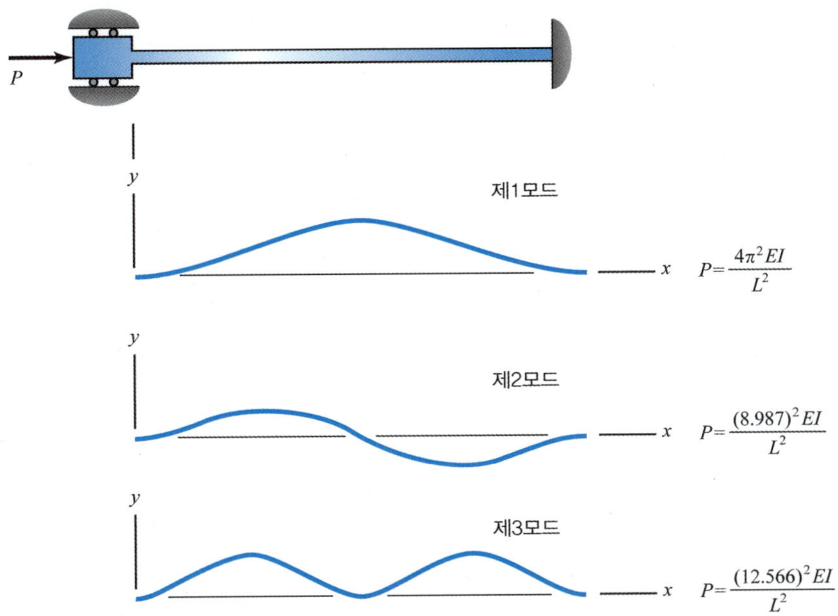

[그림 P10.41]

10.42 길이 L의 균일단면 기둥의 오른쪽 끝단은 고정지지되어 있으며, 왼쪽 끝단은 자유롭다. 이는 제1모드로 좌굴된 상태이다. 유효길이는 얼마인가? 유효길이를 사용하여 좌굴하중을 구하시오.

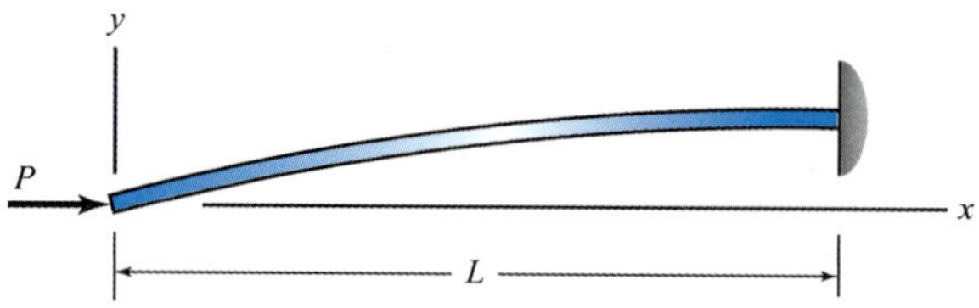

[그림 P10.42]

10.43 기둥의 제4 좌굴모드가 그림과 같이 표현되었다.

(a) 그림을 이용하여 유효길이의 대략적인 값을 구하시오.

(b) 유효길이의 대략적인 값을 사용하여 좌굴하중을 구하시오.

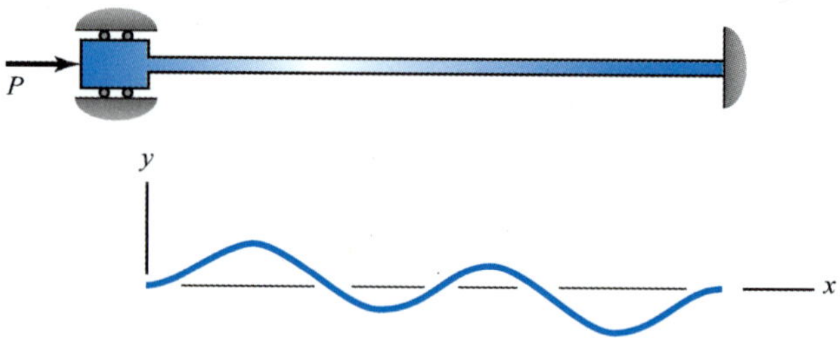

[그림 P10.43]

SECTION 10.3

편심하중

Eccentric Loads

10.2절에서 기둥의 좌굴하중을 구할 때 압축하중이 완전 균일단면 기둥의 단면 중심에 정확하게 가해진다고 가정했다. 하지만 실제로는, 하중 작용선은 의도치 않게, 또는 일부 설계 요구 사항을 충족시키기 위해 중심에서 어느 정도 오프셋offset 되는 경우가 많다. 또한 기둥의 중립축은 완벽한 직선이 아니다. 이러한 고전적 좌굴 문제에서 기하학적 구조의 이같은 변화는 압축하중에 대한 기둥의 응답에 중요한 정량적, 정성적 영향을 미친다. 이 절에서는 끝단에서 자유롭게 회전하고 **편심하중**(단면 중심에서 오프셋 된 하중)eccentric load을 받는 균일단면 기둥을 분석하여 이러한 효과를 설명한다.

10.3.1 처짐 분석

[그림 10-24]의 균일단면 기둥은 기둥의 중립축에서 거리 e만큼 떨어진 축방향 하중 P를 받고 있다. 옮겨진 하중으로 인해 발생하는 우력couple으로 기둥이 구부러질 수 있으며, 우리의 목표는 이로 인한 처짐을 결정하는 것이다. [그림 10-25]에서는 좌표계를 도입하고, 임의의 위치 x에서 구부러진 기둥의 단면에 대해 자유물체도를 구한다. 굽힘모멘트에 대해 풀면 다음과 같다.

$$M = -P(v+e) \tag{10.23}$$

(정확한 굽힘모멘트는 $M = -P[v + e\cos(\theta|_{x=0})]$ 이지만 기둥의 기울기는 작다고 가정하므로 $\cos(\theta|_{x=0}) = 1$로 근사할 수 있다.) 식 (10.23)을 식 $v'' = \dfrac{M}{EI}$에 대입하고 결과를 정리하면 다음과 같다.

$$v'' + \lambda^2 v = -\lambda^2 e \tag{10.24}$$

여기서

$$\lambda^2 = \frac{P}{EI} \tag{10.25}$$

이다. 식 (10.24)의 일반해는 다음과 같다.

$$v = B\sin\lambda x + C\cos\lambda x - e \tag{10.26}$$

경계조건 $v|_{x=0} = 0$, $v|_{x=L} = 0$을 이용해 상수 B, C를 계산하면 다음과 같은 처짐을 얻을 수 있다.

$$v = e\left(\frac{1-\cos\lambda L}{\sin\lambda L}\sin\lambda x + \cos\lambda x - 1\right) \tag{10.27}$$

삼각함수 2배각 공식을 이용하면 각 요소들을 다음과 같이 표현할 수 있다.

$$\begin{aligned} \sin\lambda L &= 2\sin\frac{\lambda L}{2}\cos\frac{\lambda L}{2} \\ \cos\lambda L &= \cos^2\frac{\lambda L}{2} - \sin^2\frac{\lambda L}{2} \end{aligned} \tag{10.28}$$

이를 방정식 (10.27)에 대입하면, 다음과 같이 정리할 수 있다.

$$v = e\left(\tan\frac{\lambda L}{2}\sin\lambda x + \cos\lambda x - 1\right) \tag{10.29}$$

주어진 P 값에 대해 식 (10.25)와 (10.29)는 기둥의 처짐 분포를 결정한다. 최대 처짐은 기둥의 중간점에서 발생한다.

$$v_{\max} = v|_{x=L/2} = e\left(\sec\frac{\lambda L}{2} - 1\right) \tag{10.30}$$

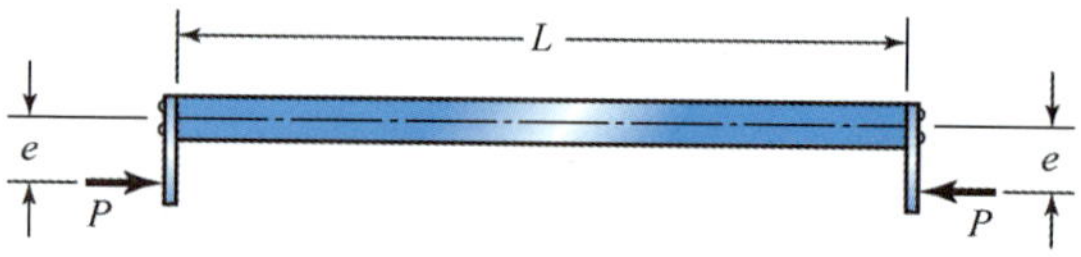

[그림 10-24] 편심 축하중을 받는 기둥

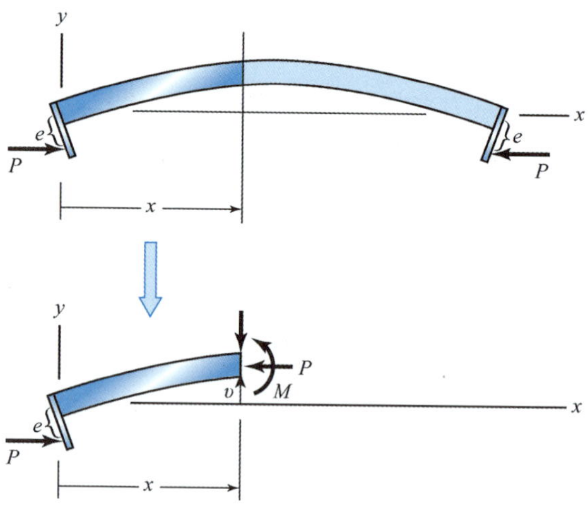

[그림 10-25] 굽힘모멘트 결정

그런데 이러한 결과와 기둥의 좌굴하중 간의 관계는 무엇인가? [그림 10-26(a)]와 같이 증가하는 압축하중이 단면의 중심에서 기둥에 가해지면, P 값이 좌굴하중에 도달할 때까지 처짐은 없다. [그림 10-26(b)]와 같이 P가 좌굴하중과 같으면, 기둥이 진폭 값에 대해 평형을 이루기 때문에 처짐이 불확실하다(물론 기본적으로 편심하중의 크기는 기둥의 기울기가 작다는 가정 하에 제한된다). 대조적으로, [그림 10-26(c)]와 같이 증가하는 편심하중이 가해지면 기둥이 즉시 구부러지기 시작하고, P가 증가함에 따라 처짐의 진폭이 증가한다. 이러한 현상은 [그림 10-27]에 설명되어 있으며, 여기서 최대 처짐은 편심eccentricity e의 다른 상수 값에 대해 P의 함수로 표시된다. $e = 0$일 때, P가 좌굴하중과 같아질 때까지 $v_{\max} = 0$이며, 그 이후에는 처짐이 불확실하다. e 값이 유한하면, $v_{\max}$는 P가 증가함에 따라 증가하고 P가 좌굴하중에 가까워짐에 따라 제한없이 증가한다. $e \to 0$이면 기둥의 거동은 하중이 도심에 적용될 때 관찰된 거동에 예측 가능하게 접근한다.

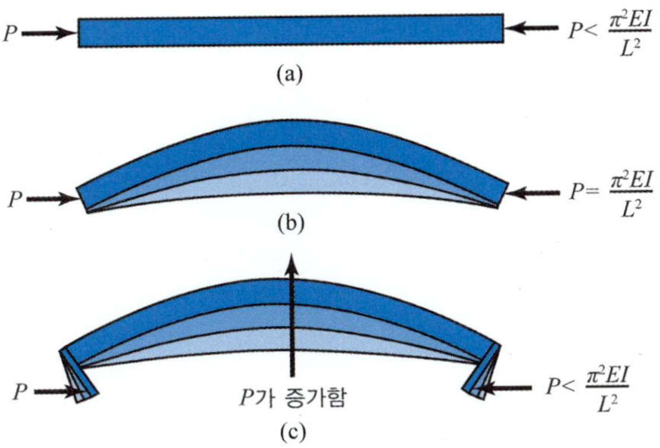

[그림 10-26] (a) 단면의 도심에 적용된 축하중을 받는 기둥 (b) 좌굴하중에서 처짐은 불확실함 (c) 편심하중의 경우, P가 증가함에 따라 처짐의 진폭이 증가함

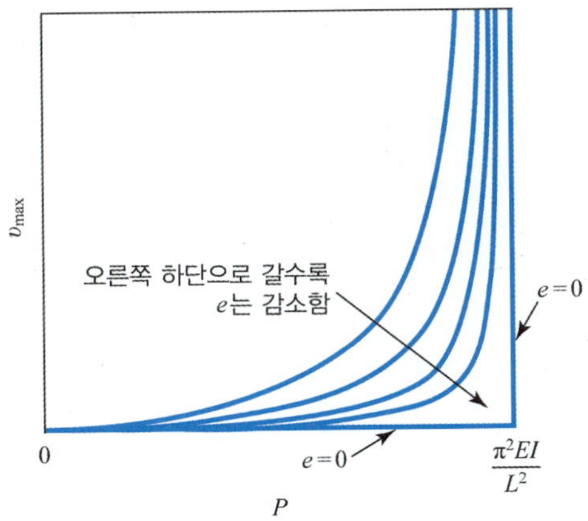

[그림 10-27] 축하중의 함수로서 최대 처짐 그래프

10.3.2 시컨트 공식

편심 압축하중이 증가하는 기둥은 하중이 가해지면 곧바로 변형되고 좌굴하중에 가까워짐에 따라 처짐의 진폭이 제한 없이 증가함을 확인했다. 굽힘으로 인한 수직응력은 기둥의 곡률 반지름에 따라 달라지기 때문에 좌굴하중에 근접하면 수직응력도 제한 없이 증가한다. 결과적으로 설계의 초점은 좌굴하중에서 허용 가능한 최대 처짐 및 수직응력으로 이동한다. 주어진 P 값으로 인한 기둥의 최

대 처짐은 식 (10.25)와 (10.30)에서 결정할 수 있으므로 최대 응력만 결정하면 된다. 식 (10.23)에서, 기둥의 굽힘모멘트 크기는 처짐이 최대인 중간 지점에서 최대임을 알 수 있다.

$$M_{\max} = P(v_{\max} + e)$$

식 (10.25)와 (10.30)을 사용하여 이 식을 다음과 같이 표현할 수 있다.

$$\begin{aligned} M_{\max} &= Pe\sec\frac{\lambda L}{2} \\ &= Pe\sec\sqrt{\frac{PL^2}{4EI}} \end{aligned} \tag{10.31}$$

[그림 10-28]과 같이 c를 기둥의 중립축에서 최대 압축응력이 발생하는 단면 위치까지의 거리라고 하자. 기둥의 최대 수직응력은, 축방향 하중으로 인한 압축응력과 굽힘으로 인한 최대 압축응력의 합이며 그 크기는 다음과 같다.

$$\sigma_{\max} = \frac{P}{A} + \frac{M_{\max}c}{I}$$

이를 식 (10.31)에 대입하고 **회전 반지름**radius of gyration $k = \sqrt{\dfrac{I}{A}}$ 를 도입하면 최대 응력을 다음과 같이 쓸 수 있다.

$$\sigma_{\max} = \frac{P}{A}\left[1 + \frac{ec}{k^2}\sec\left(\frac{L}{2k}\sqrt{\frac{P}{EA}}\right)\right] \tag{10.32}$$

이 식을 **시컨트 공식**secant formula이라고 한다. 최대 응력의 크기를 $\dfrac{P}{A}$, E, 그리고 두 개의 무차원 매개변수인 **편심비**eccentricity ratio $\dfrac{ec}{k^2}$와 **세장비**slenderness ratio $\dfrac{L}{k}$의 함수로 표현한다.

기둥의 치수, 탄성계수 및 편심을 알고 최대 허용 압축응력을 지정하면 축방향 최대 허용 하중에 대해 식 (10.32)를 수치적으로 풀 수 있다. 예를 들어, 탄성계수 $E = 200\ \mathrm{GPa}$인 강철 기둥을 고려하고 최대 허용 압축응력이 $\sigma_{\max} = 250\ \mathrm{MPa}$이라고 가정하자. [그림 10-29]에서, 식 (10.32)으로부터 구한 $\dfrac{P}{A}$에 대한 해는 편심비의 서로 다른 상수 값에 대한 세장비의 함수로 표현할 수 있다. 편심이 0일 때 $\dfrac{P}{A}$의 허용 값은 좌굴하중과 $\sigma_{\max}$에 의해 제한된다.

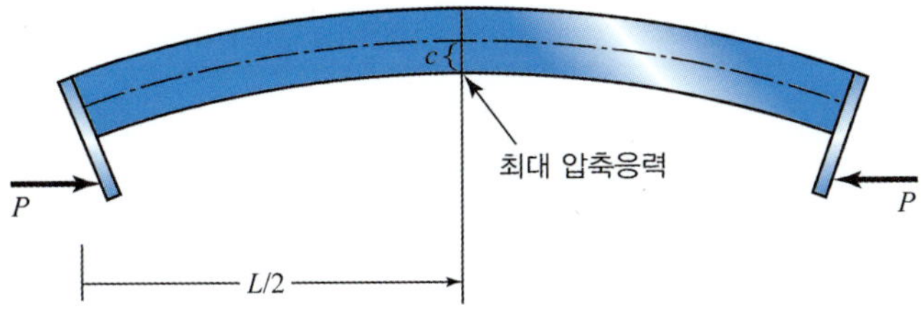

[그림 10-28] 최대 압축응력의 위치

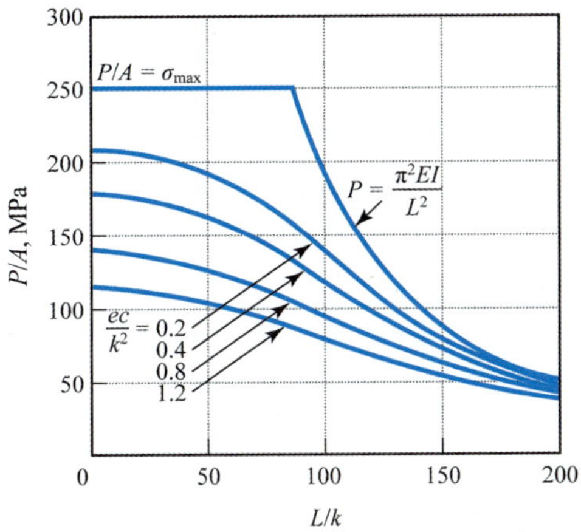

[그림 10-29] $E = 200$ GPa과 $\sigma_{max} = 250$ MPa의 세장비에 따른 P/A 그래프

예제 10.5 편심하중이 있는 기둥

[그림 10-30]의 기둥은 그림과 같은 단면을 가진다. 기둥은 길이 $L = 0.76$ m이고, 편심비 $e = 0.0046$ m인 압축하중을 받는다. 재료는 탄성계수 $E = 200$ GPa인 강철이다.

(a) 허용 압축응력이 250 MPa인 경우 P의 최대 허용 값은 얼마인가?

(b) (a)에서 결정된 압축하중이 가해지면 기둥의 최대 처짐은 얼마인가?

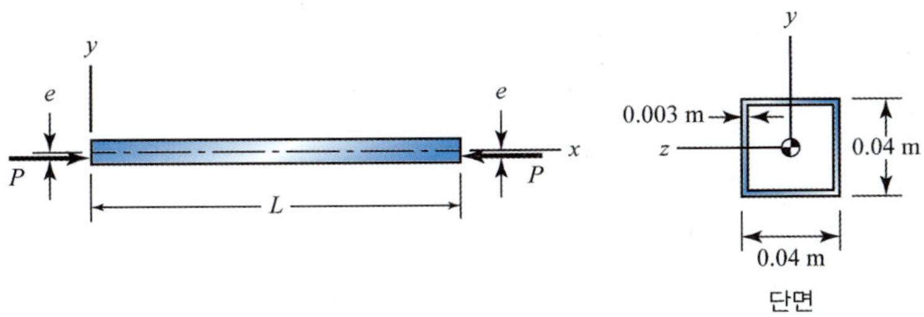

[그림 10-30]

전략

(a) 탄성계수와 허용 압축응력은 [그림 10-29]에 표기되어 있다. 기둥의 편심비와 세장비를 계산하여 [그림 10-29]에서 P/A 값을 추정할 수 있다. 또는 시컨트 공식인 식 (10.32)의 수치해를 통해 P/A를 결정할 수 있다.

(b) P 값을 알고 나면, 최대 처짐은 식 (10.30)을 통해 구할 수 있다.

풀이

(a) 기둥의 단면적은 다음과 같다.

$$A=(0.04\,\text{m})^2-[0.04\,\text{m}-2(0.003\,\text{m})]^2=0.000444\,\text{m}^2$$

z축에 대한 관성모멘트는 다음과 같다.

$$I=\frac{1}{12}(0.04\,\text{m})^4-\frac{1}{12}[0.04\,\text{m}-2(0.003\,\text{m})]^4=1.020\times10^{-7}\,\text{m}^4$$

회전 반지름은 다음과 같다.

$$k=\sqrt{\frac{I}{A}}=0.0152\,\text{m}$$

이 결과를 이용하여 편심비를 계산한다.

$$\frac{ec}{k^2}=\frac{(0.0046\,\text{m})(0.02\,\text{m})}{(0.0152\,\text{m})^2}=0.401$$

세장비는 다음과 같다.

$$\frac{L}{k}=\frac{0.76\,\text{m}}{0.0152\,\text{m}}=50.1$$

이 값을 가지고, [그림 10-29]에서 $P/A=165\,\text{MPa}$로 추정한다. 식 (10.32)를 수치적으로 풀면 $P/A=163.3\,\text{MPa}$이 된다. 후자를 사용하면 P의 최대 허용 값은 다음과 같다.

$$P=(163\text{E}6\,\text{N/m}^2)(0.000444\,\text{m}^2)=72.5\,\text{kN}$$

(b) 매개변수 λ의 값은 다음과 같다.

$$\lambda=\sqrt{\frac{P}{EI}}=\sqrt{\frac{72.5\text{E}3\,\text{N}}{(200\text{E}9\,\text{N/m}^2)(1.020\text{E-}7\,\text{m}^4)}}=1.89\,\text{m}^{-1}$$

식 (10.30)으로부터 최대 처짐은 다음과 같다.

$$v_{\max}=e\left(\sec\frac{\lambda L}{2}-1\right)=(0.0046\,\text{m})\left[\sec\frac{(1.89\,\text{m}^{-1})(0.76\,\text{m})}{2}-1\right]=0.00150\,\text{m}$$

토론

편심하중이 있는 기둥의 거동은 중립축에 하중을 받고 있는 기둥의 거동과 **질적으로** 다르다는 점을 강조하고자 한다. 편심하중의 경우 갑작스러운 좌굴하중이 일어나지 않는다. 기둥은 하중이 가해지는 즉시 변형되기 시작하고, 하중이 증가함에 따라 점진적으로 변형된다. 거의 모든 기둥은 어느 정도 편심을 가진다. 이때 좌굴하중을 계산하는 이유는 무엇일까? [그림 10-27]에서 알 수 있듯이, 편심이 있다고 하더라도 계산해서 구한 좌굴하중을 사용해 기둥의 변형이 치명적으로 증가하는 하중을 근사적으로 유추할 수 있다. 또한 이 예제처럼 좌굴하중은 응력에 기반한 축방향 하중에 대한 제약으로 보완될 수 있다.

연습문제

10.44 기둥은 편심 $e=0.5$ m인 압축하중 $P=400$ kN을 받는다. 기둥의 길이는 $L=6$ m이고, 단면적은 $A=0.122$ m^{2}이며, 관성모멘트는 $I=0.00125$ m^{4}이다. 재료의 탄성계수는 72 GPa이다. 기둥의 최대 처짐은 얼마인가?

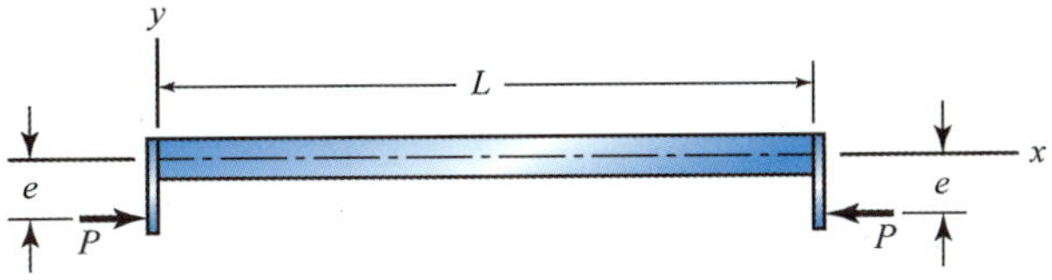

[그림 P10.44 ~ 10.45]

10.45 기둥은 편심 $e=0.5$ m인 압축하중 $P=400$ kN을 받는다. 기둥의 길이는 $L=6$ m이고, 단면적은 $A=0.122$ m^{2}이며, 관성모멘트는 $I=0.00125$ m^{4}이다. 재료의 탄성계수는 72 GPa이다. 기둥의 중립축에서 최대 압축응력이 발생하는 단면 위치까지의 거리는 $c=0.175$ m이다. 기둥의 최대 수직응력은 얼마인가?

10.46 US unit 기둥의 단면적은 $A=140$ in^{2}이고, 관성모멘트는 $I=1730$ in^{4}이다. 재료의 탄성계수는 $E=11E6$ psi이다. 기둥의 최대 처짐은 얼마인가?

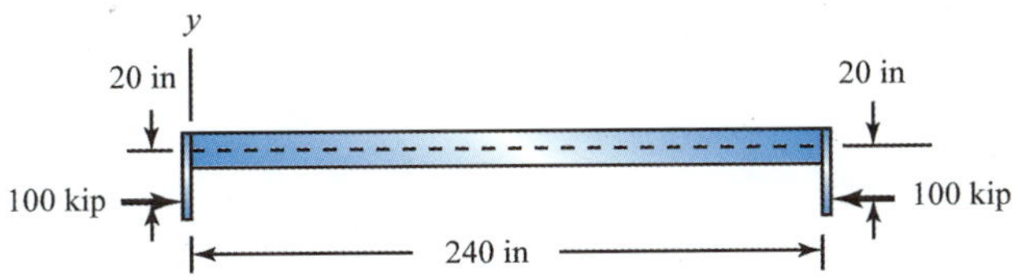

[그림 P10.46 ~ 10.47]

10.47 US unit 기둥의 단면적은 $A=140$ in^{2}이고, 관성모멘트는 $I=1730$ in^{4}이다. 재료의 탄성계수는 $E=11E6$ psi이다. 기둥의 중립축에서 최대 압축응력이 발생하는 단면 위치까지의 거리는 $c=6$ in이다. 기둥의 최대 수직응력은 얼마인가?

연습문제 ▶▶▶

10.48 기둥에 편심 $e=4.6$ mm인 압축하중 $P=40$ kN이 가해진다. 기둥 길이는 $L=760$ mm이고 재료의 탄성계수는 $E=200$ GPa이다. 기둥의 최대 처짐은 얼마인가?

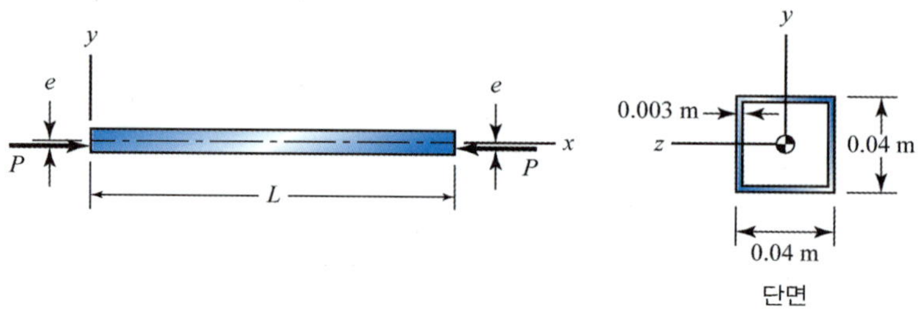

[그림 P10.48 ~ 10.49]

10.49 기둥은 편심 $e=9.2$ mm이고, 길이 $L=760$ mm이다. 재료의 탄성계수는 $E=200$ GPa이다. 재료의 허용 압축응력이 250 MPa인 경우 축하중 P의 최대 허용 값은 얼마인가?

전략 [그림 10-29]를 이용하여 허용 가능한 최대 P 값을 결정한다.

10.50 기둥의 단면은 그림과 같고, 길이는 $L=2.5$ m이다. 편심 $e=0.00625$ m인 압축하중을 받는다. 이 기둥의 재료는 탄성계수 $E=200$ GPa인 강철이다. 압축하중이 $P=200$ kN인 경우 기둥의 최대 처짐은 무엇인가?

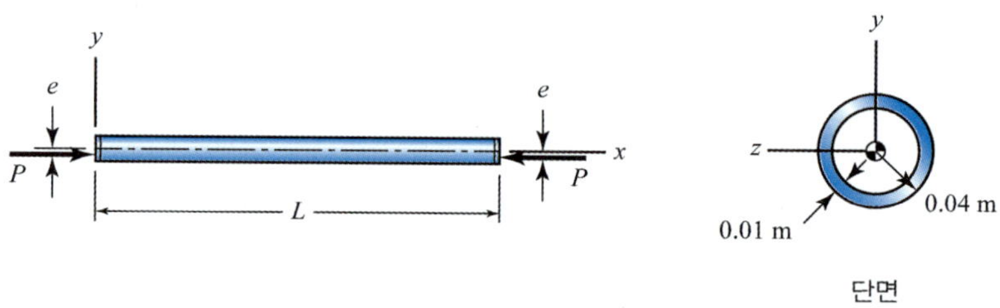

[그림 P10.50 ~ 10.52]

10.51 기둥의 단면은 그림과 같고, 길이는 $L=2.5$ m이다. 편심 $e=0.00625$ m인 압축하중을 받는다. 이 기둥의 재료는 탄성계수 $E=200$ GPa인 강철이다. 압축하중이 $P=200$ kN인 경우 기둥의 최대 수직응력은 얼마인가?

연습문제 ▶▶▶

10.52 기둥의 단면은 그림과 같고, 길이는 $L = 2.5$ m 이다. 편심 $e = 0.00625$ m 인 압축하중을 받는다. 이 기둥의 재료는 탄성계수 $E = 200$ GPa 인 강철이다. 허용 압축응력이 250 MPa 인 경우, P의 최대 허용 값은 얼마인가?

전략 [그림 10-29]를 이용하여 P/A의 값을 추정한다.

10.53 경계조건 $v|_{x=0} = 0$, $v|_{x=L} = 0$을 사용해 식 (10.26)의 상수 B, C를 구하고, 처짐에 대한 식 (10.27)을 유도하시오.

10.54 삼각함수 항등식 (10.28)을 식 (10.27)에 대입해 기둥의 처짐에 대한 식 (10.29)를 유도하시오. $x = \dfrac{L}{2}$ 에서의 처짐이 식 (10.30)과 같이 표현됨을 증명하시오.

핵심요약

▶ 좌굴하중

그림 (a)와 같이 양끝이 고정되어 있지 않고 좌굴이 없는 길이 L의 균일단면 기둥의 좌굴하중을 **오일러 좌굴하중**Euler buckling load이라고 한다.

$$P = \frac{\pi^2 EI}{L^2} \tag{10.7}$$

그림 (a)는 끝단이 고정되지 않은 기둥에 대한 제1 좌굴모드이다. 제2, 3, 4모드에 대한 처짐 분포는 [그림 10-5]에 나타내었다. 제n모드의 좌굴하중은 다음과 같다.

$$P = \frac{n^2\pi^2 EI}{L^2} \tag{10.5}$$

다른 일반적인 끝단 조건을 갖는 기둥의 제1모드 좌굴하중은 [그림 10-16]에 나타내었다.

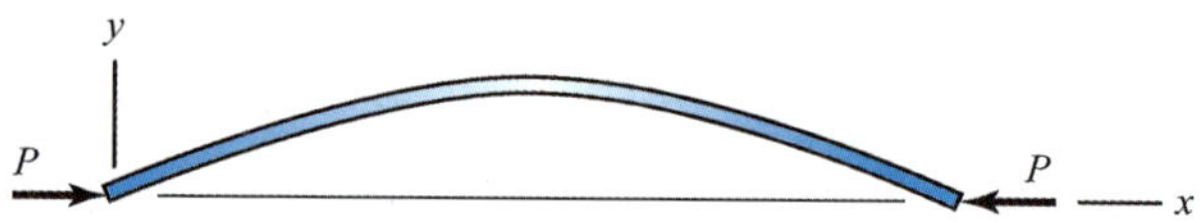

(a)

▶ 유효길이

주어진 기둥이 특정 모드에서 좌굴되고, 좌굴하중이 P라고 가정하자. 유효길이 L_e는 오일러 좌굴하중이 P인 동일한 굽힘 강성을 갖는 기둥의 길이이다.

$$P = \frac{\pi^2 EI}{L_e^2} \tag{10.21}$$

기둥의 실제 길이에 대한 유효길이의 비율은 K로 표기하고, 이를 **유효길이계수**effective length factor라고 부른다.

$$K = \frac{L_e}{L} \tag{10.22}$$

예를 들어, 그림 (b)와 같이 제2모드에서 끝단이 고정되어 있지 않고 길이가 L인 기둥이 좌굴되면, 유효길이는 $L_e = \frac{L}{2}$이다. 유효길이계수는 다음과 같다.

$$K = \frac{L_e}{L} = \frac{\left(\frac{L}{2}\right)}{L} = 0.5$$

핵심요약 ▶▶▶

좌굴하중은 다음과 같다.

$$P = \frac{\pi^2 EI}{L_e^2} = \frac{4\pi^2 EI}{L^2}$$

경우에 따라 좌굴기둥의 유효길이는 관찰을 통해 결정하거나 근사할 수 있으며, 식 (10.21)을 사용해 좌굴하중을 결정할 수 있다.

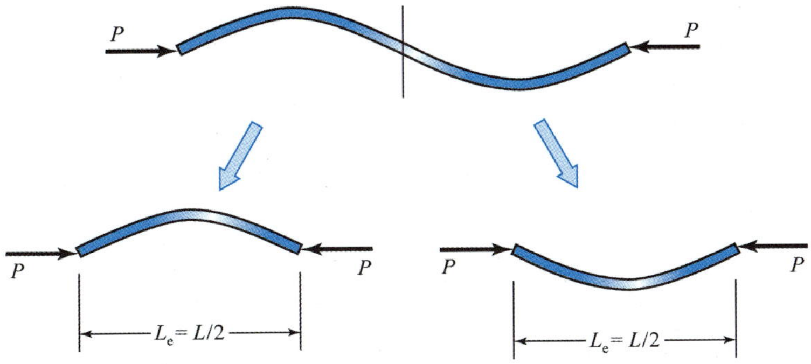

(b)

▶ 편심하중과 시컨트 공식

그림 (c)와 같이 끝단에서 회전이 자유롭고 편심하중을 받는 균일단면 기둥을 고려하자. 처짐 분포는 다음과 같다.

$$v = e\left(\tan\frac{\lambda L}{2}\sin\lambda x + \cos\lambda x - 1\right) \tag{10.29}$$

최대 처짐은 다음과 같다.

$$v_{max} = v|_{x=L/2} = e\left(\sec\frac{\lambda L}{2} - 1\right) \tag{10.30}$$

여기서 $\lambda^2 = \frac{P}{EI}$이다.

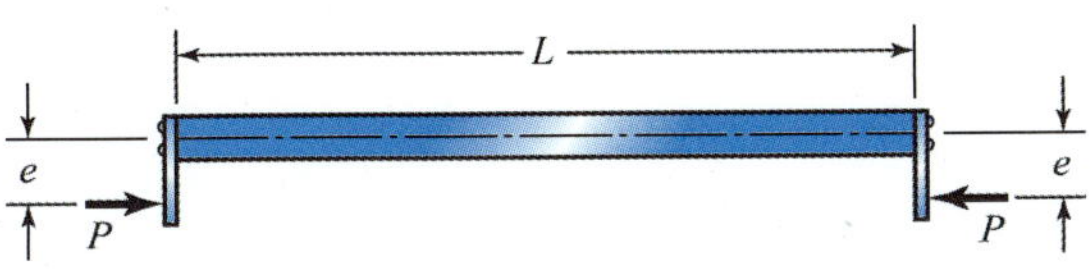

(c)

그림 (c)에서 기둥의 최대 압축응력은 **시컨트 공식** secant formula으로 구할 수 있다.

핵심요약 ▶▶▶

$$\sigma_{\max} = \frac{P}{A}\left[1 + \frac{ec}{k^2}\sec\left(\frac{L}{2k}\sqrt{\frac{P}{EA}}\right)\right] \tag{10.32}$$

여기서 $k = \sqrt{\frac{I}{A}}$ 는 단면의 회전 반지름이다. 매개변수 $\frac{ec}{k^2}$ 는 **편심비**eccentricity ratio이고 $\frac{L}{k}$ 은 **세장비**slenderness ratio이다. 기둥의 치수, 탄성계수, 편심을 알고 있고 최대 허용 압축응력이 주어지면 축방향 최대 허용 하중에 대해 식 (10.32)를 수치적으로 풀 수 있다.

복습문제

10.55 기둥은 탄성계수 $E = 220$ GPa인 강철이다. 오일러 좌굴하중을 구하시오.

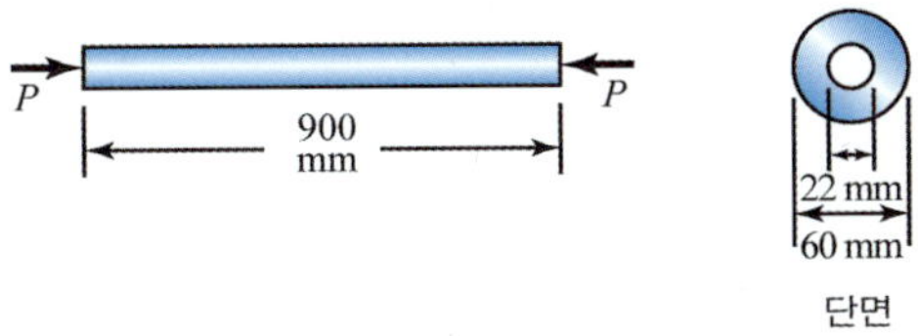

[그림 P10.55 ~ 10.56]

10.56 기둥은 탄성계수 $E = 220$ GPa인 강철이다. 제2모드 좌굴하중을 구하시오.

10.57 봉 AB는 탄성계수가 $E = 70$ GPa인 재료로 이루어져 있으며, 외부반지름과 내부반지름이 각각 $R_o = 20$ mm, $R_i = 8$ mm인 중공 원형 단면을 갖는다. 좌굴에 의해 봉 AB가 파손되지 않고 A에 수평응력 $F = 120$ kN이 가해질 수 있는가?

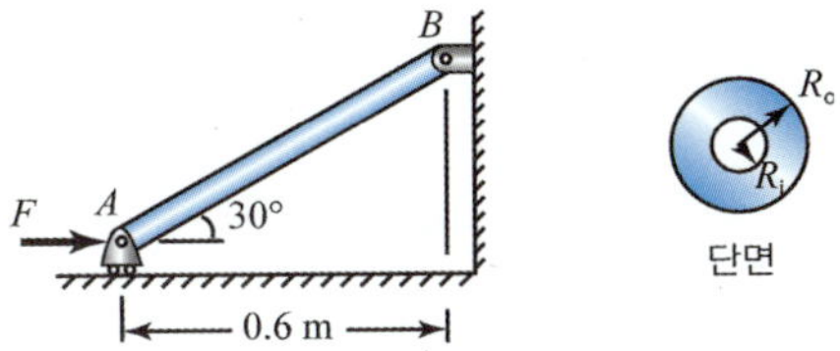

[그림 P10.57 ~ 10.58]

10.58 봉 AB의 원형 단면이 바깥 반지름 $R_o = 20$ mm이고 $F = 100$ kN일 때, 봉 AB가 좌굴되도록 내부반지름 R_i를 선택한다고 가정하자. 반지름 R_i는 얼마인가?

복습문제 ▸▸▸

10.59 기둥은 축하중 P를 지지한다. 직사각형 단면의 치수는 $b = 180$ mm, $h = 360$ mm이다. 기둥의 하단은 고정지지되어 있다. 상단 지지점은 회전을 허용하고, x-y 평면의 측면 처짐을 방지하며, x-z 평면의 측면 처짐은 허용한다. 탄성계수는 $E = 200$ GPa이다. 기둥의 좌굴하중은 얼마인가? x-y 평면 또는 x-z 평면 중 어느 평면에서 굽힘에 의해 좌굴이 발생하는가?

10.60 x-y 평면에서 굽힘에 의한 좌굴하중이 x-z 평면에서 굽힘에 의한 좌굴하중과 동일하도록 기둥 단면의 치수 b와 h를 선택한다고 가정하자. h/b 비율을 구하시오.

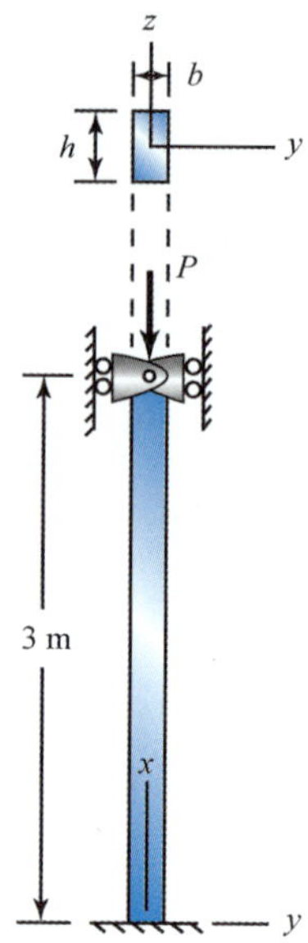

[그림 P10.59 ~ 10.60]

10.61 원통형 튜브에 편심 축하중 $P = 120$ kN이 인가된다. 재료는 탄성계수 $E = 72$ MPa의 알루미늄 합금으로 이루어졌다. 최대 처짐은 얼마인가?

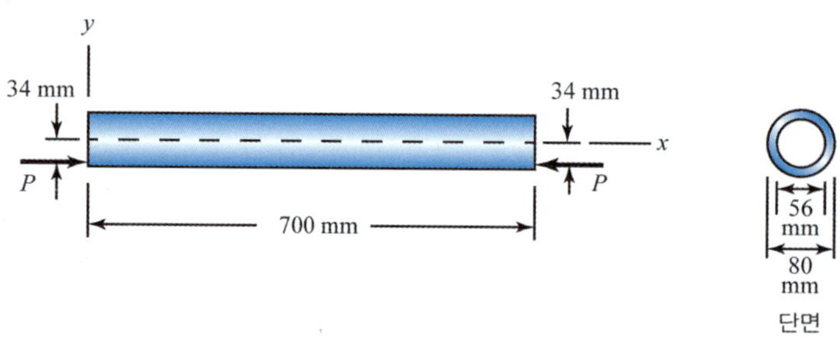

[그림 P10.61 ~ 10.62]

10.62 원통형 튜브가 편심 축하중 $P = 120$ kN을 받고 있다. 재료는 탄성계수 $E = 72$ MPa의 알루미늄 합금으로 이루어졌다. 튜브의 최대 수직응력은 얼마인가?

CHAPTER

11

에너지법

Energy Methods

공수가 활을 당겨 화살을 쏘는 것은, 물체를 기준 상태로부터 변형시키기 위해 일을 할 때 물체에 에너지가 저장될 수 있음을 보여준다. 구부러진 활에 저장된 에너지는 화살의 운동에너지로 변환된다. 유한요소finite element를 포함하여 재료역학에서 사용되는 많은 고급 기술들은 에너지법energy method에 기반을 둔다. 이제 이러한 방법들의 근간이 되는 기본 개념의 일부를 소개하고 간단한 구조 요소들에 응용한다.

SECTION 11.1

일과 에너지

Work and Energy

우리의 목표는 변형된 탄성재료에 저장된 에너지를 고려함으로써 해석할 수 있는 재료역학적 문제들을 기술하는 것이다. 이를 위하여 먼저 힘과 우력이 하는 일을 정의해야 한다.

11.1.1 일

[그림 11-1(a)]와 같이 힘 **F**를 받는 물체를 생각한다. **F**가 작용하는 점의 미소 변위를 [그림 11-1(b)]와 같이 벡터 $d\mathbf{r}$로 나타내면, 이 힘이 물체에 하는 일은 다음과 같이 내적으로 정의된다.

$$dW = \mathbf{F} \cdot d\mathbf{r}$$

일의 차원은 (힘)×(길이)이며, 미국 관습 단위로는 in · lb 또는 ft · lb로, SI 단위로는 N · m 또는 J로 표시된다. [그림 11-1(c)]와 같이 x 축이 $d\mathbf{r}$과 평행한 방향을 가진 좌표계를 도입하자. 힘과 변위 벡터를 그 성분들로 표시하면 일은 다음과 같이 쓸 수 있다.

$$dW = (F_x\mathbf{i} + F_y\mathbf{j} + F_x\mathbf{k}) \cdot (dx\,\mathbf{i}) = F_x\,dx$$

이 식을 통해 **변위와 평행한 힘 성분만이 일을 하는 것을 알 수 있다.**

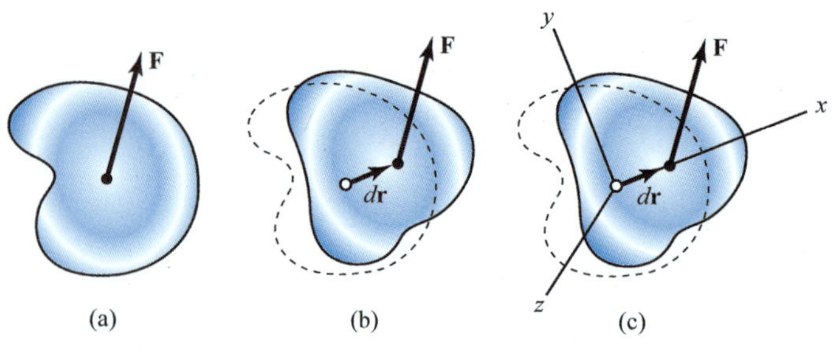

[그림 11-1] (a) 힘을 받는 물체 (b) 힘 작용점의 변위 (c) 좌표계의 도입

변위와 평행한 힘 성분에만 관심이 있으므로 $F_x = F$라 하자. [그림 11-2]와 같이 힘의 작용점이 x 축을 따라 $x = 0$에서 $x = x_0$까지 유한한 거리만큼 이동할 때 한 일은 다음과 같다.

$$W = \int_0^{x_0} F\,dx$$

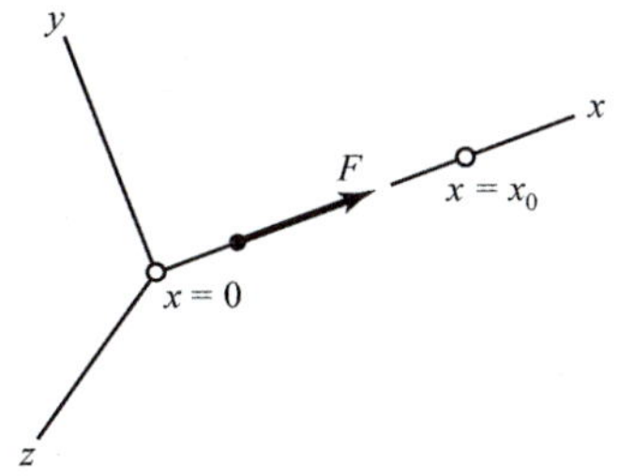

[그림 11-2] x축을 따라 이동한 작용점의 경로

[그림 11-3(a)]에서 보듯이, x의 함수로 표시한 F의 그래프에서 일은 힘과 x 축 사이의 '넓이'와 같다. 이때 다음의 두 가지 특별한 경우가 있다.

- **일정한 힘 :** 힘이 $F = F_0$로 일정하면 일은 단순히 F_0와 변위 크기와의 곱이다([그림 11-3(b)]).

$$W = F_0 x_0$$

- **선형적으로 변하는 힘 :** F가 x에 비례하고 $x = x_0$일 때의 크기가 F_0 이면, $F = (F_0/x_0)x$ 이고 한 일은 다음과 같다.

$$W = \int_0^{x_0} \frac{F_0}{x_0} x\, dx = \frac{1}{2} F_0 x_0$$

이 경우 일은 [그림 11-3(c)]와 같이 $x = x_0$일 때의 F 값과 변위 크기와의 곱의 반이 된다.

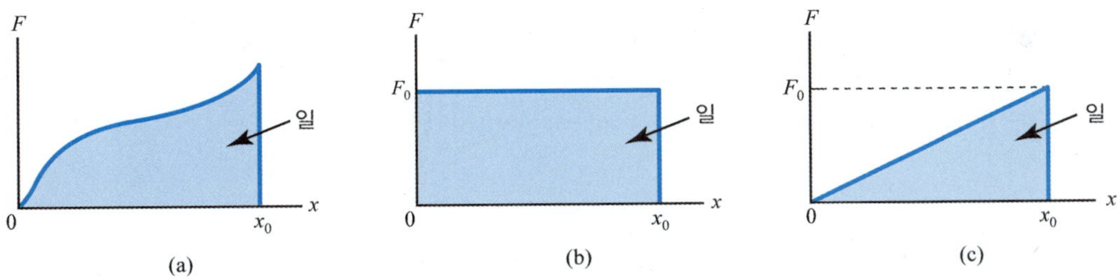

[그림 11-3] (a) 일은 x의 함수로 표시한 F의 그래프로 정의되는 면적과 같다.
(b) 일정한 힘이 하는 일 (c) 선형적으로 변하는 힘이 하는 일

이제 [그림 11-4(a)]와 같이 우력couple을 받는 물체를 생각하자. 두 힘이 모두 지면과 평행한 면 위에 있고, 그 우력이 반시계방향의 모멘트 $M = Fh$를 가한다고 하자. 이 우력에 의하여 [그림 11-4(b)]와 같이 물체가 반시계방향으로 각 $d\theta$ 만큼 회전운동을 한다면, 일은 $dW = F\left(\frac{1}{2}hd\theta\right) + F\left(\frac{1}{2}hd\theta\right) = Md\theta$가 된다. 따라서 [그림 11-4(c)]와 같이 우력 모멘트 M이 우력과 같은 방향으로 각 $d\theta$ 만큼 회전할 때, 한 일은 다음과 같다.

$$dW = M d\theta \tag{11.1}$$

또 각이 $\theta = 0$ 에서 $\theta = \theta_0$ 까지 변할 때, 한 일은 다음과 같다.

$$W = \int_0^{\theta_0} M d\theta$$

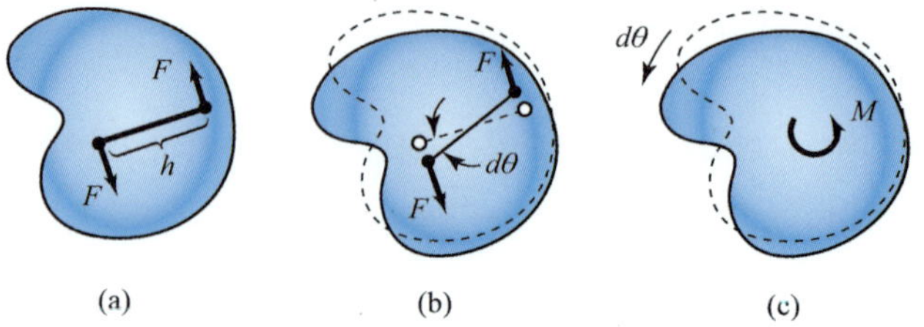

[그림 11-4] (a) 물체에 작용하는 우력 (b) 물체의 미소한 회전 (c) 우력 M의 작용으로 각 $d\theta$ 만큼 회전하는 물체

힘에 의한 일의 경우와 마찬가지로 특별한 경우가 두 가지 있다.

- **일정한 우력** : 모멘트가 $M = M_0$ 로 일정할 때, 일은 M_0 와 각변위의 곱과 같다.

$$W = M_0 \theta_0$$

- **선형적으로 변하는 우력** : 우력 M 이 θ 에 비례하고 $\theta = \theta_0$ 일 때의 크기가 M_0 이면, $M = \dfrac{M_0}{\theta_0}\theta$ 이고 한 일은 다음과 같다.

$$W = \int_0^{\theta_0} \frac{M_0}{\theta_0} \theta \, d\theta = \frac{1}{2} M_0 \theta_0$$

일은 $\theta = \theta_0$ 일 때의 M 값과 각변위 크기와의 곱의 반이 된다.

11.1.2 변형에너지

[그림 11-5]와 같이 선형스프링에 힘 F가 작용한다고 하자. 정의에 따르면, 힘 F와 이 힘에 의해 스프링이 늘어나는 길이 x와의 관계는 다음과 같다.

$$F = kx \tag{11.2}$$

여기서 k는 스프링상수이다. 스프링을 x_0만큼 늘이는 데 필요한 힘을 $F_0 = kx_0$ 라 하자. 스프링을 늘이는 데 필요한 힘은 x의 선형 함수이므로, 스프링을 x_0만큼 늘이는 데 한 일 W는 그 변위를 일으키는 데 필요한 힘과 변위 크기와의 곱의 반이 됨을 우리는 이미 알고 있다([그림 11-6]). 즉 다음과 같이 표현할 수 있다.

$$W = \frac{1}{2}F_0 x_0$$

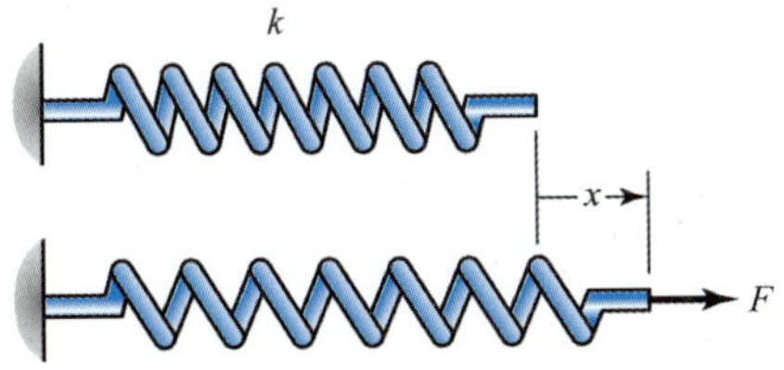

[그림 11-5] 선형 스프링의 변형

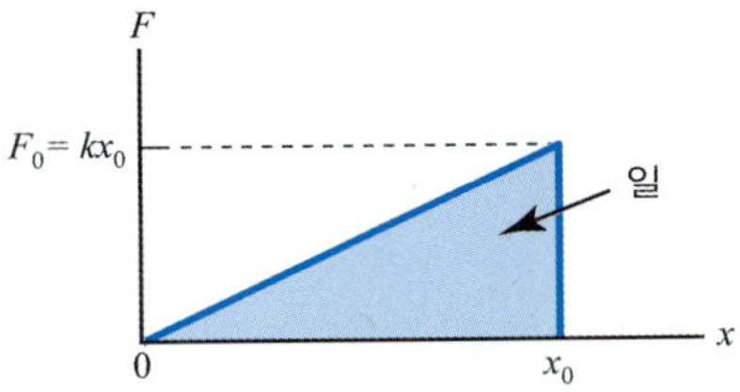

[그림 11-6] 선형 스프링을 x_0 만큼 늘이는 데 한 일

스프링에 한 일은, 스프링이 원래 길이로 줄어들 때 같은 양의 일을 할 수 있다는 의미에서 스프링에 '저장'된다. 이를 "일이 위치에너지potential energy의 형태로 저장된다."라고 말한다. 탄성재료로 이루어진 물체는 변형될 때 위치에너지가 그 내부에 저장될 수 있음을 보여줄 것이다. 이러한 종류의 위치에너지를 **변형에너지**strain energy라 한다.

[그림 11-7(b)]와 같이 $b \times b \times b$ 의 치수를 가진 정육면체 탄성재료에 수직응력 σ_x 를 가하는 것으로 시작하자. 이 정육면체에 작용하는 인장력은 $\sigma_x b^2$ 이며, x 방향의 길이 변화는 $\epsilon_x b$ 이다. 한 일은 정육면체에 저장된 변형에너지와 같고, 그 변위를 일으키는 데 필요한 힘과 변위 크기와의 곱의 반이 된다.

$$\begin{aligned}(\text{변형에너지}) = U &= \frac{1}{2}(\sigma_x b^2)(\epsilon_x b) \\ &= \frac{1}{2}\sigma_x \epsilon_x b^3\end{aligned}$$

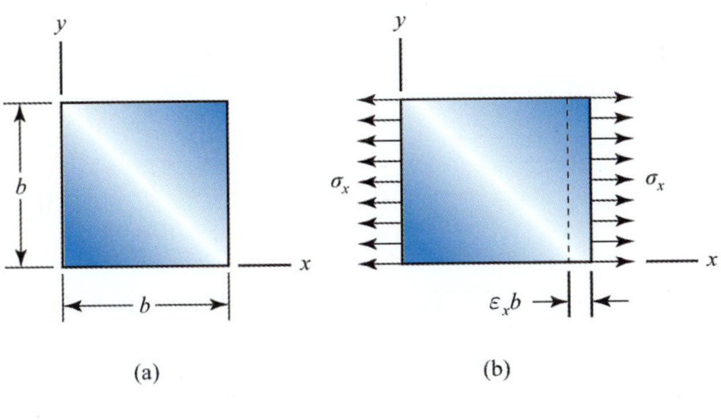

[그림 11-7] 수직응력을 받는 정육면체 재료

재료의 단위부피당 변형에너지를 u라 하자. 정육면체의 부피는 b^3이므로 단위부피당 변형에너지 u는 다음과 같이 구할 수 있다.

$$u = \frac{1}{2}\sigma_x\epsilon_x$$

이제 [그림 11-8]과 같이 정육면체에 전단응력 τ_{xy}를 가할 때 단위부피당 변형에너지를 구해보자. 정육면체 재료에 한 일은 얼마인가? [그림 11-8(b)]의 변형된 형상을 원래 형상과 비교하면 정육면체의 오른쪽 면에 작용하는 전단응력만 일을 하는 것을 알 수 있다. (윗면과 아랫면의 미소한 요소에 작용하는 힘은 요소의 운동 방향과 직교하므로 일을 하지 않는다.) 오른쪽 면에 작용하는 힘은 $\tau_{xy}b^2$이며, y 방향 변위는 $\gamma_{xy}b$이다. 결국 변형에너지는

$$\begin{aligned} U &= \frac{1}{2}(\tau_{xy}b^2)(\gamma_{xy}b) \\ &= \frac{1}{2}\tau_{xy}\gamma_{xy}b^3 \end{aligned}$$

이 되고, 단위부피당 변형에너지는 다음과 같이 된다.

$$u = \frac{1}{2}\tau_{xy}\gamma_{xy}$$

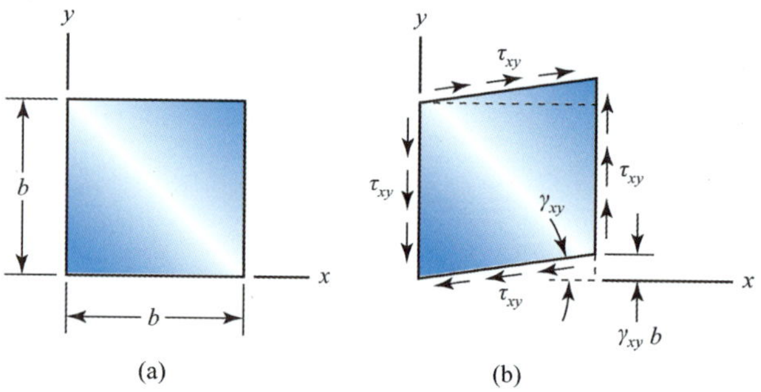

[그림 11-8] 전단응력을 받는 정육면체 재료

일반적인 응력 상태에 있는 등방성 선형 탄성재료의 단위부피당 변형에너지는 각 응력 성분에 의한 변형에너지를 중첩함으로써 구할 수 있다. 결과는 다음과 같다.

$$u = \frac{1}{2}(\sigma_x\epsilon_x + \sigma_y\epsilon_y + \sigma_z\epsilon_z + \tau_{xy}\gamma_{xy} + \tau_{yz}\gamma_{yz} + \tau_{xz}\gamma_{xz}) \quad \textbf{(11.3)}$$

선형 탄성재료를 변형시키는 데 한 일과 같게 놓음으로써 변형에너지를 계산하였다. 많은 재료가 적절한 조건에서 거의 탄성적인 거동을 보이지만, 실제 모든 재료는 내부에너지 소실dissipation이 생겨 변형 일의 일부만 변형에너지의 형태로 저장된다. 예를 들어, 금속 선은 앞뒤로 구부릴 때 온도가 올라가는데, 이는 굽힘 일의 일부가 변형에너지 대신 열로 변환되기 때문이다. 물체를 영구변형시키

는 데 한 일은 복원 가능한 변형에너지로 저장되지 않는 것이 분명하다. 사실, 복원 가능한 변형에너지의 존재는 탄성재료의 정의로 사용되기도 한다.

한 점에서 응력 상태가 알려져 있고, 그 점에서 단위부피당 변형에너지 u를 구하고 싶다고 하자. 다음과 같은 등방성 탄성재료에 대한 응력-변형률 관계를 사용하여 변형률 상태를 구한 후 식 (11.3)으로부터 u를 결정할 수 있다.

$$\epsilon_x = \frac{1}{E}\sigma_x - \frac{\nu}{E}(\sigma_y + \sigma_z) \tag{11.4}$$

$$\epsilon_y = \frac{1}{E}\sigma_y - \frac{\nu}{E}(\sigma_x + \sigma_z) \tag{11.5}$$

$$\epsilon_z = \frac{1}{E}\sigma_z - \frac{\nu}{E}(\sigma_x + \sigma_y) \tag{11.6}$$

$$\gamma_{xy} = \frac{1}{G}\tau_{xy} \tag{11.7}$$

$$\gamma_{yz} = \frac{1}{G}\tau_{yz} \tag{11.8}$$

$$\gamma_{xz} = \frac{1}{G}\tau_{xz} \tag{11.9}$$

만약 한 점에서 변형률 상태를 안다면, 식 (11.4)~(11.9)를 응력 상태에 대하여 푼 후 식 (11.3)으로부터 u를 구할 수도 있다.

11.1.3 응용

트러스와 보의 변형은 외부 힘 또는 우력이 작용하는 동안 한 일과 그 결과로 저장되는 변형에너지를 같게 놓음으로써 구할 수 있다. 여기서는 단 하나의 외부 힘 또는 우력이 일을 하는 경우를 생각하자. 이렇게 제한함으로써 간단하게 에너지법을 도입할 수는 있지만, 이는 우리가 고려할 수 있는 상황을 크게 한정한다. 11.2절에서는 이 제한을 없앨 것이다.

11.1.3.1 축하중을 받는 봉

[그림 11-9]는 길이 L의 봉에 축하중 P가 작용하여 그 길이를 δ만큼 늘이는 모습을 보여준다. P를 알고 δ를 구하고자 한다. 봉의 길이 변화는 축하중의 선형 함수이므로 외력 P가 한 일은 힘과 길이 변화의 곱의 반이다. 즉 다음과 같다.

$$W = \frac{1}{2}P\delta \tag{11.10}$$

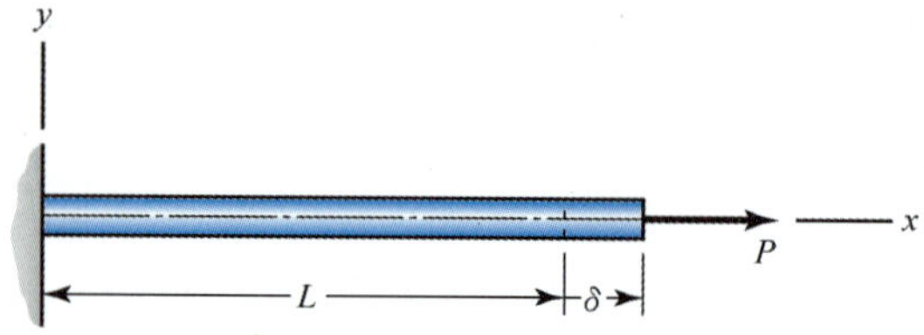

[그림 11-9] 봉에 작용하는 축하중

봉의 변형에너지를 구할 수 있다면 이를 외부 일과 같게 놓음으로써 δ를 결정할 수 있다. 그림의 좌표계로 나타낼 때, 봉에 발생하는 0이 아닌 유일한 응력 성분은 $\sigma_x = \dfrac{P}{A}$이다. 여기서 A는 봉의 단면적이다. 식 (11.4)로부터 변형률 성분은 $\epsilon_x = \dfrac{1}{E}\sigma_x$이다. 식 (11.3)을 적용하면 봉의 단위부피당 변형에너지는

$$\begin{aligned} u &= \frac{1}{2}\sigma_x\epsilon_x \\ &= \frac{1}{2E}\sigma_x^2 \\ &= \frac{P^2}{2EA^2} \end{aligned}$$

이다. 여기에 봉의 부피 AL을 곱하면 축하중을 받는 봉의 변형에너지는

$$U = \frac{P^2L}{2EA} \tag{11.11}$$

이다. 이 결과를 식 (11.10)과 같게 놓아 δ를 구하면 다음과 같다.

$$\delta = \frac{PL}{EA}$$

물론 3장에서 이미 이 결과를 더 간단한 방법으로 구한 바 있다. 그러나 우리는 이제 에너지법의 강력함을 획기적으로 보여주는 사례를 고려할 때가 되었다.

[그림 11-10]은 트러스의 한 점 B에 수직력 F가 작용하는 것을 나타낸다. 그 결과로 점 B에서 발생하는 변위의 수직 성분을 v라 하자. 보통의 방법으로 트러스를 해석함으로써(F에 의한 트러스 형상 변화가 작다고 가정하여) 각 부재에 발생하는 축하중을 결정할 수 있고, 또한 각 부재의 길이 변화도 계산할 수 있다. 그러나 그 정보를 사용하여 변위 v를 결정하는 것은 매우 어렵다.

대신, 힘 F가 하는 일과 트러스에 저장되는 변형에너지를 같게 놓음으로써 v를 구할 수 있다. 점 B에서의 수직 변위를 B에 작용하는 수직력의 선형 함수로 가정하면, F가 하는 일은 다음과 같다.

$$W = \frac{1}{2}Fv \tag{11.12}$$

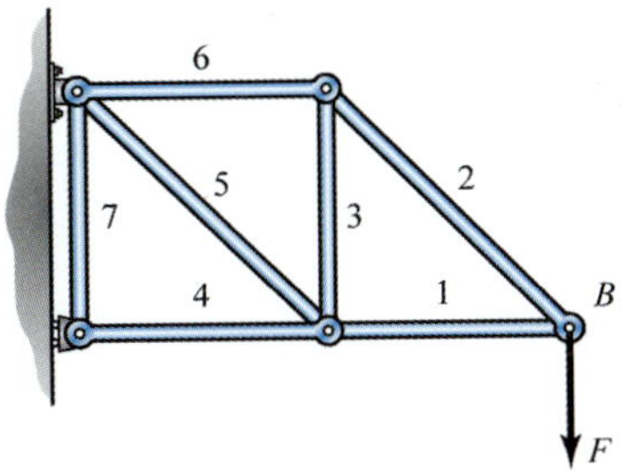

[그림 11-10] 힘 F가 작용하는 트러스

부재에 걸리는 축하중을 P_1, P_2, $\cdots$, P_7이라 하자. 축하중을 구하면 식 (11.11)로부터 각 부재의 변형에너지를 계산할 수 있다. i 번째 부재의 변형에너지는

$$U_i = \frac{P_i^2 L_i}{2E_i A_i}$$

이다. 외력이 한 일과 전체 변형에너지를 같게 놓으면

$$\frac{1}{2}Fv = \sum_{i=1}^{7} \frac{P_i^2 L_i}{2E_i A_i}$$

이다. 이를 v에 대하여 풀면 다음과 같다.

$$v = \frac{1}{F}\sum_{i=1}^{7} \frac{P_i^2 L_i}{E_i A_i}$$

예제 11.1 트러스 절점의 변위 계산

[그림 11-11]의 트러스는 점 B에서 수직력 F를 받고 있다. 모든 부재의 탄성계수는 E, 단면적은 A이다. 점 B에 발생하는 변위의 수직 성분은 얼마인가?

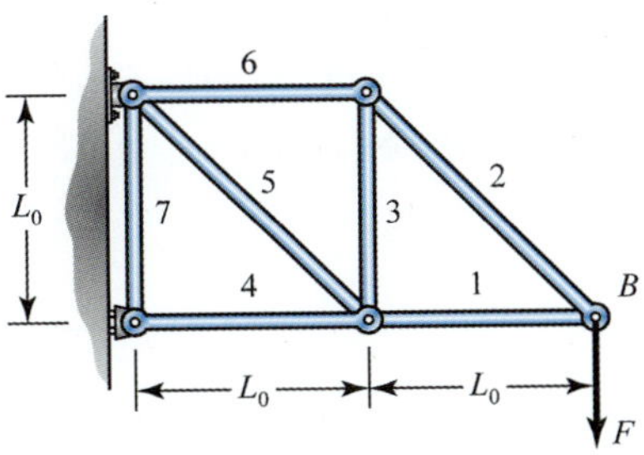

[그림 11-11]

전략

점 B의 변위의 수직 성분을 v라 하자. 외력 F가 하는 일과 부재들의 변형에너지의 합을 같게 놓음으로써 v를 구할 수 있다. 축하중을 받는 봉의 변형에너지는 식 (11.11)로 주어진다.

풀이

F가 하는 일은 다음과 같다.

$$W = \frac{1}{2}Fv$$

i 번째 부재에 발생하는 축하중을 P_i라 하자. 식 (11.11)로부터 i 번째 부재의 변형에너지는 다음과 같이 구할 수 있다.

$$U_i = \frac{P_i^2 L_i}{2EA}$$

외력 F가 하는 일과 변형에너지의 합을 같게 놓으면

$$\frac{1}{2}Fv = \sum_{i=1}^{7} \frac{P_i^2 L_i}{2EA}$$

이고, 이를 v에 대하여 풀면

$$v = \frac{1}{FEA}\sum_{i=1}^{7} P_i^2 L_i \qquad (11.13)$$

이다. 각 부재의 축하중과 길이를 계산하면 다음과 같다.

$$\begin{aligned} P_1 &= -F & L_1 &= L_0 \\ P_2 &= \sqrt{2}F & L_2 &= \sqrt{2}L_0 \\ P_3 &= -F & L_3 &= L_0 \\ P_4 &= -2F & L_4 &= L_0 \\ P_5 &= \sqrt{2}F & L_5 &= \sqrt{2}L_0 \\ P_6 &= F & L_6 &= L_0 \\ P_7 &= 0 & L_7 &= L_0 \end{aligned}$$

이 값들을 식 (11.13)에 대입하면 수직 변위는 다음과 같다.

$$v = \frac{(7+4\sqrt{2})FL_0}{EA}$$

토론

이 결과는 쉽게 얻었고 이 예제는 중요한 유형의 문제이지만, F가 작용하는 점의 변위를 구했고 F는 일을 한 유일한 외부 힘 또는 우력이라는 사실에 주목하기 바란다. 이 절에서 사용한 절차는 트러스의 다른 점에서의 변위를 구하거나 더 복잡한 하중이 작용하는 경우에는 적용할 수 없다. 이러한 문제는 11.2절에서 살펴볼 것이다.

11.1.3.2 보

단면이 수직(y)축에 대해 대칭인 균일단면prismatic 보를 생각하자. 우리의 목표는 굽힘에 의한 수직응력으로 발생하는 보의 변형에너지를 구하는 것이다. [그림 11-12]는 길이 dx, 단면적 A인 보 요소를 나타낸다. 이 요소는 다음의 수직응력을 받는다.

$$\sigma_x = -\frac{My}{I} \tag{11.14}$$

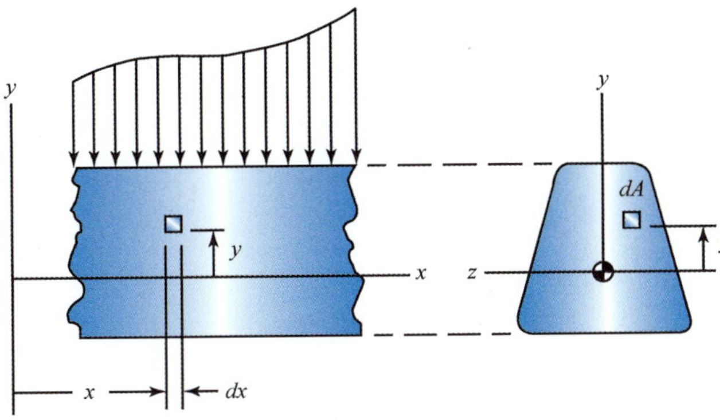

[그림 11-12] 보 요소

여기서 y는 중립축으로부터의 요소 위치이며, M은 축방향 위치 x에서의 굽힘모멘트bending moment이다. 식 (11.3)~(11.4)로부터 수직응력과 관련한 단위부피당 변형에너지는 다음과 같이 나타낼 수 있다.

$$\begin{aligned} u &= \frac{1}{2}\sigma_x \epsilon_x \\ &= \frac{1}{2E}\sigma_x^2 \end{aligned}$$

여기에 요소의 부피를 곱하고 식 (11.14)에 대입하면 요소의 변형에너지를 구할 수 있다.

$$u\,dx\,dA = \frac{M^2 y^2}{2EI^2}dx\,dA$$

이 식을 A에 대하여 적분하면 [그림 11-13]과 같은 폭 dx인 '슬라이스'의 변형에너지 dU를 구할 수 있다.

$$dU = \int_A u dx\,dA = \frac{M^2}{2EI^2}dx \int_A y^2\,dA$$

$\int_A y^2\,dA = I$임을 상기하면 폭 dx인 보 요소의 변형에너지는 다음과 같다.

$$dU = \frac{M^2}{2EI}dx \tag{11.15}$$

일반적으로 보의 변형에너지는 축하중 P와 전단력 V에 의한 응력들에도 관계된다. 그러나 우리는 축하중을 받지 않는 보만 다룰 것이다. 그리고 길고 가는 보에서 전단력에 의한 변형에너지는 굽힘모멘트에 의한 변형에너지와 비교했을 때 보통 무시할 수 있을 정도이다.

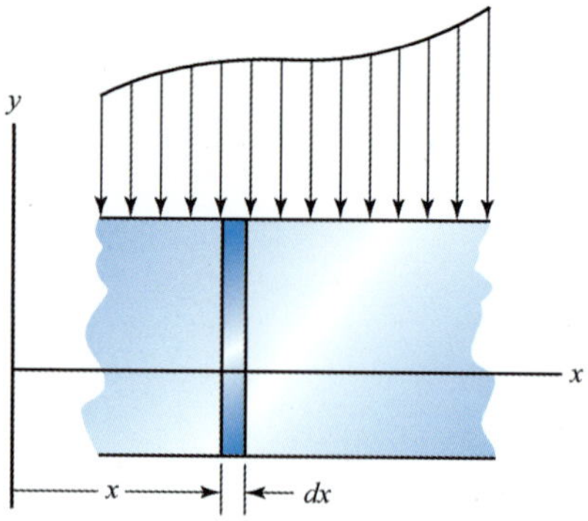

[그림 11-13] 폭 dx의 보 요소

전체 보의 변형에너지를 구하려면 식 (11.15)를 보의 길이에 걸쳐 x에 대하여 적분해야 한다. 예를 들어, [그림 11-14]의 균일단면 외팔보에 굽힘모멘트

$$M = F(L - x)$$

가 작용할 때, 이 식을 식 (11.15)에 대입하고 $x = 0$에서 $x = L$까지 적분하면 변형에너지를 얻을 수 있다. 즉 다음과 같다.

$$\begin{aligned} U &= \int_0^L \frac{[F(L-x)]^2}{2EI} dx \\ &= \frac{F^2 L^3}{6EI} \end{aligned}$$

점 B에서의 보의 처짐을 v라 하면, 외력 F가 하는 일은 이 힘과 B의 처짐과의 곱의 반이다.

$$W = \frac{1}{2} F v$$

일과 변형에너지를 같게 놓고 v에 대하여 풀면 다음과 같다.

$$v = \frac{FL^3}{3EI}$$

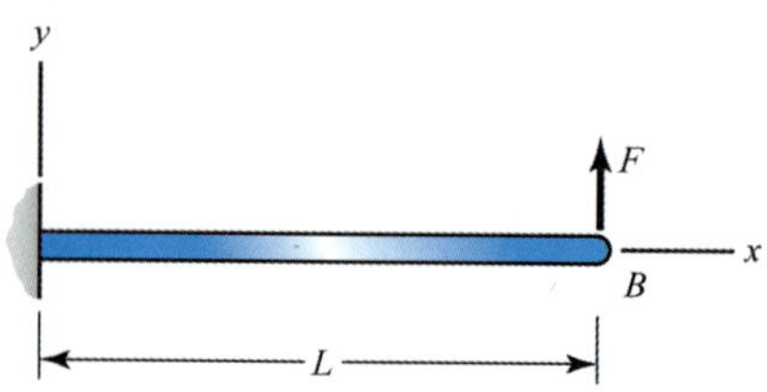

[그림 11-14] 힘을 받는 외팔보

연구문제

1. 변형에너지란 무엇인가?
2. 등방성 탄성재료의 한 점에서의 응력 상태를 알 때, 이 점에서의 단위부피당 변형에너지는 어떻게 구할 수 있는가?
3. 축방향 하중을 받는 봉의 변형에너지는 어떻게 구할 수 있는가?
4. 보 내의 굽힘모멘트의 분포를 알 때, 보의 변형에너지는 어떻게 구할 수 있는가?

예제 11.2 보 변위의 계산

[그림 11-15]의 단순지지보simply supported beam에 수직 하중 F가 작용한다. F가 작용하는 점에서의 변위는 얼마인가?

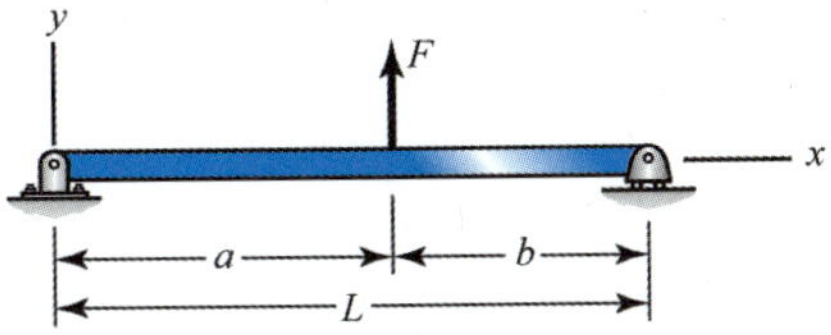

[그림 11-15] 폭 dx의 보 요소

전략

외력 F가 한 일과 보의 변형에너지를 같게 놓음으로써 변위를 구할 수 있다. 보의 굽힘모멘트는 구간 $0 \le x \le a$와 $a \le x \le L$에서 서로 다른 식으로 표시되므로, 이 두 구간에 대하여 식 (11.15)를 따로 적분함으로써 변형에너지를 구해야 한다.

풀이

그림 (a)에서 구간 $0 \le x \le a$에서의 굽힘모멘트를 구하면 다음과 같다.

$$M = -\frac{bF}{L}x$$

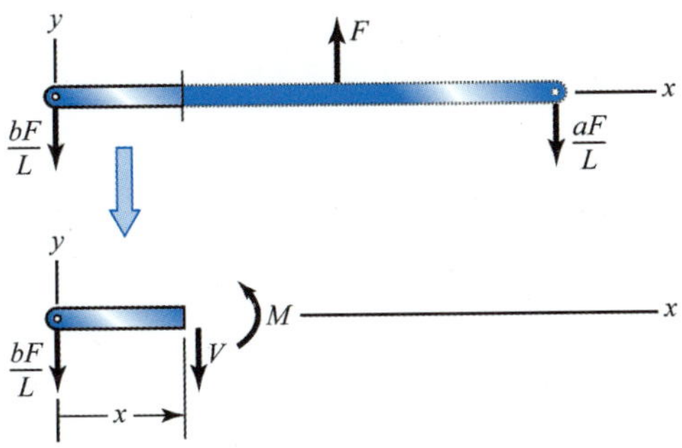

(a) 구간 $0 \le x \le a$에서의 굽힘모멘트 계산

식 (11.15)를 적분하면 이 구간의 변형에너지는

$$U_1 = \frac{1}{2EI}\int_0^a M^2 dx = \frac{1}{2EI}\int_0^a \frac{b^2F^2}{L^2}x^2 dx = \frac{a^3b^2F^2}{6EIL^2}$$

이다. 그림 (b)에서 구간 $a \le x \le L$에서의 굽힘모멘트를 구하면 다음과 같다.

$$M = -\frac{aF}{L}(L-x)$$

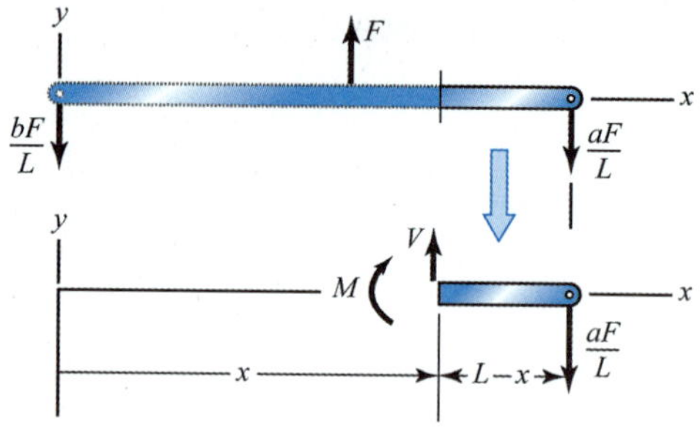

(b) 구간 $a \leq x \leq L$에서의 굽힘모멘트 계산

이 구간의 변형에너지는

$$\begin{aligned} U_2 &= \frac{1}{2EI}\int_a^L M^2 dx \\ &= \frac{1}{2EI}\int_a^L \frac{a^2F^2}{L^2}(L-x)^2 dx \\ &= \frac{a^2F^2}{2EIL^2}\left(\frac{L^3}{3} - L^2a + La^2 - \frac{a^3}{3}\right) \end{aligned}$$

이다. F가 작용하는 점에서의 처짐을 v라 하자. F가 한 일은 전체 변형에너지와 같으므로

$$\begin{aligned} \frac{1}{2}Fv &= U_1 + U_2 \\ &= \frac{a^2F^2}{2EIL^2}\left(\frac{ab^2}{3} + \frac{L^3}{3} - L^2a + La^2 - \frac{a^3}{3}\right) \end{aligned}$$

이다. v에 대하여 풀면 F가 작용하는 점에서 보의 처짐은 다음과 같다.

$$v = \frac{a^2F}{EIL^2}\left(\frac{ab^2}{3} + \frac{L^3}{3} - L^2a + La^2 - \frac{a^3}{3}\right)$$

토론

식 (9.4)를 사용하여 이 결과를 검증하고, 또한 이 예제를 푸는 데 소요된 노력과 비교해보라.

연습문제 ▸▸▸

11.1 탄성 봉이 축하중 $P=20\,\text{kN}$을 받아 $\delta=3\,\text{mm}$만큼 늘어났다. 이 봉에 저장된 변형에너지는 얼마인가?

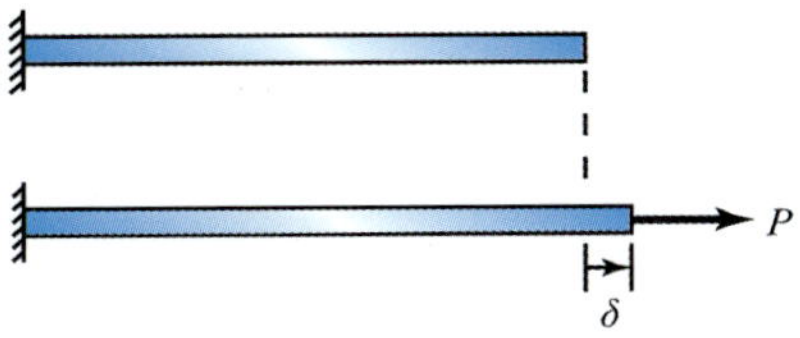

[그림 P11.1]

11.2 탄성계수 $E=80\,\text{GPa}$의 알루미늄 합금으로 만든, 단면적 $A=0.0003\,\text{m}^2$의 봉이 있다. 여기에 그림과 같이 $200\,\text{N}$의 축하중이 작용한다.

(a) 봉에 저장되는 변형에너지는 얼마인가?

(b) $200\,\text{N}$의 축하중이 하는 일은 얼마인가?

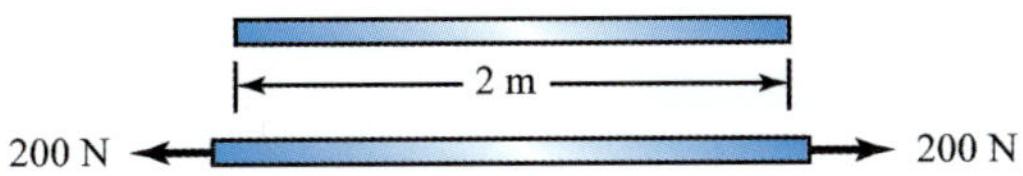

[그림 P11.2～11.3]

11.3 탄성계수 $E=2\,\text{MPa}$의 고무로 만든, 단면적 $A=0.0003\,\text{m}^2$의 봉이 있다. $200\,\text{N}$의 축하중이 하는 일은 얼마인가? 또 고무 봉에 하는 일과 문제 **11.2**의 알루미늄 봉에 하는 일의 비는 얼마인가?

11.4 US unit 탄성계수 $E=28\text{E}6\,\text{psi}$의 고무로 만든, 단면적 $A=2\,\text{in}^2$의 봉에 그림과 같이 $30\,\text{kip}$의 축하중이 작용한다.

(a) 봉에 저장되는 변형에너지는 얼마인가?

(b) $30\,\text{kip}$의 축하중이 하는 일은 얼마인가?

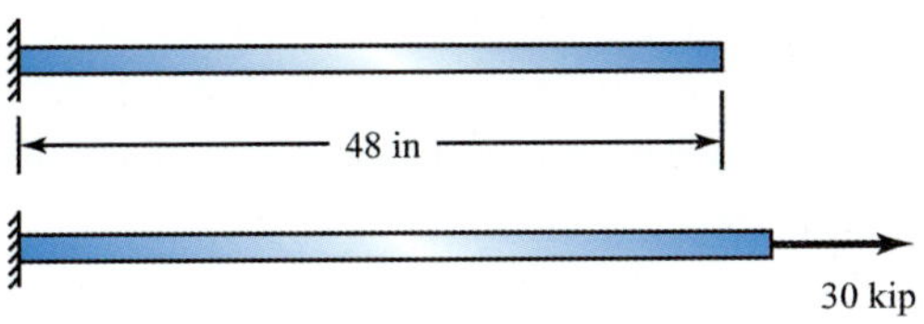

[그림 P11.4]

연습문제 ▸▸▸

11.5 US unit 목재 봉 AB의 단면적은 $A = 0.8\,\text{in}^2$이며, 탄성계수는 $E = 1.4\text{E}6\,\text{psi}$ 이다. 점 B에 아래쪽으로 힘 $F = 3500\,\text{lb}$가 작용한다. 점 B의 변위 v를 다음의 각 방법으로 구하시오.

(a) 변형에너지를 사용하지 않음

(b) 변형에너지를 사용함

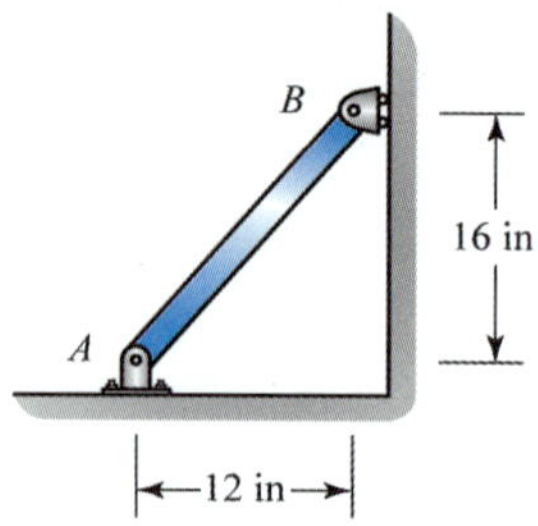

[그림 P11.5]

11.6 알루미늄 봉 AB의 단면적은 $A = 0.002\,\text{m}^2$이며, 탄성계수는 $E = 72\,\text{GPa}$이다. 수평으로 놓인 봉은 강체로 가정한다. 점 C에 반시계방향의 우력 $M = 1.2\,\text{MN}\cdot\text{m}$가 작용할 때, 변형에너지를 사용하여 수평 봉의 회전각을 구하시오.

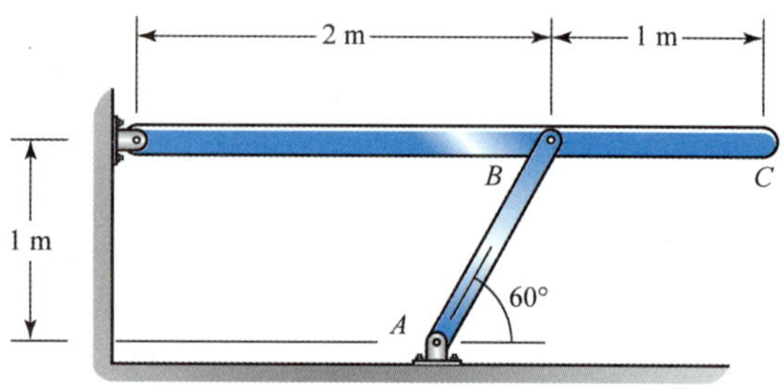

[그림 P11.6]

11.7 2개의 봉은 각각 길이 L, 단면적 A, 탄성계수 E를 가진다. 점 B에 아래쪽으로 힘 F가 작용할 때, 점 B에서의 변위 v를 다음의 방법으로 각각 구하시오.

(a) 변형에너지를 사용하지 않음

(b) 변형에너지를 사용함

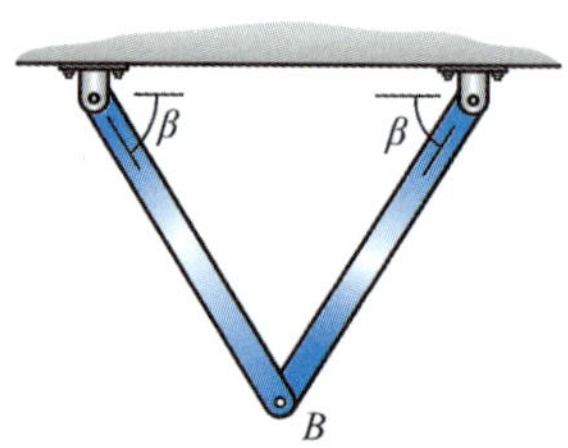

[그림 P11.7 ~ 11.8]

11.8 $\beta = 50°$이고, 각 봉의 길이는 $L = 2\,\text{m}$, 단면적은 $A = 0.0006\,\text{m}^2$이며, 탄성계수는 $E = 70\,\text{GPa}$이다. 점 B에 $4\,\text{mm}$의 변위를 일으키게 하는 아래쪽 방향 힘 F의 크기는 얼마인가?

연습문제 ▸▸▸

11.9 US unit 각 봉의 단면적은 $A = 1.2\,\text{in}^2$이며, 탄성계수는 $E = 1.8\text{E}6\,\text{psi}$이다. 점 B에 아래쪽으로 힘 $F = 5\,\text{kip}$가 작용할 때, 변형에너지를 사용하여 점 B의 변위의 수직 성분 v를 구하시오.

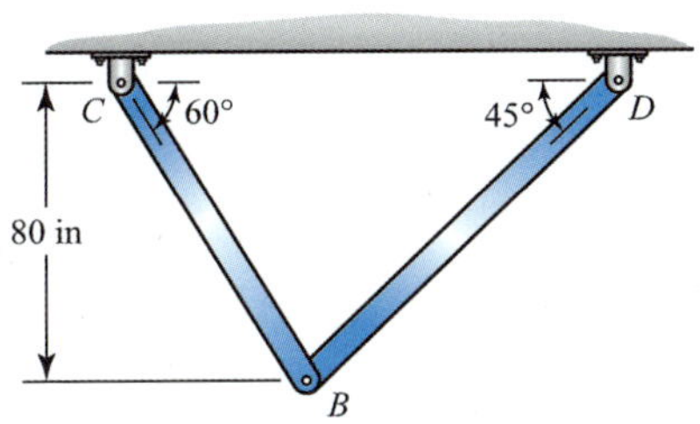

[그림 P11.9]

11.10 트러스의 점 B에 수직력 F가 작용한다. 모든 부재의 탄성계수는 E, 단면적은 A이다. 점 B에서 발생하는 변위의 수직 성분은 얼마인가?([예제 11.1] 참조)

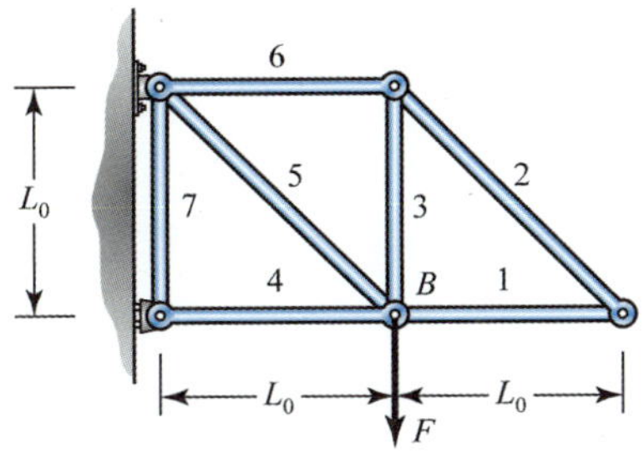

[그림 P11.10]

11.11* 단면적 $A = 0.003\,\text{m}^2$, 탄성계수 $E = 220\,\text{GPa}$의 강철봉들로 만들어진 트러스가 있다. 질량 $m = 5000\,\text{kg}$이 매달린 점 B의 변위의 수직 성분을 구하시오.

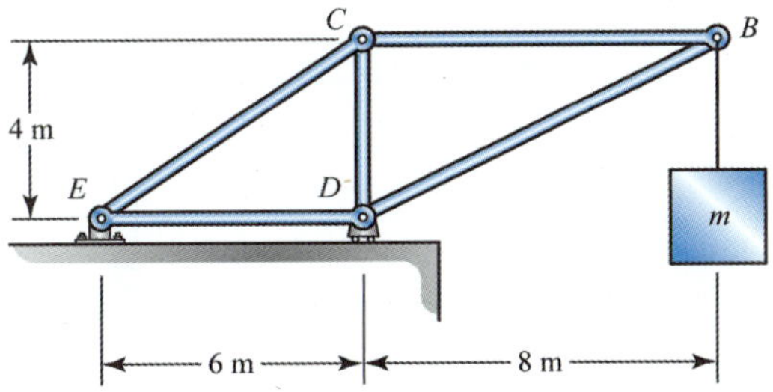

[그림 P11.11]

연습문제 ▸▸▸

11.12 보의 길이는 $L = 60\,\text{in}$, 탄성계수는 $E = 16\text{E}6\,\text{psi}$, 관성모멘트는 $I = 6.75\,\text{in}^4$이다. 변형에너
US unit
지를 사용하여 힘 $F = 20{,}000\,\text{lb}$가 작용하는 점에서 보의 처짐을 구하시오.

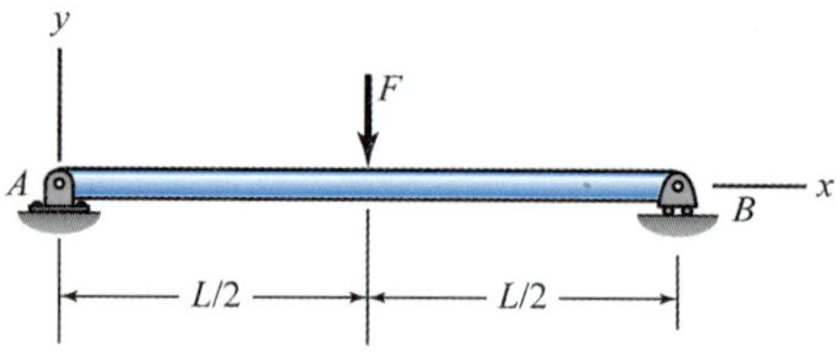

[그림 P11.12]

11.13 길이 $L = 50\,\text{in}$, 탄성계수 $E = 12\text{E}6\,\text{psi}$, 관성모멘트 $I = 8\,\text{in}^4$ 인 보에 우력 $M = 40{,}000\,\text{in·lb}$
US unit
가 작용한다. 변형에너지를 사용하여 B에서의 보의 회전각을 구하시오.

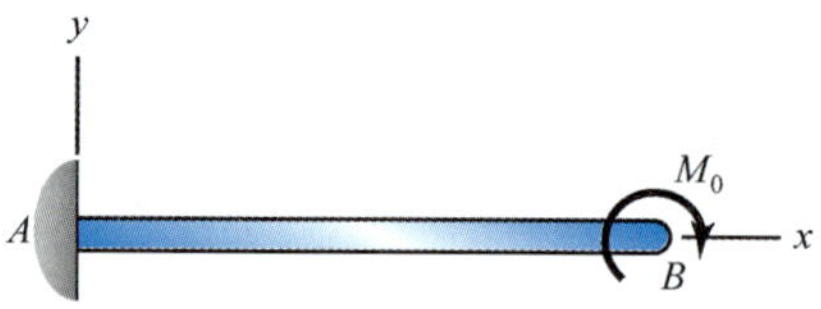

[그림 P11.13]

11.14 길이 L, 탄성계수 E, 관성모멘트 I를 가진 보가 있다. 변형에너지를 사용하여 힘 F가 작용하는 점에서의 처짐을 구하시오.

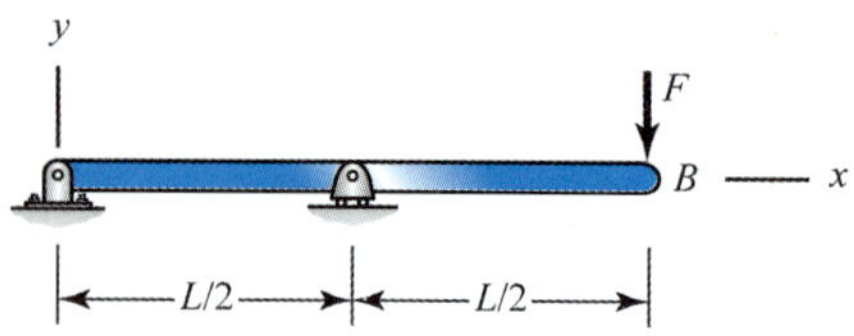

[그림 P11.14]

11.15 수평 보는 관성모멘트 I와 탄성계수 E를 가지며, 수직 봉은 단면적 A와 탄성계수 E를 가진다. 점 B에 아랫방향으로 힘 F가 작용할 때, 변형에너지를 사용하여 점 B의 변위를 구하시오.

전략 보와 봉의 자유물체도를 따로 그리고, 변형에너지를 사용하여 보의 변위와 봉의 길이 변화를 계산한다.

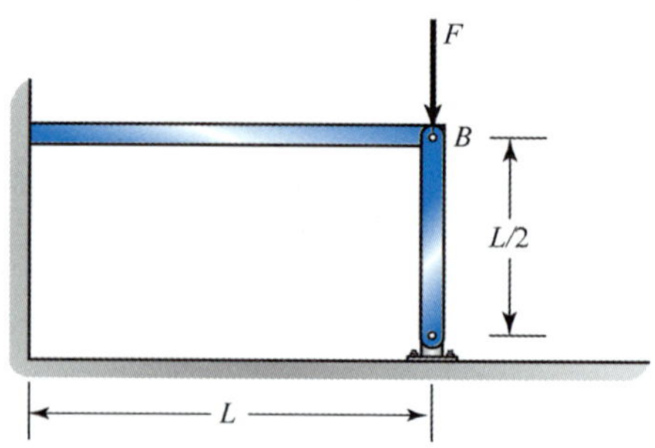

[그림 P11.15]

연습문제

11.16 재료가 균일한 평면응력 상태($\sigma_x = 400$ MPa, $\sigma_y = -200$ MPa, $\tau_{xy} = 300$ MPa)에 있다. 스트레인 게이지 로제트를 사용하여 실험적으로 측정한 변형률은 $\epsilon_x = 0.00239$, $\epsilon_y = -0.00162$, $\gamma_{xy} = 0.00401$이다. 이 재료의 단위부피당 변형에너지는 얼마인가?

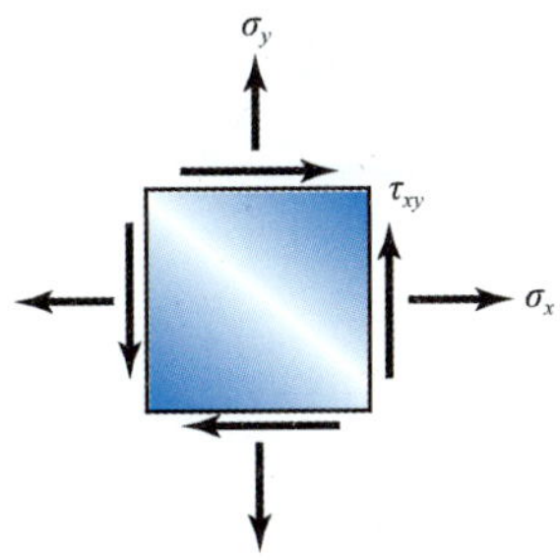

11.17 2014-T6 알루미늄 합금 시편이 균일한 평면응력 상태($\sigma_x = 40$ MPa, $\sigma_y = -30$ MPa, $\tau_{xy} = 30$ MPa)에 있다. 이 재료의 단위부피당 변형에너지는 얼마인가?

[그림 P11.16 ~ 11.17]

11.18 전단탄성계수가 G인 재료로 만든 중실 원형 단면 봉의 끝에 축방향 토크 T가 작용한다. 이 봉에 저장되는 변형에너지가 $\dfrac{T^2L}{2GJ}$임을 보이시오. 여기서 J는 단면의 극관성모멘트이다.

전략 토크 T가 봉 끝을 비트는 데 하는 일을 구하고 식 (4.7)을 사용한다.

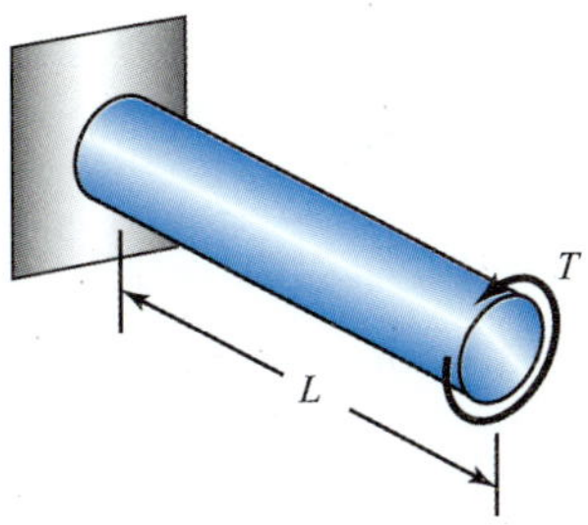

[그림 P11.18 ~ 11.19]

11.19* 봉의 전단응력을 축으로부터의 거리 r의 함수로 나타내면 식 (4.9)와 같이 $\tau = \dfrac{Tr}{J}$이다. 따라서 식 (11.3)으로부터 봉의 단위부피당 변형에너지를 다음과 같이 구할 수 있다.

$$u = \frac{1}{2}\tau\gamma = \frac{1}{2G}\tau^2 = \frac{T^2r^2}{2GJ^2}$$

봉의 부피 전체에 걸쳐 이 식을 적분하여 봉의 변형에너지를 구하고, 문제 **11.18**의 답을 확인하시오.

SECTION 11.2

카스틸리아노의 제2정리

Castigliano's Second Theorem

11.1절에서는 변형에너지를 적용하는 데 있어 단 하나의 외부 힘이나 우력이 일을 하는 경우만으로 한정하고, 그 힘이나 우력이 작용하는 점에서만 변위 또는 각변위를 구할 수 있었다. 1879년 이탈리아 공학자 알버트 카스틸리아노Alberto Castigliano가 발표한 결과를 사용하면 훨씬 광범위한 경우에도 변형에너지를 적용할 수 있다. 이 절에서는 카스틸리아노의 결과를 개략적으로 증명하고, 이를 응용한 사례를 살펴볼 것이다.

11.2.1 유도

[그림 11-16]과 같이 N개의 외력 $F_1,\ F_2,\ \cdots,\ F_N$ 이 작용하는, 탄성재료로 만들어진 물체가 있다고 하자. i 번째 힘 F_i의 작용점의 F_i 방향 변위 성분을 u_i 라 하고, u_i 를 F_i의 선형 함수로 가정한다. 우리의 목표는 u_i 를 구하는 것이다. N개의 힘에 의한 변형에너지 U가 다음과 같이 힘들의 함수로 표시될 수 있다고 가정한다.

$$U = U(F_1,\ F_2,\ \cdots,\ F_N) \tag{11.16}$$

i 번째 힘 F_i의 크기가 ΔF_i 만큼 증가할 때, 식 (11.16)을 각 독립변수의 항으로 테일러Taylor 급수를 전개할 수 있다면 증가된 변형에너지는 다음과 같이 쓸 수 있다.

$$\begin{aligned} U &= U(F_1,\ F_2,\ \cdots,\ F_i+\Delta F_i,\ \cdots,\ F_N) \\ &= U(F_1,\ F_2,\ \cdots,\ F_N)+\frac{\partial U}{\partial F_i}\Delta F_i+O(\Delta F_i^2) \end{aligned} \tag{11.17}$$

여기서 $O(\Delta F_i^2)$ 표기는 'ΔF_i 의 2차 이상의 항'을 뜻한다.

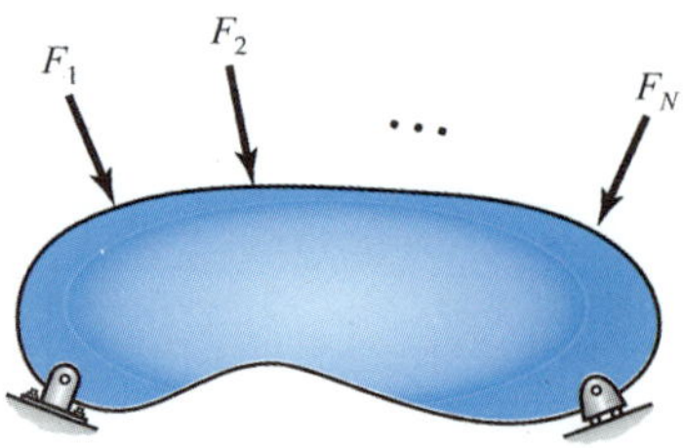

[그림 11-16] N개의 힘 $F_1,\ F_2,\ \cdots,\ F_N$

이제 힘 ΔF_i가 F_1, F_2, $\cdots$, F_N 보다 앞서 작용한다고 하자. ΔF_i의 작용점의 ΔF_i 방향 변위 성분을 Δu_i라 하면, 이 힘이 한 일은 $\frac{1}{2}\Delta F_i \Delta u_i$이다($\Delta F_i \to 0$일 때 $\Delta u_i \to 0$임에 주목한다). 그 다음에 F_1, F_2, $\cdots$, F_N 을 가하면 ΔF_i는 추가적인 변위 u_i를 겪어 $\Delta F_i u_i$의 일을 한다. 결국 변형에너지는 ΔF_i에 의한 일과 F_1, F_2, $\cdots$, F_N 과 관계된 변형에너지를 합한 값이 된다. 즉 다음과 같다.

$$\text{변형에너지} = \frac{1}{2}\Delta F_i \Delta u_i + \Delta F_i u_i + U(F_1,\ F_2,\ \cdots,\ F_N) \tag{11.18}$$

그러나 변형에너지는 힘이 작용하는 순서에 무관하므로 식 (11.17)과 (11.18)은 같아야 한다.

$$\begin{aligned} & U(F_1,\ F_2,\ \cdots,\ F_N) + \frac{\partial U}{\partial F_i}\Delta F_i + O(\Delta F_i^2) \\ & = \frac{1}{2}\Delta F_i \Delta u_i + \Delta F_i u_i + U(F_1,\ F_2,\ \cdots,\ F_N) \end{aligned}$$

이 식을 ΔF_i로 나누고 $\Delta F_i \to 0$의 극한을 취한다.

$$u_i = \frac{\partial U}{\partial F_i} \tag{11.19}$$

이 결과를 **카스틸리아노의 제2정리**Castigliano's second theorem라고 하며, 주어진 힘 F_i의 작용점의 F_i 방향 변위 성분을 구하는 데 적용할 수 있다. 다음 절에서는 힘이 작용하지 않는 점에서의 변위를 구하는 데 이 결과를 적용할 수 있는지 보일 것이다.

우리는 물체에 힘만 작용하는 것으로 가정하여 이 정리의 유도 과정을 단순화하였다. 다음 절에서는 물체에 힘과 우력이 모두 작용할 때도 적용할 수 있음을 보일 것이다. 이 경우, 주어진 우력 M_i의 작용점의 M_i 방향 회전각은 다음과 같이 주어진다.

$$\theta_i = \frac{\partial U}{\partial M_i} \tag{11.20}$$

카스틸리아노의 제2정리는 외부 힘과 우력이 한 일이 변형에너지와 같다는 가정을 전제한다. 구조물의 경우, 부재들 간의 연결점에서 하는 순일net work이 0이 되어야 한다. 예를 들어, 핀 연결점에서 마찰력이 하는 일이 있으면 이 정리는 성립하지 않는다.

11.2.2 응용

카스틸리아노의 제2정리는 트러스나 보의 변위를 구하는 데 적용할 수 있으며, 단일 힘이나 우력이 일을 하는 경우에만 국한되는 것은 아니다. 더욱이, 힘이나 우력이 작용하지 않는 점에서도 변위나 회전각을 구할 수 있다.

11.2.2.1 축하중을 받는 봉

[그림 11-17]에 길이 L의 탄성 봉이 축하중 P를 받고 있다. 식 (11.11)로부터 봉에 저장되는 변형에너지는 다음과 같다.

$$U = \frac{P^2 L}{2EA}$$

카스틸리아노의 제2정리를 적용하면 오른쪽 끝점 변위에 대한 다음과 같은 익숙한 식을 얻을 수 있다.

$$\delta = \frac{\partial U}{\partial P} = \frac{PL}{EA}$$

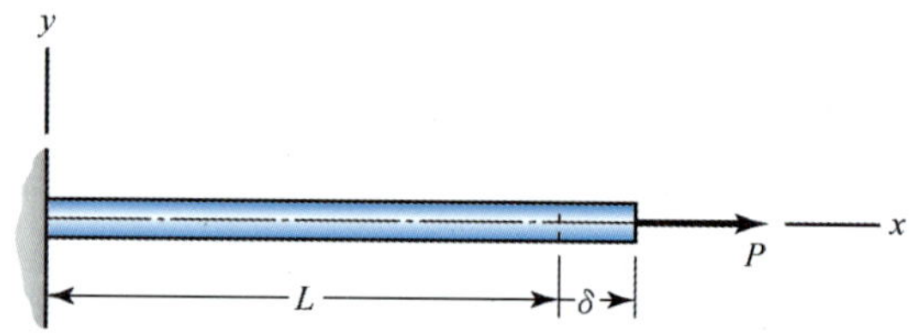

[그림 11-17] 축하중 P가 작용하는 봉

[그림 11-18(a)]와 같이 동일한 탄성계수와 단면적을 가진 봉으로 구성된 트러스의 점 A에 아래쪽 방향으로 힘 F가 작용하여, [그림 11-18(b)]와 같이 수평 및 수직 변위 u, v가 발생한다고 하자. 수직 변위 v를 구하기 위해 카스틸리아노의 제2정리를 적용할 수 있다. 절점 A의 자유물체도([그림 11-19])로부터 평형방정식을 쓰면

$$\sum F_x = -P_{AB}\cos 60° + P_{AC}\cos 45° = 0$$

$$\sum F_y = P_{AB}\sin 60° + P_{AC}\sin 45° - F = 0$$

이다. 이 식들을 봉에 걸리는 축하중에 대하여 풀면

$$P_{AB} = \frac{F\cos 45°}{D}, \quad P_{AC} = \frac{F\cos 60°}{D}$$

이다. 여기서 $D = \sin 45° \cos 60° + \cos 45° \sin 60°$이다. 축하중에 대한 이 식들을 사용하면 트러스의 변형에너지는 다음과 같다.

$$U = \frac{P_{AB}^2 L_{AB}}{2EA} + \frac{P_{AC}^2 L_{AC}}{2EA} = \frac{F^2 (L_{AB}\cos^2 45° + L_{AC}\cos^2 60°)}{2EAD^2}$$

이제 카스틸리아노의 제2정리를 적용하여 v를 구할 수 있다.

$$v = \frac{\partial U}{\partial F} = \frac{F(L_{AB}\cos^2 45° + L_{AC}\cos^2 60°)}{EAD^2}$$

이는 [예제 3.6]에서 다른 방법으로 구한 결과와 같다.

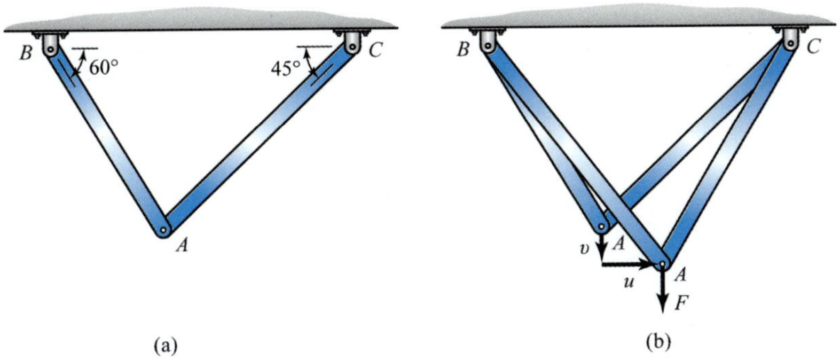

[그림 11-18] 아랫방향의 힘 F가 작용하는 트러스

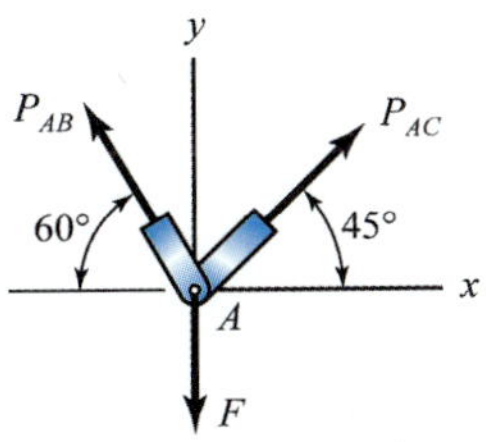

[그림 11-19] 절점 A

약간 수완을 발휘하면 수평 변위를 구하는 데에도 카스틸리아노의 제2정리를 적용할 수 있다. 절점 A에는 수평방향의 외력이 작용하지 않는다. 그러나 아랫방향의 힘 F에 더해서 수평력 F'이 작용하는 것으로 가정하고, 카스틸리아노의 제2정리를 적용하여 u를 구한 후 그 결과에서 $F'=0$으로 놓으면 된다. 절점 A의 자유물체도([그림 11-20])로부터 봉에 걸리는 축하중을 구하면 다음과 같다.

$$P_{AB} = \frac{F\cos 45° + F'\sin 45°}{D}, \quad P_{AC} = \frac{F\cos 60° - F'\sin 60°}{D}.$$

트러스에 저장되는 변형에너지는

$$U = \frac{P_{AB}^2 L_{AB}}{2EA} + \frac{P_{AC}^2 L_{AC}}{2EA}$$
$$= \frac{(F\cos 45° + F'\sin 45°)^2 L_{AB} + (F\cos 60° - F'\sin 60°)^2 L_{AC}}{2EAD^2}$$

이다. 카스틸리아노의 제2정리를 적용하면 변위 u는

$$u = \frac{\partial U}{\partial F'} = \frac{(F\cos 45° + F'\sin 45°)L_{AB}\sin 45°}{EAD^2} - \frac{(F\cos 60° - F'\sin 60°)L_{AC}\sin 60°}{EAD^2}$$

이다. 이 식에서 $F' = 0$으로 놓으면, 수직 하중 F만 작용할 때 수평 변위는 [예제 3.6]에서 얻은 결과와 같아진다.

$$u = \frac{F(L_{AB}\sin 45°\cos 45° - L_{AC}\sin 60°\cos 60°)}{EAD^2}$$

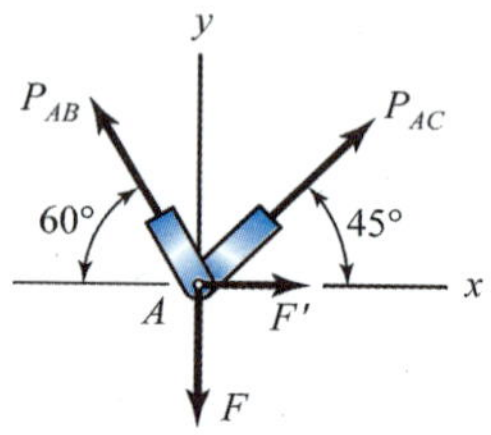

[그림 11-20] 가상의 수평력 F'이 작용하는 절점 A

예제 11.3 트러스에 대한 카스틸리아노 정리의 적용

[그림 11-21]의 트러스는 점 B에서 수직력 F를 받고 있다. 각 부재의 탄성계수는 E, 단면적은 A이다. 카스틸리아노의 제2정리를 적용하여 점 C에서의 수직 변위 성분을 구하시오.

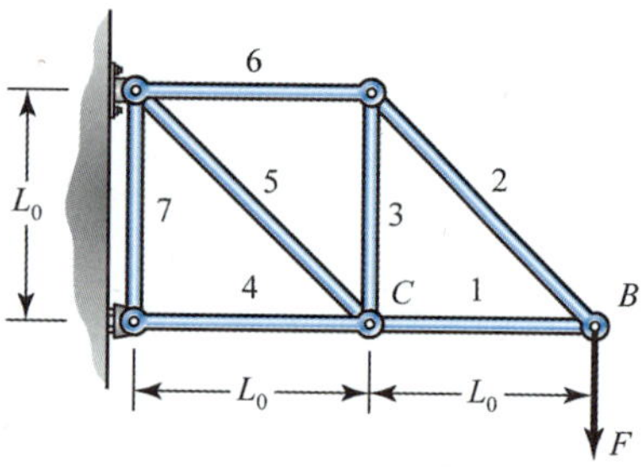

[그림 11-21]

전략

점 C에는 외력이 작용하지 않으나, 수직력 F'을 가정하고 카스틸리아노의 제2정리를 적용한 후, 변위에 대한 결과 식에서 $F' = 0$으로 놓음으로써 수직 변위를 구할 수 있다.

풀이

점 C에 수직력 F'을 추가하면(그림 (a)), 각 부재에 걸리는 축하중과 부재 길이는 다음과 같다.

$$\begin{aligned}
&P_1 = -F && L_1 = L_0 \\
&P_2 = \sqrt{2}\,F && L_2 = \sqrt{2}\,L_0 \\
&P_3 = -F && L_3 = L_0 \\
&P_4 = -(2F + F') && L_4 = L_0 \\
&P_5 = \sqrt{2}(F + F') && L_5 = \sqrt{2}\,L_0 \\
&P_6 = F && L_6 = L_0 \\
&P_7 = 0 && L_7 = L_0
\end{aligned}$$

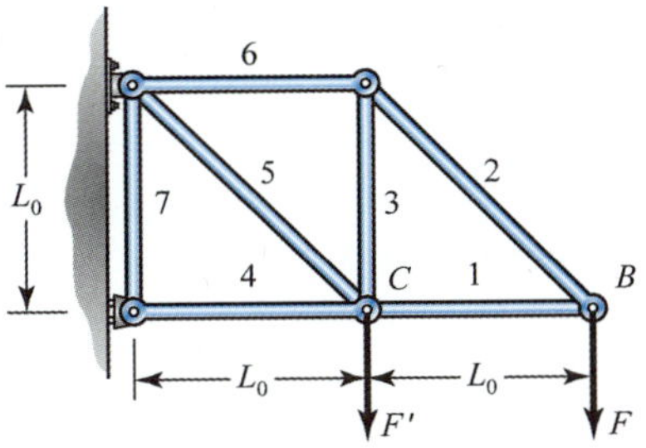

(a) 점 C에 작용하는 가상의 수직력 F'

이 값들을 사용하여 트러스의 변형에너지를 구하면

$$U = \sum_{i=1}^{7} \frac{P_i^2 L_i}{2EA}$$
$$= \frac{1}{2EA}[F^2L_0 + 2\sqrt{2}F^2L_0 + F^2L_0 + (2F+F')^2L_0 + 2\sqrt{2}(F+F')^2L_0 + F^2L_0]$$

이다. 점 C에서의 수직 변위를 v라 하면, 카스틸리아노의 제2정리를 적용하여 다음과 같이 구할 수 있다.

$$v = \frac{\partial U}{\partial F'} = \frac{1}{2EA}[2(2F+F')L_0 + 4\sqrt{2}(F+F')L_0]$$

이 식에서 $F' = 0$으로 놓으면 다음과 같다.

$$v = \frac{2(1+\sqrt{2})FL_0}{EA}$$

토론

이 예제에서 사용한 '가상의 하중phantom load'은 강력한 기술이다. 이 방법은 트러스의 임의의 절점에서 임의 방향의 변위를 구하는 데 적용할 수 있다는 점에 주목하자.

11.2.2.2 보

[그림 11-22]의 외팔보의 오른쪽 끝에 힘이 작용한다. 이 점에서의 처짐과 반시계방향 경사각은 다음과 같다.

$$v_B = \frac{FL^3}{3EI}, \quad \theta_B = \frac{FL^2}{2EI}$$

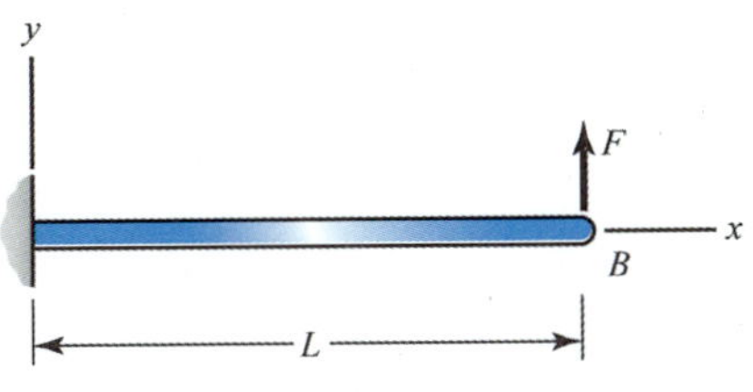

[그림 11-22] 힘을 받는 외팔보

우리는 이 결과를 얻기 위해 카스틸리아노의 제2정리를 적용할 수 있다. 보의 굽힘모멘트는

$$M = F(L - x)$$

이다. 이 식을 식 (11.15)에 대입하고 $x = 0$에서 $x = L$까지 적분하면, 변형에너지는

$$U = \int_0^L \frac{[F(L-x)]^2}{2EI} dx = \frac{F^2 L^3}{6EI}$$

이다. 카스틸리아노의 제2정리를 적용하면 보의 오른쪽 끝에서의 처짐은 다음과 같다.

$$v_B = \frac{\partial U}{\partial F} = \frac{FL^3}{3EI}$$

오른쪽 끝에서의 경사각을 구하기 위하여 [그림 11-23]과 같이 가상의 우력 M'이 작용하는 것으로 가정하고, 경사각을 계산한 후 $M' = 0$으로 놓는다. 이 경우 굽힘모멘트는 다음과 같다.

$$M = F(L - x) + M'$$

이 식을 식 (11.15)에 대입하면, 변형에너지는

$$\begin{aligned} U &= \int_0^L \frac{[F(L-x) + M']^2}{2EI} dx \\ &= \frac{1}{2EI}\left[\frac{F^2 L^3}{3} + FL^2 M' + L(M')^2\right] \end{aligned}$$

이다. 식 (11.20)으로부터 보의 오른쪽 끝에서의 경사각은

$$\theta_B = \frac{\partial U}{\partial M'} = \frac{1}{2EI}(FL^2 + 2LM')$$

이다. 이 식에서 $M' = 0$으로 놓으면 다음과 같다.

$$\theta_B = \frac{FL^2}{2EI}$$

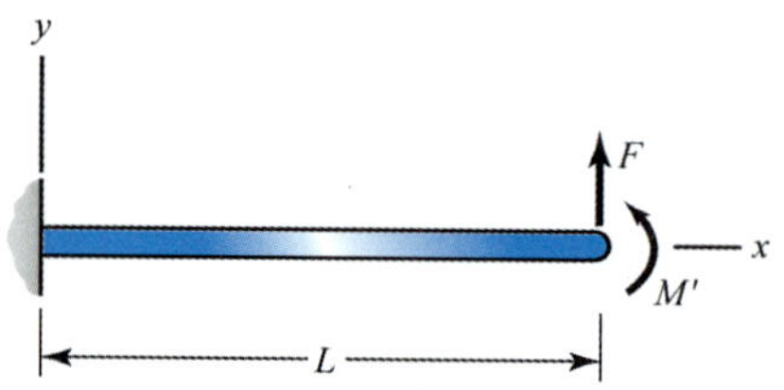

[그림 11-23] 보의 오른쪽 끝에 작용하는 가상의 우력 M'

또 다른 예로, [그림 11-24]의 외팔보는 분포하중을 받고 있다. 〈부록 F〉에 주어졌듯이 이 보의 오른쪽 끝에서의 처짐은 다음과 같다.

$$v_B = -\frac{w_0 L^4}{8EI}$$

이 결과는 [그림 11-25]와 같이 보의 끝에 F'이 작용하는 것으로 가정하고, 카스틸리아노의 제2정리를 적용하여 처짐을 구한 후 $F' = 0$으로 놓음으로써 얻을 수 있다. 이 보의 굽힘모멘트는 다음과 같다.

$$M = -\frac{1}{2}w_0(L-x)^2 + F'(L-x)$$

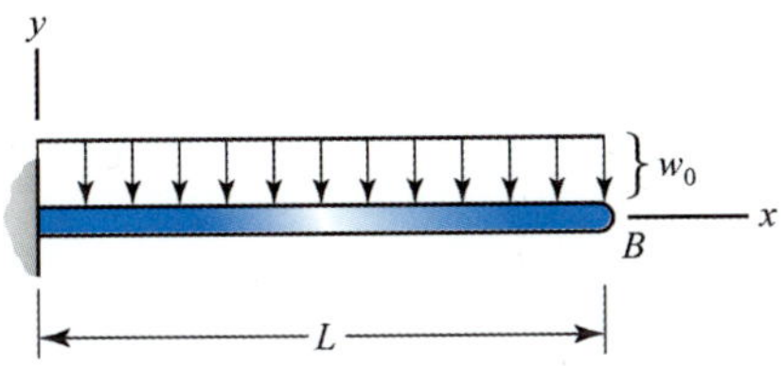

[그림 11-24] 분포하중을 받는 외팔보

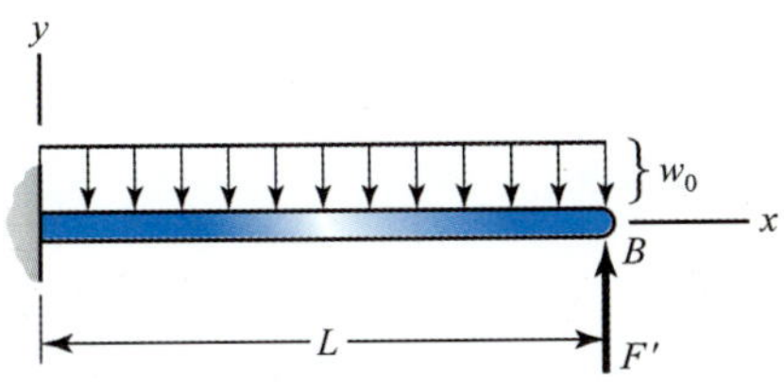

[그림 11-25] 외팔보의 오른쪽 끝에 작용하는 가상의 힘 F'

식 (11.15)로부터 변형에너지는 다음과 같이 구할 수 있다.

$$U = \int_0^L \frac{\left[-\frac{1}{2}w_0(L-x)^2 + F'(L-x)\right]^2}{2EI}dx = \frac{1}{2EI}\left[\frac{w_0^2 L^5}{20} - \frac{w_0 L^4 F'}{4} + \frac{L^3(F')^2}{3}\right]$$

보의 오른쪽 끝에서의 처짐은

$$v_B = \frac{\partial U}{\partial F'} = \frac{1}{2EI}\left(-\frac{w_0 L^4}{4} + \frac{2L^3 F'}{3}\right) \tag{11.21}$$

이다. 이 식에서 $F' = 0$으로 놓으면 다음과 같다.

$$v_B = -\frac{w_0 L^4}{8EI}$$

예제 11.4 보에 대한 카스틸리아노 정리의 적용

[그림 11-26]은 부정정statically indeterminate 보이다. 카스틸리아노의 제2정리를 적용하여 점 B에서의 반력을 구하시오.

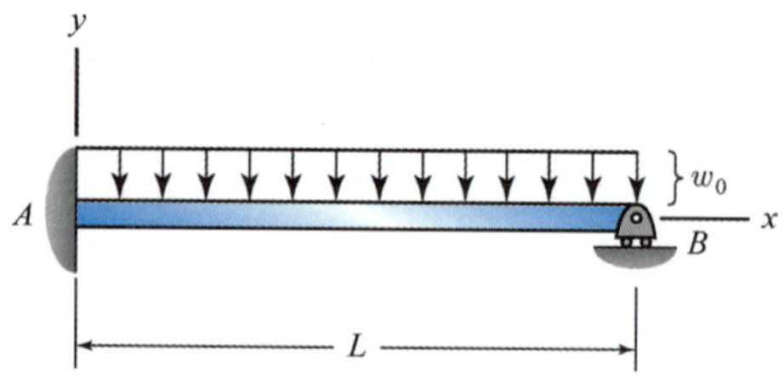

[그림 11-26]

전략

그림 (a)는 롤러 지지점에 의해 보에 작용하는 미지의 반력 B를 보여준다. 카스틸리아노의 제2정리를 적용하여 분포하중과 반력 B에 의한 오른쪽 끝에서의 처짐을 구하고, 그 처짐이 0이 되어야 한다는 경계조건(적합조건)으로부터 B를 결정할 수 있다.

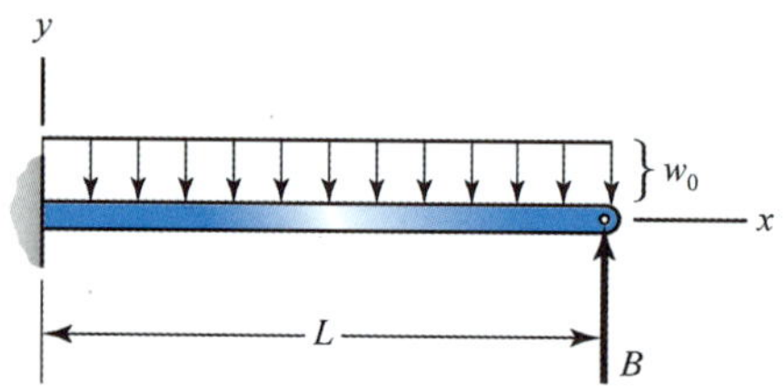

(a) 롤러 지지점에 의해 발생하는 반력

풀이

균일한 분포하중과 오른쪽 끝에서 집중하중을 받는 외팔보([그림 11-25])에 이미 카스틸리아노의 제2정리를 적용한 바 있다. 오른쪽 끝에서의 처짐은 식 (11.21)로 주어진다. 이 식에서 $F' = B$로 놓으면, 이 점에서의 처짐을 구할 수 있다(그림 (a)).

$$v_B = \frac{1}{2EI}\left(-\frac{w_0 L^4}{4} + \frac{2L^3 B}{3}\right)$$

경계조건 $v_B = 0$으로부터 롤러 지지점에서의 미지의 반력을 계산할 수 있다.

$$B = \frac{3w_0 L}{8}$$

토론

이 예제에서 얻은 결과와 9.2절의 풀이를 비교해보자. 에너지법을 통해 비교적 간단한 문제도 더 빠르게 해결할 수 있는 경우가 종종 있다.

연습문제 ▶▶▶

※ 카스틸리아노의 제2정리를 적용하여 [문제 11.20] ~ [문제 11.29]를 푸시오. 별도의 언급이 없으면 보의 길이는 L, 탄성계수는 E, 관성모멘트는 I이다.

11.20 US unit 봉 AB의 단면적 $A = 0.8\ \mathrm{in}^2$이고, 탄성계수 $E = 1.4\mathrm{E}6\ \mathrm{psi}$이다. 점 B에 아래쪽 방향으로 수직력 $F = 3500\ \mathrm{lb}$가 작용한다. 점 B의 변위를 구하시오.

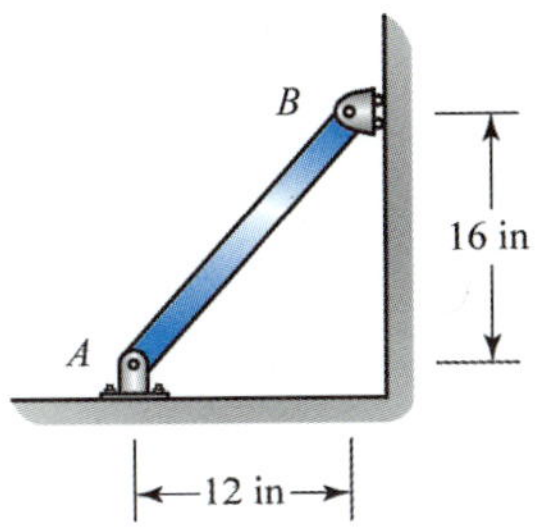

[그림 P11.20]

11.21 US unit 각 봉의 길이 $L = 24\ \mathrm{in}$, 단면적 $A = 1.2\ \mathrm{in}^2$, 탄성계수 $E = 1.8\mathrm{E}6\ \mathrm{psi}$이며, 각 $\beta = 50°$이다. 점 B에 아래쪽 방향으로 수직력 $F = 12\ \mathrm{kip}$가 작용할 때, 점 B의 변위를 구하시오.

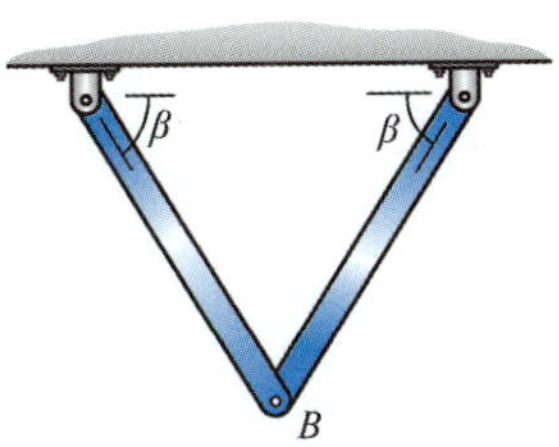

[그림 P11.21]

11.22 보가 균일한 분포하중을 받고 있다. 점 B에서의 경사각을 계산하시오.

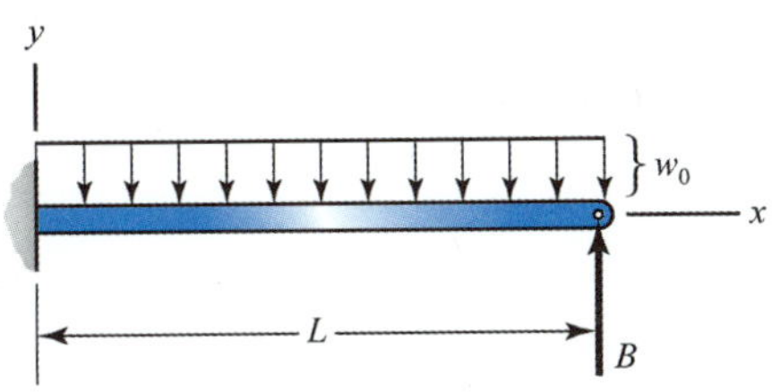

[그림 P11.22]

연습문제 ▸▸▸

11.23 힘 F가 작용하는 점에서의 보의 처짐을 구하시오.

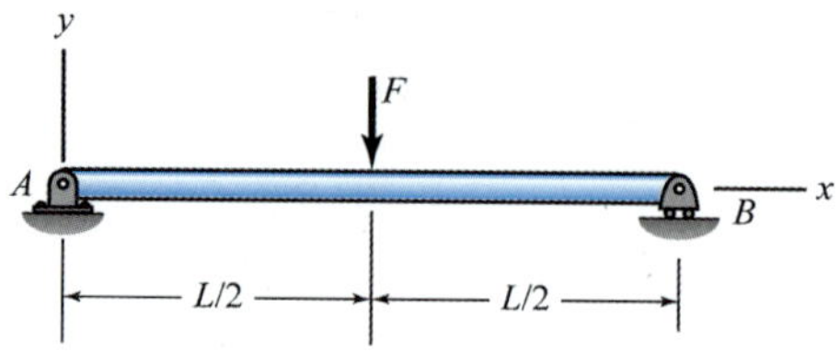

[그림 P11.23]

11.24 B에서의 처짐을 구하시오.

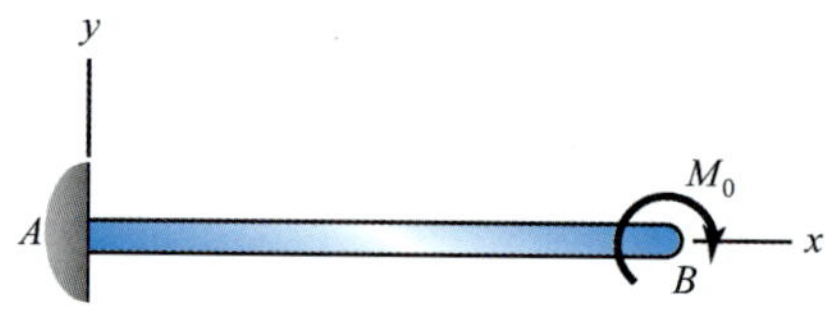

[그림 P11.24]

11.25 우력 M_0가 작용하는 점에서의 보의 회전각을 계산하시오.

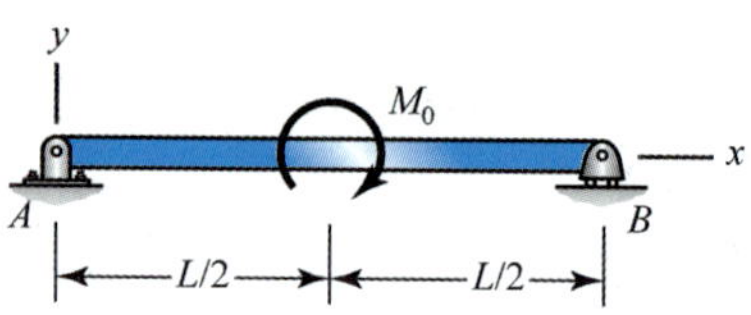

[그림 P11.25]

11.26 힘 F가 작용하는 점에서의 보의 처짐을 구하시오.

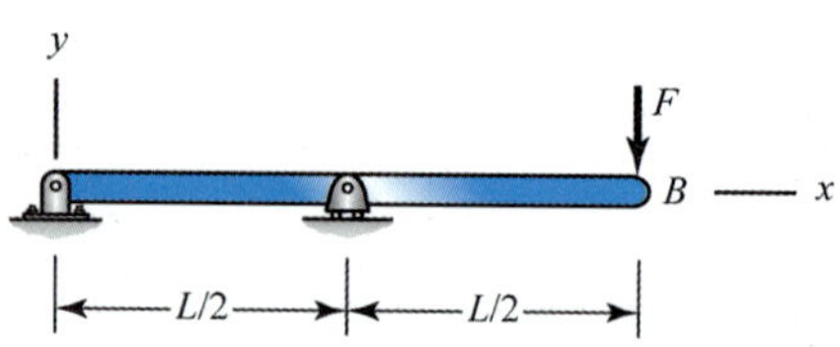

[그림 P11.26 ~ 11.27]

11.27 힘 F가 작용하는 점에서의 보의 회전각을 계산하시오.

연습문제 ▶▶▶

11.28 부정정 보의 롤러 지지점에서의 반력을 계산하시오.

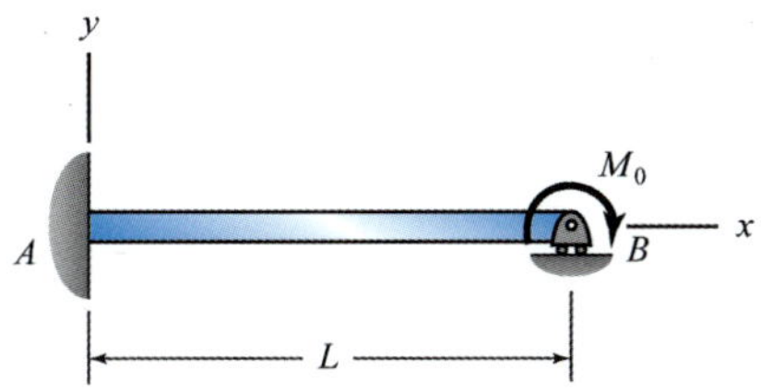

[그림 P11.28]

11.29 부정정 보의 롤러 지지점에서의 반력을 계산하시오.

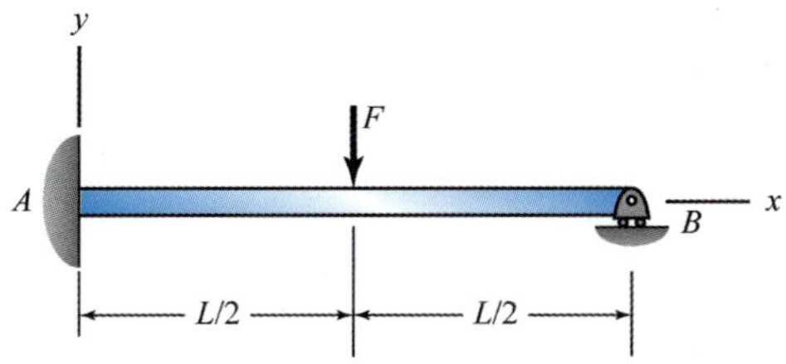

[그림 P11.29]

핵심요약 ▸▸▸

▶ 일

그림 (a)에서 힘 F의 작용점이 x축 방향으로 $x=0$에서 $x=x_0$까지 움직일 때 F가 한 일은 다음과 같다.

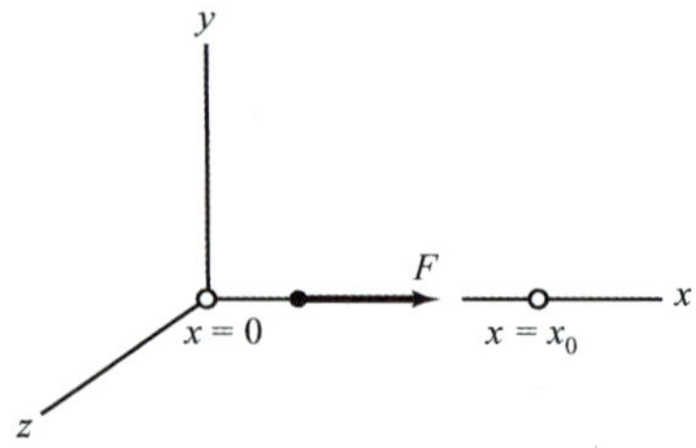

(a)

$$W=\int_0^{x_0} F\,dx$$

힘이 $F=F_0$로 일정할 때 일은 $W=F_0x_0$이다. F가 x에 비례하고, $x=x_0$일 때의 값이 F_0이면, 한 일은 $W=\frac{1}{2}F_0x_0$이다.

우력 M이 $\theta=0$에서 $\theta=\theta_0$까지 M과 같은 방향으로 회전할 때, 한 일은 다음과 같다.

$$W=\int_0^{\theta_0} M\,d\theta$$

우력이 $M=M_0$로 일정할 때 한 일은 $W=M_0\theta_0$이다. M이 θ에 비례하고, $\theta=\theta_0$일 때의 값이 M_0이면, 한 일은 $W=\frac{1}{2}M_0\theta_0$이다.

▶ 변형에너지

일반적인 응력 상태에 있는 등방성 선형 탄성재료의 단위부피당 변형에너지는 다음과 같다.

$$u=\frac{1}{2}\left(\sigma_x\epsilon_x+\sigma_y\epsilon_y+\sigma_z\epsilon_z+\tau_{xy}\gamma_{xy}+\tau_{yz}\gamma_{yz}+\tau_{xz}\gamma_{xz}\right) \tag{11.3}$$

▶ 축하중을 받는 봉

축하중을 받는, 길이 L, 단면적 A인 봉의 변형에너지는 다음과 같다.

$$U=\frac{P^2L}{2EA} \tag{11.11}$$

핵심요약 ▶▶▶

▶ 보

폭 dx 의 보 요소(그림 (b))의 변형에너지는 다음과 같다.

$$dU = \frac{M^2}{2EI}dx \qquad (11.15)$$

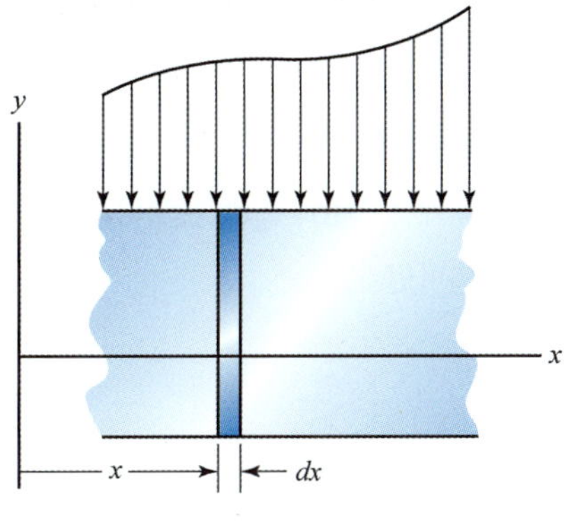

(b)

▶ 카스틸리아노의 제2정리

N개의 외력 F_1, F_2, $\cdots$, F_N 이 작용하는, 탄성재료로 만들어진 물체를 생각하자(그림 (c)). i 번째 힘 F_i의 작용점에서의 F_i 방향 변위 성분을 u_i 라 하면 다음과 같이 구할 수 있다.

$$u_i = \frac{\partial U}{\partial F_i} \qquad (11.19)$$

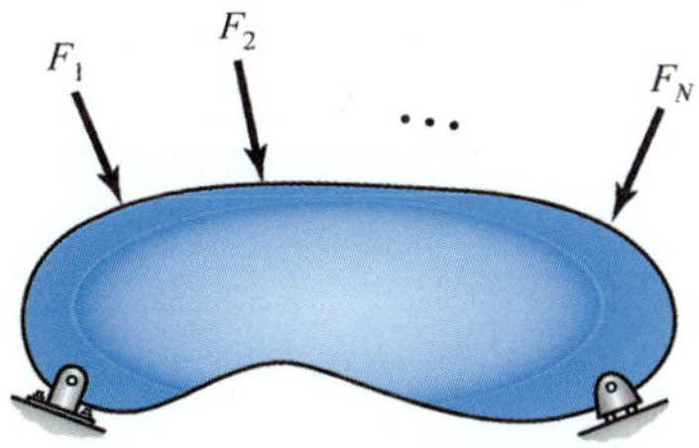

(c)

여기서 U는 N개의 힘의 작용에 의한 변형에너지이다.

물체에 우력이 작용할 때, i 번째 우력 M_i의 작용점에서의 M_i 방향 회전각은 다음과 같다.

$$\theta_i = \frac{\partial U}{\partial M_i} \qquad (11.20)$$

복습문제 ▶▶▶

11.30 US unit 두 개의 봉의 단면적은 $A = 1.4\ \text{in}^2$이고, 탄성계수는 $E =$ 12E6 psi이다. 점 B에 위쪽 방향으로 힘 $F = 20{,}000\ \text{lb}$가 작용할 때, 점 B의 변위의 수직 성분 v는 얼마인가?

11.31 US unit 문제 **11.30**과 같은 조건에서, 점 B의 변위의 수평 성분 u는 얼마인가?

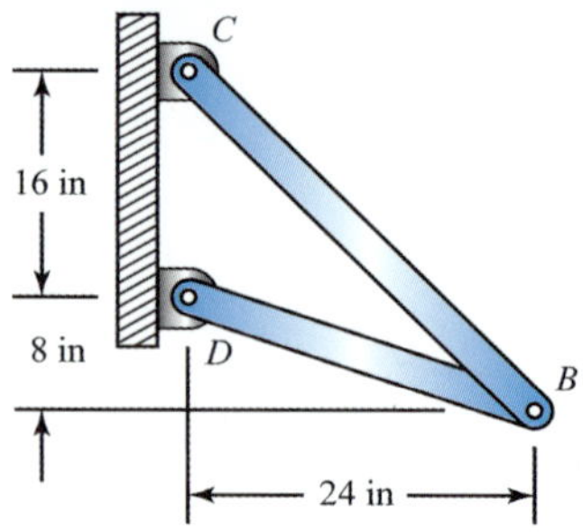

[그림 P11.30 ~ 11.31]

11.32 면적 $A = 0.003\ \text{m}^2$, 탄성계수 $E = 220$ GPa인 강철봉으로 만들어진 트러스에 질량 $m = 5000$ kg이 매달려 있다. 점 B에서의 수직방향 변위 v를 계산하시오.

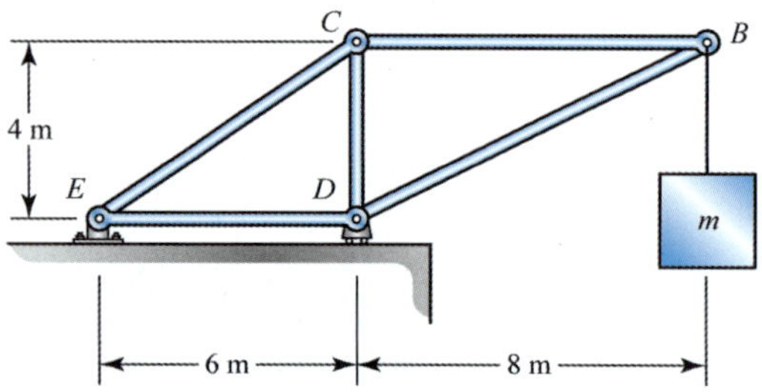

[그림 P11.32 ~ 11.33]

11.33* 문제 **11.32**와 같은 조건에서, 점 B의 수평방향 변위 u를 계산하시오.

11.34 변형에너지를 사용하여 점 A에서의 보의 회전각을 구하고, 〈부록 F〉에 주어진 값을 확인하시오.

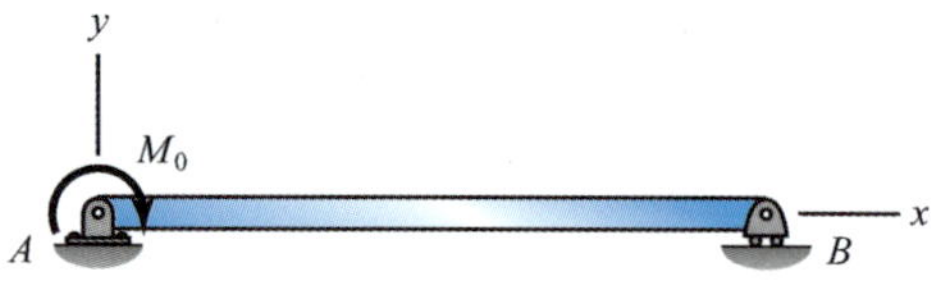

[그림 P11.34]

11.35* 변형에너지를 사용하여 점 A에서의 보의 회전각을 구하시오.

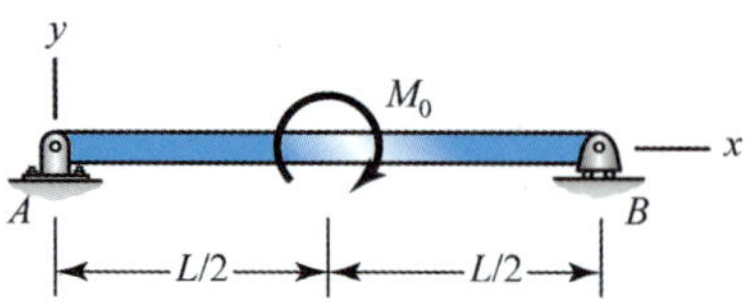

[그림 P11.35]

CHAPTER

12

파손 및 파괴 기준

Criteria for Failure and Fracture

우리가 고려할 파손failure은 하나의 과부하 또는 그보다 작은 반복 하중이나 주기 하중에 의한 것이다. 어떤 경우에든 이미 존재하는 결함이나 균열crack이 구조물 내부에 있는지 없는지를 구분해야 한다. 결함이나 균열이 없는 경우에는 앞의 장들에서 논의했던 종류의 응력 해석에 의존하여 그것을 기반으로 하는 파손 기준을 적용하는 것으로 충분하다. 구조물 내부에 균열이 있는 경우에는 응력 상태를 결정하고 언제 파손이 일어날지 예측하기 위해 파괴역학fracture mechanics을 적용하는 방법을 보여줄 것이다.

SECTION 12.1

응력집중

Stress Concentrations

특정 설계 요건을 만족시키기 위해서든 아니면 공정이나 제조상 결함의 결과이든, 구조 부품들은 **응력집중**stress concentration이라고 하는 국부적인 고응력 영역을 유발하는 기하학적 형상(구멍, 노치, 모서리를 포함하는)을 가질 수 있다. 이들은 구조 설계에서 매우 중요한데, 왜냐하면 이 영역에서의 응력은 그러한 기하학적 형상이 없을 때 부재member가 받을 응력보다 훨씬 크기 때문이다. 예를 들어, [그림 12-1]의 단step을 가진 봉이 인장력을 받을 때, 단 근처의 최대 응력의 크기는 $\sigma = \dfrac{P}{A}$ 식으로 예측되는 값을 훨씬 초과한다(단으로부터 축방향으로 지름 정도만큼 떨어진 곳에서는 이 값에 가까워지기는 하지만). 이 절에서 그러한 응력집중을 일으키는 기하학적 형상의 예를 들고, 구조 설계자가 그 현상을 해석하는 데 사용할 만한 종류의 실험적인 정보를 기술할 것이다.

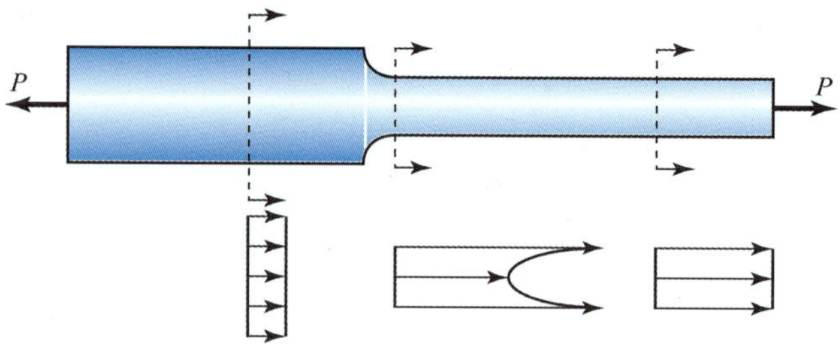

[그림 12-1] 단을 가진 봉이 인장력을 받을 때 단 위치와 그 앞·뒤에서의 수직응력 분포

12.1.1 축하중을 받는 봉

구조 부재들은 가령 무게를 줄이거나 볼트를 끼울 목적으로 구멍을 가지도록 설계되거나, 의도치 않게 제조상의 결함으로 구멍이 생길 수도 있다. [그림 12-2(a)]에서 반지름 a의 구멍을 가진 직사각형 단면 봉에 인장응력 σ가 작용한다. 이 구멍은 [그림 12-2(b)]와 같이 응력집중을 일으킨다. 공칭응력nominal stress σ_{nom}에 대한 최대 응력 $\sigma_{\max}$의 비를 C로 나타내고, 이를 **응력집중계수**stress concentration factor라 한다.

$$C = \frac{\sigma_{\max}}{\sigma_{\text{nom}}} \tag{12.1}$$

응력집중계수는 고급의 해석적 또는 수치적 방법으로 구해야 한다. 봉의 폭 $2(a+b)$가 두께 t보다 훨씬 크다고 가정하면, C 값은 [그림 12-3]과 같이 $\frac{a}{b}$의 함수로 표시된다(봉의 폭이 두께보다 훨씬 크다고 가정했으므로 응력집중계수는 무차원 양 $\frac{a}{b}$에만 의존함을 예측할 수 있었다). 제조상의 결함으로 생긴 미세한 구멍이라도 공칭응력의 3배에 달하는 최대 응력을 유발한다는 점에 주목해야 한다. 이는 설계자가 보수적으로 안전계수factor of safety를 선택해야 하는 이유를 보여주는 한 가지 사례이다.

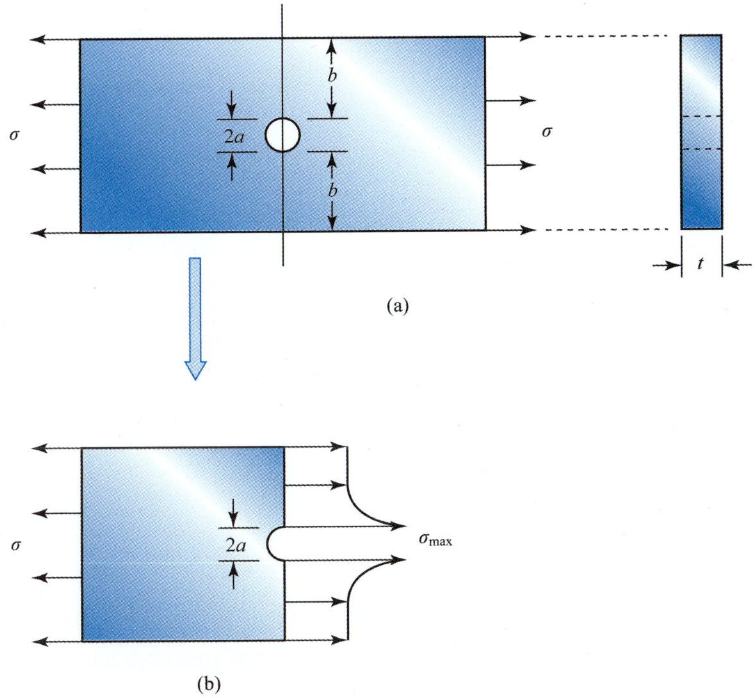

[그림 12-2] 중심에 구멍을 가진 봉에 인장응력을 가하는 경우

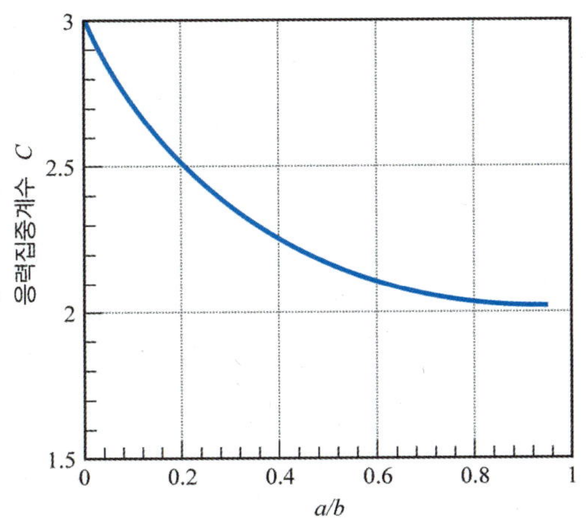

[그림 12-3] 중심에 구멍을 가진 얇은 봉에 인장 하중이 작용하는 경우의 응력집중계수 C

[그림 12-1]에서 단을 가진 봉에 응력집중이 발생하는 것을 보았다. 단을 가진 원형 단면 봉에 인장 하중이 작용할 때, 응력집중계수는 작은 반지름 d_2에 대한 **필릿**fillet 반지름 a의 비에 대한 함수임을 [그림 12-4]에서 볼 수 있다. [그림 12-5]는 얇은 직사각형 단면 봉에 대한 등가 응력집중계수를 나타낸다. 반지름 a가 0에 가까워질 때 응력집중계수는 무한대로 발산하는데, 이 사실로부터 설계에서 필릿(문자 그대로 '안쪽 모서리의 라운딩')을 포함해야 하는 것이 중요함을 알 수 있다.

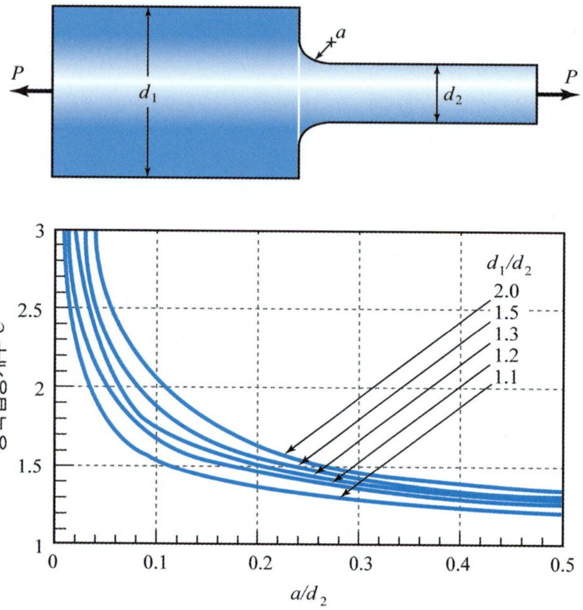

[그림 12-4] 필릿을 가진 원형 봉에 축하중이 작용하는 경우의 응력집중계수. 공칭응력은 지름이 작은 부분에서의 수직응력이다.

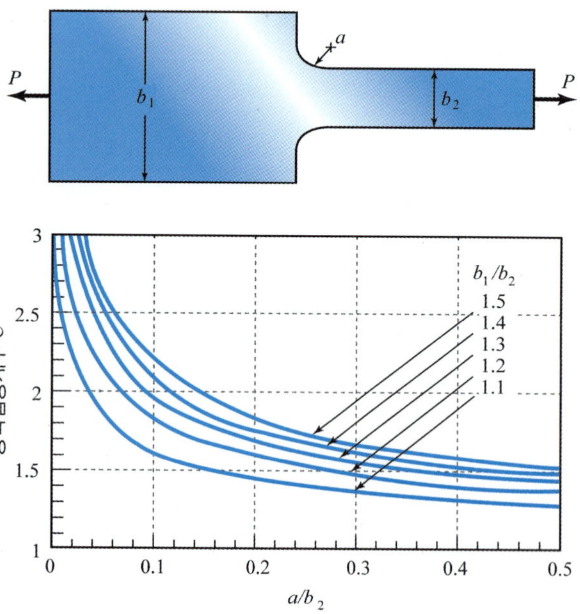

[그림 12-5] 필릿을 가진 편평한 봉의 응력집중계수. 공칭응력은 높이가 작은 부분에서의 수직응력이다.

12.1.2 비틀림

4장에서 토크 T를 받는 원형 봉의 전단응력을 구하기 위해 식 (4.9), 즉 다음 식을 사용하였다.

$$\tau = \frac{Tr}{J} \tag{12.2}$$

여기서 J는 단면 극관성모멘트polar moment of inertia이며, r은 축으로부터의 반지름 방향 거리이다. [그림 12-6]과 같이 단을 가진 봉에서, 단으로부터 가깝지 않은 단면의 응력 분포는 식 (12.2)로 근사되나, 단에는 응력집중이 존재한다. 응력집중계수는 다음과 같이 전단응력에 의해 정의된다.

$$C = \frac{\tau_{\max}}{\tau_{\text{nom}}} \tag{12.3}$$

여기서 τ_{nom}은 지름이 작은 부분에서 발생하는 최대 전단응력이다. [그림 12-7]에서 보듯이 응력집중계수는 문제에서 주어지는 치수들의 비, 즉 지름의 비 또는 작은 지름에 대한 필릿 반지름의 비에 따라 달라진다.

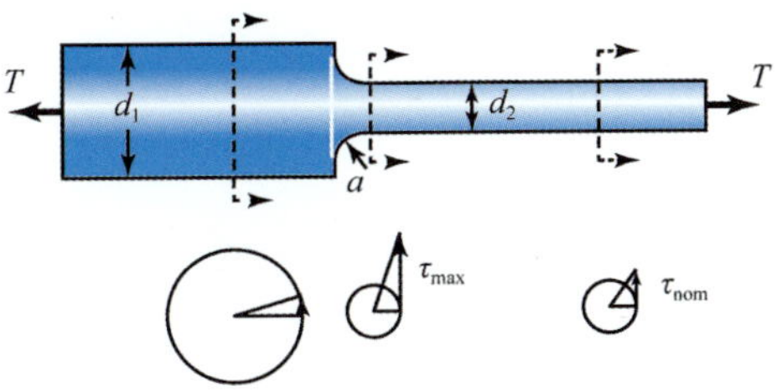

[그림 12-6] 비틀림 하중을 받는 봉의 단 위치와 그 앞·뒤에서의 전단응력 분포

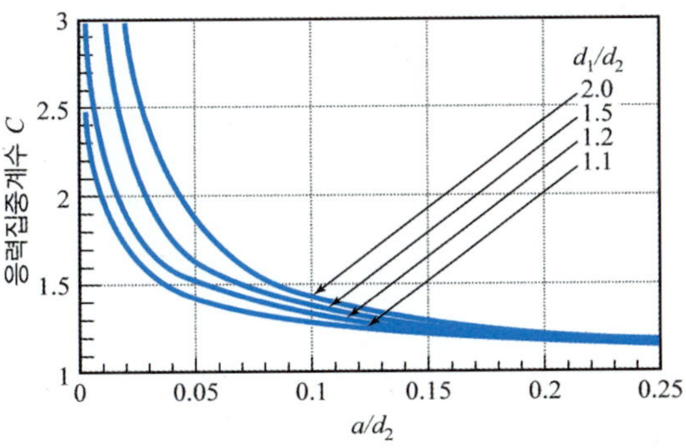

[그림 12-7] 단을 가진 봉에 비틀림 하중이 작용하는 경우의 응력집중계수.
공칭응력은 지름이 작은 부분에서의 최대 전단응력이다.

12.1.3 굽힘

6장에서 굽힘모멘트bending moment M을 받는 균일단면 보의 수직응력을 구하기 위해 식 (6.12), 즉 다음 식을 사용하였다.

$$\sigma_x = -\frac{My}{I} \qquad \textbf{(12.4)}$$

여기서 I는 단면 관성모멘트moment of inertia이며, y는 중립축으로부터의 거리이다. 보에 발생하는 응력집중의 예로, 굽힘모멘트 M을 받는 직사각형 단면 보가 [그림 12-8]과 같이 구멍이나 단, 또는 노치를 포함한 경우를 들 수 있다. 직사각형 단면의 높이는 폭에 비해 크다고 가정한다.

[그림 12-8(a)]와 같이 구멍을 포함한 경우, 구멍이 중립축상의 중앙에 위치한다고 하자. 구멍 지름 $2a$가 보 높이 h_1에 비하여 작을 때, 응력은 [그림 12-9(a)]와 같이 구멍 가까운 곳을 제외하면 거의 선형적으로 분포한다. 구멍 근처에서는 응력이 증폭되지만, 그 값이 선형 분포에서의 최대 응력을 초과하지는 않는다. 더 큰 구멍($\frac{2a}{h_1} > \frac{1}{2}$)일 경우, 응력집중은 선형 분포를 뛰어넘어 최대 응력이 선형 분포에서의 최댓값보다 거의 2배가 된다.

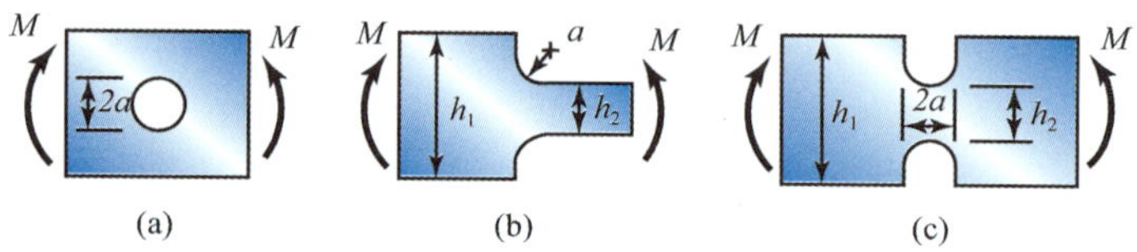

[그림 12-8] 응력집중을 일으키는 보 형상의 예

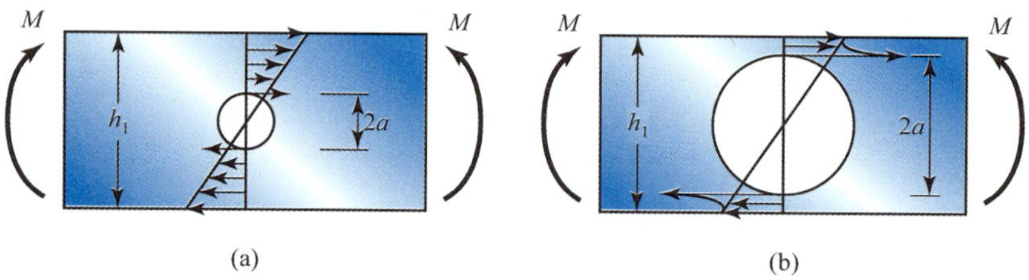

[그림 12-9] 작은 구멍과 큰 구멍을 가진 보의 응력 분포

[그림 12-10]은 단을 가진 보의 응력집중계수 $C = \frac{\sigma_{max}}{\sigma_{nom}}$를 높이 h_2에 대한 필릿 반지름 a의 비의 함수로 나타낸 그림이다. 응력 σ_{nom}은 높이가 작은 부분에서 식 (12.4)로 구한 최대 응력이다. 노치가 있는 보의 응력집중계수는 [그림 12-11]과 같다.

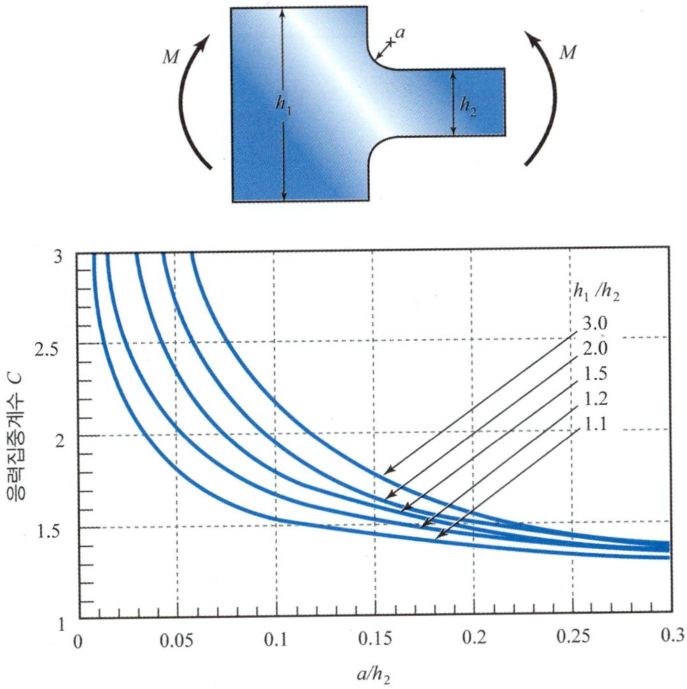

[그림 12-10] 단을 가진 보에 굽힘모멘트가 작용하는 경우의 응력집중계수. 공칭응력은 높이가 작은 부분에서의 최대 응력이다.

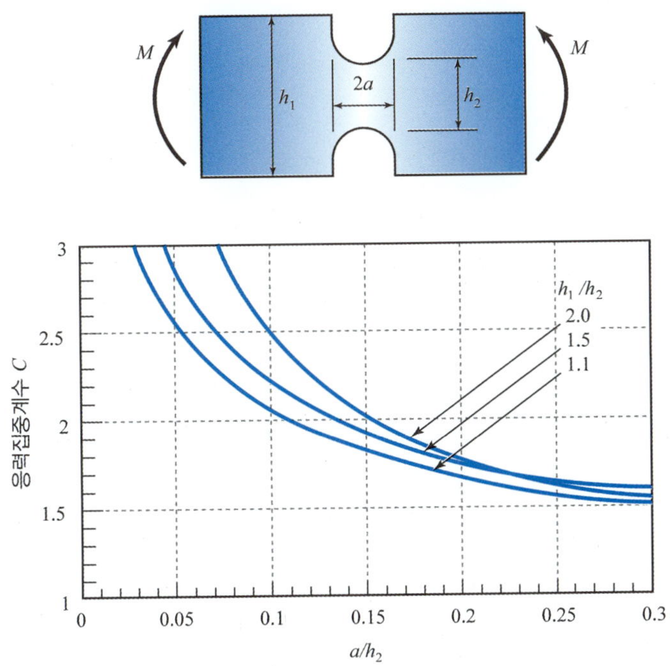

[그림 12-11] 노치를 가진 보에 굽힘모멘트가 작용하는 경우의 응력집중계수

예제 12.1 **단을 가진 봉의 최대 축하중** US unit

[그림 12-12]의 얇은 직사각형 단면 봉이 $b_1 = 3$ in에서 $b_2 = 2$ in로 높이 차이가 나고, 필릿 반지름이 $a = 0.2$ in인 단을 가지고 있다. 봉의 두께는 $t = 0.01$ in이다. 재료의 허용응력이 $\sigma_{\text{allow}} = 40$ ksi라 할 때, 가할 수 있는 최대 축하중은 얼마인가?

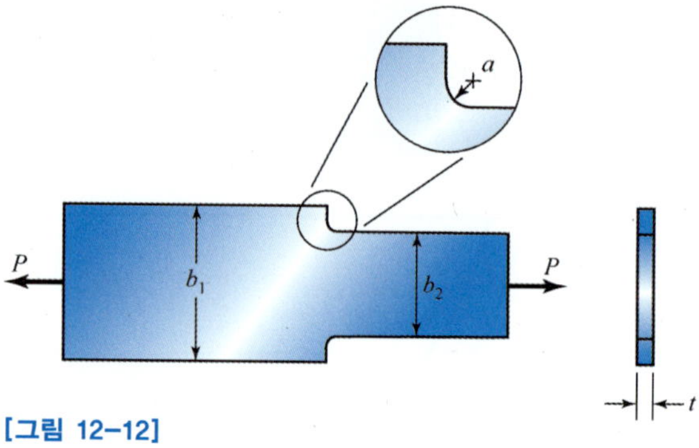

[그림 12-12]

전략

축하중을 받는 봉의 형상과 필릿 반지름에 따른 응력집중계수를 구해야 한다. 다음에 공칭응력(높이가 작은 쪽의 수직응력)을 P의 항으로 나타내면, 응력집중에 따른 최대 응력이 허용응력과 같도록 하는 P 값을 계산할 수 있다.

풀이

[그림 12-5]에서 $\dfrac{b_1}{b_2} = \dfrac{3\text{ in}}{2\text{ in}} = 1.5$, $\dfrac{a}{b_2} = \dfrac{0.2\text{ in}}{2\text{ in}} = 0.1$인 경우의 응력집중계수는 $C = 2.24$이다. 공칭응력을 P로 나타내면 다음과 같다.

$$\sigma_{\text{nom}} = \frac{P}{b_2 t}$$

따라서 응력집중에 따른 최대 응력은

$$\sigma_{\max} = C\sigma_{\text{nom}} = \frac{2.24P}{b_2 t}$$

이다. 이 응력을 허용응력과 같게 놓으면 다음과 같다.

$$\frac{2.24P}{b_2 t} = \sigma_{allow} \quad : \quad \frac{2.24P}{(2\text{ in})(0.01\text{ in})} = 40{,}000\text{ lb/in}^2$$

P에 대하여 풀면 최대로 가할 수 있는 축하중은 357 lb이다.

토론

이 예제에서 보여준 것과 같이 응력집중과 관련된 문제를 푸는 첫 단계는 고려하고 있는 부품, 하중 및 노치 형상에 해당하는 응력집중계수 그래프를 확인하는 것이다. 이 예제에 대한 응력집중계수 C는 [그림 12-5]에 변수 $\dfrac{a}{b_2}$의 함수로 제시되어 있으며, 변수 $\dfrac{b_1}{b_2}$의 여러 값에 대한 일련의 곡선들로 나타내었다. 필요로 하는 $\dfrac{b_1}{b_2}$의 특정 값에 대한 곡선이 없으면 곡선들 사이에서 보간할 수 있다. 이 경우 보통 선형 보간이 적절하다.

12.1 두께 0.005 m의 판의 중심에 지름 0.1 m의 구멍이 있다. 축하중 $P = 45$ kN이 작용할 때 이 판에 발생하는 최대 응력은 얼마인가?

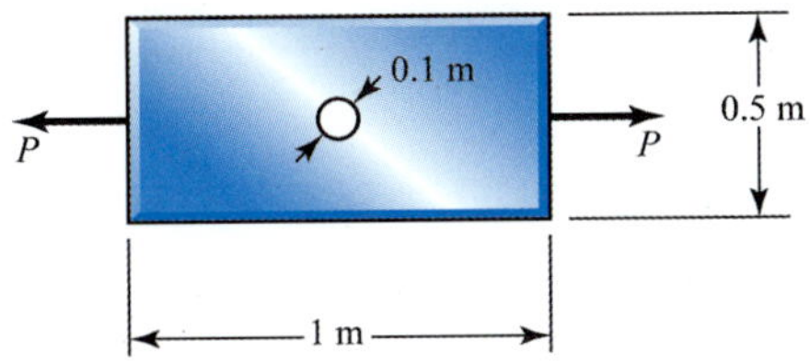

[그림 P12.1]

12.2 중심에 반지름 0.5 in의 구멍이 있는, 폭 W의 얇은 판재에 공칭 인장응력 $\sigma = 10$ ksi가 작용한
US unit
다. 이 판재의 최대 응력이 25 ksi로 제한되어 있다고 할 때, 최소한으로 요구되는 W 값은 얼마인가?

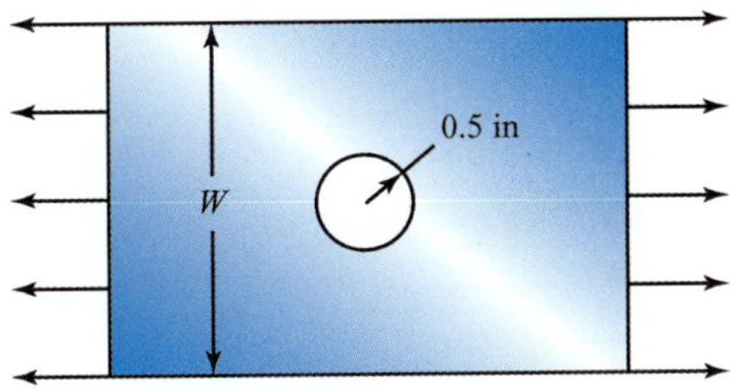

[그림 P12.2]

12.3 중심에 지름 0.75 in의 구멍을 가진, 폭 8.25 in의 얇은 판재가 있다. 설계에서 요구하는 허용
US unit
공칭응력allowable nominal stress은 $\sigma = 18$ ksi이고, 이에 대한 안전계수는 1.2이다. 알루미늄 합금 2014-T6, 6061-T6, 7075-T6 중에서 선택할 수 있다. 재료 비용이 항복응력(〈부록 B〉 참조)에 비례한다고 할 때, 사용할 수 있는, 비용 대비 효율이 가장 높은 재료를 결정하시오.

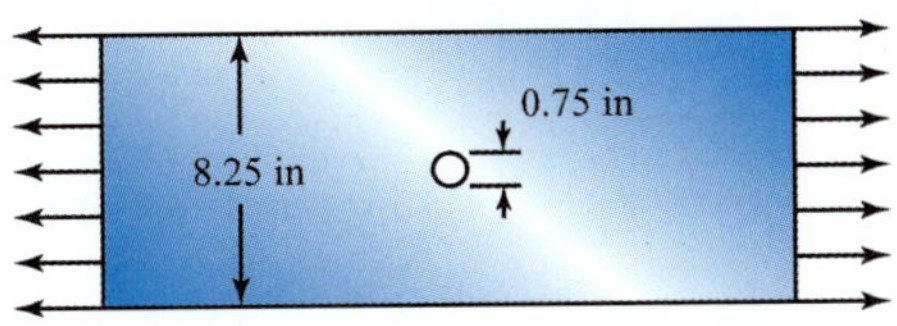

[그림 P12.3]

연습문제 ▸▸▸

12.4 판재의 두께는 5 mm이며, 길이(척도는 표시되어 있지 않음)는 폭 15 cm에 비해 크다. 지름 1 cm의 구멍 4개가 등간격으로 나 있다. 판재에 작용하는 총 하중은 $P=64$ kN이며, 재료의 허용 수직응력은 200 MPa이다. 구멍들 간의 간격이 적절한지 판단하시오. 구멍들이 상호작용을 하지 않아 판재가 4개로 분리될 수 있다고 가정한다.

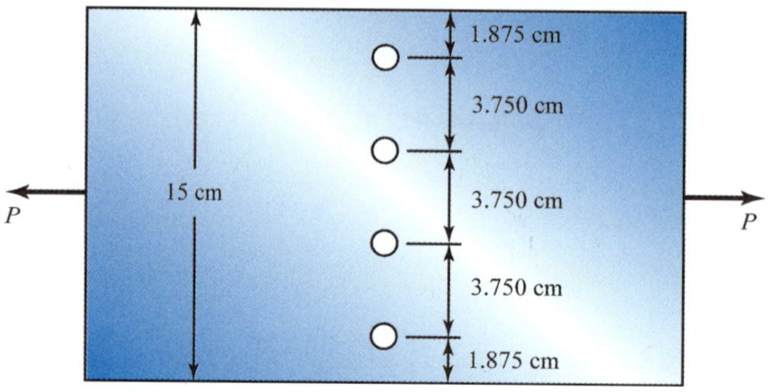

[그림 P12.4]

12.5 단 양쪽의 지름이 각각 $d_1=2.625$ in, $d_2=1.5$ in이고, 양쪽 단면을 잇는 필릿의 반지름이 0.225 in인 봉이 있다. 이 봉에 40,000 lb의 축하중이 작용할 때 발생하는 최대 응력은 얼마인가? ([그림 12-4]에서 d_1/d_2 값들 간에 보간이 필요할 수 있다.)
US unit

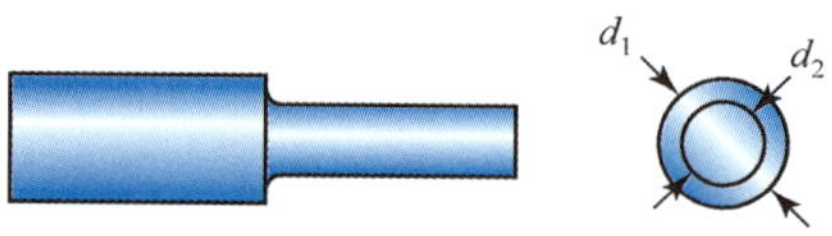

[그림 P12.5]

12.6 단을 가진 원형 봉의 필릿 반지름은 가는 단면의 반지름과 같다. 즉, $a=\dfrac{d_2}{2}$이다. 필릿을 완전한 사분원으로 만들면 최대의 응력집중을 일으키는 것을 보이시오. 이 경우 응력집중계수는 얼마인가?

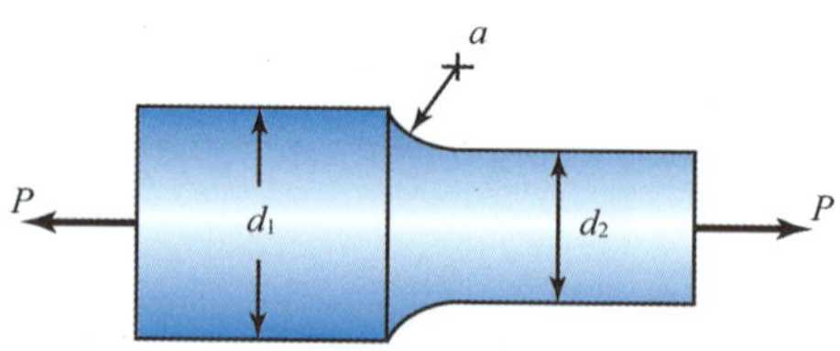

[그림 P12.6]

연습문제 ▸▸▸

12.7 US unit 인장시편의 측정부gage section 지름은 $\frac{1}{2}$ in이며, 반지름 1 in의 필릿을 거쳐 지름 $\frac{5}{8}$ in의 어깨부로 연결된다. 시편은 최대 응력집중이 일어나는 전이 구간에서 파손된다. 이때의 파손 하중과, 측정부 중간에서 파손이 일어날 때의 파손 하중과의 비를 구하시오. $\frac{a}{d_2}$ 값이 0.5보다 클 때, 응력집중계수는 $\frac{a}{d_2}=0.5$ 일 때의 값으로 근사할 수 있다고 가정한다.

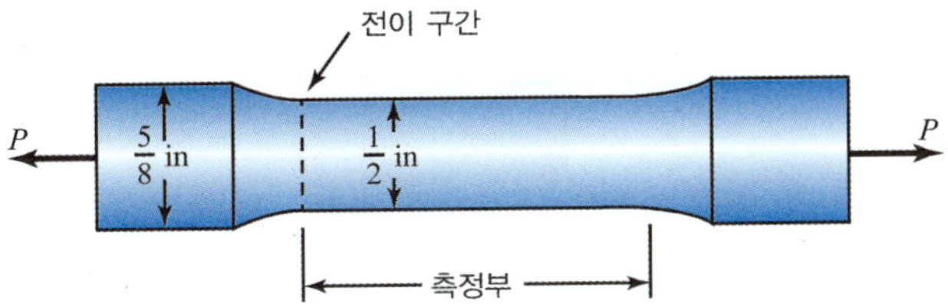

[그림 P12.7]

12.8 US unit 항복응력이 70 ksi인 재료로 만든, 단을 가진 봉이 하중 $P=37$ kips를 전달해야 한다. 그림과 같이 반지름 $a=0.24$ in의 사분원으로 된 필릿이 있을 때, 이 봉에 항복이 일어나지 않을, 지름 d_2의 최댓값을 구하시오.

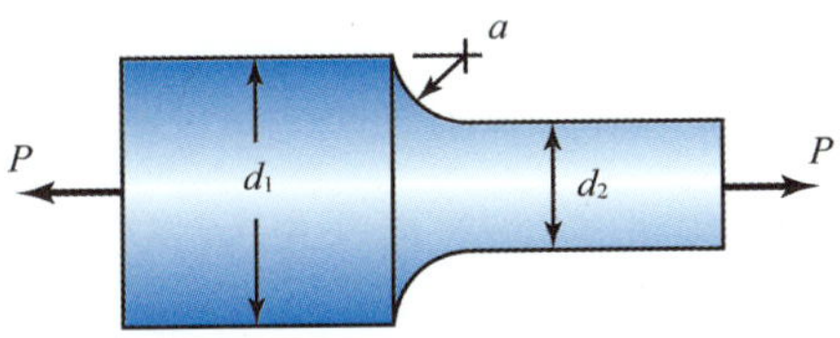

[그림 P12.8]

전략 먼저 해를 추정한 후, [그림 12-4]의 d_1/d_2 비를 고려한다.

12.9 US unit [예제 12.1]에서 봉의 폭은 $b_1=1.2$ in, $b_2=1.0$ in이고, 두께는 $t=0.05$ in, 필릿 반지름은 $a=0.3$ in라 할 때, 이 예제를 다시 풀어보시오.

12.10 단을 가진 봉이 $P=4$ kN의 하중을 받게 설계되어 있다. 봉의 폭은 $b_1=3$ cm, $b_2=2$ cm, 필릿 반지름은 $a=0.4$ cm, 두께는 $t=1$ mm이다. 그 재료는 〈부록 B〉의 황동 합금들(80% Cu 또는 네이벌) 중 한 가지이다. 각 합금의 가격은 항복응력에 비례한다. 항복을 피해야 한다는 조건에서 가격을 고려할 때 최적의 합금은 어느 것인가?

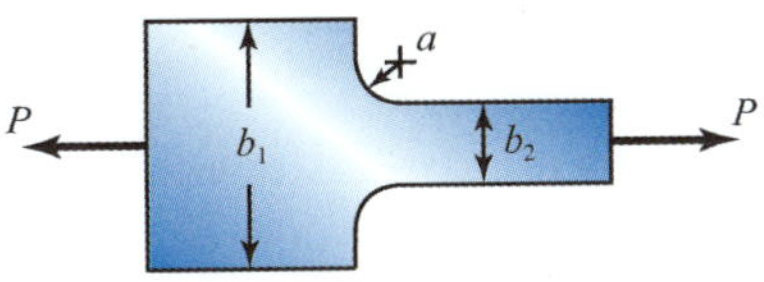

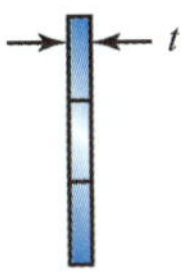

[그림 P12.10 ~ 12.11]

연습문제 ▸▸▸

12.11 US unit 단을 가진 봉이 $P=20{,}000$ lb의 하중을 받는다. 항복응력은 80 ksi 이며, 치수 간의 비 $\frac{b_1}{b_2}=1.4$, $\frac{a}{b_2}=0.131$, 그리고 두께는 $t=\frac{1}{4}$ in이다. 이 조건에서 항복의 시작을 일으킬 필릿 반지름 a 값을 구하시오.

12.12 US unit 단 양쪽의 지름이 각각 $d_1=1.8$ in, $d_2=1.5$ in 이다. 이 봉에 28.7 in·kip의 토크가 작용하고, 허용 전단응력이 65 ksi라 할 때, 필릿 반지름은 얼마이어야 하는가?

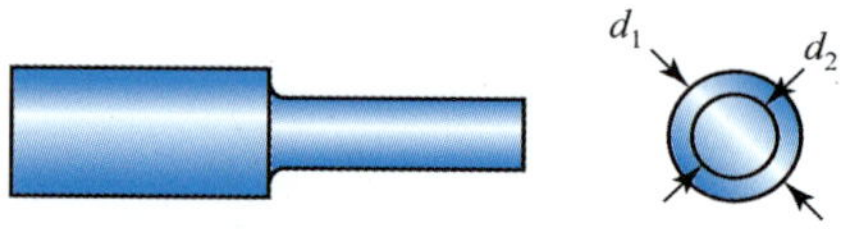

[그림 P12.12 ~ 12.13]

12.13 단을 가진 봉 재료의 허용 전단응력은 11.9 MPa이다. 지름은 $d_1=40$ mm, $d_2=20$ mm이며, 필릿 반지름은 1 mm이다. 봉에 가할 수 있는 허용 토크를 구하시오.

12.14 지름 1.2 m의 터빈 허브로부터 반지름 12 cm의 필릿을 통하여 반지름 0.4 m의 축까지 단이 져 있다. 허용 전단응력이 25.3 MPa이라면, 50 rpm으로 회전하는 터빈의 최대 동력은 얼마인가? (터빈에 의하여 전달되는 동력은 $T\omega$이다. 여기서, T는 토크, ω는 각속도(rad/s)이다.)

12.15 US unit 경주용 자동차의 구동축 지름은 $d_2=1.2$ in이며, 반지름 0.06 in의 필릿으로 더 큰 지름 d_1까지 단이 져 있다. 재료의 허용 전단응력은 18 ksi이다. 엔진이 5,600 rpm에서 최대 동력 320마력을 낸다고 할 때, 지름 d_1은 얼마이어야 하는가? (문제 **12.14** 참조. 1 마력은 550 ft·lb/s 이다.)

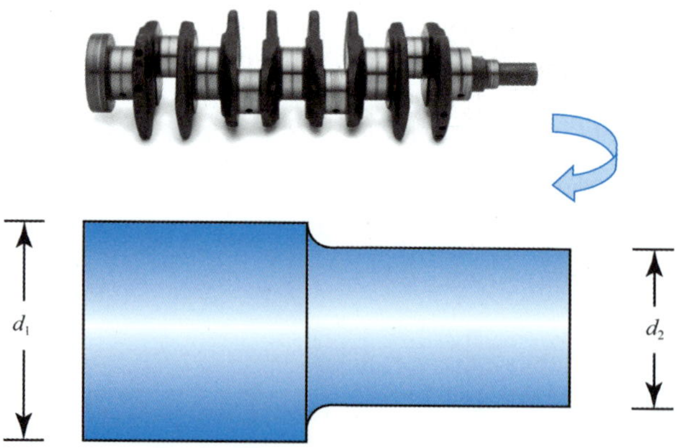

[그림 P12.15]

12.16 단순지지보가 보의 자중weight보다 훨씬 큰 무게 W를 가진 컨테이너를 들고 있다. 보의 단면은 높이 400 mm, 폭 150 mm의 직사각형이며, 보의 중앙에는 반지름 50 mm의 구멍이 있다. 보 재료는 인장 및 압축 시 187.5 MPa의 수직응력을 지지할 수 있다. 설계 안전계수를 3으로 가정할 때 W의 최대 허용치를 구하시오.

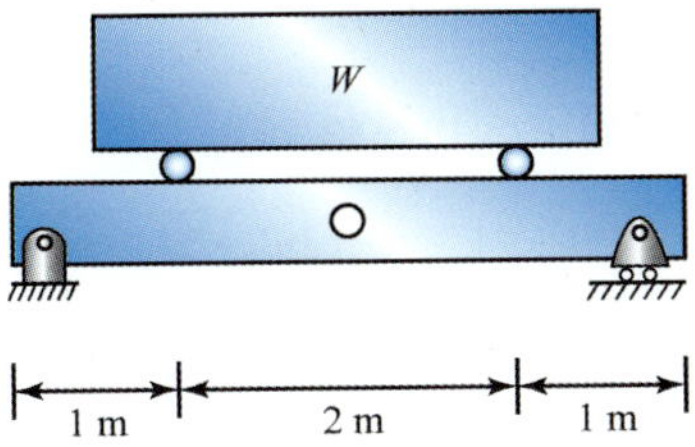

[그림 P12.16 ~ 12.17]

12.17 단순지지보가 보의 자중보다 훨씬 큰 무게 W를 가진 컨테이너를 들고 있다. 보의 단면은 높이 400 mm, 폭 150 mm의 직사각형이며, 보의 중앙에는 반지름 110 mm의 구멍이 있다. 보 재료는 인장 및 압축 시 187.5 MPa의 수직응력을 지지할 수 있다. 설계 안전계수를 3으로 가정할 때 W의 최대 허용치를 구하고, 문제 **12.16**의 답과 비교하시오.

12.18 직사각형 단면을 가진 길이 10 m의 보가 균일분포하중을 받고 있다. 직사각형 단면의 높이는 500 mm, 폭은 50 mm이다. (a)의 경우는 보의 중앙에 반지름 120 mm의 구멍이 하나 있고, (b)의 경우는 양 끝으로부터 1.5 m 떨어진 위치에 각각 반지름 130 mm의 구멍이 하나씩 있다. 어느 경우가 더 안전한가?

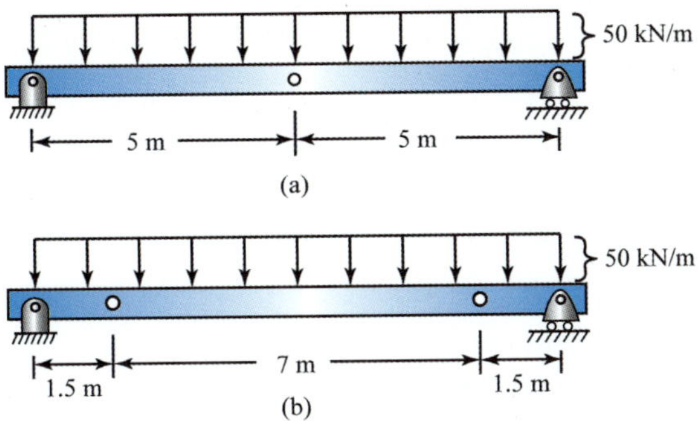

[그림 P12.18]

12.19 단을 가진 보의 높이는 $h_1 = 0.5$ m, $h_2 = 0.167$ m이다. 보의 폭은 $t = 50$ mm이며, 필릿 반지름은 16.7 mm이다. 고려하고 있는 보 재료의 항복응력은 270 MPa이다. 이 재료를 선택한다면, 굽힘모멘트 $M = 30$ kN·m가 작용할 때 재료에 항복이 일어날 것인가?

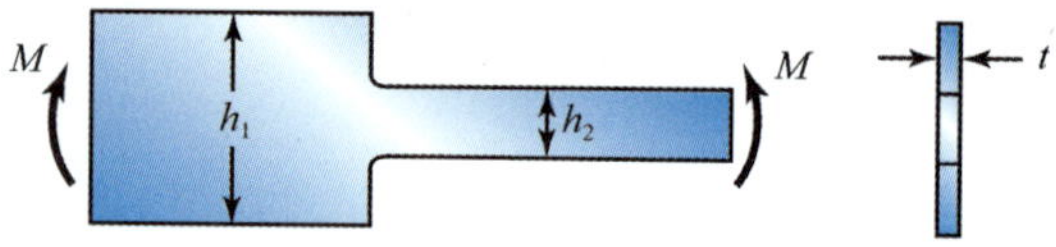

[그림 P12.19 ~ 12.20]

12.20 단을 가진 보의 높이는 $h_1 = 400$ mm, $h_2 = 200$ mm이다. 보의 폭은 $t = 80$ mm이며, 필릿 반지름은 30 mm이다. 보 재료의 인장강도는 235 MPa이다. 설계 안전계수가 1.5라면, 보가 지지할 수 있는 굽힘모멘트는 얼마인가?

12.21* US unit 단을 가진 보의 설계상 그림과 같이 사분원으로 된 필릿과 항복응력이 90 ksi 인 강철 재료, 그리고 안전계수 4가 필요하다. 보에 작용하는 굽힘모멘트가 $M = 150$ ft·kip일 때, 필요한 높이 h를 구하시오.

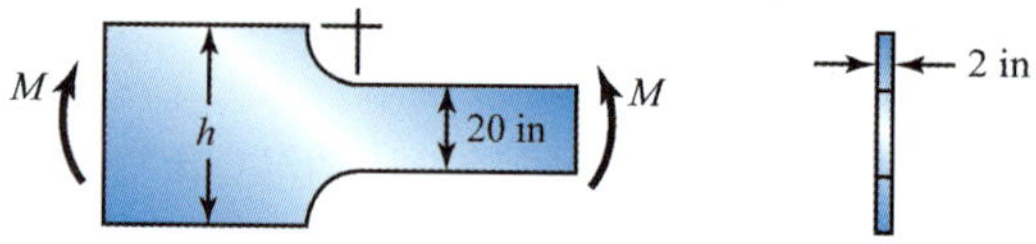

[그림 P12.21]

12.22 단을 가진 보의 필릿은 중심각 45°의 원호로 되어 있다. $h_1 = 0.88$ m, $h_2 = 0.80$ m일 때, 필릿 반지름과 응력집중계수를 구하시오.

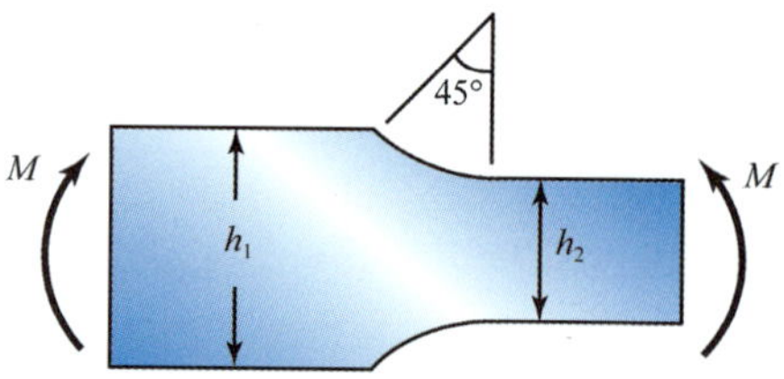

[그림 P12.22]

연습문제 ▶▶▶

12.23 양쪽에 노치를 가진 보가 순수 굽힘모멘트를 받는다. 높이 비는 $\dfrac{h_1}{h_2}=1.5$이다. 설계자로서 여러분에게 반원 노치(그림 (a))와 $\dfrac{a}{h_2}=0.05$인 깊은 노치(그림 (b)) 등 두 가지의 선택이 있다. 반원 노치를 사용하면 허용 굽힘모멘트가 거의 80% 증가함을 보이시오.

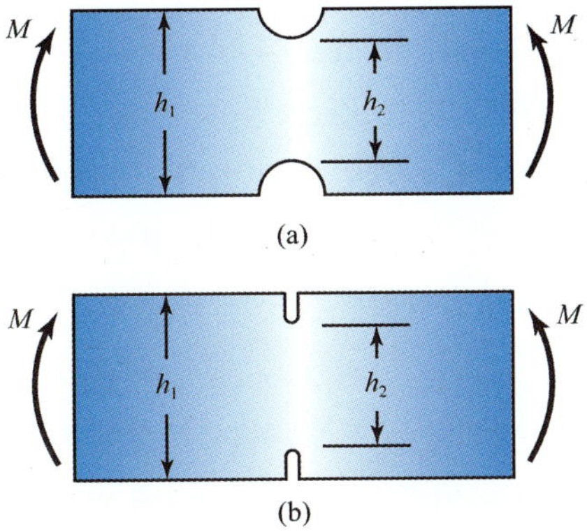

[그림 P12.23]

12.24 폭(지면에 수직방향의 치수)이 20 mm인 목재 보의 항복응력은 60 MPa이다. 보 위와 아래 표면에 각각 반원 노치를 가지도록 설계해야 한다. 높이는 $h_1=0.55$ m이며, 두 노치 바닥 사이의 거리는 $h_2=0.5$ m이다. 재료에 항복을 일으키는 최소 굽힘모멘트 M은 얼마인가?

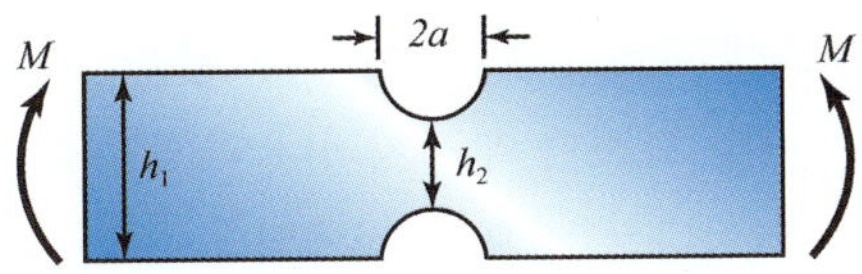

[그림 P12.24]

12.25 US unit 보의 높이는 $h_1=40$ in, 폭(지면에 수직방향의 치수)은 2 in이다. 시험에 따르면, 노치 반지름이 $a=2$ in일 때 굽힘모멘트 $M=311$ ft·kip에 의해 보가 파손에 이른다. 노치 반지름이 각각 다음과 같을 때, 보가 파손되는 굽힘모멘트를 구하시오.

(a) $a=3$ in일 때 (b) $a=4$ in일 때

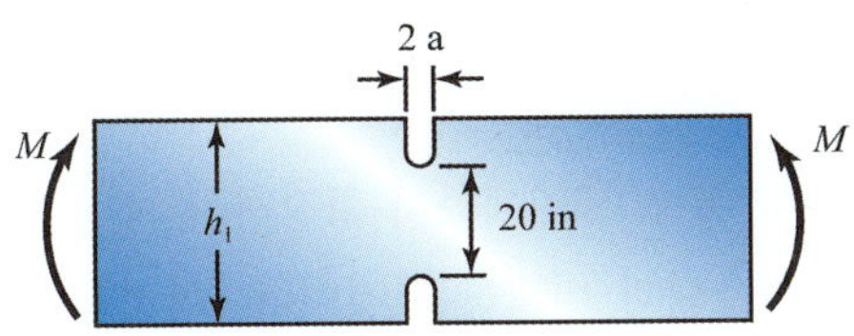

[그림 P12.25]

SECTION 12.2 파손

Failure

구조 설계자는 재료의 가용성, 가공성, 가격, 무게, 미적 관심 등 많은 요구조건이나 구속조건들을 만족시키는 데는 타협을 할 수 있으나, 파손failure을 피해야 하는 것은 필수적이다. 앞의 장들에서 특정 하중을 받을 때 파손을 피하기 위한 구조 부재의 설계 사례들을 보였다. 축하중이나 토크를 받는 봉, 압력 용기, 횡 하중을 받는 보 등 우리가 고려한 부재들은 단순한 형상을 가지고 있고, 또 단순한 응력 상태에 있었다. 단 하나의 응력 성분만 있을 때는 간단한 파손 기준을 적용할 수 있다. 한 점에 둘 이상의 응력 성분이 발생할 때는 복합 응력을 고려할 수 있는 파손 기준이 필요하다. 더욱이 많은 구조물은 고급의 해석적 또는 수치적 방법을 필요로 하는 복잡한 형상을 가지고 있어, 그 결과 일반적인 응력 상태를 유발한다. 이 절에서는 일반적인 응력 상태에 있는 재료의 파손을 방지하기 위해 도입된 기준들에 대해 논의한다. 먼저 **과부하** 또는 단순 부하를 고려하고, 다음에 반복 부하 또는 **피로**fatigue에 대해 논의한다.

12.2.1 과부하

과부하overload에 의해 초래되는 파손의 메커니즘은 재료에 따라 다르다. 구조용 금속을 취성 재료와 연성 재료로 크게 구분할 때, 취성 재료의 파손은 한 구성 요소가 부서지거나 파괴될 때 일어난다. 반면, 연성 재료의 파손은 보통 항복의 시작과 함께 일어나는 것으로 정의된다.

앞의 장들에서 단순한 응력 상태에 기반을 둔 파손 기준을 도입하였다. 3장에서 살펴본 것처럼 축하중을 받는 봉의 항복은 항복응력 σ_Y를 초과할 때 발생하며, 파괴는 극한응력 σ_U에 도달할 때 발생한다. 이제 축하중과 비틀림을 함께 받는 봉이나 압력 용기 벽과 같은, 더욱 복잡한 응력 상태에 있는 물체에 언제 파손이 일어날 것인가를 예측하는 데 사용할 수 있는 기준들을 설명하고자 한다.

12.2.1.1 최대 수직응력 조건

축하중을 받는 봉에 사용한 파손의 개념을 더욱 복잡한 응력 상태에까지 확장하는 가장 간단한 방법은 한 점에서의 최대 주응력을 축하중 조건에서의 극한응력과 비교하는 것이다. 이것을 최대 수직응력 조건이라 한다(7.2 ~ 7.4절의 주응력에 관한 설명 참조). 수학적으로 표현하면, 이 조건은 다음과 같을 때 파손이 일어난다는 것이다.

$$\mathrm{Max}(|\sigma_1|, |\sigma_2|, |\sigma_3|) = \sigma_U \tag{12.5}$$

절댓값을 사용한 것은 인장과 압축에서 재료가 같은 강도를 가진다고 가정함을 뜻한다. 재료의 내재적인 파손 메커니즘은 미끄러짐(전단)보다 일종의 분리의 형태이므로 이 조건은 항복이나, 큰 소성변형이 발생하지 않는 취성 재료에 적용된다.

평면응력($\sigma_3 = 0$)의 경우, 최대 수직응력 조건은 도식적인 방법으로 간단히 표현할 수 있다. 파손이 일어나지 않을 σ_1 및 σ_2 값은 다음 직선들로 정의된 정사각형 영역으로 한정된다([그림 12-13]).

$$\sigma_1 = \pm\sigma_U, \quad \sigma_2 = \pm\sigma_U \tag{12.6}$$

이 조건에서 주응력들 간의 상호작용은 없다는 것에 주의한다. 즉, 경계는 수평선과 수직선이다. 3차원 응력 상태에서 안전한 응력 영역은 다음 평면들로 경계를 이루는 정육면체 내부이다.

$$\sigma_1 = \pm\sigma_U, \quad \sigma_2 = \pm\sigma_U, \quad \sigma_3 = \pm\sigma_U \tag{12.7}$$

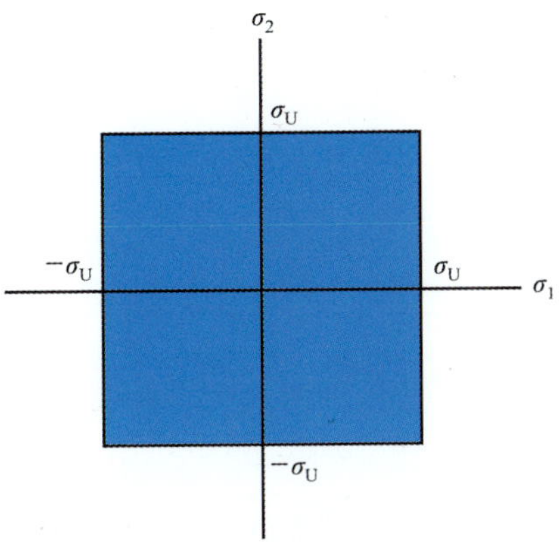

[그림 12-13] 평면응력 상태에 대한 최대 수직응력 조건의 도식적 표현

예제 12.2 최대 수직응력 조건의 응용

US unit

[그림 12-14]에서 초고강도강ultrahigh-strength steel으로 만든 봉이 축 응력 σ와 횡 압력 p를 받고 있다. 이 재료는 인장 및 압축에서의 극한 수직응력이 300 ksi인 취성 재료이다. 작용하는 압력과 축 응력이 $\sigma = 2p$의 비례관계에 있을 때, 봉이 파손될 압력 수준 p를 구하시오.

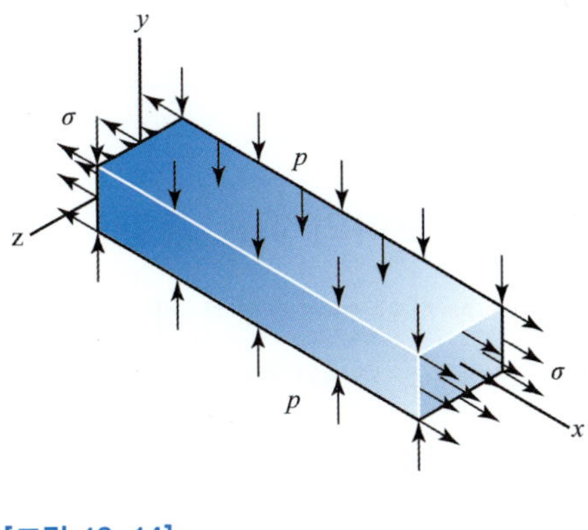

[그림 12-14]

전략

재료가 취성을 가지고, 인장 및 압축 시 같은 응력에서 파손이 일어나므로, 최대 수직응력 조건을 적용한다. 주응력을 구한 후 식 (12.5)로부터 파손이 일어날 압력 p를 계산한다. 파손이 일어나는 압력을 도식적으로도 구할 것이다.

풀이

[그림 12-14]의 좌표계를 쓰면, 0이 아닌 응력 성분은 $\sigma_x = \sigma$와 $\sigma_y = -p$ 뿐이다. 봉은 평면응력 상태에 있고, 주응력은 $\sigma_1 = \sigma$, $\sigma_2 = -p$, $\sigma_3 = 0$ 이다. 축 응력과 압력은 $\sigma = 2p$의 비로 작용하므로 식 (12.5)는 다음과 같이 쓸 수 있다.

$$\text{Max}(|\sigma_1|, |\sigma_2|, |\sigma_3|) = \sigma_U :$$
$$\text{Max}(|2p|, |-p|, |0|) = 300\text{ ksi}$$

따라서 $p = 150$ ksi 일 때 파손이 일어나는 것을 알 수 있다. 이는 σ_1-σ_2 공간에서의 하중 경로와 파손 위치를 보여주는 그림 (a)에 나타나 있다. 하중이 작용할 때 $\sigma_2 = -p$, $\sigma_1 = 2p$이므로, 하중 경로는 직선 $\sigma_2 = -\frac{1}{2}\sigma_1$ 을 따른다. 하중 경로가 경계에 이르면 파손이 일어나며, 이때 $\sigma_1 = 2p = 300$ ksi 이다.

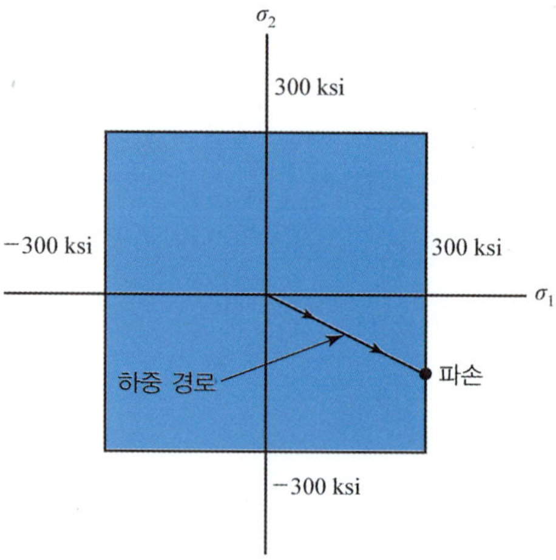

(a) 하중 경로와 파손 위치의 도식적 표현

토론

이 예제는 **비례하중**proportional loading의 사례를 보여준다. 비례하중은 하중의 증가와 함께 한 점에서의 응력 성분들이 증가하고 모든 하중 수준에서 일정한 비를 유지하는 것을 뜻한다. 실제로 이러한 경우가 종종 일어날 수가 있는데, 모든 압력 수준에서 원주 방향 응력이 축방향 응력의 2배가 되는 원주형 압력 용기가 아마도 가장 좋은 사례가 될 것이다([예제 12.4] 참조).

12.2.1.2 모어의 파손 조건

인장과 압축 시의 파괴강도가 서로 다른 재료가 많이 있으므로 [그림 12-13]을 수정하는 것이 필요하다. [그림 12-15(a)]에서 보듯이 제1 및 제3사분면에서의 파손 경계는 본질적으로 전과 같지만, 극한 인장응력 σ_U^t 와 극한 압축응력 σ_U^c 는 서로 다르다. 문제는 제2 및 제4사분면에서의 파손 경계이다. 모어Mohr는 [그림 12-15(a)]와 같이 제1, 제3사분면의 경계를 연결하는 직선이 될 것이라고 제안했다. 그 결과로 나온 파손 경계가 **모어의 파손 조건**Mohr's failure criterion이다. 그 근거는 [그림

12–15(b)]에서 찾아볼 수 있다. 오른쪽 원은 $\sigma_1 = \sigma_U^t$, $\sigma_2 = 0$일 때의 응력 상태를 변환한 모어 원이며, 왼쪽 원은 $\sigma_1 = 0$, $\sigma_2 = -\sigma_U^c$ 일 때의 응력 상태를 변환한 모어 원이다. 모어는 σ-τ 공간에서 파손 경계는 [그림 12–15(b)]와 같이 이 두 원과 이들에 접하는 직선들로 정의된다고 가정하였다. σ_1과 σ_2가 서로 반대 부호를 가질 때, [그림 12–15(a)]의 제2, 제4사분면에서 직선상에 있는 값들은 [그림 12–15(b)]의 직선에 접하는 모어 원들이 된다.

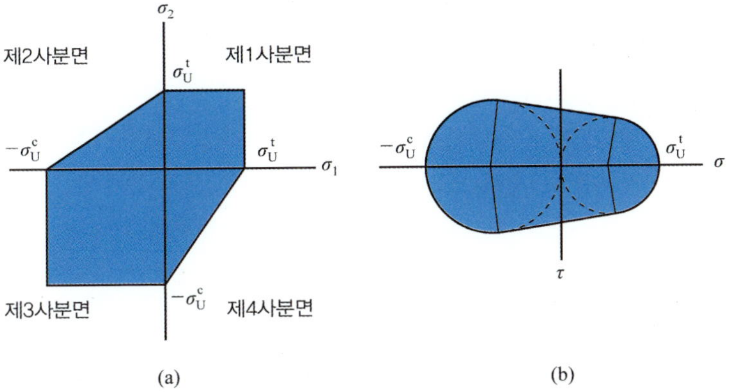

[그림 12–15] (a) 평면응력 조건에서의 모어 파손 조건의 도식적 표현 (b) 제2, 제4사분면에서의 파손 경계에 대한 근거

[그림 12–15(a)]는 제1, 제3사분면에서는 파괴가 일어나는 σ_1, σ_2 값 사이에 상호작용이 없으나, 제2, 제4사분면에서는 상호작용이 존재함을 나타낸다. 파손은 제1사분면에서는

$$\sigma_1 = \sigma_U^t \quad \text{또는} \quad \sigma_2 = \sigma_U^t \tag{12.8}$$

일 때 일어나며, 제3사분면에서는

$$\sigma_1 = -\sigma_U^c \quad \text{또는} \quad \sigma_2 = -\sigma_U^c \tag{12.9}$$

일 때 일어난다. 파손은 또한, 제2사분면에서는 σ_1과 σ_2가 직선

$$\sigma_2 = \sigma_U^t + \frac{\sigma_U^t}{\sigma_U^c}\sigma_1 \tag{12.10}$$

상에 있을 때 일어나며, 제4사분면에서는 σ_1과 σ_2가 직선

$$\sigma_2 = -\sigma_U^c + \frac{\sigma_U^c}{\sigma_U^t}\sigma_1 \tag{12.11}$$

상에 있을 때 일어난다.

최대 수직응력 조건에서와 마찬가지로 파손 메커니즘 모델은 파괴fracture이므로, 모어의 파손 조건은 역시 취성 재료에 적용된다.

예제 12.3 모어 파손 조건의 응용

US unit

어떤 기구의 예비설계로부터 부품 표면에 있는 한 점이 $\sigma_x = \sigma_y = -75$ ksi, $\tau_{xy} = 175$ ksi인 평면응력 상태에 있음을 알았다. 모어 조건에 따르면 극한 인장강도 $\sigma_U^t = 150$ ksi 및 극한 압축강도 $\sigma_U^c = 300$ ksi에서 재료가 파손된다. 주어진 응력 상태에 대하여 이 설계는 안전한가?

전략

식 (7.15)를 사용하여 주어진 평면응력 상태에 대한 주응력 σ_1, σ_2를 구한다. 다음에 이 응력 상태가 [그림 12-15(a)]의 어느 사분면에 놓이는지 알면, 식 (12.8)~(12.11)로부터 응력 상태가 파손 경계 안에 있는지 확인할 수 있다.

풀이

주응력은 다음과 같다.

$$\begin{aligned}\sigma_1, \sigma_2 &= \frac{\sigma_x + \sigma_y}{2} \pm \sqrt{\left(\frac{\sigma_x - \sigma_y}{2}\right)^2 + \tau_{xy}^2} \\ &= \frac{-75-75}{2} \pm \sqrt{\left(\frac{-75+75}{2}\right)^2 + 175^2} \\ &= 100 \text{ ksi}, \ -250 \text{ ksi}\end{aligned}$$

응력 상태는 제4사분면 안에 있다. $\sigma_1 = 100$ ksi를 식 (12.11)에 대입하면, 파손 경계에 대응하는 σ_2 값은

$$\sigma_2|_{\text{boundary}} = -\sigma_U^c + \frac{\sigma_U^c}{\sigma_U^t}\sigma_1 = -300 + \frac{300}{150}(100) = -100 \text{ ksi}$$

이다. 설계 값 $\sigma_2 = -250$ ksi는 이 값보다 아래에 있으므로, 설계상 응력 상태는 파손 경계의 밖에 놓인다. 따라서 이 설계대로 시행할 경우 재료는 파손될 것이다.

토론

주응력 계산이 모어의 파손 조건을 적용하기 위한 열쇠이다. 물체의 자유 표면(외력이 작용하지 않는 표면) 위의 트랙션traction 벡터는 0이기 때문에, 자유 표면 위의 점은 항상 평면응력 상태에 있다. 이 때문에 주응력을 간단히 구할 수 있다.

12.2.1.3 트레스카 조건

여기서는 극한 인장강도에 도달하기 전에 항복을 일으키는 연성 재료에 적합한 파손 기준을 고려한다. 재료가 항복응력에 이르면 파괴는 일어나지 않지만, 영구변형이 생기고 많은 구조 부품이 제 기능을 잃어버릴 수 있다. 동시에 깊은 물속의 송유관처럼 설치나 제작 과정에서 의도적으로 심한

소성변형plastic deformation을 받게 하는 구조물도 있다.

항복응력에 도달할 때 시작되는 소성변형은 슬립slip이나 전단변형shear deformation 과정을 통해 일어난다. 그러므로 항복에 의한 파손 기준이 전단응력의 항으로 표현될 것으로 생각하는 게 당연하다. 그렇다면 개념적으로, 연성 구조 재료의 항복을 결정하는 가장 간단한 실험은 관재에 비틀림을 가하는 것과 같은 전단시험일 것이다. 평균 반지름 R, 벽 두께 t인 얇은 관재에 토크 T를 가할 때 발생하는 전단응력은 다음과 같다.

$$\tau = \frac{T}{2\pi R^2 t} \tag{12.12}$$

이렇게 전단에서의 항복응력 τ_{Y}를 구할 수 있다. 항복의 시작을 파손으로 정의한다면 τ_{Y}는 재료의 최대 전단응력이기도 하다.

그러나 모든 재료를 얇은 벽 실린더 형상으로 쉽게 구할 수 있는 것이 아니므로, 봉에 축하중을 가하는 방법이 항복강도를 결정하는 보편적인 기준이 되었다. 봉이 축하중에 의해 수직응력 σ를 받을 때 최대 전단응력은 $\dfrac{\sigma}{2}$이다. 따라서 항복의 시작점에서 전단응력은 수직응력과 다음 관계를 가진다.

$$\tau_{\mathrm{Y}} = \frac{\sigma_{\mathrm{Y}}}{2} \tag{12.13}$$

최대 전단응력의 절댓값이 τ_{Y}와 같을 때 항복이 일어난다고 가정하면, 이 조건은 임의의 응력 상태로까지 확장할 수 있다. 즉 다음과 같다.

$$\mathrm{Max}\left(\left|\frac{\sigma_1-\sigma_2}{2}\right|, \left|\frac{\sigma_2-\sigma_3}{2}\right|, \left|\frac{\sigma_1-\sigma_3}{2}\right|\right) = \tau_{\mathrm{Y}} \tag{12.14}$$

이 식이 **트레스카의 파손 조건**Tresca criterion이며, **최대 전단응력 조건**maximum shear stress criterion이라고도 한다. 식 (12.13)의 관계를 사용하면, 트레스카 조건은 인장항복응력의 항으로 나타낼 수 있다.

$$\mathrm{Max}\left(|\sigma_1-\sigma_2|, |\sigma_2-\sigma_3|, |\sigma_1-\sigma_3|\right) = \sigma_{\mathrm{Y}} \tag{12.15}$$

이 조건은 평면응력의 경우 쉽게 시각화할 수 있다. 이때 식 (12.15)는 다음과 같이 단순화된다.

$$\mathrm{Max}\left(|\sigma_1-\sigma_2|, |\sigma_2|, |\sigma_1|\right) = \sigma_{\mathrm{Y}} \tag{12.16}$$

결국, σ_1-σ_2 평면에서 안전 영역은 다음 직선들로 경계가 지어진다.

$$\sigma_1 - \sigma_2 = \pm\sigma_{\mathrm{Y}}, \quad \sigma_1 = \pm\sigma_{\mathrm{Y}}, \quad \sigma_2 = \pm\sigma_{\mathrm{Y}} \tag{12.17}$$

[그림 12-16]에서 이 직선들은 육각형을 형성한다(육각형에 외접하는 타원에 대해서는 다음에 논의한다). 이 육각형 상에 있거나 그 내부에 있는 σ_1과 σ_2 값을 발생시키는 응력 상태는 항복을 일으킨다. 따라서 이 경계는 평면응력에서의 최대 전단응력 조건을 정의한다.

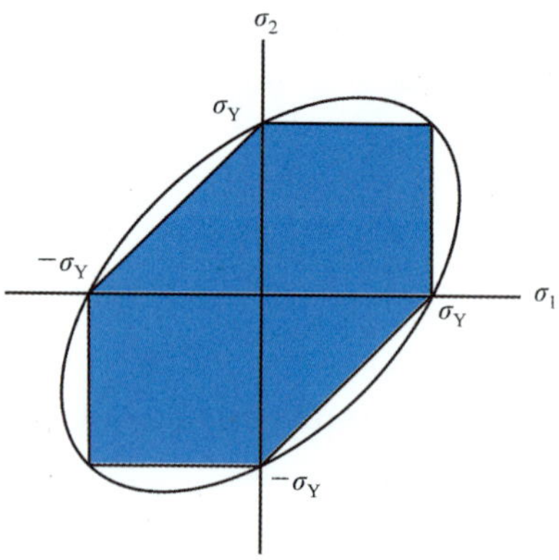

[그림 12-16] 평면응력에 대한 트레스카 조건(육각형) 및 폰 미세스 조건(타원)의 파손 경계

주어진 응력 상태에 대하여 수직응력

$$\sigma_T = \text{Max}\left(|\sigma_1 - \sigma_2|,\ |\sigma_2 - \sigma_3|,\ |\sigma_1 - \sigma_3|\right) \tag{12.18}$$

은 재료가 얼마나 파손에 가까워졌는가에 대한 척도를 얻기 위하여 항복응력 σ_Y와 비교할 수 있다는 사실을 식 (12.15)로부터 알 수 있다. **트레스카 상당응력**Tresca equivalent stress이라 불리는 이것은 **트레스카 안전계수**를 정의하는 동기가 된다.

$$\text{FS}_T = \frac{\sigma_Y}{\sigma_T} \tag{12.19}$$

앞 장에서 살펴보았듯이 주어진 안전계수는 설계 목표로 규정될 수 있다. 안전계수는 부품이 얼마나 파손에 가까워졌는가에 대한 빠른 척도가 되기 때문에, 주어진 응력 상태에 대한 안전계수를 계산하는 것 역시 유용하다(파손은 FS = 1일 때 일어남).

12.2.1.4 폰 미세스 조건

연성 재료의 파손에 대한 **폰 미세스 조건**von Mises criterion은

$$\frac{1}{2}\left[(\sigma_1 - \sigma_2)^2 + (\sigma_2 - \sigma_3)^2 + (\sigma_1 - \sigma_3)^2\right] = \sigma_Y^2 \tag{12.20}$$

일 때 항복이 일어난다는 것이다.

이 식은 변형에너지를 고려하여 유도할 수 있어 **변형에너지 조건**distortional energy criterion이라고도 알려져 있다. 평면응력에서 파손 경계는 간단히

$$\sigma_1^2 - \sigma_1\sigma_2 + \sigma_2^2 = \sigma_Y^2 \quad \textbf{(12.21)}$$

으로 표시되며, 이는 [그림 12-16]에서 타원을 나타낸다. 트레스카와 폰 미세스의 조건은 단축 인장, 단축 압축, 등이축equibiaxial 인장 및 압축 조건에서는 서로 일치한다. 다른 경우에는 트레스카 조건이 좀더 보수적이다(즉, 파손을 일으키는 응력이 보통 더 작다).

식 (12.20)에서, 다음 식으로 정의되는 **폰 미세스 상당응력**von Mises equivalent styess(σ_M)이 재료가 얼마나 파손에 가까워졌는가에 대한 척도로서 σ_Y와 비교될 수 있음을 보았다.

$$\sigma_M = \frac{1}{\sqrt{2}}\sqrt{(\sigma_1-\sigma_2)^2+(\sigma_2-\sigma_3)^2+(\sigma_1-\sigma_3)^2} \quad \textbf{(12.22)}$$

이것은 응력 성분들의 항으로도 표시될 수 있다.

$$\sigma_M = \frac{1}{\sqrt{2}}\sqrt{(\sigma_x-\sigma_y)^2+(\sigma_y-\sigma_z)^2+(\sigma_x-\sigma_z)^2+6(\tau_{xy}^2+\tau_{yz}^2+\tau_{xz}^2)} \quad \textbf{(12.23)}$$

따라서 특정 문제의 해를 얻었다면, 주응력을 먼저 계산할 필요 없이 응력 성분들로부터 직접 폰 미세스 상당응력을 구하여 부품 내의 항복 영역을 찾을 수 있다. **폰 미세스 안전계수**는 다음과 같이 정의된다.

$$FS_M = \frac{\sigma_Y}{\sigma_M} \quad \textbf{(12.24)}$$

예제 12.4 트레스카 및 폰 미세스 안전계수

양단이 반구형으로 막힌 원통형 압력 용기의 반지름은 $R = 2$ m, 벽 두께는 $t = 10$ mm이며, 재료는 항복응력 $\sigma_Y = 1800$ MPa의 강(강철)steel이다. 용기 내부에 압력 $p = 2$ MPa이 작용할 때, 트레스카 및 폰 미세스 안전계수를 비교하시오.

전략

우선 주응력을 구하고(7.6절 참조), 다음에 식 (12.19)와 (12.24)로부터 안전계수를 계산한다.

풀이

용기 벽에 수직인 응력을 무시하면, 원주방향 및 축방향의 주응력은 다음과 같다.

$$\sigma_1 = \frac{pR}{t}, \quad \sigma_2 = \frac{pR}{2t}$$

식 (12.18)에서 트레스카 상당응력은

$$\begin{aligned}\sigma_{\mathrm{T}} &= \mathrm{Max}\left(|\sigma_1-\sigma_2|,\ |\sigma_2-\sigma_3|,\ |\sigma_1-\sigma_3|\right)\\ &= \mathrm{Max}\left(\left|\frac{pR}{t}-\frac{pR}{2t}\right|,\ \left|\frac{pR}{2t}\right|,\ \left|\frac{pR}{t}\right|\right)\\ &= \frac{pR}{t}=\frac{(2\ \mathrm{MPa})(2\ \mathrm{m})}{0.01\ \mathrm{m}}=400\ \mathrm{MPa}\end{aligned}$$

이다. 따라서 트레스카 안전계수는 다음과 같다.

$$\mathrm{FS_T}=\frac{\sigma_{\mathrm{Y}}}{\sigma_{\mathrm{T}}}=\frac{1800\ \mathrm{MPa}}{400\ \mathrm{MPa}}=4.50$$

식 (12.22)에서 폰 미세스 상당응력은

$$\begin{aligned}\sigma_M &= \frac{1}{\sqrt{2}}\sqrt{(\sigma_1-\sigma_2)^2+(\sigma_2-\sigma_3)^2+(\sigma_1-\sigma_3)^2}\\ &= \frac{1}{\sqrt{2}}\sqrt{\left(\frac{pR}{t}-\frac{pR}{2t}\right)^2+\left(\frac{pR}{2t}\right)^2+\left(\frac{pR}{t}\right)^2}\\ &= \frac{\sqrt{3}\,pR}{2t}=\frac{\sqrt{3}(2\ \mathrm{MPa})(2\ \mathrm{m})}{2(0.01\ \mathrm{m})}=346\ \mathrm{MPa}\end{aligned}$$

이므로, 폰 미세스 안전계수는 다음과 같다.

$$\mathrm{FS_M}=\frac{\sigma_{\mathrm{Y}}}{\sigma_{\mathrm{M}}}=\frac{1800\ \mathrm{MPa}}{346\ \mathrm{Mpa}}=5.20$$

트레스카 상당응력을 기준으로, 폰 미세스 안전계수는 트레스카 안전계수보다 15.6 % 더 크다. 이는 폰 미세스 파손 경계가 대체로 트레스카 경계의 바깥에 있다는 사실을 반영한다([그림 12-16]).

토론

원통형 압력 용기의 벽에 직교하는 방향의 수직응력은 크기가 원주 방향 응력보다 $\frac{R}{t}$배 이상 작기 때문에 무시하였다. 이 해석이 유효하려면 이 비가 적어도 10은 되어야 하며, 보통은 이보다 더 크다. 이는 응력 상태가 이러한 단순화로 평면응력의 하나가 되었음을 의미한다. 트레스카 조건이 두 가지 파손 조건 중에서 더 보수적이지만, 항공기 부품의 무게를 최소화해야 한다는 요구 등의 다른 제약이 있다면 폰 미세스 조건을 대신 선택할 수도 있음을 주목하자.

12.2.2 반복 하중

앞 절에서 한 논의를 기초로 하면, 부품의 안전 설계는 응력이 적절한 파손 조건 이하로 유지할 것만을 요구하는 것으로 보일 것이다. 그러나 반복 하중을 받는 부품들은 관계되는 응력 수준이 항복응력보다 훨씬 낮은데도 불구하고 파손될 수 있음이 밝혀졌다. 파손 메커니즘은 반복 하중이 작용할 때마다 작은 양의 손상이 재료에 발생한다는 것이다. 매 반복 또는 **사이클**cycle마다 생기는 손상의 양은 파손을 일으키기에는 부족하지만, 손상은 축적되어 결국 파손에 이르게 된다. **피로** fatigue라는 용어는 19세기 중반 역마차나 철도차량의 차축에 발생하는 이러한 유형의 파손을 취급하던 엔지니어들이 처음 사용하였다.

피로는 보통 저 사이클, 고 사이클, 피로균열성장 등 세 가지 유형으로 분류된다. **저 사이클 피로** low-cycle fatigue에서는 응력 수준이 항복응력을 초과하므로 파손까지 소요되는 사이클 수는 상대적으로 적다($< 10^3$). 철사를 앞뒤로 구부려 부러뜨리는 것이 저 사이클 피로에 의한 파손의 예이다(이 실험은 종이 클립으로 해볼 수 있다). **고 사이클 피로** high cycle fatigue는 응력 수준이 항복응력보다 낮을 때도 일어날 수 있으며, 파손까지 $10^3 \sim 10^6$ 사이클이 소요될 수 있다. 12.3절에서 논의할 **피로균열성장** fatigue crack growth은 반복 하중 하에서 개별 균열의 성장과 관계된다. 이 절에서는 고 사이클 피로를 고려한다.

12.2.2.1 *S*-*N* 곡선

고 사이클 피로에 대한 재료의 저항은 축하중 또는 굽힘 실험에서 일정한 진동수(초당 사이클)와 진폭을 가진 응력 수준을 가함으로써 구할 수 있다. 실제 응용에서는 하중의 진동수와 진폭이 무작위일 수 있지만, 시험에서는 단순성과 비교의 관점에서 일정한 값을 사용하는 것이 바람직하다.

[그림 12-17]은 일정한 진동수와 진폭을 가진 주기 하중에 의하여 발생하는 응력의 사례를 두 가지 보여준다. (a)의 경우는 응력의 평균값이 0이고, (b)의 경우는 그렇지 않다. 최대 응력과 최소 응력을 각각 $\sigma_{\max}$, $\sigma_{\min}$이라 하면, **응력 진폭** σ_{a}와 **평균 응력** σ_{m}은 각각 다음과 같다.

$$\sigma_{\mathrm{a}} = \frac{\sigma_{\max} - \sigma_{\min}}{2}, \quad \sigma_{\mathrm{m}} = \frac{\sigma_{\max} + \sigma_{\min}}{2} \tag{12.25}$$

평균값이 0인 주기 하중을 받는 시편의 피로강도를 구하기 위하여 시편을 파손시키는 데 필요한 사이클 수 N을 주어진 응력 진폭 또는 **피로강도** fatigue strength에 대하여 기록한다. 피로강도를 N의 함수로 그리면 소위 *S*-*N* 곡선 또는 **내구곡선** endurance curve을 얻을 수 있다. 사이클 수가 증가할수록 피로강도는 감소한다. 특히 강철과 같은 일부 재료에는 뚜렷한 응력 한계 σ_{fat}가 있는데, 그 이하에서는 시편이나 부품이 본질적으로 무한대의 피로수명을 가진다. 이것을 **피로한계** fatigue limit 또는 **내구한계** endurance limit라 하며, 설계에서 고려해야 할 또 다른 응력 수준이 된다. 응력을 피로한계 이하로 유지하는 것을 **안전수명 설계** safe life design라 한다. 어떤 상황에서는 안전수명 설계가 다른 설계 제약조건(무게와 같은)과 양립할 수 없어 유한한 피로수명을 감수해야 할 때도 있다.

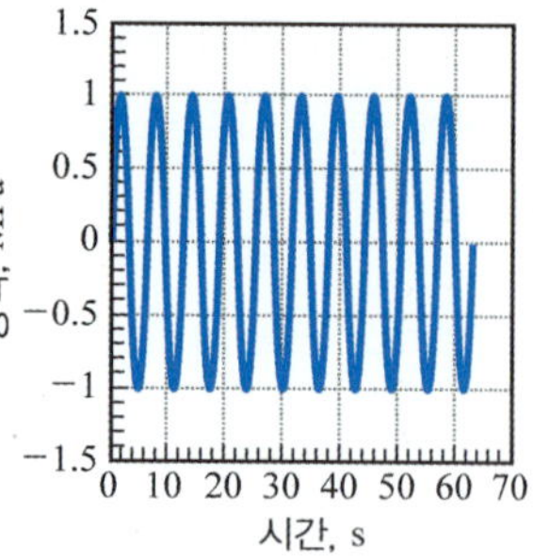

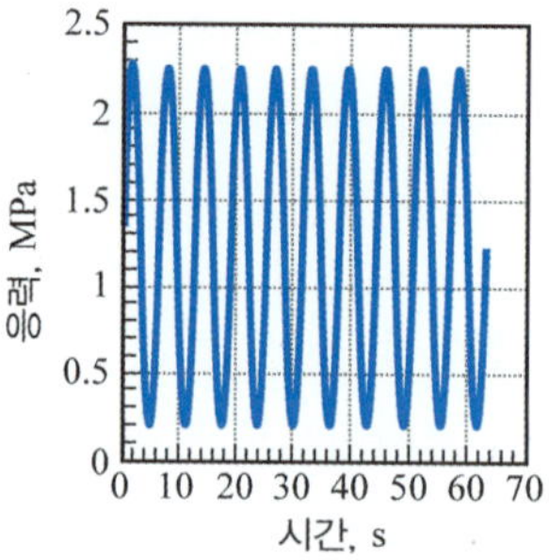

[그림 12-17] 일정한 응력 진폭의 하중. (a) 평균응력이 0일 때 (b) 평균응력이 0이 아닐 때

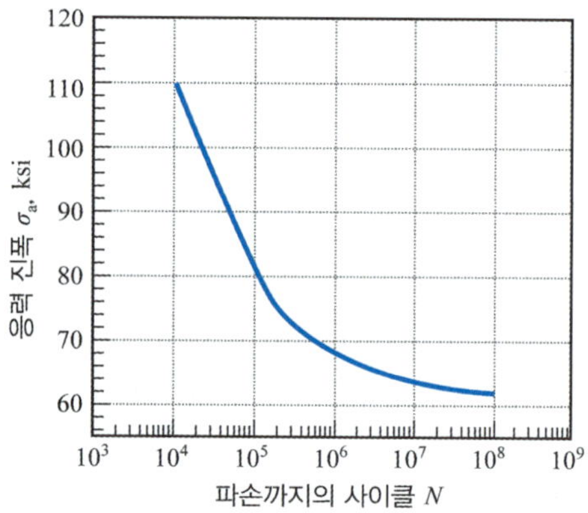

[그림 12-18] S-N(내구)곡선

S-N 곡선의 근사에 사용되는 경험식은 다음과 같다.

$$\sigma_{\mathrm{a}} = \sigma_{\mathrm{fat}} + \frac{b}{N^c} \tag{12.26}$$

여기서 피로한계 σ_{fat}와 매개변수 b, c는 고 사이클 피로에 대한 재료의 저항을 측정하는 물성이다([그림 12-18]의 예에서, $\sigma_{\mathrm{fat}} = 60\,\mathrm{ksi}$, $b = 2000\,\mathrm{ksi}$, $c = 0.4$). 피로시험으로 이 값들을 구하면, 특정 수명에 대한 피로강도와 허용응력 수준은 식 (12.26)으로부터 계산할 수 있다. 또는, 응력 진폭이 특정 값이면 식 (12.23)으로부터 해당 수명을 구할 수 있다. 즉 다음과 같다.

$$N = \left(\frac{b}{\sigma_{\mathrm{a}} - \sigma_{\mathrm{fat}}} \right)^{1/c} \tag{12.27}$$

피로수명은 평균응력 수준에도 영향을 받는다. 평균 응력 σ_{m}이 0이 아니면, 각 사이클에서 최대 응력은 항복응력에 더 가까이 접근하므로 사이클당 손상이 더 커지고 피로수명이 감소하게 된다. 평균 응력의 주된 효과는 피로강도를 낮추는 것이므로, 평균 응력 수준이 증가할 때 S-N 곡선은 [그림 12-19]와 같이 아래쪽으로 이동한다.

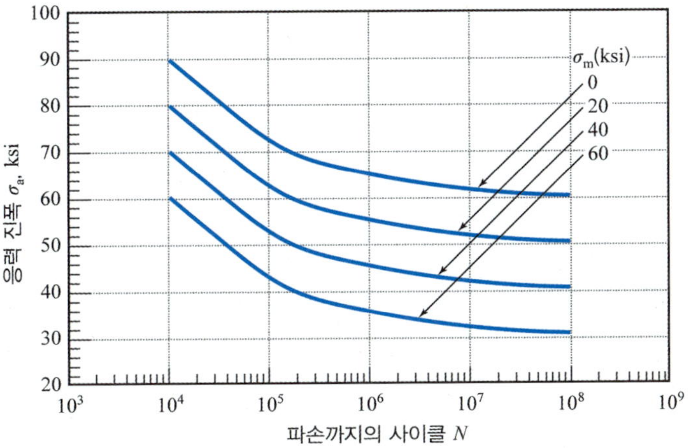

[그림 12-19] S-N 곡선에 미치는 평균응력의 효과

피로강도가 평균 응력의 영향을 받는 방법은 재료에 따라 달라지며, 그 결과로 세 가지 서로 다른 경험적 관계식이 개발되었다. 평균 응력이 존재할 때의 피로한계를 $\sigma_{\text{fat}}{}'$이라 하면, **굿맨 관계** Goodman relation는 다음과 같다.

$$\sigma_{\text{fat}}{}' = \sigma_{\text{fat}}\left(1 - \frac{\sigma_{\text{m}}}{\sigma_{\text{U}}}\right) \tag{12.28}$$

이 식에 따르면 피로한계는 재료의 극한 인장강도를 기반으로 선형적으로 감소한다. 다른 식은 **거버 포물선** Gerber parabola이며, 역시 재료의 극한 인장강도를 기반으로 하나 다음과 같은 2차식을 사용한다.

$$\sigma_{\text{fat}}{}' = \sigma_{\text{fat}}\left[1 - \left(\frac{\sigma_{\text{m}}}{\sigma_{\text{U}}}\right)^2\right] \tag{12.29}$$

세 번째 관계식은 **소더버그 직선** Soderberg line이라 불리며, 다음과 같다.

$$\sigma_{\text{fat}}{}' = \sigma_{\text{fat}}\left(1 - \frac{\sigma_{\text{m}}}{\sigma_{\text{Y}}}\right) \tag{12.30}$$

이 식은 평균 응력이 존재할 때 내구한계를 조절하는 기반으로 재료의 항복응력을 사용한다. 이 관계식들은 **일정 수명도** constant life diagram라 하는 그림으로부터 유도된 것인데, 이 그림은 수명을 세 번째 매개변수로 하여 평균 응력의 함수로 정규화 응력 진폭을 나타낸 것이다. 재료에 따라 거의 1차식 또는 거의 2차식으로 나타나므로 이 경험식들의 기원을 알 수 있다. 주어진 재료와 평균 응력 값에 대하여 $\sigma_{\text{fat}}{}'$을 구하면, 식 (12.26)의 σ_{fat}을 대체함으로써 파손을 일으키는 사이클 수의 함수로 응력 진폭을 결정할 수 있다.

예제 12.5 S-N 곡선의 응용

US unit

평균 응력 0으로 합금강에 대한 피로시험을 하여 [표 12-1]과 같은 결과를 얻었다. 이 재료로 지름 1 in의 봉을 만들어 인장 및 압축에서 같은 크기의 축하중을 받게 한다. 봉은 500,000 사이클을 견뎌야 한다. 가할 수 있는 최대 하중 수준을 구하시오.

[표 12-1] S-N 데이터

파손까지의 사이클 (1000 cycles)	응력 진폭 (ksi)
1.0	190.7
10.0	135.1
100.0	100.0
1000.0	77.9

전략

측정한 응력 진폭을 파손까지의 사이클 수에 대한 함수로 그리면, 500,000 사이클에 해당하는 응력 진폭을 추정할 수 있고, 최대 하중 진폭을 계산할 수 있다.

풀이

그림 (a)에 세미로그 형태로 S-N 곡선을 그렸다. 500,000 사이클에 해당하는 피로강도(응력 진폭)는 약 $\sigma_a = 84$ ksi이다. 평균 응력이 0인 경우이므로, 최대 및 최소 응력은 같은 진폭을 가지며, 마찬가지로 최대 및 최소 하중도 같은 진폭을 가진다. 따라서 최대 하중 진폭은 다음과 같다.

$$
\begin{aligned}
P_{\max} &= -P_{\min} = \pi R^2 \sigma_a \\
&= \pi (0.5 \text{ in})^2 (84\text{E}3 \text{ lb/in}^2) \\
&= 66{,}000 \text{ lb}
\end{aligned}
$$

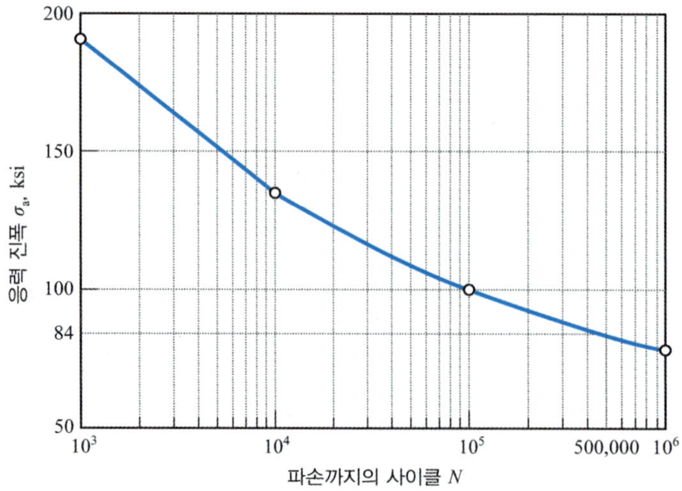

(a) S-N 곡선

토론

S-N 곡선을 세미로그 형태로 그리면 500,000 사이클에 해당하는 응력 진폭을 구하는 것이 더 쉬워진다. [표 12-1]의 S-N 데이터를 보통의 그래프로 그려서 500,000 사이클에 해당하는 응력 진폭을 구해보라.

예제 12.6 굿맨 관계의 응용

US unit

공장에 있는 갠트리 크레인gantry crane의 I형 단면 보가 80,000 lb의 컨테이너를 들어 올리고 내리는 데 사용되고 있다. 보는 양단 고정으로 지지되어 있다. 그 치수는 $L = 20\ \text{ft}$, $h = 12.5\ \text{in}$이며, 관성모멘트는 $I = 285\ \text{in}^4$이다. 보 재료의 극한응력은 $\sigma_U = 80\ \text{ksi}$이며, S-N 곡선은 식 (12.26)에서 $\sigma_{fat} = 10\ \text{ksi}$, $b = 120\ \text{ksi}$, $c = 0.15$에 해당한다. 평균 응력 효과는 식 (12.28)의 굿맨 관계를 통하여 설명될 수 있다. 보가 가장 위험한 구조 요소이고, 연간 200 작업일 동안 하루에 20개의 컨테이너를 들어 올린다고 할 때, 몇 년 동안 이 크레인을 사용할 수 있는가?

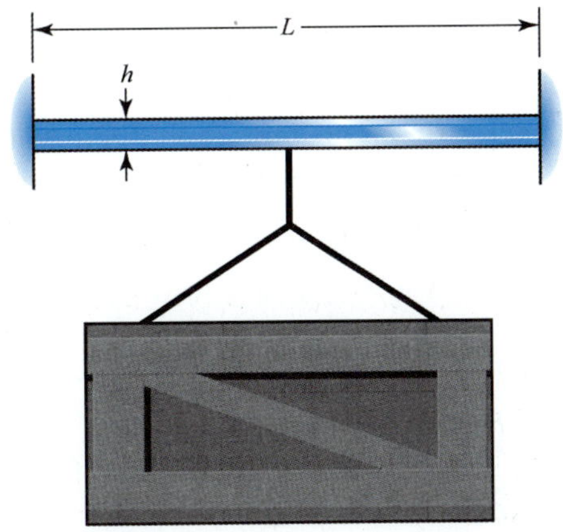

[그림 12-20]

전략

먼저 보가 받는 응력의 최대 범위를 구하고 그 진폭과 평균값을 계산한다. 다음에 굿맨 관계로부터 σ_{fat}'를 구하여 식 (12.27)에 대입하면 사이클 수를 계산할 수 있다.

풀이

보의 중심에 매달린 컨테이너의 무게 W에 의하여 보에 발생하는 최대 굽힘모멘트가 $M = \frac{WL}{8}$임을 보이는 것은 연습문제로 남긴다. 그 결과로 최대 인장응력은 $y = \frac{h}{2}$에서 발생하며, 그 크기는 다음과 같다.

$$\sigma_{max} = \frac{My}{I} = \frac{WL(h/2)}{8I}$$
$$= \frac{(80{,}000\ \text{lb})(240\ \text{in})(6.25\ \text{in})}{8(285\ \text{in}^4)} = 52{,}630\ \text{psi}$$

응력은 이 값과 0(컨테이너를 매달지 않을 때) 사이에서 변하므로 응력 진폭과 평균 응력은

$$\sigma_a = \sigma_m = \frac{\sigma_{max}}{2} = 26{,}320\ \text{psi}$$

이다. 여기에 굿맨 관계를 적용하면 다음과 같다.

$$\sigma_{fat}' = \sigma_{fat}\left(1 - \frac{\sigma_m}{\sigma_U}\right)$$
$$= (10{,}000\ \text{psi})\left(1 - \frac{26{,}320\ \text{psi}}{80{,}000\ \text{psi}}\right) = 6{,}710\ \text{psi}$$

식 (12.27)에서 σ_{fat} 대신 σ_{fat}'을 대입하여 사이클 수를 구한다.

$$N=\left(\frac{b}{\sigma_{\text{a}}-\sigma_{\text{fat}}'}\right)^{1/c}$$
$$=\left(\frac{120{,}000\text{ psi}}{26{,}320\text{ psi}-6{,}710\text{ psi}}\right)^{1/0.15}$$
$$=176{,}000\text{ cycles}$$

N을 4000 cycles/year로 나누면 사용 수명은 44년이 된다.

토론

부품 내의 응력 상태를 구하는 것이 얼마나 중요한지 주목하시오. 축하중, 비틀림, 굽힘, 또는 이들의 조합 등 어떤 경우에도 하중의 속성은 올바로 평가되어야 하며, 응력 상태에 적합한 공식이 적용되어야 한다. 이 예제가 보여준 것처럼 부품이 사용되는 방법이 응력 진폭과 평균 응력을 결정한다. 특정 상황에 적용되는 사이클 수는 종종 시간에 대한 비율(예를 들면, 1일당, 1개월당, 1년당 사이클 수)의 항으로 주어진다.

12.2.2.2 누적 손상

구조 부품에 가해지는 주기 하중은 단일 진폭을 가지지 않을 수도 있다. 부품들이 받는 하중은 대체로 다양한 범위의 진폭을 가진다. 그러나 이러한 하중을 거의 일정한 진폭을 가진 부분이나 블록으로 나눌 수 있는 경우도 있다. 각 하중 블록에서 어떤 양의 손상이 발생할 텐데, 문제는 누적되는 손상을 어떻게 정량화하는가이다.

주어진 응력 진폭과 평균 응력에서 특정 부품의 파손까지의 사이클 수를 N이라 한다. 부품이 그 응력 진폭과 평균 응력에서 n 사이클을 받을 때 가해진 **손상**damage D를 다음과 같이 정의하자.

$$D=\frac{n}{N}$$

$n=N$이 될 때까지 부하가 계속된다면 $D=1$일 때 파손이 일어남을 주목한다. 이를 **마이너의 법칙**Miner's law이라 한다. 이 법칙은, 다양한 진폭과 평균값을 가진 하중 블록들에 의한 누적 손상은 각 블록에 의한 손상을 더함으로써 구할 수 있고, 하중이 가해지는 순서에 무관하며, $D=1$ 일 때 파손이 일어난다고 설명하고 있다. 실제로 어떤 재료는 하중 블록이 가해지는 순서가 영향을 미친다. 그럼에도 불구하고 이 간단한 접근법은 놀라울 정도로 잘 들어맞는다. 어떤 부품에 일련의 하중 블록이 가해진다고 하자. i번째 블록에서 가해지는 사이클 수를 n_i, 손상을 입지 않은 부품을 그 응력 진폭과 평균 응력으로 파손에 이르게 하는 데 필요한 사이클 수를 N_i라 하자. 결과로 얻어지는 손상은 $D_i=\dfrac{n_i}{N_i}$이다. k개의 하중 블록이 가해진 후의 누적 손상은 다음과 같다.

$$D = \sum_{i=1}^{k} D_i = \sum_{i=1}^{k} \frac{n_i}{N_i} \tag{12.31}$$

다음 예제에서 마이너의 법칙을 응용한 사례를 보자.

예제 12.7 부품의 누적 손상

US unit

여러 수준의 응력 진폭으로 구조 부품에 가해지는 사이클 수를 [표 12-2]에 정리하였다. 하중 블록은 모두 평균 응력이 0인 응력 사이클로 이루어져 있으며, S-N 곡선은 식 (12.26)에서 $\sigma_{\text{fat}} = 60$ ksi, $b = 1200$ ksi, $c = 0.4$에 해당한다. 응력 진폭 85 ksi로 이 부품에 추가로 가할 수 있는 사이클 수는 얼마인가?

[표 12-2] 구조 부품에 가해지는 사이클 수

하중 블록 i	응력 진폭 (ksi)	응력 진폭 (1000 cycles)
1	80	2.79
2	75	12.59
3	70	58.37
4	65	124.93

전략

첫 단계는 표에 있는 각 응력 수준에 대하여 부품에 파손을 일으키는 데 필요한 사이클 수를 구하는 것이다. 그 다음에 식 (12.31)을 사용하여 누적 손상을 계산한다. 파손이 일어나기 전까지 손상이 얼마나 더 누적될 수 있는지 알면, 85 ksi의 응력 진폭에서 필요한 사이클 수를 구할 수 있다.

풀이

식 (12.27)로부터 첫째 하중 블록에 대하여 파손까지의 사이클 수를 구하면 다음과 같다.

$$N_1 = \left(\frac{b}{\sigma_{\text{a}} - \sigma_{\text{fat}}} \right)^{1/c} = \left(\frac{1{,}200{,}000 \text{ psi}}{80{,}000 \text{ psi} - 60{,}000 \text{ psi}} \right)^{1/0.4} = 27{,}900 \text{ cycles}$$

따라서 이 하중 블록에 의한 손상은

$$D_1 = \frac{n_1}{N_1} = \frac{2{,}790}{27{,}900} = 0.1$$

이다. 각 하중 블록에 대하여 이러한 단계를 반복하면 [표 12-3]의 결과를 얻을 수 있다. 네 개의 하중 블록이 가해진 후의 누적 손상은 다음과 같다.

$$D = \sum_{i=1}^{4} D_i = 0.83$$

[표 12-3] 하중 블록에 대한 손상

하중 블록 i	응력 진폭 (ksi)	파손까지의 사이클 N_i (1000 cycles)	가해진 사이클 n_i (1000 cycles)	손상 D_i
1	80	27.9	2.79	0.10
2	75	57.2	12.59	0.22
3	70	157.7	58.37	0.37
4	65	892.3	124.93	0.14

파손까지 남은 손상은 $1-D=0.17$이므로, 85 ksi에서 파손까지의 사이클 수는 다음과 같다.

$$N=\left(\frac{1,200,000\ \text{psi}}{85,000\ \text{psi}-60,000\ \text{psi}}\right)^{1/0.4}=16,000\ \text{cycles}$$

파손까지 가할 수 있는 사이클 수 n을 구하기 위해

$$\frac{n}{N}=0.17$$

로 놓으면, $n=2,710$ cycles의 결과를 얻는다.

토론

여기서 누적 손상 문제를 풀기 위해서는 [예제 12.6]에서 따랐던 단계를 반복해야 함을 알 수 있다. 각 하중 블록에서의 손상은 n_i/N_i 비로부터 구할 수 있다. 어떤 하중 블록에서 손상이 1보다 커지면 파손이 일어난 것으로 결론지을 수 있다. 그러나 계산에 대한 검토는 역시 순서대로 이루어져야 한다.

연습문제 ▸▸▸

12.26 취성 재료로 된 얇은 판재가 $\sigma_x = 125\ \text{ksi}$, $\sigma_y = 75\ \text{ksi}$, $\tau_{xy} = 100\ \text{ksi}$인 평면응력 상태에 있다. 이 재료의 극한응력(인장 및 압축)은 $\sigma_U = 175\ \text{ksi}$이다. 최대 수직응력 조건에 따를 때 판재가 파손을 일으킬지 판단하시오.
US unit

12.27 기계 부품에 작용하는 하중으로 인하여 $\sigma_x = 80\ \text{MPa}$, $\sigma_y = 100\ \text{MPa}$, $\tau_{xy} = 60\ \text{MPa}$의 평면응력 상태가 되었다. 이 부품은 최대 수직응력 조건을 따르는 취성의 고강도강으로 만들어졌으며, 극한응력은 $\sigma_U = 200\ \text{MPa}$이다. 하중을 증가시킬 때 각 응력 성분이 비례적으로 증가한다면, 부품이 파손될 때까지 가할 수 있는 % 증가율은 얼마인가?

12.28 밀폐된 얇은 벽 실린더에 6000 psi의 내압이 걸리고 있다(기압은 14.7 psi이다). 실린더의 평균 반지름과 두께는 각각 2 in와 0.1 in이다. 설계에서 고려하고 있는 재료는 $\sigma_U = 180\ \text{ksi}$의 극한응력(인장 및 압축)을 가지고 있다. 이 재료로 충분한가?
US unit

12.29 재료 표면의 한 점이 $\sigma_x = -50\ \text{ksi}$, $\sigma_y = -35\ \text{ksi}$, $\tau_{xy} = 40\ \text{ksi}$인 평면응력 상태에 있다. 재료는 취성이며, 인장 및 압축에서의 극한응력은 각각 $\sigma_U^t = 80\ \text{ksi}$, $\sigma_U^c = 140\ \text{ksi}$이다. 모어의 파손 조건을 따를 때 이 응력 상태는 안전한가?
US unit

12.30 $\sigma_U^t = 220\ \text{MPa}$, $\sigma_U^c = 300\ \text{MPa}$인, 모어의 파손 조건을 따르는 취성 재료를 사용하여 구조 부품을 설계하고 있다. 이 부품은 $\sigma_x = 120\ \text{MPa}$, $\sigma_y = -160\ \text{MPa}$, $\tau_{xy} = -75\ \text{MPa}$의 평면응력 상태에 놓일 것으로 예상된다. 이 설계 개념은 만족스러운가?

12.31 모어의 파손 조건을 따르는 어떤 재료의 압축 극한응력은 2 GPa이며, 이는 인장 극한응력의 4배이다. 하중이 작용할 때 주응력들은 $\sigma_2/\sigma_1 = -4$의 비율로 발생하며, 항상 $\sigma_1 \geq 0$이다. 파손 시 σ_2의 값을 구하시오.

12.32 얇은 판이 $\sigma_x = -95\ \text{ksi}$, $\sigma_y = 75\ \text{ksi}$, $\tau_{xy} = 29.5\ \text{ksi}$가 되도록 하중을 받고 있다. 이 판은 인장 및 압축에서의 극한응력이 각각 150 ksi, 300 ksi인 취성 재료로 만들어졌다. 하중을 증가시킬 때 각 평면응력 성분이 비례적으로 증가한다면, 모어의 파손 조건을 따를 때 파손이 일어나기 전까지 가할 수 있는 % 증가율은 얼마인가?
US unit

연습문제 ▸▸▸

12.33 인장 및 압축에서의 극한응력이 각각 σ_U^t, σ_U^c인, 모어의 파손 조건을 따르는 취성 재료로 만든 얇은 판이 있다. $\sigma_x = \sigma$, $\sigma_y = -\alpha\sigma$, $\tau_{xy} = \alpha\sigma$ $(\sigma > 0)$의 비례관계를 가진 평면응력 상태에 있다. 제2 주응력 $\sigma_2 = 0$일 때, α의 값을 구하시오. 이 조건에서 σ 값이 얼마일 때 판이 파손되는가?

12.34 US unit 트레스카 조건을 따르는 연성 재료가 $\sigma_x = 50\,\text{ksi}$, $\sigma_y = 30\,\text{ksi}$, $\tau_{xy} = 25\,\text{ksi}$의 평면응력 상태에 있을 때 안전계수를 구하시오. 이 재료의 항복응력은 $\sigma_Y = 80\,\text{ksi}$이다.

12.35 얇은 판이 평면응력 하중을 받아 $\sigma_x = 80\,\text{MPa}$, $\sigma_y = 35\,\text{MPa}$, $\tau_{xy} = 45\,\text{MPa}$일 때 항복을 일으킨다. 트레스카 조건을 따를 때, 이 재료의 인장 항복응력 σ_Y는 얼마인가?

12.36* 중실 원형 단면 봉에 굽힘모멘트 M과 토크 T가 작용한다. 봉 재료의 항복응력이 σ_Y이고 요구되는 안전계수가 2.5라 할 때, 트레스카 조건에 따라 반지름 R을 구하시오.

12.37* 반지름 5 mm의 원형 단면을 가진 L형 봉이 있다. 그 재료는 항복응력이 $\sigma_Y = 300\,\text{MPa}$이며, 폰 미세스의 파손 조건을 만족한다. 안전계수 2가 요구될 때, 가할 수 있는 수직하중 P의 최댓값을 구하시오.

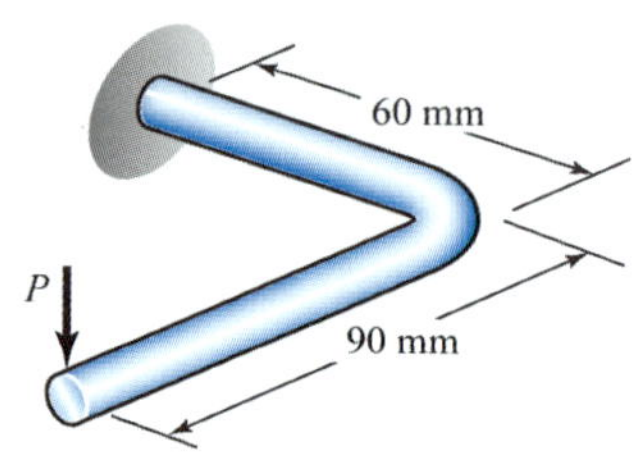

[그림 P12.37]

12.38* US unit 위가 열린 원통형 탱크의 높이는 $h_S = 25$ ft, 내부반지름은 $R = 20$ ft, 벽 두께는 $t = \dfrac{1}{4}$ in이다. 재료는 중량밀도 490 lb/ft^3 의 강철이며, 항복응력은 $\sigma_Y = 110\,\text{ksi}$로 폰 미제스의 파손 조건을 따른다. 압력과 탱크 무게로 인해 원통 벽에 발생하는 응력 상태를 기초로, 깊이 $h_W = 20$ ft까지 물(중량밀도 62.4 lb/ft^3)을 채웠을 때 안전계수를 구하시오(7.6절의 압력 용기에 관한 설명 참조).

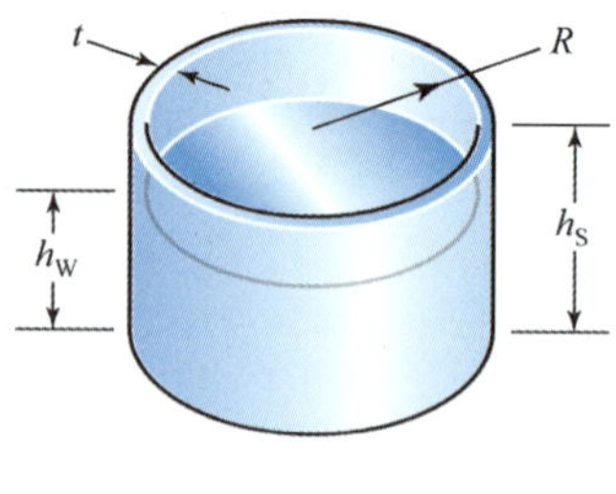

[그림 P12.38]

연습문제 ▶▶▶

12.39 얇은 원통형 셸이 축방향 압축력 P와 내압 p를 받고 있다(외압은 무시한다). 내부반지름은 R, 두께는 $t\,(t \ll R)$이며, 재료의 항복응력은 σ_Y이다. 축하중이 내압에 비례할 때, 즉 $P = \alpha p$ (α는 상수)일 때, 폰 미세스 안전계수가 2 이상 되도록 하는 허용 압력 p를 구하시오(7.6절의 압력 용기에 관한 설명 참조).

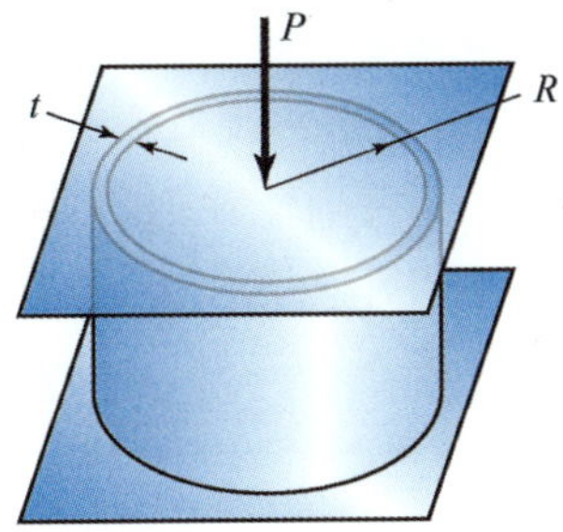

[그림 P12.39]

12.40 항복응력이 $\sigma_Y = 270$ MPa이고 폰 미세스의 항복 조건을 따르는 재료로 만든 얇은 판이 있다. 이 판은 평면응력을 받고 있다. $\sigma_x = 100$ MPa, $\sigma_y = -100$ MPa 일 때, 재료에 항복을 일으키는 데 필요한 전단응력 τ_{xy} 값을 구하시오.

12.41* US unit 어떤 재료에 평균 응력 0으로 일련의 피로시험을 수행하고 그 결과를 아래 표에 정리하였다. 내구한계가 $\sigma_{fat} = 15$ ksi 일 때, 데이터를 근사하는 식 (12.26) 형태의 경험식을 구하시오. 또한, 35 ksi의 응력 진폭으로 재료에 가할 수 있는 사이클 수는 얼마인가?

응력 진폭 (ksi)	파손까지의 사이클
52.7	1.000E3
38.8	1.000E4
30.0	1.000E5
24.5	1.000E6
21.0	1.000E7

12.42 US unit 손상을 받지 않은 재료에 평균 응력 0인 주기 하중 블록을 가한 사례를 아래 표에 정리하였다. 식 (12.26)의 매개변수 값은 $\sigma_{fat} = 15.0$ ksi, $b = 150$ ksi, $c = 0.2$이다. 이 재료에 평균 응력 0, 응력 진폭 35 ksi로 더 가할 수 있는 사이클 수를 구하시오.

응력 진폭 (ksi)	파손까지의 사이클
42	7.938E2
28	5.318E4
25	8.353E4
22	1.536E6

연습문제 ▸▸▸

12.43 손상을 받지 않은 재료에 극한 인장응력의 20 % 수준의 평균 응력으로 주기 하중 블록을 가한 사례를 아래 표에 정리하였다. 매개변수 값은 $\sigma_{\text{fat}} = 15.0$ ksi, $b = 150$ ksi, $c = 0.2$이다. 재료가 굿맨의 관계를 따른다면, 같은 평균 응력 수준에서 35 ksi 의 응력 진폭으로 더 가할 수 있는 사이클 수는 얼마인가?
US unit

응력 진폭 (ksi)	파손까지의 사이클
42	7.188E2
28	1.231E4
25	7.363E4
22	1.595E5

12.44 길이 $L = 15$ in, 반지름 $R = 0.5$ in인 원형 단면의 티타늄 합금 봉에 일정한 축하중 $P_a = 98$ kip가 작용한다. 주기 하중 P_b의 평균값은 0이며, 진폭은 아래 표와 같다. 재료의 극한응력은 250 ksi, 내구한계는 $\sigma_{\text{fat}} = 100$ ksi이며, 평균 응력 효과는 거버 포물선을 따른다. S-N 곡선은 식 (12.26)에서 상수 $b = 200$ ksi, $c = 0.15$에 해당한다. 각 하중 블록에 의한 손상을 계산하시오. 또한, 548 lb의 진폭으로 피로 파손이 발생하기 전까지 추가로 가할 수 있는 하중 P_b의 사이클 수는 얼마인가?
US unit

P_b의 진폭 (lb)	가해진 사이클
610	1.000E3
560	3.850E4
518	2.000E6

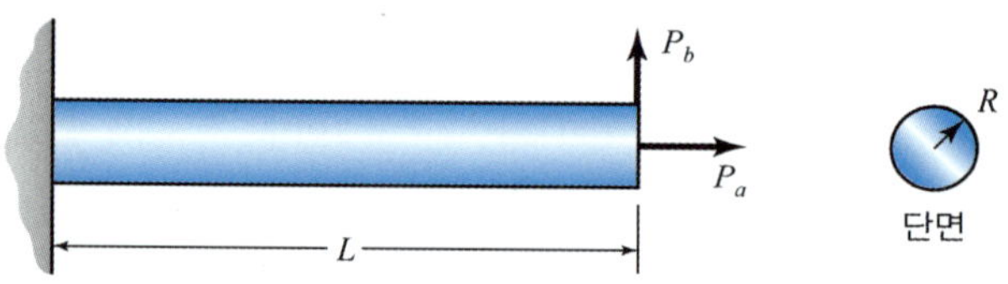

[그림 P12.44]

연습문제 ▸▸▸

12.45* US unit 비행기 날개의 뼈대spar는 동체에 지지된 외팔보로, 길이는 20 ft이며, 높이와 폭은 각각 20 in와 1 in이다. 비행 중 날개가 받는 양력은 52 lb/in 의 균일분포하중으로 표현된다. 풍하중gust loading에 의한 피로는 평균값이 0이고 진폭이 주기적으로 변하는, 추가적인 균일분포하중으로 모델링할 수 있다. 그 결과 뼈대 끝의 자유단에서 발생하는 주기 변위의 진폭은 8.64 in이다. 뼈대 재료는 탄성계수 $E = 10\text{E}6$ psi, 항복응력 100 ksi 인 알루미늄 합금이다. S-N 곡선은 그림과 같고, 평균 응력 효과는 소더버그 직선(식 (12.30))으로 설명된다. 1회 비행에 355사이클을 겪는다면, 5000회 비행의 결과로 받는 피로 손상은 얼마인가?

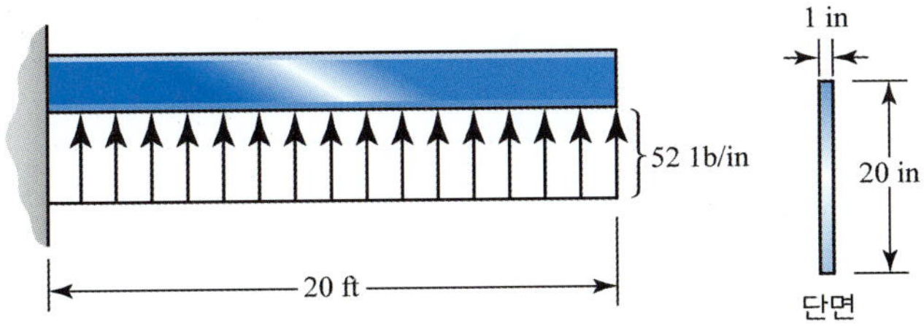

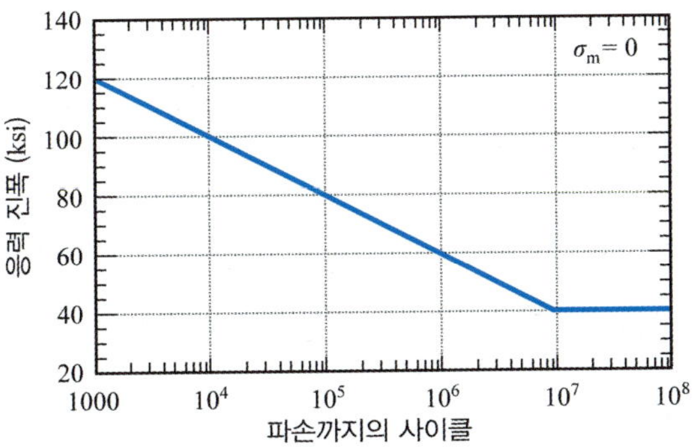

[그림 P12.45]

12.46* 다리 위로 승용차, 트럭, 열차가 지나간다. 3년의 사용 기간 동안 하루에 아래 표와 같은 수의 차량이 지나갔다. 다리의 주 구조 부품은 직사각형 단면의 단순지지보이다. 보의 높이, 폭, 길이는 각각 0.25, 0.1, 250 m이다. 차량 종류에 따라 보가 받는 하중은 표에 정리한 것과 같다. 보 재료의 $S-N$ 곡선은 식 (12.26)에서 $b = 11$ GPa, $c = 0.2$에 해당하며, 평균 응력 효과는 소더버그 직선으로 설명된다. 실험실 시험에서 $\sigma_{\text{fat}} = 500$ MPa, $\sigma_{\text{Y}} = 1200$ MPa 값을 얻었다. 첫 3년간의 교통량 수준이 당초 예상했던 것보다 더 높아져 철도 교통은 다른 것으로 대체되었다. 이 다리는 승용차와 트럭의 통행에 얼마나 더 오래 사용될 수 있는가?

차량 종류	무게, W (kN)	통행량 (차량수/일)
자동차	18.3	5,000
트럭	26.0	100
열차	37.6	30

연습문제 ▶▶▶

12.47 터빈 블레이드 재료의 극한 인장강도는 820 MPa, 내구한계는 414 MPa이다. 식 $\sigma_a = \sigma_{fat} + \frac{b}{N^c}$ 에서 상수 $b = 4.67$ GPa, $c = 0.28$이다. 평균 응력 효과는 굿맨 관계로 설명된다. 재료의 밀도는 5000 kg/m^{3}이고, 블레이드의 길이는 $L = 1.5$ m 이다. 터빈은 아래 표의 각속도로 운행되었다. 블레이드의 수직응력은 축방향 좌표 x의 함수로 $\sigma = \frac{\rho\omega^2(L^2 - x^2)}{2}$ 과 같이 주어진다. 터빈을 $\omega = 400$ rad/s 의 각속도로 얼마나 더 운행할 수 있는가?

사이클	각속도 (rad/s)
868	430
1,002	460
451	490
75	520

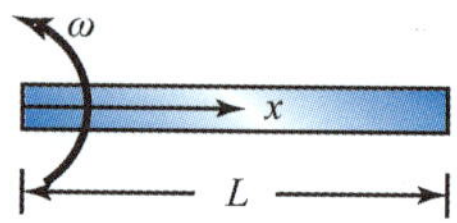

[그림 P12.47]

12.48* US unit 높이 $h = 10$ in, 폭 2 in인 직사각형 단면을 가진 보의 길이는 $L = 10$ ft이다. 이 보는 크기 q_0 (제하중 시에는 0)의 균일한 분포하중을 반복적으로 받고 있다. 표의 서로 다른 q_0 값은 하중 이력이 변하는 것을 나타낸다. 보 재료의 항복응력은 80 ksi이다. 피로 거동은 식 $\sigma_a = \sigma_{fat}' + \frac{b}{N^c}$를 따르며, 평균 응력 효과는 소더버그 직선으로 설명된다. 내구한계는 12 ksi, 상수 $b = 50$ ksi, $c = 0.2$이다. 아래 표와 같은 하중 블록을 받았을 때, $q_0 = 134$ lb/in 크기의 하중에서 더 견딜 수 있는 사이클 수는 얼마인가?

q_0 (lb/in)	사이클
100	2.39E9
180	714
155	6.16E3

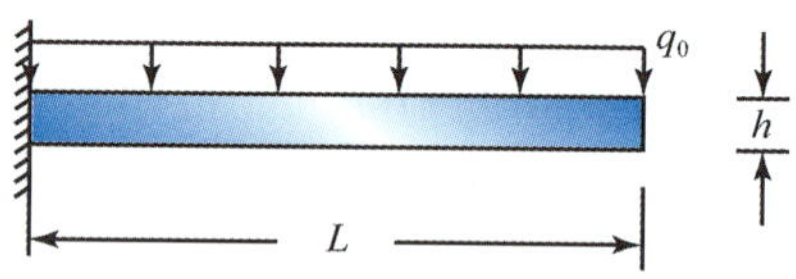

[그림 P12.48]

12.49* US unit 그림과 같은 압력 용기의 반지름은 $R = 72$ in, 벽 두께는 $t = 0.075$ in이다. 내압은 p_i와 0 사이에서 진동한다(외압은 0으로 가정한다). 용기 재료의 극한 인장강도와 내구한계는 각각 140, 70 ksi이며, 식 (12.26)의 상수는 $b = 800$ ksi, $c = 0.15$이다. 평균응력 효과는 굿맨 직선으로 설명된다. 아래 표와 같은 압력 이력을 이미 받았다면, $p_i = 280$ psi로 더 가할 수 있는 사이클 수는 얼마인가? (최대 주응력 성분에 의한 손상을 기초로 해석하시오.)

압력 p_i (psi)	사이클
250	5.47E4
257	3.52E4
261	6.35E4
280	2.31E4

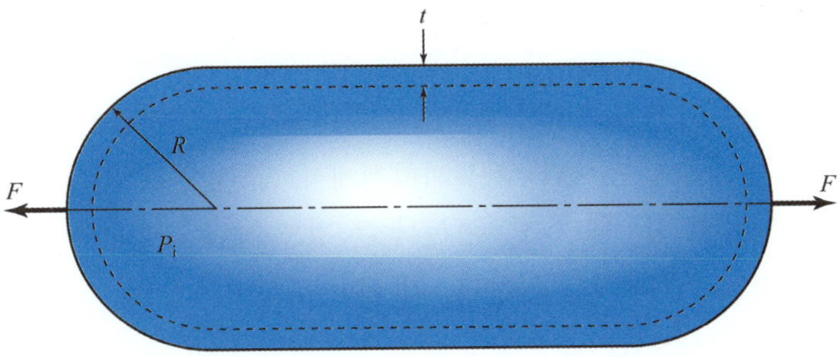

[그림 P12.49]

12.50 US unit 트럭 차축에 대한 모델은 중공 원형 단면을 가지며, 그림처럼 하중 W를 지지한다. 차축의 양단으로부터 각각 $L = 10$ in 떨어진 곳에 하중의 절반씩 작용한다. 차축 재료에 대한 피로시험으로부터 S-N 곡선이 실험식 $\sigma_a = \sigma_{fat} + \dfrac{b}{N^c}$를 따르며, 내구한계는 50 ksi, 상수는 $b = 165$ ksi, $c = 0.18$임을 확인하였다. 평균 응력 효과는 굿맨 관계로 설명되며, 극한 인장강도는 90 ksi이다. 차축은 표와 같이 세 가지 유형의 하중을 받는다(W가 제거될 때 차축은 아무런 하중도 받지 않는다고 가정한다). 하중 유형 1은 연간 220회, 유형 2는 연간 80회, 유형 3은 연간 40회 가해진다. 2년간 운행 후 피로 파손의 우려로 유형 3의 하중은 더이상 가하지 않았다. 유형 1과 2의 하중 조건에서 파손 전까지 몇 년간 더 운행할 수 있는가?

하중 유형	하중, W(lbs)
1	147,340
2	176,393
3	188,417

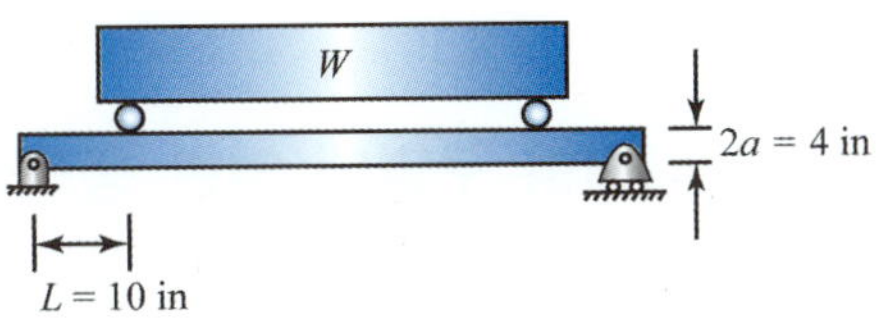

[그림 P12.50]

SECTION 12.3

파괴

Fracture

파괴역학fracture mechanics이라고 하는, 재료역학의 한 영역은 본질적으로 1920년 그리피스A. A. Griffith의 논문에 기원을 두고 있으나, 이 분야의 실질적인 성장은 1960년대에 이르러서야 이루어졌다. 조용하지만 추운 조건에서 정박 중이던 Navy T2 유조선이 문자 그대로 둘로 쪼개지는 사고와 Comet 제트여객기 두 대의 추락사고 등을 포함한 일련의 구조적 파손 참사가 이 분야가 성장하는 동기가 되었는데, 이들 사고의 원인은 이미 그전부터 있었던 결함으로부터 균열이 성장했기 때문이라는 것이 명백히 밝혀졌다. 그러한 결함은 제조공정, 응력집중, 반복 하중의 결과로 구조 재료의 내부에 항상 존재해왔다. 그러나 유조선과 제트여객기는 미세한 균열의 존재에 훨씬 민감한 고강도 신소재로 만들어졌기 때문에, 그 결함 또는 균열 효과가 이러한 최근의 파손사고에서 강조된 것이다. 결과적으로, 구조물은 12.2절의 파손에 관한 논의에서 기술한 절차에 따라 공학자들이 예상했던 것보다 훨씬 낮은 응력 수준에서 파손을 일으킨 것이다. 재료과학계에서, 균열 민감성은 신소재 설계에서 고전적인 균형 작용으로 이어졌는데, 신소재의 경우에는 높은 강도가 반드시 **강인**tough하다거나 균열성장에 대한 내성이 크다는 것을 의미하지는 않는다. 이 절은 과부하와 반복 하중을 별도로 고려한다는 점에서 파손에 관한 우리의 논의를 반영하기 위해 구성되었다.

12.3.1 과부하 및 고속 균열성장

과부하를, 부하 수준이 안전 허용치를 초과하는 일회성 사건으로 생각한다. 이는 훨씬 낮은 하중 수준에서 파손을 일으키는 반복 하중과 대조적이다. 재료의 균열에 대해 얼핏 생각하면, 구조물에 균열이 생기는 순간 파손될 것으로 볼 수도 있다. 실제로 어떤 구조물은 파손 전에 상당히 큰 균열을 견딜 수 있으며, 이러한 사실로부터 균열의 심각성을 정량화할 수 있다는 점이 분명해 보인다. 따라서 균열의 심각성에 대한 정량적 척도인 **균열계**crack meter를 개발할 필요가 있다. 이를 위하여 응력집중의 개념으로 돌아가야 한다.

12.3.1.1 타원형 구멍에 의한 응력집중

부품 내부의 원형 구멍이 응력집중을 유발한다는 사실은 이미 보았다. 타원은 한쪽 극단으로는 원이 될 수 있고 다른 극단으로는 균열이 되기 때문에, 여기서 고려해야 할 유용한 구멍 형상hole geometry이라 할 수 있다. 앞의 극단은 이미 알고 있는 사실과 관계지을 수 있고, 뒤의 극단으로는 새로운 이론을 탐구할 수 있다.

[그림 12-21]에서 타원형 구멍을 가진 판재의 양단에 균일한 인장응력이 작용하고 있다. 타원의 장축($2a$)은 작용하는 응력 방향에 수직이다. 판재의 폭과 높이는 구멍 치수에 비해 크다고 가정한다. 최대 수직응력은 타원의 뿌리($x = \pm a$)에서 발생하며, 다음과 같이 주어진다.

$$\sigma_{\max} = \sigma\left(1 + \frac{2a}{b}\right) \tag{12.32}$$

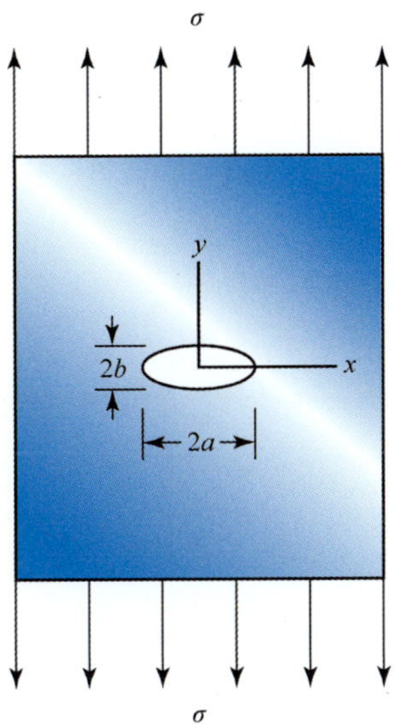

[그림 12-21] 타원 구멍을 가진 판재에 작용하는 인장력

식 (12.32)에서 $a = b$로 놓으면, 원형 구멍의 응력집중계수로 회귀한다. 즉, $C = \dfrac{\sigma_{\max}}{\sigma} = 3$이다. 타원의 **루트 반지름**root radius $\rho = \dfrac{b^2}{a}$ 의 항으로 최대 응력을 나타내면 다음과 같다.

$$\sigma_{\max} = \sigma\left(1 + 2\sqrt{\frac{a}{\rho}}\right) \tag{12.33}$$

균열 길이(타원의 장축)가 루트 반지름에 비교하여 클 때, 응력집중계수는 근사적으로 다음과 같다.

$$C = 2\sqrt{\frac{a}{\rho}} \tag{12.34}$$

무한히 날카로운 균열($\rho \to 0$)에 대하여 응력집중계수는 무한대가 되며, 우리는 그 결과를 곧 다시 접하게 될 것이다. 무한 응력이 예측되는 것은 탄성재료의 거동을 가정하고 있기 때문이다. 실제로는 재료는 항복을 일으키고 응력은 유한한 값에 머무른다.

식 (12.34)는 균열의 성장을 막기 위해 날카로운 균열 선단에 드릴 구멍을 내는(예를 들어, 항공기 날개의 금속 표면층에서와 같이) 통상의 작업이 정당하다는 것을 설명한다. 드릴 구멍의 반지름은 균열의 노치 반지름보다 훨씬 크다. 그 결과로 응력집중이 대폭 감소하여 균열이 억제된다.

12.3.1.2 균열 선단에서의 응력 분포

[그림 12-22]는 균열 선단에 매우 가까운 영역의 개념도이다. 그림의 좌표계를 따르면 평면응력의 성분은 다음과 같다.

$$
\begin{aligned}
\sigma_x &= \frac{K}{\sqrt{2\pi r}}\cos\frac{\theta}{2}\left(1-\sin\frac{\theta}{2}\cos\frac{3\theta}{2}\right)\\
\sigma_y &= \frac{K}{\sqrt{2\pi r}}\cos\frac{\theta}{2}\left(1+\sin\frac{\theta}{2}\cos\frac{3\theta}{2}\right)\\
\tau_{xy} &= \frac{K}{\sqrt{2\pi r}}\cos\frac{\theta}{2}\sin\frac{\theta}{2}\cos\frac{3\theta}{2}
\end{aligned}
\tag{12.35}
$$

여기서 r과 θ는 [그림 12-22]의 극좌표이며, K는 **응력확대계수**stress intensity factor라 불리는 상수로, 그 값은 균열이 생긴 부품의 형상과 부하에 따라 달라진다.

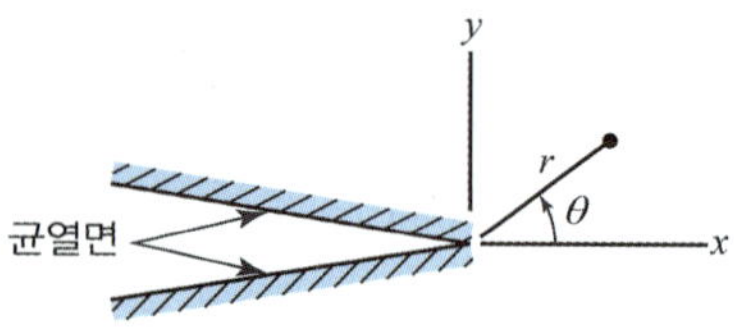

[그림 12-22] 균열 선단 근처 영역

식 (12.35)는 모든 균열 근처의 응력은 r과 θ에 대하여 같은 의존성을 가짐을 암시한다. 이 해는 타원형 구멍이 무한히 날카로운($\rho \to 0$) 균열로 줄어들 때 확인했던 것처럼 균열 선단에서 응력이 무한대가 됨을 예측하고 있다. 그러나 실제로는 균열 선단에 매우 가까운 곳에서는 재료가 항복을 일으킨다. 재료의 항복응력을 σ_{Y}라 하고, **균열개구응력**crack opening stress, 즉 σ_y 성분이 항복을 지배한다고 가정하자. x축($\theta=0$)을 따라 균열 선단에 접근할 때, σ_y는 반지름 방향 거리 r이 감소함에 따라 증가하여 반지름 방향 거리가 다음과 같을 때 항복응력과 같아진다.

$$
r_{\mathrm{p}} = \frac{1}{2\pi}\left(\frac{K}{\sigma_{\mathrm{Y}}}\right)^2 \tag{12.36}
$$

r_{p}가 균열을 가진 부품의 최소 치수(예를 들어 판의 두께)보다 훨씬 작으면, 균열 선단 근처의 응력 상태는 균열 선단에 아주 가까운 곳([그림 12-23])을 제외하고 식 (12.35)로 표시된다. 경계 효과를 피하려면 이 영역의 반지름 D는 부품의 평면 내 어떤 치수보다도 훨씬 작아야 한다. 예를 들면, [그림 12-24]의 균열이 생긴 판에서 D는 길이 L이나 폭 W와 비교하여 작아야 한다.

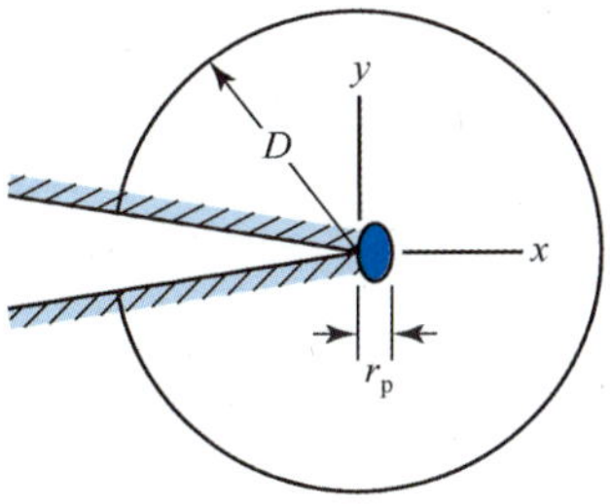

[그림 12-23] 항복 영역 및 식 (12.35)의 지배를 받는 영역

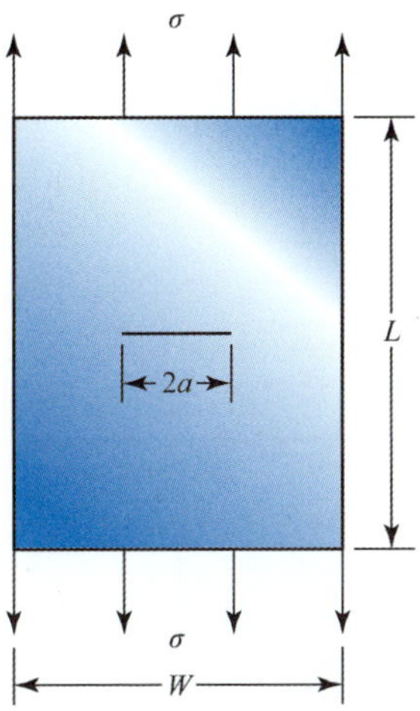

[그림 12-24] 중심 균열을 가진 판에 작용하는 인장응력

r과 θ에 대한 의존성은 모든 균열 근처에서 같으므로 어떤 균열을 다른 것과 구분하는 단 하나의 변수는 응력확대계수 K이다. 이는 본질적으로 앞서 제안했던 균열계가 있어야 하는 이유이다. 균열계로 다양한 하중을 받는 다양한 구조 부품에 발생한 균열의 심각성을 정량적으로 비교할 수 있다. 기본적으로, K 값이 클수록 균열의 심각성이 커진다.

12.3.1.3 응력확대계수 해법

식 (12.35)를 도출하는 해법은 부품 내 균열의 위치, 부품의 전체적인 형상이나 치수, 또는 작용하는 하중에 관계없이 균열 선단 영역에만 초점을 맞춘다. 이는 응력확대계수 K가 왜 결정되지 않은 상수로 나타나는지를 설명한다. K를 결정하기 위해서는 각 균열 부품과 부하에 특정된 해가 개발되어야 한다. 파괴역학의 발달에 있어서 그러한 해를 구하는 데 많은 역점을 둔 시기가 있었다. 해석적 방법이 매개변수들을 다양하게 변화시키는 데 더 간단하기 때문에 수치적 방법보다 선호되었다. 그러나 해석적 방법으로는 상대적으로 단순한 형상들에 대해서만 해를 구할 수 있음이 밝혀졌다.

이제 수치적 기법과 치수 해법으로 해결할 수 있는 문제들의 범위가 넓어졌고, 많은 해를 카탈로그로 만든 핸드북들도 나왔다. 이 절에서 응력확대계수의 예제들을 다룰 것이며, 핸드북에는 많은 다른 예들이 있다. 기존 해를 찾을 수 없는 경우에는 특수한 균열 요소와 파괴역학 후처리 기능을 갖춘 유한요소 코드들을 활용하여 매우 특별하고 복잡한 균열 문제를 풀 수 있다.

12.3.1.4 중앙부 균열을 가진 판

응력확대계수의 가장 간단한 해는 균일한 수직응력 σ의 인장 부하를 받고, 중앙부에 하중 방향과 수직한 균열을 가진 판에 대한 것이다([그림 12-24]). 균열 길이는 판의 치수에 비해 작다고 가정한다($W, L \gg 2a$). 이 가정은 외부 경계가 사실상 무한대에 있음을 의미하므로 균열 길이 $2a$는 이 문제의 유일한 기하학적 변수가 된다. 응력확대계수는

$$K = \sigma\sqrt{\pi a} \tag{12.37}$$

이다. 즉, 응력확대계수는 작용하는 응력 및 균열 길이의 제곱근에 비례한다. 주어진 응력 수준에서 균열이 길어질수록 상황은 더욱 심각해진다.

12.3.1.5 균열 면에 작용하는 중앙부 하중

이 문제는 균열이 볼트 구멍으로부터 발생할 때 일어난다. [그림 12-25]는 길이 $2a$인 균열의 중앙에 있는 볼트 구멍 상단에서 볼트나 리벳에 의해 집중하중 P가 작용하는 것을 나타낸다. 구멍 지름은 균열 길이 $2a$에 비하여 작다고 가정한다. 이러한 조건에서 응력확대계수는

$$K = \frac{P}{b\sqrt{\pi a}} \tag{12.38}$$

이다. 여기서 b는 판의 두께이다. 응력확대계수는 작용하는 하중에 비례함을 다시 확인할 수 있다. 그러나 이 경우 a는 분모에 있으므로, 짧은 균열에 대하여 K가 매우 커질 수는 있지만 균열이 성장함에 따라 감소한다. 이는 균열이 저절로 억제될 수 있는 가능성을 제시하고 있다.

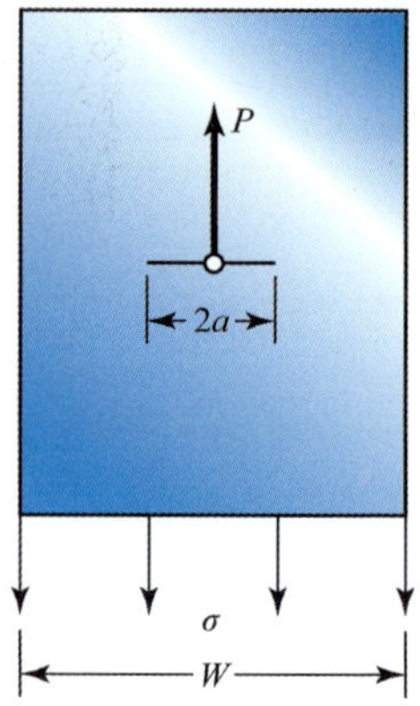

[그림 12-25] 균열 면에 작용하는 중앙부 하중 P

많은 경우, 응력확대계수는 다음 형태로 나타낼 수 있다.

$$K = \sigma\sqrt{\pi a}\, Q\left(\frac{a}{W}\right) \tag{12.39}$$

여기서 σ는 부품에 작용하는 응력, a는 균열 길이이며, $Q\left(\frac{a}{W}\right)$는 균열 길이 a를 평면 내 치수 W(판의 폭과 같은)로 정규화한 값의 무차원 함수로 **형상인자**configuration factor라 불린다. 식 (12.37)과 (12.39)를 비교하면, 중앙부 균열을 가진 판의 경우 $Q = 1$ 이 되어 이 문제는 식 (12.39)의 원형이라 할 수 있다. 핸드북에 실린 많은 응력확대계수 값은 식 (12.39)의 형태로 표시되어 있다.

12.3.1.6 파괴 조건

지금까지 균열의 응력 해석을 다루었다. 그럼으로써 서로 다른 균열 형상의 심각성을 비교할 수 있었지만, 주어진 균열이 성장할지 여부에 대해서는 언급하지 않았다. 이 절은 과부하를 다루기 때문에 지금 고려하고 있는 균열성장의 유형은 **고속 균열성장**fast crack growth으로 알려져 있다. 결론적으로 저속 균열성장slow crack growth은 반복 하중의 결과로 일어나므로 다른 기준을 필요로 한다.

고속 균열성장 기준의 확립을 뒷받침하는 개념은 항복의 시작 기준에 항복응력을 사용하는 것과 매우 유사하다. 균열의 심각성을 측정하기 위해 응력확대계수를 사용하므로, 균열이 성장하기 시작하는(고속 균열이 되는) 시점의 응력 수준과 균열 길이를 측정하는 실험을 수행할 수 있다. 이 값들을 응력확대계수 식에 대입하면 균열이 성장하기 시작하는 시점의 응력확대계수 값을 설정할 수 있다. 이 응력확대계수의 임계값을 **파괴인성**fracture toughness K_c라 한다. 특정 재료에 대하여 파괴인성을 구하면, 같은 재료로 만든 다른 구조 부품의 고속 균열성장의 시작을 예측하는 데 이를 적용할 수 있다. 식 (12.39)는 임의의 균열 형상에 적용할 수 있는 응력확대계수의 일반적 표현이므로, 고속 균열성장에 대한 기준은 다음과 같다.

$$\sigma\sqrt{\pi a}\,Q\left(\frac{a}{W}\right)=K_c \tag{12.40}$$

이 식의 좌변으로부터 고속 균열성장을 일으킬 수 있는 조건이 두 가지 있음을 알 수 있다. 첫째는 균열 길이 a를 주어진 값으로 고정하고 고속 균열성장을 일으키는 응력 수준을 설정하는 것이다. 균열을 비파괴검사 기술로 관측할 수 있기 전에, 또는 구멍 주변 영역을 덮는 와셔washer 같은 부품 뒤로부터 균열이 나타나기 전에, 고속 균열을 일으키는 응력 수준 σ에 대하여 방정식 (12.40)을 풀 수 있다. 둘째는 응력을 어떤 수준으로 고정하는 것이다. 이 경우에는 식 (12.40)을 a에 대하여 풀어, 고속 균열이 되기 전까지 균열이 얼마나 길어질 수 있는지를 설정하는 것이 필요하다. 다음 절에서, 주기 하중에 의해 저속 균열이 고속 균열로 바뀌는 시점을 결정하는 데 식 (12.40)을 사용할 수 있음을 보일 것이다.

우리가 논의했던 두 가지 조건은 항복과 고속 균열 사이의 중요한 차이를 보여준다. 전자에서는 응력 수준에 대한 고려만 필요하나, 후자에서는 응력 수준과 균열 길이를 모두 고려해야 한다. 또 한 가지 복잡한 문제는 많은 재료에 대하여 파괴인성은 두께가 큰 경우에는 일정하지만 얇은 단면의 경우에는 두께에 의존한다는 점이다. 부품이 충분히 두꺼워 K_c 값이 두께와 무관한 것으로 가정한다. 이때 K_c를 **평면변형률 파괴인성**plane strain fracture toughness이라 한다.

예제 12.8 **고속 균열성장**

[그림 12-26]의 강판은 길이의 중앙에 길이 $a = 2$ cm 의 가장자리 균열을 가지고 있다. 이 판은 두께 5 mm, 폭 20 cm, 그리고 하중 P로 인한 응력이 균열 부근에서 판 폭에 걸쳐 균일하게 분포하는 데 충분한 길이

L을 가진다. 핸드북으로부터 얻은, 이 형상에 대한 응력확대계수는 다음과 같다.

$$K = 1.12\sigma\sqrt{\pi a} \quad (a/W \leq 0.13,\ L/W \geq 2) \tag{1}$$

$\alpha = a/W$의 모든 값에 적용되는 다른 표현식은 다음과 같다.

$$K = \sigma\sqrt{\pi a}\left[0.265(1-\alpha)^4 + \frac{0.857+0.265\alpha}{(1-\alpha)^{3/2}}\right] \quad (L/W \geq 2) \tag{2}$$

이 판의 파괴인성은 $K_c = 66\ \text{MPa}\cdot\text{m}^{1/2}$이다. 균열성장을 일으킬 하중 수준을 구하시오.

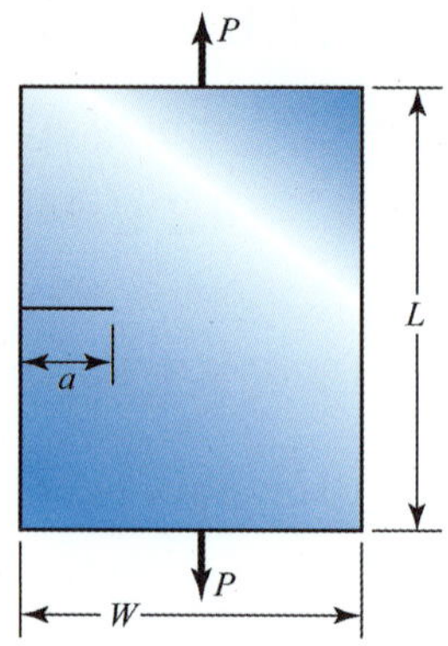

[그림 12-26]

전략

$\dfrac{a}{W} = 0.1$이기 때문에 응력확대계수에 대한 더 간단한 식을 사용할 수 있다. 이 식에서 응력은 판 두께를 b라 할 때 $\sigma = \dfrac{P}{Wb}$이다. 파괴인성이 알려져 있으므로 균열성장을 일으킬 P 값을 구할 수 있다.

풀이

파괴인성과 $\sigma = \dfrac{P}{Wb}$를 식 (1)에 대입하면 다음과 같다.

$$K_c = 1.12\frac{P}{Wb}\sqrt{\pi a}\ :$$

$$66\text{E}6\ \text{Pa}\cdot\text{m}^{1/2} = 1.12\left[\frac{P}{(0.2\ \text{m})(0.005\ \text{m})}\right]\sqrt{\pi(0.02\ \text{m})}$$

이 식을 풀면 임계 하중 수준 $P = 0.235\ \text{MN}$을 얻는다.

토론

식 (1) 대신 식 (2)를 사용하여 이 예제에서 균열성장을 일으킬 하중 수준을 구하고, 그 결과를 식 (1)을 사용하여 얻은 것과 비교하자.

예제 12.9 고속 균열성장

US unit

[그림 12-27]에 무게 $W = 15{,}000\ \text{lb}$의 블록이 두 개의 평행한 보에 의하여 지지되어 있다. 각 보는 절반 길이가 $L = 20\ \text{ft}$이며, 높이 $h = 10\ \text{in}$, 폭 $b = 1\ \text{in}$의 직사각형 단면을 가진다. 그림처럼 한쪽 보의 중앙 하단에 길이 a의 균열이 존재한다. 핸드북에서 찾은 이 형상에 대한 응력확대계수는 다음과 같다.

$$K = 1.12\left(\frac{6M}{h^2 b}\right)\sqrt{\pi a} \quad \left(\frac{a}{h} \leq 0.4\right) \tag{1}$$

여기서 M은 균열을 포함한 단면에서의 굽힘모멘트이다. $\alpha = \dfrac{a}{h}$의 임의의 값과 $\dfrac{h}{L}$의 큰 값에 적용되는 다른 표현식은 다음과 같다.

$$K = \frac{6M}{h^2 b}\sqrt{\pi a}\sqrt{\frac{2}{\pi\alpha}\tan\frac{\pi\alpha}{2}}\left[\frac{0.923+0.199\{1-\sin(\pi\alpha/2)\}^4}{\cos(\pi\alpha/2)}\right] \tag{2}$$

보 재료의 피괴인성은 $K_c = 120\ \text{ksi}\cdot\text{in}^{1/2}$ 이다. 고속 균열성장이 일어나기 전까지 허용될 수 있는 최대 균열 길이 a를 구하시오.

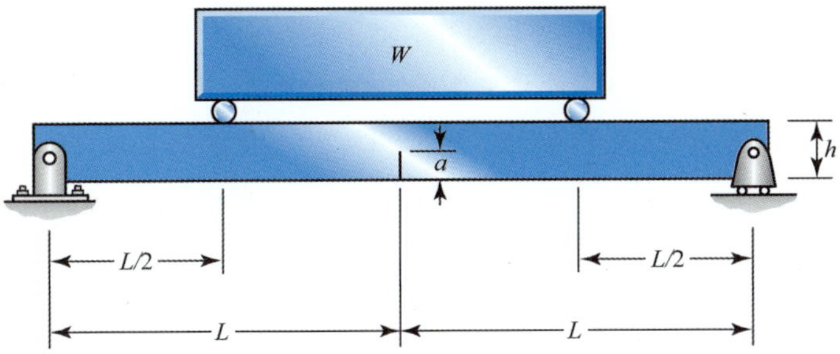

[그림 12-27]

전략

먼저 응력확대계수에 대한 더 간단한 식 (1)에서 균열 길이를 구한다. 만약 구한 균열 길이가 그 식의 유효범위 내에 없으면 식 (2)로부터 균열 길이를 구해야 한다.

풀이

각 보는 컨테이너와 그 내용물 무게의 반을 지지하므로, 균열을 포함한 단면에서의 굽힘모멘트는 다음과 같다.

$$M = \frac{WL}{8} = \frac{(15{,}000\ \text{lb})(240\ \text{in})}{8}$$
$$= 450{,}000\ \text{in}\cdot\text{lb}$$

이 값과 파괴인성을 식 (1)에 대입하면

$$120{,}000\ \text{psi}\cdot\text{in}^{1/2} = 1.12\left[\frac{6(450{,}000\ \text{in}\cdot\text{lb})}{(10\ \text{in})^2(1\ \text{in})}\right]\sqrt{\pi a}$$

이다. 임계 균열 길이에 대하여 풀면 $a = 5.01\ \text{in}$의 결과를 얻는다. 이 값은 식 (1)의 유효범위 밖에 있으므로 식 (2)로부터 해를 구해야 한다.

식 (2)에 주어진, α의 함수로서의 K 값을 그래프로 그리면(그림 (a)), $\alpha = 0.40$일 때 $K = 120\ \text{ksi}\cdot\text{in}^{1/2}$임을 추정할 수 있다. 비선형 대수방정식을 풀 수 있도록 설계된 소프트웨어를 사용하면 $\alpha = 0.406$ 값을 얻는다. 따라서 균열 길이는 $a = 4.06\ \text{in}$이다.

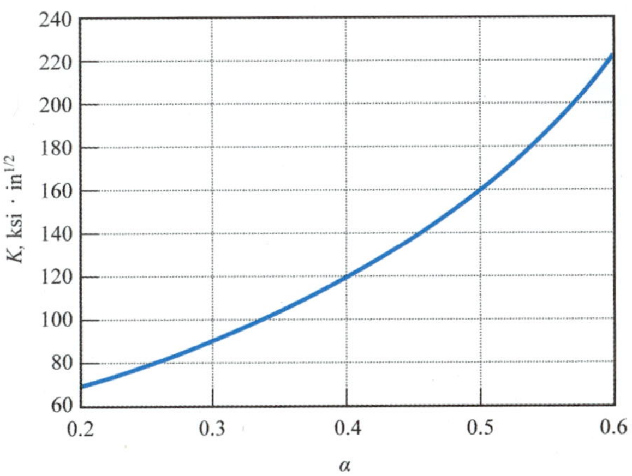

(a) α의 함수로 그린 K의 그래프

토론

이 예제에서는 특정 균열 부품과 하중에 대한 응력확대계수의 표현식이 필요했다. 이 절에서 다루어야 할 문제들에 대해, 이러한 표현식이 주어질 것이다. 그러나 공학 실무에서는 응력확대계수 핸드북을 참조하거나 균열 부품의 유한요소해석을 통해 표현식을 개발해야 한다. 핸드북 표현식을 사용할 수 없는 경우, 때로는 고려 중인 문제와 밀접한 관련이 있는 균열 부품의 표현식을 사용할 수도 있다. 어떤 경우에는 핸드북 표현식들을 중첩함으로써 원하는 부품과 하중에 대한 응력확대계수를 구할 수도 있다.

12.3.2 반복 하중 및 저속 균열성장

12.2절에서 반복 하중이 재료의 항복응력보다 낮은 응력 수준에서 파손을 일으킬 수 있음을 보았다. 균열이 있으면, 파괴인성 K_c 보다 낮은 응력확대계수 수준에서 균열성장이 일어날 수 있다는 점에서 이와 유사한 상황이 벌어진다. 이러한 조건에서 반복 하중은 앞의 절에서 논의했던 것보다 훨씬 느린 속도의 균열성장을 일으킬 수 있는데, 이를 **저속 균열성장**slow crack growth이라 한다. 저속 균열성장은 온도 상승과 확산 환경에 영향을 받을 수 있으나, 이 개론에서는 단지 반복 하중의 효과만 고려한다.

[그림 12-28]의 여객기 사진은 여러 군데의 손상 부위가 반복 하중과 결합함으로써 피로 균열의 느린 성장을 유발하여 결국 고속 균열성장과 기체 일부의 상실을 초래한 과정을 보여준다. 이 경우 손상 부위나 초기 결함은 부식 때문에 생긴 것이었다. 이 여객기는 하와이 군도 사이의 짧은 거리를 자주 왕복 비행함으로써 가압/감압 사이클 수가 통상의 경우보다 더 빨리 누적되었다.

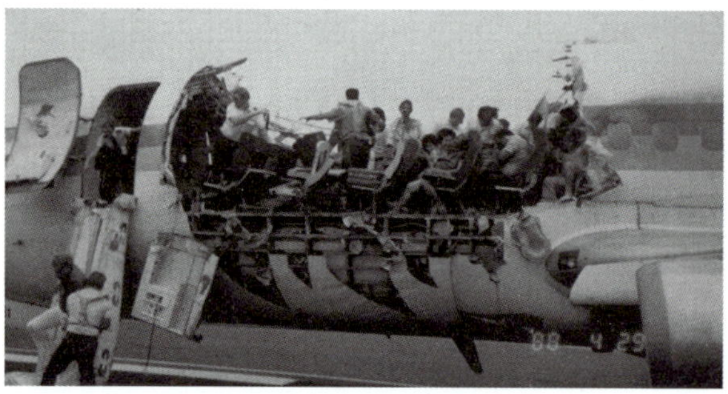

(출처: Associated Press by Robert Nichols)

[그림 12-28] 알로하(Aloha) 항공사 소속 여객기 보잉 737이 동체의 일부를 잃고도 안전하게 착륙한 모습

12.3.2.1 패리스 법칙

하중을 반복적으로 가하는 것을 **주기 하중**cyclic loading이라 하며, 그로 인한 균열성장을 **피로균열성장**fatigue crack growth이라 한다. 가장 단순한 경우는 [그림 12-29]와 같이 시간에 따른 반복 하중의 최댓값과 최솟값이 같을 때이며, 이를 **일정 진폭 하중**constant amplitude loading이라 한다. 예를 들어,

비행 때마다 선실이 동일한 정도로 가압되는 여객기 구조물에 일정 진폭 하중이 가해질 수 있다. 반면, 난기류나 다른 부하는 불규칙한 반복 하중 패턴을 여객기에 가하게 된다. 우리는 더욱 복잡한 하중 이력의 후속을 해석하는 데 기초가 되는 일정 진폭 하중을 먼저 고려한다.

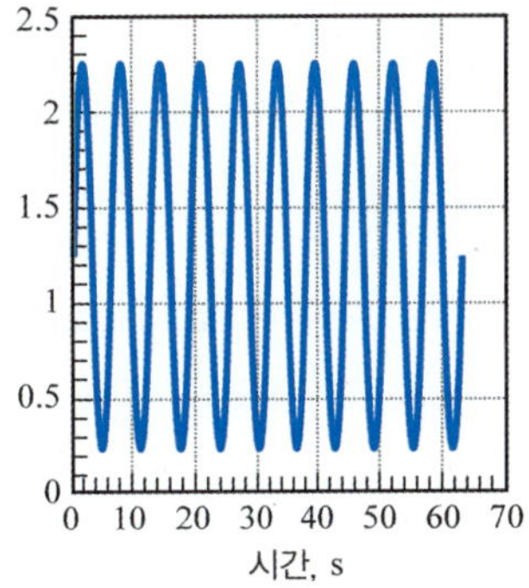

[그림 12-29] 일정 진폭 하중 실험의 결과로 얻은 응력 사례

[그림 12-24]의 중앙부 균열을 가진 판에 대한 피로균열성장 실험을 설명한다. 이 경우 응력확대계수는 식 (12.37)로 주어진다. K_c를 측정하는 데 사용하는 단조증가 응력 수준 대신 [그림 12-29]와 같이 정현파 형태로 변하는 응력을 가한다. 각 사이클 동안 작용하는 응력의 변화는 다음과 같다.

$$\Delta\sigma = \sigma_{\max} - \sigma_{\min}$$

이 실험에서 균열 길이는 하중 사이클 수 N의 함수로 측정되며, [그림 12-30]과 같이 나타나는 데이터를 도출한다. 응력 진폭을 증가시키면 균열성장이 빨라지는 것을 관찰할 수 있다.

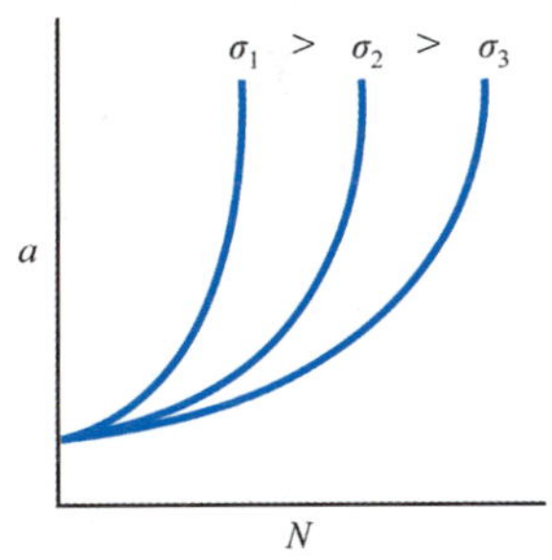

[그림 12-30] 다양한 응력 진폭에 대한 균열성장 이력

그러나 [그림 12-30]이 피로균열성장에 대한 재료의 저항을 보편적으로 나타내는 그림은 아니다. 더 좋은 척도는 주어진 재료에서 균열이 성장하는 속도이다. 속도 정보를 통해 균열성장을 예측할 수 있음을 알게 될 것이다. 고속 균열에 대한 논의로부터 균열성장 속도 da/dN이 응력 진폭뿐만 아니라 균열 길이에도 의존한다는 사실을 예견할 수 있으며, 응력확대계수를 상기할 수 있다. 균열 길이는 1회의 하중 사이클 동안 그렇게 많이 증가하지 않으므로(보통 $< 10^{-4}$ in), 1 사이클당 응력확대계수의 변화는 근사적으로 다음과 같이 주어진다.

$$\Delta K = K_{\max} - K_{\min} = (\sigma_{\max} - \sigma_{\min})\sqrt{\pi a} = \Delta\sigma\sqrt{\pi a}$$

피로균열성장 실험의 결과를 사이클당 응력확대계수 변화 ΔK의 함수로서 사이클당 균열성장 da/dN으로 나타내면, [그림 12-31]과 같이 서로 다른 응력 수준에 해당하는 곡선들은 피로균열성장에 대한 재료의 저항을 측정하는 단 하나의 통합적인 곡선 위에 놓이게 된다. S자 형태의 이 곡선은 두 개의 한계를 가진다. ΔK 값의 하한은 임계인성threshold toughness K_{th}이며, 상한은 고속 균열성장이 시작되는 시점의 파괴인성fracture toughness K_c이다.

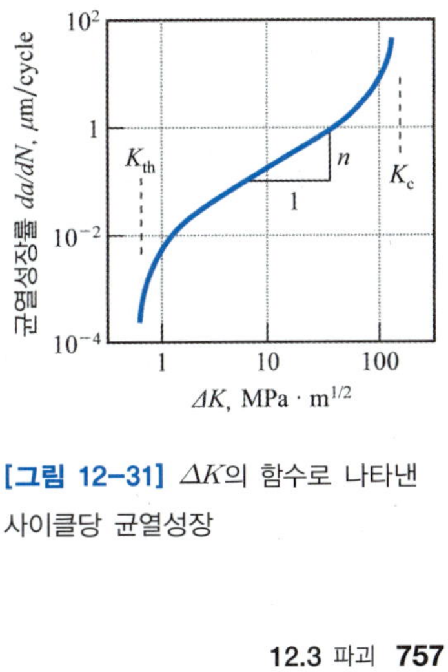

[그림 12-31] ΔK의 함수로 나타낸 사이클당 균열성장

응력확대계수가 K_{th}보다 낮은 경우에는 균열이 절대 성장하지 않으므로, 균열성장의 가능성이 매우 작도록 구조 부품을 설계할 수 있다. 덜 심각한 상황에서는 구조물의 무게를 줄이기 위해 저속 균열성장이 용인되기도 한다.

[그림 12-31]은 로그-로그 그래프이므로, 곡선상의 직선부는 da/dN과 ΔK가 멱함수 관계임을 나타낸다. 즉 다음과 같다.

$$\frac{da}{dN} = A(\Delta K)^n \tag{12.41}$$

이 식을 파괴 연구의 선구자 이름을 따서 **패리스 법칙**Paris law이라 한다. 상수 A와 n은 피로균열성장에 대한 저항을 반영하는 재료 물성이다. 강철의 경우 $n=3$, 합성수지의 경우 $n=6\sim10$이다. 주어진 재료에 대한 A와 n 값이 결정되면 식 (12.41)은 균열성장을 예측하는 기초가 됨을 알 수 있을 것이다.

12.3.2.2 저속 균열성장의 예측

저속 균열성장이 고속으로 바뀌는 데는 수년이 걸릴 수도 있기 때문에, 다른 인자들(외관, 누출 등)에도 불구하고 느리게 성장하는 균열이 용인될 수 있다면 구조물을 계속 매우 안전하게 운용할 수도 있다. 그렇지만 균열성장의 진행을 감시하기 위해 규칙적인 간격으로 검사를 수행해야 한다. 균열의 경로와 길이를 예측하는 능력은 필요한 검사 주기를 설정하는 데 도움을 주며, 또한 균열 부품의 수명을 추정할 수 있도록 한다.

균열 길이를 예측하기 위해 식 (12.41)을

$$dN = \frac{da}{A(\Delta K)^n}$$

형태로 쓰고 적분하면 사이클 수 N과 균열 길이 a 사이의 관계를 얻는다.

$$N = \frac{1}{A}\int_{a_0}^{a} \frac{da}{(\Delta K)^n} \tag{12.42}$$

하한 a_0는 사이클 수를 세기 시작하는 초기 균열 길이로, 시계clock가 움직이기 시작하는 곳이라 말한다. 그 값은 균열의 존재를 감지하는 데 사용하는 장비의 분해능에 좌우된다. 균열이 이 길이에 도달하는 데 소요되는 시간은 상당한 경우도 있으나 이에 대해서는 설명하기가 어렵다. 실제로 이러한 이유 때문에 어느 정도 보수적인 설계가 필요하다.

식 (12.42)는 주어진 균열 길이 a에 도달하는 데 소요되는 사이클 수 N을 결정한다. 파손을 일으키는 사이클 수는 a를 고속 균열성장을 일으키는 임계 균열 길이와 같게 둠으로써 얻을 수 있다. 임계 균열 길이는 식 (12.40)에서 $\sigma = \sigma_{max}$(일정 진폭 하중의 최대크기)의 조건으로 결정된다. [예제 12.10]과 [예제 12.11]에서 이 절차를 볼 수 있다.

예제 12.10 저속 균열성장

US unit

지름 $d = 0.5$ in인 볼트가 0에서 10,000 lb까지 변하는 주기 인장하중을 받는다. 볼트는 제조상의 결함으로 0.01 in 깊이의 나사산thread에서 시작하는 균열을 가지고 있다. 핸드북에서 축하중을 받는 봉의 원주 균열에 대한 응력확대계수를 구하면 다음과 같다.

$$K = 1.12\sigma\sqrt{\pi a} \quad (2a/d < 0.21) \tag{1}$$

여기서 a는 균열 깊이, σ는 봉의 수직응력이다. 볼트 재료의 파괴인성은 $K_c = 23$ ksi·in$^{1/2}$이다. 피로균열성장에 대한 저항은 패리스 법칙으로 나타낼 수 있으며, $A = 1.0$E-18 in/cycle, $n = 3$이다. 여기서 균열성장 속도는 in/cycle 단위로, 응력확대계수는 psi·in$^{1/2}$ 단위로 표시된다. 볼트가 견딜 수 있는 하중 사이클 수는 얼마인가?

전략

파괴인성과 일정 진폭 하중에 의한 최대 응력을 식 (1)에 대입하면 고속 균열성장을 일으키는 임계 균열 길이를 구할 수 있다. 그러면 파손까지의 하중 사이클 수를 식 (12.42)로부터 계산할 수 있다.

풀이

일정 진폭 하중에 의한 최대 수직응력은 다음과 같다.

$$\sigma_{max} = \frac{10{,}000\ \text{lb}}{\pi(0.5\ \text{in})^2/4} = 50{,}900\ \text{psi}$$

이 값과 파괴인성을 식 (1)에 대입하면

$$K_c = 1.12\sigma\sqrt{\pi a}\ :$$
$$23{,}000\ \text{psi}\cdot\text{in}^{1/2} = 1.12(50{,}900\ \text{psi})\sqrt{\pi a}$$

이다. 따라서 임계 균열 길이는 $a = 0.052$ in이다. 다시 식 (1)을 사용하여 한 사이클 동안 응력확대계수의 변화를 구하면 다음과 같다.

$$\begin{aligned}\Delta K &= K_{max} - K_{min} \\ &= 1.12(\sigma_{max} - \sigma_{min})\sqrt{\pi a} \\ &= 1.12(50{,}900\ \text{psi} - 0)\sqrt{\pi a}\end{aligned}$$

초기 균열 깊이는 나사산의 깊이이므로 $a_0 = 0.01$ in이다. 따라서 식 (12.42)로부터 파손까지의 사이클 수를 구하면 다음과 같다.

$$N = \frac{1}{A}\int_{a_0}^{a} \frac{da}{(\Delta K)^n}$$
$$= \frac{1}{1.0\text{E-}18}\int_{0.010}^{0.052} \frac{da}{\{(1.12)(50{,}900)\sqrt{\pi a}\}^3}$$
$$= 10{,}800 \text{ cycles}$$

토론

임계 균열 길이, 즉 고속 균열성장이 시작되어 파손이 일어날 때의 균열 길이를 구하기 위해 파괴인성을 어떻게 사용했는지 주목하자.

예제 12.11 저속 균열성장

[그림 12-25]의 판은 두께가 1 cm, 폭이 $W = 50$ cm이며, 구멍 지름은 2 cm이다. 주기 하중 P는 0과 30 kN 사이에서 변한다. 이 형상에 대한 응력확대계수는 식 (12.38)로 주어진다. 피로균열성장에 대한 저항은 패리스 법칙을 만족하며, $A = 5\text{E-}9$ m/cycle, $n = 4$, $K_{\text{th}} = 5 \text{ MPa}\cdot\text{m}^{1/2}$이다. 여기서 균열성장속도의 단위는 m/cycle이다. 구멍에서 시작되는 균열은 외부지름 4 cm의 와셔에 가려 처음에는 잘 보이지 않는다. 가시적인 균열이 성장을 멈추려면 몇 사이클이 소요되는가?

전략

식 (12.38)은 균열 길이가 증가할 때 응력확대계수는 감소함을 나타내며, 응력확대계수가 K_{th} 이하로 떨어질 때 균열이 정체될 가능성이 높아진다. 정체된 균열의 길이는

$$a_{\text{th}} = \frac{1}{\pi}\left(\frac{P_{\max}}{bK_{\text{th}}}\right)^2 = \frac{1}{\pi}\left[\frac{30\text{E3}}{(0.01)(5\text{E6})}\right]^2 = 0.115 \text{ m}$$

이므로, 균열이 판 가장자리에 도달하기 전에 성장을 멈춘다. 식 (12.42)로부터 균열이 가시화되는 시점부터 성장을 멈출 때까지 몇 하중 사이클이 일어나는지 결정할 수 있다.

풀이

식 (12.38)로부터 한 사이클 동안 응력확대계수의 변화를 계산하면 다음과 같다.

$$\Delta K = K_{\max} - K_{\min} = \frac{P_{\max} - P_{\min}}{b\sqrt{\pi a}}$$
$$= \frac{30\text{E3}}{(0.01)\sqrt{\pi a}} \text{ Pa}\cdot\text{m}^{1/2}$$
$$= \frac{30\text{E-3}}{(0.01)\sqrt{\pi a}} \text{ MPa}\cdot\text{m}^{1/2}$$

균열은 와셔의 바깥지름 너머까지 성장하면 보이기 시작하므로, $a_0 = 0.02$ m이다. 식 (12.42)로부터 균열 정체까지의 사이클 수를 계산하면 다음과 같다.

$$
\begin{aligned}
N &= \frac{1}{A}\int_{a_0}^{a_{\rm th}} \frac{da}{(\Delta K)^n} \\
&= \frac{1}{5\text{E-}9}\int_{0.020}^{0.115}\left[\frac{(0.01)\sqrt{\pi a}}{30\text{E-}3}\right]^4 da \\
&= 1.23\text{E}4 \text{ cycles}
\end{aligned}
$$

토론

이런 종류의 문제에서는 응력확대계수가 균열 길이에 따라 어떻게 변하는지를 조사하는 것이 전략 목적으로 유용하다. 균열 길이가 증가할 때 응력확대계수가 증가한다면 고속 균열성장은 어느 단계, 즉 $K \rightarrow K_c$일 가능성이 높다. 반면, 균열 길이가 증가할 때 응력확대계수가 감소한다면 $K \rightarrow K_{\rm th}$가 되어 균열이 어느 단계에서 멈출 수 있다. 이러한 생각은 적분 식 (12.42)의 한계를 설정하는 데 도움이 된다. 이러한 문제들에서는 특히 단위에 주의해야 한다. 예를 들어, 파괴인성은 $\text{ksi}\cdot\text{in}^{1/2}$ 단위로 주어지는데 패리스 법칙은 $\text{psi}\cdot\text{in}^{1/2}$ 단위로 표시될 수도 있다.

핵심요약

▶ 응력집중

구조 부품들은 **응력집중**stress concentration이라 하는, 국부적 고응력 영역을 유발하는 기하학적 형상(구멍, 노치, 모서리 포함)을 가질 수 있다. 정의된 공칭응력에 대한, 응력집중으로 야기되는 최대 응력의 비 C를 **응력집중계수**stress concentration factor라 한다. 축하중을 받는 봉의 경우는 [그림 12-3] ~ [그림 12-5]에, 비틀림을 받는 단을 가진 원형 봉의 경우는 [그림 12-7]에, 그리고 굽힘을 받는 직사각형 단면 보의 경우는 [그림 12-10]과 [그림 12-11]에 각각 응력집중계수가 주어져 있다.

▶ 파손

취성 재료의 파손은 부품이 부서지거나 파괴될 때 일어나는 반면, 연성 재료의 파손은 항복의 시작과 함께 일어난다.

최대 수직응력 조건에 의하면 취성 재료의 파괴는

$$\text{Max}\left(|\sigma_1|, |\sigma_2|, |\sigma_3|\right) = \sigma_U \quad \textbf{(12.5)}$$

일 때 일어난다. 여기서 σ_1, σ_2, σ_3는 주응력, σ_U는 극한응력이다. 평면응력의 경우, 파괴가 일어나지 않을 σ_1과 σ_2의 값은 [그림 12-13]의 정사각형 영역으로 국한된다. 그 영역은 다음 직선들로 경계가 지어진다.

$$\sigma_1 = \pm\sigma_U, \quad \sigma_2 = \pm\sigma_U \quad \textbf{(12.6)}$$

평면응력을 받는 취성 재료의 극한응력이 인장과 압축에서 서로 다를 때, **모어 파손 조건**Mohr's failure criterion은 σ_1과 σ_2가 [그림 12-15(a)]와 식 (12.8) ~ (12.11)로 표시되는 경계상에 있을 때 파괴가 일어난다고 기술하고 있다.

트레스카 조건 Tresca criterion은 연성 재료의 항복은 최대 전단 응력의 절댓값이 전단항복응력 τ_Y와 같을 때 일어난다고 설명한다. 이를 인장항복응력 σ_Y의 항으로도 표시할 수 있다.

$$\text{Max}\left(|\sigma_1 - \sigma_2|, |\sigma_2 - \sigma_3|, |\sigma_1 - \sigma_3|\right) = \sigma_Y \quad \textbf{(12.15)}$$

트레스카 안전계수는

$$FS_T = \frac{\sigma_Y}{\sigma_T} \quad \textbf{(12.19)}$$

$$\sigma_T = \text{Max}\left(|\sigma_1 - \sigma_2|, |\sigma_2 - \sigma_3|, |\sigma_1 - \sigma_3|\right) \quad \textbf{(12.18)}$$

이다. 평면응력에서 트레스카 조건에 따른 안전 영역은 그림 (a)의 육각형으로 경계가 지어진다.

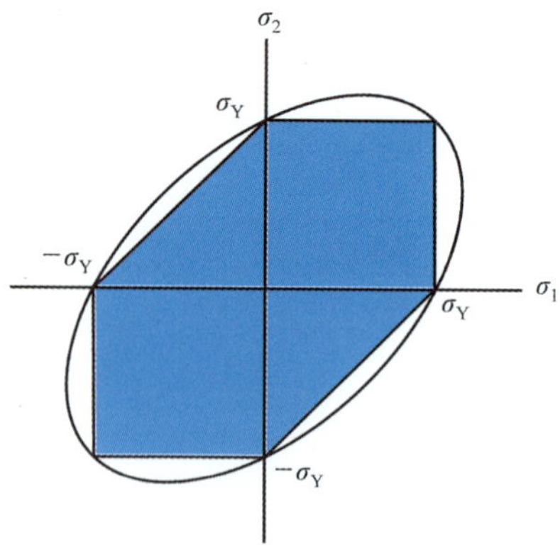

(a)

핵심요약 ▶▶▶

폰 미세스 조건von Mises criterion에 따르면 연성 재료의 항복은

$$\frac{1}{2}\left[(\sigma_1-\sigma_2)^2+(\sigma_2-\sigma_3)^2+(\sigma_1-\sigma_3)^2\right]=\sigma_Y^2 \tag{12.20}$$

일 때 일어난다. 폰 미세스의 안전계수는

$$\mathrm{FS}_M=\frac{\sigma_Y}{\sigma_M} \tag{12.24}$$

이다. 여기서 σ_M은 **폰 미세스 상당응력**von Mises equivalent stress으로서 다음과 같다.

$$\sigma_M=\frac{1}{\sqrt{2}}\sqrt{(\sigma_1-\sigma_2)^2+(\sigma_2-\sigma_3)^2+(\sigma_1-\sigma_3)^2} \tag{12.22}$$

평면응력에서 폰 미세스 조건에 따른 안전 영역은 그림 (a)의 타원으로 경계가 지어진다.

피로fatigue는 저 사이클, 고 사이클, 피로균열성장으로 나뉘어진다. 저 사이클 피로에서는 응력 수준은 항복응력을 초과하며, 파손에 이르는 사이클 수는 상대적으로 적다($<10^3$). 고 사이클 피로는 응력 수준이 항복응력보다 낮을 때에도 일어날 수 있으며, 파손까지 $10^3\sim10^6$ 사이클이 소요될 수 있다.

일정한 주기와 진폭으로 가해지는 응력의 최댓값과 최솟값을 각각 σ_{max}와 σ_{min}이라 하면, 응력 진폭 σ_a 및 **평균응력** σ_m은 다음과 같다.

$$\sigma_a=\frac{\sigma_{max}-\sigma_{min}}{2},\quad \sigma_m=\frac{\sigma_{max}+\sigma_{min}}{2} \tag{12.25}$$

S-N 곡선 또는 **내구곡선**endurance curve은 평균 응력 0의 조건에서 파손에 이르기까지의 사이클 수 N의 함수로서 응력 진폭 또는 **피로강도**를 나타낸다. 어떤 재료는 그 이하에서는 피로수명이 본질적으로 무한대가 되는 응력 진폭, 즉 **피로한계**fatigue limit σ_{fat}를 가진다. 응력 수준을 피로한계보다 낮게 유지하는 것을 **안전수명설계**safe life design라 한다. S-N 곡선에 근사하는 데 사용되는 경험식은 다음과 같다.

$$\sigma_a=\sigma_{fat}+\frac{b}{N^c} \tag{12.26}$$

이 식을 N에 대하여 풀면 다음과 같다.

$$N=\left(\frac{b}{\sigma_a-\sigma_{fat}}\right)^{1/c} \tag{12.27}$$

일정한 수준의 평균 응력이 S-N 곡선에 미치는 효과를 구하기 위해 사용할 수 있는 식은 **굿맨 관계**(12.28), **거버 포물선**(12.29), **소더버그 직선**(12.30) 등이다.

핵심요약 ▶▶▶

어떤 부품이 일련의 하중 블록을 받고 있다고 하자. i번째 블록에서 가해진 사이클 수를 n_i라 하고, 그 응력 진폭과 평균 응력 조건에서 손상이 없는 부품을 파손시키는 데 소요되는 사이클 수를 N_i라 하자. **마이너 법칙**Miner's law은 k개의 하중 블록 후 누적된 손상은

$$D = \sum_{i=1}^{k} D_i = \sum_{i=1}^{k} \frac{n_i}{N_i} \quad \textbf{(12.31)}$$

이며, $D=1$ 일 때 파손이 일어난다고 기술한다.

▶ 파괴

응력확대계수stress intensity factor K는 균열 선단 근처에서의 응력의 크기에 대한 척도이다(식 12.35 참조). 중심부에 균열을 가진 판이 인장을 받는 경우와 균열 면상의 중앙에서 하중을 받는 판에 대한 응력확대계수는 각각 식 (12.37)과 (12.38)로 주어진다. 많은 경우 응력확대계수는 다음 형태로 표현된다.

$$K = \sigma \sqrt{\pi a}\, Q\left(\frac{a}{W}\right) \quad \textbf{(12.39)}$$

여기서 σ는 응력, a는 균열 길이이며, $Q(a/W)$는 **형상인자**configuration factor라 불리는 함수이다.

고속 균열성장fast crack growth이 시작할 때의 응력확대계수 값을 **파괴인성**fracture toughness K_c라 한다. 식 (12.39)로부터 고속 균열성장의 조건은 다음과 같다.

$$\sigma \sqrt{\pi a}\, Q\left(\frac{a}{W}\right) = K_c \quad \textbf{(12.40)}$$

주기 하중을 받는, 균열을 가진 부품의 한 사이클당 응력확대계수의 변화를 ΔK라 하자. 균열 길이 a를 하중 사이클 수 N으로 미분하면 **패리스 법칙**Paris law에 의하여 다음과 같이 된다.

$$\frac{da}{dN} = A(\Delta K)^n \quad \textbf{(12.41)}$$

상수 A와 n은 피로균열성장에 대한 저항을 반영하는 재료 물성이다. 식 (12.41)을 재정리하여 적분하면 사이클 수 N과 균열 길이 a 사이의 관계식이 얻어진다.

$$N = \frac{1}{A}\int_{a_0}^{a} \frac{da}{(\Delta K)^n} \quad \textbf{(12.42)}$$

파손이 일어나는 시점의 사이클 수는 a를 고속 균열성장을 일으키는 임계 균열 길이와 같게 둠으로써 구할 수 있다. 임계 균열 길이는 식 (12.40)에서 $\sigma = \sigma_{\max}$로, 즉 일정 진폭 하중의 최대 크기로 놓아서 결정할 수 있다.

복습문제 ▶▶▶

12.51 폭 1.5 m, 두께 20 cm의 강판이 $P = 100$ MN의 하중을 받고 있다. 길이 L은 충분히 길어 하중에 의한 응력이 중심부 균열 부근에서 폭 방향으로 균일하게 분포하는 것으로 가정한다. 재료의 파괴인성이 170 MPa·m$^{1/2}$라 할 때, 허용할 수 있는 중심부 균열의 크기는 얼마인가?

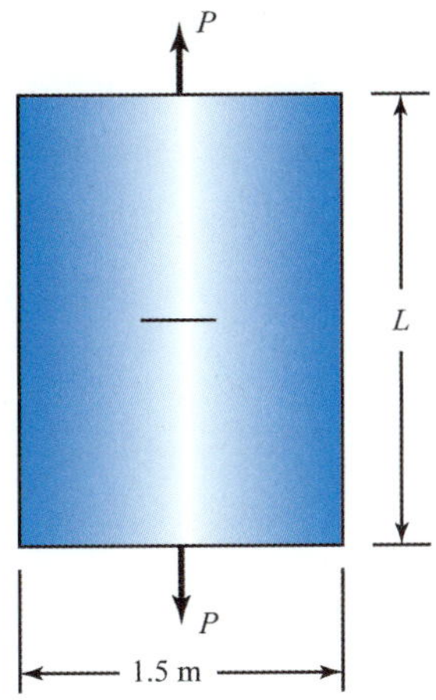

[그림 P12.51]

12.52 US unit 7075-T651 알루미늄 판에 6 in의 중심부 균열이 있다. 이 합금의 파괴인성은 22 ksi·in$^{1/2}$이다. 판에 가할 수 있는 최대 응력 σ를 구하시오. 식 (12.37)의 응력확대계수는 폭의 20% 이내의 작은 균열에만 적용된다는 점을 기억하자. 더 정확한 표현($2a/W \le 0.7$일 때 오차 0.3%)은 다음과 같다.

$$K = \sigma\sqrt{\pi a}\sqrt{\sec\left(\frac{\pi a}{2W}\right)}$$

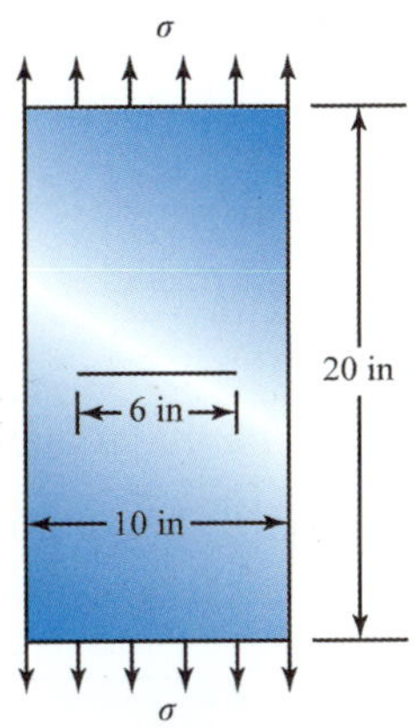

[그림 P12.52]

12.53 US unit 폭 5 in, 두께 0.1 in의 치수가 같을 세 판재가 인장응력을 받고 있다. 판재 (a)는 지름 0.5 in의 중심부 구멍을, 판재 (b)는 길이 0.5 in의 중심부 균열을 가지며, 판재 (c)는 아무런 결함이 없다. 세 판재는 모두 항복응력 252 ksi, 파괴인성 59 ksi·in$^{1/2}$인 재료(300-M, 300℃에서 뜨임 열처리한 강철)로 만들어졌다. 세 가지 경우에 파손을 일으키는 응력 σ의 값들을 비교하시오.

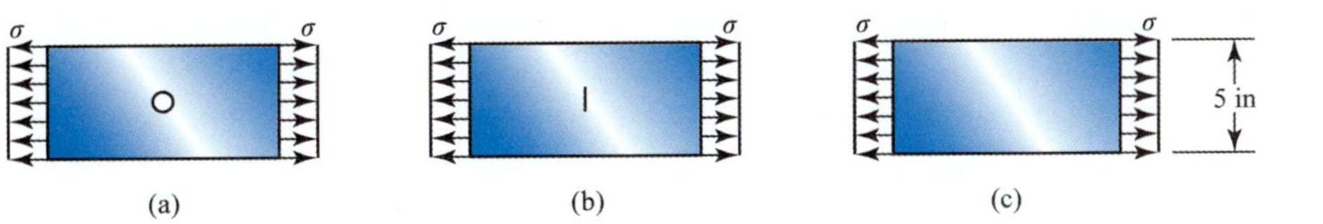

[그림 P12.53 ~ 12.54]

복습문제

12.54 US unit 세 판을 항복응력 47 ksi, 파괴인성 $31\,\text{ksi}\cdot\text{in}^{1/2}$인 2024-T351 알루미늄으로 만들었다고 할 때, 파손 응력을 비교하시오. (이 경우 구멍이 있는 판재가 가장 낮은 파손 하중을 가짐을 밝혀야 한다. 왜냐하면 알루미늄은 인성과 균열성장에 대한 저항이 상대적으로 큰 재료이기 때문이다. 그 이유를 알기 위해 식 (12.36)으로부터 강철과 알루미늄의 소성 영역의 크기를 비교하시오. 알루미늄의 소성 영역은 강철에 비해 거의 8배로 커서 균열성장을 저해하는 데 도움이 된다.)

12.55 US unit 가장자리 균열을 가진 판의 두께는 1.5 in이며, 파괴인성은 $90\,\text{ksi}\cdot\text{in}^{1/2}$이다 ([예제 12.8] 참조). 하중 $P = 175$ kip가 작용할 때, 고속 균열성장을 일으키는 균열 길이 a는 얼마인가?

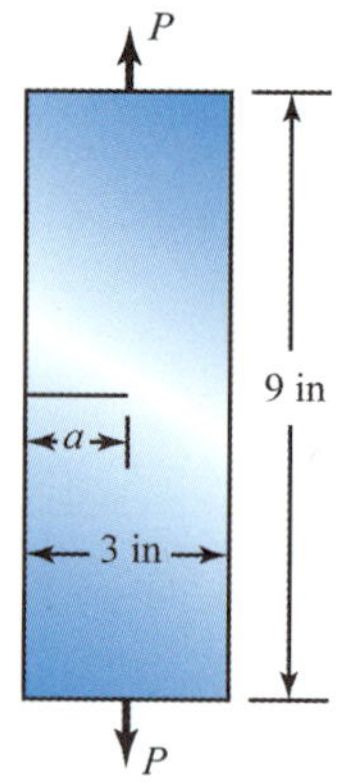

[그림 P12.55]

12.56 가장자리 균열을 가진 보에 굽힘모멘트 $M = 0.21\,\text{MN}\cdot\text{m}$가 작용한다. 설계를 위해 선택한 재료의 파괴인성은 $35\,\text{MPa}\cdot\text{m}^{1/2}$이다. 균열 감지에 사용되는 비파괴 기술의 분해능이 5 mm라 할 때, 보가 가져야 하는 최소 높이 h는 얼마인가?

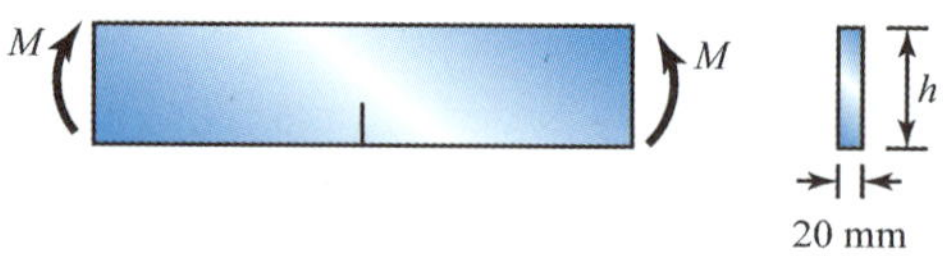

[그림 P12.56]

12.57 US unit 폭 2 in의 직사각형 단면을 가진 보는 파괴인성 $26\,\text{ksi}\cdot\text{in}^{1/2}$의 재료로 만들어졌다. 보의 왼쪽 끝에는 100 ft·kip의 반시계방향 우력이 작용하고, 오른쪽 끝에는 8.33 kip의 하중이 아래쪽으로 작용한다. 부식으로 인해 두 지지점의 중앙에 발생한 균열이 보의 윗면에서부터 매우 천천히 성장하고 있다. 하중과 모멘트가 동일하게 유지된다면 고속 균열이 될 때의 균열 길이는 얼마일까?

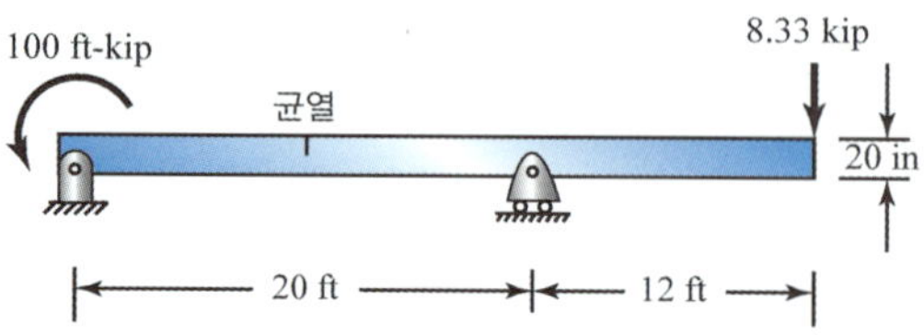

[그림 P12.57]

복습문제 ▶▶▶

12.58 US unit 두께 1 in의 판에 $W = 125$ kip의 중량이 달려 있다. 이 중량은 두 개의 연결봉과 지름 0.25 in의 구멍을 통과하는 한 개의 핀으로 지지된다. 판 재료의 파괴인성은 $40\,\text{ksi}\cdot\text{in}^{1/2}$이다. 판에는 구멍으로부터 발생한 대칭 형상의 균열이 있다. 중량을 매달 때 균열 길이가 3 in라면 이 판은 파손이 될 것인가?

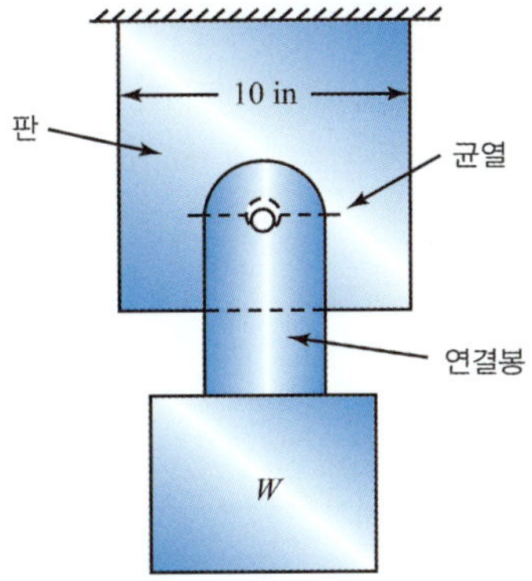

[그림 P12.58]

12.59 이중 랩조인트lap joint가 $P = 16$ kN의 하중을 전달한다. 볼트 구멍의 지름은 20 mm이다. 가운데 부품은 폭이 50 mm, 두께가 2 mm이다. 바깥쪽 판의 폭은 40 mm이다.

(a) $33\,\text{MPa}\cdot\text{m}^{1/2}$의 파괴인성을 가진 가운데 부품의 볼트 구멍에 대칭 형상의 균열이 생기면, 파손을 일으키기 전에 균열성장이 멈출 것인가?

(b) 문제 (a)의 답이 "예"라면, 정체된 균열은 눈에 보일 것인가?

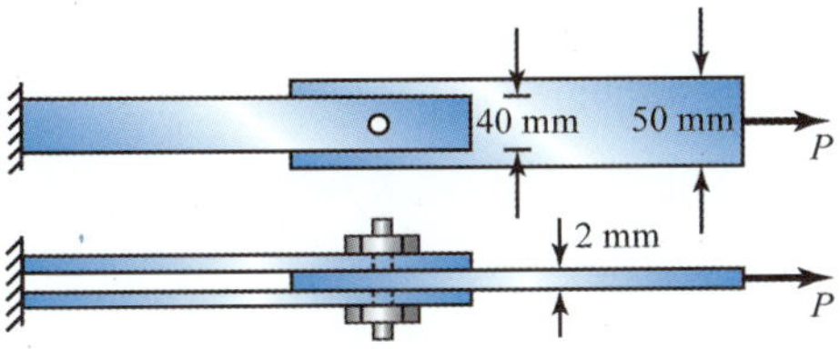

[그림 P12.59]

12.60 깊이 a의 원주 균열을 가진, 반지름 $b = 10$ mm의 티타늄 기둥에 인장 하중 $P = 200$ kN이 작용한다. 티타늄 재료의 파괴인성은 $66\,\text{MPa}\cdot\text{m}^{1/2}$이며, 이 형상에 대한 응력확대계수는 다음 식으로 주어진다.

$$K = \frac{1.12P}{\pi b^2}\sqrt{\pi a}$$

깊이 $a = 1$ mm의 균열을 감지할 수 있는 분해능을 갖춘 비파괴검사 기술을 사용한다. 이 검사로 고속 균열성장이 일어나기 전에 균열을 찾을 수 있을지 설명하시오.

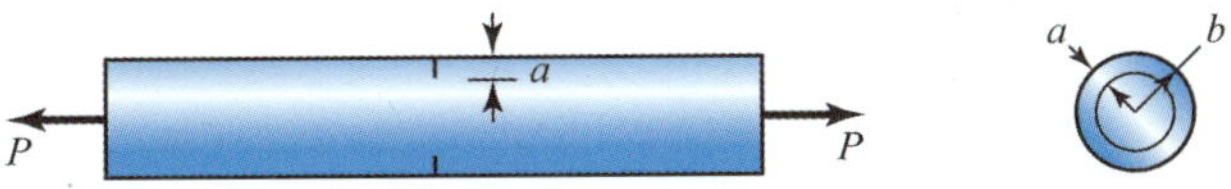

[그림 P12.60]

복습문제

12.61 그림과 같은 파괴인성 시험에서 길이 $a = 5$ in의 균열을 가진 보(**이중 외팔보** double cantilever beam 시편이라 함)에 하중 P를 가한다. 보의 높이는 $2h = 1$ in이며, 두께(지면에 수직방향의 치수)는 $b = 0.5$ in이다. 이 형상에 대한 응력확대계수는 다음과 같다.
US unit

$$K = \frac{2\sqrt{3}\,Pa}{bh^{3/2}}$$

$P = 460$ lb일 때 고속 균열성장이 시작되었다면, 재료의 파괴인성은 얼마인가?

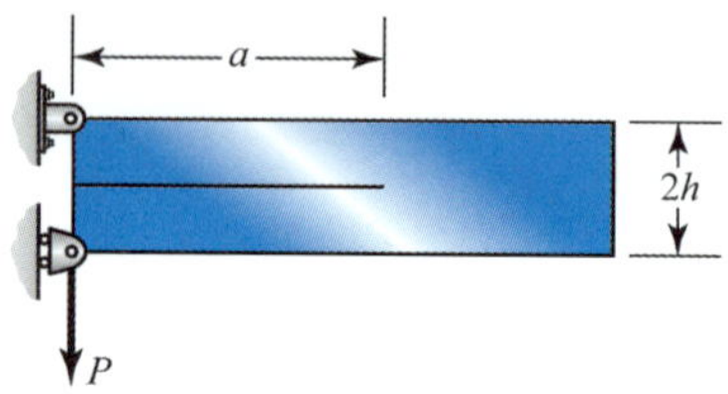

[그림 P12.61]

12.62 문제 **12.61**에서 시험한 재료로 만든 대판strip의 상하 가장자리에 강체 봉을 접합하였다. 대판은 길이 $L = 5$ in, 높이 $2h = 1$ in, 두께 $b = 0.2$ in이며, 길이 a의 가장자리 균열을 가지고 있다. 아래쪽 봉에 $W = 100{,}000$ lb의 하중을 가한다. 이 형상에 대한 응력확대계수는 다음과 같다.
US unit

$$K = \frac{W}{bL}\left(1 - e^{-5a/h}\right)\sqrt{h\left(1-\nu^2\right)}$$

여기서 $\nu = 0.3$으로, 알루미늄의 포아송 비이다. 고속 균열성장을 일으킬 임계 균열 길이를 구하시오.

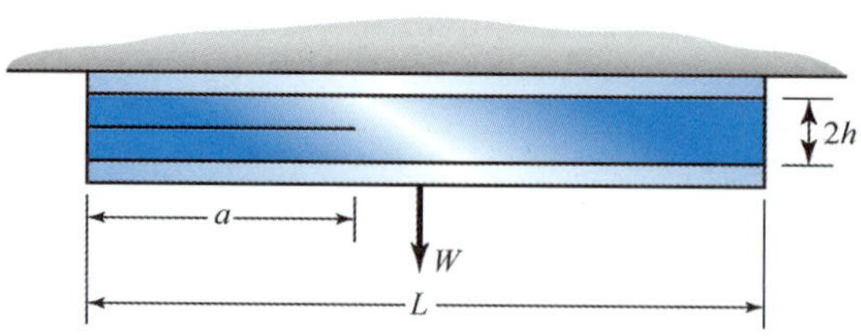

[그림 P12.62]

12.63 US unit 쐐기 모양의 도끼날이 두께 $2h = 1$ in의 목재 속으로 박힌다. 균열 길이가 $a = 6$ in일 때 도끼날은 $\Delta = 0.25$ in의 변위를 일으킨다. 이 상황에 대한 응력확대계수는

$$K = \frac{\sqrt{3}\, E\Delta h^{3/2}}{4a^2}$$

이며, 목재의 탄성계수 $E = 20\text{E}6$ psi이다. 목재의 파괴인성이 $8\,\text{ksi}\cdot\text{in}^{1/2}$라 할 때, 이 변위 하에서 균열은 얼마나 더 성장할 것인가? (균열 길이가 증가할 때 응력확대계수는 감소한다는 사실로부터 목재를 완전히 쪼개기 위해서 날이 더 전진해야 함을 알 수 있다.)

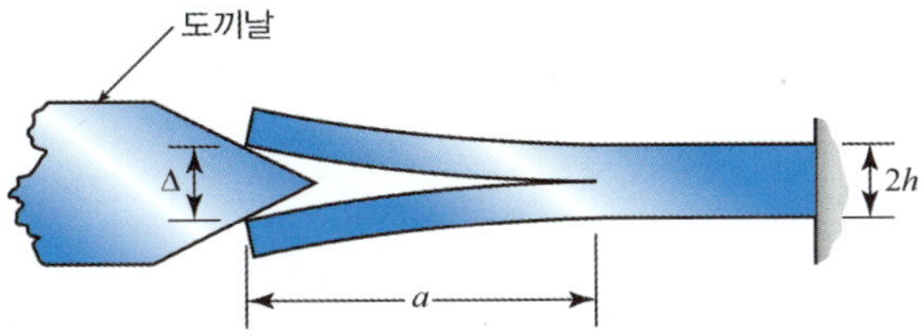

[그림 P12.63]

12.64 원통형 압력 용기의 벽에 폭 $2c$의 타원형 표면 결함이 있다. 이것이 벽을 관통하여 성장하면 누출을 일으킬 수 있다. 또는 벽의 반대쪽 표면까지 도달하기 전에 고속 균열이 되는 경우에는 폭발적인 방법으로 축방향으로 성장하여 용기를 파괴하고 심각한 결과를 초래할 수도 있다. 따라서 용기가 파괴되기 전에 누출되는 것이 낫다. 이렇게 설계하려면 원주방향 응력(중심부 균열을 가진 판의 응력확대계수에 대한 식 (12.37)에 기초함)의 작용 하에 다음 식으로 주어지는 임계 균열 길이의 절반 c_0가 벽 두께보다 큰지를 검사해야 한다.

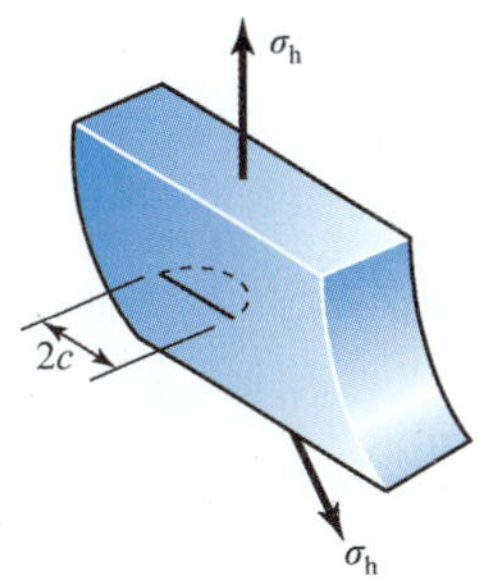

[그림 P12.64]

$$c_0 = \frac{1}{\pi}\left(\frac{K_c}{\sigma_h}\right)^2$$

내부지름 2 m, 벽 두께 15 mm인 용기를 만드는 데 고려하고 있는 재료는 $200\,\text{MPa}\cdot\text{m}^{1/2}$의 파괴인성을 가진다. 용기의 내부 압력이 외부 압력보다 5 MPa 더 클 때, '파괴 전 누출'이라는 설계 철학을 만족하는지 판단하시오.

복습문제 ▸▸▸

12.65 US unit 일정한 진폭의 주기 하중을 받는 큰 판이 길이 $2a = 2$ in의 중심부 균열을 포함하고 있다. 각 사이클 동안 작용하는 응력의 변화는 20 ksi이다. 재료는 피로균열성장 속도에 대한 패리스 법칙을 따르며, 상수 $A = 1E\text{-}20$, $n = 3$이다. 여기서 균열성장속도는 in/cycle 단위로, 응력확대계수는 $\text{psi}\cdot\text{in}^{1/2}$ 단위로 표시된다. 균열 길이가 두 배로 되는 데 소요되는 사이클 수를 구하시오.

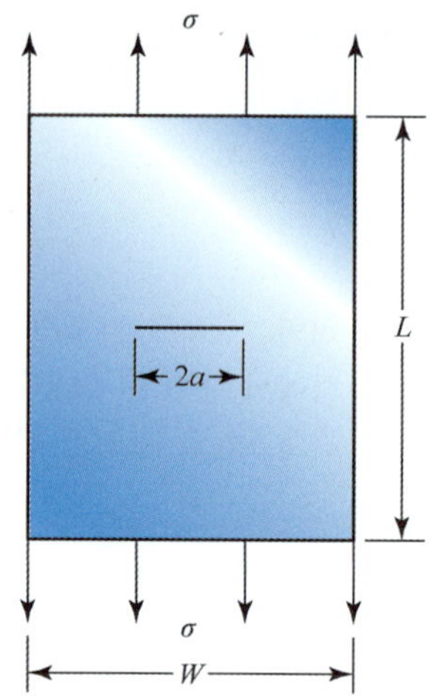

[그림 P12.65]

12.66 US unit 문제 **12.65**에서 판이 중심부 균열 대신 길이 $a = 1$ in의 가장자리 균열을 가지고 있다고 할 때(예제 12.8 참조. $a/W \leq 0.13$, $L/W \geq 2$로 가정함), 균열 길이가 두 배로 되는 데 소요되는 사이클 수를 구하시오.

12.67 문제 **12.60**의 티타늄 기둥이 0~200 kN 사이에서 주기적으로 변하는 인장 하중을 받고 있다. 재료는 패리스 법칙을 따르며, 상수 $A = 1E\text{-}13$, $n = 3.5$이다. 여기서 균열성장 속도는 m/cycle 단위로, 응력확대계수는 $\text{MPa}\cdot\text{m}^{1/2}$ 단위로 표시된다. 비파괴검사 기술로 깊이 1 mm의 원주 균열이 발견되었다고 할 때, 이 기둥이 파손될 때까지 남은 사이클 수를 구하시오.

12.68 US unit 문제 **12.61**에서 설명한 대판의 롤러 지지점에 중량 W를 매달았다가 제거하기를 반복하는 주기 하중을 가한다. 재료는 패리스 법칙을 따르며, 상수 $A = 1E\text{-}18$, $n = 3$이다. 여기서 균열성장 속도는 in/cycle 단위로, 응력확대계수는 $\text{psi}\cdot\text{in}^{1/2}$ 단위로 각각 표시된다. 파괴 표면을 미세측정하여 균열 길이가 0.5 in일 때 균열성장 속도가 8E-6 in/cycle 임을 알았다면, 중량 W는 얼마인가?

12.69 폭 $W=0.5\text{ m}$, 두께 $b=15\text{ mm}$인 판이 반지름 a의 사분원 형상 균열을 가지고 있다. 판은 인장 하중을 받고 있으며, $a/b<0.25$ 및 $a/W<0.35$ 범위에서 응력확대계수는 다음과 같다.

$$K=\frac{0.722P\sqrt{\pi a}}{bW}$$

하중 P는 0~3 MN 사이에서 주기적으로 변한다. 재료의 파괴인성은 $30\text{ MPa}\cdot\text{m}^{1/2}$이며, 패리스 법칙의 상수는 $A=3\text{E-}11$, $n=3.7$이다. 여기서 균열성장속도는 m/cycle 단위로, 응력확대계수는 $\text{MPa}\cdot\text{m}^{1/2}$ 단위로 표시된다. 균열의 초기 반지름이 0.5 mm이고, 파손 때까지 사분원 형상을 유지한다고 할 때, 판재가 파손될 때까지 소요되는 사이클 수를 구하시오.

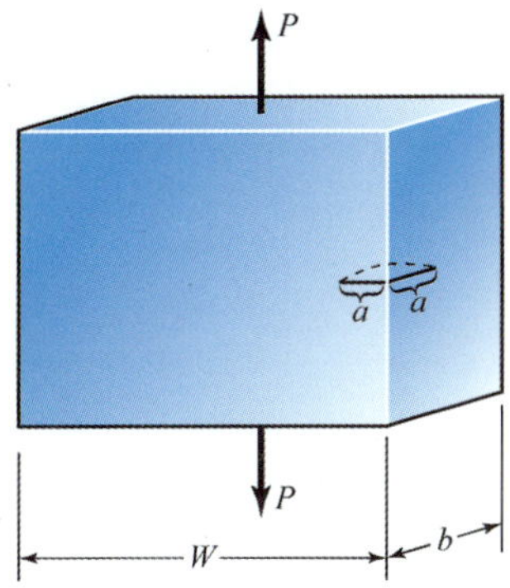

[그림 P12.69]

12.70 US unit

그림은 판에서 지름 0.5 in의 구멍 반대쪽에 생긴 균열을 보여주고 있다. 이 구멍에 삽입된 볼트는 구멍보다 커서 하중 P를 가한다. 이 형상에 대한 응력확대계수는 $K=\dfrac{P}{b\sqrt{\pi a}}$이며, 여기서 판 두께 $b=0.25$ in이다.

(a) 재료의 파괴인성이 $35\text{ ksi}\cdot\text{in}^{1/2}$이고, 볼트가 가하는 하중이 $P=6000\text{ lb}$일 때 고속 균열성장이 일어날 것인가?

(b) 판에 작용하는 외력이 구멍 면에 작용하는 하중을 $P=3000\text{ lb}$로 떨어뜨린다. 외력은 반복적으로 가해졌다가 제거되며, 균열 길이에 상관없이 외력이 제거되었을 때 $P=6000\text{ lb}$이다. 볼트 머리가 판 내의 지름 2 in 부분을 가리고 있다면, 주어진 임계 응력확대계수 $12\text{ ksi}\cdot\text{in}^{1/2}$에 대하여 균열이 보이기 전에 피로균열이 정체할 것인지 판단하시오.

(c) 지름의 반대편에 있는 양쪽 균열의 초기 길이가 0.005 in라 한다. 재료는 패리스 법칙을 따르며, 상수 $A=0.5\text{E-}21$, $n=4$일 때, 균열이 성장을 멈출 때까지의 사이클 수를 구하시오. 균열성장속도는 in/cycle 단위로, 응력확대계수는 $\text{psi}\cdot\text{in}^{1/2}$ 단위로 표시된다.

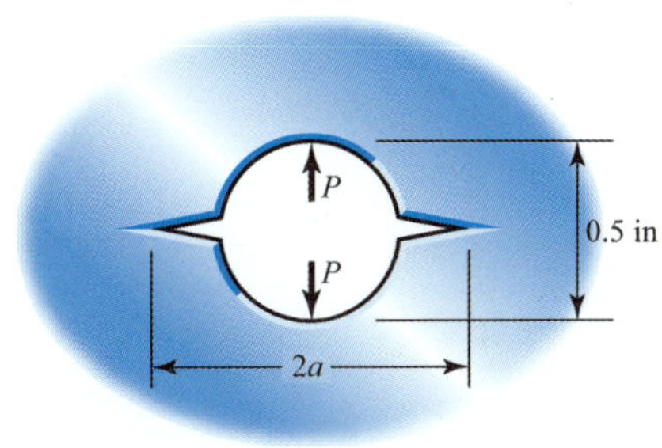

[그림 P12.70]

m.e.m.o

부록 A | 유용한 수학식 Results from Mathematics

2차방정식

2차방정식

$$ax^2 + bx + c = 0$$

의 해는 다음과 같다.

$$x = \frac{-b \pm \sqrt{b^2 - 4ac}}{2a}$$

자연로그

양의 실수 x의 자연로그는 $\ln x$로 표시되며, 다음과 같은 수로 정의된다. 여기서 $e = 2.7182\cdots$ 는 자연로그의 밑base이다.

$$e^{\ln x} = x$$

로그는 다음의 성질을 가진다.

$$\ln(xy) = \ln x + \ln y$$

$$\ln\left(\frac{x}{y}\right) = \ln x - \ln y$$

$$\ln y^x = x \ln y$$

삼각법

직각삼각형([그림 A.1])에 대한 삼각함수는 다음과 같다.

$$\sin\alpha = \frac{1}{\csc\alpha} = \frac{a}{c}, \quad \cos\alpha = \frac{1}{\sec\alpha} = \frac{b}{c}, \quad \tan\alpha = \frac{1}{\cot\alpha} = \frac{a}{b}$$

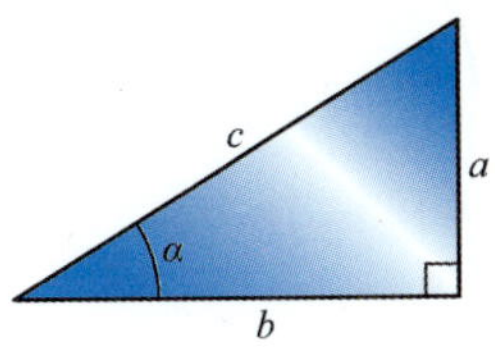

[그림 A.1]

사인과 코사인은 다음 관계를 만족한다.

$$\sin^2\alpha + \cos^2\alpha = 1$$

또한, 두 각의 합과 차에 대한 사인과 코사인은 다음 식을 만족한다.

$$\sin(\alpha + \beta) = \sin\alpha\cos\beta + \cos\alpha\sin\beta$$
$$\sin(\alpha - \beta) = \sin\alpha\cos\beta - \cos\alpha\sin\beta$$
$$\cos(\alpha + \beta) = \cos\alpha\cos\beta - \sin\alpha\sin\beta$$
$$\cos(\alpha - \beta) = \cos\alpha\cos\beta + \sin\alpha\sin\beta$$

임의의 삼각형([그림 A.2])에 대한 **코사인법칙**은 다음과 같다.

$$c^2 = a^2 + b^2 - 2ab\cos\alpha_c$$

사인법칙은 다음과 같다.

$$\frac{\sin\alpha_a}{a} = \frac{\sin\alpha_b}{b} = \frac{\sin\alpha_c}{c}$$

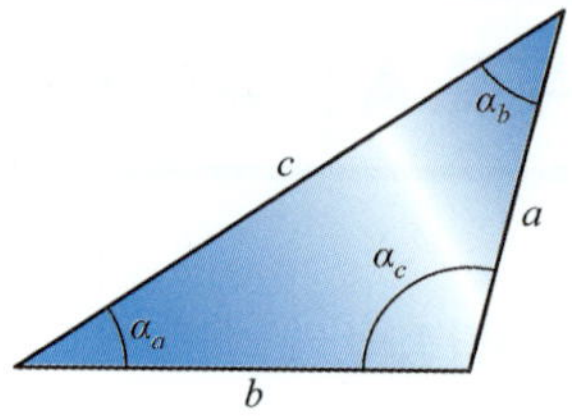

[그림 A.2]

미분

$$\frac{d}{dx}x^n = nx^{n-1} \qquad \frac{d}{dx}e^x = e^x \qquad \frac{d}{dx}\ln x = \frac{1}{x}$$

$$\frac{d}{dx}\sin x = \cos x \qquad \frac{d}{dx}\cos x = -\sin x \qquad \frac{d}{dx}\tan x = \frac{1}{\cos^2 x}$$

$$\frac{d}{dx}\sinh x = \cosh x \qquad \frac{d}{dx}\cosh x = \sinh x \qquad \frac{d}{dx}\tanh x = \frac{1}{\cosh^2 x}$$

적분

$$\int x^n\,dx = \frac{x^{n+1}}{n+1} \quad (n \neq -1)$$

$$\int \frac{dx}{x} = \ln x$$

$$\int \frac{dx}{a+bx^2} = \frac{1}{(ab)^{1/2}}\arctan\frac{(ab)^{1/2}x}{a}$$

$$\int \frac{dx}{a-bx^2} = \frac{1}{2(ab)^{1/2}}\ln\frac{a+(ab)^{1/2}x}{a-(ab)^{1/2}x}$$

$$\int \frac{x\,dx}{a-bx^2} = -\frac{1}{2b}\ln(a-bx^2)$$

$$\int (a+bx)^{1/2}dx = \frac{2}{3b}(a+bx)^{3/2}$$

$$\int x(a+bx)^{1/2}dx = -\frac{2(2a-3bx)(a+bx)^{3/2}}{15b^2}$$

$$\int (1+a^2x^2)^{1/2}dx = \frac{1}{2}\left\{x(1+a^2x^2)^{1/2} + \frac{1}{a}\ln\left[x+\left(\frac{1}{a^2}+x^2\right)^{1/2}\right]\right\}$$

$$\int x(1+a^2x^2)^{1/2}dx = \frac{a}{3}\left(\frac{1}{a^2}+x^2\right)^{3/2}$$

$$\int x^2(1+a^2x^2)^{1/2}\,dx = \frac{1}{4}ax\left(\frac{1}{a^2}+x^2\right)^{3/2} - \frac{1}{8a^2}x(1+a^2x^2)^{1/2} - \frac{1}{8a^3}\ln\left[x+\left(\frac{1}{a^2}+x^2\right)^{1/2}\right]$$

$$\int (1-a^2x^2)^{1/2}\,dx = \frac{1}{2}\left[x(1-a^2x^2)^{1/2} + \frac{1}{a}\arcsin(ax)\right]$$

$$\int (a^2-x^2)^{1/2}\,dx = \frac{1}{2}\left[x(a^2-x^2)^{1/2} + a^2\arcsin\left(\frac{x}{a}\right)\right]$$

$$\int x(1-a^2x^2)^{1/2}\,dx = -\frac{a}{3}\left(\frac{1}{a^2}-x^2\right)^{3/2}$$

$$\int x(a^2-x^2)^{1/2}\,dx = -\frac{1}{3}(a^2-x^2)^{3/2}$$

$$\int x^2(a^2-x^2)^{1/2}\,dx = -\frac{1}{4}x(a^2-x^2)^{3/2} + \frac{1}{8}a^2\left[x(a^2-x^2)^{1/2} + a^2\arcsin\frac{x}{a}\right]$$

$$\int \frac{dx}{(1+a^2x^2)^{1/2}} = \frac{1}{a}\ln\left[x+\left(\frac{1}{a^2}+x^2\right)^{1/2}\right]$$

$$\int \frac{dx}{(1-a^2x^2)^{1/2}} = \frac{1}{a}\arcsin ax \text{ 또는 } -\frac{1}{a}\arccos ax$$

$$\int \sin x\,dx = -\cos x$$

$$\int \cos x\,dx = \sin x$$

$$\int \sin^2 x\,dx = -\frac{1}{2}\sin x\cos x + \frac{1}{2}x$$

$$\int \cos^2 x\,dx = \frac{1}{2}\sin x\cos x + \frac{1}{2}x$$

$$\int \sin^3 x\,dx = -\frac{1}{3}\cos x(\sin^2 x+2)$$

$$\int \cos^3 x\,dx = \frac{1}{3}\sin x(\cos^2 x+2)$$

$$\int \cos^4 x\,dx = \frac{3}{8}x + \frac{1}{4}\sin 2x + \frac{1}{32}\sin 4x$$

$$\int \sin^n x\cos x\,dx = \frac{(\sin x)^{n+1}}{n+1} \quad (n \neq -1)$$

$$\int \sinh x\,dx = \cosh x$$

$$\int \cosh x\,dx = \sinh x$$

$$\int \tanh x\,dx = \ln(\cosh x)$$

$$\int e^{ax}\,dx = \frac{e^{ax}}{a}$$

$$\int x\,e^{ax}\,dx = \frac{e^{ax}}{a^2}(ax-1)$$

테일러 급수

함수 $f(x)$의 테일러Taylor 급수는 다음과 같다.

$$f(a+x) = f(a) + f'(a)x + \frac{1}{2!}f''(a)x^2 + \frac{1}{3!}f'''(a)x^3 + \cdots$$

여기서 프라임(′)은 미분을 나타낸다.

다음은 몇 가지 유용한 테일러 급수를 나타낸 것이다.

$$e^x = 1 + x + \frac{x^2}{2!} + \frac{x^3}{3!} + \cdots$$

$$\sin(a+x) = \sin a + (\cos a)x - \frac{1}{2}(\sin a)x^2 - \frac{1}{6}(\cos a)x^3 + \cdots$$

$$\cos(a+x) = \cos a - (\sin a)x - \frac{1}{2}(\cos a)x^2 + \frac{1}{6}(\sin a)x^3 + \cdots$$

$$\tan(a+x) = \tan a + \left(\frac{1}{\cos^2 a}\right)x + \left(\frac{\sin a}{\cos^3 a}\right)x^2 + \left(\frac{\sin^2 a}{\cos^4 a} + \frac{1}{3\cos^2 a}\right)x^3 + \cdots$$

부록 B | 재료 물성 Material Properties

이 부록은 선택된 주요 재료의 물성을 요약한 것이다. 이 값들은 예비 설계를 위한 근삿값으로 사용할 수 있다. 그러나 최종 설계 계산에서는 설계에서 지정된 실제 재료로부터 얻은 값을 사용해야 한다. 재료 물성은 재료 공급처로부터 얻을 수도 있고, 지정된 재료의 시편에서 측정해야 할 수도 있다.

[표 B.1] 주요 재료의 탄성계수

재료	탄성계수 E		전단계수 G		포아송 비 ν
	10^6 psi	GPa	10^6 psi	GPa	
알루미늄	10	70	3.8	26	0.33
알루미늄 합금	10~12	70~80	3.8~4.4	26~30	0.33
2014-T6	10.6	73	4	28	0.33
6061-T6	10	70	3.8	26	0.33
7075-T6	10.4	72	3.9	27	0.33
벽돌(압축)	1.5~3.5	10~24			
주철	12~25	80~170	4.5~10	31~69	0.2~0.3
회주철	14	97	5.6	39	0.25
콘크리트(압축)	2.6~4.4	18~30			0.1~0.2
동(copper)	17	115	6.2	43	0.35
동 합금	14~18	96~120	5.2~6.8	36~47	0.33~0.35
황동(brass)	14~16	96~110	5.2~6	36~41	0.34
80% 동(Cu), 20% 아연(Zn)	15	100	5.5	38	0.33
네이벌 황동(naval brass)	15	100	5.5	38	0.33
청동(bronze)	14~17	96~120	5.2~6.3	36~44	0.34
망간 청동	15	100	5.6	39	0.35
유리	7~12	50~80	2.9~5	b20~33	0.20~0.27
마그네슘	5.8	40	2.2	15	0.34
니켈	30	210	11.4	80	0.31
나일론	0.3~0.4	2~3		0.4	
고무	0.0001~0.0006	0.001~0.004	0.00004~0.0002	0.0003~0.0014	0.44~0.50
강철(강, steel)	28~32	190~220	10.8~12.3	75~85	0.28~0.30
암석(압축)					
화강암	6~10	40~70			0.2~0.3
대리석	7~14	50~100			0.2~0.3
티타늄	16	110	6.0	41	0.33
티타늄 합금	15~18	100~124	5.6~6.8	39~47	0.33
텅스텐	52	360	22	150	0.2
목재(굽힘)					
물푸레나무(ash)	1.5~1.6	10~11			
오크	1.6~1.8	11~12			
서던 파인	1.6~2	11~14			
가단철(wrought iron)	28	190	10.9	75	0.3

[표 B.2] 주요 재료의 항복응력 및 극한응력

재료	항복응력 σ_Y		극한응력 σ_U		%연신율 (표점거리 2 in)
	10^3 psi	MPa	10^3 psi	GPa	
알루미늄	3	20	10	70	60
알루미늄 합금	6~75	40~520	15~80	100~560	2~45
2014-T6	60	410	70	480	13
6061-T6	40	270	45	310	17
7075-T6	70	480	80	550	11
벽돌 (압축)			1~10	7~70	
주철 (압축)			50~200	340~1400	
주철 (인장)	17~41	120~280	10~70	70~480	1
회주철	17	120	20~58	140~400	1
콘크리트 (압축)			1.5~10	10~70	
동(copper)					
경동(hard-drawn)	49	340	55	380	10
연동(soft-annealed)	8	55	33	230	50
동 합금					
베릴륨동, 경질	109	750	120	830	4
황동(brass)	12~80	80~540	36~90	240~600	4~60
80% 동, 20% 아연, 경질	67	460	84	580	4
80% 동, 20% 아연, 연질	13	90	43	300	50
네이벌 황동, 경질	58	400	84	580	15
네이벌 황동, 연질	25	170	59	410	50
청동(bronze)	12~100	82~700	30~120	200~830	5~60
망간 청동, 경질	65	450	90	620	10
망간 청동, 연질	25	170	65	450	35
유리 (판)			9	65	
마그네슘	3~10	20~68	15~25	100~170	5~15
니켈	20~90	140~620	45~110	310~760	2~50
나일론			6~10	40~72	50
고무	0.3~1	2~7	1~3	7~20	100~800
강철(강), 구조용	30~104	200~720	50~118	340~820	10~40
ASTM-A36	36	250	60	400	30
ASTM-A572	50	340	70	500	20
ASTM-A514	100	700	120	830	15

재료	항복응력 σ_Y		극한응력 σ_U		%연신율 (표점거리 2 in)
	10^3 psi	MPa	10^3 psi	GPa	
암석(압축)					
화강암			10~40	70~280	
대리석			8~25	50~180	
티타늄	60	400	70	500	25
티타늄 합금	110~125	760~860	130~140	900~960	10
텅스텐			200~600	1400~4000	0~4
목재(굽힘)					
물푸레나무	6~10	40~70	8~13	50~90	
오크	6~8	40~55	8~13	50~90	
서던 파인	6~8	40~55	8~13	50~90	
목재(나뭇결에 평행한 압축)					
물푸레나무	4~6	30~40	5~8	30~50	
오크	4~6	30~40	5~8	30~50	
서던 파인	4~8	30~50	6~10	40~70	
가단철(wrought iron)	30	210	48	330	30

[표 B.3] 주요 재료의 밀도 및 열팽창계수

재료	밀도 ρ		열팽창계수 α	
	$slug/ft^3$	kg/m^3	$10^{-6}°F^{-1}$	$10^{-6}°C^{-1}$
알루미늄	5.2	2700	13.3	23.9
알루미늄 합금	4.9~5.4	2500~2800	13~13.4	23~24
동(copper)	17.4	9000	9.2	16.6
동 합금				
황동(brass)	16.3~16.9	8400~8700	10.6~11.8	19~21
청동(bronze)	14.3~17.2	7400~8900	9.9~11.6	18~21
주철	13.9	7200	5.6~6.7	10~12
회주철	13.6~13.8	7000~7100	5.6	10
콘크리트	2.9~4.7	1500~2400	4~8	7~14
유리	4.6~5.8	2400~3000	3~6	5~11
마그네슘	3.4	1740	14	25
마그네슘 합금	3.4~3.5	1760~1830	14~16	26~29
니켈	16.7	8600	7.2	13
고무	1.7~3.9	900~2000	70~110	130~200
강철(강)	14.9~15.2	7700~7830	6~10	10~18
암석	3.9~5.1	2000~2900	3~5	5~9
티타늄	8.8	4540	4.7	8.5
텅스텐	37.4	19,300	2.4	4.3
가단철	14~15	7400~7800	7	12

m.e.m.o

부록 C | 도심과 관성모멘트 Centroids and Moments of Inertia

면적에 대한 도심과 관성모멘트는 재료역학 문제를 해석할 때 반복적으로 나타난다. 이 부록에서는 도심과 관성모멘트에 대해 정의하고 논의한다. 특정 면적에 대한 도심과 관성모멘트는 〈부록 D〉에 정리하였다.

면적의 도심

[그림 C.1(a)]와 같은 x-y 평면 내의 면적 A를 생각하자. A의 도심 좌표는 다음과 같이 정의된다.

$$\bar{x} = \frac{\int_A x\,dA}{\int_A dA}, \quad \bar{y} = \frac{\int_A y\,dA}{\int_A dA} \tag{C.1}$$

여기서 x와 y는 그림 C.1(b)와 같은 면적의 미분 요소 dA의 좌표이다. 적분기호의 아래첨자 A는 전체 면적에 대해 적분이 수행됨을 뜻한다.

만약 면적이 한 축에 대하여 대칭이면 도심은 그 축상에 있고([그림 C.2(a)]), 두 축에 대하여 대칭이면 도심은 그 교점에 있다([그림 C.2(b)]).

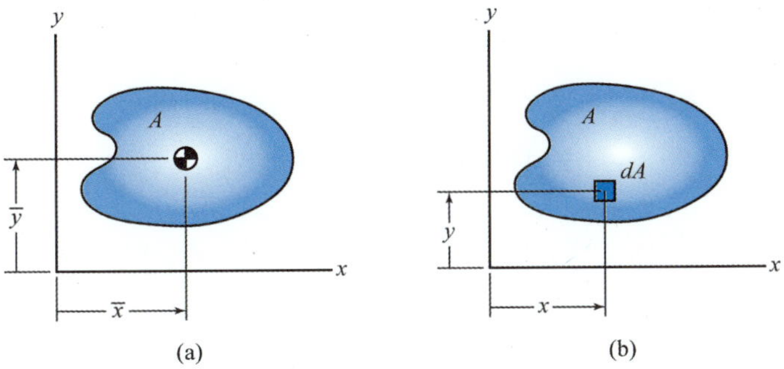

[그림 C.1] (a) 면적 A의 도심 (b) dA의 좌표

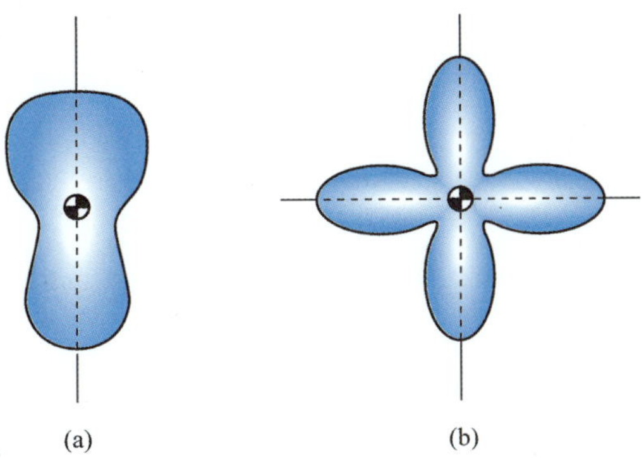

[그림 C.2] (a) 한 축에 대하여 대칭인 면적 (b) 두 개의 대칭축을 가진 면적

예제 C.1 적분에 의한 면적의 도심

[그림 C.3]의 삼각형 면적의 도심 좌표를 구하시오.

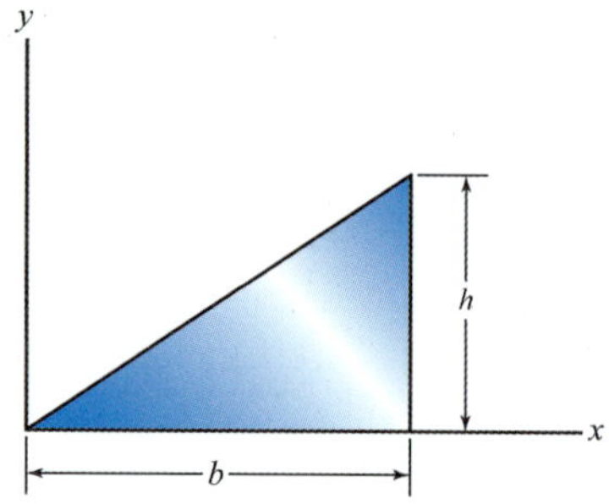

[그림 C.3]

풀이

띠 요소 사용

도심의 x좌표는 그림 (a)와 같이 폭이 dx인 수직 띠strip 형상의 면적 요소 dA를 사용하여 구할 수 있다. 면적 $dA=\frac{h}{b}x\,dx$이므로, 도심의 x좌표는 다음과 같이 구할 수 있다.

$$\bar{x}=\frac{\int_A x\,dA}{\int_A dA}=\frac{\int_0^b \frac{h}{b}x^2\,dx}{\int_0^b \frac{h}{b}x\,dx}=\frac{\frac{h}{b}\left[\frac{x^3}{3}\right]_0^b}{\frac{h}{b}\left[\frac{x^2}{2}\right]_0^b}=\frac{2}{3}b$$

같은 방법으로, 도심의 y 좌표는 그림 (b)와 같이 높이가 dy인 수평 띠 형상의 면적 요소 dA를 사용하여 구할 수 있다. 면적 $dA=\left(b-\frac{b}{h}y\right)dx$이므로 도심의 y 좌표는 다음과 같이 구할 수 있다.

$$\bar{y}=\frac{\int_A y\,dA}{\int_A dA}=\frac{\int_0^h \left(by-\frac{b}{h}y^2\right)dy}{\int_0^h \left(b-\frac{b}{h}y\right)dy}=\frac{1}{3}h$$

$\bar{y}$를 구하기 위한 다른 방법으로 그림 (a)의 수직 띠를 사용하는 것이 유용하다. 그러면 $dA=\frac{h}{b}x\,dx$가 되고, dA의 y 좌표를 띠 요소 중심(도심)의 y 좌표, 즉 $y=[(h/b)x]/2$와 같게 둔다. 이 과정을 밟으면, 다음과 같이 구할 수 있다.

$$\bar{y}=\frac{\int_A y\,dA}{\int_A dA}=\frac{\int_0^b \left(\frac{h}{2b}x\right)\left(\frac{h}{b}x\,dx\right)}{\int_0^b \frac{h}{b}x\,dx}=\frac{1}{3}h$$

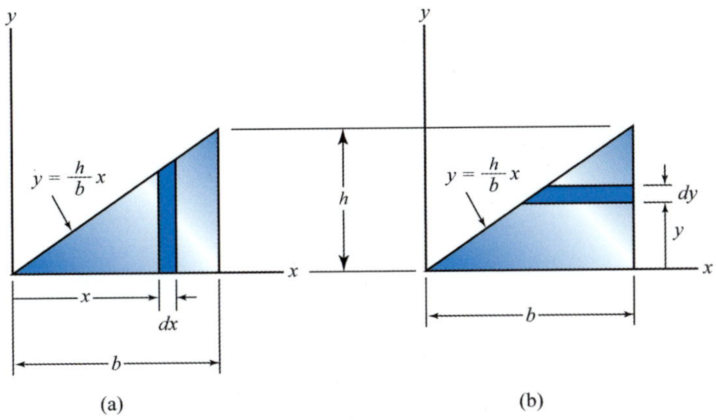

(a) $\bar{x}$를 구하기 위한 수직 띠 요소 dA (b) $\bar{y}$를 구하기 위한 수평 띠 요소 dA

이중적분 사용

그림 (c)와 같이 면적 $dA = dx\,dy$의 요소를 사용하면, 도심의 x 좌표는 다음과 같이 구할 수 있다.

$$\bar{x} = \frac{\int_A x\,dA}{\int_A dA} = \frac{\int_{x=0}^{b}\int_{y=0}^{(h/b)x} x\,dx\,dy}{\int_{x=0}^{b}\int_{y=0}^{(h/b)x} dx\,dy} = \frac{\int_0^b x\left[\int_0^{(h/b)x} dy\right]dx}{\int_0^b \left[\int_0^{(h/b)x} dy\right]dx}$$

$$= \frac{\int_0^b \left(\frac{h}{b}\right)x^2\,dx}{\int_0^b \left(\frac{h}{b}\right)x\,dx} = \frac{2}{3}b$$

도심의 y 좌표는 다음과 같다.

$$\bar{y} = \frac{\int_A y\,dA}{\int_A dA} = \frac{\int_{x=0}^{b}\int_{y=0}^{(h/b)x} y\,dx\,dy}{\int_{x=0}^{b}\int_{y=0}^{(h/b)x} dx\,dy} = \frac{1}{3}h$$

여기서 적분은 $\bar{x}$를 구할 때와 같은 방법으로 수행되었다.

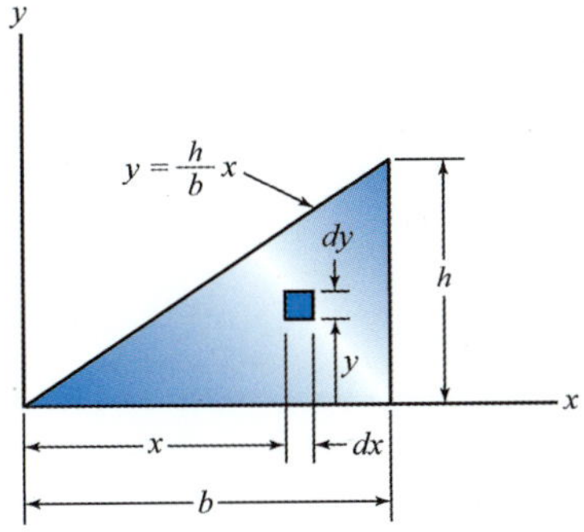

(c) $\bar{x}$와 $\bar{y}$를 구하기 위한 요소 dA

예제 C.2 적분에 의한 면적의 도심

[그림 C.4]의 반원의 도심 좌표를 구하시오.

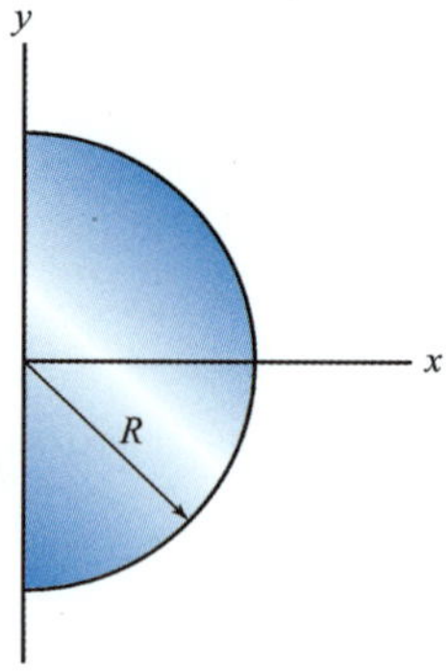

[그림 C.4]

풀이

그림 (a)와 같이 면적 $dA = r\,dr\,d\theta$인 요소를 사용하면, 도심의 x 좌표는 다음과 같이 구할 수 있다.

$$\bar{x} = \frac{\int_A x\,dA}{\int_A dA} = \frac{\int_{r=0}^{R}\int_{\theta=-\pi/2}^{\pi/2}(r\cos\theta)(r\,dr\,d\theta)}{\int_{r=0}^{R}\int_{\theta=-\pi/2}^{\pi/2} r\,dr\,d\theta}$$

$$= \frac{\int_0^R r^2\left[\int_{-\pi/2}^{\pi/2}\cos\theta\,d\theta\right]dr}{\int_0^R r\left[\int_{-\pi/2}^{\pi/2}d\theta\right]dr} = \frac{\int_0^R 2r^2\,dr}{\int_0^R \pi r\,dr} = \frac{4R}{3\pi}$$

면적이 x 축에 대하여 대칭이므로, $\bar{y} = 0$이다.

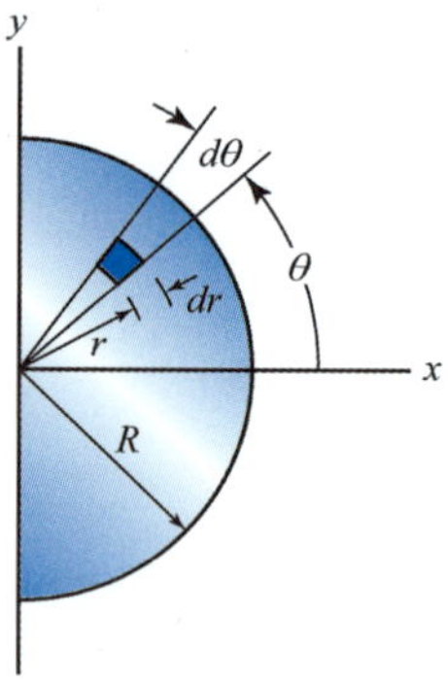

(a) $\bar{x}$를 구하기 위한 요소 dA

연습문제 ▸▸▸

※ [문제 C.1] ~ [문제 C.6]에서 적분을 사용하여 그림의 면적에 대한 도심 좌표를 구하시오.

C.1

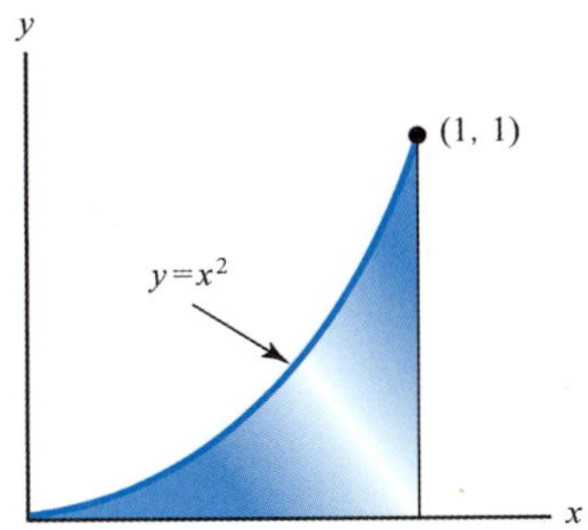

[그림 C.1]

C.2

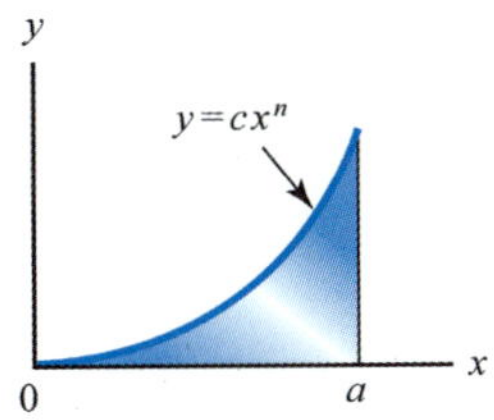

[그림 C.2]

C.3

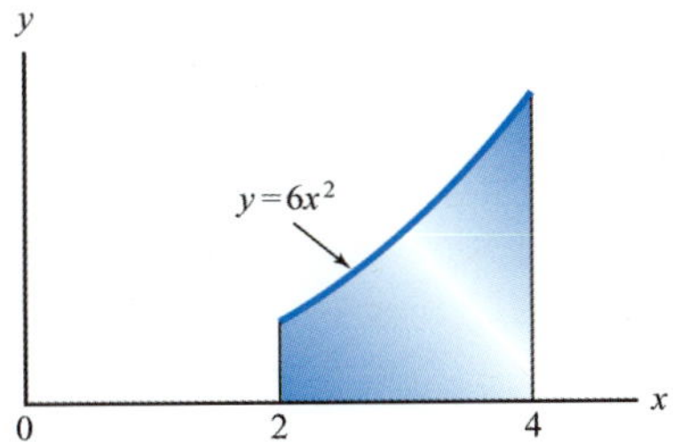

[그림 C.3]

C.4

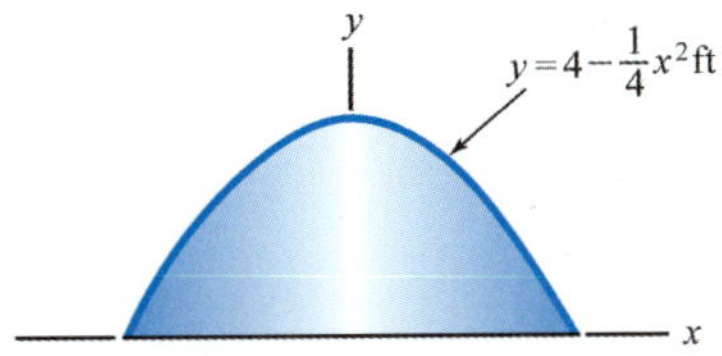

[그림 C.4]

C.5

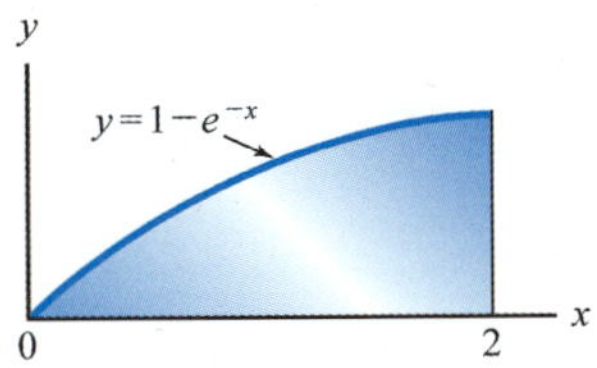

[그림 C.5]

C.6

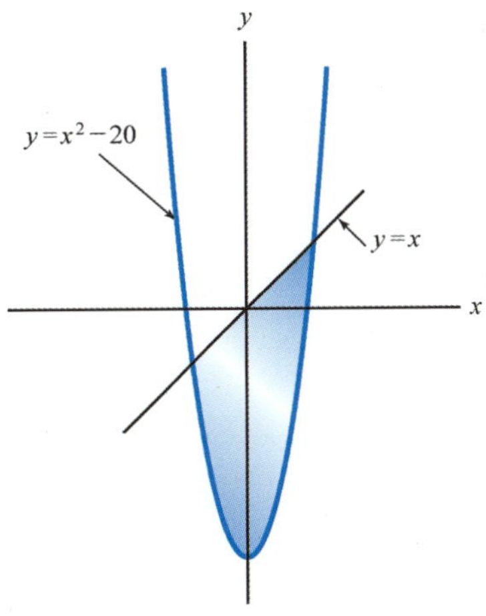

[그림 C.6]

연습문제 ▸▸▸

C.7 [예제 C.2]에 보인 적분법으로 면적의 도심 좌표를 구하시오.

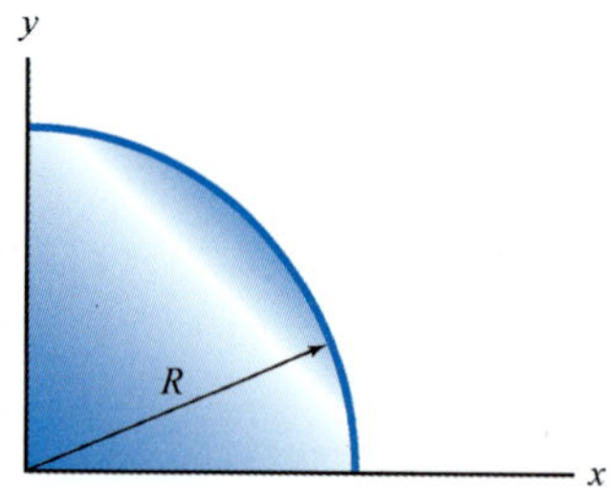

[그림 C.7]

C.8 수직 '띠' 형상의 면적 요소를 사용하여 [그림 C.7] 면적의 도심 좌표를 구하시오.

복합면적

단순한 부분들의 조합으로 구성된 면적을 **복합면적** composite area이라 한다. [그림 C.5(a)]는 삼각형, 직사각형, 반원(차례대로 1, 2, 3으로 표시)으로 구성된 복합면적을 보여준다. 복합면적의 도심의 x 좌표는 다음과 같다.

$$\bar{x} = \frac{\int_A x\,dA}{\int_A dA} = \frac{\int_{A_1} x\,dA + \int_{A_2} x\,dA + \int_{A_3} x\,dA}{\int_{A_1} dA + \int_{A_2} dA + \int_{A_3} dA} \tag{C.2}$$

각 부분에 대한 도심의 x 좌표는 [그림 C.5(b)]에 나타내었다. 부분 1 도심의 x 좌표는 정의로부터

$$\bar{x}_1 = \frac{\int_{A_1} x\,dA}{\int_{A_1} dA}$$

이므로, 다음과 같이 쓸 수 있다.

$$\int_{A_1} x\,dA = \bar{x}_1 A_1$$

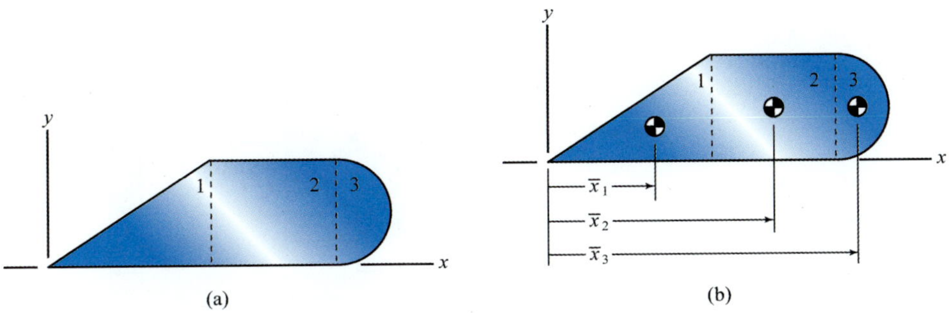

[그림 C.5] (a) 세 부분으로 구성된 복합면적 (b) 각 부분의 도심

부분 2와 3에 대해서도 이 식과 같은 표현을 사용하면, 식 (C.2)는 다음과 같이 쓸 수 있다.

$$\bar{x} = \frac{\bar{x}_1 A_1 + \bar{x}_2 A_2 + \bar{x}_3 A_3}{A_1 + A_2 + A_3}$$

따라서 복합면적에 대한 도심의 x 좌표는 각 부분의 도심의 x 좌표의 항으로 표시할 수 있다. 임의 개수의 부분으로 구성된 복합면적의 도심 좌표는 다음과 같다.

$$\bar{x} = \frac{\sum_i \bar{x}_i A_i}{\sum_i A_i}, \quad \bar{y} = \frac{\sum_i \bar{y}_i A_i}{\sum_i A_i} \tag{C.3}$$

[예제 C.3]에서 설명하는 바와 같이, 이 식들은 구멍이나 잘라낸 부분cutout을 포함한 복합면적의 도심을 구하는 데에도 적용할 수 있다. 이때 잘라낸 부분은 음의 면적으로 처리한다.

예제 C.3 복합면적의 도심

[그림 C.6]의 면적의 도심 좌표를 구하시오.

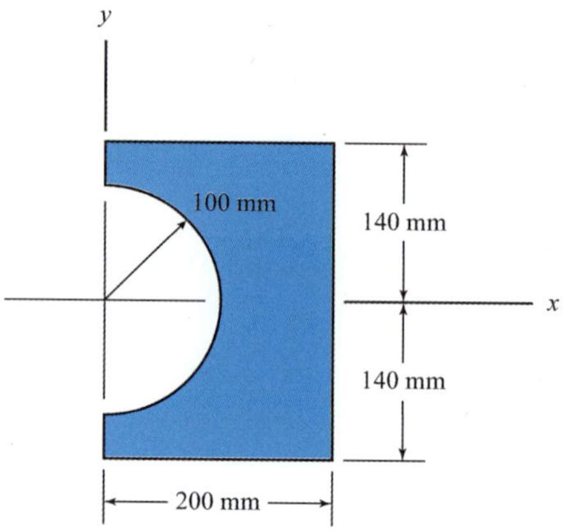

[그림 C.6]

풀이

이 면적은 완전한 직사각형과 반원형의 잘라낸 면적으로 구성된 복합체로 취급할 수 있으며, 이들을 그림 (a)와 같이 분리하여 각각 부분 1과 2라 하자.

잘라낸 부분에 대한 도심의 x 좌표는 〈부록 D〉로부터, 다음과 같이 구할 수 있다.

$$\bar{x}_2 = \frac{4R}{3\pi} = \frac{4(100)}{3\pi}\ \text{mm}$$

복합면적에 대한 도심의 x 좌표를 구하기 위한 정보는 [표 C.1]에 요약되어 있다. 잘라낸 부분은 음의 면적으로 처리한다는 데 주의한다. 도심의 x 좌표는 다음과 같다.

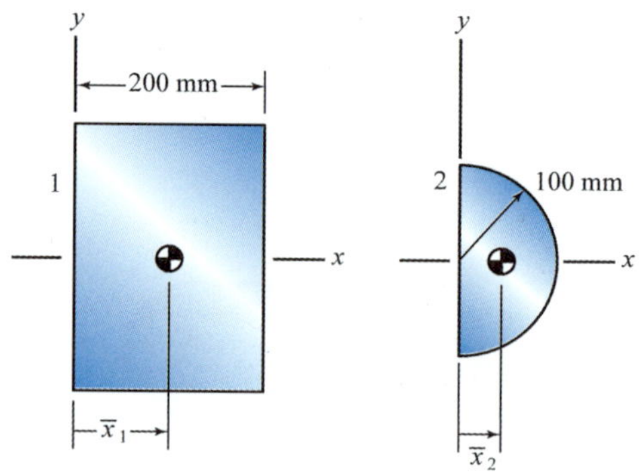

(a) 직사각형 부분 1과 반원형으로 잘라낸 부분 2

$$\bar{x} = \frac{\bar{x}_1 A_1 + \bar{x}_2 A_2}{A_1 + A_2} = \frac{(100)[(200)(280)] - [(4)(100)/3\pi][\pi(100)^2/2]}{[(200)(280)] - [\pi(100)^2/2]} = 122.4\ \text{mm}$$

[표 C.1] $\bar{x}$를 구하기 위한 정보

	$\bar{x}_i$ (mm)	A_i (mm^2)	$\bar{x}_i A_i$ (mm^3)
부분 1 (직사각형)	100	(200)(280)	(100)[(200)(280)]
부분 2 (반원)	$\frac{4(100)}{3\pi}$	$-\frac{1}{2}\pi(100)^2$	$-\frac{4(100)}{3\pi}\left[\frac{1}{2}\pi(100^2)\right]$

이 면적은 x축에 대하여 대칭이므로 $\bar{y} = 0$ 이다.

연습문제 ▸▸▸

※ [문제 C.9] ~ [문제 C.14]의 면적을 복합체로 보고, 〈부록 D〉의 결과들을 사용하여 각 면적의 도심 좌표를 구하시오.

C.9

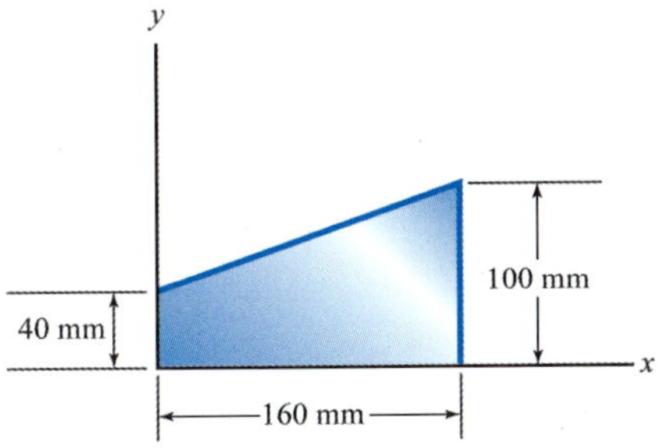

[그림 C.9]

C.10

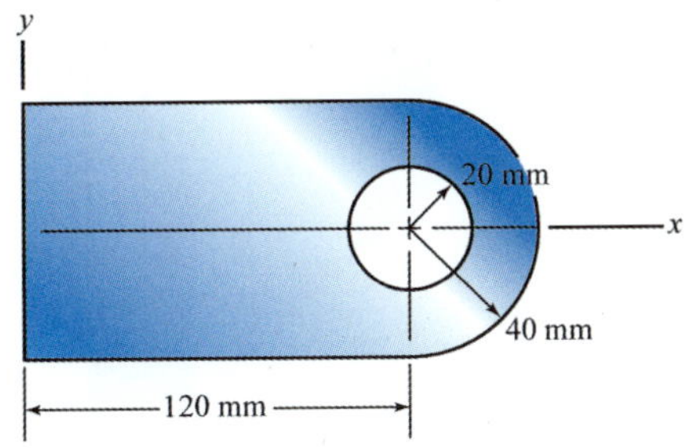

[그림 C.10]

C.11

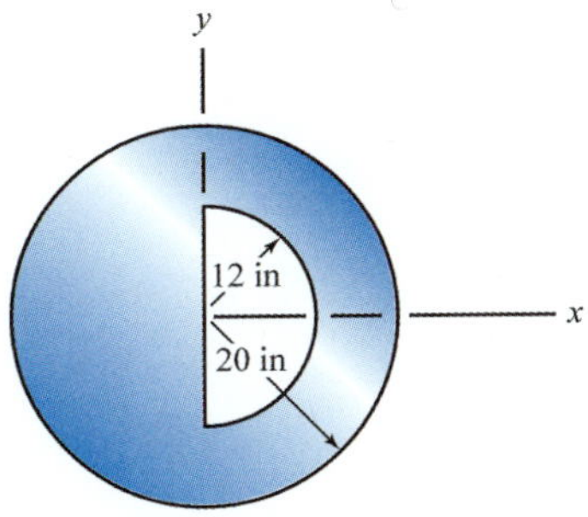

[그림 C.11]

C.12

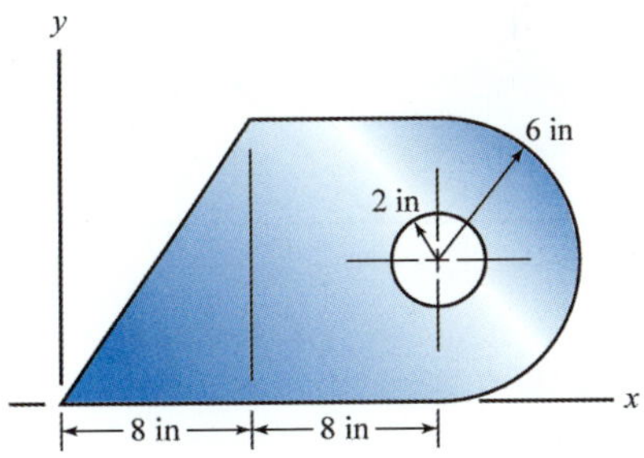

[그림 C.12]

연습문제 ▸▸▸

C.13

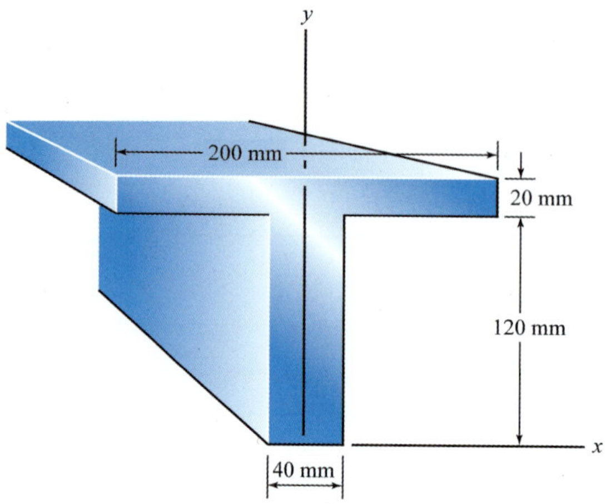

[그림 C.13]

C.14

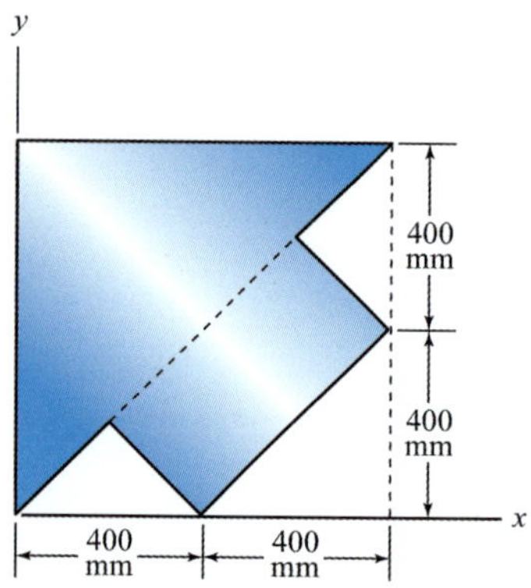

[그림 C.14]

면적관성모멘트

면적관성모멘트moment of inertia of area는 면적의 도심을 구하는 데 사용했던 것과 비슷한 형태의 적분이다. [그림 C.7(a)]와 같은 x-y 평면 내의 면적 A를 생각해보자. A의 관성모멘트와 관성곱product of inertia은 다음과 같다.

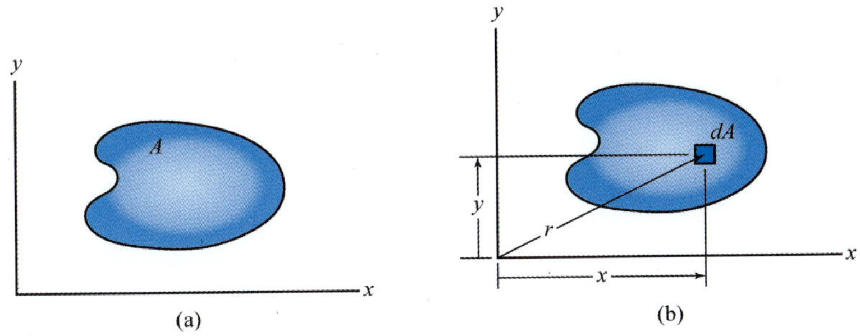

[그림 C.7] (a) x-y 평면 내의 면적 A (b) dA의 좌표

1. x축에 대한 관성모멘트

$$I_x = \int_A y^2 dA \tag{C.4}$$

여기서 y는 [그림 C.7(b)]와 같은 미분 요소 dA의 y 좌표이다.

2. y축에 대한 관성모멘트

$$I_y = \int_A x^2 dA \tag{C.5}$$

여기서 x는 [그림 C.7(b)]와 같은 dA의 x 좌표이다.

3. 관성곱

$$I_{xy} = \int_A xy\,dA \tag{C.6}$$

4. 극관성모멘트

$$J_O = \int_A r^2 dA \tag{C.7}$$

여기서 r은 원점 O에서 dA까지의 반지름 방향 거리이다.

면적관성모멘트의 차원은 (길이)^{4}이다. I_x, I_y, J_O의 정의는 임의의 면적에 대하여 양의 값을 가짐을 암시하고 있다. 원점에 대한 극관성모멘트는 x 축과 y 축에 대한 관성모멘트의 합과 같다.

$$J_O = \int_A r^2 dA = \int_A (x^2 + y^2)\, dA = I_y + I_x$$

I_{xy}의 정의는 A가 x축 또는 y축에 대하여 대칭이면 관성곱이 0이 됨을 암시하고 있다.

예제 C.4 적분에 의한 면적관성모멘트

[그림 C.8]의 삼각형 면적의 관성모멘트를 구하시오.

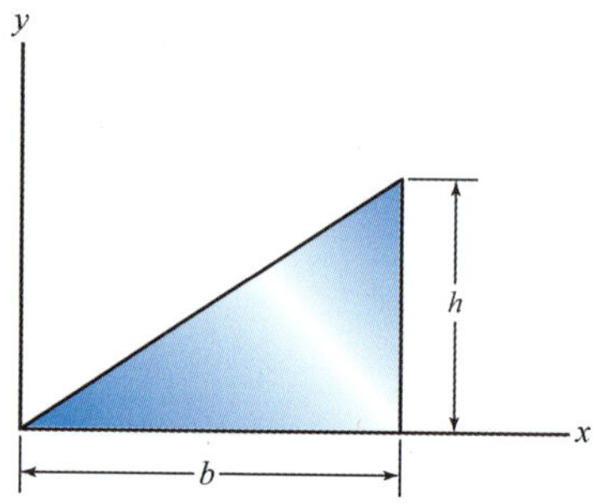

[그림 C.8]

풀이

이중적분 사용

관성모멘트는 그림 (a)의 직사각형 요소 $dA = dx\,dy$를 사용하여 계산할 수 있다.

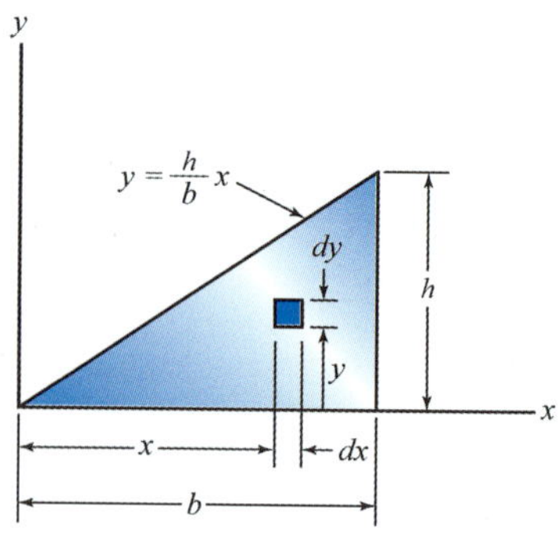

(a) 관성모멘트를 구하기 위한 요소 dA

x축에 대한 관성모멘트는 다음과 같다.

$$I_x = \int_A y^2\,dA = \int_{x=0}^{b}\int_{y=0}^{(h/b)x} y^2\,dx\,dy = \int_0^b\left[\int_0^{(h/b)x} y^2\,dy\right]dx$$
$$= \int_0^b \frac{h^3}{3b^3}x^3\,dx = \frac{1}{12}bh^3$$

y축에 대한 관성모멘트는 다음과 같다.

$$I_y = \int_A x^2\,dA = \int_{x=0}^{b}\int_{y=0}^{(h/b)x} x^2\,dx\,dy = \int_0^b x^2\left[\int_0^{(h/b)x} dy\right]dx$$
$$= \int_0^b \frac{h}{b}x^3\,dx = \frac{1}{4}hb^3$$

관성곱은 다음과 같다.

$$I_{xy} = \int_A xy\,dA = \int_{x=0}^{b}\int_{y=0}^{(h/b)x} xy\,dx\,dy = \int_0^b x\left[\int_0^{(h/b)x} y\,dy\right]dx$$
$$= \int_0^b \frac{h^2}{2b^2}x^3\,dx = \frac{1}{8}b^2h^2$$

극관성모멘트는 다음과 같다.

$$J_O = I_x + I_y = \frac{1}{12}bh^3 + \frac{1}{4}hb^3$$

띠 요소 사용

어떤 경우에는 면적의 도심을 구할 때처럼 띠 형상의 면적 요소를 사용하여 관성모멘트를 구하는 것이 유리하다. 그림 (b)와 같이, x 위치에 있는, 폭 dx, 높이 H의 수직 띠 형상의 면적 요소 dA를 생각해보자. 면적 $dA = H dx$이므로, 띠strip 요소의 y 축에 대한 관성모멘트는 다음과 같다.

$$(I_y)_{\text{strip}} = \int_A x^2\,dA = Hx^2\,dx$$

그림 (c)의 면적 요소 $dA' = dx\,dy$를 사용하면, x 축에 대한 띠의 관성모멘트는 다음과 같다.

$$\begin{aligned}(I_x)_{\text{strip}} &= \int_A y^2\,dA' = dx\int_0^H y^2\,dy \\ &= dx\left[\frac{y^3}{3}\right]_0^H = \frac{1}{3}H^3\,dx\end{aligned}$$

띠의 관성곱은 다음과 같다.

$$\begin{aligned}(I_{xy})_{\text{strip}} &= \int_A xy\,dA' = x\,dx\int_0^H y\,dy \\ &= x\,dx\left[\frac{y^2}{2}\right]_0^H = \frac{1}{2}H^2 x\,dx\end{aligned}$$

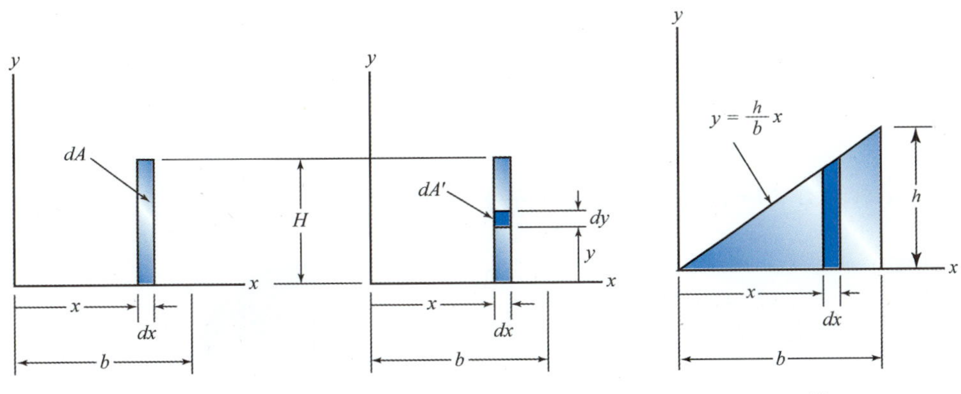

(b) (c) (d)

이 결과들은 이 예제의 삼각형 면적에 적용할 수 있다. 띠의 높이는 $H = \frac{h}{b}x$이다. y 축에 대한 관성모멘트는 다음과 같이 삼각형의 폭을 가로지르는 띠의 관성모멘트를 적분하여 구한다.

$$\begin{aligned}I_y &= \int_0^b (I_y)_{\text{strip}} = \int_0^b Hx^2\,dx = \int_0^b \frac{h}{b}x^3\,dx \\ &= \frac{h}{b}\left[\frac{x^4}{4}\right]_0^b = \frac{1}{4}hb^3\end{aligned}$$

같은 방법으로 x 축에 대한 관성모멘트를 구하면 다음과 같고,

$$I_x = \int_0^b (I_x)_{\text{strip}} = \int_0^b \frac{1}{3} H^3 \, dx$$
$$= \int_0^b \frac{h^3}{3b^3} x^3 \, dx = \frac{1}{12} b h^3$$

관성곱은 다음과 같다.

$$I_{xy} = \int_0^b (I_{xy})_{\text{strip}} dx = \int_0^b \frac{1}{2} H^2 x \, dx$$
$$= \int_0^b \frac{h^2}{2b^2} x^3 \, dx = \frac{1}{8} b^2 h^2$$

예제 C.5 적분에 의한 면적관성모멘트

[그림 C.9]의 반원 면적의 관성모멘트를 구하시오.

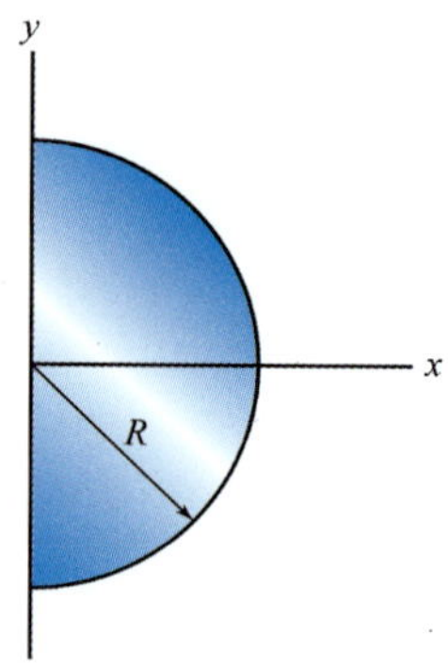

[그림 C.9]

풀이

관성모멘트는 그림 (a)의 요소 $dA = r\,dr\,d\theta$를 사용하여 구할 수 있다.

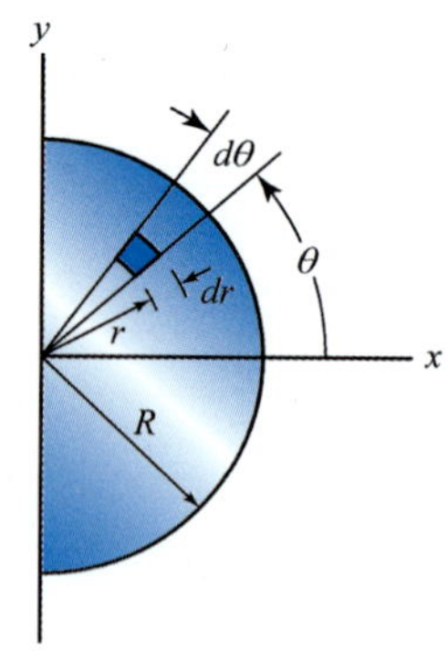

(a) 관성모멘트를 구하기 위한 요소 dA

x축에 대한 관성모멘트

$$I_x = \int_A y^2 dA = \int_{r=0}^{R} \int_{\theta=-\pi/2}^{\pi/2} (r \sin\theta)^2 (r\,dr\,d\theta)$$
$$= \int_0^R r^3 \left[\int_{-\pi/2}^{\pi/2} \sin^2\theta \, d\theta \right] dr$$
$$= \int_0^R \frac{\pi}{2} r^3 \, dr$$
$$= \frac{1}{8} \pi R^4$$

y축에 대한 관성모멘트

$$\begin{aligned} I_y &= \int_A x^2 dA = \int_{r=0}^{R}\int_{\theta=-\pi/2}^{\pi/2} (r\cos\theta)^2 (r\,dr\,d\theta) \\ &= \int_0^R r^3 \left[\int_{-\pi/2}^{\pi/2} \cos^2\theta\, d\theta\right] dr \\ &= \int_0^R \frac{\pi}{2} r^3\, dr \\ &= \frac{1}{8}\pi R^4 \end{aligned}$$

관성곱

면적이 x 축에 대하여 대칭이므로, $I_{xy} = 0$ 이다.

극관성모멘트

$$\begin{aligned} J_O &= I_x + I_y \\ &= \frac{1}{8}\pi R^4 + \frac{1}{8}\pi R^4 \\ &= \frac{1}{4}\pi R^4 \end{aligned}$$

연습문제 ▸▸▸

※ [문제 C.15] ~ [문제 C.18]에서, 적분을 사용하여 그림의 면적에 대한 관성모멘트 I_x, I_y, I_{xy}를 구하시오.

C.15

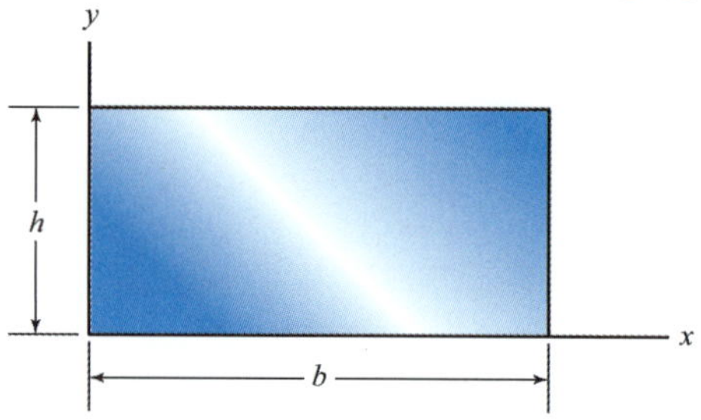

[그림 C.15]

C.16

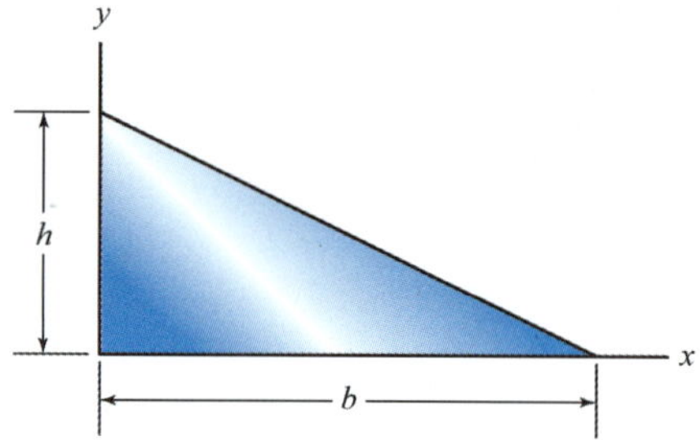

[그림 C.16]

C.17

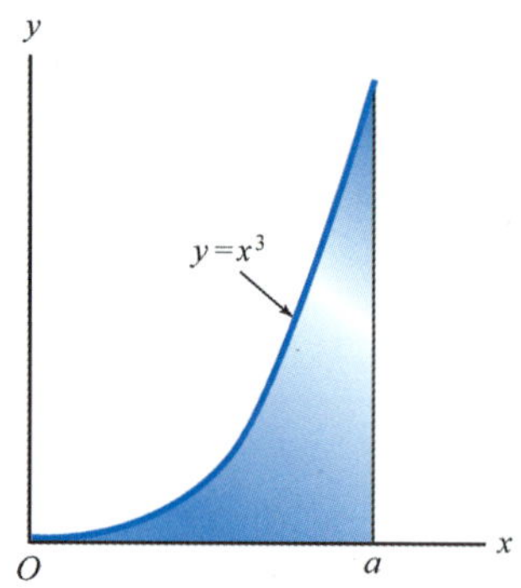

[그림 C.17]

C.18

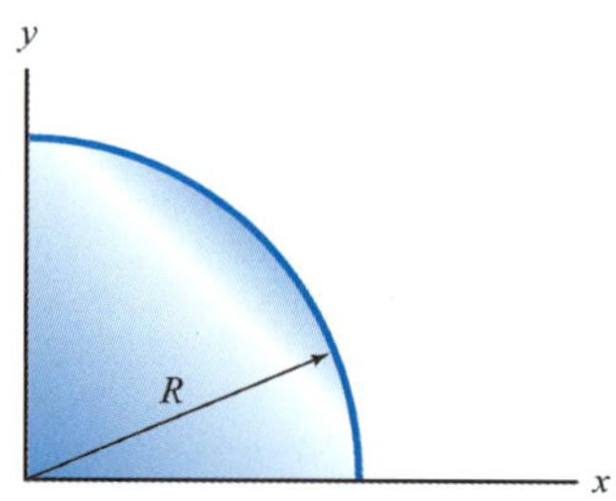

[그림 C.18]

평행축 정리

면적 A의 관성모멘트가 도심에 원점을 가진 x'-y' 좌표계의 항으로 주어져 있고, 그와 평행한 x-y 좌표계에 대한 관성모멘트를 구하고자 한다([그림 C.10(a)]). 이 관성모멘트는 평행축 정리parallel axis theorem라고 하는 결과를 사용하여 구할 수 있다.

x-y 좌표계에서 A의 도심 좌표를 (d_x, d_y)라 하고, x-y 좌표계의 원점에서 도심까지의 거리를 $d=\sqrt{d_x^2+d_y^2}$라 하자([그림 C.10(b)]). 평행축 정리를 유도하기 위해 두 가지 예비 결과가 필요하다. 즉 x'-y' 좌표계에서 A의 도심 좌표는 다음과 같다.

$$\bar{x}' = \frac{\int_A x'\,dA}{\int_A dA}, \quad \bar{y}' = \frac{\int_A y'\,dA}{\int_A dA}$$

그러나 x'-y' 좌표계의 원점은 A의 도심에 있으므로, $\bar{x}'=0$, $\bar{y}'=0$이다. 따라서 다음과 같이 쓸 수 있다.

$$\int_A x'\,dA = 0, \quad \int_A y'\,dA = 0 \qquad \text{(C.8)}$$

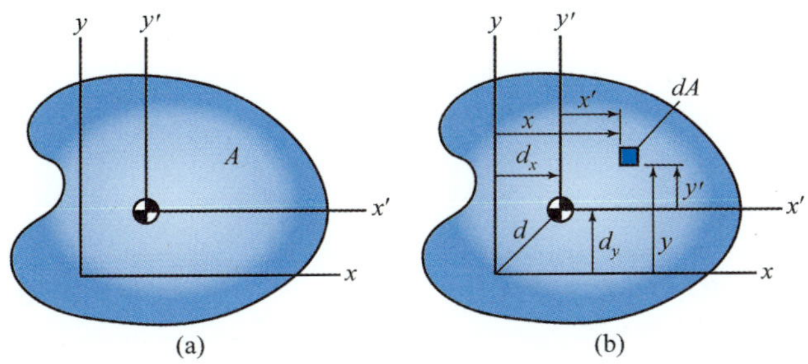

[그림 C.10] (a) 면적 A와 좌표계 x'-y' 및 x-y (b) 미분 요소 dA의 좌표

1. x축에 대한 관성모멘트

x 축에 대한 A의 관성모멘트를 x-y 좌표계의 항으로 쓰면 다음과 같다.

$$I_x = \int_A y^2\,dA \qquad \text{(C.9)}$$

여기서 y는 x-y 좌표계에서의 면적 요소 dA의 좌표이다. [그림 C.10(b)]에서 $y=y'+d_y$임을 알 수 있다. 여기서 y'은 x'-y' 좌표계에서의, dA의 좌표이다. 이를 식 (C.9)에 대입하면 다음과 같다.

$$I_x = \int_A (y'+d_y)^2\,dA = \int_A (y')^2\,dA + 2d_y\int_A y'\,dA + {d_y}^2\int_A dA$$

이 식의 우변 첫째 항은 x'축에 대한 A의 관성모멘트이다. 식 (C.8)로부터 우변 둘째 항은 0이다. 따라서 다음과 같이 나타낼 수 있다.

$$I_x = I_{x'} + {d_y}^2 A \qquad \text{(C.10)}$$

이것이 평행축 정리이다. 이 정리는 A의 도심을 지나는 x'축에 대한 관성모멘트와, x'축과 평행한 x축에 대한 관성모멘트와의 관계를 말해준다.

2. y축에 대한 관성모멘트

y 축에 대한 A의 관성모멘트를 x-y 좌표계의 항으로 쓰면 다음과 같다.

$$\begin{aligned} I_y &= \int_A x^2 dA = \int_A (x' + d_x)^2 dA \\ &= \int_A (x')^2 dA + 2d_x \int_A x' dA + d_x^2 \int_A dA \end{aligned}$$

식 (C.8)로부터 우변 둘째 항은 0이다. 따라서 A의 도심을 지나는 y'축에 대한 관성모멘트와, y'축과 평행한 y 축에 대한 관성모멘트를 관계짓는 평행축 정리는 다음과 같다.

$$I_y = I_{y'} + d_x^2 A \tag{C.11}$$

3. 관성곱

관성곱에 대한 평행축 정리는 다음과 같다.

$$I_{xy} = I_{x'y'} + d_x d_y A \tag{C.12}$$

4. 극관성모멘트

극관성모멘트에 대한 평행축 정리는 다음과 같다.

$$J_O = J_O' + (d_x^2 + d_y^2)A = J_O' + d^2 A \tag{C.13}$$

여기서 d는 x'-y' 좌표계의 원점에서 x-y 좌표계의 원점까지의 거리이다.

예제 C.6 복합면적의 관성모멘트와 관성곱

[그림 C.11]의 면적에 대한 I_x와 I_{xy}를 구하시오.

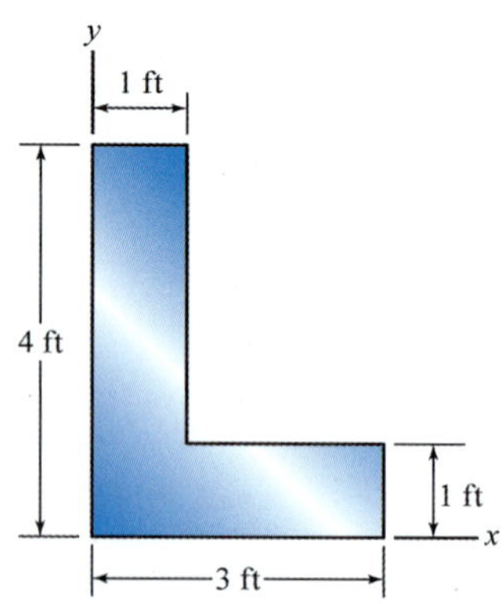

[그림 C.11]

풀이

관성모멘트는, 그림의 면적을 직사각형 부분 1, 2로 구성된 복합면적이라 보고 구할 수 있다. 그림 (b)와 같이 각 부분에 대하여 그 도심에 원점을 둔 x'-y' 좌표계를 도입한다. 이 좌표계에 대한 직사각형 부분들의 관성모멘트는 〈부록 D〉에 주어져 있다.

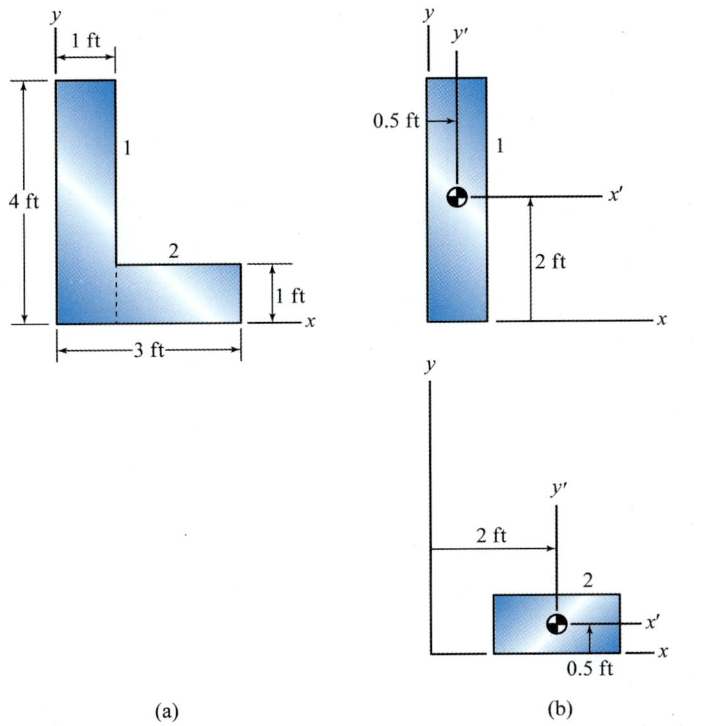

(a) 면적을 직사각형 1과 2로 분리 (b) 부분들의 도심에 원점을 둔 평행 좌표계 x'-y'

x 축에 대한 각 부분의 관성모멘트를 구하기 위해 식 (C.10)을 사용할 수 있다(표 C.2).

[표 C.2] x 축에 대한 각 부분의 관성모멘트 계산

	d_x (ft)	d_y (ft)	A (ft^2)	$I_{x'}$ (ft^4)	$I_x = I_{x'} + d_y{}^2 A$ (ft^4)
부분 1	0.5	2.0	(1)(4)	$(1)(4)^3/12$	21.33
부분 2	2.0	0.5	(2)(1)	$(2)(1)^3/12$	0.67

x 축에 대한 복합면적의 관성모멘트는 다음과 같다.

$$I_x = (I_x)_1 + (I_x)_2 = 21.33 + 0.67 = 22.00 \text{ ft}^4$$

식 (C.12)를 사용하면, [표 C.3]의 각 부분에 대한 I_{xy}를 구할 수 있다. 복합면적의 관성곱은 다음과 같다.

$$I_{xy} = (I_{xy})_1 + (I_{xy})_2 = 4 + 2 = 6 \text{ ft}^4$$

[표 C.3] x-y 좌표계에 대한 각 부분의 관성곱 계산

	d_x (ft)	d_y (ft)	A (ft^2)	$I_{x'y'}$ (ft^4)	$I_x = I_{x'y'} + d_x d_y A$ (ft^4)
부분 1	0.5	2.0	(1)(4)	0	4
부분 2	2.0	0.5	(2)(1)	0	2

예제 C.7 복합면적의 관성모멘트

[그림 C.12]의 면적에 대한 관성모멘트 I_y를 구하시오.

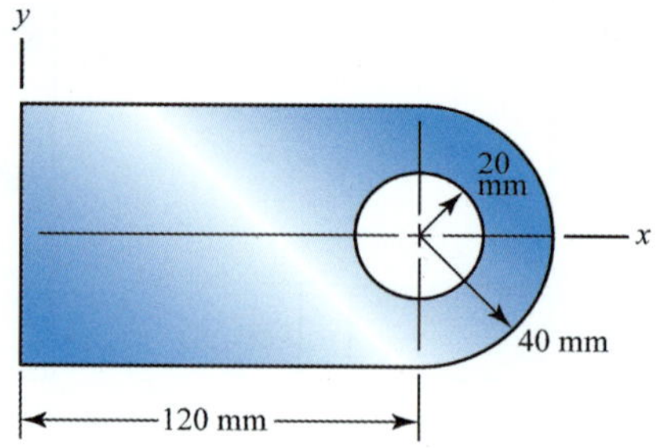

[그림 C.12]

풀이

그림의 면적은 직사각형과 반원 및 원형 구멍으로 나눌 수 있으며, 그림 (a)와 같이 차례대로 1, 2, 3으로 명명하자. x'-y' 좌표계에 대한 부분들의 관성모멘트와 반원 부분의 도심 위치는 〈부록 D〉에 주어져 있다. [표 C.4]에는 식 (C.10)을 사용하여 x축에 대한 각 부분의 관성모멘트를 계산한 결과를 정리하였다.

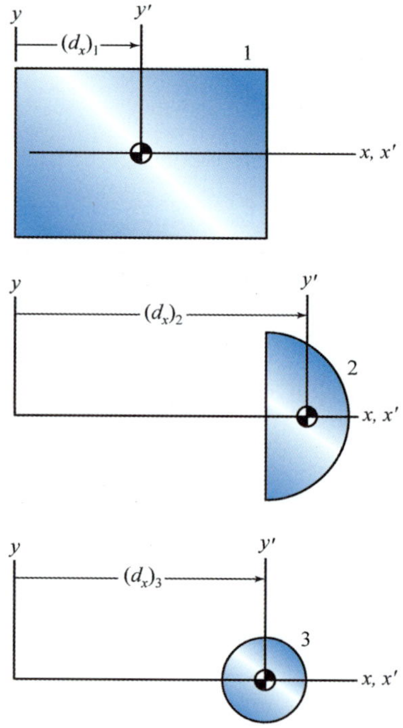

(a) 부분 1, 2, 3

[표 C.4] 각 부분의 관성모멘트 계산

	d_x (mm)	A (mm^2)
부분 1	60	(120)(80)
부분 2	$120+\dfrac{(4)(40)}{3\pi}$	$\dfrac{1}{2}\pi(40)^2$
부분 3	120	$\pi(20)^2$
	$I_{y'}$ (mm^4)	$I_y = I_{y'} + d_x{}^2 A$ (mm^4)
부분 1	$\dfrac{1}{12}(80)(120)^3$	4.608E7
부분 2	$\left(\dfrac{\pi}{8}-\dfrac{8}{9\pi}\right)(40)^4$	4.744E7
부분 3	$\dfrac{1}{4}\pi(20)^4$	1.822E7

y축에 대한 복합면적의 관성모멘트는 다음과 같다.

$$\begin{aligned} I_y &= (I_y)_1 + (I_y)_2 - (I_y)_3 \\ &= (4.608 + 4.744 - 1.822) \times 10^7 \\ &= 7.530\text{E}7 \text{ mm}^4 \end{aligned}$$

예제 C.8 복합면적의 관성모멘트

[그림 C.13]에 I형 보의 단면을 나타내었다. x축에 대한 관성모멘트를 구하시오.

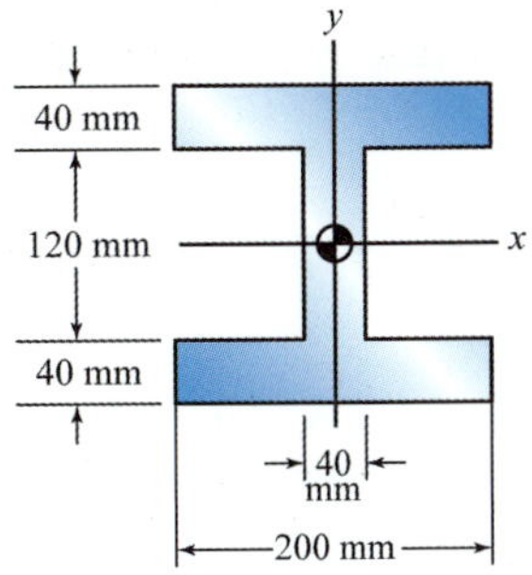

[그림 C.13]

풀이

면적은 그림 (a)와 같이 직사각형 부분들로 나눌 수 있다. 각 부분의 도심에 원점을 둔 x'-y' 좌표계를 도입하고(그림 (b)), 식 (C.10)을 사용하여 x 축에 대한 관성모멘트를 구한다(표 C.5).

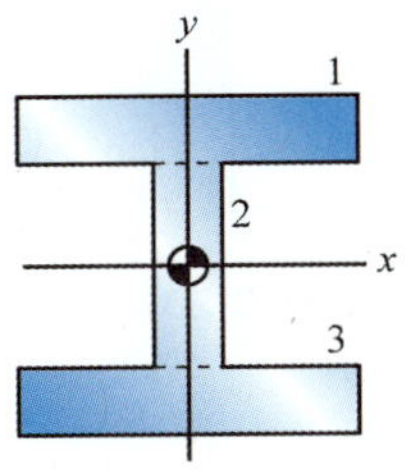

(a)

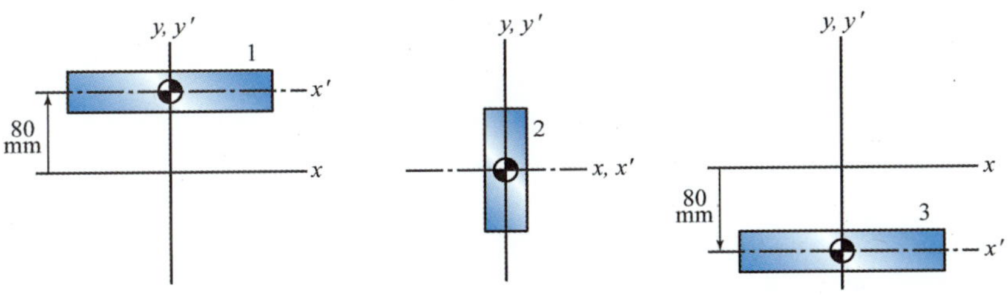

(b)

(a) I형 보의 단면을 부분들로 분리 (b) 부분들의 도심에 원점을 둔 평행 좌표계 x'-y'

[표 C.5] 각 부분의 x 축에 대한 관성모멘트 계산

	d_y (mm)	A (mm^2)	$I_{x'}$ (mm^4)	$I_x = I_{x'} + d_y{}^2 A$ (mm^4)
부분 1	80	(200)(40)	$\frac{1}{12}(200)(40)^3$	5.23E7
부분 2	0	(40)(120)	$\frac{1}{12}(40)(120)^3$	0.576E7
부분 3	−80	(200)(40)	$\frac{1}{12}(200)(40)^3$	5.23E7

단면의 관성모멘트는 다음과 같다.

$$I_x = (I_x)_1 + (I_x)_2 + (I_x)_3 = (5.23 + 0.576 + 5.23) \times 10^7 = 11.0\text{E7 mm}^4$$

연습문제 ▸▸▸

※ 〈부록 D〉와 평행축 정리를 사용하여 [문제 C.19]~[문제 C.26]의 주어진 값을 구하시오.

C.19 I_x

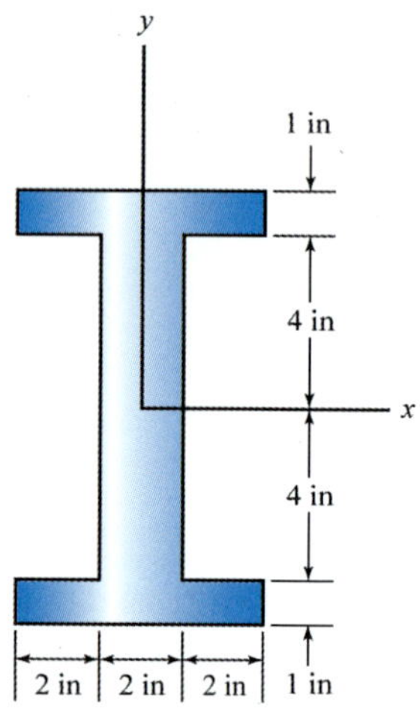

[그림 C.19]

C.20 I_x

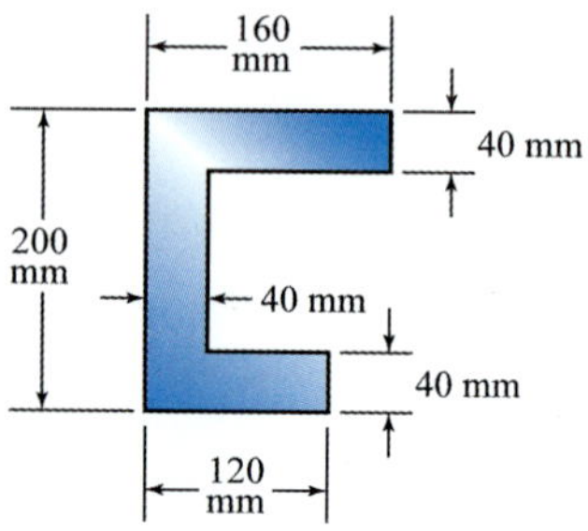

[그림 C.20]

C.21 I_x

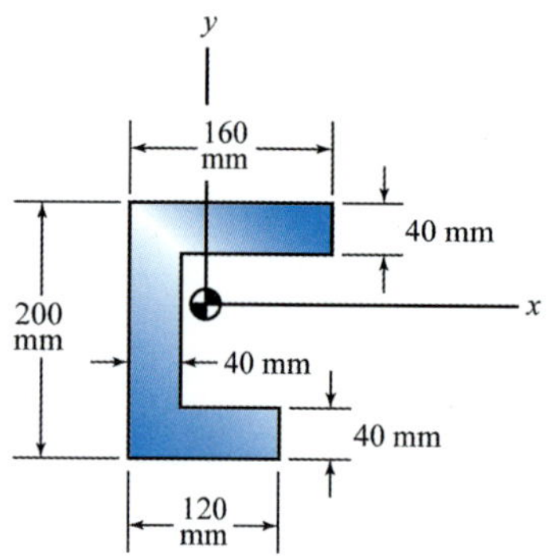

[그림 C.21]

C.22 I_{xy}

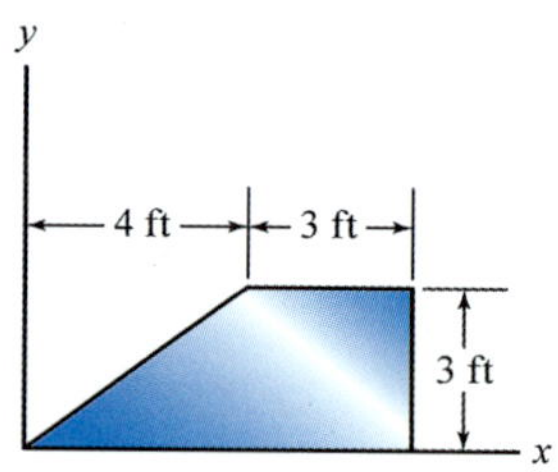

[그림 C.22]

연습문제

C.23 I_{xy}

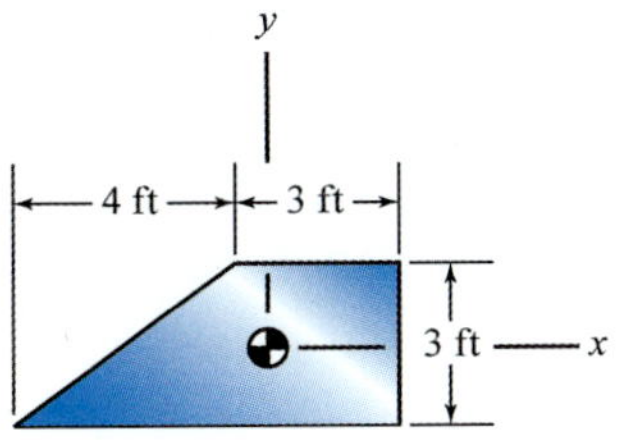

[그림 C.23]

C.24 I_x, I_y

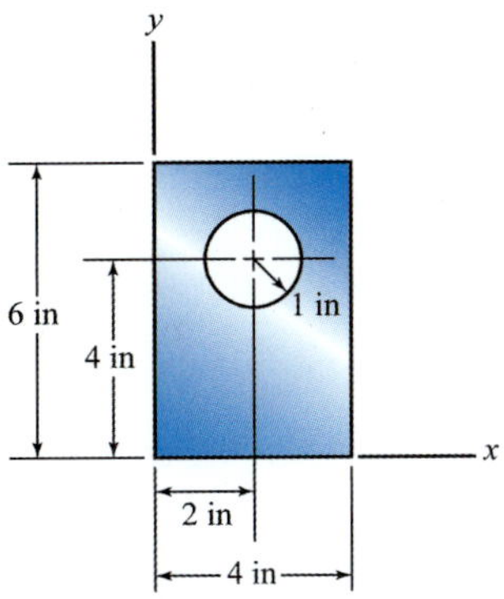

[그림 C.24]

C.25 I_x, I_y

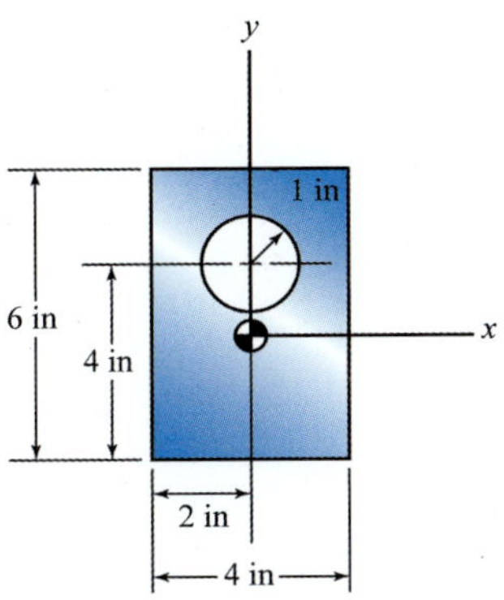

[그림 C.25]

C.26 I_x, I_y

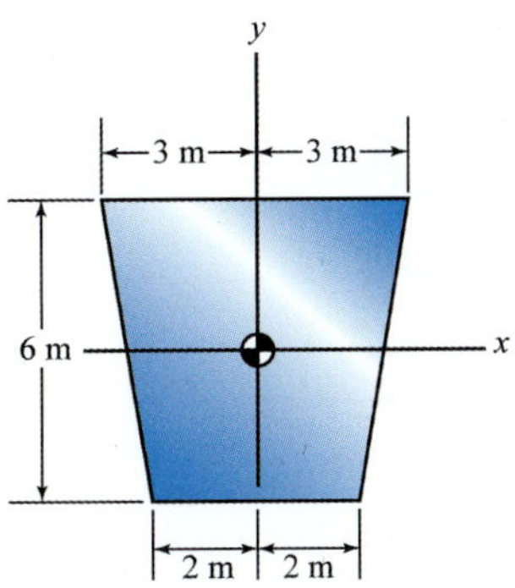

[그림 C.26]

축 회전과 주축

공학적 응용에서, 면적에 상대적으로 다양한 방향으로 설정한 좌표계에 대해 면적 관성모멘트를 구해야 할 때가 많다. 주어진 관성모멘트 값이 최대 또는 최소가 되는, 좌표계의 방향각을 구해야 하는 일도 흔히 있다. 이 절에서는 이러한 절차를 논의한다.

■ 축 회전

면적 A, 좌표계 x-y, 그리고 x-y 좌표계에 대해 각 θ만큼 회전한 두 번째 좌표계 x'-y'을 생각한다([그림 C.14(a)]). A의 관성모멘트가 x-y 좌표계의 항으로 주어져 있다고 하자. x'-y' 좌표계의 항으로 관성모멘트를 구하고자 한다.

x-y 좌표계에서의 미분 요소 dA의 좌표를, [그림 C.14(b)]에 표시된 dA까지의 반지름 방향 거리 r과 각도 α의 항으로 나타내면 다음과 같다.

$$x = r\cos\alpha \tag{C.14}$$

$$y = r\sin\alpha \tag{C.15}$$

x'-y' 좌표계에서 dA의 좌표는 다음과 같다.

$$x' = r\cos(\alpha-\theta) = r(\cos\alpha\cos\theta + \sin\alpha\sin\theta) \tag{C.16}$$

$$y' = r\sin(\alpha-\theta) = r(\sin\alpha\cos\theta - \cos\alpha\sin\theta) \tag{C.17}$$

식 (C.14)와 (C.15)를 식 (C.16)과 (C.17)에 대입하면 두 좌표계에서 dA의 좌표를 관계짓는 식을 얻는다.

$$x' = x\cos\theta + y\sin\theta \tag{C.18}$$

$$y' = -x\sin\theta + y\cos\theta \tag{C.19}$$

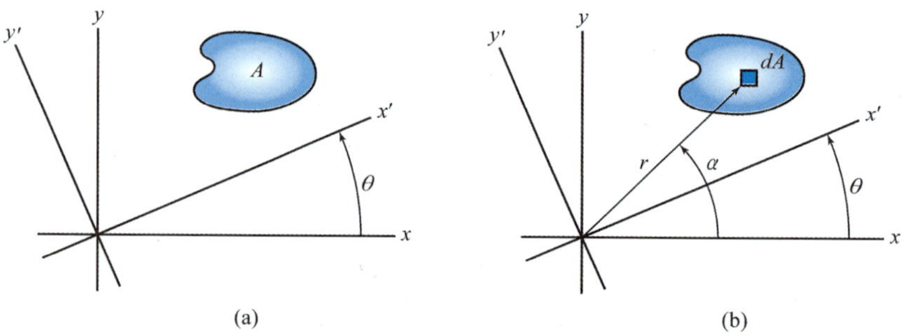

[그림 C.14] (a) x-y 좌표계에 상대적으로 각 θ만큼 회전한 x'-y' 좌표계 (b) 면적의 미분 요소 dA

이 식들은 x-y 및 x'-y' 좌표계에 대한 A의 관성모멘트 사이의 관계를 유도하는 데 사용될 수 있다.

1. x'축에 대한 관성모멘트

x'축에 대한 A의 관성모멘트는

$$\begin{aligned} I_{x'} &= \int_A (y')^2 dA = \int_A (-x\sin\theta + y\cos\theta)^2 dA \\ &= \cos^2\theta \int_A y^2 dA - 2\sin\theta\cos\theta \int_A xy\,dA + \sin^2\theta \int_A x^2 dA \end{aligned}$$

이고, 그 결과는 다음과 같다.

$$I_{x'} = I_x \cos^2\theta - 2I_{xy}\sin\theta\cos\theta + I_y \sin^2\theta \tag{C.20}$$

2. y' 축에 대한 관성모멘트

y' 축에 대한 A의 관성모멘트는

$$\begin{aligned} I_{y'} &= \int_A (x')^2 dA = \int_A (x\cos\theta + y\sin\theta)^2 dA \\ &= \sin^2\theta \int_A y^2 dA + 2\sin\theta\cos\theta \int_A xy\,dA + \cos^2\theta \int_A x^2 dA \end{aligned}$$

이고, 그 결과는 다음과 같다.

$$I_{y'} = I_x \sin^2\theta + 2I_{xy}\sin\theta\cos\theta + I_y\cos^2\theta \tag{C.21}$$

3. 관성곱

x' - y' 좌표계에 대한 A의 관성곱은 다음과 같다.

$$I_{x'y'} = (I_x - I_y)\sin\theta\cos\theta + I_{xy}(\cos^2\theta - \sin^2\theta)\,I_{xy} \tag{C.22}$$

4. 극관성모멘트

식 (C.20)과 (C.21)로부터 x' - y' 좌표계에 대한 A의 극관성모멘트는 다음과 같다.

$$J_O' = I_{x'} + I_{y'} = I_x + I_y = J_O$$

따라서 극관성모멘트 값은 좌표계의 회전에 의하여 바뀌지 않는다.

■ 주축

[그림 C.14(a)]에서 x'-y' 좌표계에 대한 A의 관성모멘트는 각 θ에 따라 달라진다. 다음 질문을 생각해보자.

"θ 값이 얼마일 때 관성모멘트가 최대 또는 최소가 될까?"

이 문제를 고려하기 위해 다음 항등식

$$\sin 2\theta = 2\sin\theta\cos\theta$$

$$\cos 2\theta = \cos^2\theta - \sin^2\theta = 1 - 2\sin^2\theta = 2\cos^2\theta - 1$$

을 사용하면 식 (C.20), (C.21), (C.22)를 다음 형태로 쓸 수 있다.

$$I_{x'} = \frac{I_x + I_y}{2} + \frac{I_x - I_y}{2}\cos 2\theta - I_{xy}\sin 2\theta \tag{C.23}$$

$$I_{y'} = \frac{I_x + I_y}{2} - \frac{I_x - I_y}{2}\cos 2\theta + I_{xy}\sin 2\theta \tag{C.24}$$

$$I_{x'y'} = \frac{I_x - I_y}{2}\sin 2\theta + I_{xy}\cos 2\theta \tag{C.25}$$

$I_{x'}$이 최대 또는 최소가 될 때의 θ 값을 θ_p라 하자. θ_p를 구하기 위해 식 (C.23)을 2θ에 대하여 미분하고 0으로 두면 다음 식이 얻어진다.

$$\tan 2\theta_p = \frac{2I_{xy}}{I_y - I_x} \tag{C.26}$$

$I_{y'}$이 최대 또는 최소가 될 때의 θ 값을 구하기 위해 식 (C.23)을 2θ에 대하여 미분하고 0으로 두어도 역시 식 (C.26)이 얻어진다. $I_{x'}$과 $I_{y'}$의 2θ에 대한 2계 미분은 다음과 같이 서로 반대 부호를 가진다.

$$\frac{d^2 I_{x'}}{d(2\theta)^2} = -\frac{d^2 I_{y'}}{d(2\theta)^2}$$

이는 각 θ_p에서 $I_{x'}$은 최대, $I_{y'}$은 최소가 되거나, $I_{x'}$은 최소, $I_{y'}$은 최대가 됨을 뜻한다.

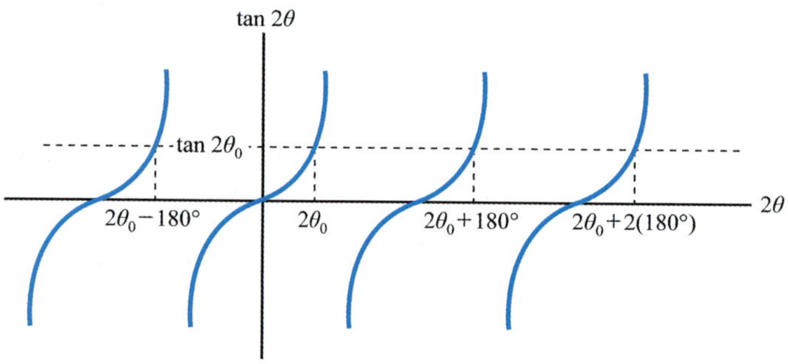

[그림 C.15] 주어진 $\tan 2\theta_0$ 값에 대해 다중근 $2\theta_0 + n(180°)$가 존재한다.

식 (C.24)를 2θ에 대하여 미분한 값이 0이 되도록 회전시킨 x'-y' 좌표계를 면적 A의 **주축**principal axes이라 한다. 이에 대응하는 관성모멘트 $I_{x'}$과 $I_{y'}$을 **주관성모멘트**principal moments of inertia라 한다. x'과 y'이 주축이면 관성곱 $I_{x'y'}$은 0이 된다. 이는 역시 충분조건도 된다. 즉 $I_{x'y'}$이 0이면 x'과 y'은 주축이다.

식 (C.26)을 θ_p에 대하여 풀어 주축의 방향을 구하면, 주관성모멘트는 식 (C.23)과 (C.24)로부터 구할 수 있다. 또는 식 (C.26)을 식 (C.23)과 (C.24)에 대입하면, 주관성모멘트는 다음과 같이 주어진다.

$$\text{주관성모멘트} = \frac{I_x + I_y}{2} \pm \sqrt{\left(\frac{I_x - I_y}{2}\right)^2 + (I_{xy})^2} \tag{C.27}$$

탄젠트는 주기 함수이므로, 식 (C.26)은 각 θ_p에 대하여 유일한 해를 주지 않는다. 그러나 90°의 임의의 배각 내에서 주축의 방향을 결정한다. [그림 C.15]에서, $2\theta_0$가 식 (C.26)의 해이면 $2\theta_0 + n(180°)$도 임의의 정수 n에 대하여 해가 됨을 알 수 있다. 결과적으로 x'-y' 좌표계의 방향은 [그림 C.16]으로 나타낼 수 있다.

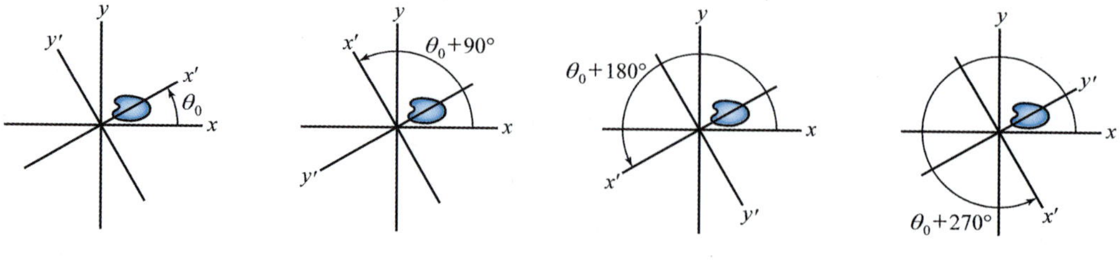

[그림 C.16] 90°의 배각 내에서 결정된 x'-y' 좌표계의 방향

예제 C.9 주축의 결정

[그림 C.17]의 삼각형에 대한 주축과 이에 대응하는 주관성모멘트를 구하시오.

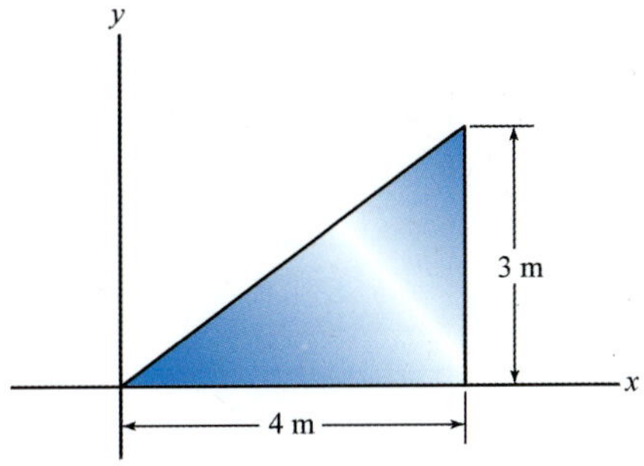

[그림 C.17]

풀이

〈부록 D〉를 참고하여, 삼각형의 관성모멘트를 계산하면 다음과 같다.

$$I_x = \frac{1}{12}(4)(3)^3 = 9\ \text{m}^4$$

$$I_y = \frac{1}{4}(4)^3(3) = 48\ \text{m}^4$$

$$I_{xy} = \frac{1}{8}(4)^2(3)^2 = 18\ \text{m}^4$$

식 (C.26)으로부터, 다음과 같이 구할 수 있다.

$$\tan 2\theta_p = \frac{2I_{xy}}{I_y - I_x} = \frac{2(18)}{48-9} = 0.923$$

따라서 각 $\theta_p = 21.4°$이다. 이 θ_p 값에 해당하는 주축은 그림 (a)에 보인 것과 같다.

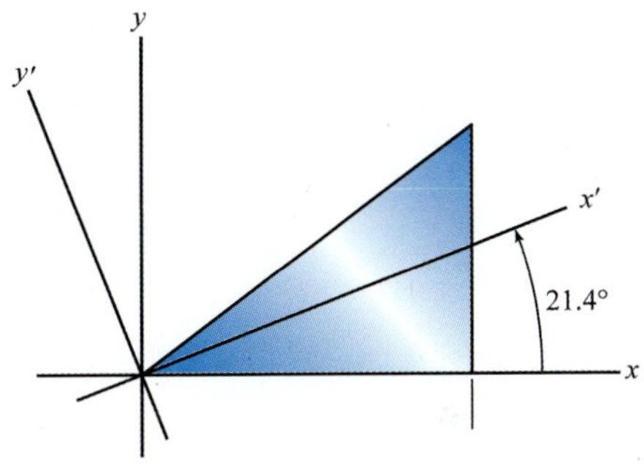

(a) $\theta_p = 21.4°$에 해당하는 주축

$\theta_p = 21.4°$를 식 (C.23)과 (C.24)에 대입하면 다음과 같이 주관성모멘트를 얻을 수 있다.

$$\begin{aligned} I_{x'} &= \frac{I_x + I_y}{2} + \frac{I_x - I_y}{2}\cos 2\theta - I_{xy}\sin 2\theta \\ &= \frac{9+48}{2} + \frac{9-48}{2}\cos[(2)(21.4°)] - (18)\sin[(2)(21.4°)] \\ &= 1.96\ \text{m}^4 \end{aligned}$$

$$\begin{aligned} I_{y'} &= \frac{I_x + I_y}{2} - \frac{I_x - I_y}{2}\cos 2\theta + I_{xy}\sin 2\theta \\ &= \frac{9+48}{2} - \frac{9-48}{2}\cos[(2)(21.4°)] + (18)\sin[(2)(21.4°)] = 55.0\ \text{m}^4 \end{aligned}$$

이 결과는 식 (C.5)로부터 얻을 수도 있다.

주축에 대한 관성곱은 0이다. 이 예제에서 $\theta_p = 21.4°$를 식 (C.25)에 대입하면 $I_{x'y'} = 0$임을 확인할 수 있다.

예제 C.10 주축의 결정

x-y 좌표계에 대한 [그림 C.18] 면적의 관성모멘트는 $I_x = 22\ \text{ft}^4$, $I_y = 10\ \text{ft}^4$, $I_{xy} = 6\ \text{ft}^4$이다.

(a) $\theta = 30°$일 때, $I_{x'}$, $I_{y'}$, $I_{x'y'}$을 계산하시오.

(b) 주축과 이에 대응하는 관성모멘트를 구하시오.

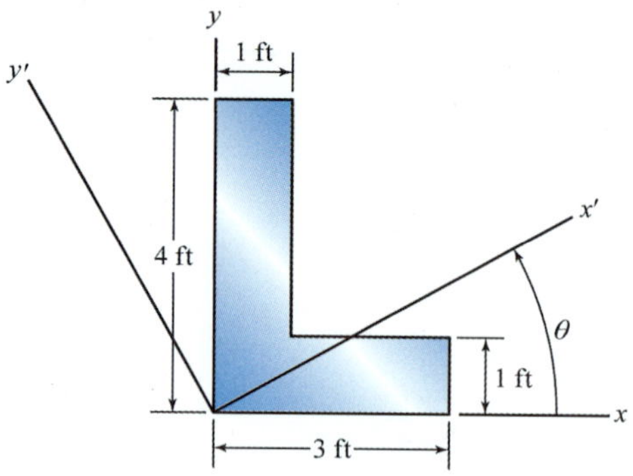

[그림 C.18]

풀이

(a) 식 (C.23), (C.24), (C.25)에서 $\theta = 30°$로 놓으면, 다음과 같이 구할 수 있다.

$$I_{x'} = \frac{I_x + I_y}{2} + \frac{I_x - I_y}{2}\cos 2\theta - I_{xy}\sin 2\theta$$
$$= \frac{22+10}{2} + \frac{22-10}{2}\cos[(2)(30°)] - (6)\sin[(2)(30°)] = 13.8\ \text{ft}^4$$

$$I_{y'} = \frac{I_x + I_y}{2} - \frac{I_x - I_y}{2}\cos 2\theta + I_{xy}\sin 2\theta$$
$$= \frac{22+10}{2} - \frac{22-10}{2}\cos[(2)(30°)] + (6)\sin[(2)(30°)] = 18.2\ \text{ft}^4$$

$$I_{x'y'} = \frac{I_x - I_y}{2}\sin 2\theta + I_{xy}\cos 2\theta$$
$$= \frac{22-10}{2}\sin[(2)(30°)] + (6)\cos[(2)(30°)] = 8.2\ \text{ft}^4$$

(b) x-y 좌표계에서 계산한 관성모멘트를 식 (C.26)에 대입하면 다음과 같다.

$$\tan 2\theta_p = \frac{2I_{xy}}{I_y - I_x} = \frac{2(6)}{10-22} = -1$$

따라서 $\theta_p = -22.5°$ 이다. 이 θ_p 값에 해당하는 주축은 그림 (a)에 표시하였다.

$\theta_p = -22.5°$를 식 (C.23)과 (C.24)에 대입하여 주관성모멘트를 계산하면 다음과 같다.

$$I_{x'} = 24.5\ \text{ft}^4, \quad I_{y'} = 7.5\ \text{ft}^4$$

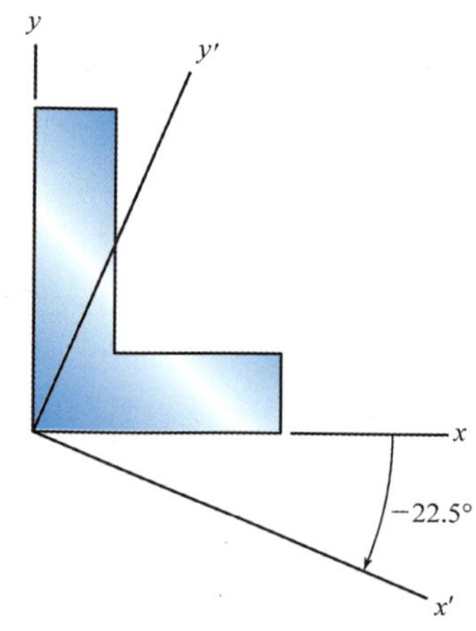

(a) $\theta_p = -22.5°$에 해당하는 주축

연습문제 ▶▶▶

C.27 $I_{x'}$, $I_{y'}$, $I_{x'y'}$을 계산하시오.

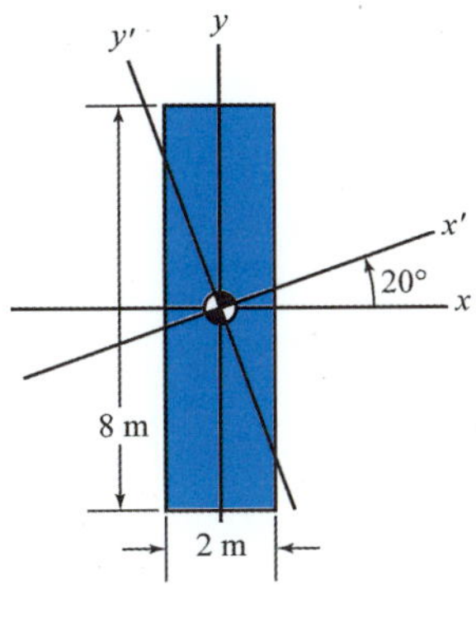

[그림 C.27 ~ C.28]

C.28 주축과 이에 해당하는 주관성모멘트를 구하시오.

C.29 그림과 같은 x-y 좌표계에서의 직사각형 면적의 관성모멘트는 $I_x = 76.0\ \text{m}^4$, $I_y = 14.7\ \text{m}^4$, $I_{xy} = 25.7\ \text{m}^4$이다. 이 값들을 사용하여 주축과 이에 해당하는 주관성모멘트를 구하시오.

C.30* 주축과 이에 해당하는 주관성모멘트를 구하시오.

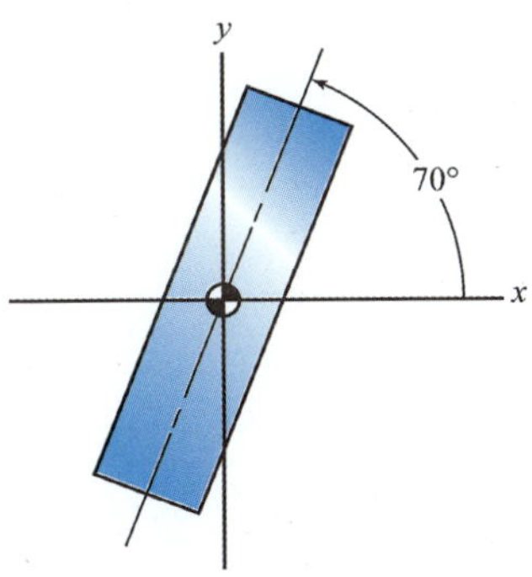

[그림 C.29]

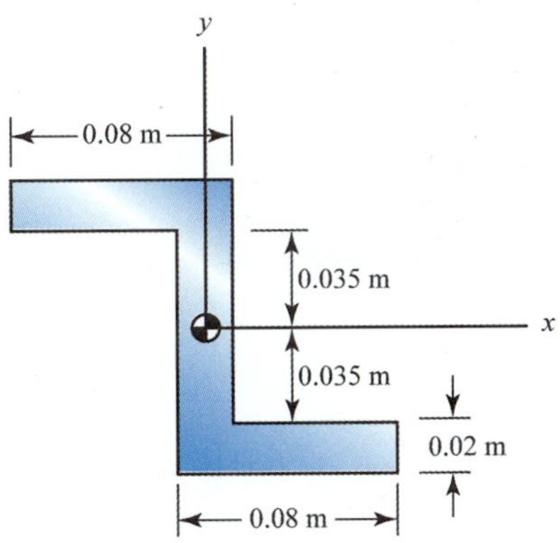

[그림 C.30]

연습문제 ▸▸▸

C.31* $\theta = 15°$일 때, 관성모멘트 $I_{x'}$, $I_{y'}$, $I_{x'y'}$을 계산하시오.

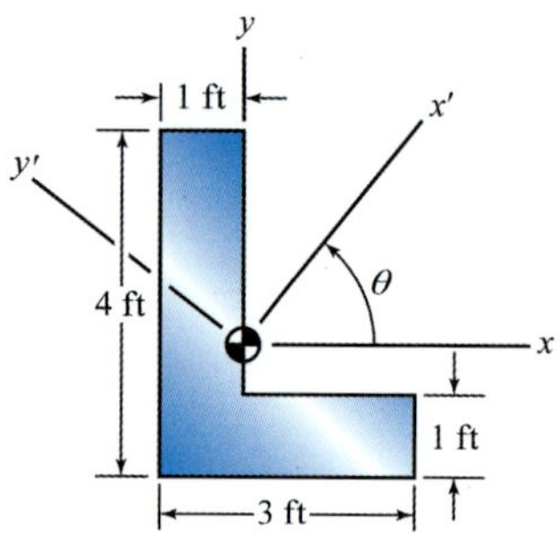

[그림 C.31 ~ C.32]

C.32* 주축과 이에 해당하는 주관성모멘트를 구하시오.

C.33* 주축과 이에 해당하는 주관성모멘트를 구하시오.

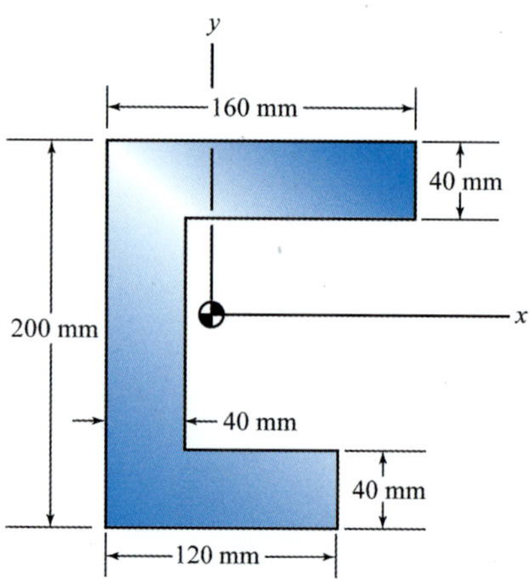

[그림 C.33]

C.34 식 (C.20)과 식 (C.21)을 유도할 때와 같은 절차를 따라 관성곱에 대한 식 (C.22)를 유도하시오.

부록 D 면적의 특성 Properties of Areas

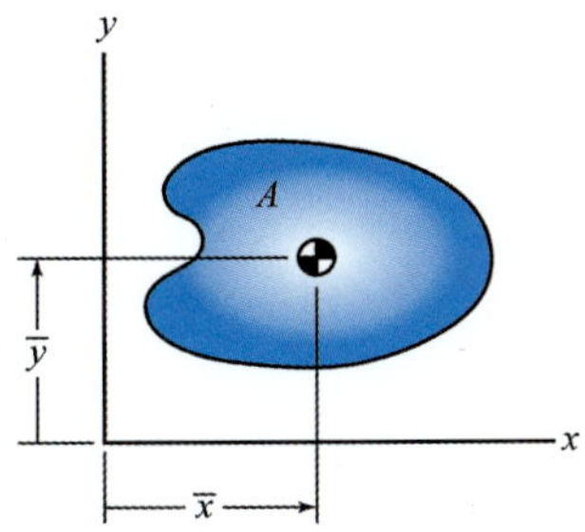

면적 A에 대한 도심의 좌표는 다음과 같다.

$$\bar{x} = \frac{\int_A x\, dA}{\int_A dA}, \quad \bar{y} = \frac{\int_A y\, dA}{\int_A dA}$$

x축에 대한 관성모멘트 I_x, y축에 대한 관성모멘트 I_y, 그리고 관성곱 I_{xy}는 다음과 같다.

$$I_x = \int_A y^2\, dA, \quad I_y = \int_A x^2\, dA, \quad I_{xy} = \int_A xy\, dA$$

O에 대한 극관성모멘트는 다음과 같다.

$$J_O = \int_A r^2\, dA = \int_A (x^2 + y^2)\, dA = I_x + I_y$$

직사각형 면적

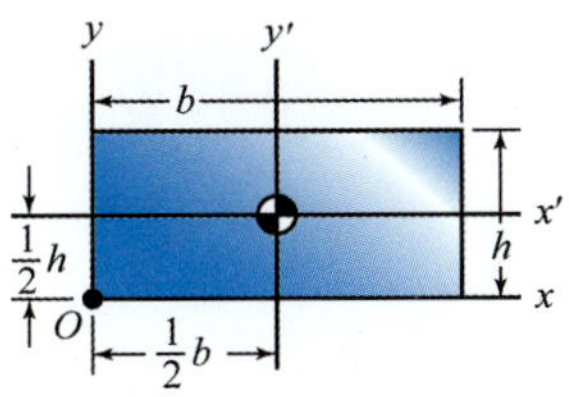

면적$=bh$

$$I_x = \frac{1}{3}bh^3, \quad I_y = \frac{1}{3}hb^3, \quad I_{xy} = \frac{1}{4}b^2h^2$$

$$I_{x'} = \frac{1}{12}bh^3, \quad I_{y'} = \frac{1}{12}hb^3, \quad I_{x'y'} = 0$$

삼각형 면적

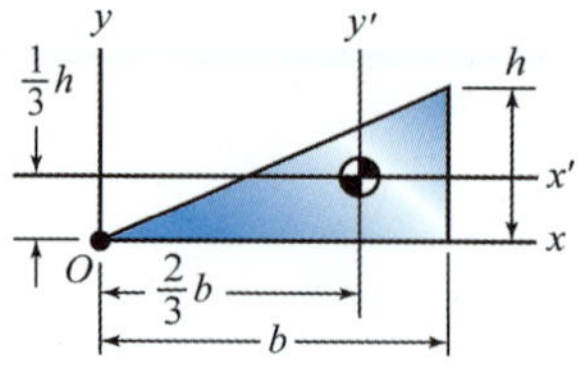

면적$=\frac{1}{2}bh$

$$I_x=\frac{1}{12}bh^3,\quad I_y=\frac{1}{4}hb^3,\quad I_{xy}=\frac{1}{8}b^2h^2$$

$$I_{x'}=\frac{1}{36}bh^3,\quad I_{y'}=\frac{1}{36}hb^3,\quad I_{x'y'}=\frac{1}{72}b^2h^2$$

삼각형 면적

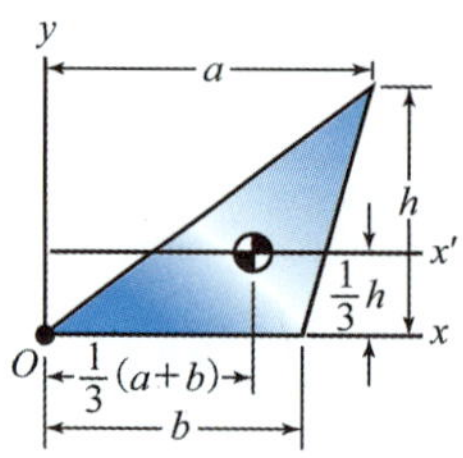

면적$=\frac{1}{2}bh$

$$I_x=\frac{1}{12}bh^3,\quad I_{x'}=\frac{1}{36}bh^3$$

원 면적

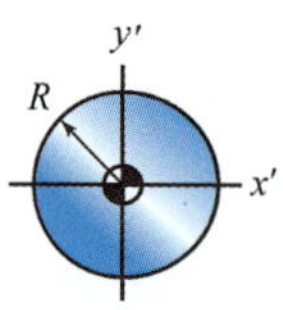

면적$=\pi R^2$

$$I_{x'}=I_{y'}=\frac{1}{4}\pi R^4,\quad I_{x'y'}=0$$

반원 면적

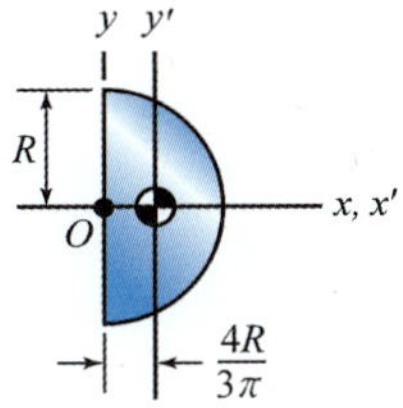

면적$=\frac{1}{2}\pi R^2$

$$I_x = I_y = \frac{1}{8}\pi R^4, \quad I_{xy} = 0$$

$$I_{x'} = \frac{1}{8}\pi R^4, \quad I_{y'} = \left(\frac{\pi}{8} - \frac{8}{9\pi}\right)R^4, \quad I_{x'y'} = 0$$

1/4 원 면적

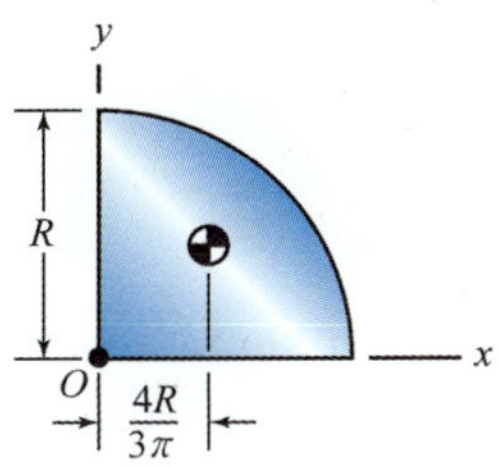

면적$=\frac{1}{4}\pi R^2$

$$I_x = I_y = \frac{1}{16}\pi R^4, \quad I_{xy} = \frac{1}{8}R^4$$

부채꼴 면적

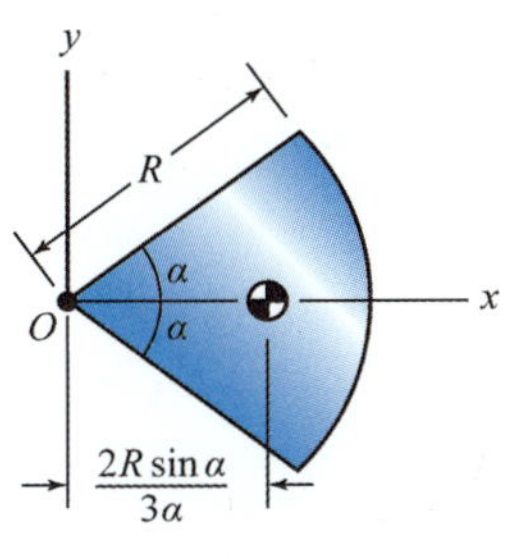

면적$=\alpha R^2$

$$I_x = \frac{1}{4}R^4\left(\alpha - \frac{1}{2}\sin 2\alpha\right), \quad I_y = \frac{1}{4}R^4\left(\alpha + \frac{1}{2}\sin 2\alpha\right), \quad I_{xy} = 0$$

1/4 타원 면적

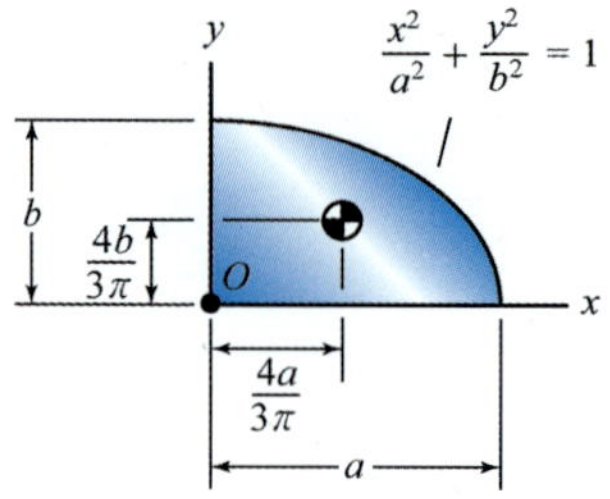

면적$=\frac{1}{4}\pi ab$

$$I_x=\frac{1}{16}\pi ab^3,\quad I_y=\frac{1}{16}\pi a^3 b,\quad I_{xy}=\frac{1}{8}a^2b^2$$

스팬드럴(spandrel)

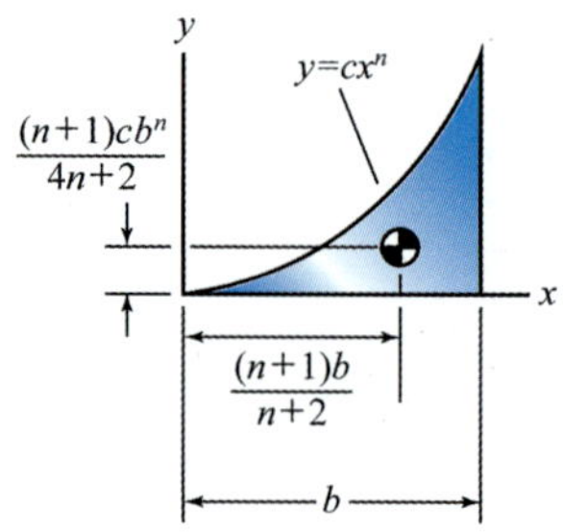

면적$=\frac{cb^{n+1}}{n+1}$

$$I_x=\frac{c^3b^{3n+1}}{9n+3},\quad I_y=\frac{cb^{n+3}}{n+3},\quad I_{xy}=\frac{c^2b^{2n+2}}{4n+4}$$

부록 E 구조용 강의 형상 Structural Steel Shapes

이 부록에는 설계 엔지니어의 편의를 위해 표준화된 관성모멘트를 향상시키고 실제 사용 가능한 단면에 대한 정보들을 표로 나타내었으며, 사용 가능한 단면에 대한 정보 및 데이터 종류에 대한 예를 제시하였다. 이 정보들은 미국 철강 건설 협회의 AISC Shapes Database Version 3.0의 허가를 받아 요약했다. 이 부록의 정보로 설계 엔지니어는 단면을 사용하여 상세 구조 설계를 수행할 수 있고, 보의 최대 수직응력 크기에 기초하여 원하는 안전계수를 정의할 수 있다.

W(폭넓은 플랜지를 가진) 형상

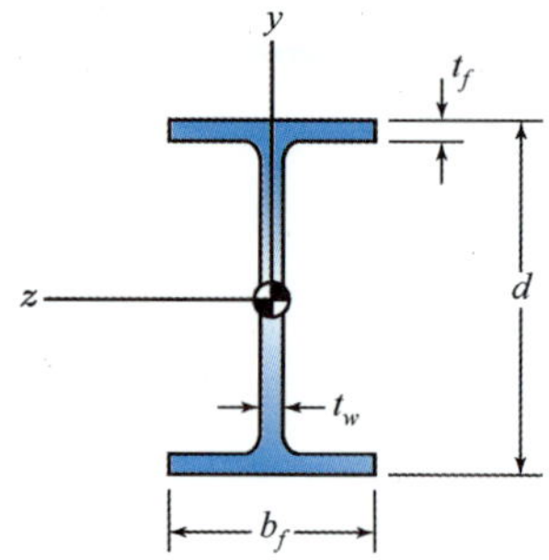

[그림 E.1]

미터법 단위

호칭*	단면적 A, mm^2	치수, mm				관성모멘트 및 단면계수			
						y 축		z 축	
		d	b_f	t_f	t_w	I_y, 10^6 mm^4	S_y, 10^3 mm^3	I_z, 10^6 mm^4	S_z, 10^3 mm^3
W610×551	70200	711	347	69.1	38.6	484	2790	5570	15700
W610×372	47400	669	335	48.0	26.4	301	1800	3530	10600
W610×262	33300	641	327	34.0	19.1	199	1220	2370	7380
W610×174	22200	616	325	21.6	14.0	124	762	1470	4780
W610×125	15900	612	229	19.6	11.9	39.3	343	985	3220
W610×82	10500	599	178	12.8	10.0	12.1	136	565	1890
W460×260	33100	509	289	40.4	22.6	163	1130	1440	5640
W460×193	24700	489	283	30.5	17.0	116	818	1020	4190
W460×144	18400	472	283	22.1	13.6	83.6	591	727	3080
W460×106	13500	469	194	20.6	12.6	25.1	259	488	2080
W460×82	10500	460	191	16.0	9.9	18.7	196	371	1610
W460×52	6640	450	152	10.8	7.6	6.39	83.8	212	944
W310×500	63700	427	340	75.1	45.1	494	2910	1690	7910
W310×283	36000	365	322	44.1	26.9	245	1520	787	4310
W310×158	20100	327	310	25.1	15.5	125	808	388	2370
W310×86	11000	310	254	16.3	9.1	44.6	351	198	1280
W310×52	6670	318	167	13.2	7.6	10.2	122	119	747
W310×21	2680	303	101	5.7	5.1	0.981	19.5	36.9	244
W150×37.1	4750	162	154	11.6	8.1	7.1	92	22.3	275
W150×29.8	3800	157	153	9.3	6.6	5.53	72.3	17.3	220
W150×22.5	2870	152	152	6.6	5.8	3.88	51	12.2	160
W150×24	3060	160	102	10.3	6.6	1.84	36	13.4	168
W150×18	2290	153	102	7.1	5.8	1.25	24.5	9.18	120
W150×13	1620	148	100	4.9	4.3	0.825	16.5	6.16	83.3

*W610 × 551

호칭 깊이 d, mm — 610

단위길이당 질량, kg/m — 551

미국(US) 관습 단위

호칭*	단면적 A, in^2	치수, in				관성모멘트 및 단면계수			
						y 축		z 축	
		d	b_f	t_f	t_w	I_y, in^4	S_y, in^3	I_z, in^4	S_z, in^3
W24×370	109	28	13.7	2.72	1.52	1160	170	13400	957
W24×279	82	26.7	13.3	2.09	1.16	823	124	9600	718
W24×192	56.3	25.5	13	1.46	0.81	530	81.8	6260	491
W24×131	38.5	24.5	12.9	0.96	0.61	340	53	4020	329
W24×94	27.7	24.3	9.1	0.88	0.52	109	24	2700	222
W24×55	16.3	23.6	7	0.51	0.4	29.1	8.3	1360	115
W18×175	51.3	20	11.4	1.59	0.89	391	68.8	3450	344
W18×130	38.2	19.3	11.2	1.2	0.67	278	49.9	2460	256
W18×86	25.3	18.4	11.1	0.77	0.48	175	31.6	1530	166
W18×65	19.1	18.4	7.6	0.75	0.45	54.8	14.4	1070	117
W18×50	14.7	18	7.5	0.57	0.36	40.1	10.7	800	88.9
W18×35	10.3	17.7	6	0.43	0.3	15.3	5.12	510	57.6
W12×336	98.8	16.8	13.4	2.96	1.78	1190	177	4060	483
W12×190	55.8	14.4	12.7	1.74	1.06	589	93	1890	263
W12×96	28.2	12.7	12.2	0.9	0.55	270	44.4	833	131
W12×53	15.6	12.1	10	0.58	0.35	95.8	19.2	425	70.6
W12×30	8.8	12.3	6.5	0.44	0.26	20.3	6.24	238	38.6
W12×14	4.2	11.9	4	0.23	0.2	2.36	1.19	88.6	14.9
W6×25	7.4	6.4	6.1	0.46	0.32	17.1	5.61	53.6	16.8
W6×20	5.9	6.2	6	0.37	0.26	13.3	4.41	41.5	13.4
W6×15	4.5	6	6	0.26	0.23	9.32	3.11	29.3	9.77
W6×16	4.7	6.3	4	0.41	0.26	4.43	2.2	32.1	10.2
W6×12	3.6	6	4	0.28	0.23	2.99	1.5	22.1	7.31
W6×9	2.7	5.9	3.9	0.22	0.17	2.2	1.11	16.4	5.56

*W12 × 96

호칭 깊이 d, in — 12

단위길이당 질량, lb/ft — 96

S(미국 표준) 형상

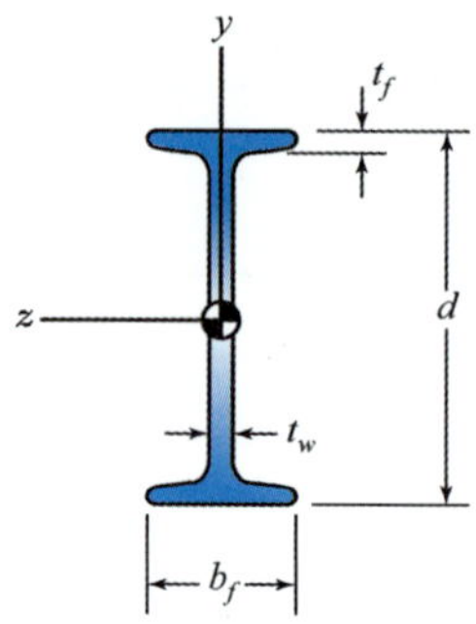

[그림 E.2]

미터법 단위

호칭*	단면적 A, mm^2	치수, mm				관성모멘트 및 단면계수			
						y 축		z 축	
		d	b_f	t_f	t_w	I_y, $10^6 mm^4$	S_y, $10^3 mm^3$	I_z, $10^6 mm^4$	S_z, $10^3 mm^3$
S610×180	22900	622	204	20.3	27.7	34.6	338	1310	4220
S610×158	20100	622	200	15.7	27.7	32	320	1220	3930
S610×149	18900	610	184	18.9	22.1	19.7	215	992	3250
S610×134	17100	610	181	15.9	22.1	18.6	205	935	3070
S610×119	15100	610	178	12.7	22.1	17.5	197	875	2870
S510×143	18200	516	183	20.3	23.4	20.8	227	696	2700
S510×128	16300	516	179	16.8	23.4	19.4	216	655	2540
S510×112	14200	508	162	16.1	20.2	12.3	152	531	2090
S510×98.2	12500	508	159	12.8	20.2	11.4	144	495	1950
S460×104	13300	457	159	18.1	17.6	10	126	384	1680
S460×81.4	10400	457	152	11.7	17.6	8.63	113	334	1460
S380×74	9470	381	143	14	15.8	6.49	90.5	202	1060
S380×64	8130	381	140	10.4	15.8	5.94	85	186	974
S310×74	9450	305	139	17.4	16.7	6.48	93.2	126	829
S310×60.7	7690	305	133	11.7	16.7	5.61	84.1	113	739
S310×52	6610	305	129	10.9	13.8	4.1	63.5	95	624
S310×47.3	6010	305	127	8.9	13.8	3.88	61.1	90.4	593
S250×52	6630	254	126	15.1	12.5	3.45	55	61.1	481
S250×37.8	4810	254	118	7.9	12.5	2.8	47.3	51.3	404
S200×34	4360	203	106	11.2	10.8	1.78	33.5	26.9	265
S200×27.4	3480	203	102	6.9	10.8	1.53	30.2	23.9	235
S150×25.7	3260	152	90.6	11.8	9.1	0.953	21	10.9	143
S150×18.6	2360	152	84.6	5.9	9.1	0.75	17.7	9.2	120
S130×15	1890	127	76.3	5.4	8.3	0.497	13	5.1	80.4

*S610 × 180

호칭 깊이 d, mm — 610
단위길이당 질량, kg/m — 180

미국(US) 관습 단위

호칭*	단면적 A, in^2	치수, in				관성모멘트 및 단면계수			
						y 축		z 축	
		d	b_f	t_f	t_w	I_y, in^4	S_y, in^3	I_z, in^4	S_z, in^3
S24×121	35.5	24.5	8.05	1.09	0.8	83	20.6	3160	258
S24×106	31.1	24.5	7.87	1.09	0.62	76.8	19.5	2940	240
S24×100	29.3	24	7.25	0.87	0.745	47.4	13.1	2380	199
S24×90	26.5	24	7.13	0.87	0.625	44.7	12.5	2250	187
S24×80	23.5	24	7	0.87	0.5	42	12	2100	175
S20×96	28.2	20.3	7.2	0.92	0.8	49.9	13.9	1670	165
S20×86	25.3	20.3	7.06	0.92	0.66	46.6	13.2	1570	155
S20×75	22	20	6.39	0.795	0.635	29.5	9.25	1280	128
S20×66	19.4	20	6.26	0.795	0.505	27.5	8.78	1190	119
S18×70	20.5	18	6.25	0.691	0.711	24	7.69	923	103
S18×54.7	16	18	6	0.691	0.461	20.7	6.91	801	89
S15×50	14.7	15	5.64	0.622	0.55	15.6	5.53	485	64.7
S15×42.9	12.6	15	5.5	0.622	0.411	14.3	5.19	446	59.4
S12×50	14.6	12	5.48	0.659	0.687	15.6	5.69	303	50.6
S12×40.8	11.9	12	5.25	0.659	0.462	13.5	5.13	270	45.1
S12×35	10.2	12	5.08	0.544	0.428	9.84	3.88	228	38.1
S12×31.8	9.31	12	5	0.544	0.35	9.33	3.73	217	36.2
S10×35	10.3	10	4.94	0.491	0.594	8.3	3.36	147	29.4
S10×25.4	7.45	10	4.66	0.491	0.311	6.73	2.89	123	24.6
S8×23	6.76	8	4.17	0.425	0.441	4.27	2.05	64.7	16.2
S8×18.4	5.4	8	4	0.425	0.271	3.69	1.84	57.5	14.4
S6×17.25	5.06	6	3.57	0.359	0.465	2.29	1.28	26.2	8.74
S6×12.5	3.66	6	3.33	0.359	0.232	1.8	1.08	22	7.34
S5×10	2.93	5	3	0.326	0.214	1.19	0.795	12.3	4.9

*S24 × 121

호칭 깊이 d, in — S24

단위길이당 질량, lb/ft — 121

C(미국 표준 채널) 형상

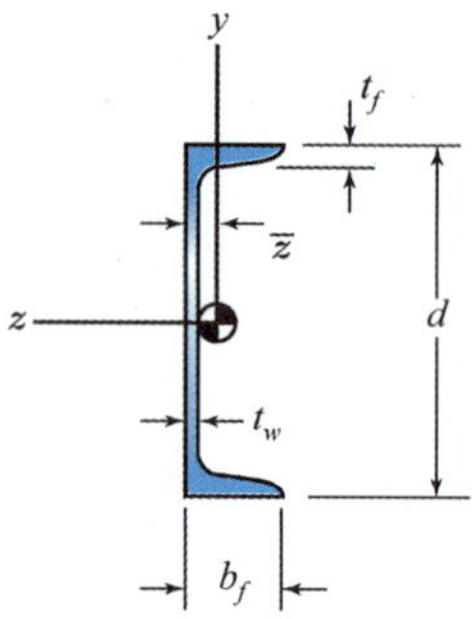

[그림 E.3]

미터법 단위

호칭*	단면적 A, mm^2	치수, mm				관성모멘트 및 단면계수				도심 위치
						y 축		z 축		
		d	b_f	t_f	t_w	I_y, 10^6 mm^4	S_y, 10^3 mm^3	I_z, 10^6 mm^4	S_z, 10^3 mm^3	$\bar{z}$, mm
C380×74	9480	381	94.4	16.5	18.2	4.57	61.7	168	882	20.3
C380×60	7580	381	89.4	16.5	13.2	3.82	54.8	145	761	19.8
C380×50.4	6420	381	86.4	16.5	10.2	3.36	50.6	131	688	20
C310×45	5690	305	80.5	12.7	13	2.13	33.6	67.4	442	17.1
C310×37	4730	305	77.4	12.7	9.8	1.85	30.7	60	394	17.1
C310×30.8	3920	305	74.7	12.7	7.2	1.61	28.2	53.7	353	17.7
C250×45	5690	254	77	11.1	17.1	1.63	27	43	339	16.5
C250×37	4740	254	73.3	11.1	13.4	1.39	24.1	37.9	299	15.7
C250×30	3790	254	69.6	11.1	9.6	1.16	21.5	32.8	258	15.4
C250×22.8	2890	254	66	11.1	6.1	0.944	18.9	28	220	16.1
C230×30	3790	229	67.3	10.5	11.4	1	19.1	25.3	222	14.8
C230×22	2840	229	63.1	10.5	7.2	0.796	16.5	21.2	186	14.9
C230×19.9	2540	229	61.8	10.5	5.9	0.728	15.6	19.9	174	15.3
C200×27.9	3550	203	64.2	9.9	12.4	0.821	16.5	18.3	180	14.4
C200×20.5	2600	203	59.5	9.9	7.7	0.632	13.9	15	148	14.1
C200×17.1	2180	203	57.4	9.9	5.6	0.545	12.7	13.5	133	14.5
C180×22	2790	178	58.4	9.3	10.6	0.568	12.7	11.3	127	13.5
C180×18.2	2320	178	55.7	9.3	8	0.483	11.4	10.1	113	13.3
C180×14.6	1850	178	53.1	9.3	5.3	0.398	10.1	8.84	99.5	13.7
C150×19.3	2460	152	54.8	8.7	11.1	0.436	10.5	7.21	94.7	13.1
C150×15.6	1980	152	51.7	8.7	8	0.358	9.19	6.29	82.6	12.7
C150×12.2	1540	152	48.8	8.7	5.1	0.286	8	5.44	71.3	13
C130×13	1700	127	47.9	8.1	8.3	0.26	7.27	3.7	58.3	12.1
C130×10.4	1270	127	44.5	8.1	4.8	0.196	6.09	3.11	49 1	12.3

*C380 × 74

호칭 깊이 d, mm — 380

단위길이당 질량, kg/m — 74

미국(US) 관습 단위

호칭*	단면적 A, in^2	치수, in				관성모멘트 및 단면계수				도심 위치
						y 축		z 축		
		d	b_f	t_f	t_w	I_y, in^4	S_y, in^3	I_z, in^4	S_z, in^3	$\bar{z}$, in
C15×50	14.7	15	3.72	0.65	0.716	11	3.77	404	53.8	0.799
C15×40	11.8	15	3.52	0.65	0.52	9.17	3.34	348	46.5	0.778
C15×33.9	9.95	15	3.4	0.65	0.4	8.07	3.09	315	42	0.788
C12×30	8.81	12	3.17	0.501	0.51	5.12	2.05	162	27	0.674
C12×25	7.34	12	3.05	0.501	0.387	4.45	1.87	144	24	0.674
C12×20.7	6.08	12	2.94	0.501	0.282	3.86	1.72	129	21.5	0.698
C10×30	8.81	10	3.03	0.436	0.673	3.93	1.65	103	20.7	0.649
C10×25	7.34	10	2.89	0.436	0.526	3.34	1.47	91.1	18.2	0.617
C10×20	5.87	10	2.74	0.436	0.379	2.8	1.31	78.9	15.8	0.606
C10×15.3	4.48	10	2.6	0.436	0.24	2.27	1.15	67.3	13.5	0.634
C9×20	5.87	9	2.65	0.413	0.448	2.41	1.17	60.9	13.5	0.583
C9×15	4.41	9	2.49	0.413	0.285	1.91	1.01	51	11.3	0.586
C9×13.4	3.94	9	2.43	0.413	0.233	1.75	0.954	47.8	10.6	0.601
C8×18.75	5.51	8	2.53	0.39	0.487	1.97	1.01	43.9	11	0.565
C8×13.75	4.04	8	2.34	0.39	0.303	1.52	0.848	36.1	9.02	0.554
C8×11.5	3.37	8	2.26	0.39	0.22	1.31	0.775	32.5	8.14	0.572
C7×14.75	4.33	7	2.3	0.366	0.419	1.37	0.772	27.2	7.78	0.532
C7×12.25	3.6	7	2.19	0.366	0.314	1.16	0.696	24.2	6.92	0.525
C7×9.8	2.87	7	2.09	0.366	0.21	0.957	0.617	21.2	6.07	0.541
C6×13	3.81	6	2.16	0.343	0.437	1.05	0.638	17.3	5.78	0.514
C6×10.5	3.08	6	2.03	0.343	0.314	0.86	0.561	15.1	5.04	0.5
C6×8.2	2.39	6	1.92	0.343	0.2	0.687	0.488	13.1	4.35	0.512
C5×9	2.64	5	1.89	0.32	0.325	0.624	0.444	8.89	3.56	0.478
C5×6.7	1.97	5	1.75	0.32	0.19	0.47	0.372	7.48 2	0.99	0.484

*C15 × 50

호칭 깊이 d, in — 15

단위길이당 질량, lb/ft — 50

L(앵글) 형상

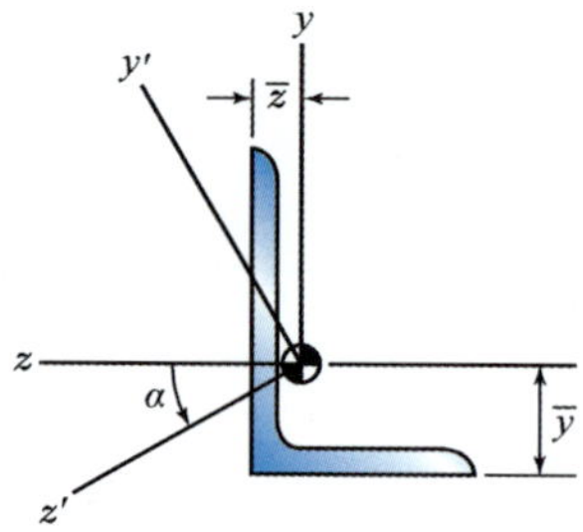

[그림 E.4]

미터법 단위

호칭*	단위길이 당 중량	단면적	관성모멘트 및 단면계수					도심 위치		$\tan\alpha$
			y 축		z 축		y' 축			
	kN/m	A, mm^2	I_y, 10^6 mm^4	S_y, 10^3 mm^3	I_z, 10^6 mm^4	S_z, 10^3 mm^3	$I_{y'}$, 10^6 mm^4	y, mm	z, mm	
L203×203×25.4	0.749	9730	37	258	37	258	15.258	59.9	59.9	1
L203×203×19	0.572	7430	29	199	29	199	11.829	57.5 5	7.5	1
L203×203×12.7	0.389	5050	20.2	137	20.2	137	8.161	55	55	1
L203×152×25.4	0.648	8420	16.1	146	33.6	247	8.839	67.2	41.9	0.543
L203×152×19	0.496	6450	12.8	113	26.4	191	6.855	64.8	39.6	0.551
L203×152×12.7	0.338	4390	9.03	78.3	18.4	131	4.781	62.4	37.2	0.558
L203×102×25.4	0.549	7130	4.85	64.5	29	230	3.265	77	26.5	0.247
L203×102×19	0.422	5480	3.9	50.3	22.9	178	2.557	74.6	24.1	0.258
L152×152×19	0.42	5460	11.7	109	11.7	109	4.849	44.9	44.9	1
L152×152×12.7	0.287	3720	8.29	75.4	8.29	75.4	3.348	42.5	42.5	1
L152×152×9.5	0.217	2830	6.4	57.6	6.4	57.6	2.581	41.2	41.2	1
L152×102×19	0.344	4480	3.61	48.6	10.2	102	2.129	52.6	27.3	0.428
L152×102×12.7	0.236	3060	2.61	34	7.24	70.9	1.495	50.2	24.9	0.44
L152×102×9.5	0.179	2330	2.04	26.2	5.61	54.2	1.159	49	23.7	0.446
L152×89×12.7	0.224	2910	1.77	26.1	6.91	69.2	1.084	52.6	21.1	0.344
L152×89×9.5	0.171	2220	1.39	20.1	5.35	53	0.836	51.4	19.8	0.35
L102×102×19	0.27	3510	3.19	46	3.19	46	1.376	32.2	32.2	1
L102×102×12.7	0.186	2420	2.31	32.3	2.31	32.3	0.958	29.9	29.9	1
L102×102×6.4	0.096	1250	1.26	17	1.26	17	0.51	27.4	27.4	1
L102×89×12.7	0.174	2260	1.58	24.8	2.22	31.6	0.757	31.6	25.3	0.75
L102×89×9.5	0.133	1730	1.24	19.2	1.74	24.4	0.586	30.4	24.1	0.755
L102×89×6.4	0.0902	1170	0.871	13.2	1.21	16.7	0.405	29.1	22.8	0.759
L102×76×12.7	0.162	2100	1.01	18.2	2.1	30.9	0.551	33.5	20.9	0.543
L102×76×6.4	0.084	1090	0.564	9.76	1.15	16.3	0.297	31	18.4	0.558

z' 축에 대한 관성모멘트는 관계식 $I_{y'} + I_{z'} = I_y + I_z$로부터 구할 수 있다.

*L203 × 152 × 25.4

수직 다리 길이, mm — 203
수평 다리 길이, mm — 152
두께, mm — 25.4

미국(US) 관습 단위

호칭*	단위길이 당 중량	단면적	관성모멘트 및 단면계수					도심 위치		$\tan\alpha$
			y 축		z 축		y' 축			
	lb/ft	A, in^2	I_y, in^4	S_y, in^3	I_z, in^4	S_z, in^3	$I_{y'}$, in^4	y, in	z, in	
L8×8×1	51.3	15.1	89.1	15.8	89.1	15.8	36.75	2.36	2.36	1
L8×8×3/4	39.2	11.5	69.9	12.2	69.9	12.2	28.35	2.26	2.26	1
L8×8×1/2	26.7	7.84	48.8	8.36	48.8	8.36	19.82	2.17	2.17	1
L8×6×1	44.4	13.1	38.8	8.92	80.9	15.1	21.46	2.65	1.65	0.542
L8×6×3/4	34	9.99	30.8	6.92	63.5	11.7	16.62	2.55	1.56	0.55
L8×6×1/2	23.2	6.8	21.7	4.79	44.4	8.01	11.49	2.46	1.46	0.557
L8×4×1	37.6	11.1	11.6	3.94	69.7	14	7.91	3.03	1.04	0.247
L8×4×3/4	28.9	8.49	9.37	3.07	55	10.9	6.13	2.94	0.949	0.257
L6×6×3/4	28.8	8.46	28.1	6.64	28.1	6.64	11.58	1.77	1.77	1
L6×6×1/2	19.6	5.77	19.9	4.59	19.9	4.59	8.03	1.67	1.67	1
L6×6×3/8	14.9	4.38	15.4	3.51	15.4	3.51	6.2	1.62	1.62	1
L6×4×3/4	23.6	6.94	8.63	2.95	24.5	6.23	5.09	2.07	1.07	0.428
L6×4×1/2	16.2	4.75	6.22	2.06	17.3	4.31	3.55	1.98	0.981	0.441
L6×4×3/8	12.3	3.61	4.86	1.58	13.4	3.3	2.73	1.93	0.933	0.446
L6×3-1/2×1/2	15.4	4.52	4.24	1.59	16.6	4.23	2.58	2.07	0.829	0.343
L6×3-1/2×3/8	11.7	3.44	3.33	1.22	12.9	3.23	2	2.02	0.781	0.349
L4×4×3/4	18.5	5.43	7.62	2.79	7.62	2.79	3.25	1.27	1.27	1
L4×4×1/2	12.7	3.75	5.52	1.96	5.52	1.96	2.26	1.18	1.18	1
L4×4×1/4	6.58	1.93	3	1.03	3	1.03	1.18	1.08	1.08	1
L4×3-1/2×1/2	11.9	3.5	3.76	1.5	5.3	1.92	1.79	1.24	0.994	0.75
L4×3-1/2×3/8	9.1	2.68	2.96	1.16	4.15	1.48	1.39	1.2	0.947	0.755
L4×3-1/2×1/4	6.18	1.82	2.07	0.794	2.89	1.01	0.95	1.14	0.897	0.759
L4×3×1/2	11.1	3.25	2.4	1.1	5.02	1.87	1.3	1.32	0.822	0.543
L4×3×1/4	5.75	1.69	1.33	0.585	2.75	0.988	0.691	0.22	0.725	0.558

z' 축에 대한 관성모멘트는 관계식 $I_{y'}+I_{z'}=I_y+I_z$로부터 구할 수 있다.

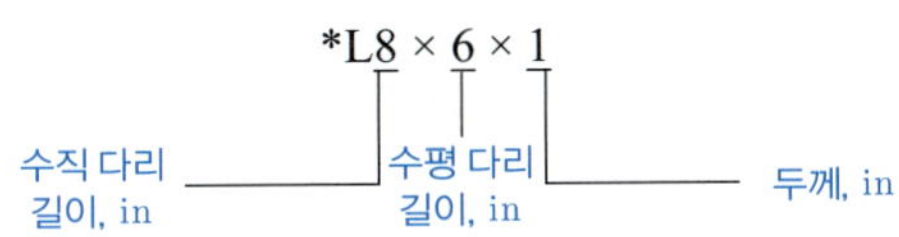

m.e.m.o

부록 F | 균일단면 보의 처짐과 경사 Deflections and Slopes of Prismatic Beams

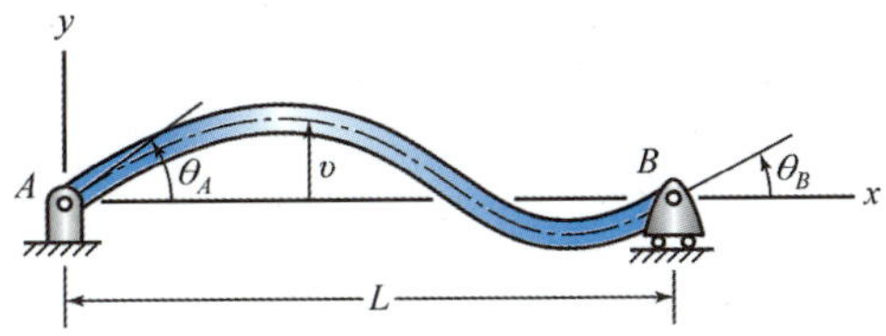

표기법

단순지지보

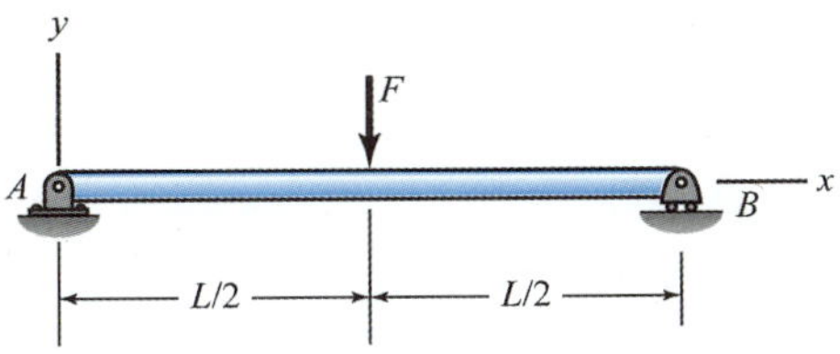

$$v = -\frac{F}{48EI}(3L^2x - 4x^3), \qquad 0 \le x \le \frac{L}{2}$$

$$v' = \theta = -\frac{F}{16EI}(L^2 - 4x^2), \qquad 0 \le x \le \frac{L}{2}$$

$$v = -\frac{F}{48EI}(-L^3 + 9L^2x - 12Lx^2 + 4x^3), \qquad \frac{L}{2} \le x \le L$$

$$v' = \theta = -\frac{F}{16EI}(3L^2 - 8Lx + 4x^2), \qquad \frac{L}{2} \le x \le L$$

$$\theta_A = -\theta_B = -\frac{FL^2}{16EI}$$

$$v = -\frac{F}{48EI}\left(3L^2\langle x\rangle - 4\langle x\rangle^3 + 8\left\langle x - \frac{L}{2}\right\rangle^3\right)$$

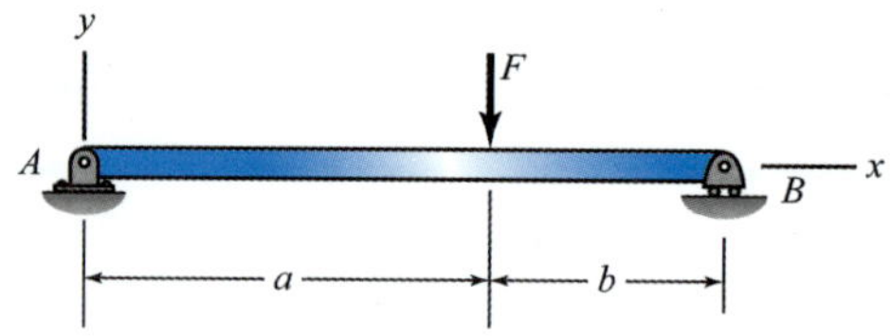

$$v = -\frac{Fb}{6EIL}[(a^2+2ab)x - x^3], \qquad 0 \le x \le a$$

$$v' = \theta = -\frac{Fb}{6EIL}(a^2+2ab-3x^2), \qquad 0 \le x \le a$$

$$v = -\frac{Fa}{6EIL}[-La^2+(a^2+2L^2)x-3Lx^2+x^3], \qquad a \le x \le L$$

$$v' = \theta = -\frac{Fa}{6EIL}[(a^2+2L^2)-6Lx+3x^2], \qquad a \le x \le L$$

$$\theta_A = -\frac{Fab(L+b)}{6EIL}, \qquad \theta_B = \frac{Fab(L+a)}{6EIL}$$

$$v = -\frac{F}{6EIL}[b(a^2+2ab)\langle x\rangle - b\langle x\rangle^3 + L\langle x-a\rangle^3]$$

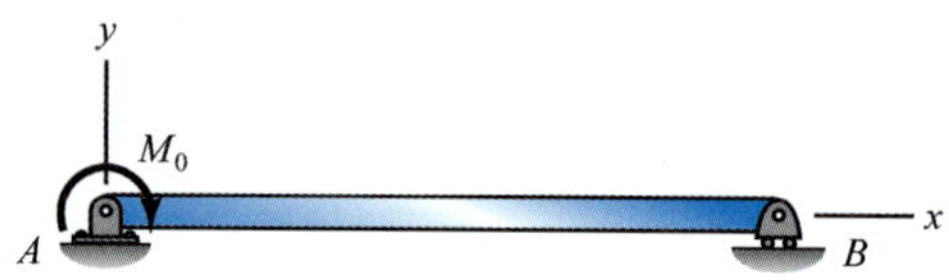

$$v = -\frac{M_0}{6EIL}(2L^2x-3Lx^2+x^3)$$

$$v' = \theta = -\frac{M_0}{6EIL}(2L^2-6Lx+3x^2)$$

$$\theta_A = -\frac{M_0L}{3EI}, \qquad \theta_B = \frac{M_0L}{6EI}$$

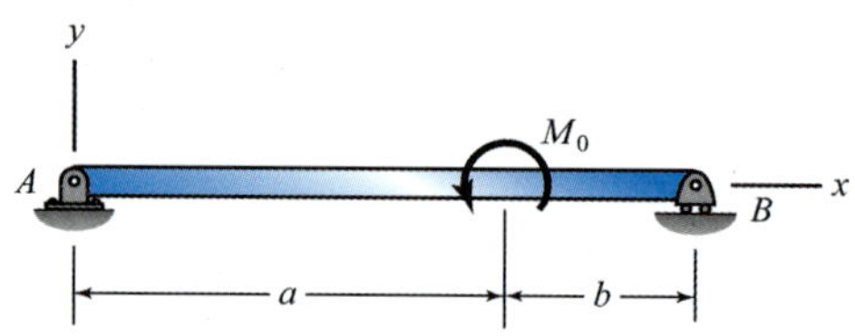

$$v = -\frac{M_0}{6EIL}[(6aL-3a^2-2L^2)x-x^3], \qquad 0 \le x \le a$$

$$v' = \theta = -\frac{M_0}{6EIL}(6aL-3a^2-2L^2-3x^2), \qquad 0 \le x \le a$$

$$v = -\frac{M_0}{6EIL}[3a^2L-(3a^2+2L^2)x+3Lx^2-x^3], \qquad a \le x \le L$$

$$v' = \theta = \frac{M_0}{6EIL}(3a^2+2L^2-6Lx+3x^2), \qquad a \le x \le L$$

$$\theta_A = -\frac{M_0}{6EIL}(6aL-3a^2-2L^2), \qquad \theta_B = \frac{M_0}{6LEI}(3a^2-L^2)$$

$$v = -\frac{M_0}{6EIL}[(6aL-3a^2-2L^2)\langle x\rangle - \langle x\rangle^3 + 3L\langle x-a\rangle^2]$$

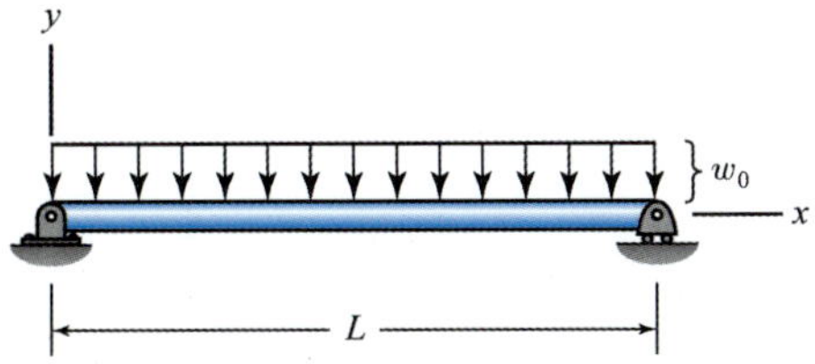

$$v = -\frac{w_0}{24EI}(L^3x - 2Lx^3 + x^4),$$

$$v' = \theta = -\frac{w_0}{24EI}(L^3 - 6Lx^2 + 4x^3),$$

$$\theta_A = -\theta_B = -\frac{w_0L^3}{24EI}$$

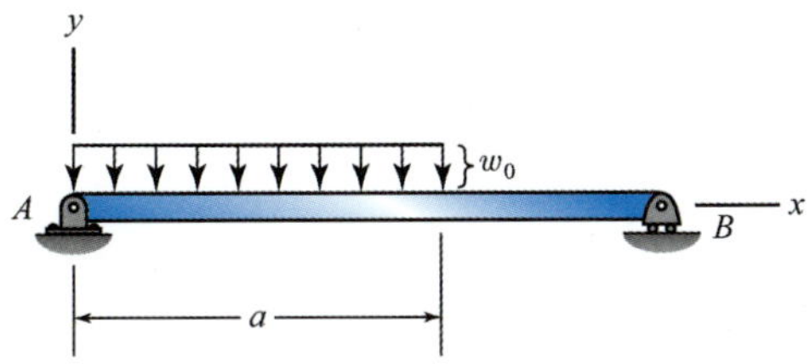

$$v = -\frac{w_0}{24EIL}\left[(a^4 - 4a^3L + 4a^2L^2)x + (2a^2 - 4aL)x^3 + Lx^4\right], \qquad 0 \le x \le a$$

$$v' = -\frac{w_0}{24EIL}\left[a^4 - 4a^3L + 4a^2L^2 + (6a^2 - 12aL)x^2 + 4Lx^3\right], \qquad 0 \le x \le a$$

$$v = -\frac{w_0a^2}{24EIL}\left[-a^2L + (4L^2 + a^2)x - 6Lx^2 + 2x^3\right], \qquad a \le x \le L$$

$$v' = \theta = -\frac{w_0a^2}{24EIL}(4L^2 + a^2 - 12Lx + 6x^2), \qquad a \le x \le L$$

$$\theta_A = -\frac{w_0a^2}{24EIL}(2L - a)^2, \qquad \theta_B = \frac{w_0a^2}{24EIL}(2L^2 - a^2)$$

$$v = -\frac{w_0}{24EIL}\left[(a^4 - 4a^3L + 4a^2L^2)\langle x\rangle + (2a^2 - 4aL)\langle x\rangle^3 + L\langle x\rangle^4 + L\langle x - a\rangle^4\right]$$

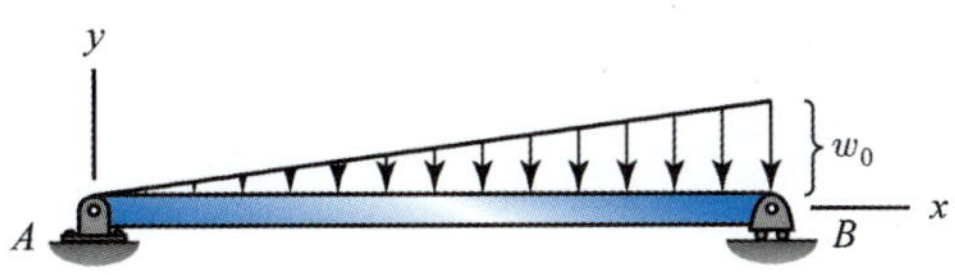

$$v = -\frac{w_0}{360LEI}(7L^4x - 10L^2x^3 + 3x^5),$$

$$v' = \theta = -\frac{w_0}{360LEI}(7L^4 - 30L^2x^2 + 15x^4),$$

$$\theta_A = -\frac{7w_0L^3}{360EI}, \quad \theta_B = \frac{w_0L^3}{45EI}$$

외팔보

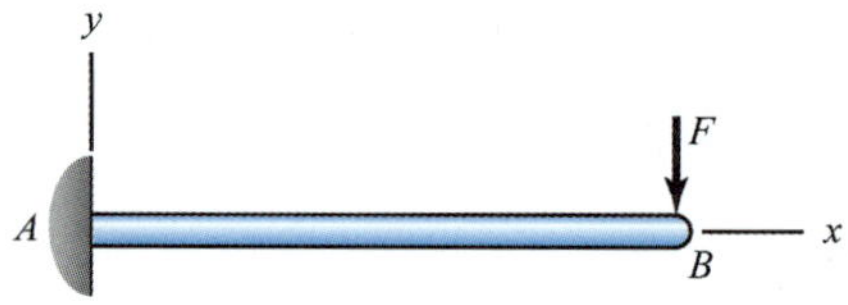

$$v = -\frac{F}{6EI}(3Lx^2 - x^3), \quad v' = \theta = -\frac{F}{2EI}(2Lx - x^2),$$
$$v_B = -\frac{FL^3}{3EI}, \quad \theta_B = -\frac{FL^2}{2EI}$$

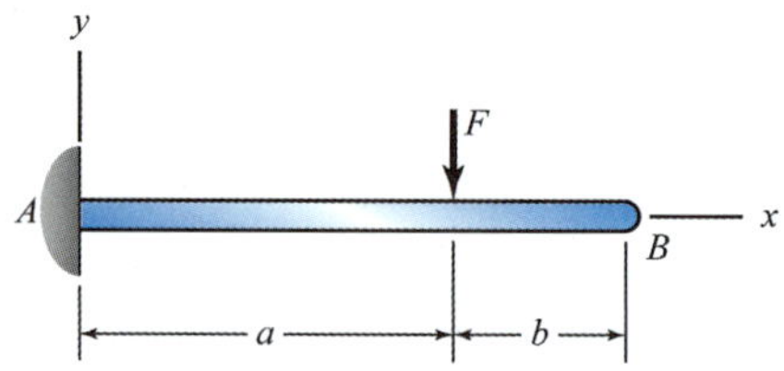

$$v = -\frac{F}{6EI}(3ax^2 - x^3), \quad v' = \theta = -\frac{F}{2EI}(2ax - x^2), \quad 0 \le x \le a$$
$$v = -\frac{Fa^2}{6EI}(3x - a), \quad v' = \theta = -\frac{Fa^2}{2EI}, \quad a \le x \le L$$
$$v_B = -\frac{Fa^2}{6EI}(3L - a), \quad \theta_B = -\frac{Fa^2}{2EI}$$
$$v = -\frac{F}{6EI}(3a\langle x\rangle^2 - \langle x\rangle^3 + \langle x - a\rangle^3)$$

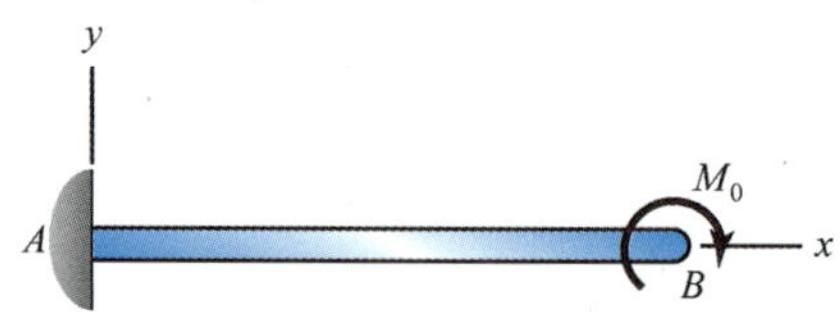

$$v = -\frac{M_0x^2}{2EI}, \quad v' = \theta = -\frac{M_0x}{EI},$$
$$v_B = -\frac{M_0L^2}{2EI}, \quad \theta_B = -\frac{M_0L}{EI}$$

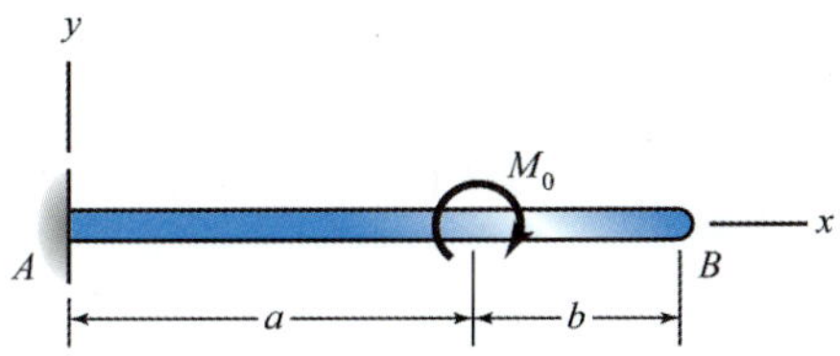

$$v=-\frac{M_0x^2}{2EI}, \qquad v'=\theta=-\frac{M_0x}{EI}, \quad 0\le x\le a$$
$$v=-\frac{M_0a}{2EI}(2x-a), \quad v'=\theta=-\frac{M_0a}{2EI}, \quad a\le x\le L$$
$$v_B=-\frac{M_0a}{2EI}(2L-a), \quad \theta_B=-\frac{M_0a}{EI}$$
$$v=-\frac{M_0}{2EI}(\langle x\rangle^2-\langle x-a\rangle^2)$$

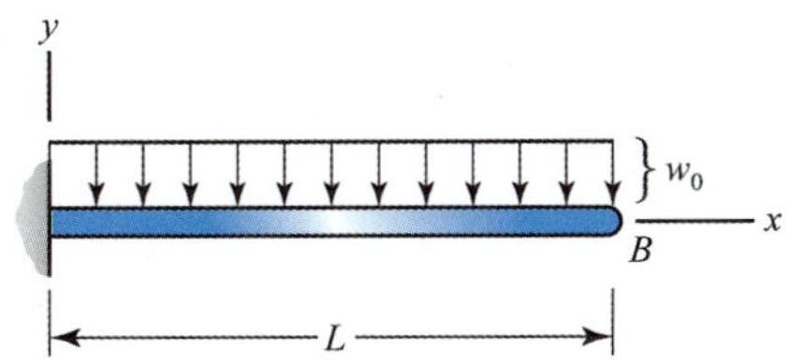

$$v=-\frac{w_0}{24EI}(6L^2x^2-4Lx^3+x^4), \quad v'=\theta=-\frac{w_0}{6EI}(3L^2x-3Lx^2+x^3),$$
$$v_Bn=-\frac{w_0L^4}{8EI}, \quad \theta_B=-\frac{w_0L^3}{6EI}$$

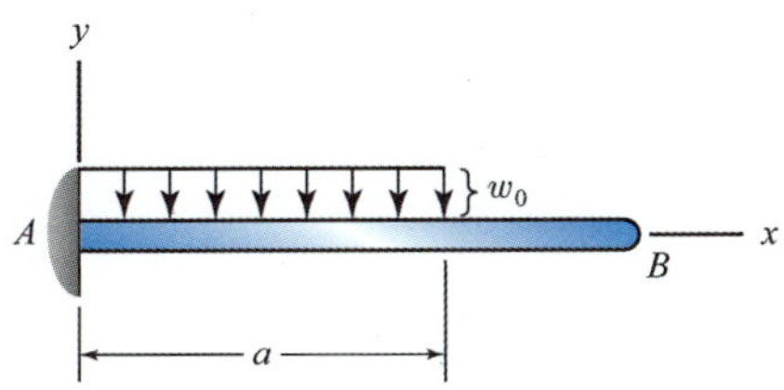

$$v=-\frac{w_0}{24EI}(6a^2x^2-4ax^3+x^4), \qquad 0\le x\le a$$
$$v'=\theta=-\frac{w_0}{6EI}(3a^2x-3ax^2+x^3), \qquad 0\le x\le a$$
$$v=-\frac{w_0a^3}{24EI}(4x-a), \quad v'=\theta=-\frac{w_0a^3}{6EI}, \qquad a\le x\le L$$
$$v_B=-\frac{w_0a^3}{24EI}(4L-a), \quad \theta_B=-\frac{w_0a^3}{6EI}$$
$$v=-\frac{w_0}{24EI}(6a^2\langle x\rangle^2-4a\langle x\rangle^3+\langle x\rangle^4-\langle x-a\rangle^4)$$

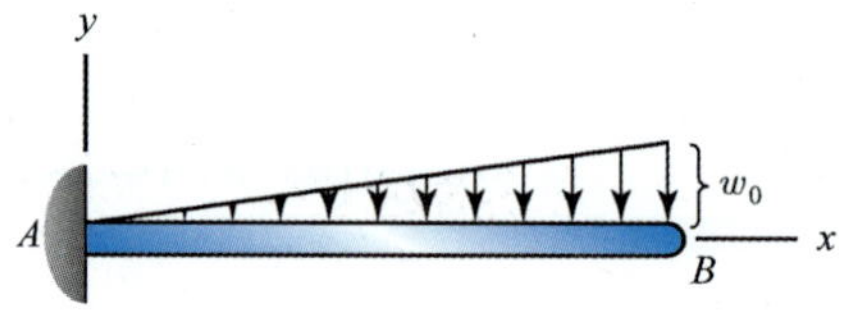

$$v = -\frac{w_0}{120LEI}(20L^3x^2 - 10L^2x^3 + x^5),$$

$$v' = \theta = -\frac{w_0}{24LEI}(8L^3x - 6L^2x^2 + x^4),$$

$$v_B = -\frac{11w_0L^4}{120EI}, \quad \theta_B = -\frac{w_0L^3}{8EI}$$

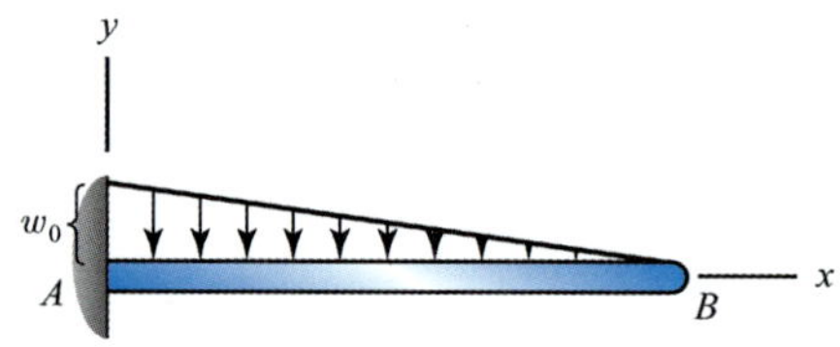

$$v = -\frac{w_0}{120LEI}(10L^3x^2 - 10L^2x^3 + 5Lx^4 - x^5),$$

$$v' = \theta = -\frac{w_0}{24LEI}(4L^3x - 6L^2x^2 + 4Lx^3 - x^4),$$

$$v_B = -\frac{w_0L^4}{30EI}, \quad \theta_B = -\frac{w_0L^3}{24EI}$$

찾아보기

찾아보기

ㅈ

찾아보기

ㅎ

A

B

C

D

찾아보기

찾아보기

T

U

V~Z